Ginecologia e Obstetrícia

Assistência Primária e Saúde da Família

Ginecologia e Obstetrícia

Assistência Primária e Saúde da Família

João Oscar de Almeida Falcão Júnior

Mestre e Doutor pelo Programa de Ginecologia, Obstetrícia e Mastologia da UNESP – Universidade Estadual Paulista. Coordenador da Pós-graduação de Vídeo-histeroscopia da Faculdade de Ciências Médicas de Minas Gerais. Professor Titular do Instituto Metropolitano de Ensino Superior – Imes/Famevaço. Médico Ginecologista e Obstetra do Hospital Mater Dei e do Hospital Felício Rocho – Belo Horizonte-MG.

Juliana Silva Barra

Mestre e Doutora em Medicina pela UFMG. Professora Adjunta do Departamento de Ginecologia e Obstetrícia pela UFMG. Vice-chefe do Departamento de Ginecologia e Obstetrícia da Faculdade de Medicina da UFMG.

Sandra Cristina Armond

Mestre em Medicina (Obstetrícia e Ginecologia) pela UFMG. Preceptora da Residência Médica do Hospital Odilon Behrens. Professora Assistente da Universidade Federal de São João Del Rei – UFSJ. Docente da Faculdade de Medicina da Universidade José do Rosário Vellano – UNIFENAS.

Márcio Alexandre Hipólito Rodrigues

Professor Adjunto de Ginecologia da Escola de Medicina da UFOP. Coordenador do Ambulatório de Climatério da Residência de Ginecologia e Obstetrícia da Santa Casa de Belo Horizonte-MG.

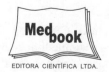

Medbook
EDITORA CIENTÍFICA LTDA.

Ginecologia e Obstetrícia – Assistência Primária e Saúde da Família
Direitos exclusivos para a língua portuguesa
Copyright © 2017 by
MEDBOOK – Editora Científica Ltda.

Nota da editora: Os organizadores desta obra verificaram cuidadosamente os nomes genéricos e comerciais dos medicamentos mencionados; também conferiram os dados referentes à posologia, objetivando fornecer informações acuradas e de acordo com os padrões atualmente aceitos. Entretanto, em virtude do dinamismo da área da saúde, os leitores devem prestar atenção às informações fornecidas pelos fabricantes para que possam se certificar de que as doses preconizadas ou as contraindicações não sofreram modificações, principalmente em relação a substâncias novas ou prescritas com pouca frequência. Os organizadores e a editora não podem ser responsabilizados pelo uso impróprio nem pela aplicação incorreta de produto apresentado nesta obra.

Apesar de terem envidado esforço máximo para localizar os detentores dos direitos autorais de qualquer material utilizado, os organizadores e a editora estão dispostos a acertos posteriores caso, inadvertidamente, a identificação de algum deles tenha sido omitida.

Editoração Eletrônica: Adielson Anselme

Capa: Thaissa Fonseca

ISBN: 978-85-8369-017-7

Reservados todos os direitos. É proibida a duplicação ou reprodução deste volume, no todo ou em parte, sob quaisquer formas ou por quaisquer meios (eletrônico, mecânico, gravação, fotocópia, distribuição na Web ou outros), sem permissão expressa da Editora.

MEDBOOK – Editora Científica Ltda.
Rua Professora Ester de Melo, 178 – Benfica – CEP 20930-010 – Rio de Janeiro – RJ
Telefones: (21) 2502-4438 e 2569-2524 – **www.medbookeditora.com.br**
contato@medbookeditora.com.br – vendasrj@medbookeditora.com.br

Dedicatória

Dedico este trabalho à minha família: meus filhos, Gustavo, Gabriela e Augusto, minha esposa, Débora, a Teresa, Vera e Renato e, especialmente, a meu pai, João Oscar, que me mostrou que a retidão de caráter e a integridade fazem com que as curvas, irregularidades e obstáculos da vida sejam superados com a leveza que engrandece a alma.

João Oscar de Almeida Falcão Júnior

Dedico este trabalho aos meus filhos José e Joana, pelas gargalhadas, abraços, beijos, bagunças, choros e birras, que traduzem o que é Felicidade e Amor. Ao Alexandre, que todos os dias me ensina que quem sonha e ama não atropela e não fica preso aos defeitos, e que o sentido da vida é o Otimismo, e o melhor caminho é a busca constante pela Felicidade. À minha mãe, Nina, que me mostrou ser possível juntar Fortaleza e Ternura.

Juliana Silva Barra

À minha mestre, pelo amor à Obstetrícia. Aos colegas Vanessa e Márcio por sempre interferirem benignamente. Aos residentes do Hospital Odilon Behrens e aos meus alunos por me permitirem aprender todo dia.

Sandra Cristina Armond

À minha mãe, Neusa Maria, pelo amor incondicional e incentivo em todos os momentos da minha vida. Aos meus irmãos, Marcos e Marcelo, pelo companheirismo. Aos Doutores Eliana e Jorge Nahas pelos valiosos ensinamentos e por acreditarem no meu trabalho, e a todos os amigos que contribuíram para a minha vida acadêmica, em especial o Dr. Anderson.

Márcio Alexandre Hipólito Rodrigues

Colaboradores

Adriana Coelho da Silveira Resende
Médica Ginecologista, Obstetra e Mastologista do Hospital Mater Dei.

Adrianne Maria Berno de Rezende Duarte
Mestre em Medicina pela Universidade Federal de Juiz de Fora – UFJF. Professora de Obstetrícia da Faculdade de Medicina da UFJF. Coordenadora do Internato de Obstetrícia da UFJF.

Agnaldo Lopes da Silva Filho
Coordenador Médico da Ginecologia do Hospital das Clínicas da UFMG. Professor Titular do Departamento de Ginecologia e Obstetrícia da UFMG. Doutor em Ginecologia pela UNESP. Professor de Pós-graduação em Ginecologia da UNESP e da UFMG. Presidente da SOGIMIG.

Alamanda Kfouri Pereira
Mestre e Doutora pela UFMG. Professora Associada do Departamento de Ginecologia e Obstetrícia da UFMG. Chefe do Colegiado da UFMG.

Alexander Cangussu Silva
Mestrando em Medicina pela UFJF. Professor de Obstetrícia da Faculdade de Medicina da UFJF. Vice-Coordenador da Residência Médica em Obstetrícia do Hospital Universitário da UFJF.

Alexandre de Almeida Barra
Mestre e Doutor pela UFMG. Professor Adjunto da Faculdade de Medicina de Ouro Preto. Coordenador da Residência de Mastologia.

Ana Christina de Lacerda Lobato
Mestre em Saúde da Mulher pela UFMG. Pré-natalista de Alto Risco do Hospital Júlia Kubitschek/ FHEMIG e da Prefeitura de Betim. Especialista em Medicina Fetal.

Ana Gabriela Pontes Santos
Médica Assistente do Setor de Ginecologia Endócrina e Reprodução Humana do Hospital das Clínicas da Faculdade de Medicina de Botucatu – UNESP. Mestre e Doutora pelo Programa de Pós-graduação em Ginecologia, Obstetrícia e Mastologia da Universidade Estadual Paulista Júlio de Mesquita Filho – *Campus* de Botucatu.

Ana Luíza Lunardi Rocha
Doutora pela UFMG. Professora Adjunta do Departamento de Ginecologia e Obstetrícia da UFMG.

Anaglória Pontes
Professora Adjunta da Universidade Estadual Paulista Júlio de Mesquita Filho – *Campus* de Botucatu. Professora do Programa de Pós-graduação em Ginecologia, Obstetrícia e Mastologia da Universidade Estadual Paulista Júlio de Mesquita Filho – *Campus* de Botucatu. Responsável pelo Setor de Ginecologia Endócrina e Reprodução Humana do Hospital das Clínicas da Faculdade de Medicina de Botucatu – UNESP.

Anderson de Souza Bruno
Ginecologista Assistente da Clínica Ginecológica III – Santa Casa de Misericórdia de Belo Horizonte. Mestre pela UNESP – Botucatu-SP.

André Luiz Barbosa Roquette (*in memoriam*)
Especialista em Obstetrícia e Ginecologia e Medicina Legal pela AMB e CRM. Mestre e Doutor em Obstetrícia pela UFMG. Professor Titular de Medicina Legal no Curso de Direito da Universidade FUMEC. Professor de Perícias Forenses no Curso de Biomedicina da Universidade FUMEC. Professor de Medicina Legal no Curso de Medicina da UNI-BH. Professor de Medicina Legal no Curso de Médicos Legistas da Academia de Polícia Civil de Minas Gerais. Superintendente de Polícia Técnico-científica da Polícia Civil do Estado de Minas Gerais.

Ângelo Ricardo Coutinho

Médico Especialista em Clínica Médica – Residência em Clínica Médica pela Santa Casa de Belo Horizonte-MG. Especializando em Endocrinologia e Metabologia pelo Hospital Mater Dei – Belo Horizonte-MG. Médico Plantonista na Equipe de Clínica Médica da Santa Casa de Belo Horizonte-MG.

Antonio Carlos Vieira Cabral

Mestre em Obstetrícia pela UFMG. Doutor em Obstetrícia pela UNIFESP. *Pos Doctor* pela University of California (San Francisco). Professor Titular de Obstetrícia da Faculdade de Medicina da UFMG.

Antônio Vieira Machado

Mestre em Ginecologia e Obstetrícia pela Faculdade de Medicina da UFMG. Assistente Efetivo da Santa Casa de Misericórdia de Belo Horizonte. Professor da Faculdade de Ciências Médicas de Minas Gerais.

Aroldo Fernando Camargos

Professor Emérito do Departamento de Ginecologia e Obstetrícia da Faculdade de Medicina da UFMG. Doutor pela Universidade de Londres.

Breno Figueiredo Bessa

Médico Especialista em Clínica Médica – Residência em Clínica Médica pela Santa Casa de Belo Horizonte-MG. Especializando em Endocrinologia e Metabologia pelo Hospital Mater Dei – Belo Horizonte-MG. Médico Plantonista na Equipe de Clínica Médica da Santa Casa de Belo Horizonte-MG.

Carolina Fernandes Guimarães

Médica Ginecologista. Obstetra e Preceptora da Residência de Ginecologia e Obstetrícia da Maternidade Hilda Brandão da Santa Casa de Misericórdia de Belo Horizonte.

Cláudia Lourdes Soares Laranjeira

Ginecologista, Uroginecologista, Membro da Uromater. Mestre pela UFMG. Supervisora do Programa de Residência Médica em Obstetrícia e Ginecologia do Hospital Mater Dei – Belo Horizonte-MG.

Clécio Ênio Murta de Lucena

Mestre e Doutor pela UFMG. Professor da Faculdade de Ciências Médicas de Minas Gerais. Presidente da Sociedade Mineira de Mastologia.

Dante Alighieri Schettini

Professor Adjunto. Campus Centro-Oeste. Curso de Medicina. Fisiologia. Universidade Federal de São João del Rei – Divinópolis-MG.

Eduardo Batista Cândido

Especialista em Ginecologia e Obstetrícia e em Endoscopia Ginecológica. Mestre em Ginecologia pela UNESP. Doutorando em Ginecologia pela UFMG. Professor Adjunto do Departamento de Ginecologia e Obstetrícia da Faculdade de Medicina da UFMG.

Eduardo Cunha da Fonseca

Título de Especialista em Ginecologia e Obstetrícia (TEGO 004-94). Mestrado em Ginecologia e Obstetrícia pela UFMG. Professor Auxiliar da Faculdade de Ciências Médicas de Minas Gerais.

Eliana Aguiar Petri Nahas

Professora Livre-Docente do Departamento de Ginecologia e Obstetrícia da Faculdade de Medicina de Botucatu – UNESP. Responsável pelo Setor de Climatério e Menopausa.

Fabiana de Paiva Martins

Médica Especialista em Radiologia e Diagnóstico por Imagem. Mestre em Medicina pela UFMG. Professora do Departamento de Propedêutica Complementar da Faculdade de Medicina da UFMG.

Fabíola Ferraz de Carvalho

Médica Especialista em Clínica Médica – Residência em Clínica Médica no Hospital da Polícia Militar de Belo Horizonte-MG. Especializanda em Endocrinologia e Metabologia pelo Hospital Mater Dei. Médica Plantonista na Equipe de Medicina Intensiva do Hospital Municipal Odilon Behrens – Belo Horizonte-MG.

Felipe Reis de Souza Maia

Membro Titular da SBOC e da SBC. Título de Especialista em Cancerologia Clínica pela SBC. Oncologista Clínico da Oncomed-BH – Instituto Mario Penna – Hospital Alberto Cavalcante.

Fernando Machado Vilhena Dias

Psiquiatra – Universidade Federal de Viçosa, Minas Gerais.

Fernando Marcos dos Reis

Mestre em Ciências Biológicas (Fisiologia e Farmacologia) pela UFMG. Doutor em Medicina pela Universidade Federal do Rio Grande do Sul. Pós-doutorado na Universidade de Udine, Itália. Livre-Docência pela Universidade de São Paulo. Professor Associado do Departamento de Ginecologia e Obstetrícia da Faculdade de Medicina da UFMG. Professor Visitante da Universidade de Siena. Pesquisador 1A do CNPq. Membro do Comitê Gestor do Instituto Nacional de Ciência e Tecnologia (INCT) Hormônios e Saúde da Mulher.

Francisco de Assis Nunes Pereira

Doutor pelo Programa de Pós-graduação em Saúde da Mulher da Faculdade de Medicina da UFMG. Vice-coordenador do Laboratório de Reprodução Humana Prof. Aroldo F. Camargos, Hospital das Clínicas da UFMG. Coordenador e Docente da Pós-graduação em Histeroscopia da Faculdade de Ciências Médicas de MG. Médico do Centro de Reprodução Humana Life Search – BH.

Gustavo Cambraia Garcia

Médico Especialista em Radiologia e Diagnóstico por Imagem. Médico Radiologista da Clínica CONRAD em Belo Horizonte-MG.

Henrique Vitor Leite

Professor Titular do Departamento de Ginecologia e Obstetrícia da Faculdade de Medicina da UFMG. Doutor em Ginecologia e Obstetrícia pela UFMG. Coordenador da Maternidade do Hospital Risoleta Tolentino Neves.

Inês Katerina Damasceno Cavallo Cruzeiro

Doutora pelo Programa de Pós-graduação em Saúde da Mulher da Faculdade de Medicina da UFMG. Coordenadora da Residência Médica em Reprodução Humana do Laboratório de Reprodução Humana Prof. Aroldo Fernando Camargos – Hospital das Clínicas da UFMG. Médica do Centro de Reprodução Humana Life Search-BH.

Inessa Beraldo de Andrade Bonomi

Mestre em Saúde da Mulher pela UFMG. Coordenadora do Serviço de Gravidez de Alto Risco do Hospital Júlia Kubitschek/FHEMIG. Supervisora de Estágio de GOB da Faculdade de Medicina da Unifenas-BH.

Ivana Vilela Teixeira

Professora de Ginecologia e Obstetrícia do IMES/Univaço. Mestre em Ginecologia pela UFMG.

Ivie Braga de Paula

Médica Especialista em Radiologia e Diagnóstico por Imagem. Mestre em Medicina pela UFMG.

Jacqueline Braga Pereira Dantas

Mestre pelo Departamento de Fisiologia e Biofísica do ICB da UFMG. Professora Adjunta do Departamento de Ciências Médicas da Universidade Federal de Ouro Preto. Especialista em Ginecologia e Obstetrícia pelo Hospital das Clínicas da UFMG.

João Fernando Motta dos Santos

Chefe da Clínica Ginecológica III – Santa Casa de Misericórdia de Belo Horizonte. Titular do Instituto Mineiro de Uroginecologia – Belo Horizonte-MG.

João Oscar de Almeida Falcão Júnior

Mestre e Doutor pelo Programa de Ginecologia, Obstetrícia e Mastologia da UNESP – Universidade Estadual Paulista. Coordenador da Pós-graduação de Vídeo-histeroscopia da Faculdade de Ciências Médicas de Minas Gerais. Professor Titular do Instituto Metropolitano de Ensino Superior – Imes/Famevaço. Médico Ginecologista e Obstetra do Hospital Mater Dei e do Hospital Felício Rocho – Belo Horizonte-MG.

Jorge Nahas

Professor Adjunto do Departamento de Ginecologia e Obstetrícia da Faculdade de Medicina de Botucatu-UNESP.

Jorge Nahas-Neto

Departamento de Ginecologia e Obstetrícia – Faculdade de Medicina de Botucatu – UNESP.

José Helvécio Kalil de Souza

Professor Adjunto de Ginecologia e Obstetrícia e Deontologia Médica da UFOP. Professor Titular de Ginecologia do IMES/Univaço. Professor de Tocoginecologia da UNEC. Mestre em Ginecologia pela UFMG. Doutor em Reprodução Humana pela UFMG.

Juarez da Silveira Pessoa

Psiquiatra – Serviço de Saúde Mental de Serro, Minas Gerais.

Juliana Barroso Zimmermmann

Doutora em Medicina pela UFMG. Professora de Obstetrícia da Faculdade de Medicina da UFJF. Coordenadora do Serviço de Gestação de Alto Risco da UFJF.

Juliana Silva Barra

Mestre e Doutora em Medicina pela UFMG. Professora Adjunta do Departamento de Ginecologia e Obstetrícia pela UFMG. Vice-chefe do Departamento de Ginecologia e Obstetrícia da Faculdade de Medicina da UFMG.

Julio César Faria Couto

Mestre em Obstetrícia pela UFMG. Professor de Obstetrícia da Faculdade de Medicina do Vale do Aço, Minas Gerais.

Julio Dias Valadares

Doutor em Ginecologia e Obstetrícia – UFMG. Coordenador do Núcleo de Saúde da Mulher – FCMMG. Coordenador da Comissão de Residência – COREME SMSA, Belo Horizonte-MG. Membro do CEREM-MG.

Leandro Alves Gomes Ramos

Membro Titular da SBOC e da SBC. Título de Especialista em Cancerologia Clínica pela SBC. Coordenador do Serviço de Onco-hematologia do IPSEMG. Oncologista Clínico da Oncomed-BH – Instituto Mario Penna – Hospital Alberto Cavalcante.

Leonardo Lopes Tonani

Mestrado pelo Departamento de Ginecologia Geral da Universidade Federal de São Paulo – UNIFESP. Título de Especialista em Ginecologia e Obstetrícia – TEGO 0315/2006. Diretor da Clínica Casal – Clínica de Assistência à Saúde do Casal.

Leonardo Magalhães Ferraz

Médico Residente em Ginecologia e Obstetrícia do Hospital das Clínicas-UFMG. Mestre em Medicina pela UFMG.

Luciano Fernandes Loures

Médico Residente em Ginecologia e Obstetrícia do Hospital das Clínicas da UFMG. Mestre em Saúde da Mulher pela UFMG. Professor Assistente do Departamento de Ginecologia e Obstetrícia da UFJF.

Luciano Roberto Pinheiro da Costa

Médico Hematologista – Membro da Associação Brasileira de Hematologia e Hemoterapia. Coordenador do Serviço de Hemoterapia do Hospital da Unimed – Betim, Minas Gerais.

Luiz Guilherme Neves Caldeira

Ginecologista Assistente da Clínica Ginecológica III – Santa Casa de Misericórdia de Belo Horizonte-MG.

Marcelle Vaz Gontijo

Acadêmica do 6º ano da Faculdade de Ciências Médicas de Minas Gerais.

Marcelo Froes Assunção

Médico Hematologista – Membro da Associação Brasileira de Hematologia e Hemoterapia. Gerente Técnico da Fundação Hemominas. Coordenador do Serviço de Hemoterapia do Hospital Universitário São José.

Márcia Cristina França Ferreira

Doutora pela UFMG. Professora Adjunta do Departamento de Ginecologia e Obstetrícia da UFMG. Coordenadora de Residência Médica de Ginecologia e Obstetrícia da UFMG.

Márcia Salvador Géo

Ginecologista e Coordenadora da Uromater – Unidade de Disfunções Miccionais e Urodinâmica do Hospital Mater Dei – Belo Horizonte-MG.

Márcio Alexandre Hipólito Rodrigues

Professor Adjunto de Ginecologia da Escola de Medicina da UFOP. Coordenador do Ambulatório de Climatério da Residência de Ginecologia e Obstetrícia da Santa Casa de Belo Horizonte-MG.

Maria de Fátima Lobato Vilaça

Ginecologista e Obstetra – TEGO (FEBRASGO), área de atuação em Ultrassonografia (FEBRASGO/CBR). Assistente Efetivo da Santa Casa de Misericórdia de Belo Horizonte-MG. Ultrassonografista da Clínica SCANNER, Belo Horizonte-MG.

Maria de Lourdes Ribeiro de Carvalho

Médica Dermatologista Responsável pelo Atendimento Dermatológico das Gestantes do PNAR do Hospital das Clínicas da UFMG. Especialista pela Sociedade Brasileira de Dermatologia. Doutora em Ciências – Área de Concentração em Imunoparasitologia – do Instituto de Ciências Biológicas da UFMG.

Marilene Vale de Castro Monteiro

Professora Adjunta do Departamento de Ginecologia e Obstetrícia da UFMG. Doutorado em Ginecologia pela UFRJ. Membro da Comissão de Atendimento às Vítimas de Violência Sexual do Hospital das Clínicas da UFMG.

Mário Dias Corrêa Júnior

Mestre e Doutor em Obstetrícia pela UFMG. Professor Adjunto do Departamento de Ginecologia e Obstetrícia da Faculdade de Medicina da UFMG. Coordenador da Maternidade do Hospital das Clínicas da UFMG.

Mário Dias Corrêa

Mestre e Doutor em Obstetrícia pela UFMG. Professor Emérito da Faculdade de Medicina da UFMG. Professor Titular do Departamento de Tocoginecologia da Faculdade de Ciências Médicas de Minas Gerais.

Mateus Henrique Baylon e Silva
Especializando em Radiologia e Diagnóstico por Imagem pela Clínica São Judas Tadeu.

Maurílio da Cruz Trigueiro
Mestrando em Patologia na UFMG. Pré-natalista de Alto Risco do Hospital Júlia Kubitschek/FHEMIG. Coordenador do Serviço de Residência Médica de Obstetrícia e Ginecologia do Hospital Júlia Kubitschek/FHEMIG.

Monique Policiano Pereira
Médica Graduada pela UFJF. Especialista em Ginecologia e Obstetrícia da Faculdade de Medicina da UFJF. Plantonista do Serviço de Obstetrícia Maternidade Therezinha de Jesus – UFJF.

Paulo Traiman
Graduado em Medicina pela Universidade Estadual Paulista Júlio de Mesquita Filho. Mestrado em Bases Gerais da Cirurgia pela Universidade Estadual Paulista Júlio de Mesquita Filho. Dutorado em Bases Gerais da Cirurgia pela Universidade Estadual Paulista Júlio de Mesquita Filho. Professor Livre-Docente em Ginecologia.

Quésia Tamara Mirante Ferreira Villamil
Mestre em Saúde da Mulher pela UFMG. Ultrassonografista do CEU – Centro Especializado em Ultrassonografia.

Rachel Silviano Brandão Corrêa Lima
Ginecologista, Uroginecologista – Membro da Uromater.

Raquel Waleska Santos
Mestre em Medicina pela UFMG. Médica da UFMG. Coordenadora do Serviço de Ultrassonografia da Maternidade do Hospital das Clínicas da UFMG.

Regina Amélia Lopes Pessoa de Aguiar
Mestre e Doutora em Medicina pela UFMG. Especialista em Genética Médica pela Associação Médica Brasileira e pela Sociedade Brasileira de Genética Médica. Professora Associada do Departamento de Ginecologia e Obstetrícia da UFMG. Presidente do Comitê Estadual de Prevenção à Mortalidade Materna, Infantil e Fetal do Estado de Minas Gerais.

Renato Franco Ciodaro
Professor Assistente do Departamento de Tocoginecologia e Medicina da Criança da Faculdade de Ciências Médicas de Minas Gerais. Assistente Efetivo do Departamento de Obstetrícia da Santa Casa de Belo Horizonte. Ultrassonografista do Centro Especializado em Ginecologia e Obstetrícia – CEOG – Belo Horizonte-MG.

Ricardo Leão Parreiras
Ginecologista e Obstetra. Especialista em Endoscopia Ginecológica. Médico da Clínica Origen.

Rita de Cassia Meira Dias
Titulo de Especialista em Medicina de Família e Comunidade – SBMFC. Médica SMSA-BH. Ex-Diretora AMMFC.

Rodrigo de Oliveira Pinheiro Lopes
Médico Ginecologista/Obstetra do Hospital Vila da Serra e do Hospital Dia e Maternidade da Unimed-BH. Médico da Equipe de Cirurgia Ginecológica do Hospital São Francisco de Assis – Belo Horizonte-MG.

Rodrigo Nunes Lamounier
Doutor em Endocrinologia pela Faculdade de Medicina da Universidade de São Paulo pela FM-USP – São Paulo. Professor Visitante da Faculdade de Medicina da Universidade da Pensilvânia, Filadélfia – EUA. Especialista em Endocrinologia e Metabologia pela SBEM. Médico Assistente da Clínica Endocrinológica do Hospital Mater Dei – Belo Horizonte-MG. Diretor Clínico do Centro de Diabetes de Belo Horizonte – CDBH.

Rogéria Andrade Werneck
Ginecologista na Santa Casa de Misericórdia de Belo Horizonte. Mestre em Saúde da Mulher pela Faculdade de Medicina da UFMG.

Sálua Oliveira Calil de Paula
Médica Ginecologista e Obstetra do Hospital Mater Dei. Título de Especialista (TEGO) pela FEBRASGO. Mestrado em Ginecologia, Obstetrícia e Mastologia com área de atuação em Ginecologia Oncológica na Universidade Estadual Paulista – UNESP. Doutorado em Ginecologia, Obstetrícia e Mastologia na Universidade Estadual Paulista – UNESP.

Sandra Cristina Armond
Mestre em Medicina (Obstetrícia e Ginecologia) pela UFMG. Preceptora da Residência Médica do Hospital Odilon Behrens. Professora Assistente da Universidade Federal de São João Del Rei –UFSJ. Docente da Faculdade de Medicina da Universidade José do Rosário Vellano – UNIFENAS.

Selmo Geber
Professor do Departamento de Ginecologia e Obstetrícia da Faculdade de Medicina da UFMG. Diretor da RED Latino-americana de Reprodução Assistida. Diretor da Clínica Origen.

Virgínia Mara Pereira

Médica Veterinária. Doutora em Fisiologia. Professora Adjunta do Departamento de Fisiologia de Centro de Ciências Biológicas e da Saúde da Universidade Federal de Sergipe.

William Schneider Cruz Krettli

Mestre e Doutor em Medicina pela UFMG. Médico Obstetra do Hospital das Clínicas da UFMG. Professor e Coordenador do Internato de Atenção à Saúde da Mulher e do Neonato da Faculdade de Ciências Médicas UNIFENAS-BH. Membro do Serviço de Alto Risco do Hospital Vila da Serra.

Zilma Silveira Nogueira Reis

Mestre e Doutora em Medicina pela UFMG. Estágio Sênior Pós-Doutoral no Exterior com bolsa CAPES na Universidade do Porto – Portugal. Professora do Departamento de Ginecologia e Obstetrícia do Programa de Pós-graduação em Saúde da Mulher da UFMG. Médica do Hospital das Clínicas da UFMG.

Prefácio

Medicina significa estar mobilizado para cuidar e acolher pessoas, em especial cuidar daquelas que mais precisam de ajuda e apoio. Por isso mesmo, o exercício da medicina exige do médico perseverança para reconhecer os próprios limites, sensibilidade para entender as dimensões de cada pessoa, se ver nela e participar com ela de seu processo de desenvolvimento, além de juízo para reconhecer e julgar o verdadeiro, o útil, o consequente, o corpo como instrumento da alma. Sua essência se nutre da percepção do cerne da pessoa e do trânsito pelo aparentemente indevassável espírito humano, do reconhecimento e do entendimento da virtude e do erro de cada um e da capacidade de integrar a pessoa em sua transcendência e plenitude, o que possibilita caminhos transformadores para o bem-estar. A medicina busca perseverantemente alternativas que aprimorem o senso crítico do profissional para realizações que valorizam a vida e a pessoa, aliado ao compromisso com o desenvolvimento humano solidário, equânime e libertário.

As faculdades de medicina, por intermédio de seu corpo docente, têm trabalhado intensamente para propiciar aos médicos, médicos residentes e estudantes material didático que torne a prática médica atualizada, disponível, simples e barata, para que eles se tornem capazes de ampliar seu conhecimento sobre o ser humano e a sociedade, com a proposição de caminhos de reflexão sobre a vida, com visão que impeça a doença e possibilite viver com saúde, o que todos almejam e merecem. A formação de médicos, com base na experiência brasileira, é fundamental para que a prática da medicina seja uma aliada na busca de melhores condições de vida, percebida pela multiplicidade de culturas que compõem o povo brasileiro e capaz de construir o maior sistema de saúde pública mundial.

Esse esforço é observado em todo o escopo dos textos contidos neste novo empreendimento, intitulado *Ginecologia e Obstetrícia – Assistência Primária e Saúde da Família*, editado por João Oscar de Almeida Falcão Júnior, Juliana Silva Barra, Márcio Alexandre Hipólito Rodrigues e Sandra Cristina Armond. Este livro busca propiciar o aprendizado da ginecologia e obstetrícia para todos os profissionais da saúde, de grande interesse médico, como também multi e interprofissionais. A relevância dos temas discutidos, a experiência revelada por seu corpo de colaboradores e a impecável editoração tornam esta obra marco editorial capaz de orientar condutas com evidências bem determinadas e estruturadas, aliadas à prática clínica e cirúrgica. Ressaltam-se a plena confiança na atualização de todos os assuntos e a importância individual e social da escolha dos temas que ajudam a perceber a saúde da mulher e da família, em todas as suas facetas, e que se estende ao embrião, ao feto e ao recém-nascido. As perspectivas do trabalho do Programa de Saúde da Família e do médico de família e das equipes de saúde são especialmente realçadas.

É para mim honroso destacar todas essas virtudes que associam jovens idealistas e talentosos como João Oscar, Juliana, Márcio e Sandra, junto de seus colaboradores, no esforço de trazer a público contribuição de especial interesse para que a prática da Medicina de Família seja enfatizada em nosso sistema de saúde e ajude os médicos a exercerem efetivamente seu compromisso, pacto social e a arte de cuidar das pessoas.

Enio Roberto Pietra Pedroso
Professor Titular do Departamento de
Clínica Médica da Faculdade de
Medicina da UFMG.

Apresentação

Ginecologia e Obstetrícia – Assistência Primária e Saúde da Família surgiu a partir de constantes reflexões geradas pelas mudanças nos paradigmas da atenção à saúde, que hoje se apresenta com enfoque na atenção primária, tanto no plano de estruturação assistencial como no ensino de medicina.

Além disso, a Organização Mundial da Saúde divulgou em maio de 2014 que as taxas de mortalidade materna continuam inaceitavelmente elevadas, apesar da redução de 45% observada desde 1990. Estima-se que a cada dia continuem morrendo cerca de 800 mulheres por complicações relacionadas com a gravidez e o parto, a maioria (99%) nos países pobres. As principais causas dessas mortes são as hemorragias, principalmente no período pós-parto, as infecções, com predomínio dos casos de infecção puerperal, as complicações da pré-eclâmpsia/eclâmpsia e as complicações associadas aos procedimentos de aborto sem segurança. Estas são, entre todas as causas de mortes maternas, as que apresentam maior potencial de prevenção.

A prevenção da mortalidade materna deve ser centrada nos pilares dos cuidados da saúde da mulher, sendo essenciais o acesso ao planejamento familiar com ênfase no risco reprodutivo, a assistência pré-natal de qualidade, a assistência ao parto e a prática de abortos seguros. Aspectos que também têm papel determinante na inserção da mulher na sociedade de maneira plena, permitindo que ela atue com segurança em todas as dimensões de sua vida – profissional, familiar e pessoal.

Vivenciando a docência neste contexto, identificamos a necessidade de formar um médico capaz de atender a mulher de modo eficaz e compreender adequadamente suas principais demandas. As mulheres são ampla maioria nas unidades de saúde básicas e o profissional de saúde não contava, até este momento, com uma fonte de consulta que direcionasse suas ações e tornasse possível o entendimento do universo da ginecologia e obstetrícia sem ter de lançar mão de compêndios ou da literatura direcionada ao especialista ginecologista e obstetra.

Nossa proposta é oferecer, de maneira prática e direta, um instrumento de apoio a todo profissional envolvido no dia a dia do atendimento à mulher e um direcionamento para o ensino e a formação do médico generalista nos principais temas da ginecologia e obstetrícia.

Os editores

Sumário

1. **GINECOLOGIA NA INFÂNCIA E NA ADOLESCÊNCIA, 1**
   Regina Amélia Lopes Pessoa de Aguiar

2. **ANAMNESE E EXAME FÍSICO EM OBSTETRÍCIA/ PROPEDÊUTICA EM OBSTETRÍCIA – ASPECTOS ATUAIS, 17**
   Márcia Cristina França Ferreira
   Ana Luíza Lunardi Rocha
   Raquel Waleska Santos
   William Schneider Cruz Krettli
   Juliana Silva Barra

3. **FISIOLOGIA DA GESTAÇÃO, 27**
   Dante Alighieri Schettini
   Virgínia Mara Pereira

4. **ASSISTÊNCIA PRÉ-NATAL NA ATENÇÃO BÁSICA: O QUE O MÉDICO DE FAMÍLIA DEVE SABER, 49**
   Alamanda Kfouri Pereira

5. **ASSISTÊNCIA AO PARTO, 67**
   Mário Dias Corrêa Júnior
   Mário Dias Corrêa
   Luciano Fernandes Loures

6. **USO DE FÁRMACOS NO CICLO GRAVÍDICO-PUERPERAL, 85**
   Sandra Cristina Armond

7. **PERSPECTIVAS ATUAIS DAS COMPETÊNCIAS ESSENCIAIS DO MÉDICO DE FAMÍLIA E DAS EQUIPES DE SAÚDE NA PREVENÇÃO DA PREMATURIDADE, 105**
   Júlio Dias Valadares
   Rita de Cássia Meira Dias
   Marcelle Vaz Gontijo

8. **GESTAÇÃO ECTÓPICA, 119**
   Eduardo Batista Cândido
   Agnaldo Lopes da Silva Filho

9. **HEMORRAGIAS DA SEGUNDA METADE DA GRAVIDEZ, 129**
   Juliana Silva Barra
   Jacqueline Braga Pereira Dantas
   Leonardo Lopes Tonani

10. **REPERCUSSÕES DO SOFRIMENTO FETAL NA VIDA EXTRAUTERINA, 137**
    Antonio Carlos Vieira Cabral

11. **ABORDAGEM E ATUALIDADES EM PRÉ-ECLÂMPSIA/ECLÂMPSIA E HIPERTENSÃO ARTERIAL CRÔNICA, 141**
    Sandra Cristina Armond
    Juliana Silva Barra
    Henrique Vitor Leite

12. **DIABETES *MELLITUS* NA GESTAÇÃO, 161**
    Rodrigo Nunes Lamounier
    Fabíola Ferraz de Carvalho
    Breno Figueiredo Bessa
    Ângelo Ricardo Coutinho

13. **PNEUMOPATIAS, CARDIOPATIAS, COLAGENOSES, DOENÇAS GASTRINTESTINAIS E TIREOIDOPATIAS, 169**
    Inessa Beraldo de Andrade Bonomi
    Ana Christina de Lacerda Lobato
    Maurílio da Cruz Trigueiro
    Juliana Silva Barra

14. **DERMATOPATIAS E GRAVIDEZ, 185**
    Maria de Lourdes Ribeiro de Carvalho
    Henrique Vitor Leite

15. **ÓBITO FETAL: PRIMEIRO, SEGUNDO E TERCEIRO TRIMESTRES, 201**
    Sandra Cristina Armond

16. **SAÚDE MENTAL DA MULHER NA GESTAÇÃO E NO PUERPÉRIO, 221**
    Fernando Machado Vilhena Dias
    Juarez da Silveira Pessoa

17. ULTRASSONOGRAFIA OBSTÉTRICA, 231

Julio César Faria Couto
Mateus Henrique Baylon e Silva
Quésia Tamara Mirante Ferreira Villamil

18. ANAMNESE E EXAME FÍSICO EM GINECOLOGIA/ PROPEDÊUTICA EM GINECOLOGIA – ASPECTOS ATUAIS, 249

José Helvécio Kalil de Souza
Ivana Vilela Teixeira

19. PLANEJAMENTO FAMILIAR: VISÃO CRÍTICA DOS MÉTODOS CONTRACEPTIVOS DISPONÍVEIS, 257

Eduardo Cunha da Fonseca
Rodrigo de Oliveira Pinheiro Lopes

20. ANEMIA NA MULHER: ABORDAGEM INTERDISCIPLINAR, 279

Luciano Roberto Pinheiro da Costa
Marcelo Froes Assunção

21. INFECÇÕES GENITAIS RECORRENTES E INFECÇÃO DO TRATO URINÁRIO DE REPETIÇÃO, 287

Márcia Salvador Géo
Cláudia Lourdes Soares Laranjeira
Rachel Silviano Brandão Corrêa Lima
Sandra Cristina Armond

22. ATUALIDADES NA ABORDAGEM DAS PACIENTES COM DST/AIDS, 307

Juliana Barroso Zimmermmann
Adrianne Maria Berno de Rezende Duarte
Alexander Cangussu Silva
Monique Policiano Pereira

23. SANGRAMENTO UTERINO ANORMAL (SUA), 321

Ana Gabriela Pontes Santos
Anaglória Pontes
Márcio Alexandre Hipólito Rodrigues

24. ATUALIDADES EM CLIMATÉRIO E MELHORA DA QUALIDADE DE VIDA DA PACIENTE NA TERCEIRA IDADE, 329

Eliana Aguiar Petri Nahas
Jorge Nahas
Márcio Alexandre Hipólito Rodrigues

25. DISMENORREIA PRIMÁRIA E SECUNDÁRIA, 351

Eliana Aguiar Petri Nahas
Jorge Nahas-Neto
Márcio Alexandre Hipólito Rodrigues

26. TRANSTORNOS MENSTRUAIS, 363

Carolina Fernandes Guimarães
Márcio Alexandre Hipólito Rodrigues

27. AMENORREIA, 367

Selmo Geber
Márcio Alexandre Hipólito Rodrigues
João Oscar de Almeida Falcão Júnior
Ricardo Leão Parreiras

28. ABORDAGEM DA PACIENTE COM SÍNDROME METABÓLICA, 381

Márcio Alexandre Hipólito Rodrigues
Eliana Aguiar Petri Nahas

29. ABORDAGEM PRÁTICA DA DOR PÉLVICA AGUDA, 389

Francisco de Assis Nunes Pereira
João Oscar de Almeida Falcão Júnior

30. ABORDAGEM PRÁTICA DA DOR PÉLVICA CRÔNICA E DA ENDOMETRIOSE, 397

João Oscar de Almeida Falcão Júnior
Francisco de Assis Nunes Pereira
Adriana Coelho da Silveira Resende

31. ONCOLOGIA GINECOLÓGICA, 407

Leonardo Magalhães Ferraz
Luciano Fernandes Loures
Agnaldo Lopes da Silva Filho

32. RASTREAMENTO DO CÂNCER GINECOLÓGICO, 431

João Oscar de Almeida Falcão Júnior
Sálua Oliveira Calil de Paula
Paulo Traiman

33. ATUALIDADES EM RASTREAMENTO, DIAGNÓSTICO E TRATAMENTO DO CÂNCER DE MAMA, 441

Alexandre de Almeida Barra
Clécio Ênio Murta de Lucena
Leandro Alves Gomes Ramos
Felipe Reis de Souza Maia

34. INCONTINÊNCIA URINÁRIA, 475

João Fernando Motta dos Santos
Anderson de Souza Bruno
Luiz Guilherme Neves Caldeira
Rogéria Andrade Werneck

35. APLICABILIDADE DOS MÉTODOS DE DIAGNÓSTICO POR IMAGEM NA GINECOLOGIA: TOMOGRAFIA COMPUTADORIZADA E RESSONÂNCIA MAGNÉTICA, 493

Ivie Braga de Paula
Fabiana de Paiva Martins
Gustavo Cambraia Garcia

36. ULTRASSONOGRAFIA EM GINECOLOGIA: QUANDO PEDIR/INTERPRETAÇÃO DE ALERTA E ANORMALIDADES PARA O MÉDICO DA FAMÍLIA, 505

Maria de Fátima Lobato Vilaça
Antônio Vieira Machado
Renato Franco Ciodaro

37. ABORDAGEM PRÁTICA DA PACIENTE INFÉRTIL, 535

Inês Katerina Damasceno Cavallo Cruzeiro
Francisco de Assis Nunes Pereira
Aroldo Fernando Camargos

38. GINECOLOGIA E OBSTETRÍCIA BASEADAS EM EVIDÊNCIAS CIENTÍFICAS, 547

Fernando Marcos dos Reis
Zilma Silveira Nogueira Reis

39. VIOLÊNCIA CONTRA MULHERES, 555

Marilene Vale de Castro Monteiro

40. ASPECTOS ÉTICOS E LEGAIS EM GINECOLOGIA E OBSTETRÍCIA, 561

André Luiz Barbosa Roquette

ÍNDICE REMISSIVO, 577

Ginecologia e Obstetrícia

Assistência Primária e Saúde da Família

1

Ginecologia na Infância e na Adolescência

Regina Amélia Lopes Pessoa de Aguiar

CONSULTA GINECOLÓGICA NA INFÂNCIA E NA ADOLESCÊNCIA

Embora não sejam comuns, podem ocorrer queixas ginecológicas na infância. Na maioria das vezes, são casos simples, os quais podem ser solucionados pelo profissional da equipe de saúde da família (ESF). Na adolescência, as queixas ginecológicas se tornam um pouco mais frequentes, sendo mais prevalentes as relacionadas com alterações do ciclo menstrual e corrimentos vaginais. O papel do profissional da ESF na abordagem inicial dos casos é fundamental, pois frequentemente ele será o primeiro a ser procurado pela adolescente e/ou família. Além disso, na adolescência os cuidados com orientações adequadas sobre prevenção de gravidez e doenças sexualmente transmissíveis devem sempre fazer parte da consulta clínica geral desse grupo etário.[1-3]

Anamnese

Na consulta, além da avaliação detalhada da queixa principal, convém abordar aspectos gerais da saúde global da criança. Informações básicas – como vacinações, alimentação, doenças pregressas, escolaridade, internações – devem ser sempre obtidas. Nos casos na infância, embora a maioria das perguntas seja respondida pelo(a) acompanhante, o profissional de saúde deve criar um ambiente que favoreça um vínculo de confiança com a criança. Assim, estimula-se a participação ativa desta durante a consulta e facilita-se a realização do exame físico. Dependendo da idade, a própria criança pode fornecer algumas informações, sendo importante deixar que ela fale sobre seus sintomas, estimulando-a a responder perguntas simples, compatíveis com sua faixa etária.

No caso da adolescente, quem decide se quer, ou não, um acompanhante durante a anamnese e o exame físico deve ser a própria paciente. Na anamnese, são essenciais informações sobre a história ginecológica, como idade da menarca, telarca e pubarca, ritmicidade do ciclo menstrual, duração e quantidade de fluxo menstrual, cólicas menstruais, acne, hirsutismo, corrimento vaginal e alterações mamárias. Os mesmos cuidados com relação à avaliação do estado global de saúde da adolescente devem ser tomados. O profissional de saúde deve avaliar durante a consulta o momento mais oportuno para indagar sobre os conhecimentos da adolescente acerca de métodos contraceptivos e prevenção de doenças sexualmente transmissíveis. Desse modo, buscam-se dados sobre sua vida sexual. A adolescente deve ser informada de que esses dados são confidenciais. Orientações sobre cuidados com o corpo, sexualidade e prevenção de gravidez e doenças sexualmente transmissíveis devem ser dadas em linguagem clara e simples, evitando-se, ao máximo, o julgamento de valores. Quando a adolescente está acompanhada na consulta, tais perguntas e orientações devem ser feitas em condições de maior privacidade. Muitas vezes, faz-se necessária uma sequência de consultas para que a paciente se sinta à vontade para revelar seus anseios e questionamentos.

É bem estabelecido que a orientação adequada e precoce não estimula a prática sexual precoce, podendo, até mesmo, retardá-la, conforme se permite à adolescente conhecer todos os aspectos de sua sexualidade. Assim, proporcionam-se condições para se ter uma vida sexual saudável.

Exame físico

Deve-se sempre perguntar se a criança ou a adolescente deseja a presença do acompanhante durante a realização do exame físico. Em geral, as crianças se sentem mais confortáveis com a presença, principalmente, da mãe. Já com a adolescente, a decisão sobre o acompanhante é variável.

Independentemente da queixa principal, o exame físico geral deve ser completo, enquanto o da genitália é particularizado. A melhor posição para o exame da genitália da criança é colocando-a em decúbito dorsal, com as solas dos pés unidas. Na maioria das vezes, a inspeção cuidadosa da genitália é tudo o que precisa ser feito.[1-3]

Em casos de corrimento vaginal, a coleta de amostra do resíduo vaginal só deve ser realizada se o profissional tiver habilitação para o procedimento e para realização de exames específicos, como o exame a fresco. Há poucas situações em que exames de cultura de resíduo vaginal são úteis na investigação de corrimentos vaginais. Mesmo assim, os meios de culturas utilizados são meios específicos, devendo esse procedimento ser reservado ao especialista. A coleta de material realizada de modo inadequado pode causar problemas emocionais para a criança, além de traumatismo na genitália. A técnica para a coleta de resíduo vaginal para a análise envolve o uso de cotonete umedecido em soro fisiológico ou com uma sonda uretral, o que permite a realização de lavados. Convém evitar tocar nas bordas himenais, pois isso torna o exame doloroso. O material obtido é colocado em uma lâmina para análise em microscopia óptica imediatamente após a coleta (exame a fresco) ou, em situações especiais, enviado para culturas específicas (ver adiante). Nos casos nos quais o profissional tenha treinamento para a realização da coleta, e vá fazê-lo, é fundamental explicar para a criança/adolescente a maneira como se coleta o material, salientando, sempre, que o procedimento não provocará dor e permitindo que ela veja e, em alguns casos, toque o equipamento a ser utilizado. Além disso, o acompanhante também deve ser orientado e estar ciente de que é possível coletar esse material sem o comprometimento da integridade himenal.

O exame da vagina e do colo do útero só é necessário quando existe suspeita de tumores, corpo estranho e corrimentos vaginais recidivantes ou resistentes ao tratamento habitual, nas adolescentes que já tenham vida sexual ativa. Em algumas meninas com integridade himenal, é possível a visualização das paredes vaginais realizando o afastamento dos grandes lábios, o que proporciona uma abertura da cavidade vaginal, ou colocando-se a criança em posição genupeitoral. Exames com qualquer instrumento só devem ser reservados para o especialista e na maioria das vezes, em crianças, são realizados sob sedação.[1-3]

Em adolescentes que já tenham atividade sexual, o exame especular não difere da técnica utilizada na mulher adulta, devendo o profissional apenas permanecer atento para a orientação antes do primeiro exame para desmitificar medos relacionados. Na ausência de queixa específica, o primeiro exame especular não precisa ser realizado imediatamente ao início da atividade sexual. As diretrizes atuais para o rastreamento do câncer do colo do útero recomendam que a coleta de material para citologia oncótica em mulheres com vida sexual ativa ou prévia deva ser iniciada aos 25 anos de idade. Entretanto, em algumas situações de maior risco, essa coleta pode ser antecipada para 3 anos após o início da atividade sexual.[4]

Ginecologia na Infância e na Adolescência

O toque retal só precisa ser realizado, de forma excepcional, em casos de suspeita de massas pélvicas e hímen íntegro. Mesmo assim, só deve ser realizado por profissional experiente, sendo frequentemente substituído por método de imagem. A ultrassonografia pélvica fornece melhores informações do que o toque retal e é mais bem tolerada pelas crianças e pelas adolescentes. Nas adolescentes que já iniciaram a atividade sexual, a realização do toque vaginal faz parte do exame ginecológico. Já o exame das mamas deve ser realizado em toda criança/adolescente após a telarca.

Conclusão da consulta

Após o exame da criança, deve-se discutir com ela e com seu responsável os achados do exame, o diagnóstico e o tratamento a ser empregado. Isso favorece não apenas a compreensão dos fatos, mas também torna a criança mais colaborativa.

Já com a adolescente, é preciso lembrar que, em casos que não envolvam maiores riscos, ela pode escolher se o acompanhante ou seus pais serão informados sobre o diagnóstico. O código de Ética Médica (CFM 1931/2009), nos artigos 73 e 74, declara que: "É vedado ao médico revelar fato de que tenha conhecimento em virtude do exercício de sua profissão, salvo por motivo justo, dever legal ou consentimento, por escrito, do paciente" e que: "É vedado ao médico revelar sigilo profissional relacionado a paciente menor de idade, inclusive a seus pais ou representantes legais, desde que o menor tenha capacidade de discernimento, salvo quando a não revelação possa acarretar dano ao paciente".[5] Orientações básicas sobre sexualidade, métodos contraceptivos, fisiologia do aparelho reprodutor e doenças sexualmente transmissíveis sempre devem ser fornecidas aos adolescentes, com o conteúdo variando conforme a idade destas e seu grau de interesse.

A seguir, abordaremos alguns problemas ginecológicos mais prevalentes na infância e na adolescência, ressaltando que não é objetivo do presente capítulo abordar de maneira detalhada cada um deles. Por isso, o leitor interessado deve se reportar a outros capítulos específicos deste livro.

INTERCORRÊNCIAS GINECOLÓGICAS MAIS COMUNS NA INFÂNCIA

Vulvovaginites

Entre as intercorrências ginecológicas na infância, o corrimento vaginal é, sem dúvida, a mais frequente. Quando há queixa de corrimento vaginal, deve-se obter informação sobre tipo, duração, quantidade e odor do corrimento, hábitos de higiene, uso recente de antibióticos, dermatites e atopia. É preciso também pesquisar a presença de disúria, eritema vulvar e prurido vulvar e anal. No exame físico, realiza-se a inspeção da vulva para caracterização do corrimento e do aspecto da genitália.

Na infância, em virtude da ausência de produção de estrogênio, a vagina tem um epitélio atrófico e pH alcalino, o que favorece a ocorrência de infecções. Outros fatores que aumentam essa propensão são a proximidade do ânus e da vagina, a ausência de pelos pubianos e a higiene da genitália externa, que é, na maioria das vezes, realizada de maneira inadequada pelas crianças. Além disso, obesidade e atopias são fatores que favorecem o desenvolvimento de vulvovaginites. O mais comum é o quadro se manifestar inicialmente como uma vulvite e, secundariamente, surgir a vaginite.[1-3,6,7]

Em cerca de 75% dos casos, a etiologia é inespecífica. Por isso, a cultura do resíduo vaginal não se constitui em exame de utilidade na prática clínica diária. O *Oxyurus vermicularis* é um agente etiológico comum, enquanto se encontra a *Candida albicans*, mais frequentemente, após um curso de antibioticoterapia ou em crianças diabéticas. A vaginose bacteriana leva a um corrimento fétido e a irritação vulvar. Organismos específicos – como *Neisseria gonorrhoeae*, *Chlamydia trachomatis* e *Trichomonas vaginalis* – sugerem a ocorrência de abuso sexual. No caso de suspeita de abuso sexual, esta deve ser cuidadosamente investigada. Nesses casos, geralmente, existe uma mudança geral do comportamento da criança, que passa a ficar amendrontada, sem querer ir a lugares antes frequentados, e com alteração do padrão de sono.

Outros organismos específicos são os patógenos respiratórios e entéricos. Neste último grupo encontra-se a *Shigella*, que produz um corrimento mucopiossanguinolento, geralmente associado a um episódio de diarreia. As doenças exantemáticas comuns da infância podem acometer a vulva e a vagina, provocando dor, ardor e secreção.

Na maioria absoluta dos casos, o tratamento se baseia na higiene adequada e no afastamento de agentes irritantes – sabonetes, calcinhas de náilon e roupas justas. A criança deve ser instruída a urinar com os joelhos afastados e a realizar a limpeza da área genital em direção ao ânus. Na fase aguda, deve--se evitar o uso de sabonetes na área genital, por promover irritação da mucosa. Os banhos de assento em água morna com soluções antissépticas ou anti-inflamatórias, como benzidamida – 1 envelope diluído em 2 litros de água fervida ou chá de camomila (dois saquinhos de chá preparado em uma caneca de água fervida e adicionado a 1 litro de água morna) –, podem ser realizados duas vezes ao dia, por 10 a 15 minutos, pois ajudam a controlar os sintomas. Calcinhas e biquínis devem ser lavados com sabão neutro, sem cor nem perfume, e sem o uso de amaciantes e/ou alvejantes. Indica-se o tratamento específico quando há a presença de *Oxyurus*. Quando existe corrimento com odor fétido, costuma haver vaginose bacteriana, que é tratada com creme de metronidazol ou creme de clindamicina ginecológico, passados externamente na vulva, diariamente, por 1 semana. Em geral, não é necessário o tratamento com metronidazol oral.

Se não houver melhora do quadro 3 semanas após a adoção dessas medidas, pode-se usar ampicilina, amoxicilina ou cefalosporina por 10 dias. Entretanto, esse tipo de tratamento deve se basear, preferencialmente, no resultado da cultura realizada. A associação sulfametoxazol-trimetoprima deve ser reservada para os casos de identificação de *Shigella* e a eritromicina para os casos de clamídia na cultura. Para o tratamento de *Candida albicans*, utiliza-se a nistatina local, 1mL(100.000UI/mL) durante 10 dias. Podem ser utilizados, também, cremes à base de imidazólicos em esquemas de 3 dias de tratamento. O uso oral de cetoconazol deve ser restrito a casos específicos. Os casos de *Trichomonas vaginalis* devem ser tratados com metronidazol oral. Nos casos em que não há resposta aos cuidados básicos prescritos e naqueles com resíduo vaginal francamente purulento, deve-se encaminhar a criança para o ginecologista infantopuberal, para propedêutica especializada.[8]

A presença de corpo estranho vaginal é uma causa não infecciosa e leva a uma secreção purulenta, fétida e, às vezes, sanguinolenta. Nos casos nos quais os corpos estranhos são identificados ao exame físico, com o afastamento dos grandes lábios, pode-se tentar sua retirada com o auxílio de cotonete ou pequena pinça, desde que o profissional tenha treinamento específico para tal procedimento e que a criança e o acompanhante estejam bem orientados sobre isso. Na maioria das vezes, essa abordagem é mais bem realizada pelo especialista. Em muitos casos, indica-se a retirada do corpo estranho sob sedação.

A recorrência é frequente, se os cuidados de higiene forem abandonados e, também, em crianças atópicas. As medidas para diminuir as recorrências consistem no uso de calcinhas de algodão, na retirada do biquíni logo após o banho de piscina e na supervisão por um adulto da higienização da genitália da criança.

Sinéquia de pequenos lábios

A sinéquia de pequenos lábios, ou coalescência de ninfas, consiste na fusão dos pequenos lábios como resultado da inflamação e da erosão do epitélio vulvar, com posterior aglutinação das partes em contato. Ocorre, geralmente, entre os 3 meses e os 6 anos de idade, podendo ser total ou parcial; neste último caso, o acometimento da parte posterior é mais frequente que o acometimento proximal, perto da uretra.

Em geral, a criança é levada à consulta por familiares, mais frequentemente a mãe, que estranha a aparência da genitália da criança. Eventualmente, os pais conseguem lembrar que a vulva era normal ao nascimento. O diagnóstico é feito pela inspeção da vulva, na qual se identifica uma linha de fusão vertical.

As sinéquias podem predispor à vulvovaginite e à infecção urinária de repetição. Sinéquias pequenas e assintomáticas não necessitam de nenhum tipo de tratamento, pois a separação espontânea ocorre, na quase totalidade dos casos, quando a criança entra na puberdade, devido à ação do estrogênio no epitélio vulvar. Os casos sintomáticos ou extensos podem ser tratados com a aplicação de

Ginecologia na Infância e na Adolescência

creme à base de estrogênio sobre a linha de fusão, no sentido uretra-ânus, com uma leve pressão, por 10 dias. A preferência recai nas formulações de baixa absorção, como o promestrieno. Desse modo, ocorre uma separação espontânea da aderência ou o afinamento, que facilita muito a separação manual. A separação manual pode ser realizada em ambulatório, após anestesia da área com xilocaína (creme a 5% ou gel a 2%) ou lidocaína e prilocaína (creme a 5%), mas, quando a paciente não é colaborativa, pode ser necessária a utilização de sedação. No pós-operatório imediato e por cerca de 3 dias, faz-se necessária a aplicação de anestésicos tópicos (xilocaína ou lidocaína) sobre o local, pois ocorre dor quando a criança vai urinar. Após esse período, pode-se utilizar a aplicação tópica de vaselina ou cremes à base de vitamina A e D até a cicatrização da área de coalescência, sendo extremamente importante a orientação para higiene cuidadosa. A criança deve ser acompanhada a cada 3 ou 6 meses, pois a recorrência pode acontecer em até 40% das vezes, independentemente do tratamento proposto, havendo remissão completa no início da puberdade.[2,6,7]

Alterações da pigmentação da genitália externa

A causa mais comum de aparecimento de lesão branca na vulva consiste na presença de líquen escleroso. A criança pode apresentar queixas de prurido, sangramento, vulvite, disúria e, em casos intensos, até constipação intestinal, em razão do acometimento da região perianal. Ao exame, observa-se uma pele atrófica, branca, com escarificações e, às vezes, infecção. O diagnóstico é clínico, mas pode ser necessária a realização de biópsia da área para confirmação diagnóstica. O tratamento se baseia em medidas de higiene, na retirada de agentes irritantes e no uso de medicação protetora para a pele. Casos que apresentem prurido intenso podem necessitar de antipruriginoso sistêmico. Em casos de prurido persistente, pode-se prescrever hidrocortisona local a 1%. O uso de *laser* para a retirada de toda a área da lesão é, ainda, um tema em investigação. O creme de testosterona, que apresenta bons resultados quando usado em pacientes na pós-menopausa, não deve ser usado em crianças por causa de seus efeitos colaterais – aumento do clitóris e pubarca. Alguns casos podem apresentar regressão espontânea na puberdade. O diagnóstico diferencial com o vitiligo é feito pela observação de que a pele, nesses casos, está normal e não tem bordas com desenho característico.[2] Outras lesões – como manchas de nevos e hemangiomas – podem aparecer.

Sangramento genital na infância

A maioria dos sangramentos genitais na infância é causada por condições benignas – como vulvovaginites, presença de corpo estranho na vagina, prolapso de uretra e líquen escleroso –, mas convém sempre afastar causas mais graves, como menarca precoce e tumores malignos – por exemplo, o sarcoma botrioide. É importante, ainda, investigar a possibilidade de abuso sexual.[6,7]

No período neonatal precoce, 3 a 4 dias após o nascimento, pode haver sangramento genital, em geral, de pequena quantidade. Esse sangramento é resultante da descamação do endométrio, proliferado durante a gestação pelo estrogênio produzido pela mãe. Esse diagnóstico deve ser sempre precedido de exame clínico cuidadoso da genitália externa da recém-nascida para exclusão de outras causas (p. ex., traumatismo). Os pais devem ser orientados e tranquilizados em função da benignidade do quadro.

O prurido produzido pelas vulvovaginites pode induzir escoriações e, assim, provocar sangramento. As vaginites causadas por estreptococos do grupo A e *Shigella* são frequentemente associadas a corrimento sanguinolento.

A presença de corpos estranhos é suspeitada a partir da história clínica e do exame físico e pode estar associada a corrimento fétido. A retirada do corpo estranho pode ser realizada, ambulatorialmente, mediante irrigação da vagina com solução aquosa, com o auxílio de sonda uretral ou com o auxílio de uma pinça, mas só deve ser executada por profissional com treinamento específico para esse procedimento. Em alguns casos, o uso de sedação é fundamental para a retirada do corpo estranho.

O prolapso de uretra consiste na eversão parcial ou total da mucosa pelo meato uretral externo. Sua etiologia não é conhecida, mas parece que decorre do hipoestrogenismo fisiológico da faixa etária, que leva a uma fragilidade de adesão da mucosa uretral à membrana basal. Ocorre, mais frequentemente, entre os 5 e os 8 anos de idade, sendo mais comum em pessoas negras. Além do sangramento, pode haver queixa de disúria e dor. No exame da genitália externa, encontra-se uma massa anular avermelhada na região do meato uretral. O diagnóstico diferencial é feito com condiloma, carúncula uretral, sarcoma e outros tumores. Na ocasião do exame físico já pode ter ocorrido a regressão espontânea do prolapso e, nesse caso, o diagnóstico é dado pela exclusão de outras doenças. O prolapso responde a medidas de higiene local – como banhos de assento, com sabonetes antissépticos, e aplicação de cremes à base de estrogênio, duas vezes por dia, durante 2 semanas. A melhora pode ocorrer em até 4 semanas. O tratamento prolongado, às vezes necessário em prolapsos grandes, deve ser feito com o uso de creme de promestrieno, que, por não ser absorvido, não induz efeitos sistêmicos – como o crescimento das mamas. Se houver tecido necrótico, o tratamento é cirúrgico, e esses casos devem ser abordados pelo ginecologista infantopuberal. A recorrência não é comum. A associação do prolapso de uretra à infecção urinária é relativamente frequente, estando indicada, portanto, a urocultura.

A menarca precoce (antes dos 9 anos de idade) pode ser isolada ou ser a manifestação inicial do processo de puberdade precoce. Quando isolada, pode ser uma resposta à produção de estrogênios pelo ovário ou secundária à ingestão acidental de medicamentos que contêm estrogênios. Nessas situações, não é necessário instituir nenhum tratamento, pois o sangramento cessa espontaneamente e não compromete o desenvolvimento genital ou somático posterior. Entretanto, esse é um diagnóstico de exclusão e deve ser firmado após a realização da propedêutica de puberdade precoce.

Os casos mais graves de sangramento na infância estão associados ao sarcoma botrioide – tumor mesodérmico misto–ou rabdomiossarcoma– um tumor maligno que se origina de áreas multicêntricas do tecido submucoso vaginal. O pico de incidência é aos 2 anos de idade. A criança pode se apresentar com sangramento vaginal, corrimento vaginal com odor fétido, massa vaginal e eliminação de vesículas. O exame físico, às vezes, revela uma massa saindo pelo introito vaginal ou apenas a presença de vesículas. Na suspeita de tumor vaginal, a criança deve ser encaminhada com prioridade absoluta para o especialista, pois o atraso no diagnóstico compromete bastante o prognóstico. O diagnóstico deve ser confirmado por biópsia e o tratamento consiste em cirurgia radical, além de quimioterapia e radioterapia.

Traumatismo genital

A maioria dos casos de traumatismo genital na infância ocorre por acidentes – como quedas –, mas é preciso estar atento para a possibilidade de abuso sexual. As quedas, frequentemente, acontecem na barra da bicicleta ou nas bordas de móveis domiciliares (queda a cavaleiro). Como resultado, podem acontecer hematomas da genitália externa ou lacerações da mucosa vulvar e/ou vaginal. A maioria das lacerações é superficial.[1,2]

A criança deve ser examinada completamente e, em casos de suspeita de abuso sexual, deve-se observar o determinado por lei. Na suspeita de lesões vaginais, pode ser necessária a realização de vaginoscopia e, por isso, a avaliação pelo especialista é fundamental. É importante salientar que lesões aparentemente superficiais podem estar associadas a lesões de artérias importantes, com grande perda sanguínea, exigindo, assim, uma avaliação completa em todos os casos.

A maioria das lesões pode ser tratada conservadoramente. Hematomas que não estejam aumentando de volume e/ou apresentando pulsações podem ser inicialmente abordados por meio da colocação de compressas frias por 24 horas. Caso contrário, devem ser explorados cirurgicamente. Lacerações pequenas e sem sangramento contínuo não precisam ser suturadas. Os casos de acometimento da uretra necessitam ser avaliados por um urologista.

Telarca prematura

O desenvolvimento mamário fisiológico inicia-se entre os 8 e os 14 anos de idade e é denominado telarca – geralmente, o primeiro sinal da puberdade feminina. O desenvolvimento completo das mamas costuma ocorrer em um período de 2 a 4 anos e é frequente uma assimetria durante o processo inicial.[6]

Logo após o nascimento, pode ocorrer aumento das mamas, que é transitório, independentemente do sexo do recém-nascido, e decorrente da passagem de hormônios esteroides maternos pela placenta. Os pais e cuidadores devem ser orientados a não manipular as mamas, pois isso causa traumatismo mamário, com infecção e persistência do quadro. A regressão ocorre espontaneamente em poucas semanas, fazendo-se necessária apenas a tranquilização dos pais, mediante orientação adequada.

O desenvolvimento isolado das mamas antes dos 8 anos de idade é considerado prematuro – telarca prematura – e deve ser investigado. O objetivo é realizar o diagnóstico diferencial com a puberdade precoce. Na telarca prematura, ao contrário da puberdade precoce, não existem outras evidências de efeitos estrogênicos.

As biópsias de botão mamário em desenvolvimento são absolutamente contraindicadas, pois isso leva à amastia ipsilateral. A etiologia da telarca precoce pode ser uma secreção transitória de estrogênios pelos ovários ou o uso inadvertido de medicamentos ou substâncias com ação estrogênica. A maioria desses casos ocorre antes dos 4 anos de idade e é, geralmente, bilateral. A regressão das mamas se dá, na maioria dos casos, sem que se faça qualquer tratamento.

Como propedêutica, devem-se fazer avaliação do grau de desenvolvimento e medida das mamas, da curva de crescimento da criança, radiografia simples de punho para a determinação da idade óssea, avaliação dos níveis séricos de estradiol, ultrassonografia pélvica e, em algumas situações, teste com estímulo pelo GnRH. A avaliação citológica da maturação do epitélio vaginal – que analisa indiretamente o grau de ação estrogênica sobre este e serve de marcador da ação sistêmica – só deve ser realizada por profissional com treinamento para coleta de citologia vaginal em crianças. Nos casos de telarca precoce, todos esses exames estão na faixa da normalidade para a idade cronológica.[2,6]

Doenças sexualmente transmissíveis

Apesar de ser possível a ocorrência de todas as doenças sexualmente transmissíveis (DST) na infância, elas não são muito frequentes. Diante de um caso de DST em uma criança, deve-se investigar a ocorrência de abuso sexual. O condiloma acuminado, por exemplo, pode decorrer de infecção adquirida no canal de parto, de contaminação por familiares e cuidadoras (babás) ou de abuso sexual. Em algumas DST – por exemplo, tricomoníase – existe uma possibilidade mínima de contágio não sexual, mas a investigação não deve se afastar da rotina de, primeiro, se avaliar a ocorrência de contato sexual.[7]

INTERCORRÊNCIAS GINECOLÓGICAS MAIS COMUNS NA ADOLESCÊNCIA

Vulvovaginites

Na adolescência, o estrogênio leva à proliferação do epitélio vaginal, que é rico em glicogênio. As bactérias da microbiota vaginal normal degradam esse glicogênio a ácido lático, tornando o pH vaginal ácido (3,5-5,0). Todos esses fatores agem protegendo o epitélio vaginal, mas, nessa fase da vida, surgem outros fatores que predispõem à infecção – como o início da atividade sexual e a troca frequente de parceiros. O exsudato vaginal fisiológico, decorrente da ação estrogênica, é, frequentemente, considerado pela adolescente como patológico. Excetuando-se o exsudato fisiológico, predominam, nessa fase, as infecções causadas por agentes específicos.[7]

A leucorreia fisiológica pode aparecer desde o início da puberdade, antes mesmo da menarca. A adolescente queixa-se de perceber que a calcinha fica molhada e com uma "massinha". Após a instalação de ciclos ovulatórios, ela pode notar, no período fértil, a saída de uma secreção tipo "clara de ovo", às vezes sanguinolenta. Convém a adolescente entender que essa manifestação é fisiológica, para evitar a busca de tratamentos prescritos equivocadamente por insegurança do profissional.

Na candidíase vulvovaginal, cujo agente etiológico é a *Candida* sp., a queixa é de ardor e prurido, que podem ser intensos, e de um corrimento branco, em grumos. Em geral, os sintomas se iniciam no período pré-menstrual e pioram no pós-menstrual. A maioria dos casos é causada pela *Candida albicans*, embora outras cândidas (*glabrata* e *tropicalis*, entre outras) possam estar envolvidas em casos mais raros. A *Candida albicans* é um fungo gram-positivo que pode fazer parte da microbiota vaginal normal, mas em situações especiais prolifera e provoca o quadro de vulvovaginite. Os fatores predisponentes para o desencadeamento dessa proliferação são o uso de roupas apertadas ou de tecido sintético, de biquínis molhados por longo tempo, de antibióticos e de anticoncepcional oral, assim como obesidade, diabetes e atividade sexual muito frequente. Na fase aguda, o exame da genitália revela edema, hiperemia e escoriações vulvares, além de corrimento vaginal branco, em grumos. A análise do resíduo vaginal, utilizando microscópio óptico, após adicionar em lâmina hidróxido de potássio a 10%, possibilita a visualização das pseudo-hifas que são indicativas da fase de proliferação da *Candida*. Em casos duvidosos ou de recidivas frequentes, pode-se realizar cultura no meio de Nickerson ou Sabouraud. Os casos de culturas positivas só devem ser tratados em pacientes sintomáticas. O tratamento consiste em orientações para afastar os fatores predisponentes e na prescrição de antifúngicos tópicos (clotrimazol, miconazol, tioconazol, terconazol, isoconazol ou nistatina) ou orais à base de imidazólicos (fluconazol, nizoral), estes em esquemas de dose única ou múltipla, de acordo com cada princípio ativo. Em casos de vulvite aguda intensa, podem-se aplicar cremes tópicos à base de corticoide associado a antifúngico. Não há indicação para tratamento do parceiro, salvo quando ele apresenta quadro de balanopostite, que se caracteriza por eritema na glande associado a prurido ou irritação. Nesta situação, o tratamento é tópico.

A tricomoníase é causada pelo *Trichomonas vaginalis*, um protozoário flagelado e um dos patógenos sexualmente transmissíveis mais frequentes. Além de corrimento homogêneo, bolhoso e esverdeado, leva, também, à inflamação vulvar e ao acometimento da uretra, que podem implicar a ocorrência de disúria, polaciúria e dispareunia. O exame a fresco do resíduo vaginal demonstra a presença dos *Trichomonas*, que têm estruturas ovais, flageladas e dotadas de movimentos, em 75% dos casos. O pH vaginal está na faixa de 4,5 a 5,5. O tratamento com metronidazol em dose única de 2g apresenta índice de cura semelhante ao tratamento por 7 dias (90%) e é mais bem tolerado. O parceiro deve ser sempre tratado. Uma alternativa para o tratamento da tricomoníase consiste no uso de tinidazol ou secnidazol, em dose única de 2g.

A vaginose bacteriana é causada por alteração do ecossistema vaginal, na qual se identificam acentuada diminuição dos lactobacilos e crescimento excessivo de anaeróbios (*Gardnerella vaginalis*, *Mobiluncus* sp., *Bacteroides* sp. e *fragilis*, *Mycoplasma hominis*, *Ureaplasma urealyticum*, *Peptoestreptococcus* e *Prevotella* sp.). O quadro caracteriza-se pela presença de corrimento vaginal branco-acinzentado, com pequenas bolhas e odor característico de peixe, que piora durante a menstruação e as relações sexuais. O exame da genitália mostra ausência de inflamação vaginal e vulvar e presença de corrimento característico. O pH vaginal encontra-se entre 4,7 e 5,5. Quando se mistura o resíduo vaginal com hidróxido de potássio a 10%, provoca-se a liberação de aminas, que são responsáveis pelo odor característico dessa infecção – é o teste de Whiff. O exame a fresco, utilizando-se soro fisiológico, demonstra a presença das chamadas células indicadoras (*clue cells*), que são células do epitélio vaginal, com as bordas borradas pela presença de inúmeras bactérias externas. O tratamento é realizado com metronidazol oral, 400 a 500mg, duas vezes ao dia, por 7 dias, ou dose única de 2g de metronidazol, tinidazol ou secnidazol. Metronidazol ou clindamicina, na forma de creme ginecológico, também apresentam eficácia. Nos casos de vaginose bacteriana, não é necessário tratar o parceiro.

Doenças da mama

As doenças da mama na adolescência apresentam algumas peculiaridades, abordadas a seguir de forma sucinta, buscando-se orientar o profissional que lida com pacientes nessa situação. A telarca prematura já foi anteriormente citada.[9]

Telarca tardia

Quando a telarca não ocorre até os 14 anos, deve-se investigar a presença de outros sinais de puberdade, para o diagnóstico diferencial entre amastia – ausência de tecido mamário e do complexo areolopapilar – e puberdade tardia. Pode-se realizar uma ultrassonografia da região mamária, para se verificar se existe tecido mamário. Quando da ausência do desenvolvimento de outros caracteres sexuais secundários, torna-se necessária uma propedêutica mais extensa.[6,9]

A amastia bilateral é excepcionalmente rara. A anomalia de Poland é uma entidade também rara, caracterizada por ausência unilateral do músculo peitoral menor e por porção esternal de peitoral maior e de mama e mamilo ipsilaterais. Pode estar associada a defeitos de membros superiores – como sindactilia, braquidactilia e oligodactilia, entre outros. Os casos de amastia são solucionados por cirurgia plástica.

Mastalgia

A mastalgia – dor nas mamas – não é queixa comum entre adolescentes, mas pode ocorrer na fase pré-menstrual – mastalgia cíclica – ou não ter relação com o ciclo menstrual – mastalgia acíclica.[6,9] A mastalgia cíclica é, na maioria dos casos, quadro benigno, sem correspondente anatômico ou associado a alterações funcionais benignas da mama. A tranquilização da paciente quanto à benignidade do quadro e o uso de sutiãs adequados, bem como de analgésicos comuns para alívio da dor, é, de modo geral, suficiente para resolver praticamente todos os casos. O uso de vitaminas – piridoxina, vitamina E e ácido gamalinoleico – também apresenta boa resposta.

As mastalgias não cíclicas podem estar associadas a processos inflamatórios da mama – mastites, ou cistos mamários. O exame físico e a ultrassonografia são suficientes para firmar o diagnóstico.

Assimetria mamária

Como já mencionado, algum grau de assimetria mamária é normal, podendo ser mais acentuada no início do desenvolvimento das mamas. A paciente deve ser esclarecida sobre o bom prognóstico com o desenvolvimento posterior das mamas. No entanto, se essa assimetria se acentuar, pode estar indicada a abordagem cirúrgica, por motivos estéticos e psicológicos. Apesar da ansiedade gerada nessas situações, é importante orientar que a correção cirúrgica deve ser programada somente após completado o desenvolvimento normal das mamas, ou seja, depois de este ter alcançado o estágio 4 ou 5 de Tanner. A antecipação das correções cirúrgicas leva, em quase todos os casos, a resultados bastante desfavoráveis em longo prazo.[6,7,9]

Hipoplasia mamária

A hipoplasia bilateral das mamas merece uma investigação da função ovariana e pode ser secundária à disgenesia gonadal – síndrome de Turner – e, também, à hiperplasia congênita da suprarrenal. Existem casos de hipoplasia unilateral em que o desenvolvimento de um dos lados ocorre muito depois do outro. A amastia unilateral – anomalia de Poland – já foi citada anteriormente. Em alguns casos, pode estar indicada a correção cirúrgica por implante de prótese, mas sempre após se completar o desenvolvimento da mama normalmente.[6,7,9]

Hipertrofia mamária

O crescimento excessivo das mamas durante a adolescência é chamado de hipertrofia virginal das mamas e ocorre logo após a telarca. Parece ser consequência de sensibilidade aumentada do tecido mamário aos hormônios esteroides. O tamanho excessivo das mamas leva a desconforto físico, bem como a dor local, na coluna cervical e na região torácica. Podem ocorrer transtornos psicológicos associados, devido ao tamanho exagerado das mamas. O tratamento é cirúrgico, mas, como já comentado anteriormente, a abordagem corretiva de mamas deve ser realizada apenas após o desenvolvimento completo das mamas – estágio 4 ou 5 de Tanner.[6,7,9]

Galactorreia

Consiste na saída de secreção láctea pelo mamilo. Na adolescência, pode ser consequência de gravidez, disfunções neuroendócrinas – como prolactinomas ou hipotireoidismo –, manipulação das mamas e uso de medicamentos. O uso crônico de alguns medicamentos – por exemplo, anticonvulsivantes e antidepressivos – pode levar ao aparecimento de galactorreia, assim como esta pode ser consequência de manipulação excessiva das mamas. É muito importante, também, descartar a presença de gravidez. O tratamento depende da etiologia da galactorreia.[6,7,9]

Nódulos

Os nódulos de mama não são raros na adolescência e merecem investigação. Na maioria dos casos, são lesões benignas – como os fibroadenomas e as alterações funcionais benignas das mamas. Assim, deve-se sempre tranquilizar a adolescente quanto à benignidade do processo, pois apenas 0,2% dos cânceres de mama ocorrem em pacientes com menos de 25 anos.

Na propedêutica desses nódulos, a ultrassonografia das mamas é de grande valia, não existindo nenhuma indicação para a realização da mamografia nessa faixa etária. As lesões sólidas e císticas devem ser avaliadas pelo ginecologista ou mastologista para definição da conduta. Os fibroadenomas podem ser acompanhados com conduta expectante e, caso apresentem crescimento excessivo e rápido, devem ser retirados. Alguns serviços preconizam a retirada cirúrgica quando o tamanho do nódulo ultrapassa 3 a 4cm. Os cistos podem ser puncionados sob visão ultrassonográfica.[6,7,9]

Dismenorreia

A dismenorreia caracteriza-se como dor em cólica na região hipogástrica, relacionada com o sangramento menstrual. Pode estar associada a cefaleia, dor lombar, náuseas, vômitos, diarreia e dor irradiada para a face interna da coxa e para o ânus. Geralmente, inicia-se com o começo do sangramento menstrual e dura cerca de 24 horas, podendo, entretanto, durar até 2 dias. É uma das queixas mais frequentes entre adolescentes e inicia-se, em geral, 2 a 3 anos após a menarca, coincidindo com o surgimento dos ciclos ovulatórios. Aproximadamente 60% das adolescentes relatam dismenorreia, e esta é uma causa relativamente frequente de ausência às atividades escolares.[2,6,7]

Na maioria das vezes, a dismenorreia é primária, mas pode ser secundária a anomalias obstrutivas ou endometriose. A dismenorreia primária está relacionada com a produção de prostaglandinas PGF2-α pelo endométrio. Justifica-se a realização de propedêutica complementar nos casos refratários ao tratamento habitual, nos casos que se iniciam antes de 3 anos após a menarca e, principalmente, quando o exame físico identificar alguma alteração genital.

Os anti-inflamatórios não esteroides promovem a melhora do quadro doloroso em até 80% das pacientes. Podem ser usados a partir do início da dor ou do sangramento menstrual. O ácido mefenâmico, 500mg, a cada 8 horas, ou o diclofenaco de sódio 50mg, a cada 8 horas, são as terapêuticas adequadas na maioria dos casos. O ácido acetilsalicílico não se tem mostrado eficaz no tratamento. Nos casos que não respondem adequadamente, pode-se tentar a utilização de outro anti-inflamatório não esteroide.

Os anticoncepcionais orais hormonais também proporcionam melhora acentuada dos sintomas, devido à menor produção de prostaglandinas pelo endométrio, que se torna atrofiado. Podem constituir-se no tratamento de escolha em adolescentes que necessitem de anticoncepção.

Sangramento uterino anormal

O sangramento uterino anormal (SUA), ou disfuncional, é definido como perda sanguínea de origem uterina, excessiva ou prolongada, ou sem um padrão cíclico definido e que não está relacionado com lesões anatômicas. Um sangramento que dure mais de 7 dias, que apresente volume superior a 80mL, que leve a níveis de hemoglobina inferiores a 10g/dL, ou que apresente coágulos, merece ser investigado.[2,6,7]

Os ciclos anovulatórios próprios dessa faixa etária são responsáveis por 75% dos casos de SUA na adolescência, mas este sempre é um diagnóstico de exclusão. Por isso, faz-se necessário afastar as causas orgânicas de SUA. No primeiro ano após a menarca, 43% dos ciclos menstruais são irregulares. A segunda causa mais comum são os distúrbios da coagulação sanguínea, encontrados em 25% das adolescentes com menorragia grave e em 50% das que apresentam menorragia à menarca. Não se deve, porém, esquecer de que uma causa muito comum de sangramento vaginal são a gravidez e os problemas relacionados com ela. Portanto, diante de qualquer sangramento de origem uterina na adolescência, a exclusão de gravidez deve preceder qualquer outro tratamento.

O exame físico deve ser completo, atentando-se para as causas orgânicas de sangramento. A ultrassonografia pélvica auxilia a propedêutica, enquanto as dosagens hormonais são desnecessárias na maioria dos casos e a curetagem uterina praticamente nunca é realizada.

O objetivo imediato do tratamento é o controle do sangramento excessivo e, a longo prazo, deve-se prevenir a repetição deste. Isso porque a anovulação é um problema de média e longa duração e, assim, a hemorragia tende a se repetir. Nas formas graves – sangramentos volumosos com repercussão volêmica –, o controle imediato da hemorragia se impõe. Geralmente, este é obtido com o uso de altas doses de estrogênio e progesterona combinados – pílulas anticoncepcionais, a cada 6 horas – ou a combinação de noretisterona e etinilestradiol, a cada 8 horas, ou estrogênios conjugados – 1,25 a 2,5mg a cada 4 a 6 horas pelo período de até 48 horas. A longo prazo, se necessário, continua-se com o uso de anticoncepcional hormonal de baixa dosagem ou progesterona oral – acetato de medroxiprogesterona, 10mg/dia, 12 dias por mês – para regular os ciclos menstruais.

Doenças sexualmente transmissíveis

Apesar de raramente letais, as DST são encontradas em níveis epidêmicos. Além de causarem grandes gastos com diagnóstico e tratamento, elas podem levar a sequelas futuras – como infertilidade e dor pélvica. Algumas DST, como a infecção do colo uterino pelo papilomavírus humano (HPV), predispõem ao aparecimento de doenças malignas e, por isso, devem ser amplamente combatidas. É importante ressaltar que as DST são passíveis de prevenção.[2,7,9,10]

O aumento dos casos de DST na adolescência deve-se ao início precoce da atividade sexual, como tem ocorrido nos últimos anos. A liberação dos costumes sexuais e um grande número de programas e comerciais com apelo sexual pela mídia não foram acompanhados, na mesma proporção, de campanhas de esclarecimento sobre os métodos contraceptivos e sobre a prevenção das DST.

Um grande problema, na cadeia de transmissão dessas doenças, são as pacientes assintomáticas, uma vez que tais enfermidades não são identificadas ao exame clínico nem tratadas adequadamente, perpetuando-se a infecção. Estima-se que 80% dos casos de infecção gonocócica e mais da metade das pacientes infectadas pela *Chlamydia trachomatis* e pelo HPV são assintomáticos.

Um raciocínio clínico a se ter sempre é que, não raro, a mesma pessoa apresenta mais de uma DST. Além disso, as doenças que provocam a formação de úlceras, como herpes simples e sífilis, facilitam muito a infecção pelo HIV. Por isso, o diagnóstico de qualquer DST implica a investigação de todas as outras infecções passíveis de transmissão por via sexual.

As adolescentes apresentam vários fatores de risco para as DST: fatores fisiológicos, como ectrópio cervical; negação de que houve relação sexual; negação de que a relação possa ter sido capaz de determinar DST; pensamento mágico de invulnerabilidade; incapacidade de reconhecimento dos sintomas e sinais das DST; atraso e/ou medo em buscar auxílio profissional; preconceito, vergonha e culpa ligados ao exame médico; falta de acesso aos serviços de saúde; uso de substâncias ilícitas; e impulsividade, excitação erótica e gosto pela experiência, que levam à maior experimentação sexual, a qual, frequentemente, ocorre sem proteção.

Tricomoníase

O *Trichomonas vaginalis* provoca corrimento vaginal amarelado, bolhoso, de odor desagradável. É facilmente diagnosticado no exame a fresco do resíduo vaginal. Como é uma doença de transmissão sexual, os parceiros sexuais devem ser tratados em todos os casos. O tratamento em dose única (metronidazol, tinidazol, secnidazol) é preferível, pois diminui a falha terapêutica secundária à não adesão ao tratamento.

Sífilis

Vinte por cento dos indivíduos infectados pelo *Treponema pallidum* são adolescentes, e o aumento da incidência da sífilis tem sido identificado nessa faixa etária. O contato sexual com uma pessoa infectada determina infecção em 30% das vezes.

A pesquisa da infecção pelo *T. pallidum* deve ser realizada em todos os casos de úlceras genitais. O VDRL é o teste de escolha para a investigação da sífilis secundária e latente. Em casos duvidosos (VDRL com títulos < 1:8), a realização de testes treponêmicos (FTA-Abs ou microemaglutinação para sífilis) deve ser solicitada para esclarecimento diagnóstico. A penicilina G benzatina é efetiva no tratamento da sífilis, devendo a dose ser individualizada para cada fase da doença. Podem ser realizados tratamentos alternativos com doxiciclina, tetraciclina ou ceftriaxona. Importante ressaltar que, na gestante, o tratamento deve ser feito sempre com penicilina.

Infecção gonocócica

Trata-se de uma DST causada por diplococo gram-negativo em pares (*Neisseria gonorrhoeae*). Os casos de gonorreia diagnosticados em adolescentes são responsáveis por 30% do total de ocorrências de DST e, mais importante, apenas 20% são sintomáticos. Apenas um contato sexual com pessoa infectada determina infecção em mais da metade dos casos, e 20% das mulheres infectadas podem desenvolver salpingite – doença inflamatória pélvica (DIP).

Como a análise de material obtido do canal cervical pela coloração de Gram apresenta até 60% de resultados falso-negativos, um diagnóstico exato da infecção só pode ser feito com os resultados de culturas, que devem ser coletadas em meios específicos, nos casos de suspeita clínica e exame de secreção corada pelo Gram forem negativos. Nos casos não complicados, o tratamento em dose única é preferível e, devido à probabilidade de associação a infecção por *Chlamydia*, recomenda-se o tratamento de ambas as infecções concomitantemente.

Infecção pela Chlamydia trachomatis

É considerada a DST de maior prevalência em adolescentes, sendo mais de 50% dos casos assintomáticos. É muito importante por causar DIP pouco sintomática, que pode determinar obstrução tubária com maior risco de gestação ectópica e/ou infertilidade. Estima-se que em quase metade dos casos tratados ocorra reinfecção em apenas 1 ano. Os exames de sorologia apresentam baixa sensibilidade e, por isso, não servem para o diagnóstico em populações de baixo risco. Assim, é melhor utilizar a cultura específica.

Infecção pelo papilomavírus humano (HPV)

A infecção pelo HPV é, na maioria dos casos, subclínica e a história natural da infecção, variável. A infecção pelo HPV pode se manifestar pela presença de condilomas acuminados, que devem ser tratados com aplicação de podofilina ou excisão cirúrgica. A infecção pelo HPV no colo do útero traz uma preocupação maior em virtude de sua associação ao câncer invasor do colo uterino. As pacientes infectadas em idade precoce necessitam acompanhamento rigoroso. Esse vírus pode nunca se manifestar clinicamente, mas, também, pode originar alterações malignas de rápida progressão na cérvice uterina. As pacientes que, igualmente, são infectadas pelo HIV apresentam uma evolução mais rápida do HPV. A vacinação contra o HPV é hoje uma forma eficiente na prevenção da infecção pelo HPV e, em consequência, na redução dos casos de câncer de colo do útero. A adolescência consiste na melhor faixa etária para imunização contra o HPV. Preferencialmente, a vacina deve ser recomendada antes do início da atividade sexual. No entanto, as vacinas não são

Ginecologia na Infância e na Adolescência

contraindicadas em mulheres que já tenham vida sexual ativa. A faixa etária considerada mais apropriada para a vacinação contra o HPV é entre 9 e 26 anos.

Infecção pelo herpes simples

A infecção genital pelo herpes simples provoca o surgimento de úlceras genitais, habitualmente múltiplas e dolorosas, que são recorrentes. Essas úlceras aumentam a chance de infecção pelo HIV. Cerca de 80% das pacientes apresentam episódios recorrentes da infecção e são uma fonte de contágio permanente.

Infecção pelo HIV

O número exato de adolescentes infectados pelo HIV não é conhecido. A maioria dos casos de AIDS (síndrome da imunodeficiência adquirida) ocorre em pacientes adultos na faixa etária de 20 a 29 anos, mas, como um caso de infecção pelo HIV demora, em média, 8 a 10 anos para se tornar sintomático, a maioria desses adultos jovens infectou-se na adolescência. A via de contágio mais frequente é a sexual, embora, em casos de diagnóstico de infecção pelo HIV, se deva estar atento para a possibilidade de uso de substâncias injetáveis. Uma situação particular consiste no acompanhamento e na abordagem da adolescente infectada pelo HIV por transmissão vertical. Um reflexo da epidemia mundial da infecção pelo HIV é que hoje o profissional de saúde deve estar preparado para lidar com adolescentes que foram infectados por transmissão vertical.

Prevenção das DST

A educação sexual, com amplo acesso dos jovens à prevenção e ao tratamento das DST, é o principal meio de prevenção primária nessa faixa etária. A partir de campanhas educativas, o jovem pode tornar-se consciente de que faz parte do grupo de risco para as DST, procurar ajuda médica e, principalmente, mudar seus hábitos sexuais. Não menos importante é a disponibilidade de métodos de prevenção.

Apesar das mudanças nos padrões culturais e nas relações entre pais e filhos, ainda é significativo o percentual de pais que nem desconfiam que seus filhos já têm vida sexual ativa. Uma pequena parcela dos jovens conversa com seus pais sobre esses temas. Assim, pode-se induzir o quanto podem ser deficientes a educação e a orientação sexual na família, espaços em que as adolescentes deveriam se iniciar.

O uso de preservativo é, ainda hoje, o melhor método de prevenção de DST disponível para a população sexualmente ativa, mas é importante que os adolescentes compreendam que seu uso não proporciona proteção total. Estudos mostraram que cerca de 10% das mulheres com parceiros contaminados pelo HIV, embora tenham usado adequadamente o preservativo em todas as suas relações sexuais, acabaram contaminadas. O uso inadequado e o risco de uma possível rotura do preservativo são, também, preocupações que devem ser francamente abordadas com as pacientes.

A prevenção secundária dos casos pode ser realizada após o contato com pessoa sabidamente contaminada. No caso de abuso sexual, o tratamento deve seguir as recomendações das Normas Técnicas vigentes.

Adolescentes que já tiveram alguma DST ou que tiveram três ou mais parceiros nos últimos 6 meses merecem um exame periódico a cada 6 meses, mesmo não sendo sintomáticas. A vacina para hepatite B deve ser utilizada de rotina em todos os adolescentes.

A prevenção terciária consiste no tratamento adequado dos casos, o que promove a interrupção da cadeia de transmissão, além de minimizar os riscos de sequelas a longo prazo. Em todos os casos diagnosticados, convém realizar a busca dos contatos sexuais nos últimos 6 meses para o devido tratamento destes.

Doença inflamatória pélvica

Pelo fato de determinar graus progressivos de lesão tubária, que levam à infertilidade e à dor pélvica, a ocorrência de DIP em idades precoces tem pior prognóstico, já que a recorrência é frequente.

Apenas 60% dos casos de DIP são diagnosticados corretamente e, por isso, um grande número de pacientes não recebe o tratamento adequado para evitar os danos tubários. Na avaliação de adolescentes com dor abdominal aguda, a possibilidade de DIP deve ser investigada, pois, muitas vezes, a informação de atividade sexual pode ser omitida. Adolescentes com dor pélvica e corrimento vaginal devem ser sempre avaliadas por um ginecologista.

Contracepção

Na adolescência, não é apenas a escolha do método anticoncepcional que deve ser abordada; tão ou mais importante é a maneira de se conseguir que a paciente o utilize.[6,7,11,12] Como consequência da liberação sexual e da globalização da informação, o início da atividade sexual entre os adolescentes vem ocorrendo cada vez mais precocemente. As consequências dessa liberação sexual são muito importantes, pois afetam todo o futuro da adolescente. Os dados do DataSus revelam que 20% dos nascidos vivos têm mães na faixa etária de até 19 anos e, obviamente, isso representa apenas uma parcela da realidade da gravidez na adolescência. Além disso, grande parcela dos indivíduos atendidos em clínicas de DST é adolescente.

Várias características da adolescência tornam o uso de métodos contraceptivos inadequado e insuficiente. A primeira delas é a ideia de invulnerabilidade. As adolescentes imaginam que o "pior" não vai acontecer com elas ou que, pelo menos, "não desta vez". Isso acontece mesmo quando já vivenciaram situação semelhante ou têm conhecimento do fato por meio de amigas ou conhecidas. Também leva as adolescentes a procurarem, muito tardiamente, orientação sobre o uso de métodos contraceptivos. A maioria das adolescentes só começa a utilizar algum método contraceptivo em torno de 15 meses após o início da vida sexual.[13]

Outra característica importante é a inconstância dos seus atos, o que faz com que as adolescentes apresentem baixa taxa de adesão ao método e, em consequência, que os índices de falhas sejam maiores nesse grupo de usuárias. É importante lembrar ainda que a falta de associação racional da ação presente às consequências futuras favorece a gravidez precoce. Algumas adolescentes revelam o desejo de engravidar para conseguir uma melhor perspectiva de vida, um relacionamento estável e uma pessoa a quem possam amar e por quem possam ser amadas.

Além dessas características, as adolescentes podem apresentar vários comportamentos de risco para a não adesão aos métodos contraceptivos: o uso de substâncias ilícitas e a necessidade de viver completamente cada momento, o que resulta em relações esporádicas, não programadas e com troca frequente de parceiros, e a dificuldade e o constrangimento em assumir publicamente sua vida sexual. A gravidez pode, também, ser procurada até como forma de protesto contra a desestruturação de sua família.

Embora esses fatos possam caracterizar, à primeira vista, as adolescentes como irresponsáveis, a maioria delas aceita e quer orientação sobre os métodos contraceptivos, mas, para se alcançar esse fim, é necessária a construção de um vínculo de confiança entre a adolescente e quem presta as informações.

A educação sexual oferecida precocemente e de forma clara e não preconceituosa é a melhor maneira de levar a adolescente a assumir suas atitudes e a poder exercer, de maneira saudável, sua sexualidade. Os profissionais das equipes de saúde devem estar atentos para aproveitar todas as oportunidades de contato com a adolescente para a discussão de questões concernentes ao exercício sadio da vida sexual, já que a maioria delas deseja essas informações. Se as adolescentes se tornarem conscientes de que toda relação sexual apresenta risco de gravidez, elas tenderão a buscar e a utilizar, de modo mais adequado, os métodos contraceptivos. Essa consciência surge, comumente, com a intensificação da vida sexual e com o próprio amadurecimento, o que acontece com a idade.

O método anticoncepcional ideal para uso na adolescência tem como principais pré-requisitos o fato de ser de fácil acesso e ser discreto, além de apresentar alta eficácia, poucos efeitos colaterais e rápida reversibilidade. É importante, também, que se busque, simultaneamente, a prevenção das DST. Apesar de coadunar, da melhor maneira, o método ao estilo de vida da paciente, as adolescentes devem estar cientes da necessidade de usá-lo continuada e adequadamente.

Os contraceptivos hormonais orais de baixa dosagem podem ser utilizados na adolescência e apresentam como vantagens a alta eficácia, a rápida reversibilidade e o fato de seu uso estar desvinculado do ato sexual, bem como por ter poucos efeitos colaterais importantes e vários efeitos não contraceptivos benéficos. O receio de que o uso de hormônios precocemente possa afetar o desenvolvimento do organismo dessa adolescente não se justifica, pois mesmo o crescimento estatural já está praticamente completo por ocasião da menarca. Além disso, não há dúvidas de que as consequências de uma gravidez nessa faixa etária são muito mais prejudiciais. Entre os efeitos colaterais, apenas o ganho de peso tem importância para as adolescentes, mas, com as novas formulações disponíveis, este não é mais um problema muito evidente. É importante esclarecer as adolescentes sobre os outros efeitos benéficos da pílula: melhora da dismenorreia e da acne, regularização do ciclo menstrual, diminuição do fluxo menstrual e redução da incidência da doença inflamatória pélvica e do câncer de ovário e do endométrio. A paciente deve ser orientada quanto à segurança desse uso com relação ao câncer de mama e à fertilidade futura. É, igualmente, fundamental orientar as adolescentes sobre os efeitos colaterais mais frequentes – enjoo, sangramento intermenstrual – e sobre os procedimentos adequados em caso de esquecimento. Essas informações, em conjunto com o modo de uso, devem, preferencialmente, ser dadas, também, por escrito.

O anel vaginal apresenta alta eficácia por se tratar, na verdade, de um contraceptivo hormonal. Deve ser colocado na vagina e trocado a cada 3 semanas, após um intervalo de 7 dias sem o uso do anel. Por ser discreto, promover controle adequado do ciclo e não depender de tomada diária, é uma alternativa interessante para a adolescente. Entretanto, como exige manuseio da genitália interna para sua colocação, sua aceitação pode ser limitada, principalmente, entre adolescentes mais jovens.

Os contraceptivos hormonais injetáveis têm algumas vantagens para o uso em adolescentes – a longa duração e a alta eficácia. Seus efeitos colaterais indesejados são sangramento irregular, ganho de peso e, no caso do acetato de medroxiprogesterona, retorno mais demorado à fertilidade. Em função dos possíveis efeitos sobre a densidade óssea com o uso a longo prazo do injetável trimestral, seu uso em adolescentes com idade inferior a 18 anos deve ser precedido de criteriosa avaliação de riscos e benefícios. Os contraceptivos hormonais combinados mensais são uma boa opção para adolescentes, pois, além de poucos efeitos colaterais, apresentam a vantagem de não demandarem a disciplina do uso diário.

As pílulas de progesterona, à exceção da formulação com desogestrel 75µg, têm uso restrito na adolescência devido a seus índices de falha, e seu uso deve se limitar a casos específicos, como período pós-parto com aleitamento materno exclusivo ou adolescentes com contraindicação para o uso de componentes estrogênicos – por exemplo, portadoras de cardiopatias.

O implante subdérmico e o adesivo transdérmico também podem ser utilizados na adolescência. Já o dispositivo intrauterino (DIU) é um método de alta eficácia, de longa duração, que não interfere na fisiologia da adolescente e está desvinculado da atividade sexual, e tem, portanto, algumas características desejadas para esse período de vida. No entanto, pelo fato de aumentar o risco de DIP, com suas consequências para a vida reprodutiva da paciente, esse dispositivo deve ter sua indicação criteriosamente discutida com adolescentes. Pode ser usado pela adolescente com parceiro único, mais madura e que já tenha um ou mais filhos.

O sistema de liberação intrauterina de levonorgestrel pode ser utilizado na adolescência, já que parece não haver influência de seu uso na densidade óssea. Porém, assim como o DIU de cobre, não é considerado método de primeira escolha na adolescência, principalmente para nulíparas.

Entre os métodos de barreira, deve-se estimular o uso do preservativo como meio de prevenção de DST, salientando-se que o número de falhas como método contraceptivo é grande, quando usado isoladamente. Tem como vantagens o fato de ser um método de fácil obtenção, praticamente sem efeitos colaterais, e poder ser utilizado sem prescrição médica, o que o torna extremamente útil para relações não planejadas e esporádicas.

Quanto ao diafragma e ao capuz cervical, apesar de, praticamente, não apresentarem efeitos colaterais e de, também, prevenirem a DIP, são métodos que exigem a manipulação dos genitais, o que algumas adolescentes não aceitam bem, e exigem um ambiente propício para a colocação, tornando seu uso mais difícil. Os índices de falha são considerados relativamente altos, o que representa uma limitação a seu uso entre adolescentes. Considera-se o diafragma um método aceitável para aquelas adolescentes mais maduras ou que apresentem contraindicações ao uso de outro tipo de contracepção.

O coito interrompido deve ser desestimulado, por apresentar elevada taxa de falha e por trazer consequências futuras à sexualidade do casal. Os métodos comportamentais ou naturais são pouco efetivos na adolescência, devido à irregularidade menstrual fisiológica desses anos. Também pelo fato de exigirem um grande período de abstinência, não apresentam alto índice de continuidade de uso.

A contracepção cirúrgica praticamente não tem indicação na adolescência, podendo ser utilizada em situações muito excepcionais. Por outro lado, é fundamental discutir com os adolescentes que, independentemente do método contraceptivo escolhido, o uso do condom masculino ou feminino deve fazer parte de seu hábito. Essa prática, conhecida como dupla proteção, deve ser encarada como essencial na prevenção da gravidez inoportuna e das DST.

Toda adolescente em uso de método contraceptivo, e, de preferência, antes de iniciar o uso de qualquer método, deve ser avaliada por ginecologista com experiência nessa faixa etária. A chamada contracepção de emergência deve ser utilizada apenas em casos excepcionais – rompimento, deslizamento ou uso incorreto do condom; desalojamento, rompimento ou remoção antecipada do diafragma; e estupro em paciente não usuária de método contraceptivo de alta eficácia. A pílula de levonorgestrel apresenta eficácia máxima quando utilizada até, no máximo, 72 horas após o coito desprotegido, embora seu uso possa ser feito até o quinto dia após relação sexual desprotegida. A dose do levonorgestrel é de 0,75mg, repetindo-se a mesma dose (0,75mg) 12 horas após a primeira tomada, ou dose única de 1,5mg de levonorgestrel.

Embora existam algumas controvérsias sobre as questões legais e éticas concernentes à prescrição de métodos contraceptivos para adolescentes, a Federação Brasileira de Ginecologia e Obstetrícia, em seu *Manual de Orientação Infantopuberal*, e o Marco Teórico e Referencial – Saúde Sexual e Reprodutiva de Adolescentes e Jovens, do Ministério da Saúde (MS), consideram que constitui papel do profissional de saúde devidamente habilitado realizar atividades educativas e prescrição/distribuição de contraceptivos.[7,12]

Referências

1. Balen AH, Creighton SM, Davies MC et al. (eds.) Paediatric and adolescent gynaecology e a multidisciplinary approach. Cambridge University Press, 2004, 558p.
2. Emans SJH, Laufer MR (eds.) Pediatric and adolescent gynecology. 6. ed. Lippincott Willians & Wilkins, 2012.
3. Huffman JW, Dewhurt CJ, Capraro VJ. The gynecology of childhood and adolescence. New York: Saunders, 1981.
4. INCA/Ministério da Saúde. Diretrizes para rastreamento do câncer do colo do útero. 2011, 104p.
5. Conselho Federal de Medicina. Código de Ética Médica. Resolução CFM Nº 1.931/2009.
6. Speroff L, Fritz MA. Clinical Gynecologic Endocrinology and Infertility. 7. ed. Philadelphia: Lippincott Williams & Wilkins. 2005. 1334p.
7. FEBRASGO. Manual de orientação infantopuberal. 2010. 241p.
8. McGreal S, Wood P. Recurrent Vaginal Discharge in Children. J Pediatr Adolesc Gynecol 2012; article in press. doi:10.1016/j.jpag. 2011.12.065.
9. Templeman C, Hertweck SP. Breast disorders in the pediatric and adolescent patient. Obstet Gynecol Clin North Am 2000; 27:19.
10. CDC. Sexually Trasnmitted Diseases Treatment Guidelines, 2010. 116p.
11. Medical Eligibility Criteria for Contraceptive Use. World Health Organization. 4. ed., 2009. 122p.
12. Marco Teórico e Referencial Saúde Sexual e Reprodutiva de Adolescentes e Jovens. Ministério da Saúde. Secretaria de Atenção à Saúde. Área de Saúde do Adolescente e do Jovem. Brasília: Ministério da Saúde 2006. Disponível em: http://bvsms.saude.gov.br/bvs/publicacoes/marco_teorico_saude_reprodutiva_jovens.pdf.
13. Zacury T. O adolescente por ele mesmo. Rio de Janeiro: Record, 1996.

2

Anamnese e Exame Físico em Obstetrícia/Propedêutica em Obstetrícia – Aspectos Atuais

Márcia Cristina França Ferreira

Ana Luíza Lunardi Rocha

Raquel Waleska Santos

William Schneider Cruz Krettli

Juliana Silva Barra

INTRODUÇÃO

A gravidez é um momento de grandes mudanças físicas e emocionais para a mulher. Cada gestante vivenciará este período de maneira diferente e trará consigo o contexto socioeconômico e psicológico em que está inserida. Na consulta obstétrica, o médico deve acompanhá-la e orientá-la, assim como prevenir doenças, promover a saúde e identificar e tratar comorbidades ou problemas que ocorram durante a gravidez e o puerpério.

Além de propiciar o desenvolvimento de uma boa relação entre obstetra e gestante, a consulta obstétrica é parte essencial da assistência pré-natal. Obter história e exame físico efetivos é uma habilidade essencial para a boa prática clínica. Com base em uma boa avaliação clínica sistematizada, é possível utilizar de forma racional os exames complementares, que devem ter sempre como fundamento maior o bem-estar da mulher e de seu filho. Obter competência nessa área requer conhecimento clínico, de modo a direcionar as questões que ajudem a definir o quadro apresentado por cada gestante.

PRIMEIRO ATENDIMENTO MÉDICO NO PRÉ-NATAL

Anamnese

A anamnese deve ser minuciosa e detalhada, de maneira a coletar todas as informações relevantes para o acompanhamento da gestação.

Identificação

Uma apresentação educada, seguida de permissão para obter a história e realizar o exame, é essencial. A identificação da paciente deve conter nome, idade, raça, estado civil, grau de instrução, procedência e profissão.

Algumas doenças ou condições são mais prevalentes nos extremos da vida reprodutiva, como o risco de doenças cromossômicas fetais, hipertensão e diabetes, após os 35 anos de idade.[1] Desse modo, além da maior probabilidade de um resultado adverso da gestação, o médico deve estar atento às preocupações das pacientes nessa faixa etária, entre as quais podemos citar as chances de abortamento, a recuperação após o parto, a incidência de síndrome de Down e defeitos estruturais do feto. Fornecer informação e assistência adequada a cada paciente é de extrema importância e pode ajudar a reduzir a ansiedade.[2] Da mesma forma, a origem étnica pode predispor a doenças como hipertensão arterial, miomatose, talassemia e anemia falciforme nas mulheres negras.[1]

O estado civil também tem importância no prognóstico da gestação, uma vez que as mulheres grávidas solteiras apresentam mais chance de fazerem uso de álcool e tabaco durante a gestação.[3] Mais que isso, a qualidade do relacionamento da mãe com o pai da criança pode interferir no prognóstico gestacional.[4]

Grau de instrução

O grau de instrução materno correlaciona-se ao desfecho da gravidez e influencia o seguimento pré-natal. Mães com baixo grau de instrução e/ou com baixa renda familiar apresentam risco duas a três vezes mais alto de terminar uma gestação com o óbito fetal.[5] Por sua vez, gestantes com elevado nível de escolaridade comparecem mais frequentemente à consulta de pré-natal. O aumento da renda familiar e do nível de escolaridade das mulheres pode auxiliar a redução das taxas de natimortalidade.[6,7]

Procedência

A procedência assume importância devido à possibilidade de algumas doenças endêmicas, como a malária, influenciarem o curso da gestação.

Profissão

A atividade profissional pode expor a gestante a riscos químicos (exposição a agentes tóxicos), físicos (radiação), biológicos (contato com pessoas infectadas) ou mesmo a consequências diretas do modo de trabalho, como longos períodos em pé ou longas jornadas diárias, que podem estar relacionados com baixo peso ao nascer e parto prematuro. O aconselhamento deve ser iniciado antes da gravidez, e modificações nas atividades exercidas podem ser necessárias.[8]

Queixas da paciente e história da gestação atual

É necessário questionar sobre a saúde de mãe e feto, incluindo parâmetros como movimentação fetal após 20 semanas, e investigar as queixas comuns da gravidez ou problemas que tenham surgido. Devido às alterações fisiológicas da gravidez, a paciente obstétrica pode apresentar diferentes queixas conforme o evoluir da gestação. É necessário atentar para elas e investigar cada uma, orientando a gestante e prescrevendo medidas ou medicamentos que ajudem a minimizá-las. Uma lista resumida das queixas, seguida do detalhamento de cada sintoma, facilita a compreensão do quadro. É importante questionar o tempo de evolução de cada queixa, as características do evento e os fatores desencadeantes ou promotores de alívio.

Perguntando sobre eventos específicos de cada trimestre, consegue-se obter uma história mais coerente e numa sequência cronológica. Assim, no primeiro trimestre, até 80% das gestantes relatam náuseas e vômitos que, conforme a intensidade, podem se configurar num problema de maior dimensão em 1% das vezes, exigindo até mesmo internação com hidratação e medicação parenteral.[9] Também são comuns tonteiras, sonolência e alterações do apetite. Com o evoluir da gestação, surgem comumente queixas de polaciúria, edema de membros inferiores, varizes em membros inferiores e, mais tardiamente, dificuldades para respirar devido ao tamanho do útero gravídico no último trimestre.

É fundamental que se pergunte a data do último período menstrual, para o cálculo da idade gestacional. Pela regra de Naegele, somando-se 7 aos dias e subtraindo-se 3 dos meses, obtém-se a provável data do parto.

Os exames laboratoriais e as ultrassonografias devem ser anotados, inclusive o exame confirmatório da gravidez, com data de realização. Os dados da primeira ultrassonografia são úteis para a confirmação da idade gestacional, e a medida da translucência nucal é importante para a avaliação do risco de cromossomopatia fetal.

História obstétrica

A história obstétrica é, ao mesmo tempo, uma sinopse dos fatores de risco e um resumo do progresso das gestações anteriores. Queixas específicas podem ditar a necessidade de investigações especiais que não as rotineiras do exame obstétrico. Um guia para a história obstétrica pode ser útil, proporcionando uma sequência lógica de raciocínio e evitando que fiquem de fora itens importantes ou essenciais.

A história menstrual, com a verificação da DUM (data da última menstruação), e detalhes que podem influenciar a validade do provável dia do parto devem ser questionados. Entre eles, podemos citar: história de ciclos irregulares, duração dos períodos menstruais e uso de contraceptivos orais.

O passado obstétrico, com dados sobre gestações anteriores e quaisquer eventos antenatais significantes, eventos intra ou pós-parto, podem influenciar o manejo da gravidez atual. Complicações maternas prévias, via de parto, peso ao nascer e estado de saúde dos bebês podem ser relevantes.

O passado ginecológico, com detalhes sobre história contraceptiva, relato de infertilidade, procedimentos cirúrgicos prévios e resultados das citologias oncóticas cervicovaginais prévias, deve ser rigorosamente investigado e anotado. Isso porque pode ter repercussões importantes na condução da assistência pré-natal e na condução do parto da gestação atual.

História médico-cirúrgica pregressa

Algumas condições têm impacto significativo no curso da gravidez atual, como doenças cardíacas, epilepsia, asma, doenças tireoidianas e diabetes. Medicações em uso também devem ser cuidadosamente investigadas e registradas no prontuário. Doenças prévias e tratamentos médicos podem ter repercussões sobre a gravidez, mas podem também ter seu curso significativamente alterado pelas mudanças causadas pela gestação. Podem ser necessárias atenção multidisciplinar à gestante e alterações nas medicações em uso. A avaliação do bem-estar fetal ao longo da gravidez também deve ser adequada a cada caso. A história de alergias a medicamentos deve ser salientada, assim como o uso e o abuso de substâncias como álcool, tabaco e substâncias ilícitas.

História familiar

A história de doenças congênitas ou hereditárias é importante e pode ser preocupante para o casal. Convém promover aconselhamento e investigação adequados a cada caso. Aspectos sociais relevantes, como cuidados com a criança, planos de amamentação e contracepção, também devem ser discutidos, considerando a estrutura familiar e as modificações necessárias e possíveis.

Exame físico

A primeira consulta de pré-natal deve incluir exame físico completo com o objetivo de se identificarem quaisquer sinais de doenças ou alterações não fisiológicas da gravidez. A primeira consulta também é ótima oportunidade para a realização do exame ginecológico com coleta de citologia oncótica, caso a paciente não o tenha feito recentemente.

Durante todas as consultas de pré-natal, os seguintes dados são fundamentais no exame físico: peso corporal, pressão arterial, exame físico geral e exames abdominal e pélvico. O exame físico da gestante inicia-se com o exame geral: peso, altura, cálculo do índice de massa corporal (IMC = peso em quilogramas dividido pelo quadrado da altura em metros), estado geral, mucosas, linfonodos, pulso e edema. A medida da pressão arterial deve ocorrer sistematicamente em todas as consultas, com a gestante sentada e com o antebraço direito apoiado numa superfície à altura do coração. O

Tabela 2.1 Ganho de peso recomendado e limite superior de ganho ponderal semanal durante a gestação, segundo o estado nutricional inicial.

IMC	Classificação	Ganho de peso (kg) total no 1º trimestre	Ganho de peso semanal médio (kg) no 2º e 3º trimestres	Aumento de peso total na gestação
<19,8kg/m²	Baixo peso	2,3	0,5	12,5 a 18kg
19,8 a 26kg/m²	Peso normal	1,6	0,4	11 a 16kg
26 a 29kg/m²	Sobrepeso	0,9	0,3	07 a 11,5kg
>29kg/m²	Obesidade	–	0,3	07kg

exame do abdome ficará prejudicado conforme a evolução da gravidez e o crescimento uterino. Até 24 semanas de gestação, é possível palpar fígado e baço (se palpáveis, tentar sempre identificar possíveis massas abdominais).

Com o cálculo do IMC, faz-se a avaliação nutricional, que deve ser utilizada na orientação da dieta da gestante para que o ganho de peso fique dentro do recomendado pelo Ministério da Saúde[10] (Tabela 2.1).

O útero é palpado no abdome materno a partir de 12 semanas de gestação. As manobras de Leopold podem ser realizadas após a 24ª semana gestacional e devem ser utilizadas para diagnosticar a estática fetal (situação, posição e apresentação).

Manobras de Leopold

As manobras de Leopold devem ser realizadas com paciente em decúbito dorsal (Figura 2.1). A primeira manobra tem como objetivo determinar a altura uterina. Com duas mãos, deprime-se a parede abdominal com as bordas cubitais. As mãos ficam encurvadas, tentando reconhecer, com a face palmar, o contorno do fundo do útero. A medida da altura uterina (UF) é importante para avaliar o crescimento adequado do feto e a boa evolução da gravidez. O útero cresce, em média, 4cm por mês. Os pontos de referência para a medida da altura uterina são a sínfise púbica e o fundo uterino. A mão direita deve posicionar o zero da fita métrica na borda superior da sínfise púbica. A mão esquerda deve identificar o fundo uterino. Convém ter o cuidado de manter a fita entre os dedos médio e indicador da mão esquerda e utilizar a borda cubital da mesma mão para marcar o fundo uterino.

A segunda manobra de Leopold tem como finalidade determinar a posição e a situação fetais. Ao deslizar as mãos do fundo uterino para o polo inferior, tenta-se palpar o dorso fetal e os membros, de um ou outro lado do útero. A terceira manobra de Leopold é útil para determinar a apresentação fetal. Com as extremidades dos dedos polegar e médio, palpa-se a pelve para tentar reconhecer o polo cefálico ou o pélvico com movimentos laterais e, assim, determinar o tipo de apresentação do concepto. A quarta manobra de Leopold possibilita confirmar a altura e a apresentação fetal. Não é utilizada rotineiramente.

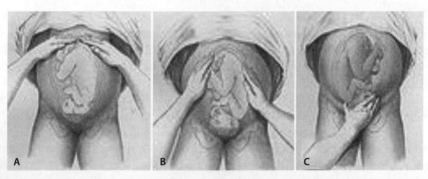

Figura 2.1 A. Primeira manobra de Leopold. **B.** Segunda manobra de Leopold. **C.** Terceira manobra de Leopold.

A ausculta dos batimentos cardíacos fetais (BCF) possibilita confirmar que o feto está vivo, mas não avalia seu bem-estar. A ausculta pode ser realizada a partir de 10 a 12 semanas com o sonar-Doppler e, a partir de 18 semanas, com o estetoscópio de Pinard. A frequência cardíaca normal do feto varia entre 120 e 160 batimentos por minuto. O melhor ponto para a ausculta dos batimentos cardíacos fetais será o quadrante no qual se encontra o dorso fetal, identificado pelas manobras de Leopold após 24 semanas de gestação.

O exame ginecológico completo é obrigatório na primeira consulta. Convém examinar mamas e genitália externa e proceder ao exame especular com coleta de citologia oncótica e toque vaginal.

O exame das mamas não difere do realizado em não grávidas, incluindo inspeção estática, dinâmica e palpação das mamas e dos linfonodos axilares, supra e infraclaviculares. A descarga mamilar pode ser positiva após 12 semanas, com a presença do colostro.

O exame especular possibilita identificar lesões, cicatrizes, tumores, malformações e distopias genitais que possam impedir ou dificultar o parto vaginal. Deve ser avaliado o resíduo vaginal para investigação e diagnóstico correto das vulvovaginites. A coleta de material para exame colpocitológico deve ser feita apenas com a espátula de Ayre, sem a coleta de material endocervical.

O toque vaginal deve ser realizado sempre com luvas estéreis. Nesse momento, faz-se a avaliação da bacia óssea a partir da pelvimetria interna. Uma bacia óssea adequada apresenta o promontório inatingível, com as espinhas isquiáticas não podendo ser tocadas ao mesmo tempo. Do mesmo modo, o arco púbico não pode ser muito fechado. Durante o toque vaginal, devem-se identificar alterações no colo uterino, como apagamento, posição e dilatação.

DEMAIS CONSULTAS DE PRÉ-NATAL

Nas consultas subsequentes, deve-se calcular a idade gestacional e fazer as seguintes perguntas:

- Há alguma queixa?
- Está se alimentando bem?
- Como estão os hábitos intestinal e urinário? E a qualidade do sono?
- Há movimentação fetal ativa? Houve perda de líquido, sangue ou qualquer secreção diferente pela vagina?

A mensuração da pressão arterial e do peso materno, a medida do útero-fita e a ausculta dos BCF são obrigatórias em todas as consultas. O exame físico deve ser completo, com exceção do exame especular, que só deverá ser repetido na gravidez se houver queixa de corrimento vaginal com perda de líquido ou sangue pela vagina.

Em gestante previamente normotensa, com níveis pressóricos elevados, deve-se proceder à pesquisa da proteinúria com a utilização de fita em amostra única de urina. A hipertensão após 20 semanas de gestação associada à proteinúria é diagnóstico de pré-eclâmpsia. O ganho de peso e/ou edema súbito e a elevação de 30mmHg na pressão sistólica e 15mmHg na pressão diastólica devem servir como sinais de alerta para a doença.

Exames complementares

A gestação é um evento fisiológico que, na maioria das vezes, evolui sem intercorrências significativas para a mulher e para o feto. Apesar disso, alguns exames devem ser realizados de rotina no acompanhamento pré-natal. A maioria dos exames deve ser solicitada já na primeira consulta. O Ministério da Saúde considera como exames mínimos obrigatórios:

- Dosagem de hemoglobina e hematócrito.
- Grupo sanguíneo e fator Rh.
- Sorologia para sífilis (VDRL).
- Glicemia de jejum.

- Exame sumário de urina.
- Sorologia anti-HIV.
- Sorologia para hepatite B (HBsAg).
- Sorologia para toxoplasmose (pelo menos IgM).

Os seguintes exames são recomendados pelo Ministério de Saúde em situações especiais:

- Parasitológico de fezes: gestantes de baixa renda e naquelas com anemia.
- Colpocitologia oncótica: quando tiver sido realizada há mais de 3 anos ou com indicação clínica.
- Sorologia para rubéola: conforme a disponibilidade do exame e nas pacientes sem comprovação do estado vacinal (pode ser realizada em grande parte dos centros urbanos do Brasil).
- Urocultura.
- Bacterioscopia de secreção vaginal: nas gestantes com história de prematuridade prévia.

O VDRL, o exame sumário de urina e a glicemia de jejum devem ser rotineiramente repetidos com 30 semanas de gestação. É fundamental que o profissional que solicitou os exames esteja atento para sua interpretação no menor intervalo de tempo possível.

Já o hemograma possibilita diagnosticar anemia e outras doenças. A hemoglobina da grávida deve ser >11g/dL. Valores < 11g/dL são considerados anormais, e a gestante deve ser tratada como portadora de anemia. Quedas nos níveis da hemoglobina materna não são raras na gestação, devido aos fenômenos fisiológicos da hemodiluição, nos quais existe maior aumento do plasma do que da produção dos eritrócitos. A anemia ferropriva, quase sempre microcítica, é comum em gestantes. Preconiza-se a suplementação de ferro para todas as gestantes a partir da 16ª à 20ª semana (dose de profilaxia: 30 a 40mg de ferro-elemento por dia). Para tratamento da anemia, a dose de ferro-elemento deve ser de 60 a 200mg por dia. Em gestantes com anemia importante (Hb<8), devem ser pesquisadas outras causas de anemia.

A causa mais frequente de anemia macrocítica na gravidez é por deficiência de ácido fólico, que deve ser tratada com doses de 1 a 5mg de ácido fólico por dia.

Quanto ao grupo sanguíneo-fator Rh, se a gestante for Rh-negativa, o teste de Coombs indireto deverá ser solicitado. A gestante Rh(Du)-negativa com teste de Coombs negativo deverá ter o teste de Coombs repetido mensalmente a partir de 20 a 24 semanas até o parto. Se o teste de Coombs indireto for positivo, a gestante deverá ser transferida para serviço de referência em gravidez de alto risco para propedêutica fetal da isoimunização pelo fator Rh.

Quanto à urina de rotina e à urocultura, deve ser verificada a existência de cistites e bacteriúrias assintomáticas, que ocorrem com mais frequência na gravidez. A bacteriúria assintomática, diagnosticada por meio da urocultura, relaciona-se com alto risco de infecções urinárias maternas e parto pré-termo, devendo ser tratada durante a gestação. O tratamento da bacteriúria assintomática e da cistite não complicada pode ser feito com antibioticoterapia por 3 a 5 dias, em regime ambulatorial. Os antimicrobianos mais utilizados na gestação são penicilinas e nitrofurantoína. Se a paciente apresentou um episódio de infecção urinária ou bacteriúria assintomática na gravidez, seu acompanhamento pré-natal deve incluir urocultura de controle mensal até o puerpério.

A glicemia de jejum deve ser realizada na primeira consulta e repetida por volta da 30ª semana de gestação. O rastreamento de diabetes gestacional entre gestantes com glicemia de jejum normal é variável. De acordo com o Ministério da Saúde, o teste de sobrecarga deve ser realizado com dosagem de glicemia 2 horas após ingestão de 75g de dextrosol em gestantes de alto risco para diabetes gestacional e naquelas com glicemia de jejum inicial >85mg/dL. Considera-se uma paciente em situação de risco para o desenvolvimento de diabetes gestacional aquela com ocorrência prévia de diabetes gestacional, história familiar positiva em parentes de primeiro grau, caso de síndrome dos ovários policísticos, idade >25 anos, baixa estatura, IMC >27 ou ganho excessivo de peso na gestação, morte fetal ou neonatal sem causa aparente, macrossomia fetal anterior e gestação atual complicada com hipertensão, polidrâmnio ou macrossomia. O teste de tolerância à glicose (glicemia 2 horas após 75g de dextrosol) deve ser realizado entre 24 e 28 semanas. Os valores >140mg/dL são compatíveis com diabetes gestacional.

Quanto ao VDRL, o exame deve ser solicitado de rotina por possibilitar o diagnóstico e o tratamento intraútero. O VDRL deve ser solicitado na primeira consulta e repetido por volta da 30ª consulta e na hora do parto ou no abortamento. Se possível, convém ser solicitado a cada trimestre da gestação e no momento de resolução desta (parto ou aborto). Quando positivo, deve ser confirmado por meio da realização do teste específico, como o FTA-Abs ou a microaglutinação para *Treponema pallidum*. O VDRL reator em baixos títulos (1:2 ou 1:4) pode significar cicatriz sorológica (caso a gestante já tenha tido a doença), exame falso-positivo ou infecção recente em evolução. Neste caso, convém acompanhar a titulação do VDRL. Se não for possível realizar o teste confirmatório, ou se a paciente não apresentar história de tratamento anterior, a gestante com VDRL positivo deve ser considerada portadora de sífilis. O VDRL é também o teste ideal para o controle de cura nos casos de sífilis tratada.

Com relação à toxoplasmose, a maioria da população brasileira já teve contato com o parasita *Toxoplasma gondii*, o qual permanece assintomático na maior parte dos adultos. Se o primeiro contato com o parasita ocorrer durante a gestação, o feto poderá ser acometido pela infecção congênita, apresentando retardo mental, microcefalia, hidrocefalia e cegueira, entre outras manifestações. A sorologia (IgG e IgM) deve ser solicitada na primeira consulta (Tabela 2.2).

Por sua vez, a síndrome da rubéola congênita é rara, mas o diagnóstico precoce da infecção aguda materna mostra-se importante. A sorologia para rubéola não é preconizada como rotina pelo Ministério da Saúde. Se a paciente não for imune à rubéola, deverá ser orientada sobre a vacinação no período puerperal.

Para a hepatite B (HbsAg), o rastreamento deve ser realizado em todas as gestantes, preferencialmente no terceiro trimestre da gestação. É alto o risco de as portadoras crônicas transmitirem o vírus ao recém-nascido no momento do parto. Se o HbsAg for positivo, a gestante deverá realizar o HbeAg (que avalia o estado de replicação viral). Os recém-nascidos de mães com HBsAg positivo deverão receber, além da primeira dose de vacina de hepatite precoce (primeiras 12 horas de vida), a imunoglobulina hiperimune antes de 72 horas de vida.

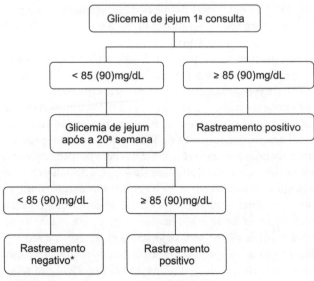

*Em caso de forte suspeita clínica, continuar a investigação.

Figura 2.2.

Tabela 2.2 Resultados de IgG e IgM, conduta e seguimento.

Resultado sorologia	Situação clínica	Conduta
IgG positivo, IgM negativo	Gestante imune	Rastreamento encerrado
IgG negativo, IgM negativo	Gestante não imune	Orientações quanto à profilaxia*, sorologia trimestral e, se possível, mensal
IgG positivo, IgM positivo	Infecção aguda ou antiga (IgM residual)?	Teste de avidez para IgG (baixa avidez – infecção aguda/alta avidez – infecção antiga)**
IgG negativo, IgM positivo	Infecção aguda	Encaminhar para pré-natal de alto risco

*Não ingerir carnes cruas ou malpassadas, lavar bem as frutas e verduras, não manipular fezes de animais ou o jardim sem luvas, evitar ingerir coração de galinha.
**Os casos IgG e IgM positivos no primeiro exame após 20 semanas de gestação devem ser abordados como possível infecção aguda, utilizando a dosagem seriada da IgG e IgM para o diagnóstico diferencial entre IgM residual e infecção recente.

Quanto ao anti-HIV 1 e 2, o teste deve ser realizado em toda gestante após consentimento verbal. O risco da transmissão vertical do HIV diminui bastante (de 30% para 2%) se a gestante for diagnosticada e tratada durante a gravidez, recebendo a assistência obstétrica adequada para seu caso e não amamentando seu filho. Se positivo, a gestante deve ser encaminhada para centros de referência e para o pré-natal de alto risco com urgência. Se a sorologia para HIV for negativa, deve-se orientar a profilaxia da infecção e repetir o exame no momento do parto (na maternidade).

O exame de estreptococo do grupo B deve ser realizado entre 35 e 37 semanas de gestação com o objetivo de evitar a sepse neonatal. Faz-se a pesquisa do estreptococo do grupo B por meio de *swab* vaginal e retal. As gestantes com pesquisa positiva devem receber penicilina cristalina durante o trabalho de parto até a clampagem do cordão umbilical.

A citologia oncótica também deve ser realizada para diagnóstico precoce de lesões precursoras de câncer ou de câncer do colo uterino. Preconiza-se ainda a realização de, pelo menos, uma ultrassonografia (US) na gestação antes de 24 semanas para seguimento de pré-natal de baixo risco. A US de primeiro trimestre confirma a idade gestacional e serve para avaliar a implantação do saco gestacional, o número de embriões e a vitalidade embrionária, o número de sacos gestacionais, a corionicidade (em caso de gestação múltipla) e a placentação. Além disso, possibilita examinar útero e anexos para detecção de anormalidades.[11]

A translucência nucal (TN) é outra medida que pode ser realizada nessa primeira US, entre a 11ª e a 13ª semana.[10,11] A TN é o acúmulo de líquido no nível da região cervical posterior do feto, observado em todos os fetos entre a 10ª e a 14ª semana.

Essa medida não confirma nem afasta qualquer tipo de problema, mas classifica os fetos de acordo com o risco de serem portadores de algumas doenças congênitas. Fetos com aumento da medida da TN apresentam maior risco para algumas doenças, mais especificamente as cromossomopatias. No entanto, a TN pode também estar alterada em fetos com defeitos cardiovasculares e pulmonares, displasias esqueléticas, infecções e distúrbios metabólicos e hematológicos.

As gestações de fetos com medidas normais da TN seguirão em acompanhamento pré-natal habitual. Aquelas com exame alterado poderão ser conduzidas para propedêutica invasiva para análise do cariótipo (coleta de vilosidades coriônicas, amniocentese ou cordocentese). Fetos com translucência nucal aumentada e cariótipo normal devem ser submetidos à avaliação morfológica detalhada e podem ser rastreados para cardiopatias congênitas por meio de ecocardiografia fetal.

A US de segundo trimestre entre 18 e 24 semanas é ideal para avaliar a morfologia fetal. É útil também para confirmar a idade gestacional com margem de erro de até 2 semanas. A gestante deve ser orientada quanto ao fato de que a US morfológica normal não é capaz de descartar todos os defeitos congênitos. Não existem evidências de que a US morfológica solicitada de rotina para as gestantes de baixo risco melhore o prognóstico a longo prazo para a mãe e o bebê. Entretanto, os estudos mostram que tal exame possibilita melhor avaliação da idade gestacional e aumento na detecção de anomalias fetais, o que tem impacto nas taxas de determinação da gravidez em países onde esse procedimento é permitido.[11]

A sensibilidade do exame varia conforme a malformação avaliada, mas, quando realizado por profissionais habilitados, fica em torno de 80% para detecção de malformações estruturais. Casos com alterações de fácil manejo poderão ser conduzidos pelo pré-natalista. Aqueles com malformações mais graves ou mais complexas deverão ser encaminhados para os centros de Medicina Fetal. A especificidade do exame é alta.

A US de terceiro trimestre avalia a estática e o crescimento fetal, embora as evidências científicas não sustentem seu uso rotineiro para tal fim.[10] Permite, ainda, avaliar o volume de líquido amniótico e a placenta, além da vitalidade fetal. O perfil biofísico fetal (PBF) é um escore de marcadores agudos e crônicos que reflete o bem-estar fetal e pode ser realizado a partir de 28 semanas. Um dos parâmetros avaliados não é ecográfico: a reatividade da frequência cardíaca fetal na cardiotocografia basal. Os marcadores ecográficos agudos são os movimentos fetais e respiratórios e o tônus fetal. O líquido amniótico é o marcador crônico. Para cada parâmetro são atribuídos dois pontos. A pontuação correlaciona-se ao bem-estar fetal e influencia a conduta obstétrica, de acordo com a idade gestacional.

As evidências atuais são insuficientes para avaliar o uso rotineiro ou seriado da dopplervelocimetria (dopplerfluxometria) nas gestações de risco habitual. Seu uso costuma ser reservado para casos de gestação de alto risco, seja por complicações fetais (crescimento intrauterino restrito[CIUR], gemelaridade, por exemplo), seja por complicações maternas (hipertensão, trombofilias, lúpus, anemias, vasculites etc.). A avaliação de fluxo sanguíneo pode ser realizada na gestação em três leitos vasculares principais: materno, placentário e fetal. As artérias mais comumente estudadas em Obstetrícia são as uterinas maternas e umbilical e cerebral média fetais. Outros vasos fetais, como a veia umbilical e o ducto venoso, e maternos, como a artéria oftálmica, também podem ser insonados, tendo aplicações clínicas em situações específicas.

No Doppler de artérias uterinas, pode-se perceber a invasão do trofoblasto, que leva a modificações na camada média das artérias, inclusive nas uterinas. O reflexo disso é a diminuição da resistência vascular, com desaparecimento da incisura protodiastólica. A persistência dessa incisura em ambas as artérias uterinas após a 26ª semana de gestação pode indicar elevado risco de desenvolver pré-eclâmpsia.

Já com o Doppler das artérias umbilical e cerebral média, conforme o decorrer da gestação, notam-se diminuição da resistência vascular na artéria umbilical, fluxo com diástole cheia e baixa impedância. Apesar de também sofrer diminuição da resistência vascular, principalmente no fim do terceiro trimestre, a cerebral média é um vaso de alta resistência, com grande delta sístole/diástole. Em gestações com restrição de fluxo vascular no leito materno ou placentário, pode haver inversão do padrão de fluxo nessas duas artérias, processo chamado de "centralização de fluxo". Isso ocorre porque o feto, na tentativa de compensar a escassez de fluxo, desvia a circulação periférica e prioriza tecidos nobres – sistema nervoso central e miocárdio. O estágio seguinte é a hipóxia.

Indica-se o cariótipo quando a mãe tem mais de 35 anos, idade em que aumenta a incidência de cromossomopatias, se a mulher tem história de filho anterior com doença cromossômica (risco de recorrência de trissomia livre em torno de 1%), para pais portadores de translocações balanceadas sabidas e para gestações com rastreamento bioquímico ou ecográfico alterado. Sua realização deve ser contraindicada em caso de infecção e sangramento uterino.

As células para cariotipagem podem ser obtidas por biópsia de vilo corial, amniocentese e cordocentese. A biópsia de vilo corial deve ser feita entre 11 e 13 semanas e acarreta risco em torno de 1% de perda fetal.

A amniocentese pode ser realizada precocemente, entre 12 e 14 semanas, ou convencionalmente, entre 15 e 18 semanas. A amniocentese precoce eleva em 2% a taxa de perda gestacional e em 1,6% a incidência de pé torto congênito, quando comparada com a biópsia de vilo corial no primeiro trimestre ou a amniocentese no segundo trimestre. A amniocentese no segundo trimestre tem risco de perda fetal em torno de 0,5%. A cordocentese é realizada após 18 semanas e tem risco de perda gestacional em torno de 2%.

Referências

1. Magalhães DRB, Magalhães EB, Moreira ABC. Assistência Pré-natal. [book auth.] M. D. Corrêa et al. Noções Práticas de Obstetrícia. Belo Horizonte: Coopmed, 2004:69-90.
2. Loke AY, Poon CF. The health concerns and behaviours of primigravida: comparing advanced age pregnant women with their younger counterparts. J Clin Nurs. 2011, Feb 15.
3. Freire K, Padilha PC, Saunders C. Fatores associados ao uso de álcool e cigarro na gravidez. Rev Bras Ginecol Obstet. 2009; 31(7):335-41.
4. Bloch JR et al. Beyond Marital Status: The Quality of the Mother–Father Relationship and Its Influence on Reproductive Health Behaviors and Outcomes Among Unmarried Low Income Pregnant Women. Matern Child Health J. September 2010; 14(5):726-34.
5. Gabbe SG, Turner PL. Reproductive hazards of the American lifestyle: Work during pregnancy. Am J Obstetrics and Gynecology. 1997; 176(4):826-32.
6. Gadsby R, Barnie-Adshead AM, Jagger CA prospective study of nausea and vomiting during pregnancy. Br J Gen Pract. 1993; 43(371):245-8.
7. Kagan KO et al. Screening for trisomy 21 by maternal age, nuchal translucency thickness, pregnancy associated plasma protein A and free beta human chorionic gonadotropin. Ultrasound Obstet Gynecol. 2008; 31(6):618-24.
8. Rouquayrol MZ et al. Fatores de risco de natimortalidade em Fortaleza: um estudo de caso-controle. Jornal de Pediatria. 1996; 72(6):374-8.
9. Osis MJD et al. Fatores associados à assistência pré-natal entre mulheres de baixa renda do Estado São Paulo. Rev Saúde Pública 1993; 27:49-53.
10. Ministério da Saúde. Manual Técnico: Pré-natal e puerpério. – Atenção Qualificada e Humanizada. Brasília, s.n., 2005.
11. Rodrigues J, Costa W, Ieno GML. Determinantes de utilização do cuidado pré-natal entre famílias de baixa renda no Estado da Paraíba, Brasil. Rev Saúde Pública. 1994; 28:284-9.
12. NICE – National Institute for Health and Clinical Excellence. Antenatal care – routine care for the healthy pregnant woman. Antenatal care – routine care for the healthy pregnant woman. London: RCOG, 2008.

3

Fisiologia da Gestação

Dante Alighieri Schettini
Virgínia Mara Pereira

FISIOLOGIA DA GESTAÇÃO

O sucesso da reprodução como meio de continuidade das espécies depende de uma série de eventos biológicos bem coordenados que se iniciam com a fertilização do ovócito maduro na tuba uterina. Importantes alterações funcionais do endométrio levam ao sucesso do processo de implantação embrionária.

Com a implantação do blastocisto e o estabelecimento da gravidez, forma-se um meio de comunicação entre feto, placenta e mãe por meio de interações hormonais que serão responsáveis pela progressão da gestação, pelo desenvolvimento fetal e pelo parto.

O ambiente endócrino durante a gestação é comandado, principalmente, pelos hormônios placentários. Estes promovem alterações maternas morfológicas e funcionais necessárias à adaptação do feto em desenvolvimento.

Neste capítulo, iremos discutir os eventos fundamentais para o processo de implantação embrionária, o estabelecimento e manutenção da gestação, a formação da unidade fetoplacentária e sua função endócrina. Também serão discutidas a síntese, a secreção e a função dos hormônios placentários ao longo de todo o desenvolvimento da gestação. Iremos abordar, ainda, algumas das principais modificações fisiológicas que ocorrem ao longo da gestação, com atenção especial para a glândula hipófise, a tireoide, as glândulas suprarrenais e o pâncreas.

CICLO SEXUAL FEMININO E OVULAÇÃO

O ciclo sexual feminino, ou ciclo menstrual, corresponde às alterações orgânicas periódicas no organismo da mulher. Esse ciclo tem por objetivo principal preparar o organismo para receber um óvulo fecundado e prover condições para o desenvolvimento inicial da gestação. Tais alterações são tão importantes que influenciam o organismo da mulher como um todo, desde o sistema nervoso central (hipotálamo e hipófise) até mudanças hemodinâmicas e estruturais, principalmente dos órgãos reprodutores internos. Não ocorrem apenas modificações morfológicas, mas também psicológicas (como maior receptividade sexual nos períodos pré-ovulatórios e alterações do humor observadas no período pré-menstrual). Elas são importantes e parecem contribuir de forma paralela para a propagação da espécie em seres humanos e em diversas espécies animais. Podemos considerar que essa sequência de eventos depende, em especial, de mecanismos de *feedback* envolvendo o conhecido eixo hipotálamo-hipófise-gônadas (eixo HHG), que está representado esquematicamente na Figura 3.1. Como podemos observar, a produção dos hormônios gonadotróficos ou gonadotrofinas (hormônio folículo-estimulante [FSH] e hormônio luteinizante [LH]) pelo lobo anterior da glândula hipófise depende bastante da estimulação direta pelo hormônio liberador de gonadotrofinas (GnRH), hormônio proteico gerado por neurônios parvocelulares do hipotálamo anterior. Através dos vasos portais inferiores e superiores, o GnRH é liberado na adeno-hipófise e estimula os gonadotrofos (células produtoras de gonadotrofinas) a produzirem e liberarem seus hormônios (FSH e LH). Uma vez alcançando concentrações sanguíneas ideais, os hormônios gonadotróficos estimulam os ovários que, dentre uma série de alterações morfológicas e funcionais, começam a produzir hormônios esteroides sexuais femininos (estrogênios e progesterona). Esses hormônios esteroides, em determinada etapa do ciclo, estimulam mais ainda a produção de gonadotrofinas, que, conforme será visto adiante, contribuem para a ovulação. No entanto, normalmente quando estão em altas concentrações no sangue, esses hormônios exercem um mecanismo de *feedback* negativo que inibe tanto a secreção de GnRH diretamente pelo hipotálamo quanto a de LH e de FSH pela hipófise. Outro hormônio, a inibina, parece exercer um papel semelhante ao inibir a produção de gonadotrofinas sem contudo inibir diretamente a produção de GnRH pelo hipotálamo. Como se pode perceber, o ciclo menstrual compreende uma série de alterações hormonais cíclicas com grandes oscilações nas concentrações sanguíneas de diversos hormônios. Esse ciclo dura em torno de 28 dias, podendo variar de acordo com fatores individuais, mas o que gostaríamos de destacar aqui é que, em cada ciclo, são liberados óvulos (normalmente um apenas) que, se forem fecundados, promoverão a interrupção deste, dando início à gravidez humana. Os parágrafos seguintes dão uma descrição mais detalhada do ciclo menstrual, do processo ovulatório à fecundação, com ênfase nos hormônios e nas alterações nos órgãos reprodutores internos.

Puberdade e início dos ciclos ovulatórios

O sistema reprodutor feminino permanece num estado de maturação incompleta até o período denominado puberdade, em que, inicialmente, picos noturnos de secreção de LH e FSH vão dando gradativamente lugar ao surgimento de picos diurnos da secreção desses hormônios, os quais, em conjunto, contribuem para o desenvolvimento ovariano e a produção de estrogênios. Tal fase, que parece surgir próximo aos 9 a 12 anos de idade, depende da maturação completa das células hipotalâmicas produtoras do GnRH, que por sua vez atua na hipófise e estimula a liberação de gonado-

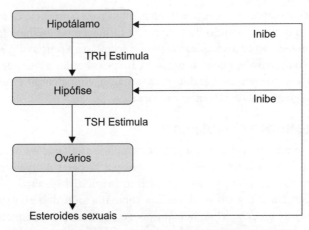

Figura 3.1 Eixo hipotálamo-hipófise-gônadas.

trofinas. Esse período corresponde ao estágio de maturação dos órgãos genitais internos e externos, com crescimento global do organismo, desenvolvimento dos ovários e do sistema genital externo e alterações nos principais sistemas: metabólico, cardiovascular e respiratório. Isso tudo torna possível a ocorrência da reprodução.

Alterações perceptíveis no crescimento das mamas e dos pelos pubianos culminam em estágios de maturação denominados, respectivamente, telarca e pubarca. Posteriormente ocorre a menarca, que é um sangramento característico, provavelmente ainda sem que a primeira ovulação tenha ocorrido. Acredita-se que tal fenômeno aconteça devido ao desenvolvimento uterino característico do aumento da produção de estrogênios durante a puberdade e sua posterior queda, caracterizando a menarca.[1] Após alguns meses, ocorre então a primeira ovulação e iniciam-se os ciclos menstruais que, a princípio, são bastante irregulares, tornando-se ciclos característicos (cerca de 28 dias) alguns meses após a primeira menstruação.

Os ciclos ovulatórios, além da participação extrema do sistema neuroendócrino (hipotálamo e hipófise), envolvem a participação do ovário como órgão endócrino e produtor de células germinativas. No organismo feminino, um número determinado de células germinativas é encontrado desde o nascimento, decrescendo bastante até a menarca e continuando a diminuir até a idade adulta, levando ao encerramento dos ciclos ovulatórios em estágios mais avançados da vida (menopausa). Os ovários têm, entre outras atuações, a produção de hormônios esteroides sexuais, as funções regulatórias sobre o eixo hipotálamo hipófise e a função de liberar a cada ciclo, normalmente, um ovócito que, caso seja fecundado, poderá se implantar no útero, dando início à gravidez. Além disso, nos estágios iniciais da gravidez, os ovários são os responsáveis pela produção hormonal, até que a placenta passe a desempenhar tal papel. A produção ovariana de hormônios durante o ciclo menstrual dá origem ao chamado ciclo endometrial, em que podemos observar alterações morfológicas e funcionais do útero no sentido geral de possibilitar a implantação do ovócito fecundado, nesse estágio já chamado de blastocisto (Figura 3.2).

Trataremos o ciclo menstrual em conjunto com o ciclo endometrial, fazendo um paralelo das alterações dos hormônios hipofisários, hipotalâmicos e ovarianos com as principais alterações morfofuncionais dos ovários e do útero. Isso serve para entendermos a sequência de eventos que possibilita que, praticamente uma vez a cada mês, o organismo feminino se torne apto a desenvolver uma gravidez.

Dividiremos, portanto, o ciclo menstrual em duas fases: a fase folicular ou proliferativa, a fase inicial de desenvolvimento folicular, com predominância da secreção de estrogênios,[2] e uma fase posterior, chamada de fase lútea ou secretória. Assim, descreveremos a formação e a produção do corpo lúteo, fase em que predomina a secreção do hormônio esteroide, a progesterona.

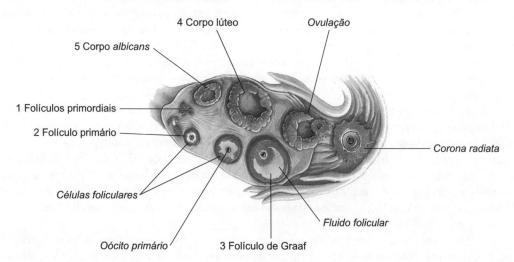

Figura 3.2 Esquema do ciclo ovariano, evidenciando todas as fases do desenvolvimento do ovócito até a formação do corpo lúteo.

Fase folicular do ciclo sexual feminino

Começaremos a descrever o ciclo sexual feminino partindo da premissa de que o primeiro dia de menstruação é considerado o primeiro dia do ciclo. Neste estágio do desenvolvimento ovariano, cerca de 6 a 12 folículos primordiais se desenvolvem sob ação principal do FSH, que tem suas concentrações sanguíneas aumentadas gradativamente nessa fase, devido à estimulação pelo hormônio GnRH (Figura 3.1). Essa secreção é possível porque, nessa fase, estão reduzidas as concentrações sanguíneas dos hormônios esteroides que, por sua vez, inibem a liberação do GnRH através de duas alças de *feedback* (alça curta na hipófise e alça longa no hipotálamo). Além disso, encontra-se da mesma forma reduzida a concentração de outro hormônio inibitório do eixo HHG, a inibina, produzida pelo próprio ovário e cujas ações e características serão discutidas adiante.

No estroma ovariano, os folículos primordiais são encontrados separados deste por uma membrana, a lâmina basal. As células achatadas em volta do ovócito imaturo, chamadas oogônias, são as precursoras das células da granulosa, que se desenvolverão ao longo dessa fase. Inicialmente, sob a ação do FSH, essas células entram num processo de proliferação e maturação, com o surgimento inclusive de receptores para o hormônio LH. Quando se inicia a meiose, as oogônias transforman-se em ovócitos primários e as células chamadas precursoras da granulosa tornam-se cuboides, formando, então, a camada de células da granulosa. O ovócito aumenta de tamanho e a esse conjunto, ovócito primário e células da granulosa, dá-se o nome de folículo primário. Esse processo acontece ainda antes da puberdade, quando, sob a ação das gonadotrofinas (especialmente o FSH), tornam-se folículos secundários que, com a divisão mitótica das células da granulosa, segregam um muco. Estes formam um halo em volta do ovócito (zona pelúcida), além de produzirem o chamado fluido folicular, rico em estrogênios. Ainda sob a ação do FSH, as células estromais fora da lâmina basal dão origem, ao se proliferarem, às camadas perifoliculares, denominadas tecas, que continuam a se dividir, dando origem à teca interna, mais adjacente à lâmina basal, e à camada mais unida ao estroma, a teca externa. O folículo secundário, também denominado folículo vesicular, tem aspecto vesiculoso com fluido rico em estrogênios, principalmente estradiol (E2). Com a produção do fluido folicular, o ovócito é progressivamente deslocado para a periferia do folículo, envolvido por uma camada celular tripla, designada *cumulus oophorus*. O compartimento interno da vesícula tem o nome de antro e, por isso, o folículo passa a ser denominado folículo antral ou folículo de Graaf. Até alcançar esse estágio, o crescimento é estimulado pelo FSH, mas também por estrogênios produzidos no próprio folículo, cujo líquido antral é rico em hormônios e fatores de crescimento, além de conter nutrientes. Vale a pena destacar que o crescimento dos folículos é influenciado por uma série de fatores, entre os quais estrogênios, que aumentam o número e a responsividade dos receptores para o FSH.[2] A teca interna tem sua sensibilidade ao LH aumentada pelo FSH e pelos estrogênios, e estes últimos mais o LH estimulam a proliferação dessas células e a secreção de hormônios por estas. Ainda, todos os folículos que começaram a amadurecer nessa fase alcançam o estágio antral, mas apenas um atinge o estágio pré-ovulatório e se rompe (ovulação). Os outros entram num processo de involução por apoptose, denominado atresia.

Atualmente, é consenso que o folículo mais evoluído (mais avançado em seu estágio de amadurecimento) começa a segregar mais estrogênios que os demais, atingindo maior sensibilidade ao FSH, o qual, como resultado, passará a induzir maior secreção dos estrogênios, inibina e ativina. Esses fatores em conjunto inibiriam o eixo HHG, e a redução na secreção de FSH faz os demais folículos involuírem, enquanto o folículo dominante, devido à sua maior sensibilidade ao FSH, continua a se desenvolver, sendo a produção local de estrogênios suficiente para promover sua própria maturação. O folículo dominante, então, alcança o estágio de folículo maduro, com pouco mais de 1cm de diâmetro no momento da ovulação.

Durante a fase folicular do ciclo ovariano, a grande produção de estrogênios estimula o crescimento e o desenvolvimento do endométrio uterino, que no início de cada ciclo se encontra descamado devido à última menstruação. Durante os dias que antecedem a ovulação, o endométrio se desenvolve, ocorre a reepitelização e o endométrio aumenta de tamanho, em virtude do crescimento

Fisiologia da Gestação

do estroma e de glândulas endometriais secretoras de muco e por causa da angiogênese (formação de vasos sanguíneos), o que aumenta muito o fluxo sanguíneo uterino. Ao final dessa fase, o endométrio encontra-se pronto para receber o óvulo fecundado.

Ovulação

A ovulação é um fenômeno ainda não muito bem compreendido, no qual a rotura do folículo maduro leva à liberação do óvulo. Na verdade, este reinicia a primeira divisão meiótica que leva à expulsão do primeiro corpúsculo polar. Ocorre um rápido aumento da quantidade do fluido folicular devido à vascularização promovida pela rotura da membrana basal, o que leva à liberação do ovócito, ainda envolvido por várias camadas de células da granulosa (*corona radiata*), para a cavidade abdominal, de onde será capturado pelas fímbrias da tuba uterina. Aí permanecerá no terço proximal durante cerca de 48 horas para que, caso tenha havido um ato sexual, a presença de um espermatozoide possa fecundá-lo. O ovócito secundário, após a ovulação, inicia imediatamente a segunda divisão meiótica, que só será concluída quando ele for fecundado, com a expulsão do segundo corpúsculo polar e a formação do zigoto.

Existem evidências de que o LH estimula a ovulação, visto que logo antes desse período ocorre um aumento acentuado na secreção dos gonadotrofos (chamado de pico pré-ovulatório de secreção de LH). Tal situação pode ser explicada, em parte, pela influência da noradrenalina produzida em neurônios noradrenérgicos localizados no bulbo (*locus ceruleus*), a qual se conecta a diversas regiões do hipotálamo, inclusive os neurônios produtores do neuropeptídeo GnRH, e também da ação de opioides endógenos (betaendorfinas).[3] A Figura 3.3 mostra um esquema do pico pré-ovulatório de LH e os principais fatores conhecidos que levam a tal fenômeno.

Fase lútea do ciclo sexual feminino

O processo de luteinização (formação do corpo lúteo) tem início logo após a ovulação, quando as células da granulosa e da teca interna, em conjunto com outras estruturas e células ovarianas, sofrem ação do LH e aumentam de diâmetro, sendo preenchidas com inclusões lipídicas e assumindo um aspecto amarelado (lúteo). O corpo lúteo é uma verdadeira estrutura endócrina que segrega estrogênios e, principalmente, progesterona, que continuam levando a alterações endometriais e mantendo

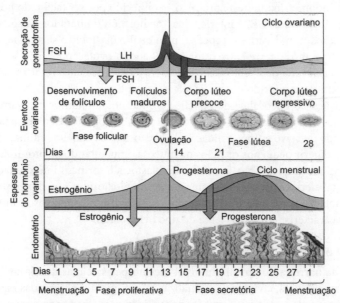

Figura 3.3 Relação do eixo HHG com noradrenalina e betaendorfinas. Alterações hormonais, foliculares e endometriais durante a fase folicular do ciclo sexual feminino.

o miométrio uterino relaxado, respectivamente. No entanto, se não ocorre a fertilização, o corpo lúteo involui (luteólise), formando o corpo *albicans*. Normalmente, o *feedback* negativo dos esteroides e da inibina sobre o eixo HHG inibe a liberação de LH, que é essencial para a manutenção do corpo lúteo. Além disso, o próprio estradiol produzido no corpo lúteo induz a secreção de ocitocina pela hipófise posterior que, ao estimular também a produção de prostaglandina F2α (PGF2α), reduz os efeitos do LH sobre o corpo lúteo, entrando num processo de morte celular programada (apoptose). Ocorre migração de macrófagos e linfócitos que segregam o fator de necrose tumoral alfa (TNFα) e a interleucina 18 (IL-18). Isso aumenta a produção de PGF2α, acelerando a luteólise. Em tal situação, o corpo lúteo começa a se degenerar por volta do oitavo dia após a ovulação, completando o processo cerca de 14 dias após. Com isso, o *feedback* negativo dos esteroides sobre o eixo hipotálamo-hipofisário diminui, levando à produção de gonadotrofinas novamente e dando início a um novo ciclo. Se ocorre concepção, a placenta formada rapidamente sintetiza o hormônio gonadotrofina coriônica humana (HCG), que exerce um papel semelhante ao do LH, mantendo o corpo lúteo íntegro até 3 meses de gestação.

Durante essa fase do ciclo, as principais alterações observadas no endométrio são: maior aumento da vascularização com edemaciação (ação dos estrogênios e da progesterona) e, ainda sob a ação da progesterona, a proliferação celular fica mais lenta, as glândulas alteram sua morfologia e acumulam glicogênio e segregam seus produtos ricos em glicoproteínas e glicolipídios necessários à nutrição do embrião. Cerca de 1 semana após a ovulação, essas alterações alcançam um ponto máximo e, com a regressão do corpo lúteo, caso não haja gravidez, descamam, dando origem à fase menstrual do ciclo.

ESTABELECIMENTO DA GESTAÇÃO

Receptividade uterina e implantação

O reconhecimento materno da gestação envolve a sinalização proveniente do concepto para o sistema materno. Participam desta sinalização hormônios com ação luteotrófica, que agem diretamente no corpo lúteo para manter a função luteal, ou hormônios com ação antiluteolítica, os quais impedem a liberação uterina de PGF2α. Isso resulta na manutenção do corpo lúteo funcional para a produção de progesterona que, por sua vez, colabora com as ações de interleucinas, fatores de crescimento e outras citocinas responsáveis pela receptividade uterina à implantação na maioria dos mamíferos.[4]

A progesterona de origem luteal é o principal hormônio responsável pela decidualização das células estromais do endométrio, mas este processo é conhecido por ser facilitado por um número de agentes parácrinos, incluindo PGE2,[5] interleucina 2[6] e hormônio liberador da corticotrofina,[7] entre outros. A implantação, ou nidação, é o processo pelo qual o blastocisto se anexa e invade o epitélio uterino, o que em humanos ocorre entre os dias 7 e 9 após a ovulação. O sucesso dessa etapa exige uma sequência sincronizada de eventos em que interações físicas e secretórias atuam num período de tempo específico, conhecido como "janela de receptividade uterina". Nesse curto intervalo, importantes alterações no glicocálice do epitélio luminal possibilitam a inativação, por proteases de superfície celular, da barreira constituída por mucinas.[8] Em roedores e primatas, o processo de implantação é do tipo invasivo e, após a nidação do blastocisto ao epitélio luminal uterino, o próprio blastocisto passa a digerir pequenos orifícios na mucosa, implantando-se profundamente no estroma endometrial. Após a implantação, as células do blastocisto formam interdigitações (vilosidades coriônicas) que estabelecem uma adesão estável com o epitélio uterino com posterior invasão do parênquima endometrial e estabelecimento de um contato direto com a vasculatura maternal, formando sinusoides característicos da placenta do tipo hemocorial.

Decidualização e formação da unidade fetoplacentária

A penetração da barreira do epitélio luminal uterino pelas células do blastocisto dispara uma série de respostas no estroma, chamada decidualização, em que são observadas hiperplasia e hipertrofia das células estromais e endometriais e formação de uma extensa zona de contato célula-célula. Enquanto se diferenciam, essas células adquirem a capacidade de expressar diferentes proteínas do

Fisiologia da Gestação

citoesqueleto e acumular microfilamentos e microtúbulos, o que resulta na formação de um tecido morfológica e funcionalmente distinto, com funções de secreção hormonal, nutrição do embrião e inibição de rejeição fetal. A decídua constitui o lado materno da unidade fetoplacentária, envolvida na troca de moléculas entre tecidos maternos e fetais, que se manterá durante toda a gestação.

Durante a gestação, a expressão de receptores para progesterona (PR) é limitada às células deciduais do endométrio e assegura uma resposta à progesterona necessária ao estabelecimento da gravidez. Na mulher, o período de maior probabilidade de implantação do blastocisto situa-se entre o 6º e o 10º dia pós-ovulação. Nesse período, denominado janela de receptividade uterina, a progesterona de origem lútea estimula o desenvolvimento das glândulas endometriais, bem como sua atividade secretória, liberando fatores locais em resposta à ação da progesterona. Entre estes, pode-se relacionar a mudança na produção endometrial de PGF2α para PGE e também a estimulação da produção de prolactina, fatores imprescindíveis para o sucesso da implantação.[9]

Os processos de implantação e manutenção da gestação, parto e lactação dependem de uma complexa interação hormonal na unidade materno-fetal-placentária. A diferenciação precoce dos trofoblastos fetais em duas camadas distintas – citotrofoblasto (camada interna) e sinciciotrofoblasto (camada externa)– fornece uma estrutura placentária, o córion, com propriedades endócrinas, secretora de hormônios proteicos e esteroides (Figura 3.4). Juntos, citotrofoblasto e sinciciotrofoblasto formam uma estrutura regulatória similar ao eixo hipotalâmico-hipofisário, no qual produtos de secreção do citotrofoblasto regulam de maneira parácrina a secreção de hormônios pelo sinciciotrofoblasto. São exemplos o hormônio liberador de corticotrofina (CRH), o hormônio liberador de tireotrofina (TRH) e o GnRH, originários do citotrofoblasto. Eles estimulam a secreção do hormônio adrenocorticotrófico (ACTH), do hormônio tireotrófico (TSH) e da HCG pelo sinciciotrofoblasto, respectivamente. Por volta da 12ª semana após a ovulação, a unidade fetoplacentária está totalmente estabelecida e torna-se a principal fonte de hormônios responsáveis pela continuidade da gestação, pelo desenvolvimento fetal e pelas alterações fisiológicas maternas, incluindo a preparação das mamas para aleitamento e também o trabalho de parto.[10]

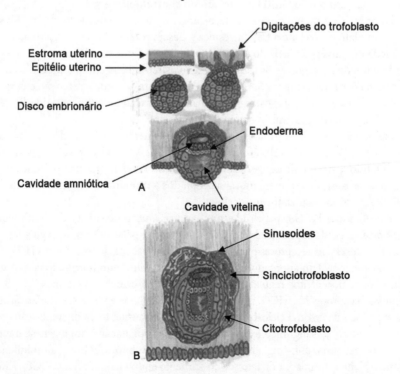

Figura 3.4 Formação da unidade fetoplacentária. Camadas do citotrofoblasto e do sinciciotrofoblasto.

ENDOCRINOLOGIA DA GESTAÇÃO

Os hormônios placentários dominam o ambiente endócrino da gestação humana e são responsáveis pelo estabelecimento e a manutenção da gestação e pela promoção dos ajustes homeostáticos necessários ao desenvolvimento do feto. Durante a gestação, a placenta é um importante órgão endócrino que segrega estrogênios e progesterona, HCG, GH variante placental, hormônio lactogênio placentário e fatores de crescimento, que terão papéis fundamentais na regulação do crescimento e desenvolvimento fetal, incluindo adequada invasão do trofoblasto, aumento no fluxo sanguíneo uteroplacentário, transporte de nutrientes como glicose e aminoácidos e, ainda, transferência de hormônios reguladores da mãe para o feto.[11] Devido ao arranjo anatômico hemocorial da placenta humana, os hormônios placentários são segregados em grandes quantidades na circulação materna. Neste capítulo, foram selecionados os principais hormônios placentários para descrição mais pormenorizada de suas ações específicas.

Gonadotrofina coriônica humana (HCG)

Detectável na urina dentro de 6 a 8 dias após a concepção, a dosagem de HCG representa o teste mais comum e confiável para a gravidez. Esse é o hormônio predominante no primeiro trimestre da gravidez e tem como funções: 1) manter a produção de progesterona e estradiol pelo corpo lúteo até, aproximadamente, a sexta/oitava semana de gestação, quando a placenta se torna hábil para assumir tal função; 2) suprimir a maturação folicular nos ovários maternos; e 3) estimular a síntese de esteroides androgênicos pelo córtex adrenal fetal, bem como estimular a atividade da glândula tireoide materna nos primeiros meses de gestação.

A HCG é uma glicoproteína de peso molecular de 38 kDa, composta pelas subunidades α e β, e mostra grande homologia com a estrutura das gonadotrofinas hipofisárias, principalmente a subunidade β, de maior atividade biológica, com alta homologia estrutural com LH. Entretanto, enquanto o LH está presente em todas as espécies mamíferas e não mamíferas, a HCG é produzida em humanos, primatas e equinos. Evidências mostram que sua secreção pelas células do sinciciotrofoblasto é regulada de maneira parácrina pelo GnRH produzido no citotrofoblasto.[12,13]

A secreção de HCG aumenta rapidamente, alcançando um pico por volta da 10ª/12ª semana. Depois, cai para um platô estável até o fim da gestação, desaparecendo da circulação materna logo após o parto. A queda dos níveis a partir do segundo trimestre ocorre simultaneamente à aquisição pela placenta da habilidade de segregar os esteroides sexuais femininos em quantidades suficientes para substituir as secreções lúteas (Figura 3.5). Estudos demonstraram que a remoção cirúrgica do corpo lúteo sem suplementação com progesterona ou a administração de antiprogestina RU-486 antes do término do terceiro mês de gravidez resultaram em abortos.[10]

A principal função da HCG é a manutenção do corpo lúteo (CL), evitando sua regressão programada para 12 a 14 dias após a ovulação. Nas células luteais, a HCG liga-se aos mesmos receptores de LH, aumentando a síntese de progesterona e estradiol. Estes receptores pertencem à família de receptores com sete domínios transmembrana acoplados à proteína G e promovem sua ação tendo a via do AMPc/PKA como sinalizador intracelular.[13]

No feto, é atribuído à HCG o papel de estimular a produção de sulfato de desidroepiandrosterona (DHEA-S) pela glândula suprarrenal fetal e de testosterona pelas células de Leydig fetais,[14] uma vez que esses tecidos expressam receptores para LH/HCG.[12] A presença de receptores LH/HCG em outros tecidos-alvo não gonadais tem apontado para a HCG como sendo um hormônio com múltiplas ações no organismo, exercendo efeitos regulatórios parácrinos, autócrinos e intácrinos.[12] O útero humano também expressa receptores LH/HCG, principalmente nas células epiteliais, e sua ativação resulta em aumento da expressão da enzima ciclo-oxigenase 2 (COX-2), aumento da diferenciação das células estromais, aumento do fluxo sanguíneo local por meio de vasodilatação e angiogênese e modulação da produção de citocinas pró e anti-implantação, além de ação inibitória sobre a contratilidade uterina.[15] Foi demonstrado efeito estimulador do fator de crescimento endotelial vascular (VEGF). Este pode atuar como importante fator na vascularização endometrial, possibilitando o processo de implantação.[16]

Fisiologia da Gestação

As ações da HCG vão além das já bastante conhecidas. Mais recentemente, diversas ações não gonadais da HCG têm sido relatadas e suscitam a possibilidade de usos terapêuticos da HCG, como: prevenção de abortos, tratamento de infecções ginecológicas, prevenção e tratamento de câncer de mama e tratamento de câncer de próstata e doença de Alzheimer.[12]

Somatomamotrofina coriônica humana

A placenta expressa e segrega hormônios da família do hormônio do crescimento (GH). Estes pertencem a uma família com genes codificados pelo cromossomo 17, da qual fazem parte o lactogênio placentário e o GH variante placental. Há cerca de 50 anos, pesquisadores descreveram uma substância na placenta com atividade lactogênica em coelhos e a denominaram lactogênio placentário (hPL). Pouco depois, verificou-se que o hPL também exercia atividade somatotrófica, passando então a ser denominado somatomamotrofina coriônica humana (HCS).[10]

A HCS é um hormônio polipeptídico com 191 aminoácidos, sintetizado pelo sinciciotrofoblasto, regulado paracrinamente pelo GHRH do citotrofoblasto. Pertence à família dos hormônios somatotróficos, que inclui a prolactina e o GH. Apresenta homologia estrutural de 96% com o GH, porém tem fraca atividade biológica direta sobre o crescimento fetal. A HCS liga-se com alta afinidade aos receptores de prolactina, mas com baixa afinidade aos receptores de GH. A HCS é segregada primariamente na circulação materna, em que as concentrações plasmáticas são baixas nas primeiras semanas de gestação, elevando-se gradualmente até alcançar um pico no último trimestre, desaparecendo rapidamente da circulação materna após o parto.[17]

A HCS desempenha vários papéis na mãe e no feto. Na circulação materna, atua como um importante regulador do metabolismo de carboidratos e gorduras. Além de estimular a taxa de lipólise, a HCS antagoniza as ações da insulina, elevando as concentrações plasmáticas de glicose e ácidos graxos livres (efeito *GH-like*). Foi demonstrado que o aumento na expressão de HCS induz resistência insulínica e lipólise, aumenta a expressão materna do fator de crescimento semelhante à insulina 1 (IGF-1) e inibe a gliconeogênese. Esses efeitos são fundamentais para assegurar maior disponibilidade de glicose para o feto.[18]

A HCS participa, ainda, do processo de crescimento mamário e da lactogênese (efeito *prolactina-like*), porém este é um papel secundário, haja vista as altas concentrações de prolactina durante toda a gravidez, além de a atividade lactogênica da HCS em humanos não ter sido claramente demonstrada. Estudos recentes demonstram que a HCS contribui nos estágios iniciais de crescimento embrionário, e acredita-se que essa influência no feto ocorra de maneira indireta, por meio da estimulação da produção de outros hormônios, tais como IGF-1 e insulina.[19,20]

GH variante placental

O GH variante placental (GH-P) começa a ser segregado em torno da quinta semana de gestação pelo sinciciotrofloblasto, paralelamente à secreção de HCS. No entanto, essa variante difere estruturalmente do GH hipofisário em número de aminoácidos e pela forma de secreção contínua, não apresentando um padrão pulsátil nem regulação pelo GHRH.[21] O GH-P liga-se ao receptor de GH nos hepatócitos com afinidade similar ao GH hipofisário, estimulando a produção de IGF-1 que, por sua vez, inibe a secreção de GH hipofisário. Também as altas concentrações de GH-P na circulação materna promovem a supressão da produção de GH hipofisário. O GH-P exerce ações indiretas no crescimento através da estimulação da produção materna de IGF-1, que tem efeitos tanto sobre o crescimento da placenta quanto do feto.[19]

IGF placentais

Os fatores de crescimento semelhantes à insulina (IGF) são hormônios polipeptídios com sequência similar à insulina. Têm propriedades mitogênicas e podem influenciar o transporte de glicose e aminoácidos através da placenta.[20] O eixo GH-IGF é considerado atualmente o maior regulador

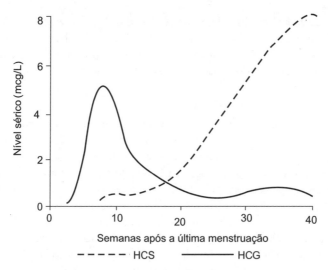

Figura 3.5 Secreção placentária de HCG e HCS durante a gestação.

do crescimento fetal pré-natal. Assim, o IGF-1 e o IGF-2 produzidos pela placenta podem agir como reguladores locais do crescimento mediado por ações autócrinas ou parácrinas. Além disso, podem desempenhar importante papel durante o processo de implantação e invasão trofoblástica.[22,23]

Progesterona

A progesterona é considerada o hormônio mais importante para o estabelecimento da gestação e a manutenção do feto na cavidade uterina. É sintetizada pelo corpo lúteo sob estímulo da HCG até o fim do primeiro trimestre de gravidez. A placenta passa então a sintetizar progesterona e estradiol em quantidades suficientes para substituir o corpo lúteo. A placenta contém uma maquinaria enzimática que lhe possibilita realizar a biossíntese de progesterona, mas não de androgênios, os precursores da síntese de estrogênios. A síntese de progesterona placentária se dá por mecanismo similar às células ovarianas e suprarrenais: utiliza colesterol materno (LDL-colesterol) como substrato e expressa a enzima citocromo P450 de clivagem da cadeia lateral (P450scc), enzima-chave para a síntese de esteroides.

As principais ações da progesterona são mediadas por sua interação com receptores nucleares (ações genômicas), promovendo a transcrição de diversos fatores. Entretanto, mais recentemente ações não genômicas têm sido consideradas e são mediadas pela interação com receptores de membrana e pela posterior ativação de sinais intracelulares.[10]

Os níveis de progesterona aumentam de 25ng/mL durante a fase lútea a 40ng/mL ao final do primeiro trimestre, alcançando 150ng/mL ao termo. A maior parte (90%) da progesterona segregada pela placenta entra na circulação materna e 10% entram na circulação fetal. Durante toda a gestação, os níveis de progesterona e estrogênios permanecem altos, o que concorre para uma forte inibição da liberação das gonadotrofinas hipofisárias (Figura 3.6).[10]

A ação mais conhecida da progesterona na gestação é a inibição das contrações uterinas, evitando a expulsão prematura do feto. Grandes quantidades de progesterona são necessárias para a manutenção do estado de quiescência miometrial, que se deve a seu efeito bloqueador da síntese e da liberação de prostaglandinas e à diminuição da sensibilidade miometrial à ocitocina.

Tem sido demonstrado, também, que a progesterona é essencial para o estabelecimento e a manutenção da gestação em todas as espécies mamíferas.[4] Sua participação no processo de receptividade uterina à implantação tem sido demonstrada em humanos e outros mamíferos e parece ser decorrente de seu efeito permissivo para as ações dos interferons, da HCG e de hormônios lactogênios.[24]

Outro importante efeito da progesterona é sua participação no processo de desenvolvimento das glândulas mamárias e, ainda, a estimulação do centro respiratório materno, o que promove aumento da taxa de ventilação. Tem sido atribuído à progesterona um papel na inibição das respostas imunes maternas aos antígenos fetais, o qual evita sua rejeição. A progesterona é um potente imunomodulador que age através de várias vias imunológicas, promovendo o bloqueio da proliferação celular estimulada por linfócitos T, alterando a secreção de citocinas, modulando a produção de anticorpos e reduzindo a produção de citocinas pró-inflamatórias por macrófagos em resposta a infecções bacterianas.[25] Pode inibir as respostas imunes mediadas por linfócitos T, criando um ambiente imunológico privilegiado para o útero gravídico.[17] Os linfócitos nas células placentárias e células NK na decídua apresentam receptores para a progesterona. Nessas células imunes, a progesterona estimula a síntese e a secreção de fatores que exercem efeito antiabortivo.[26]

Além de todas essas importantes ações, a progesterona pode ainda atuar como substrato para a síntese de cortisol e aldosterona pela glândula suprarrenal fetal.

Estrogênios

A unidade fetoplacentária tem a capacidade de sintetizar todas as classes de esteroides ativos (androgênios, estrogênios, progestinas, glicocorticoides e mineralocorticoides), que desempenham importantes funções durante a gestação. As enzimas envolvidas na formação e na transformação de hormônios esteroides mostram diferenças quanto à síntese e à atividade entre os compartimentos fetal e placentário. Porém, por mecanismos complementares, feto e placenta podem promover juntos a síntese de todos os esteroides. No feto, faltam certas enzimas essenciais à esteroidogênese (p. ex., 3β-hidroxiesteroide-desidrogenase [3β-HSD] e aromatase), enquanto outras enzimas presentes no feto estão ausentes na placenta (p. ex., C17-C20 desmolase e hidrolases).[27]

A placenta usa colesterol de origem fetal e materna e converte-se em pregnenolona sob a ação da CYP11A (P450scc), que é posteriormente convertida a progesterona pela ação da 3β-HSD. As enzimas P450scc e 3β-HSD estão presentes na placenta humana, mas não a P450c17, o que concorre para o término da via biossintética com a formação da progesterona. A principal fonte para biossíntese de estrogênios na placenta são os androgênios C19 circulantes de origem fetal. O principal deles é o DHEA-S produzido nas glândulas suprarrenais fetais. Na placenta, o DHEA-S é convertido à sua forma livre DHEA pela enzima sulfatase. O DHEA e o DHEA-S são convertidos na placenta a androstenediona e testosterona sob ação da 3β-HSD, respectivamente. Os androgênios são, então, aromatizados, gerando estrogênios: estriol, estrona e 17β-estradiol.[27,28]

Nas suprarrenais fetais, o colesterol é convertido a sulfato de pregnenolona, que é transformado em 17α-OH-pregnenolona que, pela ação da C17-C20 desmolase, é então convertida a DHEA-S, o principal precursor para biossíntese de estrogênios na placenta. O DHEA-S fetal é convertido a estrona e estradiol, porém parte se converte a estriol através da hidroxilação no fígado fetal, formando 16α-OH-DHEA-S, que por sua vez alcança a placenta e é clivado pela sulfatase. Isso resulta na formação de 16α-OH-DHEA, que sofre aromatização a estriol e é segregado dentro da circulação materna.[29,30]

A taxa de produção de estrogênios aumenta continuamente durante a gestação e alcança níveis três a oito vezes maiores que os níveis basais. O estriol é o estrogênio produzido em maior quantidade durante a gestação humana, sendo formado por um processo único que ocorre em humanos e alguns primatas superiores. Sua produção aumenta com o avançar da gestação, alcançando a média de 40mg/24h a termo. Os ovários de mulheres não gestantes não segregam estriol.[25]

As ações estrogênicas são mediadas via interação com receptores nucleares (Erα e Erβ). O papel funcional do estriol na gestação humana continua sendo alvo de muita especulação. Comparado com outros estrogênios, exerce fraca atividade estrogênica, demonstrada em diversos ensaios biológicos. Entretanto, uma função parece ser a primária do estriol: sua habilidade para aumentar o fluxo sanguíneo uteroplacentário.[31]

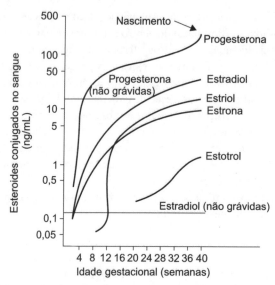

Figura 3.6 Secreção placentária de estrogênios e progesterona durante a gestação.

O estradiol participa, ainda, do processo de angiogênese, mediante estimulação da expressão de VEGF, e do crescimento de vasos sanguíneos na placenta de primatas, promovendo a maturação do eixo hipotálamo-hipófise-suprarrenal fetal.[32]

Outro conhecido efeito dos estrogênios na gestação é sua atuação como antagonistas da progesterona, aumentando a contratilidade uterina por aumento da excitabilidade miometrial através de alterações do potencial de repouso das membranas das células miometriais. Nas membranas fetais, o estradiol aumenta a produção e a liberação de prostaglandinas. Na cérvice, estimula a expressão de enzimas proteolíticas (colagenases) que degradam a matriz extracelular a fim de possibilitar a dilatação cervical.[10]

Prolactina

A prolactina (PRL) é um hormônio polipeptídio com 23kDa, produzida principalmente pela hipófise anterior, mas também em outros tecidos, como epitélio mamário, próstata, endotélio e células imunes, como os linfócitos. Todas as ações da prolactina são mediadas por sua ligação com receptores específicos (PRL-R), que são expressos em vários tipos celulares. A prolactina tem efeitos diversos no sistema imune e parece estimular tanto a imunidade celular quanto a humoral. Durante a gestação, os níveis de prolactina aumentam progressivamente, alcançando a termo valores plasmáticos 10 vezes maiores que os níveis basais.[25]

A prolactina foi primeiramente descrita e denominada em vista de sua função de estimular a síntese de leite.[33] Ao longo dos últimos anos, entretanto, diversas outras funções têm sido atribuídas à prolactina, como supressão da fertilidade, estimulação do comportamento maternal e estimulação da mielinização do sistema nervoso central, entre outras. Como esses efeitos se mostram bastante distintos e aparentemente não têm relação, o termo pleiotrófico tem sido utilizado para caracterizar esse hormônio.[34]

O principal estímulo para a secreção da prolactina é o reflexo da sucção no momento da amamentação. Sua síntese e secreção são, também, muito estimuladas por níveis aumentados de estradiol, como na gravidez.

Inibinas e ativinas

As inibinas e as ativinas são fatores de crescimento com importantes funções na fisiologia reprodutiva de machos e fêmeas. O endométrio constitui uma fonte significativa de inibina e ativina e fatores relacionados, que podem exercer importantes ações no processo de decidualização e no desenvolvimento do trofoblasto durante os estágios iniciais da gestação. A expressão de receptores para ativina é detectada desde o primeiro trimestre de gravidez nas células do sinciciotrofoblasto e nas células endoteliais na fase final da gestação.[35] A ativina A estimula a produção de fatores associados à decidualização, como PGE2 e fibronectina. Os níveis séricos de inibina e ativina A aumentam durante a evolução da gravidez, alcançando níveis máximos no terceiro trimestre.[36,37] Por isso, tem sido sugerida sua atuação no disparo da contratilidade miometrial no momento do parto.[38,39] A folistatina, um regulador das ações da ativina, é produzida pelas células epiteliais endometriais, com maior síntese nas fases iniciais da gestação.[40]

Relaxina

A relaxina é um hormônio peptídico composto de duas cadeias (A e B) ligadas por ligações covalentes. A maior fonte de relaxina é o corpo lúteo gravídico, sob estimulação da HCG. Junto com a progesterona, a relaxina desempenha um efeito redutor da atividade uterina, bem como participa no afrouxamento de tecidos pélvicos e da cérvice por ocasião do parto.[17] No entanto, as verdadeiras funções da relaxina no aparelho reprodutor feminino são pouco esclarecidas devido, principalmente, ao fato de se basearem em dados obtidos em diferentes modelos e espécies animais. Existe uma marcante diversidade entre as espécies no que diz respeito à estrutura molecular, às fontes produtoras, à regulação da síntese e da secreção, aos tecidos/órgãos-alvo e aos efeitos fisiológicos.[41] Assim, a extrapolação de dados de uma espécie para outra deve ser feita de maneira muito cuidadosa.

Com a recente caracterização dos receptores para relaxina, foi possível elucidar parte da via de sinalização intracelular, o que envolve a participação da proteína G, do AMPc e da PKA como sinalizadores intracelulares.[41] Os receptores estão presentes em vários órgãos e tecidos e podem explicar os diversos efeitos biológicos que têm sido atribuídos à relaxina. Entre estes, a participação no processo de implantação vem ganhando força nos últimos anos.

Em mulheres, é cada vez mais evidente que a relaxina de origem endometrial tem importância maior que a circulante para o estabelecimento e a manutenção da gestação em seus estágios iniciais. Estudos demonstraram que a relaxina sintetizada pelas células estromais e epiteliais glandulares atua sinergicamente com a progesterona placentária no processo de decidualização endometrial, agindo como estimuladora da secreção de hormônios e fatores de crescimento, como prolactina, atividade aromatase e proteína de ligação do fator de crescimento semelhante à insulina (IGFBP).[42,43]

A secreção de relaxina segue um padrão semelhante à de HCG, aumentando nas primeiras semanas de gestação e depois se estabilizando num platô até o parto. Muitos estudos farmacológicos *in vivo* e *in vitro* empregaram animais não gestantes para demonstrar que a relaxina reduz a frequência das contrações miometriais em fêmeas de várias espécies, como ratas, camundongas e porcas.[41] Até o momento, não existe evidência sólida de que a relaxina endógena facilite o parto em humanos; entretanto, estudos mostraram que a relaxina atenua os efeitos contráteis da ocitocina em células miometriais humanas, por meio da ativação da proteína quinase A (PKA). Enquanto a relaxina induz respostas em células isoladas miometriais humanas, há limitada evidência de suas ações no útero humano *in vivo*.[44]

Corticotrofinas placentárias

O sinciciotrofoblasto placentário expressa e segrega a molécula da propiomelanocortina (POMC) num padrão similar aos corticotrofos adeno-hipofisários, mas seu processamento nas células placentárias difere quanto à sua clivagem enzimática e à geração de hormônios derivados. Enquanto na hipófise a POMC é praticamente toda clivada, gerando os peptídios ACTH, β-endorfina e alfa--hormônio estimulador dos melanócitos (α-MSH), na placenta quantidade significativa de POMC é segregada intacta diretamente na circulação materna. Lá seus níveis podem ser detectados a partir do terceiro mês de gestação. Difere também da hipofisária quanto ao padrão secretório por não apresentar variação circadiana, sendo sua produção constante ao longo do dia.[45,46]

No entanto, o papel da POMC e de seus derivados não está bem esclarecido. Acredita-se que possam influenciar o mecanismo de supressão por *feedback* negativo dos glicocorticoides circulantes durante a gestação. Na placenta humana, as membranas fetais e a decídua expressam CRH idêntico ao hipotalâmico, e este é segregado dentro da circulação materno-fetal. Porém, diferentemente do CRH hipotalâmico, a expressão e a secreção do CRH placentário são aumentadas por tratamento com glicocorticoides, o que indica uma regulação gênica distinta, exercida por fatores de transcrição específicos presentes nas células placentárias. Dessa maneira, o CRH placentário pode estimular a produção de ACTH pela hipófise fetal e aumentar a secreção de cortisol pelas suprarrenais fetais. Isso gera uma alça de *feedback* positiva na qual o cortisol fetal estimula o CRH placentário e alcança níveis elevados nas últimas 10 semanas de gestação, mecanismo que poderia estar envolvido no trabalho de parto.[47]

DESENVOLVIMENTO DO SISTEMA ENDÓCRINO FETAL

Para a compreensão do desenvolvimento do sistema endócrino fetal, é preciso ter em mente que este não se dá de forma completamente independente da mãe, desde que para muitos hormônios fetais a síntese decorre de um precursor placentário ou unidade fetoplacentária. Conforme o feto se desenvolve, seu sistema endócrino torna-se mais independente para a preparação para a vida extrauterina.

Hormônios hipotalâmicos e hipofisários

O hipotálamo primitivo começa a se desenvolver ao final da quinta semana de gestação, a partir da superfície do canal neural diencefálico. Por volta da 16ª à 18ª semana, já é possível identificar núcleos e fibras hipotalâmicas. O desenvolvimento da hipófise primordial ocorre a partir de uma evaginação da bolsa de Rathke em torno da quarta semana de gestação. As células progenitoras que originarão as células endócrinas emergem da crista neural ventral do tubo neural e se desenvolvem ao longo do assoalho da sela túrcica, aumentando em número e tamanho através da proliferação no mesênquima. A eminência mediana pode ser evidenciada na nona semana e o sistema vascular que conecta o hipotálamo à hipófise forma-se entre a 11ª e a 16ª semana. Dessa forma, os hormônios hipotalâmicos GnRH, CRH, TRH, GHRH e a somatostatina aparecem no hipotálamo fetal por volta da 14ª à 16ª semana e, para a maioria deles, não há correlação com gênero. Entretanto, a capacidade secretória do eixo pode estar estabelecida bem mais precocemente, como demonstrado por estudos *in vitro* nos quais células hipofisárias com 7 semanas de vida segregaram GH, PRL, FSH/LH e ACTH.[48] A vascularização da pituitária anterior inicia-se por volta da 13ª semana de gestação, porém um sistema porta funcional estará pronto em torno da 20ª semana de gestação. Contudo, evidências demonstram que uma possível regulação por hormônios liberadores hipotalâmicos aconteceria por meio de difusão simples.[49]

A partir da 18ª semana de gestação, o GHRH pode ser detectado em neurônios hipotalâmicos, e seus níveis aumentam com a progressão da gestação, enquanto a somatostatina pode ser identificada entre a 10ª e a 22ª semana.[50] Outro hormônio hipotalâmico, a dopamina, está presente no hipotálamo fetal entre a 11ª e a 15ª semana e pode ter ação inibitória sobre a liberação de prolactina nesse intervalo.[51]

A presença de CRH e de arginina-vasopressina (AVP) pode ser observada em neurônios hipotalâmicos fetais entre a 14ª e a 16ª semana, e seus níveis se elevam com a idade gestacional. Tanto CRH de origem hipotalâmica quanto o placentário interagem na regulação da secreção de ACTH no feto, porém esses mecanismos não são ainda bem esclarecidos. A AVP e a ocitocina são detectadas precocemente nos núcleos hipotalâmicos e na neuro-hipófise do feto em desenvolvimento, entretanto os mecanismos que regulam suas secreções não são conhecidos. Ao parto, os níveis de AVP e ocitocina estão elevados no plasma e no cordão umbilical, supostamente em resposta a quadros de hipóxia fetal.[52]

Com relação aos hormônios da hipófise anterior, as células contendo PRL, GH, ACTH, TSH, LH e FSH são detectadas entre a 7ª e a 16ª semana. Dessa maneira, bem antes do fim da primeira metade

Fisiologia da Gestação

da gestação, todos os componentes do eixo hipotálamo-hipófise estão presentes no feto: os hormônios hipotalâmicos (hipofisiotróficos) e o sistema vascular conector (porta-hipofisário), que vão aos poucos estabelecer a funcionalidade dos principais eixos hormonais no feto.

O hormônio do crescimento (GH) pode ser detectado na adeno-hipófise na 12ª semana de gestação. Seu conteúdo aumenta até a 30ª semana, permanecendo constante até o parto. Os níveis plasmáticos de GH atingem um pico por volta da 20ª semana, caindo rapidamente após o nascimento. Este padrão de secreção pode ser decorrente do amadurecimento do hipotálamo com aumento da secreção de GHRH e, depois, aumento da liberação da somatostatina. O papel do GH no feto não está muito claro. Há evidências de que o GH não é essencial para o crescimento somático em primatas, em que o peso e o tamanho ao nascimento são geralmente normais, mesmo em neonatos com agenesia ou hipoplasia da adeno-hipófise. Entretanto, pode ter um papel indireto via ação das somatomedinas – tanto o IGF-1 quanto o IGF-2 estão aumentados no plasma fetal.[53]

A prolactina está presente nos lactotrofos por volta da 19ª semana, e o conteúdo pituitário e os níveis plasmáticos aumentam ao longo da gestação. Uma elevação aguda ocorre por volta da 30ª semana e permanece até o fim da gestação, mantendo-se alta até o terceiro mês de vida pós-natal. Sua secreção pode ser regulada por TRH, dopamina e estrogênios. As possíveis funções da prolactina no feto são crescimento suprarrenal, maturação pulmonar e regulação do volume do líquido amniótico.[54]

Eixo hipotálamo-hipófise-tireoide fetal

Os hormônios que participam do eixo H-H-tireoide são detectados muito precocemente em fetos humanos, mas o estabelecimento de um eixo funcional está pouco elucidado. Níveis significativos de TRH são encontrados no hipotálamo fetal humano bem cedo na gestação, em torno da 10ª semana, e sua concentração não varia entre os gêneros. Essa detecção precoce pode estar correlacionada com a regulação da secreção de TSH pela adeno-hipófise e também de prolactina. O TSH detectável aparece na hipófise em torno da 13ª semana. O eixo H-H-tireoide fetal desenvolve-se independentemente do sistema materno.[10]

A glândula tireoide fetal humana apresenta características morfológicas típicas entre a 10ª e a 12ª semana de gestação, acompanhadas pela capacidade de captar iodo e sintetizar iodotironinas. Até o terço médio da gestação, a função da tireoide permanece basal. A partir desse período, começam a se elevar tanto a secreção de TSH quanto a de T4, alcançando níveis séricos máximos no início do terceiro trimestre e se mantendo até o termo. Os níveis de T4 aumentam progressivamente no último trimestre, mas os níveis de TSH não.[55]

Os níveis de T3 séricos alcançam concentração de aproximadamente 50ng/dL a termo e continuam a se elevar nas primeiras horas após o parto. Ao nascimento, há uma liberação abrupta de TSH, T3 e T4. Os níveis de T3/T4 alcançam pico máximo 24 horas após o nascimento, o que promove inibição da secreção de TSH. A partir daí, os níveis dos hormônios tireoidianos diminuem gradativamente durante as primeiras semanas de vida. Esse estado de "hipertireoidismo" no neonato parece correlacionar-se com a necessidade de ajustes termorregulatórios no início da vida extrauterina.[56]

Eixo hipotálamo-hipófise-suprarrenal fetal

A formação do eixo hipotálamo-hipófise-suprarrenal (HHSR) começa a se definir com a migração de células precursoras da crista urogenital pelos mesonefros, quando se inicia a formação de uma glândula suprarrenal primordial. Durante os últimos dois terços de gestação, a glândula suprarrenal estará aumentada e com alta atividade esteroidogênica. Nesse período, a suprarrenal fetal é subdividida em duas zonas distintas: zona fetal e zona definitiva. A zona fetal constitui 80% a 90% do córtex e, no terço médio da gestação, esta região é responsável pela produção de grandes quantidades de sulfato de desidroepiandrosterona (DHEA-S). A zona definitiva é estreita e parece ter atividade mineralocorticoide ao final da gestação. No período pós-natal, a suprarrenal fetal sofrerá remodelação de sua estrutura, um processo mediado por apoptose, levando à formação das suprarrenais compostas de suas respectivas zonas corticais e medular definitivas.

A regulação do córtex suprarrenal fetal ocorre, principalmente, por ação do ACTH hipotalâmico fetal. Entretanto, outros estimuladores do córtex suprarrenal fetal podem contribuir para suas funções secretoras, como a HCG e os fatores de crescimento locais. A capacidade esteroidogênica suprarrenal fetal pode ser evidenciada entre a sexta e a oitava semana de gestação, e a produção de DHEA-S aumenta até o fim da gestação, coincidindo com o aumento dos níveis de estriol maternos. Por esta razão, os níveis maternos de estriol eram usados como marcadores endócrinos para avaliação direta da função do eixo HHSR fetal e indireta das condições de saúde do feto.[57]

Eixo hipotálamo-hipófise-gônadas fetal

O desenvolvimento intrauterino das gônadas é essencial para um desenvolvimento sexual normal. Estudos com fetos anencefálicos mostram que a regulação do desenvolvimento inicial das gônadas ocorre independentemente da ação das gonadotrofinas hipofisárias fetais, mas estas se tornam necessárias nas fases mais tardias da gestação. O GnRH bioativo pode ser detectado em torno da 9ª à 12ª semanas de gestação e seu conteúdo aumenta com o avançar da gestação, alcançando níveis máximos entre a 22ª e a 25ª semana de gestação nas fêmeas e entre a 34ª e 38ª semana nos machos.[48]

O desenvolvimento ovariano fetal, bem como o processo de foliculogênese, ocorre independentemente da ação das gonadotrofinas. Nas fêmeas, o conteúdo pituitário e plasmático de LH e FSH aumenta durante a gestação, caindo próximo ao parto, e os níveis são maiores que em machos. A queda dos níveis das gonadotrofinas ao final da gestação pode ser atribuída ao amadurecimento do hipotálamo, tornando-se mais sensível aos hormônios sexuais circulantes fetais derivados da placenta.[48] A esteroidogênese ovariana fetal é praticamente nula, porém células ovarianas com 8 semanas de vida mostram-se capazes de aromatizar androgênios a estrogênios *in vitro*. Nos ovários fetais, a esteroidogênese não é essencial para o desenvolvimento fenotípico, e uma produção significativa de estrogênio somente tem início no fim da vida fetal, coincidindo com o aparecimento de receptores para FSH.[58]

A diferenciação das gônadas em testículos ocorre por volta da sétima semana de gestação, e a secreção de testosterona se inicia rapidamente nas células de Leydig fetais. Os níveis plasmáticos de LH e FSH são mais baixos que em fêmeas, provavelmente devido ao *feedback* negativo exercido pelos altos níveis de testosterona no plasma fetal.[59] Nos machos, a produção de testosterona é regulada pela HCG placentária e independe da hipófise fetal, mas o LH e o FSH têm papel fundamental na completa diferenciação dos testículos e no processo de deiscência.[60]

Sob a ação da HCG materna, as células de Leydig fetais segregam testosterona, que mostra um pico de liberação entre a 12ª e a 14ª semana de gestação. Esse pico é crítico para o desenvolvimento adequado do trato reprodutivo do feto masculino. Depois, a produção de testosterona declina durante o restante de vida intrauterina, devido à degeneração das células de Leydig. Então, por volta de 2 a 3 meses de vida pós-natal, o aumento na pulsatilidade do LH e a nova onda de proliferação das células de Leydig resultam na ocorrência de um segundo pico de secreção de testosterona.[61]

ADAPTAÇÕES ENDÓCRINAS DA GESTAÇÃO

Tecidos gestacionais, como a decídua e a placenta, segregam diversos hormônios proteicos e esteroides. Além dos efeitos específicos produzidos pelos hormônios placentários, durante toda a evolução da gestação diversas glândulas têm seu funcionamento alterado/adaptado às exigências do novo estado fisiológico – entre essas, o eixo hipotálamo-hipofisário, as glândulas suprarrenais, a tireoide e o pâncreas.

Com o estabelecimento da gestação, toma lugar uma série de alterações no padrão de secreção das glândulas endócrinas da mãe, devido, principalmente, à ação dos hormônios placentários sobre a hipófise. Essas adaptações fisiológicas continuam ao longo de toda a gestação até o parto e são essenciais para o desenvolvimento fetal, bem como para a manutenção da homeostase materna.

Tais mudanças levam a um quadro endócrino característico da gravidez, mas que pode apresentar nuanças individuais influenciadas por estágio da gestação, condição nutricional da mãe, disfunções endócrinas pré-gestacionais (diabetes *mellitus* e hiper e hipotireoidismo) e outros distúrbios não endócrinos.

Eixo hipotálamo-hipófise

O eixo hipotálamo-hipófise apresenta alterações morfológicas e funcionais ao longo de uma gestação. Estas são mais evidentes na hipófise, que tem seu volume aumentado em cerca de duas a três vezes, em decorrência da hiperplasia e hipertrofia dos lactotrofos. Enquanto os outros tipos celulares hipofisários não apresentam alterações significativas e podem inclusive ter seu volume reduzido, os lactotrofos aumentam de tamanho na gravidez pelo conhecido efeito estimulatório do *feedback* positivo exercido pelos estrogênios placentários.

Hormônios adeno-hipofisários

Durante a gestação, os estrogênios/estriol placentários agem nos lactotrofos, promovendo o aumento da síntese e da secreção de prolactina.[62] Seus níveis plasmáticos aumentam progressivamente, alcançando concentrações 10 a 20 vezes mais altas ao final da gestação, se comparados com os de mulheres não gestantes.[63]

Diferentemente dos lactotrofos, o número de células somatotróficas hipofisárias diminui durante a gestação e os níveis de GH permanecem baixos e inalterados.[64] A secreção de GH chega a aumentar no início da gestação pelo estímulo dos estrogênios,[65] mas por volta do quarto mês de gestação a placenta assume a produção do GH variante e do IGF-1, que por sua vez inibem a secreção de GH hipofisário.[66]

Os níveis plasmáticos de LH e FSH permanecem baixos ao longo de toda a gestação. A produção de gonadotrofinas hipofisárias diminui devido à regulação negativa efetuada pelos altos níveis circulantes de hormônios esteroides e inibinas, de origens ovariana e placentária, e também por uma menor responsividade ao GnRH.[67]

Em geral, os níveis de TSH encontram-se reduzidos no primeiro trimestre, devido ao efeito tireotrófico da HCG, e permanecem praticamente inalterados ao longo da gestação normal, com concentrações similares às de mulheres não gestantes.[68] Com relação aos níveis de ACTH, estudos demonstram um pequeno aumento durante o desenvolvimento da gestação, acompanhado por elevação progressiva dos níveis de cortisol livre e total plasmático. Sugere-se que esse aumento esteja relacionado com o aumento na secreção de ACTH placentário, o qual não está sujeito ao efeito de *feedback* negativo exercido pelos altos níveis de cortisol circulantes, ou também pelo efeito estimulatório do CRH placentário.[69]

Hormônios neuro-hipofisários

A neuro-hipófise, ou lobo posterior da hipófise, é o local de armazenamento dos hormônios hipotalâmicos ocitocina (OT) e arginina-vasopressina (AVP). Durante a gestação humana, seus níveis não sofrem grandes variações, exceto por uma elevação na secreção de ocitocina nos estágios finais da gestação.[68] Esse aumento decorre da ação de estrogênios e progesterona, que também elevam a expressão de receptores para a ocitocina no útero, alcançando níveis máximos durante o trabalho de parto, em que a OT tem participação essencial na dilatação cervical e nas contrações miometriais.[70]

Glândula tireoide

De forma geral, a gravidez é acompanhada de uma série de alterações na função tireoidiana, quase todas decorrentes direta e indiretamente do excesso de estrogênios durante esse período, mas também bastante influenciada pelo hormônio placentário HCG. Uma observação importante com relação aos estrogênios e à função tireoidiana é a incidência quatro a cinco vezes maior de doenças da tireoide em mulheres do que em homens. Apesar desta elevada incidência, aqui o objetivo geral é evidenciar as principais alterações "fisiológicas" (ou seja, alterações que acontecem normalmente na glândula tireoide, em seus hormônios e nos eixos regulatórios hipotalâmico e hipofisário na presença de suprimento adequado de iodo durante a gestação) e não estabelecer as relações gerais entre hipertireoidismo e hipotireoidismo, além de outras doenças da tireoide que podem acontecer durante a gravidez (alterações patológicas) e de situações em que há a privação de iodo.

No primeiro trimestre, pode-se observar aumento de até 2,5 vezes na síntese hepática da globulina transportadora de hormônios da tireoide (TBG), que é a principal proteína transportadora para esses hormônios. Já foi demonstrado também que o E2 é o principal estimulador desse aumento. Evidências demonstram que o aumento da TBG no primeiro trimestre é capaz de reduzir a fração livre dos hormônios tireoidianos, o que reconhecidamente já seria o principal responsável pela ativação do eixo hipotálamo-hipófise-tireoide. Isso culminaria com a produção aumentada dos hormônios tireoidianos durante o primeiro trimestre de gestação, conforme esquematizado na Figura 3.7. No entanto, essas alterações coincidem com o aumento progressivo da HCG nesse período (Figura 3.5), que pode influenciar bastante a função tireiodiana, pois, apesar da ativação da produção de T3 e T4, as concentrações plasmáticas de TSH parecem não se alterar de forma significativa durante a gravidez.[71]

No decorrer da gestação, conforme o mecanismo supracitado vai se estabilizando, e devido à queda no hormônio HCG, a produção de hormônios tireoidianos diminui até que, logo após o parto, as concentrações sejam de 10% a 15% menores do que as de mulheres não grávidas.

Foi demonstrada, também, uma relação negativa entre HCG e TSH,[72] o que explica em parte o aumento da secreção de T3 e T4 no primeiro trimestre, quando as concentrações de HCG aumentam progressivamente, enquanto as de TSH diminuem, e a redução de T3 e T4 após esse período, quando a concentração plasmática de HCG cai e a de TSH aumenta. Isso pode ser explicado em parte pela grande similaridade molecular entre HCG e TSH e entre seus receptores.

Glândulas suprarrenais

Profundas alterações no chamado eixo HHSR materno acontecem durante o período de gestação humana, culminando principalmente no aumento das concentrações plasmáticas de cortisol. Não é nosso objetivo enfatizar as alterações patológicas mais comuns da gestação, como a síndrome de Cushing ou a hipofunção da suprarrenal, que podem acontecer no período de gestação, e sim as principais alterações fisiológicas do eixo que acontecem com a gravidez normal.

Devido à produção placentária de estrogênios, ocorre um evidente aumento nas concentrações plasmáticas da globulina transportadora de corticoides (CBG), o que é capaz de reduzir a fração livre do cortisol. No entanto, tanto a concentração plasmática quanto a urinária de cortisol aumentam durante a gravidez. Parece que o principal estímulo para a produção aumentada de cortisol é a produção placentária de ACTH, que apresenta concentrações elevadas no sangue de gestantes, bem como a produção placentária de CRH, a qual estimularia a produção de ACTH pela hipófise materna.[73]

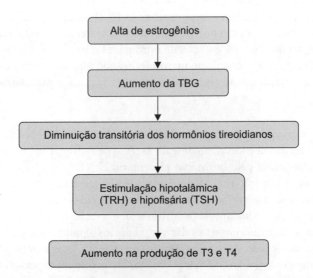

Figura 3.7 Aumento da produção de hormônios tireoidianos no primeiro trimestre de gestação.

CONSIDERAÇÕES FINAIS

A gestação é um estado fisiológico caracterizado por intensas variações hormonais específicas que se estabelecem ao longo do desenvolvimento embrionário e são essenciais para garantir o desenvolvimento fetal normal, preservando a saúde da mãe desde a concepção até o parto e preparando a gestante para a fase de amamentação. A comunicação estabelecida entre feto/placenta e mãe por meio de um sistema endócrino, em que predominam os hormônios placentários, será responsável pelas modificações fisiológicas maternas para satisfazer as demandas nutricionais e físicas necessárias ao desenvolvimento fetal.

A fisiologia materna sofre adaptações em resposta a uma série de demandas para atender à gestação. A gestante precisa aumentar o volume sanguíneo circulante para fornecer nutrientes ao feto. As adaptações hormonais possibilitam o início do trabalho de parto, preparam a mãe para a nutrição fetal após o parto e fornecem condições adequadas ao desenvolvimento neuroendócrino fetal, tornando o feto competente "a termo" e após o nascimento.

Todos os sistemas orgânicos são afetados de alguma forma, em algum grau, como o sistema respiratório, os tratos urinários e gastrintestinal, o metabolismo e os sistemas hematológico e imune. Assim, as inúmeras alterações hormonais e metabólicas durante a gestação determinam profundas mudanças na fisiologia de diversas glândulas e órgãos.

Referências

1. Ban Al-S, Chris IA, Mazen JH, Hala T. Age at menarche in Canada: results from the National Longitudinal Survey of Children & Youth. BMC Public Health 2010; 10:736.
2. Wen X, Li D, Tozer AJ, Docherty SM, Ilês RK. Estradiol, progesterone, testosterone profiles in human follicular fluid and cultured granulose cells from luteinized pre-ovulatory follicles. Reproductive Biology and Endocrinology 2010; 8:117.
3. Somayyeh F, Karine R, Valérie L, Séverine B, Sylvie C-M, Nadine G. Steroid hormones content and proteomic analysis of canine follicular fluid during the preovulatory period. Reproductive Biology and Endo.
4. Bazer FW, Spencer TE, Johnson GA, Burghardt RC, Guoyao W. Comparative aspects of implantation. Reproduction 2009; 138:195-209.
5. Lim H, Paria BC, Das SK, Dinchuk JE, Langenbach R, Trzaskos JM, Dey SK. Multiple female reproductive failures in ciclooxygenase 2-deficient mice. Cell 1997; 91:197-208.
6. Dimitriadis E, Robb L, Salamonsen LA. Interleukin II inhances and accelerates progesterone-induced decidualisation of human endometrial stromal cells. SRB Annual Scientific Meeting, Australia, 2001; 32:8.
7. Zoumakis E, Margioris NA, Stournaras C, Dermitzaki et al. Corticotrophin-releasing hormone (CRH) interacts with inflammatory prostaglandins and interleukins and affects the decidualization of human endometrial stroma. Mol Hum Reprod, 2000; 6:344-51.
8. Gundogan F1, Elwood G, Greco D et al. Role of aspartyl-(asparaginyl) beta-hydroxylase in placental implantation: Relevance to early pregnancy loss. Hum Pathol 2007 Jan; 38(1).
9. Mitchell SN, Smith SK. The effect of progesterone and human interferon a-2 on the release of PGF2a and PGE from epithelial cells of human proliferative endometrium. Prostaglandins 1992; 44:457-70.
10. Sam M. The endocrinology of human pregnancy and fetoplacental neuroendocrine development. Yen & Jaffe, 2009:11.
11. Gluckman PD, Pinal CS. Maternal-placental-fetal interactions in the endocrine regulation of fetal growth: role of somatotrophic axes. Endocrine 2002; 19:81-9.
12. Rao CV, Lei ZM. The past, present and future of nongonadal LH/hCG actions in reproductive biology and medicine. Mol Cel Endocrinol 2007; 269:2-8.
13. Rahman NA, Rao CV. Recent progress in luteinizing hormone/human chorionic gonadotropin hormone research. Mol Hum Reprod 2009; 15:703-11.
14. Huhtaniemi IT, Korenbrot CC, Jaffe RB. HCG binding and stimulation of testosterone biosynthesis in the human fetal testis. J Clin Endocrinol Metab 1977; 44:963-7.
15. Reshef E, Lei ZM, Rao CV, Pridham DD, Chegini N, Luborsky JL. The presence of gonadotropin receptors in nonpregnant human uterus, human placenta, fetal membranes, and decidua. J Clin Endocrinol Metab 1990 Feb; 70(2):421-30.
16. Licht P, Neuwinger J, Fischer O, Siebzehnrübl E, Wildt L. Peripheral levels of vascular endothelial growth factor (VEGF) are higher in gonadotropin stimulated as compared to natural ovarian cycles. Exp Clin Endocrinol Diabetes 2001; 109(6):345-9.
17. Bruce B. Carr BB. The maternal-fetal-placental unit. In: Principles of Endocrinology and Metabolism. Kenneth L. Becker (ed.). 3. ed. 2001:108.
18. Freemark M. Placental hormones and the control of fetal growth. J Clin Endocrinol Metab 2010; 95:2054-7.
19. Bauer MK, Harding JE, Bassett NS et al. Fetal growth and placental function. Mol Cell Endocrinol 1998; 140:115-20.
20. Leonce J, Brockton N, Robinson S. Glucose production in the human placenta. Placenta. 2006; Apr 27(Suppl A):S103-8.

21. Igout A, Frankenne F, L'Hermite-Baleriaux M. Somatogenic and lactogenic activity of the recombinant 22 kDa isoform of human placental growth hormone. Growth Reg 1995; 5:60-5.
22. Hamilton GS, Lysiak JJ, Han VK, Lala PK. Autocrine-paracrine regulation of human trophoblast invasiveness by insulin-like growth factor (IGF)-II and IGF-binding protein (IGFBP)-1. Exp Cell Res 1998 Oct 10; 244(1):147-56.
23. Giudice LC, Mark SP, Irwin JC. Paracrine actions of insulin-like growth factors and IGF binding protein-1 in non-pregnant human endometrium and at the decidual-trophoblast interface. J Reprod Immunol 1998 Aug 39(1-2):133-48. Review.
24. Slayden OD, Keator CS. Role of progesterone in nonhuman primate implantation. Semin Reprod Med 2007 Nov 25(6):418-30. Review.
25. Zen M1, Ghirardello A, Iaccarino L et al. Hormones, immune response, and pregnancy in healthy women and SLE patients. Swiss Med Wkly. 2010 Apr 3; 140(13-14):187-201.
26. Druckmann R, Druckmann MA. Progesterone and the immunology of pregnancy. J Steroid Biochem Mol Biol 2005; 97:389-96.
27. Pasqualine JR. Enzymes involved in the dormation and transformation of steroid hormones in the fetal and placental compartments. J Steroid Biochem Mol Biol 2005; 97:401-15.
28. Carr BR, Simpson ER. Cholesterol synthesis in human fetal tissues. J Clin Endocrinol Met 1982; 55:447-52.
29. Goebelsmann U, Jaffe RB. Oestriol metabolism in pregnant women. Acta Endocrinol 1971; 66:679-93.
30. Murphy VE, Smith R, Giles HB, Vicki L. Clifton endocrine regulation of human fetal growth: The role of the mother, placenta, and fetus. endocr. rev 2006; 27:141-69.
31. Goodwin TM. A role of estriol in human labor, term an preterm. Am J Obstet Gynecol, 1999; 180:S208-213.
32. Resnik R, Killam AP, Battaglia FC et al. The stimulation of uterine blood flow by various estrogens. Endocrinology 1974; 94:1192.
33. Albrecht ED, Pepe GJ. Estrogen regulation of placental angiogenesis and fetal ovarian development during primate pregnancy. Int J Dev Biol 2010; 54:397-407.
34. Freeman ME, Kanyieska B, Lerant A, Nagy G. Prolactin: structure, function, and regulation of secretion. Physiol Rev 2000; 80:1523-1631.
35. Grattan DR, Kokay IC. Prolactin: A pleiotropic neuroendocrine hormone. J Neuroendocrinol 2008; 20:752-63.
36. Manuelpillai U et al. Activin A and activin receptors in gestational tissue from preeclamptic pregnancies. J Endocrinol 2001; 171:57-64.
37. Petraglia F et al. Presence and synthesis of inhibins subunits in human deciduas. J Clin Endocrinol Metab 1990; 71:487-92.
38. O'Connor AE, McFarlane JR, Hayward S, Yohkaichiya T, Groome NP, de Kretser DM. Serum activin A and follistatin concentrations during human pregnancy: a cross sectional and longitudinal study. Hum Reprod, 1999; 14:827-32.
39. Petraglia F, Gallinelli A, De Vita D, Lewis K, Mathews L, Vale W. Activin at parturition: changes of maternal serum levels and evidence for binding sites in placenta and fetal membranes. Obstet Gynecol 1994; 84:278-82.
40. Plevyak MP, Lambert-Messerliam GM, Farina A, Groome NP, Canick JA, Silver HM. Concentrations of serum total activin A and inhibin A in preterm and term labor patients: a cross-sectional study. J Soc Gynecol Investig 2003; 10:231-6.
41. Jones RL, Salamonsen LA, Findlay JK. Potential roles for endometrial inhibins, activins and follistatin during human embryo implantation and early pregnancy. TRENDS Endocrinol Metabol 2002; 13:144-50.
42. Sherwood OD. Relaxin's physiological roles and other diverse actions. Endocr Rev 2004; 25:205-34.
43. Tseng L, B. Lane. 1995. Role of relaxin in the decidualization of human endometrial cells. In: Progress in relaxin research: Proceedings of the Second International Congress on the Hormone Relaxin MacLennan AH, Tregear GW, Bryant-Greenwood GD (eds.). World Scientific Publishing Co. Singapore 325-38.
44. Palejwala SL, Tseng A, Wojtczuk et al. Relaxin gene and protein expression and its regulation of procollagenase and vascular endothelial growth G factor in human endometrial cells. Biol Reprod 2002; 66:1743-8.
45. Downing SJ, Hollingsworth M. Action of relaxin on uterine contractions – a review. J Reprod Fertil 1993; 99:275-82.
46. Grigorakis SI, Anastasiou E, Dai K et al. Three mRNA transcripts of the proopiomelanocortin gene in human placenta at term. Eur J Endocrinol 2000; 142:533.
47. Raffin-Sanson ML, Massias JF, Ankotche A et al. High precursor level in maternal blood results from the alternate mode of proopiomelanocortin processing in human placenta. Clin Endocrinol (Oxf) 1999; 50:85.
48. McLean M, Smith R. Corticotropin-releasing hormone in human pregnancy and parturition. Trends Endocrinol Metab 1999; 10:174.
49. Tulchinsky D, Little B. Maternal-fetal endocrinology. 2. ed. Philadelphia: WB Saunders, 1994:193.
50. Rinne UK. Neurosecretory maternal passing into the hypophyseal portal system in the human infundibulum and its foetal development. Acta Neuroreg 1962; 25:310.
51. Kaplan SL, Grumbach MM, Aubert ML. The ontogenesis of pituitary hormones and hypothalamic factors in the human fetus: maturation of central nervous system regulation of anterior pituitary function. Recent Prog Horm Res 1976; 32:161.
52. McNeilly AS, Gilmore D, Dobbie G et al. Prolactin releasing activity in the early human foetal hypothalamus. J Endocrinol 1977; 73:533.
53. DeVane GW, Porter JC. An apparent stress-induced release of arginine-vasopresin by human neonates. J Clin Endocrinol Metab 1980; 51:1412.
54. Docharme JT, Grumbach MM. Studies on the effects of human growth hormone in premature infants. J Clin Invest 1961; 40:243.

55. Del Pozo E, Bigazzi M, Calaf J. Induced human gestational hypoprolactinemia: Lack of action on fetal adrenal androgen synthesis. J Clin Endocrinol Metab 1980; 51:936.
56. Fisher DA, Klein AH. Thyroid development and disorders of thyroid function in the newborn. N Engl J Med 1981; 304:702.
57. Fisher DA, Odell WD. Acute release of thyrotropin in the newborn. J Clin Invest 1969; 48:1670.
58. Seron-Ferre M, Lawrence CC, Jaffe RB. Rol of hCG in regulation of the fetal zone of the human fetal adrenal gland. J Clin Endocrinol Metab 1978; 46:834.
59. George FW, Wilson JD. Conversion of androgen to estrogen by the human fetal ovary. J Clin Endocrinol Metab 1978; 47:350.
60. Kaplan SL, Grumbach MM. The ontogenesis of human foetal hormones II: luteinizing hormone (LH) and follicle stimulating hormone (FSH). Acta Endocrinol (Copenh) 1976; 81:808.
61. Bearn JG. Anencephaly and the development of the male genital tract. Acta Paediatr Acad Sci Hung 1968; 9:159.
62. Peter L, Johannes D. Veldhuis. The hypothalamo-pituitary unit, testes, and male accessory organs. Yen & Jaffe, 2009:12.
63. Molitch ME. Prolactin in human reproduction. Yen & Jaffe, 2009.
64. Rigg LA, Lein A, Yen SCC. The pattern of increase in circulating prolactin levels during human gestation. Am J Obstet Gynecol 1977; 129:454.
65. Spellacy WN, Buhi WC, Berk SA. Human growth hormone and placental lactogen levels in mild pregnancy and late pos partum. Obstet Gynecol 1970; 36:238.
66. Emmi AM, Skurnick J, Goldsmith LT et al. Ovarian control of pituitary hormone secretion in early human pregnancy. J Clin Endocrinol Metab 1991; 72:1359-63.
67. Alsat E, Guibourdenche J, Luton D et al. Human placental growth hormone. Am J Obstet Gynecol 1997; 177:1526-34.
68. Reyes F, Winter JSD, Faiman C. Pituitary gonadotropin function during human pregnancy: serum FSH and LH levels before and after LHRH administration. J Clin Endocrinol Metab 1976; 42:590.
69. Fisher DA. Maternal-fetal neurohypophyseal system. Clin Perinatol 1983; 10:695.
70. Carr BR, Parker CR, Madden JD et al. Maternal plasma adrenocorticotropin (ACTH) and cortisol relashionships throughout human pregnancy. Am J Obstet Gynecol 1981; 139:416.
71. Zeeman GG, Khan-Dawood FS,Dawood MY. Oxytocin and its receptors in pregnancy and parturition: currents concepts and clinical implications. Obstet Gynecol 1997; 89:873-83.
72. Glinoer D. The regulation of thyroid function in pregnancy: Patways of endocrine adaptation from physiology to pathology. Endocrine Reviews, by the Endocrine Society 1997; 18(3):404-33.
73. Pekonen F, Alfthan H, Stenman U-H, Ylikorkala O. Human chorionic gonadotropin (hCG) in thyroid function in early human pregnancy: circadian variation and evidence for intrinsic thyrotropic activity of hCG. Journal of Clinic Endocrinology and Metabolism 1988; 66:853-6.
74. Lindsay JR, Nieman K. The hypotalamic pituitary adrenal axis in pregnancy challenges in disease detection and treatment. Endocrine Reviews, by the Endocrine Society 2005; 26(6):775-9.

4

Assistência Pré-Natal na Atenção Básica: O que o Médico de Família Deve Saber

Alamanda Kfouri Pereira

INTRODUÇÃO

A assistência pré-natal consiste no conjunto de procedimentos clínicos e educativos que tem por objetivo monitorar a evolução da gestação e avaliar e acompanhar sistematicamente as condições de saúde do binômio mãe/feto. Assim, podem-se minimizar e/ou evitar complicações, assegurando o nascimento de um concepto sadio e as boas condições de saúde da mãe. De forma ideal, deve se estender desde o período pré-concepcional até o pós-parto.

O pré-natal é, sem dúvida, uma das principais ações da atenção básica, sendo potencialmente capaz de reduzir importantes indicadores de saúde e desenvolvimento de uma população e as morbimortalidades materna e perinatal:

- **Mortalidade materna:** o Brasil registrou uma queda de quase 50% na taxa de mortalidade materna de 1990 a 2007, segundo o relatório do Ministério da Saúde. De 140 óbitos para cada 100 mil nascidos vivos em 1990, a Razão da Mortalidade Materna passou para 75 mortes em 2007 (o limite recomendado pela Organização Mundial da Saúde [OMS] é de 20 para cada 100 mil nascidos vivos). Paralelamente, a cobertura pré-natal do Sistema Único de Saúde (SUS) cresceu 1.904% entre 1994 e 2009. Permanecem como desafios as discrepâncias regionais, que apontam proporção quase cinco vezes maior das mortes maternas nas regiões Norte e Nordeste, se comparadas com o Sul e o Sudeste. Este fato reflete diferenças relativas a acesso a emprego, renda e escolaridade.[1,2]

- **Mortalidade neonatal:** dados obtidos da Unicef em 2007 mostram que, no Brasil, de cada mil crianças, aproximadamente 27 morrem antes de completar 1 ano de idade. Esta taxa caiu um terço nos últimos 10 anos, mas ainda é a terceira maior entre os países da América do Sul. A taxa caiu principalmente porque, na última década, nossos governos focaram no combate à fome e às doenças infecciosas, parasitárias e respiratórias, normalmente responsáveis pela morte de crianças com mais de 1 mês de vida. No entanto, continua alta a porcentagem de crianças que morrem antes de completar 1 mês (morte neonatal precoce), por causas que vão da prematuridade, passando por malformações congênitas, até a asfixia intraparto. Hoje, em quase todo o País, as mortes nessa fase representam mais da metade das mortes infantis. Isso revela que é preciso dar mais atenção aos cuidados com a gestação, o parto e o período neonatal. É bom lembrar, ainda, que o pré-natal, pelo contato direto e permanente da mulher com o serviço de saúde, representa uma ótima oportunidade de assistência integral à sua saúde, com medidas preventivas e educativas.

OBJETIVOS DO PRÉ-NATAL

A gravidez é um evento fisiológico em 90% dos casos. Essas mulheres constituem o grupo das gestações de "risco habitual". Para esse grupo, a assistência pré-natal abrange os seguintes objetivos:

- Aconselhar, educar e apoiar a gestante e seu núcleo familiar.
- Conduzir pequenos distúrbios adaptativos da gravidez.
- Proporcionar rastreamento contínuo, clínico e laboratorial, das intercorrências que podem implicar risco para a saúde materno-fetal.

São condições essenciais para se oferecer uma assistência pré-natal adequada:

1. **Profissional capacitado:** é necessário que haja um profissional capacitado para realizar uma avaliação clínica e ginecológica completa, acompanhar a evolução da gravidez, adotar medidas preventivas e educativas, identificar e tratar anormalidades à saúde materna e/ou fetal e, quando necessário, relatar os casos de risco a centros especializados.
2. **Estrutura laboratorial básica:** é preciso que haja condições para a realização de exames básicos de rotina necessários para o acompanhamento clínico da gestação.
3. **Sistema de registro:** um adequado sistema de registro possibilita o armazenamento e a posterior análise das condições de saúde/doença naquela população, além de rever protocolos com base em resultados, o que contribui para melhorar a assistência prestada.
4. **Educação continuada:** é possível e desejável estabelecer parcerias com instituições de ensino e pesquisa, possibilitando ensino a distância.
5. **Sistema de referência e contrarreferência:** é indispensável uma estrutura de encaminhamento para centros especializados, diagnósticos e/ou terapêuticos capazes de receber os casos considerados de risco materno ou fetal.[3]

ASSISTÊNCIA PRÉ-NATAL

Planejamento ou avaliação pré-concepcional

O ideal é que a gestação seja uma opção planejada na vida da mulher e de seu núcleo familiar e social. Desse modo, é essencial garantir acesso à assistência médica e ginecológica, com práticas educativas e disponibilização de métodos contraceptivos. O planejamento familiar é lei no Brasil desde 1996, com práticas educativas de orientação e disponibilização de métodos contraceptivos. A gravidez, quando adequadamente planejada, prepara a mulher clínica e emocionalmente para a gestação, com melhores resultados tanto para a mãe quanto para o neonato.[1-3]

> É RESPONSABILIDADE DE QUALQUER PROFISSIONAL DE SAÚDE QUE PRESTA ASSISTÊNCIA À SAÚDE DA MULHER EM IDADE REPRODUTIVA LEMBRÁ-LA DA **POSSIBILIDADE DE ENGRAVIDAR.**

Uma série de medidas é de utilidade nesse período pré-gestacional:

- **Avaliação das condições clínicas e ginecológicas:** com uma avaliação clínica e ginecológica completa, é possível identificar anormalidades clínicas passíveis de correção (anemia, infecções). É a oportunidade para exame clínico das mamas e o exame citopatológico do colo uterino.

Assistência Pré-Natal na Atenção Básica: O que o Médico de Família Deve Saber

- **Pesquisa e controle de infecções, em especial as de risco na gravidez:**
  - Rubéola e hepatite B: nos casos negativos, providenciar a imunização antes de engravidar.
  - Toxoplasmose.
  - HIV, sífilis e outras doenças sexualmente transmissíveis (DST) podem ser pesquisadas e, se necessário, tratadas, sem se esquecer do parceiro.
- **Avaliação do risco gestacional:** o período pré-gestacional é ideal para se determinar o risco gestacional. Uma anamnese adequada pode identificar fatores de risco gestacional: extremos de idade, história prévia ou familiar de doenças (hipertensão, diabetes, doenças gênicas), exposição a fármacos que devem ser abolidos antes de engravidar (p. ex.: diuréticos e inibidores da enzima conversora de angiotensina), tabagismo e etilismo.
- **Avaliação nutricional:** podem-se ajustar hábitos de alimentação, corrigindo distorções, especialmente a obesidade.
- **Atividade física:** há evidências de que a prática de atividade física regular deve ser estimulada nas mulheres que desejam engravidar. Há claros benefícios, especialmente para os sistemas cardiovascular e metabólico.
- **Imunizações:** no período pré-gestacional, é possível recomendar esquema básico de vacinação contra o tétano, a rubéola e a hepatite B.
- **Suplementação:** embora a fortificação dos alimentos farináceos com ácido fólico seja lei no Brasil desde 1996, evidências demonstram que a suplementação de ácido fólico no período pré-concepcional, pelo menos 30 dias antes da concepção, na dose de 0,4mg/dia, é capaz de reduzir em 70% tanto a ocorrência quanto a recorrência de defeitos de fechamento do tubo neural. Parece que a ação do ácido fólico em nível celular ocorre na redução dos níveis intracelulares de homocisteína (antioxidante), transformando-a em metionina (metabolicamente inativo) e promovendo proteção contra quebras e deleções de DNA durante o processo mitótico.[4]

Pré-natal

No Brasil, a assistência pré-natal tem apresentado importantes diferenciais sob vários aspectos, que vão do acesso e do número de consultas, passando por seus conteúdos, periodicidade e profissionais de saúde envolvidos em sua realização. A realidade do panorama obstétrico, confrontada com as taxas altas de morbimortalidade materna e perinatal, induziu o Ministério da Saúde, em 2000, a lançar uma estratégia de ação com o objetivo de definir um modelo nacional que normatizasse as ações assistenciais relacionadas, conjugando esforços para melhorar os resultados observados. O programa proposto, denominado Programa de Humanização do Pré-Natal (PHPN), trouxe em seu bojo a discussão sobre as práticas pré-natais e suas bases conceituais, em consonância com os modelos utilizados em todo o mundo.

Destacam-se alguns indicadores de qualidade do pré-natal:

- Captação precoce da gestante.
- Escuta atenta da gestante e do acompanhante com anamnese e exame clínico completos.
- Implementação de práticas educativas para prevenção, promoção da saúde e controle de agravos.
- Mínimo de seis consultas: mensais até 28 semanas, quinzenais até 36 semanas e semanais até o termo. Deve-se considerar que a quantidade de consultas por si só não garante a qualidade, e sim o conteúdo das ações educativas.
- Estímulo ao parto normal.[4]

Primeira consulta

Convém ser realizada o mais precocemente possível. Inicia-se com anamnese e exame físico completos.

Anamnese

Importante focar em alguns pontos:

- **Idade:** lembrar que os extremos da idade (menos de 18 ou mais de 35 anos) podem se associar a maior incidência de intercorrências maternas (distúrbios hipertensivos, diabetes) e fetais (anomalias cromossômicas ou multifatoriais).
- **Paridade:** lembrar que alguns eventos clínicos e obstétricos tendem a se repetir (hipertensão, diabetes, prematuridade, crescimento intrauterino restrito). São comuns deficiências nutricionais na grande multípara, o que vai requerer a suplementação adequada, de modo ideal, antes de engravidar.
- **Ocupação:** lembrar que algumas profissões aumentam o risco gestacional, como exposição a agentes tóxicos (frio, produtos químicos, radiação), dificuldades de postura (faxineira, manicure). Jornada de trabalho e direitos trabalhistas devem ser abordados no pré-natal.
- **Procedência:** lembrar que em algumas regiões são prevalentes doenças de risco para a gravidez, como dengue, malária etc.
- **História pregressa:** lembrar de investigar doenças anteriores, cirurgias, uso de fármacos e drogas lícitas e ilícitas. Lembrar de investigar o consumo de álcool e tabaco, que deve ser desaconselhado durante a gravidez
- **História familiar:** lembrar de investigar em familiares próximos, principalmente, diabetes, hipertensão, câncer (principalmente de mama) e fenômenos tromboembólicos. Pré-eclâmpsia em irmã e mãe aumenta em quatro vezes o risco de pré-eclâmpsia. Lembrar também de investigar doenças gênicas e malformações.
- **História ginecológica:** lembrar de investigar: menarca, características do ciclo menstrual; idade da primeira relação e número de parceiros; uso de métodos contraceptivos na ocasião em que engravidou (houve falha do método ou da paciente em seu uso?); doenças ginecológicas: infecções, cauterizações.
- **História obstétrica:** lembrar de investigar a evolução de gestações anteriores: intercorrências gestacionais, idade gestacional do parto, via de parto, peso ao nascer e evolução neonatal.
- **História da gestação atual:** lembrar de investigar as queixas da paciente, relacionando-as com as adaptações fisiológicas da gravidez. Pesquisar hábitos intestinal e urinário, além de sono e repouso. Lembrar de alguns sinais de alerta de intercorrências: movimentação fetal (se mais de 20 semanas), perdas vaginais (sangue, líquido) e contrações. Lembrar de pesquisar a data da última menstruação (DUM) para o cálculo da idade gestacional e da data provável do parto (DPP). A data da última menstruação deve ser exaustivamente pesquisada, pois é o principal parâmetro clínico objetivo para estimar a idade gestacional, mesmo quando se sabe que é possível ocorrer margem de erro de acordo com as características do ciclo menstrual ou mesmo equívocos de informação. O cálculo da DPP é obtido através da regra de Nagele, que faz uma correção considerando-se a fecundação posterior à DUM. Desse modo, somam-se 7 dias à data informada e somam-se 9 ou subtraem-se 3 ao mês.

Por exemplo: DUM = 10/05/2015; DPP = 17/02/2016.

Atenção aos dias finais de mês: DUM=27/05/2015; DPP = 03/03/2015. Observe-se que, ao se somar 7 ao dia, passa-se para o mês 6, do qual se subtrai 3, e o resultado então foi 3 – mês de março.

O cálculo da idade gestacional deve ser feito em semanas, a partir da DUM, contando-se os dias até a data desejada. O total de dias é dividido por 7 para se obter a idade gestacional em semanas. Esses dados devem ser obtidos antes do exame físico.

Exame físico

A primeira consulta de pré-natal é uma boa oportunidade para se realizar um exame físico completo.

- **Exame físico geral:** lembrar de avaliar: dados antropométricos: peso, altura, IMC. Importante lembrar que IMC abaixo de 18 (baixo peso) ou IMC acima de 28 (sobrepeso ou obesidade) são fatores de risco gestacional.

Assistência Pré-Natal na Atenção Básica: O que o Médico de Família Deve Saber

- **Exame físico por sistemas:** lembrar de realizar ausculta cardíaca e respiratória e palpação do abdome.
- **Exame gineco-obstétrico:** lembrar de avaliar:
  - **Mamas:** é fundamental o exame das mamas na primeira consulta de pré-natal, independentemente da idade da gestante. Inicia-se com a paciente sentada, realizando-se inspeção estática e dinâmica (avaliação das mamas com movimentos de braço da paciente) e palpação de gânglios supra e infraclaviculares. Segue-se a palpação das mamas com a paciente deitada, finalizando com a expressão dos mamilos.
  - **Exame obstétrico:** consiste no exame do abdome, no qual se deve realizar:
    - **Inspeção:** visualiza-se o tamanho do útero e correlacionando-o com a idade gestacional. No primeiro trimestre, o útero é pélvico, portanto não visualizado à inspeção. Com 16 semanas, o útero encontra-se entre a sínfise púbica e a cicatriz umbilical. Alcança-se este ponto na 20ª semana. No terceiro trimestre, alcança o rebordo costal.
    - **Palpação:** as manobras de Leopold visam identificar a estática fetal com relação ao abdome materno e devem ser realizadas a partir da 26ª semana. São três manobras. A primeira é realizada com a borda cubital das mãos e visa delimitar o fundo uterino. A segunda manobra é realizada com as mãos espalmadas em cada lado do abdome materno, para identificar a posição do dorso do feto. A terceira manobra é realizada com os dedos polegar e indicador sobre a sínfise púbica para identificar qual parte do feto se apresenta nesta região. Com essas manobras, é possível informar a estática fetal, composta de:
      - ○ **Situação:** é a relação entre o maior eixo do feto e o maior eixo da mãe. Quando coincidem, dizemos que está longitudinal; se perpendiculares, dizemos que o feto está transverso; se não se define essa relação, o feto está oblíquo.
      - ○ **Posição:** é a relação entre o dorso do feto e o lado da mãe. Nos fetos em situação longitudinal (98%), a posição pode ser à direita ou à esquerda. A posição é o ponto no qual melhor se auscultam os batimentos cardíacos do feto. Quando a situação é transversa ou oblíqua, define-se a posição pelo lado em que se encontra o polo cefálico.
      - ○ **Apresentação:** é a parte fetal que se apresenta à pelve materna. Nos fetos em situação longitudinal, a apresentação pode ser cefálica, em que podemos perceber, com a manobra de Leopold, o rechaço de uma estrutura endurecida correspondente ao polo cefálico (em 95% das gestações), ou pélvica, na qual a estrutura percebida é mais macia e mal delimitada. Na situação transversa, a apresentação será sempre córmica (ou de ombro). Esses dados se tornam importantes na gestação a termo, pois podem definir a via de parto.
    - **Medida da altura uterina, ou útero-fita (UF):** deve ser realizada com a fita métrica, com o ponto zero da fita colocado sobre a borda superior da sínfise púbica e a outra extremidade direcionada em topografia do fundo uterino. Este é definido por marcação realizada com a borda cubital da mão esquerda. O útero cresce, em média, 4cm por mês.
    - **Ausculta dos batimentos cardíacos do feto (BCF):** pode ser realizado com o estetoscópio de Pinard (após 20 semanas) ou com o sonar (após 13 semanas). É importante verificar a frequência e o ritmo dos batimentos cardíacos. A média de normalidade é entre 120 e 160 batimentos por minuto.
  - **Exame ginecológico:** na primeira consulta, deve ser realizado o exame ginecológico completo, que consiste nos seguintes passos:
    - Inspeção da vulva.
    - Exame especular, com a inspeção de colo uterino e vagina, procurando avaliar a presença de lesões e corrimentos anormais. A coleta de raspado do colo uterino para exame citopatológico deve ser feita caso esteja em atraso (mais de 1 ano), priorizando-se a coleta com a espátula de Ayres. Segue-se o teste de Schiller para visualização de lesões iodonegativas. Se possível, descora-se o colo com bissulfito de sódio.

- Toque: através do toque, vamos obter dados referentes às condições da bacia óssea materna. Isto é, vamos fazer uma "pelvimetria" clínica para verificar o prognóstico para o parto vaginal, além das condições do colo. A bacia óssea materna é dividida em três "estreitos", que são os pontos de constrição ósseos superior, médio e inferior. O promontório, o ponto de referência do estreito superior da bacia materna, é palpável no fundo de saco posterior daquelas pacientes que apresentam anormalidade nesse nível. Nas bacias normais, não é palpável. As espinhas ciáticas são o ponto de referência do estreito médio. Com os dedos no terço médio da vagina, palpam-se as espinhas ciáticas como pequenas protuberâncias nas posições de 3 e 9 horas. A palpação simultânea é um indicativo de anormalidade nesse nível da bacia. Esse ponto é importante na assistência ao parto, pois é nele que se define o encaixamento fetal (plano zero de De Lee). O arco púbico é o ponto de referência do estreito inferior. É facilmente palpável logo na entrada da vagina. Pode ser aberto ou fechado.

- Segue-se a avaliação das condições do colo uterino. Na gravidez, o colo torna-se amolecido por influência hormonal. Avaliam-se o cumprimento, a posição e a dilatação do colo. Durante a gestação, o colo permanece longo, correspondendo a duas falanges do dedo indicador (3cm). Seu comprimento começa a se reduzir no fim da gestação, quando as fibras vão se incorporando ao segmento uterino. Trata-se do apagamento ou esvaecimento do colo, que é avaliado em porcentagem. O apagamento de 50% corresponde ao colo de 1,5cm, equivalente ao tamanho de uma falange do dedo indicador. O colo permanece em posição posterior durante toda a gestação, ou seja, o colo aponta para o cóccix materno. Ao final da gestação, pela insinuação fetal, o colo começa a se deslocar anteriormente até ficar centralizado. A dilatação do colo só pode e deve ocorrer ao final da gestação, por ação de contrações irregulares, a chamada fase latente do trabalho de parto. Antes do termo, é sempre um sinal de alerta.

Impressão diagnóstica e conduta

Deve-se, nesse momento, relacionar os problemas de saúde encontrados com as ações que serão implementadas. Convém apontar:

- A idade gestacional.
- Os problemas encontrados para abordagem pré-natal.
- Outros fatores de risco gestacional.
- O impacto da gestação para a gestante e seu núcleo familiar.

Exames laboratoriais de rotina

Os exames de rotina pré-natal visam detectar condições clínicas maternas que possam representar risco para a mãe e/ou para o feto. Há inúmeros protocolos utilizados em diferentes serviços públicos e privados de saúde. Apresentamos aqui exames com evidente importância clínica em nosso meio, que vão permitir alguma intervenção em nível preventivo ou terapêutico, considerando as características da nossa população (Tabela 4.1).

1. **Tipagem sanguínea e fator Rh:** devem ser solicitados na primeira consulta de pré-natal. Caso a gestante seja Rh-negativa, convém solicitar de imediato o teste de Coombs indireto (CI) independentemente da tipagem sanguínea do parceiro. Esse teste detecta a presença de anticorpos anticomplexo Rh. Caso seja negativo, o Ministério da Saúde recomenda a repetição mensal do teste a partir da 24ª semana. Se o CI for positivo, cabe encaminhar a paciente ao pré-natal de alto risco. A imunoglobulina anti-Rh deve ser administrada nas pacientes Rh-negativas não sensibilizadas (CI negativo) em casos de:
   - Sangramento vaginal de qualquer natureza.
   - Pós-aborto.
   - Após procedimentos invasivos (evidência D).
   - Até 72 horas pós-parto (evidência A).[4]

Assistência Pré-Natal na Atenção Básica: O que o Médico de Família Deve Saber

Tabela 4.1 Calendário básico das atividades de rotina de pré-natal.

Atividade IG (semanas)	1ª (até 20 semanas)	2ª (21 a 24)	3ª (25 a 28)	4ª (29 a 32)	5ª (33 a 36)	6ª (37 a 40)	7ª (>41)
1ª consulta	x						
Anamnese/exame físico geral	x						
Exame ginecológico	x						
Exame citopatológico	x						
Exame odontológico	x						
GS e Rh	x						
Coombs indireto (Se RH neg.)		X	X	X	X	X	x
Glicemia jejum	x						
Rastreamento glicemia 75/2h		x					
Eritrograma	x		x				
VDRL	x				X		
Toxoplasmose (suscetível)	x		x		X		
HBsAg	x				X		
HIV	x				X		
Urinálise/urocultura	x				X		
Ultrassonografia	x						x
Palpação obstétrica	x			x	X	x	x
Avaliação do crescimento fetal (útero-fita)	X	X	X	X	X	X	X
Avaliação da vitalidade fetal (BCF, movimentos)	X		X	X	X	X	x
Níveis pressóricos	X	X	X	X	X	X	x
Edema	X	X	X	X	X	X	x
Ganho de peso (IMC)	X	X	X	X	X	X	x
Sulfato ferroso		X	X	X	X	X	x
Ácido fólico	X (12 sem)						
Vacinação	X	X	X	X	X	Até 20 dias antes parto	
Avaliação de risco gestacional	X	X	X	X	X	X	x
Encaminhamento para maternidade							X
Medidas educativas	X	X	X	X	X	X	x
Registro no cartão de pré-natal	X	X	X	X	X	X	x

2. **Eritrograma/hematócrito:** visa detectar pacientes portadoras de anemia, em especial as anemias ferroprivas, que poderão apresentar microcitose e microcromia. Conduta:
   - Hb > 11g/dL: suplementação de ferro a partir da 20ª semana, uma drágea de sulfato ferroso/dia (200mg), o que corresponde a 40mg de ferro elementar. Recomenda-se ingerir 30 minutos antes das refeições (com aumento da absorção).
   - Hb > 8g/dl e < 11g/dL: terapia com 120 a 240mg de ferro elementar por dia. Solicitar exame parasitológico de fezes e tratar parasitoses (após a 12ª semana), se presentes. Repetir dosagem de hemoglobina entre 30 e 60 dias: se a Hb permanecer em níveis estacionários ou "cair", apesar do tratamento, encaminhar a gestante ao pré-natal de alto risco, para propedêutica.
   - Hb < 8g/dL: encaminhar ao pré-natal de alto risco. Atenção: a drágea de sulfato ferroso tem 20% de Fe elementar em sua composição. Drágea 200mg – 40mg de ferro elementar. Drágea 300mg – 60mg de ferro elementar.[4]
3. **Glicemia de jejum:** o diabetes gestacional (DMG) acomete 5% a 10% das gestações, com aumento significativo da morbimortalidade materna e perinatal. Na mãe, observam-se distúrbios metabólicos e parto operatório. Para o feto/neonato, há risco de macrossomia, distocias no parto e hipoglicemia neonatal, além de morte perinatal. Daí a importância de sua identificação no pré-natal.

Os protocolos de rastreamento e diagnóstico de diabetes são variados e conflitantes, com diferentes pontos de corte, que levam em consideração avaliações de custo-benefício dos testes com relação à prevalência da doença na população. Por exemplo, o Ministério da Saúde, em seu manual técnico, utiliza um rastreamento considerando fatores de risco; outros recomendam o rastreamento universal. Por esse motivo, faltam evidências que demonstrem melhora dos resultados perinatais com esses procedimentos. Vamos apresentar o protocolo que no momento, a nosso ver, tem a melhor relação custo-benefício. É adotado pela Secretaria Municipal de Saúde de Belo Horizonte. Preconiza o rastreamento universal, independentemente de fatores de risco:

Primeira consulta de pré-natal – glicemia de jejum:

- ≥126mg% = Repetir. Permanecendo alterado = DMG (provável pré-gestacional) = pré-natal de alto risco.
- Entre 92 e 125mg% = rastreamento imediato: glicemia 1 hora, 2 horas após 75g dextrosol.
  - Se < 180mg% em 1 hora e < 153mg% em 2 horas = repetir rastreamento entre 24 e 28 semanas.
  - Qualquer valor alterado = DMG = pré-natal de alto risco.
- <92mg% = glicemia de jejum e 1 hora, 2 horas após 75g de dextrosol entre 24 e 28 semanas.
  - < 180mg% em 1 hora e < 153mg% em 2 horas = exame normal.
  - Qualquer valor alterado = DMG = pré-natal de alto risco.

Fatores de risco considerados no manual técnico do Ministério da Saúde:

- Obesidade materna e/ou ganho excessivo de peso na gestação.
- História familiar de parente de primeiro grau com diabetes.
- História pregressa de diabetes.

Gestantes de baixo risco para DMG:

- Índice de mama corporal (ICM) < 25 (pré-gestacional).
- Idade inferior a 25 anos.
- Nenhum dos fatores de risco acima.

Pesquisa de infecções

O rastreamento de rotina de algumas infecções durante a gestação tem importância reconhecida, uma vez que a maioria delas é assintomática para a mãe, porém capazes de promover anomalias

Assistência Pré-Natal na Atenção Básica: O que o Médico de Família Deve Saber

graves ao concepto. O rastreamento de rotina possibilita, com medidas preventivas e/ou tratamento adequado, evitar ou mesmo minimizar os efeitos da doença sobre o concepto.[2,4]

Sífilis

A sífilis congênita permanece como importante causa de morbimortalidade perinatal. A prevalência estimada no Brasil situa-se entre 4% e 11%, de acordo com a região estudada. A transmissão ocorre por via transplacentária e pode acontecer em qualquer fase da gestação, acarretando morte fetal, prematuridade e malformações, como surdez, atraso do desenvolvimento neuropsicomotor, alterações oculares ou deformidades nos dentes. O tratamento precoce é eficaz; portanto, justifica-se o rastreamento de rotina no pré-natal (evidência A).

Realiza-se o diagnóstico sorológico na primeira consulta de pré-natal por meio de um teste não treponêmico de alta sensibilidade, o VDRL (*Venereal Diseases Research Laboratory*). O VDRL é um teste altamente sensível – isso significa que uma alta proporção de indivíduos doentes apresenta teste positivo. Entretanto, nem todo teste positivo corresponde à presença da doença; portanto, os indivíduos com VDRL positivo devem se submeter a um dos testes específicos para a sífilis, que são os testes treponêmicos FTA-abs (*Fluorescent Treponema Antigen Absorbent*), MHATp (*Microemoaglutinação para Treponema pallidum*) ou ELISA.

Se o VDRL for negativo, deve ser repetido próximo à 30ª semana e no momento do parto. Caso seja positivo, convém realizar o teste treponêmico e tratar se este for positivo. O VDRL positivo com o teste treponêmico negativo enquadra-se em inúmeras situações em que o VDRL pode positivar, destacando-se as doenças autoimunes.

Caso não seja possível realizar testes treponêmicos, justifica-se o tratamento das gestantes com VDRL acima de 1:4, isto é, os benefícios do tratamento, mesmo que não se trate realmente de sífilis, suplantam os riscos da doença para o feto.

O tratamento varia com a fase da doença:

- **Sífilis primária:** corresponde ao estágio inicial da doença, em que aparece uma ferida limpa e indolor no local de inoculação do agente (vulva, vagina, cérvice, lábios, ânus ou outros) entre 10 e 90 dias após o contato. O tratamento consiste no uso de penicilina benzatina, 2.400.000UI (1.200.000UI em cada nádega) em dose única.
- **Sífilis recente:** o tempo de evolução da doença é de até 1 ano. Pode-se identificar, nessa fase, a sífilis secundária, que se caracteriza por manifestações sistêmicas, como erupções cutâneas, lesões na boca ou orofaringe, linfadenomegalia, cefaleia e adinamia. Esses sintomas podem desaparecer sem tratamento, quando a infecção progride para o estágio latente. As fases primária e secundária são as de risco de transmissão através da relação sexual. O tratamento nessa fase é com penicilina benzatina, 2.400.000UI (1.200.000UI em cada nádega), repetindo em 1 semana, totalizando 4.800.000UI.
- **Sífilis tardia:** o tempo de evolução é de mais de 1 ano ou a duração é desconhecida. Trata-se com penicilina benzatina 2.400.000UI (1.200.000UI em cada nádega), em três aplicações com intervalo de 1 semana, com dose total de 7.200.000UI.[4]

O parceiro deve ser sempre tratado.

Toxoplasmose

A toxoplasmose é uma parasitose causada pelo *Toxoplasma gondii*. Sua prevalência varia bastante em diferentes populações. A contaminação ocorre por meio do contágio direto ou indireto com os cistos do parasita, presente em fezes de felídeos (principalmente o gato). A primoinfecção durante qualquer momento da gravidez é capaz de promover a transmissão para o feto.

A infecção fetal pelo *T. gondii* pode provocar abortamento, crescimento intrauterino restrito (CIUR), morte fetal, prematuridade e síndrome da toxoplasmose congênita, com retardo mental, calcificações cerebrais, microcefalia, hidrocefalia, retinocoroidite e hepatoesplenomegalia. A gravidade da doença fetal está diretamente relacionada com o momento da contaminação.

Quanto mais precoce a idade gestacional em que ocorre a infecção materna, mais grave será o acometimento fetal. Entretanto, o risco da transmissão para o feto é maior nas idades gestacionais mais avançadas.

Mais de 70% dos adultos (incluindo-se as gestantes) em nosso meio já são soropositivos para a toxoplasmose. Portanto, cerca de 30% das mulheres sofrem o risco de contrair a infecção durante a gestação. Este fato justifica o rastreamento sorológico em todas as gestantes, além das medidas preventivas nas gestantes suscetíveis.

Deve-se solicitar na primeira consulta de pré-natal a sorologia para toxoplasmose, IgG e IgM.

Interpretação dos resultados

- **IgG e IgM negativos:** ausência de contato com o parasita (gestante suscetível) ou infecção muito recente, com anticorpos ainda indetectáveis.
- **IgM negativo e IgG positivo:** infecção pregressa, há mais de 1 ano.
- **IgM positivo e IgG negativo:** este resultado deve ser interpretado com cuidado. Pode ser uma infecção aguda na fase inicial em que ainda não positivou a infecção (o que é raro) ou pode tratar-se de um IgM falsamente positivo (mais comum). Será necessário coletar nova amostra em 2 semanas. Se for infecção, haverá modificação da curva do IgM e, certamente, o IgG deverá positivar. Se o IgG se mantiver negativo, indica falso-positividade do IgM.
- **IgM positivo e IgG positivo:** este resultado sugere infecção recente. A confirmação deve ser feita com nova sorologia em 2 semanas, principalmente se os valores se aproximam do ponto de corte. Confirmada a sorologia, indica-se o teste de avidez para IgG. Este teste se baseia na crescente avidez que os anticorpos apresentam pelo antígeno ao longo do tempo. O teste de avidez de IgG vai determinar o tempo de contaminação, sendo útil quando realizado em até 17 semanas, pois será possível caracterizar se a infecção ocorreu antes da gestação.

Resultados

- **Anticorpos IgG com alta avidez (> 60%):** a infecção ocorreu há, pelo menos, 3 meses.
- **Anticorpos IgG com baixa avidez (< 30%):** a infecção é recente, isto é, tem menos de 3 meses.

Conduta

Gestante suscetível

- Orientações quanto a medidas higiênico-dietéticas visando evitar o contato com o agente: contato direto com fezes de felídeos (gato), ingestão de alimentos possivelmente contaminados (verduras, legumes e frutas) crus, sem higienização prévia, ou carnes de boi ou porco malpassadas de procedência desconhecida.
- Repetir a sorologia no segundo e terceiro trimestres da gestação.

Gestante com infecção aguda

- Iniciar espiramicina, 1g, de 8/8 horas, VO, enquanto se aguardam resultados da repetição da sorologia e/ou teste de avidez.
- Encaminhar para serviço de referência para investigação de infecção fetal.
- Em casos de IgM em títulos altos, iniciar com espiramicina de imediato, enquanto se aguarda a repetição do exame (coletar antes de iniciar o tratamento).
- Nos casos de dosagem de IgG ou IgM ascendentes na repetição, iniciar a espiramicina e encaminhar para o serviço de referência para investigação de infecção fetal.[4]

Hepatite B

Trata-se de uma doença hepática insidiosa, que pode evoluir para a forma crônica ou para o estágio de portador. Sua transmissão é predominantemente parenteral (transfusões e agulhas contaminadas), mas também pode ocorrer por contato sexual. Estudos brasileiros indicam que 6% a 12% dos adultos são soropositivos para hepatite B, a maioria jovem. A prevalência de soropositividade na gravidez é de 0,8% a 1%. A transmissão materno-fetal ocorre predominantemente intraparto. O neonato tem 70% a 90% de chance de adquirir hepatite B, com risco de 85% a 90% de evoluir para hepatite crônica, se não for tratado. Essa prevalência justifica o rastreamento pré-natal de rotina. O HBsAg (antígeno de superfície da hepatite B), também conhecido como antígeno Austrália, é o antígeno encontrado na superfície celular do vírus da hepatite B (HBV) e o primeiro marcador que aparece no curso da doença, desaparecendo com a cura. Permanece positivo se evoluir para doença crônica ou como portador. Deve-se solicitar o HBsAg na primeira visita de pré-natal. Se a mãe for HBsAg-positiva, novos exames deverão ser realizados para se determinar a fase da doença na mãe, como anti-HBc IgG e IgM, HBeAg e anti-HBe. É importante tratar todo recém-nascido com imuno-globulina e vacina para hepatite B, o que reduz o risco contaminação perinatal em 90%. As gestantes soropositivas devem ser avaliadas em serviço de referência em infectologia ainda no período pré--natal. O acompanhamento pré-natal posterior segue no pré-natal de risco habitual. Pode-se ama-mentar, se o neonato tiver recebido vacina e imunoglobulina, exceto em casos de fissura do mamilo, quando o amamentação deverá ser interrompida durante o tratamento da fissura. Convém manter acompanhamento no pré-natal de risco habitual.

Se a mãe for HBsAg-negativa e a vacinação prévia não tiver sido efetuada, cabe considerar a ad-ministração de vacina. Recomenda-se novo rastreio com 36 semanas.[4]

Rubéola

A síndrome da rubéola congênita (SRC) é rara atualmente, porém grave, e pode acometer 40% a 60% dos recém-nascidos (RN) cujas mães foram infectadas durante os primeiros 2 meses de gesta-ção, 30% a 35% dos RN no terceiro mês de gestação e 10% dos RN quando a infecção na gestação se dá durante o quarto mês, sendo mais raro o acometimento após a 20ª semana. Os principais sinais e sintomas da infecção intrauterina são aborto espontâneo e malformações congênitas de grandes ór-gãos e sistemas, como oculares (microftalmia, retinopatia, glaucoma e catarata), cardíacas (persistên-cia de ducto arterial, defeitos do tabique interauricular e interventricular, estenose da artéria pulmo-nar), deficiências auditivas, alterações neurológicas (meningoencefalite, retardo mental), púrpura e esplenomegalia. É possível a ocorrência de formas leves, com surdez parcial ou pequenas deficiências cardíacas, que só serão diagnosticadas muitos anos após o nascimento. A infecção será tanto mais grave quanto mais precoce for a contaminação do feto, pois o vírus tem tropismo por tecidos jovens.

A pesquisa rotineira de sorologia para rubéola não tem sido realizada em alguns protocolos, já que não há tratamento específico para a doença. Entretanto, é válido solicitar a sorologia para a ru-béola na primeira visita de pré-natal nas seguintes situações:

- Quando houver sintomas sugestivos e/ou contatos suspeitos.
- Nas gestantes não vacinadas e nas sabidamente não imunes, com o objetivo de identificar as pacientes soronegativas. A essas pacientes, recomendam-se cuidados para evitar a exposição des-necessária ao vírus e vacinar imediatamente após o parto.[4]

HIV/AIDS

Doença infecciosa surgida na década de 1980, a AIDS atinge na atualidade proporções epidê-micas em todo o mundo. Causada pelo vírus da imunodeficiência humana (HIV-1), um retrovírus, infecta e destrói células que contêm o antígeno CD4 em sua superfície (linfócitos, monócitos e macrófagos), promovendo a perda da capacidade de resposta imunológica e predispondo o indiví-duo infectado a infecções oportunistas, que caracterizam a síndrome da imunodeficiência humana (AIDS). A transmissão ocorre por meio de relação sexual e do contato com sangue/hemoderiva-dos (compartilhamento de seringas e agulhas), além da transmissão materno-fetal, que pode ser via transplacentária, pelo canal do parto (contato com resíduo vaginal) e também através do leite materno. A incidência de transmissão fetal é de 30%, porém varia conforme o estágio da doença, a contagem de CD4 <400 células/mm³, a presença de outras infecções, o tipo e a carga viral. Os riscos para o feto são, além da contaminação viral, prematuridade e baixo peso. O neonato é frequentemente assintomático, porém a evolução da doença é mais acelerada do que no adulto. O rastreamento rotineiro do vírus HIV na gravidez é de suma importância, pois possibilita identificar a gestante soropositiva. Nesta gestante, um conjunto de medidas deve ser adotado no pré-natal e no parto, visando reduzir ou mesmo evitar a contaminação perinatal. Convém adotar essas medidas na primeira visita pré-natal, através da pesquisa de imunoglobulina IgG no sangue (ELISA). O rastreamento deve ser sempre voluntário.

Gestante HIV-negativa

Se a gestante se enquadrar em um dos critérios de risco (portadora de alguma DST, prática de sexo inseguro, usuária ou parceira de usuário de drogas injetáveis), o exame deve ser repetido após 3 meses ou no momento da internação para o parto.

Gestante HIV-positiva

O teste positivo necessita de confirmação com outro teste ELISA e com um teste específico (Western-Blot); a gestante terá indicação de tratamento durante toda a gestação (AZT a partir da 14ª semana). Deve também ser monitorada e tratada para outras infecções (sífilis, toxoplasmose) e submetida a dosagem periódica de CD4 e carga viral, além de cuidados intraparto para redução do risco de contaminação fetal. A inibição da lactação pode ser recomendada, caso o risco de desnutrição infantil não seja maior do que o risco de transmissão do HIV-4.

Urinálise

O exame sumário de urina e a bacterioscopia pelo Gram devem ser realizados de rotina na primeira consulta e repetidos no último trimestre gestacional, com o objetivo de identificar células inflamatórias, cristais, cilindros e glicose. Estes podem ser marcadores de doença renal ou sistêmica e, principalmente, bacteriúria assintomática, cujo tratamento durante a gravidez reduz o risco de complicações, como pielonefrite, rotura prematura de membranas e infecção puerperal.[2]

Análise de resíduo vaginal e exame citopatológico

As infecções genitais, como as vaginoses bacterianas e a infecção por clamídia, são sabidamente associadas ao parto prematuro e à rotura prematura de membranas. Assim, na primeira visita pré-natal, deve-se realizar exame especular para avaliar as características da secreção vaginal e a presença de colpite. Em seguida, convém obter esfregaço da ectocérvice para exame de Papanicolau em todas as gestantes que não o realizaram nos últimos 12 meses, seguindo-se do teste de Schiller. A interpretação do resultado e o acompanhamento são semelhantes aos das pacientes não grávidas, excetuando-se os procedimentos cirúrgicos.[2]

Cultura para estreptococo do grupo B (EGB)

O estreptococo β-hemolítico do grupo B é o principal agente causador de sepse neonatal precoce, seguido por *E. coli* e *Listeria*. Estudos mostram que 20% a 30% das mulheres têm o trato genital ou o reto contaminados pelo EGB, e em 40% delas o neonato também está colonizado. Estima-se que 1% dos neonatos colonizados e 15% dos prematuros colonizados vão desenvolver a doença, uma pneumonia grave, com 50% de mortalidade.

O tratamento intraparto reduz significativamente esse risco. Recomenda-se a administração de penicilina G intraparto para a mãe na presença dos seguintes fatores de risco:

* Neonato anterior com infecção por EGB.
* Bacteriúria por EGB durante a gestação.

- Trabalho de parto antes de 37 semanas.
- Temperatura axilar ≥ 38°C intraparto.
- Rotura de membranas por 18 horas ou mais.
- Cultura positiva para EGB em urina ou *swab* retovaginal, coletado entre 35 e 37 semanas. Embora o CDC (Centro de Controle de Doenças dos EUA) faça esta recomendação a todas as gestantes, esta não é uma rotina recomendada pelo Ministério da Saúde.

Não há uma estratégia que previna todos os casos de sepse precoce por EGB, mas o rastreamento entre 35 e 37 semanas ou o teste rápido à admissão para o parto, com o tratamento dos casos positivos, têm se mostrado efetivos, devendo ser considerado o custo-benefício do rastreamento universal.[2]

Ultrassonografia (US)

A US é hoje uma ferramenta indispensável no acompanhamento pré-natal. Possibilita estudar a estrutura, as medidas biométricas e as condições de vitalidade, além de avaliar placenta e volume de líquido amniótico. Se a relação custo-benefício for viável, deve-se realizar a US nos três trimestres gestacionais.

- **Ultrassonografia de primeiro trimestre:** visa à confirmação de número de fetos, à localização da placenta, à avaliação da vitalidade embrionária (pela frequência cadíaca fetal) e à medida do comprimento cabeça-nádega (CCN), um parâmetro bastante confiável para a determinação da idade gestacional, com erro menor que 1 semana. Algumas medidas ultrassonográficas têm sido propostas para rastreamento de anomalias cromossômicas. Destaca-se a medida de translucência nucal, um pequeno edema de nuca que se encontra aumentado nos fetos portadores de anomalias cromossômicas, cardiopatias e outras. Realizada entre 10 e 13 semanas, tem sensibilidade de 70%. Outras medidas, como presença do osso nasal e Doppler venoso, têm sido propostas, com sensibilidades ainda variáveis.
- **Ultrassonografia de segundo trimestre:** visa, principalmente, ao estudo morfológico fetal. A biometria fetal completa, incluindo o diâmetro biparietal (DBP), a circunferência abdominal (CA) e o comprimento do fêmur (CF), principalmente se realizada até a 20ª semana, ainda sse constitui em bom parâmetro de datação, com erro de 7 a 10 dias.
- **Ultrassonografia de terceiro trimestre:** visa acompanhar o crescimento fetal por meio das medidas biométricas e avaliar as condições de vitalidade fetal através dos parâmetros que compõem o perfil biofísico fetal (PBF), isto é, movimento corporal, movimento respiratório, tônus e volume de líquido amniótico.

A maioria dos centros de assistência pré-natal no mundo recomenda, na rotina pré-natal básica, uma US a ser realizada na primeira metade da gestação, visando confirmar a idade gestacional e para o estudo morfológico do feto. A segunda US deve ser realizada no terceiro trimestre, em situações específicas, para avaliar o crescimento e o bem-estar fetais.

- Situações para realização de US obstétrica fora da rotina (alta prioridade):
  - Gestações de 40 semanas, em acompanhamento pré-natal.
  - Suspeita de CIUR.
  - Suspeita de polidrâmnio/oligoidrâmnio.
  - Sangramento vaginal a esclarecer.[3]

Orientações

Concluída a consulta inicial de pré-natal, com base na anamnese, no exame físico e nos exames complementares, é importante registrar todos os problemas encontrados e propor um planejamento para sua abordagem no pré-natal, oferecer orientações necessárias ou mesmo decidir pelo encaminhamento para um centro de referência de pré-natal de alto risco.

Consultas subsequentes

Segundo o Ministério da Saúde, as consultas de pré-natal poderão ser feitas na unidade de saúde ou durante visitas domiciliares, sendo permitida sua realização por enfermeiros em gestantes de risco habitual. Nos Centros de Saúde, recomenda-se o agendamento alternado (médico/enfermeiro) sempre que possível. As consultas devem ser mensais até a 32ª semana, quinzenais até a 36ª semana e, a partir de então, semanais. O encaminhamento deve ser imediato em casos de risco. A cada consulta, realizar:

- **Anamnese:** em todas as consultas é preciso reavaliar os riscos, rever os antigos problemas e afastar os que já foram resolvidos. É necessário distinguir as queixas próprias da gravidez e pesquisar alguns hábitos, como alimentação, repouso, eliminações, exercícios físicos e movimentação fetal. Convém pesquisar também situações de risco potencial, como sangramento ou perda de líquido vaginal e dor em cólica.
- **Exame físico:** o exame físico, tal qual a anamnese, deve avaliar:
  - Ganho de peso.
  - Pressão arterial (PA).
  - Exame das mamas – visa orientar o preparo das mamas para o aleitamento.
  - Exame do abdome – inclui inspeção, palpação, medida da altura uterina e ausculta dos batimentos cardíacos do feto.
  - Exame especular – indicado apenas para pacientes que apresentam queixas de alterações no corrimento vaginal, sangramento ou perda de líquido.
  - Toque – obrigatório no último trimestre ou em todas as consultas em pacientes com história de perdas anteriores.
- **Orientações:** ao término de cada consulta, as gestantes devem receber informações em linguagem adequada e de fácil entendimento. Convém incluir as seguintes orientações:
  - Cuidados gerais com sua saúde.
  - Queixas comuns da fase gestacional.
  - Orientações para o parto e cuidados com as mamas.
  - Sinais de alerta: sangramento vaginal, cólica progressiva ou persistente, perda de líquido, cefaleia súbita, borramento visual, edema súbito, vômitos, febre ou calafrios.[3]

Algumas situações "de risco" indicam a anecessidade de atenção especial com as gestantes permanecendo sob os cuidados da ESF, o que flexibiliza o calendário de consulta:

- Paciente com menos de 15 anos e mais de 35 anos de idade.
- Ocupação: esforço físico e carga horária excessivos, exposição a agentes físicos, químicos e biológicos.
- Transtornos mentais.
- Baixa escolaridade (< 5 anos de estudo).
- Condições ambientais desfavoráveis.
- Altura < 1,45m.
- Peso < 45kg ou > 75kg.
- Dependência de drogas lícitas ou ilícitas.

História materna de:

- Morte perinatal explicada ou inexplicada.
- Recém-nascido com restrição de crescimento, pré-termo ou malformado.
- Infertilidade.
- Último parto há menos de 2 anos ou há mais de 5 anos.
- Nulipararidade ou multiparidade.

Assistência Pré-Natal na Atenção Básica: O que o Médico de Família Deve Saber

- Pré-eclâmpsia prévia.
- Cirurgia uterina anterior.
- Macrossomia fetal.
- Egressão hospitalar por pielonefrite na gestação anterior e/ou atual.

Queixas frequentes

Certas queixas frequentes entre as gestantes decorrem das adaptações fisiológicas do organismo materno ao feto em contínuo crescimento. No entanto, necessitam de esclarecimento e medidas higiênico-dietéticas.

Primeiro trimestre

- **Náuseas e vômitos:** são sintomas tão frequentes que são presuntivos de gravidez. São causados pelos níveis crescentes de β-HCG, estrogênio e progesterona, que alteram a motilidade gástrica. Tendem a melhorar após a 14ª semana, quando os níveis hormonais se estabilizam. Recomendações:
  - Fracionamento da dieta, com pequenas porções, preferindo-se alimentos de fácil digestão, como frutas, legumes, alimentos cozidos e com pouca gordura, além de carnes magras.
  - Os casos mais graves e capazes de comprometer as condições clínicas da paciente exigem abordagem específica, com reposição hidroeletrolítica e uso de antieméticos. Os antieméticos mais utilizados na gravidez são a metoclopramida (4mg, VO, até de 4/4 horas) e o dimenidrato (50 a 100mg até de 4/4 horas que, associado à vitamina B6, pode prevenir manifestações extrapiramidais em casos de intoxicação), além da recém-lançada odansetrona 4 a 8mg até de 6/6 horas. Todos estão na classificação B de risco na gravidez, isto é, seu uso só deve ser considerado quando o benefício suplanta o risco.
- **Alterações intestinais:** a constipação intestinal é comum no início da gestação, decorrente da hipotonia e da redução dos movimentos peristálticos. O fracionamento da dieta, a escolha de alimentos mais fibrosos e a ingestão de líquidos são medidas benéficas.
- **Mastalgia:** também decorrente de alterações hormonais, é um processo autolimitado, que tende a melhorar após a 14ª semana. Não exige medidas específicas, exceto o uso de sutiã com reforço.
- **Polaciúria:** fatores hormonais e mecânicos, decorrentes da pressão do útero em crescimento sobre a bexiga, atuam em conjunto, o que resulta na polaciúria no primeiro trimestre. Esse sintoma volta a ocorrer ao final da gestação, dessa vez por pressão do polo cefálico sobre a bexiga. Não exige medidas específicas, apenas orientações quanto à normalidade do sintoma.
- **Alterações do sono:** a sonolência é um sintoma bastante comum no primeiro trimestre por influência hormonal. Exige apenas orientações, especialmente com relação ao ajuste do ritmo de suas atividades profissionais.

Segundo trimestre

Nesse período, ocorre a estabilização dos níveis hormonais, e o tamanho do útero ainda não promove desconforto. Os sintomas mais frequentes nesse período são:

- **Pirose:** é causada pelo refluxo gastroesofágico decorrente da hipotonia gástrica e do tempo prolongado do suco gástrico no estômago. Cabem medidas como fracionar a dieta e evitar sentar ou deitar após as refeições. Caso não sejam suficientes, indica-se o uso de antiácidos. O hidróxido de alumínio ou de magnésio pode ser utilizado, lembrando-se do efeito constipante do hidróxido de alumínio e laxante do hidróxido de magnésio. Outras classes de antiácidos, como os antagonistas dos receptores H2 da histamina na mucosa gastrointestinal, que são potentes inibidores quantitativos e qualitativos da secreção gástrica, como cimetidina e omeprazol, só devem ser utilizadas em casos não responsivos às medidas anteriores, considerando-se que os benefícios superem os riscos para o feto.
- **Alterações posturais:** a acentuação da lordose lombar, adaptação fisiológica da gestação, resulta em frequente lombalgia. Decorre da sobrecarga dos músculos paravertebrais para manter o equilíbrio. Medidas de postura para exercer as atividades do dia a dia e o uso de cintas podem ser úteis.

- **Varizes:** podem aparecer ou acentuar-se em membros inferiores e na vulva. Medidas posturais, evitando cruzar as pernas e posições prolongadas (sentada ou em pé), além de apoio para os pés quando a gestante estiver sentada e o uso de meias elásticas, podem minimizar esse problema.

Terceiro trimestre

Esse período se caracteriza pelo desconforto causado pelo útero gravídico, que já ocupa todo o abdome materno. São comuns sintomas como cansaço aos esforços, edema de membros inferiores (vespertino) e síndrome dolorosa (dor articular, lombar e pélvica). Contrações irregulares e indolores são comuns (contrações de Braxton-Hicks), desencadeadas até por movimentação fetal.

Esses sintomas necessitam apenas orientações, redução das atividades profissionais e, principalmente, orientações quanto aos sintomas que caracterizam o trabalho de parto, isto é, contrações dolorosas e regulares, a cada 5 minutos, e perda de líquido ou sangue pela vagina.[3]

Orientações básicas no pré-natal

Hábitos alimentares

Durante a gestação, a alimentação deve ser equilibrada e bem fracionada, isto é, três refeições maiores e três menores. As três refeições maiores devem conter, em proporções adequadas, os macronutrientes: proteínas (40%), carboidratos (40%) e gorduras (20%), priorizando alimentos de digestão mais fácil, como carnes magras e vegetais frescos ou cozidos. As refeições menores devem incluir frutas, proteínas ou carboidratos. Evitar alimentos gordurosos, doces e farinhas brancas (como tortas e salgados). Há várias regras para orientar o ganho de peso na gravidez. Uma regra prática consiste em utilizar o IMC. Este índice estabelece a relação entre o peso sobre a altura ao quadrado (p/h2), conforme a Tabela 4.2.

Atividade física

Há evidências de que a prática regular de exercícios físicos durante a gravidez é benéfica para a mãe, uma vez que auxilia a adaptação hemodinâmica e cardiovascular e a postural, além de melhorar a disposição e o bem-estar e trabalhar a musculatura. O ideal é recomendar exercícios leves, sem grande impacto, como hidroginástica, caminhadas ou mesmo exercícios localizados sem sobrecarga de peso. No primeiro trimestre, os exercícios devem ser evitados pelas pacientes previamente sedentárias.

Atividade sexual

A atividade sexual está liberada durante toda a gravidez para as gestantes hígidas, sem risco de perdas ou sangramento vaginal a esclarecer.

Cuidados com a pele

As medidas que concretamente devem ser recomendadas durante a gestação são:

- **Cloasmas:** podem ser evitados ou minimizados evitando-se a exposição ao sol e usando protetor solar diariamente.

Tabela 4.2 Ganho ponderal conforme IMC pré-gestacional.

IMC pré-gestacional	Ganho de peso na gravidez (kg)
<19	12 a 18
19 a 26	11 a 16
26 a 29	7 a 11
>29	Máximo de 6

- **Estrias:** a predisposição genética é um fator determinante, porém o médico pode apontar os fatores que facilitam seu aparecimento, tais como ganho excessivo de peso, uso de roupas apertadas e alimentação inadequada, com baixa ingestão de água e alimentos pobres em precursores do colágeno (vitamina C, proteínas).

Varizes

É importante orientar a gestante desde o início do pré-natal quanto à postura adequada, a evitar cruzar as pernas e ao tempo excessivo em pé ou sentada. Convém ainda elevar as pernas sempre que possível e adotar o uso de meias elásticas.

Higiene pessoal

- **Banho:** recomendar o banho de chuveiro e evitar os banhos de imersão devido ao risco de reações vasomotoras desagradáveis. Evitar também as "irrigações" vaginais.
- **Roupas:** devem ser confortáveis, o que possibilita a liberdade de movimentos e a transpiração. Os sapatos devem ser confortáveis e seguros, com saltos mais largos e não muito altos.
- **Tratamento dentário:** deve ser estimulado. A maioria das Unidades Básicas de Saúde conta com profissional capacitado. A radiografia dentária pode ser realizada protegendo-se o abdome com avental de chumbo.

Síndromes dolorosas

As adaptações posturais e o afrouxamento das articulações promovem as síndromes dolorosas da gestação, como dor lombar e nas articulações coxofemorais e pélvica. Medidas como o uso de faixas ou cintas para gestantes, exercícios de alongamento e posturais, massagens e calor local podem trazer conforto. Casos mais graves devem ser encaminhados para avaliação fisioterapêutica.

Viagens

As viagens devem ser evitadas no primeiro trimestre, por cautela. As companhias aéreas proíbem o embarque a partir da 34ª semana, embora não haja estudos apontando os riscos da pressurização. Viagens prolongadas vão exigir cuidados como o uso de meias elásticas e evitar posições prolongadas, para redução do risco de eventos tromboembólicos.

Ações complementares

O pré-natalista deve ainda implementar ações que sabidamente contribuem para a promoção da saúde materno-fetal:

- Referência para atendimento odontológico.
- Referência para vacinações: de acordo com o Ministério da Saúde, para a prevenção do tétano no recém-nascido e para a proteção da gestante recomenda-se a vacina dupla tipo adulto (dT) ou, na falta desta, com o toxoide tetânico (Tf):
  - Gestante não vacinada: esquema básico – consta de três doses, com intervalos de 30 a 60 dias, devendo a segunda dose ser aplicada em até 20 dias, no máximo, antes da data provável do parto.
  - Reforços: a cada 10 anos; antecipar a dose de reforço se ocorrer nova gravidez em 5 anos, ou mais, depois da aplicação da última dose.
  - Gestante vacinada: deve-se completar o esquema básico além do já recebido ou recomendar os reforços, que devem ser administrados a cada 5 anos em caso de gravidez.
  - Outras vacinas: podem-se recomendar, se necessário, as vacinas chamadas de terceira geração ou vacinas gênicas, elaboradas através de técnicas de biologia molecular, como as vacinas contra o vírus influenza e o H1N1 e contra a hepatite B.
- Referência para serviços especializados na mesma unidade ou unidade de maior complexidade, quando indicado.

Referências

1. Serruya SJ, Lago TG, Cecatti JG. Avaliação preliminar do programa de humanização no pré-natal e nascimento no Brasil. Rev Bras Ginecol Obstet 2004; 26(7):517-24.
2. Ministério da Saúde. Secretaria de Políticas de Saúde. Programa de humanização no pré-natal e nascimento. Brasília, 2000.
3. Pré-natal SMSA/BH 2009.
4. Alencar Jr. Pré-natal baseado em evidências. Projeto diretrizes. Associação Médica Brasileira e Conselho Federal de Medicina, 2001.

5

Assistência ao Parto

Mário Dias Corrêa Júnior
Mário Dias Corrêa
Luciano Fernandes Loures

ASSISTÊNCIA AO PARTO

A assistência ao recém-nascido e à parturiente sem problemas relacionados com o parto exige da equipe obstétrica responsável análise criteriosa de todos os fatores que, direta ou indiretamente, interferem na evolução do parto e em seu resultado, ou seja, na morbimortalidade perinatal e materna. Considera-se recém-nascido normal aquele em que se registra índice de Apgar igual ou superior a 7 no quinto minuto e pH no sangue da artéria umbilical acima de 7,2, sem bossa serossanguínea ou qualquer outro tipo de tocotraumatismo.

Com relação à parturiente, o que se espera é que, após o parto, ela não apresente qualquer alteração anatômica ou funcional nos órgãos que participaram da gravidez e do parto: útero, canal cervical e genitais externos e internos. Apesar de o parto ser considerado um acontecimento fisiológico e, portanto, isento de riscos, na prática, não raro, surgem problemas logo no seu início ou durante seu desenrolar e, principalmente, em sua fase final – período expulsivo. Tais problemas podem e devem ser evitados ou, pelo menos, corrigidos prontamente.

NORMAS PARA ASSISTÊNCIA AO PARTO

Para facilitar a assistência ao parto e reduzir seus riscos, julgamos necessária a análise cuidadosa dos tópicos listados na Tabela 5.1 no momento em que a paciente procura atendimento.

Tabela 5.1 Perguntas a serem respondidas na avaliação inicial da paciente admitida em trabalho de parto.	
Qual a idade gestacional?	Existe proporção fetopélvica?
A gestante está em trabalho de parto?	Como evolui o trabalho de parto?
Qual a estática fetal?	Quais as condições hospitalares?
Quais as condições maternas?	Quais as condições do obstetra?
Quais as condições fetais?	Como conduzir o trabalho de parto?

Qual a idade gestacional?

A idade gestacional é decisiva para a conduta a ser adotada. Na gravidez pré-termo (≥ 20 e <37 semanas), confirmado o diagnóstico de trabalho de parto, há dois procedimentos possíveis: tentar inibir o trabalho de parto, quando existem condições, ou então conduzi-lo, porém adotando medidas adequadas à assistência ao parto pré-termo. A gravidez pós-termo (≥ 42 semanas) também exige condução diferenciada, pois é alto o risco de sofrimento ou morte fetal periparto.

A gestante está em trabalho de parto?

A diferenciação entre o falso e o verdadeiro trabalho de parto é essencial e nem sempre é fácil no primeiro exame. Erros nesse diagnóstico inicial são responsáveis por condutas incorretas: internações desnecessárias por falso trabalho de parto ou, ao contrário, deixar de internar pacientes já em trabalho de parto.

Na primeira hipótese, no falso trabalho de parto, as consequências são: internações por tempo mais prolongado do que o previsto, afastamento mais longo do lar e altos gastos para a família ou para as instituições responsáveis por seu atendimento.

Outra iatrogenia frequente, depois de comprovado o falso trabalho de parto, consiste em tentar induzi-lo, às vezes sem as condições próprias e sem necessidade, levando à falha na indução. O oposto, deixar de internar quando já existe trabalho de parto, pode determinar nascimento fora do local adequado: em casa, no meio de transporte ou até mesmo na rua.

A anamnese bem conduzida, a palpação abdominal e o exame pélvico são suficientes para o diagnóstico de trabalho de parto. Na anamnese, procura-se caracterizar como são as cólicas, quando começaram, sua duração e o intervalo entre elas. Outra queixa é a perda de líquido pelos genitais. Faz-se necessário caracterizar quando (hora) ocorreu essa perda e o aspecto. Após 18 horas do evento, a profilaxia intraparto com antibióticos de espectro estreito, como penicilina ou ampicilina EV, previne a transmissão vertical e a sepse neonatal de início precoce por estreptococos do grupo B (*Streptococcus agalactiae*).[1] Essa profilaxia está dispensada caso exista uma cultura anovaginal negativa obtida nas últimas 5 semanas. Ante a hipótese de bolsa rota (amniorrexe), é importante descartar a possibilidade de perda involuntária de urina ou até mesmo resíduo vaginal. Há, ainda, a possibilidade de a paciente informar ter perdido o "sinal de parto". Trata-se de eliminação de secreção mucosa – tampão mucoso – que se acumula entre os orifícios externo e interno do canal cervical, desprendendo-se pelos genitais quando começam as modificações do colo. A perda de líquido amniótico pode acontecer em gestantes que não estão em trabalho de parto. O tampão mucoso nem sempre existe, ou sua eliminação pode ocorrer e não ser percebida pela parturiente.

Os objetivos do exame físico são comprovar se existem ou não contrações uterinas típicas do trabalho de parto e se já ocorreram modificações no canal cervical. Comprova-se a existência de contrações palpando-se o útero, sob o abdome. Com a palma de uma das mãos colocada na região do corpo uterino, procura-se sentir o endurecimento, seguindo-se o relaxamento desse órgão. Solicita-se, ainda, que a gestante informe quando começar a sentir a cólica e quando esta desaparecer: tudo isso no período de 10 minutos. As contrações características de trabalho de parto são, pelo menos, duas em 10 minutos, com duração ≥ 25 segundos (2/10'/25").

O exame físico completa-se com o exame pélvico. O que se procura observar é se as contrações provocaram modificações no canal cervical. Nas nulíparas, as primeiras modificações são seu apagamento – diminuição da distância entre os orifícios externo e interno e amolecimento do colo – e o início da dilatação cervical (2cm ou mais). Nas multíparas, não há apagamento prévio: o colo apaga-se e dilata-se simultaneamente.

Quando persistem as dúvidas, a solução é manter a gestante sob observação por 1 a 2 horas. Após esse tempo, repete-se o exame físico. Se não se comprovarem contrações ou mudanças no canal cervical, a gestante pode voltar para sua residência, após receber informações claras e precisas sobre o início do trabalho de parto.

Assistência ao Parto

Qual a estática fetal?

A maneira como o feto se posiciona na cavidade uterina interfere na condução do parto e na via para seu nascimento. Por isso, já no primeiro exame, faz-se o diagnóstico da situação da posição, da apresentação fetal e da variedade de apresentação.

O parto transpélvico só acontece quando o feto se encontra na situação longitudinal. Nas outras, transversal ou oblíqua, existem duas soluções: ou se coloca o feto na posição longitudinal, recorren-do-se à versão externa, ou se indica o parto transabdominal.

Na situação longitudinal, as duas apresentações possíveis são a cefálica e a pélvica. O diagnóstico da apresentação fetal é importante na determinação da via de parto, já que na apresentação pélvica há redução na mortalidade e na morbidade fetais quando se opta pela realização de cesariana eletiva.[2,3]

Quais as condições maternas?

O trabalho de parto, mesmo com evolução normal, exige sempre esforços físicos e mentais da parturiente. Há, pois, a necessidade da avaliação inicial de suas condições. Enfermidades previamen-te existentes ou que se manifestaram no transcurso da gestação influenciam não apenas a condução do parto, mas também a escolha da via para o nascimento do feto.

Dados registrados no cartão de pré-natal já podem revelar doenças prévias ou intercorrências gestacionais. A anamnese, o exame físico e os exames complementares, quando necessários, e até mesmo interconsultas com outras especialidades, possibilitam o diagnóstico das verdadeiras condi-ções maternas.

Quais as condições fetais?

O trabalho de parto representa sempre riscos de complicações para os fetos. Somente aqueles em boas condições conseguem superar todo o esforço do parto, sem repercussões negativas ime-diatas ou futuras no seu desenvolvimento. Essa avaliação inicial possibilita identificar aqueles que já têm problemas (sofrimento crônico) e começa com a análise do cartão pré-natal, em que devem estar registrados os dados sobre as condições fetais, inclusive a propedêutica complementar, quan-do realizada.

Clinicamente, avaliam-se as condições fetais por meio do registro de sua frequência cardíaca e pela observação da cor do líquido amniótico, quando as membranas já estão rotas; ou então ao se fazer a amniotomia. Em condições normais, a frequência cardíaca fetal oscila entre 110 e 160 bati-mentos por minuto. Taquicardia, bradicardia ou oscilações constantes – arritmias – podem ser sinais clínicos de sofrimento fetal.

A quantificação do líquido amniótico por exame ultrassonográfico na admissão de pacientes em trabalho de parto não reduz a morbidade neonatal. Além disso, a realização rotineira desse exame no diagnóstico de trabalho de parto aumentou a taxa de parto cesáreo.[4]

Existe proporção fetopélvica?

Mesmo após avaliação clínica e/ou laboratorial do tamanho do feto e da bacia, não raro persistem dúvidas quanto à proporção. Isso é mais frequente e mais importante na nulípara, já que sua bacia nunca foi testada. Diante dessa dúvida, o que propomos e realizamos desde o fim da década de 1950 é a chamada prova de trabalho de parto.

Indica-se essa prova em nulíparas com gravidez a termo, em trabalho de parto, com fetos com volume acima da média e com polo cefálico ainda móvel. O objetivo da prova é comprovar se, com contrações adequadas e sem obstáculos à sua descida, o polo cefálico penetra na bacia e alcança o plano zero de De Lee – tudo isso dentro de um prazo determinado. As contrações uterinas, para al-cançarem o padrão desejado – três a quatro contrações em 10 minutos, durando de 30 a 40 segundos – necessitam ser estimuladas com ocitocina ou com a amniotomia ou, então, com o emprego con-comitante desses dois recursos. Esta, quando corretamente realizada – deslocando-se previamente as membranas amnióticas e mobilizando-se a apresentação fetal, visando permitir o escoamento de grande quantidade de líquido –, estimula as contrações uterinas e afasta o único obstáculo à descida do polo fetal, a bolsa das águas. Na maioria das vezes, no prazo de 60 minutos, a amniotomia alcança seu objetivo; quando isso não acontece, administra-se a ocitocina.

Pode-se também iniciar a prova de trabalho de parto com a administração EV da ocitocina. Esta é administrada em doses crescentes, com intervalos de cerca de 40 minutos, até que as contrações alcancem o padrão desejado. Se isso não ocorrer, no prazo máximo de 2 horas, realiza-se a amniotomia. Alcançado o padrão de contrações desejadas, afasta-se o obstáculo que pode dificultar a descida do polo fetal na bacia, a bolsa das águas. Esta não impede, mas dificulta, atrasando a descida. Tudo isso deve ocorrer em tempo curto, entre 2 e 4 horas, dependendo da experiência do examinador. Após esse tempo, se o polo cefálico permanece móvel, nossa conduta consiste em extrair o feto pela via abdominal. A prova de trabalho de parto não é perfeita, nem infalível, porém evita trabalhos de parto prolongados, com recém-nascidos deprimidos, tentativas de fórceps com todas as suas repercussões negativas ou cesarianas realizadas após longo período de parto e, não raro, depois de ser realizada a episiotomia.

Como evolui o trabalho de parto?

O parto, para acontecer no prazo máximo de 12 horas, tem de apresentar evolução normal desde o início. Isto às vezes se comprova no exame inicial, por meio de anamnese e do exame físico.

Quais as condições hospitalares?

A qualidade da assistência obstétrica e, consequentemente, dos seus resultados depende, e muito, das condições hospitalares: bloco obstétrico bem equipado; berçário em condições para receber não apenas recém-nascidos normais, mas também aqueles com problemas; e equipe de suporte – enfermagem, neonatologista, anestesista, auxiliares – experiente e sempre disponível. Algumas maternidades contam ainda com a presença de doulas: acompanhantes de parto profissionais, responsáveis pelo conforto físico e emocional da parturiente durante o pré-parto, o nascimento e o pós-parto. A presença dessas profissionais está associada a menores taxas de analgesia e cesariana, além de proporcionar maior satisfação materna perante o parto.[4]

Quais as condições do obstetra?

A assistência ao parto exige a presença de obstetra não apenas competente e experiente, mas também em boas condições físicas e emocionais. Conhecimentos teóricos e práticos precários, inexperiência, estafa física e descontrole emocional são incompatíveis com a boa assistência obstétrica e, frequentemente, respondem pelas complicações intraparto graves com repercussões negativas para o recém-nascido, a parturiente e, não raramente, para o próprio obstetra, como nos processos por erro médico.

Como conduzir o trabalho de parto?

Com a parturiente internada, compete à equipe obstétrica conduzir o trabalho de parto, ajudando quando sua evolução for normal e corrigindo distocias, se estas surgirem. A condução do parto varia de acordo com seus períodos clínicos: dilatação, expulsão, dequitação e observação. Cada um desses períodos apresenta características próprias e conduta diferenciada (Figura 5.1).

PERÍODOS CLÍNICOS DO PARTO

Primeiro período: dilatação

Nessa fase do parto acontece a dilatação progressiva do colo, necessária para a saída do feto da cavidade uterina. Começa quando se inicia o trabalho de parto e termina quando o colo alcança sua

Assistência ao Parto

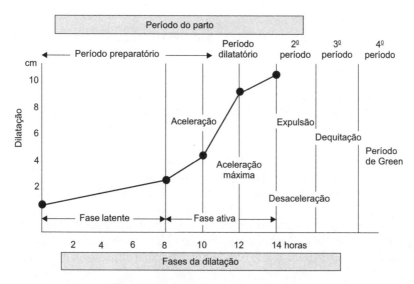

Figura 5.1 Períodos clínicos do trabalho de parto.

dilatação máxima: 10cm. Esse período pode durar12 horas nas nulíparas e até 8 horas nas multíparas. Ressalte-se, no entanto, que essa duração depende de alguns fatores:

- É mais curta nos partos de início espontâneo do que nos induzidos.
- É mais curta nos partos hospitalares conduzidos por equipe obstétrica experiente do que naqueles em que não se intervém na sua evolução.

Na condução do parto no período de dilatação, algumas medidas gerais, adotadas quase como rotina antigamente, são hoje questionadas e até mesmo abandonadas.

Enteroclisma – enema ou lavagem intestinal

A metanálise de dois estudos com 594 pacientes mostrou tendência não significativa à redução da infecção puerperal no grupo que recebeu o enema (RR: 0,66; IC95%: 0,42 a 1,04).[5] Beghella e cols., analisando o estudo citado, afirmam que o enema provoca desconforto na parturiente, aumenta o custo do parto e seus benefícios são limitados: em menos de 3% dos casos, diminui o risco de infecção no recém-nascido e o uso de antibióticos.[6]

Tricotomia dos pelos pubianos

Em parturientes portadoras de pelos pubianos, a tricotomia (tonsura) feita na sala de parto facilita a antissepsia dos genitais e a realização de episiotomia e da episiografia. A tricotomia não reduz, no entanto, o risco de infecção da ferida operatória (RR: 1,52; IC95%: 0,79 a 2,90).[7]

Alimentação

A carência de trabalhos avaliando a ingestão de alimentos durante o trabalho de parto faz com que a conduta geralmente se baseie na opinião de especialistas.[4] Muitos serviços permitem a ingestão de dieta líquida.

Posição da parturiente no período de dilatação

A paturiente pode adotar a postura que mais lhe convier, desde que não existam razões médicas que exijam sua permanência no leito, como doenças sistêmicas graves que imponham a necessidade de repouso no leito ou em caso de bolsa das águas rota com polo cefálico móvel.

Medidas obstétricas

Após a adoção das medidas gerais, compete à equipe obstétrica implementar medidas específicas da condução do parto:

- Monitoração e registro das contrações uterinas.
- Monitoração e registro da dilatação cervical.
- Monitoração e registro das condições fetais.
- Monitoração das condições maternas.

Para melhor padronização do acompanhamento do trabalho de parto foi criado o partograma (Figura 5.2), um formulário próprio no qual são registrados a dilatação cervical, a altura da apresentação, as contrações uterinas, a frequência cardíaca do feto e outros dados relevantes, como uso de analgesia, situação da bolsa das águas e cor do líquido amniótico.

Em virtude da melhor padronização das condutas e da maior facilidade na interpretação dos registros, a Organização Mundial da Saúde e o Ministério da Saúde do Brasil recomendam que todas as maternidades adotem o uso do partograma como rotina no acompanhamento do trabalho de parto.[8]

Monitoração e registro das contrações uterinas

As contrações uterinas são indispensáveis para que ocorram a dilatação cervical e a expulsão do feto e da placenta. Durante a gestação, o útero apresenta atividade contrátil de baixas intensidade e duração, não perceptíveis pela gestante, e sem repercussões sobre o canal cervical; são contrações improdutivas, conhecidas sob a denominação de contrações de Braxton-Hicks.

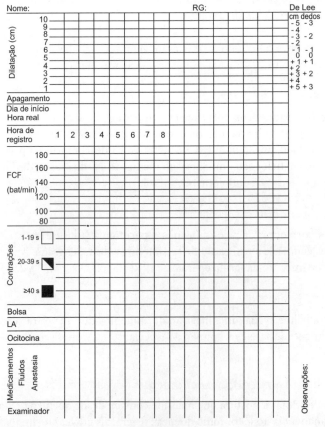

Figura 5.2 Partograma.

Ao final da gravidez, no chamado pré-parto, as contrações aumentam de intensidade e duração e alteram o canal cervical, levando ao apagamento do colo, nas nulíparas. Já as contrações do verdadeiro trabalho de parto apresentam características próprias: o chamado triplo gradiente descendente e sua intensidade e duração aumentam progressivamente.

As contrações fisiológicas iniciam-se em marca-passo próprio situado no corpo uterino, próximo ao local onde as tubas penetram no útero. Elas se propagam de cima para baixo, do corpo para o segmento inferior do útero e para o canal cervical. A intensidade dessas contrações é mais forte e a duração mais longa no corpo uterino do que no canal cervical. Outras características das contrações do parto e de seu padrão estão relacionadas com a intensidade e a duração. No início, são em número de duas a três a cada 10 minutos, com duração de 25 a 30 segundos.

Com a evolução do trabalho de parto, as contrações aumentam: (4/10'/40") e, ao final do período de dilatação, podem chegar a 5/10'/50". No início, monitoram-se as contrações a cada 60 minutos e, da metade para frente, a cada 30 minutos. Esse intervalo varia não apenas com o padrão das contrações, mas também com a dilatação cervical e as condições fetais. O acompanhamento das contrações uterinas durante o trabalho de parto é clínico. O exame é feito com a mão espalmada sobre o útero e a análise qualitativa, determinando-se o início e o término do pico (período de maior intensidade) da contração. Sempre que as contrações forem monitoradas, faz-se seu registro em folha apropriada, o partograma.

Nem sempre as contrações começam e evoluem normalmente. Elas podem apresentar anormalidades, caracterizando as chamadas distocias de contração ou discinesias. Estas, se não corrigidas, prejudicam a evolução do trabalho de parto. Manifestam-se de três maneiras: hipoativas, hiperativas e incoordenadas.

Contrações hipoativas são aquelas que apresentam intensidade e duração abaixo do considerado normal na evolução do parto, (< 3/10'/30"). Comprova-se essa distocia por anamnese, palpação do útero e exame pélvico. Na anamnese, a gestante poderá informar que as cólicas estão fracas. Na palpação do útero, registram-se baixas intensidade e duração das contrações. No exame pélvico, não se evidenciam modificações no canal cervical. Observa-se a parturiente por algum tempo, cerca de 2 horas, e, repetindo-se a palpação abdominal e o exame pélvico, conclui-se pela hipoatividade uterina e ausência de modificações no colo. Se não se corrigir essa distocia, o parto será muito demorado. Adotam-se algumas medidas para estimular as contrações:

- **Descolamento das membranas amnióticas**: com o descolamento das membranas de sua inserção no segmento inferior do útero e do colo, ocorre a liberação de substâncias – prostaglandinas, enzimas, citocinas, proteases, interleucinas –, que se acumulam na interface entre as membranas e o útero. Essas substâncias têm a propriedade de estimular as contrações.
- **Amniotomia**: após a mobilização das membranas e do polo fetal, geralmente se forma a bolsa das águas. Perfurando essa bolsa, ocorre a saída do líquido amniótico. Quando o volume que sai é grande, entre 200 e 300mL, acontecem modificações na cavidade uterina que estimulam as contrações. Os efeitos da amniotomia surgem em torno de 60 minutos.
- **Administração de ocitocina**: é, certamente, o recurso mais utilizado para estimular as contrações uterinas. Exige, sempre, o controle rigoroso das contrações, pois pode provocar hiperatividade, sofrimento fetal e até rotura uterina. A ocitocina deve ser administrada sempre pela via EV, com controle rigoroso do gotejamento. Inicia-se com doses baixas e aumenta-se progressivamente, de acordo com a resposta, até se alcançar a dose máxima permitida.

Numerosos são os esquemas existentes para a administração de ocitocina. O'Driscol e cols.[6] apresentam normas rígidas que devem ser sempre seguidas:

- Prepara-se a solução acrescentando-se 10 unidades de ocitocina a 1L de dextrose a 5%.
- A velocidade do gotejamento não pode ultrapassar 60 gotas por minuto.
- Na solução preparada dessa maneira, 20 gotas equivalem a 1mL (10mU); portanto, 60 gotas correspondem a 3mL/minuto. O tempo-limite para a infusão da solução é de aproximadamente 6

horas, variando de acordo com a velocidade do gotejamento. Inicia-se com 10 gotas por minuto (5mU) e se necessário, a cada 15 minutos, aumenta-se o gotejamento em 10 gotas (5mU) até alcançar o máximo de 60 gotas (30mU). O tempo-limite para que isso aconteça é de 75 minutos.

As contrações hiperativas podem ser divididas em hipersistolia e taquissistolia. A intensidade e a duração das contrações ultrapassam o considerado normal. Clinicamente, comprovam-se cinco ou mais contrações em 10 minutos, com duração igual ou superior a 50 segundos. Essa distocia pode levar a sofrimento ou morte fetal, sofrimento materno, descolamento da placenta ou rotura uterina. Clinicamente, o diagnóstico baseia-se nas queixas da parturiente: contrações muito seguidas, sem intervalo e muito dolorosas. Palpando-se o útero, percebe-se a hipertonia: praticamente não existe a fase de relaxamento.

Deve-se tentar reduzir imediatamente a atividade contrátil uterina. O uso de ocitocina deve ser descontinuado. A analgesia peridural precoce e a amniotomia são recursos recomendados. A redução acentuada do volume de líquido intracavitário contribui para normalizar as contrações. Como última opção clínica, principalmente enquanto se aguarda a solução cirúrgica (a cesariana), pode-se administrar tocolíticos EV. Esses medicamentos são passíveis de causar efeitos colaterais graves, exigindo a monitoração rigorosa das condições maternas e fetais, porque as doses para controlar as contrações geralmente são altas. Os tacolíticos são pouco empregados em caso de hiperatividade uterina.

Contrações incoordenadas começam em um marca-passo ectópico e não seguem o triplo gradiente descendente, não determinando a dilatação cervical. Frequentemente são dolorosas, porém improdutivas, não dilatando o colo.

A primeira medida que se recomenda é a administração de tocolíticos, visando a interromper as contrações. Depois, aguarda-se que as contrações recomecem ou, então, estas são induzidas com ocitocina. Com essa medida, as contrações podem tornar-se coordenadas ou persistir incoordenadas. Alguns autores recomendam a administração de ocitocina, visando estimular ainda mais as contrações. Não somos adeptos dessa conduta; parece-nos muito perigosa. Na incoordenação motora persistente, a solução consiste na retirada do feto pela via transabdominal.

Monitoração e registro da dilatação cervical

A dilatação completa do colo é indispensável para que ocorra o desprendimento transpélvico do feto. Ela depende das contrações uterinas e, também, das condições anatômicas e funcionais do colo. O canal cervical começa a se modificar antes do início do parto, no chamado período pré-parto. Isso acontece principalmente nas nulíparas, com o apagamento do colo: a distância entre os orifícios externo e interno se reduz. O colo apresenta consistência mais amolecida, podendo ocorrer o início de sua dilatação.

Durante o trabalho de parto, a dilatação do colo é de aproximadamente de 1,2cm/hora nas nulíparas e de 1,5cm/hora nas multíparas; a dilatação de até 5cm consome dois terços da duração total do parto.

A monitoração clínica e o registro da dilatação cervical são conseguidos por meio de exame pélvico. Este, por seus inconvenientes – desconforto para parturiente, riscos de traumatismo no colo e no próprio feto e risco de infecção –, só deve ser realizado quando absolutamente necessário e respeitando-se as normas usuais de assepsia e antissepsia: limpeza adequada das mãos, uso de luvas estéreis e higiene da genitália.

No exame pélvico, além do registro da dilatação cervical, avaliam-se também as condições das membranas amnióticas e a altura do polo fetal. Da mesma maneira que acontece com o padrão das contrações, esses dados também são registrados no partograma.

Para a avaliação da dilatação cervical, utilizam-se os dedos empregados no toque. Convencionou-se que cada dedo corresponda a 2cm. A passagem de um dedo pelos orifícios externo e interno do colo corresponde a 2cm de dilatação; dois dedos, a 4cm. Quando se entreabrem os dois dedos, equivalendo a três, isso corresponde a 6cm e, como se fossem quatro dedos, a 8cm. Quando não se percebe mais o colo ao toque, isso significa dilatação de 10cm ou dilatação completa.

O número de exames pélvicos e o intervalo entre eles vão depender da evolução do trabalho de parto. Em parto de evolução normal, três exames são suficientes:

- O primeiro na admissão da parturiente.
- O segundo quando as contrações aumentam e se pretende fazer amniotomia e avaliar a analgesia para a paciente.
- O terceiro quando novamente as contrações aumentam e a parturiente começa a sentir pressão nos genitais, o que sugere o início do período expulsivo.

Anormalidades nas contrações ou na dilatação cervical podem exigir um número mais elevado de exames pélvicos. Isto se justifica quando se pretende tomar alguma decisão para corrigir distocias, como o uso de ocitocina, amniotomia e/ou analgesia. Para a construção do partograma, o exame pélvico deve ser realizado a cada 2 horas na fase de dilatação inicial e com mais frequência quando necessário.

Monitoração e registro das condições fetais

Durante todo o trabalho de parto, as condições fetais são monitoradas periodicamente. Fetos em condições normais apresentam frequência cardíaca em torno de 140 batimentos por minuto (bpm). Alterações nessa frequência, taquicardia – > 160/bpm ou < 110/bpm – e bradicardia e arritmias com oscilações constantes sugerem sofrimento fetal.

Faz-se a ausculta da frequência cardíaca fetal com instrumento próprio, o estetoscópio de Pinard ou o sonar-Doppler. Recomenda-se realizar essa ausculta antes, durante e após as contrações. Geralmente, no pico máximo das contrações ocorre queda nos batimentos cardíacos, fato considerado fisiológico e que recebe a denominação de desaceleração precoce (DIP tipo I) (Figura 5.3).

Quando essa queda é tardia, acentuada e não retorna de imediato aos valores anteriores, considera-se como patogênico e sinal de possível sofrimento fetal, caracterizando a chamada desaceleração tardia (DIP tipo II) (Figura 5.3). A comprovação real dessas alterações exige o emprego de instrumento próprio, o cardiotocógrafo, que mostra graficamente essas alterações. A frequência com que se fazem a monitoração e o registro da frequência cardíaca varia com a fase do parto e com sua evolução. Até a metade do trabalho de parto (dilatação de 5cm), quando sua evolução é normal, recomenda-se a ausculta a cada 30 minutos. Na segunda metade, esse intervalo vai regredindo progressivamente para 15, 10 e 5 minutos.

Outro recurso clínico para monitoração das condições fetais consiste na observação da cor do líquido amniótico, quando este se exterioriza pelos genitais da parturiente. Normalmente, sua cor é clara e esbranquiçada. A eliminação de líquido esverdeado, na apresentação cefálica, significa presença de mecônio, o que pode sugerir sofrimento fetal.

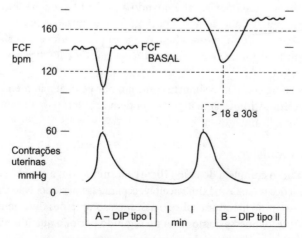

Figura 5.3 Desacelerações intraparto (DIP).

O sofrimento fetal intraparto (sofrimento agudo) decorre de causas conhecidas: hiperatividade uterina (hipersistolia e taquissistolia); deslocamento de placenta intraparto; problemas com o cordão umbilical (prolapso, circular, nó); e rotura uterina ou hipotensão materna. O sofrimento crônico precede o parto e relaciona-se com doenças maternas, fetais ou insuficência placentária.

Monitoração das condições maternas

O trabalho de parto representa sempre muitos esforços físicos e emocionais para a parturiente. Daí a necessidade de monitoração das condições maternas durante todo o seu transcurso. Essa monitoração é ainda mais importante nas parturientes com doenças prévias, como intercorrências gestacionais ou em uso de medicamentos intraparto, como ocitócicos, tocolíticos, sedativos, analgésicos e anticonvulsivantes. As alterações nas condições maternas frequentemente repercutem nas condições fetais.

Controvérsias na condução do primeiro período do parto

No parto hospitalar, mesmo o de evolução normal, algumas medidas podem ser adotadas de modo a diminuir sua duração e, também, reduzir as dores decorrentes das contrações uterinas. Essas medidas são discutíveis. São as seguintes:

Amniotomia

Questiona-se qual seria o momento ideal para a amniotomia em partos de evolução normal: muito precoce, em torno de 3cm; na metade do trabalho de parto, cerca de 5cm; ou, mais tarde, ao final do período de dilatação, com 8cm? Existem boas evidências de que a amniotomia precoce reduz a duração do parto, em média de 60 a 120 minutos, particularmente quando é feita após dilatação de 3 cm.[8] A metanálise que abordou o assunto salientou, ainda, redução na incidência de Apgar < 7 no quinto minuto no grupo da amniotomia (OR: 0,54 ; IC95%: 0,30 a 0,96), porém com aumento na incidência de cesárea (OR: 1,26 ; IC95%: 0,96 a 1,66).[9]

Em trabalhos de parto com evolução normal, preferimos realizar a amniotomia quando a dilatação cervical é de, aproximadamente, 5 cm. Nesse momento, geralmente as contrações aumentam e a parturiente solicita algum tipo de analgesia.

Analgesia

A metanálise dos estudos mais recentes conclui que analgesia com a peridural foi mais efetiva em reduzir a dor do que outros métodos e não se acompanhou de aumento nos índices de cesariana (RR: 1,07 ; IC95%: 0,93 a 1,23), embora tenha sido associada a alto número de partos com instrumentos (RR: 1,38 ; IC95%: 1,24 a 1,53).[9]

O momento ideal da analgesia peridural é quando a paciente a solicita, independentemente da dilatação do colo uterino. Em estudo com 750 pacientes randomizadas para receber analgesia com dilatação ≤ 4cm ou > 4cm, o grupo que recebeu analgesia precoce teve o período de dilatação diminuído, em média, em 80 minutos, sem aumento nas taxas de complicação ou na incidência de cesariana.[10]

Métodos não farmacológicos, como suporte contínuo por pessoal não médico (doulas), imersão em água, acupuntura, eletroestimulação e hipnose, podem ser úteis para diminuir a sensação dolorosa e a necessidade de medicamentos.[3,11]

Segundo período: expulsivo

Começa com a dilatação completa do colo (10cm) e termina com a expulsão total do feto. Questionam-se quais as durações média e máxima aceitáveis para esse período. Não existe consenso a esse respeito. O que se registram na literatura sobre o assunto são opiniões divergentes, às vezes contraditórias. Tradicionalmente, define-se como falha no segundo período quando não ocorre a expulsão espontânea no prazo de 1 hora.[13]

Assistência ao Parto

O uso do partograma mostrou que a duração do segundo período não deve ser superior a 90 minutos na nulípara e a 60 minutos na multípara.[14] A duração média do segundo estágio do parto é de 50 minutos nas nulíparas e de 20 minutos nas multíparas.[15]

Contraditoriamente, Menticoglon e cols.[16] afirmam que não houve relação significativa entre a duração do segundo período e os índices baixos de Apgar no quinto minuto, de convulsões neonatais e de admissão em unidades de terapia intensiva. Inexistem evidências científicas demonstrando qual a duração média máxima e ideal para o período expulsivo.

A duração do período expulsivo está diretamente relacionada com os seguintes fatores:

- Padrão das contrações uterinas.
- Participação da parturiente.
- Resistência dos órgãos genitais.

O parto será tanto mais rápido quanto mais eficientes forem as contrações. Considera-se padrão adequado de contrações no período expulsivo: 5 a 6/10'/50" a 60". A distocia de contração no período expulsivo impõe correção imediata. Entre nós, é muito comum proceder-se à expressão do fundo uterino visando promover o desprendimento fetal. Trata-se de manobra deselegante, perigosa e não recomendável. A solução obstétrica para a distocia de contração no período expulsivo é a extração fetal com o auxílio do fórceps, quando existem condições para a sua aplicação.

O esforço da parturiente – o puxo – no período expulsivo é outro fator relevante na sua duração. Quanto mais esforço, mais coordenado e mais curto é o período expulsivo. Quando a paciente não participa porque está emocionalmente despreparada, exausta pelo trabalho de parto prolongado ou não percebe as contrações devido à anestesia peridural, outra vez a solução é promover a expulsão fetal com o emprego de fórceps.

Quanto mais resistentes os músculos genitais, mais demorado o período expulsivo. Afasta-se a resistência desses órgãos recorrendo-se à episiotomia.

Controvérsias na condução do segundo período

Algumas das medidas habitualmente adotadas na condução do segundo período do parto são motivos de controvérsias e de questionamento: qual o verdadeiro papel dessas medidas nos resultados perinatais? Por meio de estudos estatísticos, tenta-se afastar algumas dessas dúvidas.

Posição da parturiente na mesa de parto

O que seria melhor, deitada, recostada, sentada ou na posição de cócoras? Não existe consenso; contudo, acreditamos que deva ser a mais confortável para a parturiente e, ao mesmo tempo, deve possibilitar ao obstetra realizar quaisquer manobras que se fizerem necessárias, como proteger o períneo e ajudar o desprendimento fetal.

A posição verticalizada foi associada a redução do intervalo do período expulsivo em, aproximadamente, 4 minutos, além da menor sensação de dor e da redução do número de parto operatórios. Entretanto, foi associada a maior sangramento no parto, com uma perda média de 500mL.[4]

Cuidados de assepsia e antissepsia

O período expulsivo representa um momento de risco de infecção e, portanto, o parto deve ser realizado em ambiente adequado e com os habituais cuidados de assepsia e antissepsia. Existem os que discordam disso, apesar de a maioria ainda acreditar nos riscos de infecção. Julgamos necessária a proteção da parturiente e do próprio recém-nascido: preparo adequado da equipe obstétrica, higiene rigorosa dos genitais da parturiente e colocação de campos cirúrgicos para proteger seu abdome, seus membros inferiores e seus genitais. Essa medida, além de reduzir os riscos de infecção, evita que a parturiente permaneça inteiramente despida diante de pessoas desconhecidas, situação bastante constrangedora.

Cateterismo vesical

No período expulsivo, a bexiga deve estar vazia. Nem sempre a parturiente consegue esvaziá-la espontaneamente. Nessas circunstâncias, recomenda-se o cateterismo vesical. Realizado com os cuidados devidos, certamente seus benefícios superam seus inconvenientes.

Atuação do obstetra

Convém que a atenção do obstetra seja simplesmente passiva, assistindo à expulsão fetal ou ativa, de modo a reduzir a duração do período expulsivo? Em alguns centros obstétricos, o período expulsivo é acompanhado por obstetras que apenas o assistem. Continuamos acreditando na participação ativa do obstetra na condução do período expulsivo.

Episiotomia

Na condução ativa, compete ao obstetra decidir pela realização ou não da episiotomia. Entre as décadas de 1950 e 1980, a episiotomia era realizada quase que rotineiramente. Nas duas últimas décadas, porém, voltou-se a questionar a utilidade dessa intervenção obstétrica.

Alguns autores acreditam que não existem evidências de que a episiotomia de rotina reduza os riscos de traumatismo perineal grave, melhore a cicatrização perineal, previna traumatismos fetais e diminua o risco de incontinência urinária.[19] Esse grupo prega que o uso da episiotomia de rotina deve ser abandonado e que não se justificam índices superiores a 30%.[20]

Nos estudos mais recentes sobre o assunto, observa-se tendência de se realizar apenas a chamada episiotomia seletiva – quando se julga que a rotura perineal é iminente, ou seja, tarde demais para que possa exercer seu efeito protetor sobre o estiramento da musculatura perineal. No entanto nem todos comungam dessa opinião. Um grande estudo observacional realizado na Holanda com 284.783 gestantes mostrou que a episiotomia mediolateral protege contra a ocorrência de roturas perineais do terceiro grau (OR: 0,21; IC95%: 0,20 a 0,25). Isso sugere que este seria o primeiro recurso para evitar a incontinência fetal.[21]

Com base apenas em observações clínicas por cerca de 50 anos, sem evidências científicas, defendemos a realização da episiotomia na maioria dos partos transpélvicos. Não se questiona que, quanto mais ampla for a região vulvovaginal, mais curto e mais fácil será o período expulsivo e menores os riscos de traumatismos fetais e de lacerações nos genitais da parturiente. Dessa maneira, a episiotomia e, posteriormente, a episiorrafia necessitam ser corretamente realizadas, e no momento oportuno. Assim procedendo, não apenas protege o feto, mas também contribui para manter a integridade anatômica e funcional dos genitais femininos, reduzindo em médio e longo prazos a incidência de flacidez vaginal, cistocele, retocele e prolapso.

Existem vários tipos de episiotomia, porém a mais utilizada atualmente é a mediolateral-direita (Figura 5.4).

Questiona-se qual a melhor. A episiotomia mediana apresenta algumas vantagens sobre a mediolateral:

- É mais anatômica: não secciona músculos, apenas os separa na sua interseção.
- É mais fisiológica: amplia a região vulvovaginal exatamente no ponto onde ocorre a deflexão do polo cefálico e por onde passam os maiores diâmetros fetais.
- É mais fácil de ser realizada, como também de ser suturada.
- Apresenta melhores resultados: provoca menos dor no pós-parto e possibilita deambulação mais precoce e melhores resultados estéticos, não deixando cicatrizes na região perineal.

A episiotomia mediana apresenta um inconveniente: é alto o risco de se prolongar e atingir o ânus e até mesmo o reto. Devido a esse risco, convém selecionar as parturientes nas quais se pode fazer a episiotomia mediana. Deve-se também proteger o períneo e, principalmente, saber suturar o ânus e

Assistência ao Parto

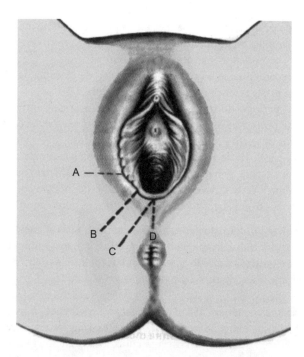

Figura 5.4 Tipos de episiotomia. **(A)** Transversal. **(B)** Lateral. **(C)** Mediolateral. **(D)** Mediana.

o reto, se isso se fizer necessário. Pouco ensinada e aprendida, a episiotomia mediana é, consequentemente, pouco realizada.

A episiotomia mediolateral tem como vantagem o baixo risco de lesão esfincteriana, por direcionar a incisão para longe do ânus. Deve ser utilizada naquelas pacientes com o períneo curto ou quando o obstetra não apresenta experiência suficiente para realizar a episiotomia mediana com segurança.

Anestesia

Principalmente nos partos em que se faz a episiotomia, a anestesia da região é obrigatória. Nas parturientes submetidas à analgesia de condução, quase sempre a anestesia local é dispensável. A anestesia escolhida para a episiotomia e a episiorrafia pode ser a local ou a locorregional. Esta última parece ser uma boa opção, pois produz melhores resultados. Sua técnica é simples. Além de infiltração da região que se vai seccionar, infiltra-se também a região por onde passam os nervos pudendos, dos dois lados das espinhas ciáticas.

Fórceps

Quando necessário, convém empregar fórceps baixo, fórceps de alívio, visando reduzir a duração do período expulsivo.

Terceiro período: dequitação

O período de dequitação, também denominado período de secundamento ou período placentário, começa após o desprendimento total do feto e termina com a saída completa da placenta. Cientificamente, comprovou-se que duas a três contrações são suficientes para que a placenta se descole de sua inserção no endométrio. Como após a expulsão fetal as contrações uterinas continuam com as mesmas intensidade e duração, conclui-se que no prazo máximo de 30 minutos, em condições normais, acontece o desprendimento da placenta. Nem sempre ela se exterioriza espontaneamente, devido à posição adotada pela parturiente na mesa; compete ao obstetra ajudar. Não se deve tracionar o cordão para auxiliar o desprendimento da placenta; além do risco de rompê-lo, pode ocorrer a inversão aguda do útero, complicação extremamente grave.

Após a dequitação, recomenda-se o exame macroscópico da placenta de modo a certificar-se de sua saída completa ou se existe retenção de cotilédones (Figura 5.5).

Também no terceiro período do parto pode ocorrer distocia de contração. As contrações são ineficientes, incapazes de promover o desprendimento e a expulsão da placenta. Isso acontece, principalmente, nos trabalhos de parto prolongados e malconduzidos.

A outra distocia do período de dequitação consiste na inserção anômala da placenta. O trofoblasto, ao se fixar na cavidade uterina, penetra profundamente no endométrio ou o ultrapassa, atingindo o miométrio ou até mesmo a serosa, determinando o quadro conhecido como placentário. Conforme o grau de penetração do trofoblasto, acontecem três tipos de acretismo (Figura 5.6):

- **Placenta acreta simples**: o trofoblasto penetra profundamente no endométrio, mas não o ultrapassa.
- **Placenta increta**: o trofoblasto ultrapassa o endométrio e atinge o miométrio.
- **Placenta percreta**: é o grau máximo do acretismo. O trofoblasto penetra profundamente no miométrio, podendo alcançar a camada serosa do útero.

Suspeita-se dessa distocia quando não há dequitação espontânea. Confirma-se o diagnóstico quando não se tem sucesso na extração manual da placenta. Na placenta acreta simples, a extração manual, complementada com a curetagem uterina cuidadosa, soluciona essa distocia. A involução normal do útero, a ausência de sangramento e a observação de todo o material removido possibilitam concluir pela retirada total da placenta. Se as perdas sanguíneas persistem e a involução uterina

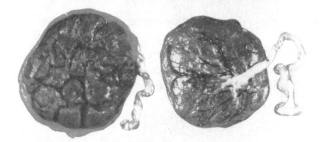

Figura 5.5 Inspeção da placenta.

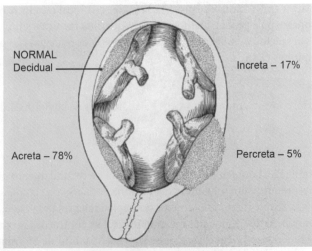

Figura 5.6 Tipos de acretismo placentário.

Assistência ao Parto

não acontece da maneira esperada, suspeita-se de que não houve a remoção total do tecido placentário. Repete-se a curetagem e, se ainda assim o quadro hemorrágico persiste, fazem-se laparotomia e histerotomia corporal. Com o útero aberto, se for realmente placenta acreta simples, consegue-se completar a remoção da placenta, sem necessidade de retirar o útero. Na placenta acreta simples, após o esvaziamento completo do útero, recomenda-se a colocação de dispositivo intrauterino (DIU) para evitar a formação de aderências na cavidade uterina, pois há destruição acentuada do endométrio. O DIU deve ser mantido no útero até o retorno das menstruações.

Nas variedades increta e percreta, as tentativas de extração manual falham. Corrige-se essa distocia com a histerectomia. O tipo vai depender da localização da placenta na cavidade uterina. Pode ser fúndica ou supraístmica.

Revisão do canal de parto

Após a dequitação e antes de se realizar a episiorrafia, é indispensável a revisão do canal de parto. Mesmo em partos absolutamente normais, são comuns as lacerações no colo ou nas paredes vaginais e a retenção, na cavidade uterina, de fragmentos de membrana ou de cotilédones placentários. Esses problemas responsabilizam-se por hemorragias no pós-parto ou pela permanência de lóquios sanguíneos em maior quantidade e por mais tempo do que o considerado normal.

A revisão do canal de parto exige auxiliar que, com duas valvas, expõe a cavidade vaginal. Com uma pinça atraumática longa, traciona-se o lábio anterior do colo e, com outra, introduzida na cavidade uterina, remove-se o conteúdo anormal. Posteriormente, com uma pinça no lábio anterior e outra no posterior, investiga-se a existência de lacerações no colo, que deverão ser suturadas. Isto não apenas previne o sangramento, mas favorece também a regeneração total do colo.

A seguir, faz-se a revisão da cavidade vaginal, promovendo-se também a sutura de qualquer laceração encontrada. Finalmente, nas pacientes submetidas à episiotomia, faz-se a episiorrafia. Reconstituem-se primeiro os músculos e a mucosa vaginal, com sutura contínua, até o introito vulvovaginal. Em seguida, aproximam-se os músculos perineais com pontos separados e, por fim, reconstituem-se subcutâneo e a pele com pontos simples ou com sutura intradérmica.

Conduta ativa do terceiro período

Visando diminuir a incidência de atonia uterina e hemorragia pós-parto, foi criada a conduta ativa do terceiro período, que consiste em:

- **Clampagem precoce do cordão (entre 30 e 60 segundos):** se o RN estiver em boas condições, não necessitando de ressuscitação imediata pelo neonatologista.
- **Tração controlada do cordão umbilical:** com cuidado para não levar à inversão uterina.
- **Aplicação de 10U de ocitocina IM:** após a saída do feto.

A adoção da conduta ativa do terceiro período do parto levou à diminuição da perda sanguínea materna, da incidência de hemorragia pós-parto (RR: 0,38; IC95%: 0,32 a 0,46) e da incidência de terceiro período prolongado. Como efeitos colaterais, essa conduta apresenta alta incidência de náuseas e vômitos.[23]

Quarto período (observação)

Terminado o parto, deve-se manter a parturiente sob observação durante algum tempo, a qual varia na dependência ou não de problemas na gravidez e no parto. Nessa fase, o que preocupa são o sangramento genital, a involução imediata do útero e o estado geral da parturiente.

Medicamentos pós-parto

Nas pacientes submetidas à episiotomia e à episiorrafia, recomendam-se os antiálgicos de acordo com a necessidade. Não se justifica o emprego de ocitocina para ajudar na involução uterina, a não ser em casos especiais: hipotonia por hiperdistensão uterina, comum na gestação gemelar e no polidrâmnio. A antibioticoterapia preventiva é discutível. É recomendada nos trabalhos de parto, quando não há antissepsia adequada, e no parto operatório.

PARTO VAGINAL APÓS CESÁREA PRÉVIA

Desde o fim da década de 1950 questiona-se o aforismo de Craigin:[22] "uma vez cesárea, sempre cesárea." Dados estatísticos demonstram que, em casos bem selecionados, a prova de parto após a cesárea anterior é segura e mais econômica.[26]

Em revisão de 10 anos e em mais de 12.000 partos, inclusive em mulheres com mais de uma cesariana, o índice de sucesso com a prova de parto foi de 82%.[24] O índice de sucesso é alto, porém, questiona-se o risco de rotura uterina com a prova de parto. O parto após cesariana apresenta 75% de sucesso e risco de rotura uterina inferior a 1%.[26] Apesar de o risco médio de rotura ser de 1%, Lieberman relatou que existe variação considerável nesse risco: é mais alto com mais de uma cicatriz, na indução do parto, no pequeno intervalo entre os partos e com história de febre na cesárea anterior.[28]

Huang e cols.[29] não encontraram diferenças no risco de rotura uterina em gestações com intervalos inferiores a 19 meses, quando comparados com intervalos mais longos. O índice de sucesso com a prova de parto é alto e o risco de rotura uterina é baixo, mesmo com intervalos bem curtos entre os partos.

Dicle e cols.[30] utilizaram a ressonância nuclear magnética para acompanhar a cicatrização do útero após cesariana. Estudando 17 mulheres, observaram o desaparecimento do sinal de incisão dentro dos primeiros 3 meses. Palerme e Friedman[31] relatam incidência de rotura uterina de 2,2% na incisão clássica, de 1,3% na vertical cervicocorporal e de 0,07% na segmentar transversal.

A contraindicação para a prova de parto em parturiente com cesárea prévia consiste na impossibilidade de se realizar cesariana de emergência.[32] A tendência atual é a de realizar a prova de parto após cesárea prévia apenas em pacientes bem selecionadas, com possibilidade de monitoração clínica de todo o trabalho de parto e de se fazer cesariana de imediato, se isso se fizer necessário.

Referências

1. Prevention or early-onset group B streptococcal disease in newborns. ACOG Committee Opinion Nº 279. American College of Obstetricians and Gynecologists. Obstet Gynecol 2002; 100:1405-12.
2. Hannah EM, Hannah WJ, Hewson SA, Hodnett ED, Saigal S, Willan AR. Planned caesarean section versus planned vaginal birth for breech presentation at term: a randomised multicentre trial. Lancet 2000; 356:1375-83.
3. Kotaska A et al. Vaginal delivery of breech presentation. International Journal of Gynecology and Obstetrics 2009; 107:169-76.
4. Berghella V, Baxter JK, Chauhan SP. Evidence-based labor and delivery management. American Journal of Obstetrics & Gynecology, November 2008, 199:445-54.
5. Reveiz L, Gaitán HG, Cuervo LG. Enemas during labour. Cochrane Database of Systematic Reviews. Cochrane Database Syst Rev. 2007;(4):CD000330.
6. Berghella V, Baxter JK, Chauhan SP. Evidence-based labor and delivery management. Am J Obstet Gynecol 2008; 199:445-54.
7. Basevi V, Lavender T. Routine perineal shaving on admission in labour. Cochrane Database Syst Rev. 2001;(1):CD001236.
8. Brasil. Ministério da Saúde. Parto, aborto e puerpério. Assistência humanizada à mulher. Brasília: Ministério da Saúde, 2001.
9. O'Driscoll K, Foley M, MacDonald A. Active management of labor as an alternative to cesarean section. Obstet Gynecol 1984; 63:486-90.
10. Shyken JM, Petrie RH. Oxytocin to induce labor. Clin Obstet Gynecol. 1995; 38:232-45.
11. Fraser WD, Turcot L, Krauss I, Brisson-Carrol G. Amniotomy for shortening spontaneous labour. Cochrane Database of Systematic Reviews. Cochrane Database Syst Rev 2000;(2):CD000015. Review.
12. Anim-Somuah M, Smyth R, Howell C. Epidural versus non-epidural or no analgesia in labour. Cochrane Database Syst Rev 2005 Oct 19;(4):CD000331.
13. Wong CA, Scavone BM, Peaceman AM, et al. The risk of cesarean delivery with neuraxial analgesia given early versus late in labor. N Engl J Med 2005; 352:655-65.
14. Seitchik J, Amico J, Robinson AG, Castilo M. Oxytocin argumentation of dysfunctional labor: IV. Oxytocin pharmacokinetics. Am J Obstet Gynecol 1984; 150:225-8.
15. Albers LL. The evidence for physiologic management of the active phase of the first stage of labor. J Midwifery Womens Health 2007; 52:207-15.

16. Murphy DS. Failure of progress in second stage of labor. Curr Opin Obstet Gynecol 2001; 13:557-61.
17. Fraser WD, Sokol R. Amniotomy and maternal position in labor. Clin Obstet Gynecol 1992; 35:535-45.
18. O'Driscol K, Meagher D, Boyland P. Management of labor. 3. ed. St Louis: Mosby, 1991.
19. Menticoglon SM, Manning F, Harman C, Morrison I. Perinatal outcome in relation to second-stage duration. Am J Obstet Gynecol 1995; 173:906-12.
20. Sleep J, Roberts J, Chalmers I. The second stage of labor. In: Keirse MJNC, Chalmers I, editors. A guide to effective care in pregnancy and childbirth. Oxford: Oxford University Press, 1989.
21. Lede RL, Belizan JM, Carroli G. Is routing use of episiotomy justified? Am J Obstet Gynecol 1996; 174:1399-402.
22. De Leeuw JW, Struijk DC, Vierhout MG, Wallenburg HCS. Risk factors for third degree perineal ruptures during delivery. Br J Obstet Gynecol 2001; 108:383-7.
23. Prendiville WJP, Elbourne D, McDonald SJ. Active versus expectant management in the third stage of labour. Cochrane Database Syst Rev 2009 Jul 8;(3):CD000007.
24. Cragin EB. Conservatism in obstetrics. NY Med J. 1916; 104:1-3.
25. Scott JR. Avoiding labor problems during vaginal birth after cesarean delivery. Clin Obstet Gynecol. 1997; 40:533-41.
26. Miller DA, Dias FG, Paul RH. Vaginal birth after cesarean-tem year experience. Obstet Gynecol 1994; 84:255-8.
27. Flam B, Goings JR, Liu Y, Wolde-Tsadik G. Elective repeat cesarean delivery versus trial of labor: a prospective multicenter study. Obstet Gynecol 1994; 83:927-32.
28. Lieberman G. Risk factors for uterine rupture during trial of labor after cesarean. Clin Obstet Gynceol. 2001; 108:383-7.
29. Huang W, Nakashima P, Rumney P. Interdelivery internal, and success of VBAC. Obstet Gynecol 2002; 99:41-4.
30. Dicle O, Kucukler C, Pinar T, Erata Y. Magnetic ressonance imaging evaluation of incision healing cesarean sections. Eur J Radiol. 1997; 7:31-4.
31. Palerme GR, Friedman EA. Rupture of the gravid uterus in the third trimester. Am J Obstet Gynecol. 1966; 15:571-6.
32. ACOG. Committee on Practice Bulletins. Vaginal birth after previous cesarean delivery. ACOG practice bulletin number 5, July 1999. Int J Gynaecol Obstet 1999; 66(2):197-204.

6

Uso de Fármacos no Ciclo Gravídico-Puerperal

Sandra Cristina Armond

INTRODUÇÃO

Durante o período gestacional, muitas vezes o médico se depara com a necessidade de prescrever algum fármaco pela primeira vez ou manter uma prescrição com o intuito de tratar uma complicação e/ou comorbidade materna ou, ainda, uma determinada condição fetal intraútero. No primeiro caso, uma vez que haja permeabilidade placentária à droga, níveis maiores ou menores entrarão inadvertidamente na circulação fetal e poderão promover dano importante, algum dano ou nenhum dano. No segundo caso, com vistas à terapêutica fetal, poderia causar danos ao organismo materno. Um exemplo comum do segundo modelo terapêutico é o uso de corticosteroides para a indução da maturidade pulmonar fetal.

Além das drogas lícitas, o uso da categoria ilícita tornou-se extremamente comum e disseminado em nosso meio. Conduzir o pré-natal da usuária de *crack*, por exemplo, tornou-se desafiador e, infelizmente, rotineiro.

A incidência de malformações maiores fica em torno de 1% a 3% na população mundial. Desse percentual, apenas cerca de 10% têm etiologia relacionada com o uso de medicações durante a gravidez. Apesar da contribuição relativamente pequena do uso de drogas no universo das malformações, após o advento da talidomida incorporou-se a seguinte regra: "toda droga tem o potencial teratogênico de se tornar 'uma nova talidomida' até que se prove o contrário."[1]

Nos EUA, aproximadamente 3% das crianças nascem com malformações maiores. Até os 5 anos de vida cerca de 6% apresentam alguma malformação e, até os 18 anos, cerca de 8% a 10% mostram alguma alteração funcional ou do desenvolvimento. A maioria dos defeitos (aproximadamente 65%) é de origem desconhecida.[1,2]

De maneira geral, estabelecer a relação fidedigna e comprovada entre o uso de determinado agente e a lesão por ele provocada é tarefa árdua e transcende ao funcionamento do organismo em si, suscitando questões até mesmo de ordem ético-sociojurídica.

TERATOGÊNESE

Teratógeno é todo agente, seja ele químico, ambiental, físico ou microbiológico, capaz de promover alteração anatômica ou funcional durante o desenvolvimento embrionário e/ou fetal. Os mecanismos pelos quais os vários teratógenos comumente atuam se baseiam na morte celular, na alteração do crescimento tecidual ou no desvio regular da diferenciação celular.[3] Tendo em vista esses vários caminhos fisiopatológicos, os efeitos dos teratógenos podem ser múltiplos. Conforme os mecanismos em que atuam, determinam um padrão fenotípico correlacionado. Exemplo disso é a exposição fetal à hidantoína. Esta pode causar uma combinação de bloqueio do crescimento de determinados tecidos e/ou atraso do desenvolvimento, expressando-se na forma de anormalidades craniofaciais, hipoplasia das falanges distais etc. Da mesma maneira, esses achados podem ser iguais aos encontrados na teratogênese causada pelos agentes que atuam de modo similar à hidantoína, ou seja, na depleção de ácido fólico, como a carbamazepina, ou até mesmo similares às alterações fetais descritas no alcoolismo. Estabelece-se, assim, determinado padrão que, se não auxilia o indivíduo acometido, pelo menos norteia o médico na prescrição de fármacos e/ou abstinência de substâncias durante o período gestacional. Ou seja, isso fará com que o médico, se puder, não decida por uma droga que apresente mecanismo de ação semelhante a outra de referência que sabidamente tem potencial teratogênico.

De qualquer forma, o potencial teratogênico de determinada droga só poderá ser efetivamente exercido quando houver a possibilidade de troca materno-fetal, e isso ocorrerá após a quinta semana de amenorreia ou após a terceira semana de vida embrionária. O período embrionário que vai da terceira à sétima semana (morfogênese) é o mais crítico para a maioria das drogas, enquanto o período que vai da 6ª à 12ª semana (organogênese) é o principal determinante para o efeito teratogênico de outras drogas.[3]

As drogas ou medicamentos fortemente suspeitos ou comprovadamente teratogênicos estão listados na Tabela 6.1. Um dado importante sobre o efeito teratogênico de determinada droga sobre o organismo humano é que não ocorrerá alteração estrutural se não for administrada na fase de maior vulnerabilidade (morfogênese/organogênese).[3]

Para a liberação em humanos, as drogas são testadas em animais, mas nem sempre existe uma relação direta entre os efeitos nesses diferentes organismos. Nos estudos experimentais, as doses quase sempre são maiores que os níveis que potencialmente alcançariam na corrente sanguínea fetal. A avaliação mais adequada de um teratógeno humano poderia ser bem estabelecida por meio de estudos epidemiológicos. Contudo, possíveis entraves éticos limitam esses estudos. Assim, provavelmente, o rol de agentes listados na Tabela 6.1 aumentará com o surgimento de mais informações e, invariavelmente, estas serão acrescentadas na forma de relatos de casos ou série de casos.[3,4]

Tabela 6.1 Drogas ou substâncias suspeitas ou comprovadamente associadas à teratogênese humana.

Ácido valproico	Etretinato
Álcool	Fenitoína
Aminopterina	Inibidores da ECA
Androgênios	Iodo radioativo
Bussulfano	Isotretinoína
Carbamazepina	Lítio
Ciclofosfamida	Metotrexato
Clorobifenila	Metimazol
Cumarínicos	Penicilamina
Danazol	Tetraciclina
Dietilestilbestrol	Trimetadiona

ECA: enzima conversora de angiotensina.

Uso de Fármacos no Ciclo Gravídico-Puerperal

CLASSIFICAÇÃO DE MEDICAMENTOS E DROGAS SEGUNDO O FDA (*FOOD AND DRUG ADMINISTRATION*)

Independentemente das críticas feitas à classificação estabelecida pelo FDA e vigente desde 1979, esta oferece alguma orientação terapêutica ao considerar os riscos e benefícios maternos e fetais para o uso de drogas durante a gravidez (Tabela 6.2).[4]

Medicamentos teratogênicos

Talidomida

A talidomida é o fármaco mais estudado em virtude de seu efeito teratogênico específico em fetos humanos. É o melhor exemplo de que o estudo experimental em animais não protege o ser humano do potencial adverso de uma droga – neste caso, o efeito da droga é espécie-específico. A talidomida é extremamente embriotóxica e está relacionada com defeitos nos membros bilateralmente. Com acometimento simétrico ou não, está relacionada com alterações de face (olhos e orelhas), cardiopatias, anomalias renais, atresia anal, defeitos de tubo neural e anomalias torácicas. O uso dessa medicação foi tão catastrófico e disseminado que, vez ou outra, surge um portador de embriopatia por talidomida e a síndrome é reconhecida facilmente pela fácies típica demonstrada.[3-5]

Isotretinoína e etretinato

A isotretinoína e o etretinato são congêneres da vitamina A utilizados para o tratamento da acne e da psoríase. São proscritos durante a gravidez e relacionados com uma série de alterações fetais. A isotretinoína induz alterações do sistema nervoso central e faciais, como hidrocefalia, microcefalia, micrognatia, microtia, paralisia do nervo facial e fenda palatina. Associa-se a defeitos cardiovasculares graves, como tetralogia de Fallot e hipoplasia do arco aórtico, entre outros. A rigor, a paciente deve esperar 3 meses após o término de uso para tentar engravidar. O etretinato também é um potente teratógeno; contudo, tem meia-vida muito mais longa que a isotretinoína. Assim, a gravidez só está liberada 2 anos após a utilização.[3-6]

Drogas citotóxicas

As drogas citotóxicas são geralmente proscritas na gravidez, pois atuam impedindo o crescimento e a replicação celular. Algumas delas estão categorizadas como X pelo FDA. Contudo, muitas estão nas categorias C e D e, pesando-se risco e benefício, são liberadas em situações especiais para uso durante a gravidez. As drogas citotóxicas estão relacionadas com anomalias cranianas, defeitos de fechamento do tubo neural e fendas medianas.[6]

Drogas psicoativas

Benzodiazepínicos

Os benzodiazepínicos, sobretudo o diazepam, o clordiazepóxido e o nitrazepam, foram relacionados com maior incidência de fenda labial associada ou não a fenda palatina quando usados no primei-

Tabela 6.2 Categorias estabelecidas pelo FDA para o uso de drogas.

CATEGORIA A – Estudos controlados em seres humanos não demonstram riscos fetais

CATEGORIA B – Estudos em animais indicam que não há riscos fetais, mas não foram realizados estudos em seres humanos, ou foram demonstrados efeitos adversos em animais, mas não em estudos controlados realizados em seres humanos

CATEGORIA C – Não há estudos adequados, em animais ou seres humanos, ou há efeitos fetais adversos em estudos em animais, mas não há dados disponíveis em seres humanos.

CATEGORIA D – Há evidência de risco fetal, mas se acredita que os benefícios superem esses riscos

CATEGORIA X – Riscos fetais comprovados claramente superam benefícios

ro trimestre. No entanto, estudos posteriores não mostraram aumento da incidência desses defeitos em comparação com as não usuárias. Sabe-se que seu uso em altas doses e por período prolongado deve ser evitado durante a gravidez. Há associação do uso desses tranquilizantes a letargia/sedação e hiperbilirrubinemia perinatal, sobretudo com o uso estendido até o terceiro trimestre.[3]

Fenotiazinas

As fenotiazinas, como acetilpromazina, trimeprazina, clorpromazina, metoprimetazina, metoxipromazina e oxapromazina, usadas como antipsicóticos, parecem não ter efeito teratogênico em humanos.[3]

Antidepressivos tricíclicos

Os mais usados estão expostos na Tabela 6.3 e estão particularmente associados às malformações de membros quando utilizados no primeiro trimestre. Contudo, não são teratógenos potentes. Também podem estar associados à hipotensão ortostática e à diminuição do fluxo uteroplacentário de forma episódica. Estão também relacionados com a exacerbação dos sintomas já presentes na gravidez, como constipação intestinal e hipersonia. Têm boa indicação em transtornos do sono associados à depressão e, caso se opte por seu uso, fármacos como a desipramina ou a nortriptilina apresentam menor incidência de efeitos colaterais.[3]

Sais de lítio

O carbonato de lítio é tradicionalmente associado a maior incidência de anomalias cardíacas graves ou malformações de grandes vasos, quando utilizado no primeiro trimestre. A anomalia de Ebstein é a mais propagada. Aparentemente, o risco dessa anomalia aumenta um pouco com seu uso, mas nem de perto o risco aumentaria para 500 vezes em usuárias de lítio com relação às não usuárias,

Tabela 6.3 Classificação de alguns agentes de ação psiquiátrica.

Droga	FDA	Droga	FDA
Antidepressivos tricíclicos		**Antipsicóticos**	
Amitriptilina	D	Clorpromazina	C
Clomipramina	D	Tioridazina	C
Imipramina	D	Clozapina	B
Nortriptilina	D	Mesoridazina	C
Inibidores seletivos da recaptação de serotonina		Loxapina	C
Fluoxetina		Molindona	C
Sertralina	B	Perfenazina	C
Paroxetina	B	Tiotixena	C
Citalopram	B	Trifluperazina	C
Outros	C	Haloperidol	C
Bupropiona		Flufenazina	C
Trazodona	B	**Benzodiazepínicos**	
	C	Alprazolam	D
		Clonazepam	C
		Lorazepam	C
		Diazepam	D
		Clordiazepóxido	D
		Oxazepam	C

como descrito nos primeiros registros que suscitaram a associação. Na verdade, as usuárias de lítio têm transtornos psiquiátricos afetivos de intensidade moderada a grave, e talvez o maior risco gestacional não esteja no potencial teratogênico do lítio, e sim na gravidade da patologia que levou a indicação de o uso da substância.[3,4]

Inibidores seletivos da recaptação da serotonina (ISRS)

Os ISRS são antidepressivos e têm capacidade sedativa baixa e menor incidência de efeitos colaterais. Os mais experimentados na gravidez são a fluoxetina e a sertralina, ambos classificados na categoria B do FDA, e, aparentemente, não estão associados a malformações quando usados no primeiro trimestre de gestação. A fluoxetina apresenta-se com atividade mais puramente antidepressiva e é largamente utilizada na abordagem dos sintomas disfóricos da tensão pré-menstrual. Já a sertralina parece ter atividade ansiolítica intrínseca e mostrou-se um bom fármaco para o tratamento da síndrome do pânico. A paroxetina, a venlaflaxina e o citalopram são menos usados na gravidez e, portanto, sua manutenção durante a gravidez deve ser avaliada criteriosamente. Esses três medicamentos são indicados para a depressão com componente ansioso moderado, para a depressão sem prejuízo da libido e para a depressão associada à compulsão, respectivamente. De todos os ISRS citados, apenas a paroxetina mostrou maior incidência de cardiopatia fetal quando utilizada durante a gestação.[3]

Agentes usados no controle de patologias de origem hormonal

Antidiabéticos

Os antidiabéticos, tais como a gliburida (glibenclamida) e a metformina, vêm sido utilizados na gravidez de gestantes com sinais inequívocos de resistência insulínica e parecem estar associados ao melhor controle glicêmico. Quando complementados com a insulina, isso se mostra de mais fácil manejo. Aparentemente, a gliburida, uma sulfonilureia de segunda geração e pertencente à classe C do FDA, passa em mínima quantidade para o feto (< 4%), enquanto a metformina, uma biguanida pertencente à classe B do FDA, alcança níveis fetais bem mais altos (> 50%). Os que defendem o uso da gliburida durante a gravidez dizem que ela alcança níveis insuficientes na corrente sanguínea fetal para promover hipoglicemia relevante; já aqueles que são favoráveis ao uso da metformina defendem que, por agir somente na diminuição da absorção dos carboidratos na luz intestinal, não teria risco teórico para o feto. Contudo, a metformina e a gliburida não são aprovadas pelo FDA para uso em gestantes e as maiores autoridades (ADA – Associação Americana de Diabetes – e IFD – Federação Internacional de Diabetes) que estudam o diabetes ainda não indicam rotineiramente o uso. Os que são contrários ao uso dos antidiabéticos asseguram que, em decorrência dos efeitos adversos da hipoglicemia prolongada com o uso desses agentes, isso poderia favorecer desde dano cerebral fetal até o óbito intraútero. Na verdade, o fato é que não existem estudos epidemiológicos adequados para avaliar as crianças expostas por tempo suficiente, a fim de assegurar o uso desses fármacos durante a gestação.[3,8]

Adoçantes não calóricos

O aspartame e a sucralose são os únicos adoçantes aprovados pelo FDA para uso por gestantes. Assim, atuando pelo princípio do menor dano, não devem ser indicados outros adoçantes, tais como o ciclamato e a sacarina.[3]

Insulina

A insulina regular e seus análogos de ação ultrarrápida, insulinas lispro e aspart, podem ser usados na gravidez. A insulina NPH também é utilizada na gravidez, mas seus análogos, insulinas detemir e glargina, devem ser evitados, pois apresentam afinidade pelo receptor IGF-1 e têm maior incidência de macrossomia fetal. Também há alguma incidência aumentada de casos com retinopatia diabética materna. Nenhum tipo de insulina atravessa a barreira placentária (Tabela 6.4).[9]

Tabela 6.4 Tipos de insulina e classificação pelo FDA.

Insulina de ação rápida/ultrarrápida	FDA
Regular	B
Lispro	B
Aspart	B
Insulina de ação lenta	
NPH	B
Detemir	C
Glargina	C

Agentes antitireoidianos

Os agentes antitireoidianos podem resultar em hipotireoidismo fetal, devido à inibição da tireotrofina fetal, funcionante após 12 semanas de gestação. O antitireoidiano de escolha na gravidez é a propiltiouracila, e devem-se evitar o metimazol e o carbamizol. A levotiroxina, utilizada para o tratamento do hipotireoidismo, pertence à categoria A, sendo, portanto, inócua na gravidez. Contudo, seu não uso durante a gravidez, tanto na paciente com hipotireoidismo evidente quanto na paciente com hipotireoidismo subclínico, está relacionado com a deficiência do desenvolvimento neuropsicomotor em crianças acompanhadas até os 3 anos de idade.[3,5]

Substâncias com ação gonadal

Os hormônios sexuais, tais como o estrogênio sintético não esteroide dietilestilbestrol, os androgênios e as medicações com ação androgênica (p. ex., danazol), não devem ser prescritos durante a gravidez. O primeiro está relacionado com as anomalias mullerianas e os demais, com a virilização do feto de gênero feminino.[3,4]

Agentes cardiovasculares

Digoxina

A digoxina é o cardiotônico mais usado para a abordagem da insuficiência cardíaca em nosso meio. Atravessa amplamente a placenta, porém não parece estar relacionada com efeitos teratogênicos.[3]

Quinidina

A quinidina é um antiarrítmico largamente utilizado no tratamento das taquicardias supraventriculares e ventriculares. Pode ser usada pela mãe para tratamento fetal dessas mesmas taquiarritmias. Parece não apresentar efeitos adversos, mas carece de estudos epidemiológicos que a indiquem no primeiro trimestre.[3]

Amiodarona

A amiodarona é utilizada durante a gestação para o tratamento de taquiarritmias maternas ou fetais. Atravessa a barreira placentária e distribui-se em vários tecidos, principalmente no tecido adiposo, no fígado, nos pulmões e no cérebro. Sua meia-vida é longa, aproximadamente 100 dias, em virtude de seu depósito no tecido adiposo, e por isso pode alcançar o feto após longo período de uso ou após ter sido suspensa. Contém 37% de iodo e pode causar hipotireoidismo fetal congênito transitório. Somente ao final da gestação uma oferta maior de iodo pode causar hipotireoidismo fetal/neonatal, bócio, restrição do crescimento intrauterino e bradicardia fetal. O hipotireoidismo fetal causa alterações do desenvolvimento neuropsicomotor, pois os hormônios tireoidianos são essenciais para o desenvolvimento cerebral. Foram também descritos casos de hipotireoidismo fetal decorrentes da infusão de amiodarona diretamente na circulação fetal para o tratamento de taquiarritmias fetais.

Anormalidades neurológicas decorrentes de um efeito neurotóxico da própria amiodarona, independentemente do hipotireoidismo, foram descritas em poucas crianças expostas intraútero. O aleitamento não é aconselhado em usuárias de amiodarona.[10]

Betabloqueadores

Os betabloqueadores, sobretudo o propranolol, estão associados à restrição do crescimento intrauterino e à diminuição do peso da placenta, devido ao aumento da resistência vascular uteroplacentária proporcional ao tempo de exposição e à dose utilizada. Aumenta também o risco neonatal de hipoglicemia e letargia. Os betabloqueadores de ação seletiva, como o pindolol, têm menores efeitos sobre o feto.[3]

Bloqueadores dos canais de cálcio

Os bloqueadores dos canais de cálcio, verapamil e nifedipina, são utilizados na gravidez para controle da hipertensão arterial sistêmica (HAS) e na crise hipertensiva e também na terapêutica tocolítica. Neste último caso, aplica-se a nifedipina. Aparentemente, não há associação teratogênica em humanos, porém a nifedipina mostrou teratogênese quando usada em doses elevadas em ratos.[3,5]

Inibidores da enzima conversora de angiotensina (IECA) e agonistas dos receptores de angiotensina II (ARA II)

Os inibidores da enzima conversora de angiotensina (IECA) e os agonistas dos receptores de angiotensina II (ARA II) estão contraindicados na gravidez pelo risco de alterações fetais, como displasia tubular renal, insuficiência renal, oligoidrâmnios, hipoplasia pulmonar e hipoplasia óssea membranosa do crânio. De maneira geral, os IECA têm a capacidade de transpor a barreira placentária e exercem seu efeito adverso aparentemente por estabelecer uma hipoperfusão uteroplacentária, levando a isquemia renal. Também acarretam baixa atividade da enzima de conversão fetal e/ou bloqueio da ação periférica da angiotensina II. Os receptores da angiotensina II estão dispersos em vários tecidos fetais, e esta é importante no desenvolvimento embrionário de coração, cérebro e rins. Assim, esses fármacos são teratogênicos no primeiro e nos demais trimestres da gravidez e estão associados a risco três vezes maior de malformação importante (sobretudo cardíaca e do sistema nervoso central [SNC]). As mulheres hipertensas em idade fértil, controladas com IECA ou ARA II, devem ser esclarecidas acerca dos riscos fetais associados a esses fármacos, usar método contraceptivo eficaz e estar preparadas para a mudança periconcepcional do esquema hipotensor.[11]

Diuréticos

Os diuréticos podem ser usados na gravidez e não demonstraram associação à teratogênese, mesmo quando usados no primeiro trimestre. São prescritos no controle da HAS e na abordagem do edema pulmonar. O uso da hidroclorotiazida no terceiro trimestre mostrou maior incidência de plaquetopenia neonatal.[3]

Nitroprussiato de sódio

O nitroprussiato de sódio, teoricamente, pode resultar no acúmulo de cianeto no fígado fetal em virtude do metabolismo da droga. Não há estudos epidemiológicos que comprovem definitivamente o efeito adverso desse fármaco durante a gravidez.[3]

Anticoagulantes

Heparina

A heparina não fracionada e a heparina de baixo peso molecular (enoxaparina, dalteparina, nadroparina) são os anticoagulantes de escolha na gravidez, pois mesmo a molécula fracionada não pode ser transportada para o feto. A heparina está relacionada com osteoporose materna e reações imunomediadas que levam à plaquetopenia materna. Esses eventos adversos são bem mais frequentes com o uso da heparina não fracionada.[12]

Cumarínicos

Os cumarínicos (varfarina e dicumarol) têm peso molecular muito menor que a heparina e passam para o feto facilmente. A síndrome varfarínica acomete 15% a 25% dos fetos expostos no primeiro trimestre e mantém seus efeitos adversos no segundo e terceiro trimestres. A varfarina, quando utilizada entre a sexta e a 12ª semana, pode causar uma embriopatia específica (hipoplasia nasal e displasia *punctata* das epífises dos ossos longos e vértebras cervicais e lombares planas). A varfarina também está associada à hemorragia intracraniana fetal durante e logo após o parto e à elevada taxa de abortos espontâneos. Os efeitos adversos fetais estariam mais relacionados com a dose de varfarina utilizada, sendo muito mais frequente quando > 5mg/dia (Tabelas 6.5 e 6.6).[4,12]

Anti-inflamatórios e analgésicos

Ácido acetilsalicílico (AAS)

O AAS, em doses baixas, mostra-se relativamente seguro durante a gravidez. Muitas vezes, o obstetra o prescreve na dose de 80 a 100mg para situações compatíveis com um mau passado obstétrico, por exemplo, na síndrome antifosfolipídica associada a perdas gestacionais de repetição. Neste caso, a prescrição é feita tão logo a paciente apresente β-HCG positiva e esta é mantida até a 36ª semana de gravidez. Habitualmente, convém evitar o uso de doses altas de AAS, devido à alteração da função plaquetária materno-fetal e ao risco de hemorragia. Se possível, deve-se evitar o uso no primeiro trimestre, pois existe relato de alguma associação à maior incidência de gastrosquise. Além disso, pela atividade inibidora das protaglandinas, ao final do terceiro trimestre, pode retardar o início do trabalho de parto.[13]

Tabela 6.5 Efeitos adversos proporcionados pelo uso dos cumarínicos.

- Hipoplasia nasal
- Epífises ósseas pontilhadas (condrodisplasia *punctata*)
- Hidrocefalia
- Microcefalia
- Anormalidades oftálmicas
- Retardo do crescimento fetal
- Atraso no desenvolvimento
- Microftalmia

Tabela 6.6 Classificação de alguns agentes de ação cardiovascular.

Droga	Categoria do FDA
Amiodarona	D
Bloqueadores dos canais de cálcio	C
Antiarrítmicos e anestésicos locais	B e C
Betabloqueadores	C
Digoxina	C
Furosemida	C
IECA/ARA II	C e D
Metildopa	C
Tiazídicos	D

Paracetamol

O acetominofeno, ou paracetamol, é de uso corrente na gravidez e pode ser prescrito em qualquer período gestacional. Faz-se uma exceção às altas doses em pacientes com alteração da função hepática.[5,6]

Anti-inflamatórios não esteroides (AINE)

Os AINE não devem ser usados durante a gravidez, pois promovem oligoidrâmnio e, quando usados após a 32ª semana, implicam fechamento precoce do ducto arterial, causando desde hipertensão pulmonar fetal até o óbito. A indometacina é um potente inibidor do trabalho de parto prematuro e deve ser usada nos casos nos quais o desencadeamento do trabalho de parto se faz pela sobredistensão uterina em situações de polidrâmnio. Seu uso deve ser restrito e jamais ultrapassar a 34ª semana de gestação. As consequências da ação da indometacina são mais graves quando o parto ocorre dentro das primeiras 48 horas de seu início terapêutico.[3,6]

Dipirona

Existem poucos estudos relacionados com o uso da dipirona, pois ela é proibida nos EUA devido à associação à aplasia de medula. Aparentemente, não tem relação com alterações embrionárias ou fetais.[6]

Antimicrobianos

Penicilinas, macrolídeos (eritromicina e azitromicina), cefalosporinas e clindamicina

As penicilinas, os macrolídeos (eritromicina e azitromicina), as cefalosporinas e a clindamicina são amplamente usados durante a gravidez sem o relato de efeito teratogênico.[3]

Tetraciclinas

As tetraciclinas, como a doxiciclina e a minociclina, devem ser evitadas durante a gravidez. Promovem alteração na coloração dos dentes ou podem ser depositadas nos ossos, mas sem prejuízo do crescimento.[3]

Aztreonam

O aztreonam é um monobactâmico com espectro de ação contra Gram-negativos e pode ser usado como alternativa aos aminoglicosídeos; em compensação, não apresenta atividade nefro ou ototóxica. Também não se mostrou teratogênico em estudos experimentais.[3]

Imipenem

O imipenem é um carbamapenêmico com atividade contra aeróbios e anaeróbios. Normalmente, é recomendado para infecções intra-abdominais e ginecológicas altas e pode ser usado em grávidas. Isso porque, quando indicado, sugere-se que haja uma infecção de alta gravidade e, apesar da ausência de estudos em humanos, seus benefícios suplantam os riscos.[3]

Aminoglicosídeos

Os aminoglicosídeos atravessam livremente a placenta e podem promover oto e nefrotoxicidade materno-fetal na ordem de 1% a 2%, especialmente a estreptomicina. Esta também está associada a lesão do oitavo par craniano fetal. Sempre que possível, a preferência pela terapêutica antibiótica deve recair sobre uma classe mais inócua e de espectro similar, tal como as cefalosporinas de terceira geração; neste caso, opta-se pela ceftriaxona.[3]

Cloranfenicol

O cloranfenicol de uso sistêmico caiu em desuso devido ao potencial efeito materno relacionado com a aplasia de medula. Quando administrado à mãe, alcança níveis fetais amplos. Não se relaciona com defeito estrutural fetal, mas, tradicionalmente, apresenta relação com a síndrome cinzenta neonatal, caracterizada por cianose, colapso vascular e morte.[3]

Sulfonamidas

As sulfonamidas passam para o feto, alcançam níveis menores na corrente sanguínea fetal e apresentam relação com hiperbilirrubinemia neonatal, quando usadas no último trimestre. Frequentemente, são administradas em associação à trimetoprima, um antagonista do folato. Devido a essa atividade antifolato, a associação deve ser evitada no primeiro trimestre. Por outro lado, o sulfametoxazol associado à trimetoprima pode ser usado rotineiramente no segundo trimestre.[3,5]

Vancomicina

A vancomicina é o antibiótico de escolha para as pacientes alérgicas a penicilinas com indicação para profilaxia da endocardite bacteriana. Não está associada a efeito fetal adverso quando usada na gravidez.[3]

Nitrofurantoína

A nitrofurantoína é um bacteriostático amplamente usado no tratamento das infecções urinárias em gestantes. Está contraindicada em mães e fetos com deficiência de glicose-6-fosfato desidrogenase pelo risco de hemólise. Quando usada próximo ao parto, pode promover algum grau de hiperbilirrubinemia neonatal.[3,5]

Quinolonas

As quinolonas, como o ciprofloxacino, o norfloxacino e o ofloxacino, não apresentaram associação a anormalidades fetais em seres humanos. Contudo, mostraram potencial para acometimento articular permanente em cães imaturos. Portanto, esses fármacos podem ser usados apenas em caso de resistência bacteriana nas gestantes.

Tuberculostáticos

Os tuberculostáticos rifampicina, isoniazida, pirazinamida e etambutol não apresentam evidência de efeito adverso fetal em mulheres submetidas a seu uso.[3,5]

Antifúngicos

Os antifúngicos clotrimazol, miconazol e istatina não apresentam relatos de teratogênese associada. Os antifúngicos comumente administrados por via oral, como fluconazol e itraconazol, apesar de bastante utilizados em pacientes que convivem com o HIV, ainda carecem de estudos para comprovar seu uso durante a gravidez. Há relatos de possível teratogênese com essas duas drogas, como alterações do crânio, fusão entre rádio e úmero e fenda palatina. Já a anfotericina B, antifúngico de uso sistêmico, é também medicação de escolha para o tratamento da leishmaniose visceral em detrimento dos antimoniais – os quais são muito mais tóxicos durante a gravidez. A anfotericina B não apresenta potencial teratogênico e, na preparação lipossomal, apresenta nefrotoxicidade bastante reduzida. A griseofulvina deve ser usada com bastante cautela na gravidez, pois há relatos de gemelaridade imperfeita e neurotoxicidade com seu uso.[3-5]

Antivirais

Os agentes antivirais costumam atuar no mecanismo de replicação do RNA e do DNA dentro da célula do hospedeiro; portanto, a preocupação com seu uso durante a gravidez tem, no mínimo, respaldo teórico. A zidovudina (AZT) atua inibindo a síntese de DNA e pode ser usada após a 14ª semana de amenorreia. A zalcitabina (ddC), a didanosina (ddI) e a estavudina (d4T) são análogos dos nucleotídeos que inibem a replicação do DNA e devem ser usadas durante a gravidez, conforme indicado pela doença de base. A lamivudina (3TC) é um inibidor da transcriptase reversa e sua indicação também é dada pela doença de base. Em geral, estão liberados para tratamento do HIV na gravidez, além dos acima citados, os seguintes medicamentos: saquinavir, ritonavir, abacavir, indinavir, amprenavir, nevirapina e delavirdina. O aciclovir e o ganciclovir são utilizados para o tratamento da doença herpética, devendo ser usados criteriosamente por via sistêmica e no primeiro trimestre; a via local restrita tem pouca absorção e poderá ser utilizada. O ganciclovir apresenta potencial mais tóxico do que o aciclovir. O alfa-interferon aparentemente apresenta potencial teratogênico baixo e só é recomendado em indicações oncológicas precisas.[3,6]

Antiparasitários

Metronidazol

O metronidazol é largamente usado na gravidez e eficaz no tratamento de vaginoses e tricomoníse vaginal. Como apresenta potencial carcinogênico em ratos e capacidade mutagênica em algumas cepas bacterianas, deve ser evitado no primeiro trimestre de gravidez.[3]

Cloroquina

A cloroquina tem uso principal como antimalárico, mas também está indicado em pacientes lúpicas, para reduzir os efeitos cutâneos dessa doença. Parece não estar associada a efeito teratogênico. A quinina, usada em altas doses, para tipos de *Plasmodium* resistentes à cloroquina, parece ser mais tóxica.[3]

Pirimetamina

A pirimetamina associada à sulfadiazina e à espiramicina (esta usada na profilaxia) apresenta eficácia contra a toxoplasmose aguda e não está associada a anomalias fetais congênitas. A pirimetamina, quando possível, deve ser evitada no primeiro trimestre e usada com a suplementação de ácido folínico. Além disso, o uso desse fármaco deve ser monitorado com hemogramas mensais, devido ao risco potencial de agranulocitose e plaquetopenia.[3,6]

Anti-helmínticos

Os anti-helmínticos, como o mebendazol, o tiabendazol, a piperazina (categoria B segundo o FDA) e o pamoato de pirantel, aparentemente não estão associados a teratogênese em humanos, porém, em virtude da carência de estudos epidemiológicos, o tratamento da parasitose intestinal deve ser realizado a partir do segundo trimestre ou adiado até o término da gravidez. Apenas o mebendazol apresentou potencial adverso em animais quando em altas doses (Tabela 6.7).[3,5]

Anticonvulsivantes

Um grande número de estudos vem demonstrando o uso de anticonvulsivantes durante a gravidez e sua associação a malformações congênitas. O risco de malformações congênitas nas gestantes expostas é cerca de duas a três vezes mais alto do que em não expostas.

O mecanismo pelo qual os anticonvulsivantes promovem as malformações não é inteiramente conhecido, mas acredita-se que seu efeito teratogênico decorra da atividade antifolato. O efeito antifolato é atribuído à carbamazepina, ao valproato, ao fenobarbital, à lamotrigina, à fenitoína, à oxcarbamazepina e à primidona. São descritas basicamente as malformações do sistema nervoso central com o uso desses fármacos, principalmente as decorrentes dos distúrbios de fechamento, e as malformações cardiovasculares.[3,14]

Tabela 6.7 Classificação de alguns agentes antimicrobianos.

Droga	Categoria do FDA
Aciclovir	C
Aminoglicosídeos	C e D
Anfotericina B	B
Azitromicina	B
Aztreonam	C
Cefalosporinas	B
Cloroquina	C
Didanosina (ddI)	B
Eritromicina	B
Estavudina (d4T)	C
Fluconazol	C
Fluoroquinolonas	C
Ganciclovir	C
Imipenem	C
Itraconazol	C
Mebendazol	C
Metronidazol	B
Nistatina	B
Nitrofurantoína	B
Penicilinas	B
Pirantel	C
Quinina	D
Sulfonamidas	B
Tetraciclinas	D
Trimetoprima	C
Vancomicina	C
Zalcitabina (ddC)	C
Zidovudina	C

Um estudo de coorte retrospectivo, envolvendo todas as gestantes de um hospital do Canadá no período de 1998 a 2008 (CLALIT), demonstrou associação relevante entre a prevalência de anticonvulsivantes (n=421) durante o primeiro trimestre e malformações congênitas maiores, mesmo após ajuste quanto a idade materna, etnicidade, tabagismo, diabetes *mellitus* e paridade (OD 1,50; IC95%: 1,06 a 2,02; p = 0,02). O risco foi mais significativo com o uso de fármacos com ação antifolato (n=210; OR ajustado: 1,95; IC95%: 1,25 a 3,03; p = 0,003). Já a terapia anticonvulsivante múltipla apresentou risco independente significativo para as malformações maiores, sendo de 26,5% para as usuárias das múltiplas terapias anticonvulsivantes *versus* 5,7% para as não usuárias.[14]

Portanto, as recomendações durante a gravidez quanto ao uso dos fármacos antiepilépticos devem abranger, a rigor, o aconselhamento pré-concepcional. Assim, possibilita-se que a futura gestante use a menor quantidade de determinado fármaco que seja suficiente para o controle das crises convulsivas e que a escolha recaia sobre a monoterapia. Além disso, é preconizada para todas as usuárias a ingestão diária de 4 a 5mg de ácido fólico. Entre os anticonvulsivantes mais comumente usados, o ácido valproico deve ser evitado, sobretudo no primeiro trimestre, tendo em vista o risco potencial de defeitos no fechamento do tubo neural e a associação à diminuição da cognição de crianças expostas intraútero verificada no acompanhamento feito até o terceiro ano de vida extrauterina (Tabela 6.8).[3,14]

Uso de Fármacos no Ciclo Gravídico-Puerperal

Tabela 6.8 Alterações fetais encontradas por droga anticonvulsivante.

Droga	Descrição da anormalidade	Percentual de afetados entre expostos	FDA
Valproato	Defeito de tubo neural, fendas, anormalidades esqueléticas, atraso do desenvolvimento	1% a 2% monoterapia 9% a 12% politerapia	D
Fenitoína	Síndrome da hidantoína: anormalidades craniofaciais, hipoplasia de unhas, deficiência de crescimento, atraso do desenvolvimento, fendas, defeitos cardíacos	5% a 11%	D
Carbamazepina	Similar à síndrome da hidantoína, espinha bífida	10% a 20%	D
Fenobarbital	Fendas, anormalidades cardíacas, malformações do trato urinário		D
Lamotrigina	Inibição da diidrofolato redutase, baixos níveis de folato, potencial para o aparecimento de fendas	4x com monoterapia 10x com politerapia	C
Topiramato	Potencial para o aparecimento de fendas	2%	C

Medicamentos usados no controle da asma

A maioria dos broncodilatadores e corticosteroides utilizados na asma é inócua do ponto de vista da embriotoxicidade. Praticamente, o não uso de tais medicamentos e o descontrole da asma, na vigência de hipóxia persistente e/ou paroxística, prejudica a evolução gestacional e relacionam-se com maior incidência de CIUR, oligoidrâmnio e parto prematuro. A Tabela 6.9 lista os fármacos mais frequentemente prescritos para o manejo da asma.[15]

Tabela 6.9 Drogas mais usadas no controle da asma.

Classe	Droga específica	Categoria FDA
Beta-2-agonista	Salbutamol	C
	Epinefrina	C
	Salmeterol	C
	Formoterol	C
	Terbutalina	B
Metilxantinas	Teofilina	C
Anticolinérgicos	Ipratrópio	B
Corticosteroides	Prednisona	Não classificada
	Budesonida	B
	Beclometasona	C
	Triancinolona	C
	Flunisolida	C
	Fluticasona	C
Cromonas	Cromoglicato de sódio	B
	Nedocromil	B
Antileucotrienos	Zafirlucaste	B
	Montelucaste	B

Imunodepressores e imunossupressores

Imunodepressores

A hidrocortisona e a prednisona ou os corticosteroides pertencentes à categoria D devem ser evitados. Sobretudo no primeiro trimestre, existe alguma associação entre esses medicamentos e fenda palatina. A prednisona não passa para o feto, mas seu uso crônico está relacionado com aumento dos níveis pressóricos pela ativação do sistema renina-angiotensina-aldosterona, elevação dos níveis glicêmicos, CIUR e rotura prematura pré-termo de membranas. A dexametasona e a betametasona mantêm-se estáveis na corrente sanguínea fetal e são a base da terapêutica para indução do amadurecimento pulmonar fetal. A dexametasona apresenta ainda maiores níveis fetais quando administrada à mãe, contudo foi associada à maior incidência de leucomalacia. Este achado pode ter sido produto de viés observacional, tendo em vista a posologia da dexametasona e a biodisponibilidade e, por isso, tem sido usada em fetos com risco maior de prematuridade e em idade gestacional mais precoce. A dexametasona é usada na dose de 6mg IM de 12 em 12 horas (total de quatro doses) e a betametasona, na dose de 12mg IM de 24 em 24 horas (total de duas doses). Ambas têm vasta ação glicocorticoide e mínima ação mineralocorticoide; portanto, devem ser usadas em diabéticas em regime de internação hospitalar. O repique de doses para indução da maturação pulmonar fetal é assunto controverso. Um estudo mostrou que o repique de doses estaria relacionado com a diminuição da circunferência craniana fetal e o atraso no desenvolvimento neuropsicomotor na infância. Além disso, o grau de supressão suprarrenal materno-fetal, pelo menos teoricamente, seria preocupante, acarretando maior índice de outras complicações gestacionais, como rotura prematura de membranas e vulnerabilidade para a aquisição de infecções gestacionais e puerperais.

Imunossupressores

Azatioprina

A azatioprina é um imunossupressor utilizado em transplantados e em portadores de doenças autoimunes. Nesta indicação, é responsável pela diminuição da dose de corticosteroides e, assim, reduz os efeitos adversos destes. A azatioprina é teratogênica em estudos animais, mas relativamente segura em humanos. Em doses altas, está contraindicado o aleitamento.[3]

Ciclofosfamida

A ciclofosfamida tem sua indicação mais frequente no tratamento de leucemia linfoblástica aguda, leucemia mielocítica aguda, leucemias crônicas, adenocarcinoma de ovário e carcinoma de mama. Tem ação citotóxica e esta se deve, principalmente, ao entrecruzamento da cadeia de DNA e RNA, assim como à inibição da síntese de proteínas. Apresenta potencial efeito teratogênico ou capacidade de causar reabsorção fetal. Não deve ser usada, portanto, durante a gravidez, a não ser em casos extremos no decorrer da segunda metade de gestação, se os benefícios potenciais superarem os possíveis riscos. A amamentação deve ser suspensa antes do início do tratamento com ciclofosfamida.[4]

Micofenolato de mofetil

Atualmente, com a melhoria nas técnicas de transplante, muitas pacientes conseguem conceber. Muitas fazem uso de micofenolato de mofetil. Este imunosupressor está na classe D do FDA, associado a abortamentos espontâneos e alterações estruturais, como fendas e alterações de crânio e face. Em virtude do risco de rejeição, é mantido no curso da gravidez. Assim, as mulheres em idade fértil devem ser esclarecidas sobre o risco. Além disso, a substância parece estar relacionada com a diminuição da eficácia dos contraceptivos hormonais.[3]

Uso de Fármacos no Ciclo Gravídico-Puerperal

Medicamentos de ação no trato digestivo alto

Antieméticos

Cerca de 80% das gestantes apresentam náuseas e/ou vômitos entre a sétima e a 14ª semana de gestação. Assim, é comum o uso de antieméticos. A metoclopramida, afora sua atividade extrapiramidal em alguns indivíduos, parece não promover efeito adverso sobre o feto. O dimenidrato, notadamente quando administrado com a vitamina B6 (cloridrato de piridoxina), exerce sua função antiemética de forma mais eficaz. A piridoxina opõe-se à formação, no fígado, de substâncias tóxicas provenientes, particularmente, do metabolismo intermediário das proteínas. Essas substâncias constituem-se em fatores predisponentes de vômitos. O mecanismo dos efeitos antieméticos com a meclizina parece estar relacionado com a inibição do centro do vômito no tronco cerebral. Estudos em ratos mostraram que a meclizina causa fenda palatina quando administrada na dose correspondente a 25 a 50 vezes a recomendada em humanos. Na amamentação, a meclizina pode ser distribuída no leite materno. Entretanto, não foram registrados problemas em humanos. Devido à sua ação anticolinérgica, a meclizina pode inibir a lactação. Também pode ser usada na gravidez. A ondansetrona pode ser liberada para uso após o primeiro trimestre e em caso de falha terapêutica de antieméticos mais bem estudados. A segurança da ondansetrona para o uso em mulheres grávidas ainda não foi estabelecida. Avaliações de estudos em animais experimentais não indicaram efeito nocivo direto ou indireto no desenvolvimento do embrião ou do feto, no curso da gestação e no desenvolvimento perinatal e pós-natal. Pertence à classe B do FDA.[16]

Antiácidos

Entre os bloqueadores H2 indicados para o controle da pirose e da gastrite, deve-se dar preferência à ranitidina, em vez da cimetidina, pois, teoricamente, esta pode ter ação feminilizante em fetos do gênero masculino. Os inibidores da bomba de prótons (omeprazol) devem ser usados apenas em caso de falha dos demais antiácidos e da ranitidina e após a 14ª semana de vida intrauterina. Os antiácidos à base de sais de alumínio e magnésio podem ser usados, exceção feita apenas para o trissilicato de magnésio, pois este apresenta associação a mau resultado perinatal. O bicarbonato de sódio deve ser evitado na gravidez, devido ao risco teórico de distúrbio hidroeletrolítico e alcalose metabólica.[5,16]

Miscelânea

Bloqueadores H1

Os anti-histamínicos do grupo H1, usados nas afecções alérgicas, parecem não se relacionar com algum efeito adverso e, no momento, o mais estudado do grupo é a doxilamina. A doxilamina é um antialérgico derivado da etanolamina, que também tem efeitos anticolinérgicos moderados e efeitos sedantes marcados. Mostra-se também eficaz na redução do tempo de início do sono.[5]

Misoprostol

O misoprostol, quando usado no primeiro trimestre, está relacionado com as alterações faciais características da síndrome de Moebius. Nesta síndrome, prevalecem as alterações da paralisia do sexto e sétimo pares cranianos. O sexto par é o nervo abducente, responsável pela mobilidade extrínseca dos olhos. Já o sétimo par é o nervo facial, responsável pela mímica muscular e pelas funções salivar e de gustação, além da função lacrimal. Assim, os recém-nascidos com a síndrome apresentam olhar de "boneca" e face em máscara. Além dos defeitos faciais, há relatos de acometimento do SNC e de membros.[5]

As drogas "naturais"

Poucos estudos prospectivos abordam as drogas intituladas "naturais", fitoterápicas ou provenientes de plantas medicinais. Ao contrário da homeopatia, na qual as doses são extremamente baixas, as drogas naturais têm componentes ativos em concentração muitas vezes alta e que podem atuar no concepto de maneira adversa. Em razão da escassez de estudos e da ignorância do corpo médico, formado em escolas essencialmente alopatas, o melhor é restringir o uso dessas substâncias para além do primeiro trimestre.[6]

Drogas de uso social

Álcool

O álcool é um potente teratógeno e está associado, principalmente, a retardo mental. Contudo, pode estar relacionado com deficiência do crescimento fetal e pós-natal, transtorno do comportamento e alterações faciais sindrômicas. Os defeitos cardíacos congênitos e as anomalias cerebrais são comuns e, mais raramente, podem estar associados a espinha bífida, defeitos de membros e defeitos geniturinários. A identificação dos sinais anormais craniofaciais característicos da síndrome alcoólica fetal é de importância ímpar, pois pode ser o único indício do uso excessivo de álcool durante a gravidez, por vezes omitido durante a entrevista de pré-natal e não percebido pelo médico-assistente. Tais achados são:[7]

- Lábio superior fino, filtro labial ausente ou hipoplásico, rubor labial anormal (palidez).
- Nariz curto e ponte nasal achatada (hipoplasia da face média).
- Micrognatia.
- Microftalmia, pálpebras e fissura palpebral curtas e pregas epicantais.
- Baixa implantação das orelhas.
- Microcefalia.

Um copo de cerveja, um copo de vinho ou um drinque misto contêm aproximadamente 14mL de álcool absoluto, e o consumo moderado é estabelecido pela ingestão diária de 56 a 85mL de álcool. O consumo acima de 85mL pode ser caracterizado como alcoolismo pesado e associado à síndrome alcoólica fetal. Vale dizer que graus mais leves de teratogênese são encontrados com ingestão inferior a 85mL de álcool absoluto. Portanto, tem validade a máxima "nenhuma quantidade de álcool é segura na gravidez e deve-se optar pela abstinência" (Tabela 6.10).[7]

Tabagismo

Não há malformações associadas ao uso do tabaco. Parece que o tabagismo está relacionado com resultado perinatal adverso, como baixo peso ao nascimento, aumento da taxa de mortalidade pré e pós-natal, descolamento prematuro de placenta, rotura prematura de membranas, prematuridade e aumento da frequência de abortamentos espontâneos, além de maior incidência de placenta prévia.[7]

O mecanismo fisiopatológico caracterizado pela ação do cigarro durante a gravidez é centralizado no monóxido de carbono (CO) e na nicotina. O CO cruza a placenta e liga-se à hemoglobina fetal, formando a caboxiemoglobina (HbCO), a qual tem capacidade reduzida de transportar oxigênio. Além disso, o CO apresenta maior afinidade pelo oxigênio e diminui a liberação deste para os tecidos, notada sobretudo diante de demandas maiores, como no momento do parto. A nicotina cruza a placenta e alcança no cordão umbilical níveis até maiores do que os maternos. Também promove constrição vascular fetoplacentária devido à liberação de catecolaminas e pode estar relacionada com maior incidência de CIUR, inclusive com associação dose-resposta.

Tabela 6.10 Critérios para o diagnóstico de síndrome alcoólica fetal.

1. CIUR e deficiência no crescimento pós-natal: peso, altura e/ou perímetro cefálico < percentil 10

2. Envolvimento do SNC: anormalidades nos sinais neurológicos (irritabilidade e hiperatividade na infância), atraso no desenvolvimento, hipotonia, déficit cognitivo (retardo mental leve a moderado)

3. Dismorfismo facial (no mínimo dois dos três critérios):
   - Microcefalia (circunferência craniana < P3)
   - Microftalmia e/ou comissura palpebral curta
   - Hipoplasia de filtro labial, lábio superior fino e/ou diminuição da vermelho habitual e micrognatia

A redução no número de cigarros consumidos por dia é o objetivo do acompanhamento pré--natal em gestantes tabagistas. O risco gestacional é baixo com o consumo de até 5 cigarros por dia e aumenta vertiginosamente com o uso de mais de 10 cigarros/dia, alcançando o risco máximo com 35 ou mais cigarros/dia. Acredita-se que a descontinuação do tabagismo no início do segundo trimestre transforma a gravidez em de risco habitual.[7]

Drogas ilícitas

Maconha

A maconha, aparentemente, não tem ação teratogênica em fetos humanos e parece não afetar significativamente o andamento da gestação. Não obstante, é capaz de aumentar a frequência e a intensidade das contrações uterinas. Esse aumento, no entanto, parece não estar associado ao trabalho de parto prematuro. O princípio ativo da maconha é o delta-9-tetraidrocanabinol (delta-9-THC), que se mostrou capaz de diminuir a concentração sanguínea do hormônio luteinizante (LH) e da prolactina, sem ação sobre o hormônio folículo-estimulante (FSH), em estudos animais. Isso gerou um aumento do tempo da gestação e dos índices de natimortos. A repercussão em seres humanos é desconhecida. Pode-se observar a redução de peso e tamanho ao nascimento nas gestantes que usam a maconha por períodos prolongados. Nas primeiras semanas de vida, os achados são divergentes. Há aqueles que detectaram sintomas neurológicos nos primeiros dias de vida (tremores, espasmos espontâneos e dificuldade de sucção) e outros que não encontraram qualquer diferença, mesmo entre usuárias de grande quantidade. O maior problema para os recém-nascidos expostos à maconha durante a gestação refere-se aos processos cognitivos superiores – atenção, memória e raciocínio.[7,17]

Cocaína

A cocaína atua no SNC, estimulando o sistema noradrenérgico. A ativação desse sistema aumenta a frequência cardíaca e promove vasoconstrição. Devido à vasoconstrição, há aumento da incidência de descolamento prematuro de placenta, roturas vasculares materno-fetais e CIUR.

Essa substância atravessa a barreira placentária. Desse modo, age diretamente sobre o SNC fetal, provocando reações semelhantes às produzidas na mãe, além de potencial efeito teratogênico. As anomalias associadas são hidrocefalia, fendas labial e palatina, defeitos nos septos atrial e ventricular, transposição das grandes artérias, cardiomegalia, hérnia inguinal, agenesia renal, hipospádia e polidactilia. É controversa a existência da síndrome de abstinência fetal à cocaína. Atribuem-se as alterações encontradas nos primeiros dias de vida à intoxicação aguda, mas não à presença de sintomas de abstinência. O consumo de cocaína parece não causar prejuízos ao desenvolvimento motor do recém-nascido. Os prejuízos concentram-se nas funções cognitivas.[17]

Crack

O *crack* surgiu no início da década de 1980 e chegou ao Brasil no fim dos anos 1990. À época de seu surgimento, socioetnógrafos norte-americanos descreveram na literatura científica uma nova e potente forma de uso de cocaína – a inalação do vapor expelido da queima de pedras, manufaturadas a partir do "cozimento" da pasta básica combinada com bicarbonato de sódio. Quando queimada em cachimbo de vidro ou em outro recipiente, produzia um ruído típico de estalo, tendo sido, por isso, chamada de *crack*. Seu uso nesse formato possibilitava uma disseminação maciça da substância para o cérebro, obtendo efeitos mais estimulantes e muitíssimo prazerosos. A relação entre uso de *crack* e mortalidade não é direta. É importante compreender que os óbitos são mais comumente associados a elementos ligados ao tráfico, à disputa entre pontos de venda/uso ou a enfrentamentos com a polícia, do que propriamente ao dano causado diretamente pela droga em si. As maiores causas de morte em nosso país são por homicídio e AIDS. Vários estudos correlacionam o uso de *crack* com aumento da agressividade, especialmente nos períodos de abstinência, e a relação entre essa agressividade e a mortalidade descrita acima é forte. As regiões onde há grande consumo dessa droga costumam apresentar índices mais altos de violência e crimes em geral. Sabe-se que o uso de *crack* durante a gestação pode desencadear abortos espontâneos, prematuridade, diminuição do crescimento do feto e outras alterações perinatais. Não se sabe qual o potencial lesivo pleno dessa droga sobre o concepto, uma vez que não se conhece sequer o que ela pode conter em sua composição. Além dos solventes orgânicos que são tóxicos para o feto e desencadeiam alterações parecidas com as encontradas na síndrome alcoólica fetal, os outros componentes parecem ser obscuros e variáveis. Como se não bastasse, aqueles que nascem vivos podem apresentar retardo mental ou outros transtornos mentais e comportamentais que trarão sérias consequências para suas vidas.[18]

Oxi

O *oxi* é muito similar ao *crack*, mas faltam estudos científicos sobre sua ação no ser humano. Por ora, sabe-se que, por causa da composição mais "suja", formada por elementos químicos agressivos, afeta o organismo mais rapidamente. A única pesquisa conhecida sobre a droga – conduzida por Álvaro Mendes, da Associação Brasileira de Redução de Danos, em parceria com o Ministério da Saúde – acompanhou cem pacientes que fumavam *oxi* e chegou a uma terrível constatação: a droga matou um terço dos usuários no prazo de 1 ano. Além, é claro, do risco de óbito a longo prazo, seu uso contínuo provoca reações intensas. São comuns vômitos e diarreia, aparecimento de lesões precoces no SNC e degeneração das funções hepáticas. Os solventes utilizados na composição da droga podem aumentar seu potencial cancerígeno e embriotóxico em pacientes grávidas. Por último, uma particularidade do *oxi* assusta os profissionais de saúde: a "fórmula" da droga varia de acordo com "receitas caseiras" de usuários. É possível, por exemplo, encontrar nele ingredientes como cimento, acetona, ácido sulfúrico, amônia e soda cáustica. A variedade amplia os riscos à saúde e dificulta o tratamento.[19]

Radiação

A exposição pré-natal à radiação ionizante tem mais um componente social em sua contraindicação do que propriamente efeito maléfico comprovado. Diagnósticos radiográficos com utilização de até 5 *rads* não têm efeito teratogênico. Aparentemente, o risco da exposição fetal apresenta-se com níveis de radiação superiores a 10 *rads*. Além disso, altas doses de radiação materna usadas de rotina para tratamentos radioterápicos estão relacionadas com microcefalia e retardo mental da criança, quando o feto é submetido à exposição, e sem extensão para a prole futura, quando apenas os ovários sofrem a radiação (Tabela 6.11).[5]

Aleitamento materno

Drogas que contraindicam o aleitamento materno

Existem evidências de danos significativos de drogas à saúde do lactente. Nesse caso, o risco do uso do medicamento pela nutriz é claramente maior do que os benefícios do aleitamento materno. Esses fármacos exigem a interrupção da amamentação (Tabela 6.12).[20]

Tabela 6.11 Estimativa de exposição ovariana relativa aos exames radiográficos mais comuns.

Procedimento	Radiação estimada (mrad)	Nº médio de filmes por exame
Radiografia de tórax	8	1,4
Radiografia do trato gástrico superior	71	4,4
Enema baritado	439	3,5
Pielografia venosa ou retrógrada	407	5,0
Radiografia de abdome	239	1,7
Radiografia de coluna lombar	275	2,5
Radiografia da pelve	41	1,5

Uso de Fármacos no Ciclo Gravídico-Puerperal

Tabela 6.12 Drogas que contraindicam o aleitamento materno.

Amiodarona	Anfetaminas	Antipirina	Aspartame[1]
Brometos	Bromocriptina	Bussulfano	Maconha
Chá de kombucha	Chumbo	Ciclofosfamida	Citarabina
Clorambucila	Cocaína	Confrei	Dactinomicina
Danazol	Dietilestilbestrol	Dietilpropiona	Dissulfiram
Doxepina	Doxorrubicina	Estrôncio-89	Etretinato
Fenciclidina	Fluoruracila	Heroína	Isotretinoína
Kava-kava	Leuprolida	LSD	Mercaptopurina
Mercúrio	Metotrexato[2]	Mitoxantrona	Sais de ouro
Paclitaxel	Tamoxifeno	Zonisamida	

[1]Crianças com fenilcetonúria. [2]Uso crônico.

Drogas que podem ser usadas, desde que se mantenha o RN sob vigilância médico-laboratorial pormenorizada

Existem evidências de risco de dano à saúde do lactente em razão da administração de drogas. Esses medicamentos devem ser utilizados levando-se em conta a relação risco-benefício ou quando fármacos mais seguros não estão disponíveis ou não são eficazes. Recomenda-se utilizar esses medicamentos durante o menor tempo e na menor dose possível, observando mais rigorosamente os efeitos sobre o lactente (Tabela 6.13).[20]

Tabela 6.13 Fármacos que podem ser usados com cautela durante a amamentação.

Ácido nalidíxico	Betanecol	Cabergolida	Cisplatina	Clemastina
Clomifeno	Clopidogrel	Cloranfenicol	Colchicina	Dantroleno
Dapsona	Dexfenfluramina	Dextroanfetamina	Diazepam[1]	Doxiciclina[1]
Efedrina	Ergotamina	Etossuximida	Felbamato	Flunarizina
Formaldeído	Foscarnete	Fosinopril[2]		
Furazolidona[3]	Glimepirida	Grepafloxacino	Iodeto de potássio	Iodo 123,125,131
Levodopa	Lindano	Lítio	Loxapina	Medroxiprogesterona[3]
Metilergonovina[1]	Minociclina[1]	Modafinila	Nadolol	Naproxeno
Nefazodona	Nitratos, nitritos e nitroglicerina	Nitroprussiato	Octreotida Índio 111	Pemolina
Penicilamina	Pimecrolim[4]	Pimozida	Piridoxina[5]	Pirimetamina
Povidona	Pramipexazol	Prazosin	Pseudoefedrina[1]	Quinalapril[3]
Repaglinida	Reserpina	Ribavirina	Ribavirina + interferon alfa	Ropinirol
Sibutramina	Tálio 201	Tecnécio 99	Telmisartana[2]	Terazosina
Tiagabina	Triclopidina	Tioridazida	Tiotixeno	Tizanidina
Trimetobenzamida	Tripelenamina	Trovafloxacino	Valsartana	Ziprazidona

[1]Uso crônico. [2]Período neonatal. [3]Pós-parto imediato. [4]Uso sobre mamilo e aréola. [5]Altas doses.

Referências

1. Davis DB. Drugs in Pregnancy and Lactation Symposium. Journal of Population Therapeutics and Clinical Pharmacology 2010; 17(3):e331-e335.
2. Stephansson O et al. Drug use during pregnancy in Sweden – assessed by the prescribed drug register and the medical birth register. Clinical Epidemiology 2011; 3:43-50.
3. Cunninghan FG et al. Teratology and medications that affect the fetus. In: Williams Obstetrics. 23. ed. McGraw Hill. 2010; 14:312-33.
4. Jones KL. Effects of therapeutic, diagnostic, and environmental agents. In: Creasy e Resnic. Materno-fetal medicine. 4. ed. Saunders. 1999; 10:132-44.
5. Aguiar RAL. Drogas na gravidez e lactação. Ginecologia e Obstetrícia. Manual para concurso/TEGO. 4. ed. Rio de Janeiro. Guanabara-Koogan. 2007; 68:551-63.
6. Aguiar RAL, Aguiar MJ. Medicamentos. In: Noções práticas de obstetrícia. 13. ed. Coopmed. 2004; 8:107-18.
7. Andres RL. Social and illicit drug use in pregnancy. In: Creasy e Resnic. Materno-fetal medicine. 4. ed. Saunders. 1999; 11:145-64.
8. Coutinho T et al. Diabetes gestacional: como tratar? 2010; 38(10):517-25.
9. Inpelizieri A. Diabetes mellitus. In: Noções práticas de obstetrícia. 14 ed. Coopmed, 2011.
10. Pavan-Senn C et al. Hipotireoidismo neonatal transitório causado pelo uso de amiodarona durante a gestação – relato de dois casos e revisão da literatura. Arquivos Brasileiros de Endocrinologia e Metabologia 2008; 52(1):126-30.
11. Neves S et al. Fetopatia pelo uso de inibidores da enzima conversão da angiotensina. Acta Médica Portuguesa 2010; 23:697-700.
12. Blancher C et al. Próteses valvulares e cardíacas e gravidez. Revista da Sociedade de Cardiologia do Rio Grande do Sul 2005; Ano XIV n° 5.
13. Lim W et al. Management of antiphospholipid antibody syndrome – A systematic review. JAMA 2006; 295(9):1050-7.
14. Brosh K et al. Teratogenic determinants of first-trimester exposure to antiepileptic medications. Journal of Population Therapeutics and Clinical Pharmacology 2010; 18(1):e89-e98.
15. IV Diretrizes Brasileiras para o Manejo da Asma. Jornal Brasileiro de Pneumologia 2006; 32(supl.):S 447-74.
16. Lane CA. Nausea and vomiting of pregnancy: a tailored approach to treatment. Clinical Obstetrics and Gynecology 2007; 50(1):100-11.
17. Álcool e drogas em distorção. Hospital Albert Einstein. Disponível em: http://apps.einstein.br/alcooledrogas/novosite/complicacoes_gravidez_maconha.htm Palavras chave: maconha e gestação e cocaína e gestação. Acesso 01/06/11.
18. Kessler F, Pechansk F. Uma visão psiquiátrica sobre o fenômeno do crack. Revista de Psiquiatria do Rio Grande do Sul 2008; 30(2).
19. Oxi, uma nova e devastadora droga se espalha pelo país. VEJA, 06/05/2011.
20. Manual de Aleitamento Materno: FEBRASGO, 2010:7-142.

7

Perspectivas Atuais das Competências Essenciais do Médico de Família e das Equipes de Saúde na Prevenção da Prematuridade

Júlio Dias Valadares
Rita de Cássia Meira Dias
Marcelle Vaz Gontijo

INTRODUÇÃO

Estratégias de prevenção

O médico de família tem o desafio de libertar-se da ideia tradicional do trabalho como obrigação e ser capaz de apostar numa mistura de atividade em que o trabalho se confundirá com o tempo para educação, lazer e estudo permanente. O sucesso de um bom pré-natal está diretamente relacionado com um atendimento humanizado, assistencial integral e preventivo, associado ao conhecimento e aos resultados obtidos pela equipe multiprofissional, composta por equipe de saúde da família, médicos obstetras, pediatras e demais profissionais envolvidos. São importantes as medidas terapêuticas adequadas, a assistência ao parto pré-termo e o cuidado longitudinal do recém-nascido. O processo educativo permanente e participativo com base em evidência e gestão do cuidado é uma abordagem nova e transformadora em nosso meio. O trabalho em equipe e em rede tem contribuído para resultados qualitativos satisfatórios e eficientes para a saúde da mulher e do recém-nascido.

O Ministério da Educação, por meio da Comissão Nacional de Residência Médica, do Ministério da Saúde e de entidades médicas, tem priorizado a formação e a qualificação do médico de família. A Sociedade Brasileira de Medicina de Família e Comunidade elaborou e publicou em 2015 um currículo fundamentado em competências para a especialidade de Medicina de Família e Comunidade. No capítulo destinado à atenção à saúde da mulher, considera-se essencial, por exemplo, manejar apropriadamente os problemas femininos mais frequentes e relevantes, além de pré-natal de baixo e médio risco e de alto risco, em conjunto com outro especialista. Indica-se ou não um determinado rastreio conforme doenças infecciosas, hábitos, doenças crônicas, neoplasias, dependência química e situações de vulnerabilidade social. Pode-se também incluir a prematuridade como indicador significativo para rastreamento em nosso meio.[1-4]

O Ministério da Saúde, por intermédio da Secretaria de Atenção à Saúde (2011), avaliou que, a cada 10% de aumento da cobertura do Programa Saúde da Família (PSF), a mortalidade infantil se reduz em

4,6%. A estratégia do PSF tem grande responsabilidade para que o Brasil cumpra antes do previsto a primeira meta dos Objetivos do Milênio, que é a redução da mortalidade infantil. Nos municípios que contam com equipes do PSF, a redução da mortalidade infantil é 20% maior do que naqueles nas quais o PSF não se encontra disponível. A perspectiva é excelente e a estratégia consiste em reforçar a combinação dessa ampla ação em todos os municípios brasileiros, com progressiva melhora da qualidade.[2,3]

Durante as últimas décadas, várias intervenções foram estudadas na tentativa de prevenir o parto pré-termo em mulheres com fatores de risco ou comprimento de colo curto, devido às complicações da prematuridade. As intervenções mais estudadas são a prescrição de progesterona, a realização de cerclagem ou a colocação de pessário vaginal.[5,6]

Custos sociais e econômicos

A mortalidade infantil[2] no Brasil está atualmente em 14,5 para cada mil crianças nascidas vivas. Apesar de satisfatória em níveis mundiais, nosso desafio é baixá-la ainda mais, com ações que realmente melhorem a assistência às grávidas e seus recém-nascidos, principalmente os prematuros.

Em todo o mundo nascem anualmente 15 milhões de crianças prematuras e 1 milhão morrem por esta causa. A prematuridade é responsável por mais da metade das mortes neonatais, sendo a principal causa de morte nessa faixa etária.[6,8]

Paralelamente à redução da mortalidade, surgem sequelas como, principalmente, aquelas relacionadas com as funções do cérebro e dos pulmões, como paralisia e broncodisplasia, que necessitam de cuidados especiais. Os estudos de acompanhamento a longo prazo de crianças prematuras revelam que, aproximadamente, um quinto das crianças nascidas com peso abaixo de 1.000g e até um terço das que pesam menos de 750g têm deficiência neurossensorial moderada a grave aos 2 anos de idade (como paralisia cerebral, retardo mental, epilepsia, cegueira ou surdez). Apesar de algumas dessas crianças melhorarem suas funções quando entram para a escola, muitas outras continuarão a ter problemas cognitivos acadêmicos e comportamentais mais tarde. Até os distúrbios sutis, suaves e comuns na função do sistema nervoso central representam elevados custos para a sociedade. A maioria de recém-nascidos de muito baixo peso e extremamente prematuros necessita de programas educacionais especiais.[5]

A conceituação mais adotada para o parto pré-termo apoia-se na cronologia definida pela Organização Mundial da Saúde (OMS): idade gestacional em semanas. Por esse critério, o parto pré-termo é o que acontece a partir da viabilidade fetal, ou seja, de 20 semanas completas até alcançar sua maturidade cronológica, menos de 37 semanas (259 dias). Tendo em vista que o comportamento do prematuro não é uniforme e depende da idade gestacional e do peso ao nascimento, podemos ainda ter diferentes classificações para recém-nascidos prematuros.[9]

É muito importante relacionar a idade gestacional com o nascimento, por ser um fator decisivo na evolução do recém-nascido prematuro. A idade gestacional entre 32 e 36 semanas corresponde a 70% dos casos (prematuridade incipiente); entre 28 e 32 semanas, 20% do total (recém-nascidos muito prematuros); e quando abaixo de 28 semanas (extremamente prematuros), 10% dos partos pré-termo.[10]

Cerca de 90% dos partos pré-termo ocorrem após a 30ª semana, período em que a sobrevida alcança 90% em serviços com unidades de terapia intensiva neonatais bem estruturadas. De outra parte, 66% das perdas neonatais devem-se às gestações terminadas antes da 28ª semana.[11,12] Calcula-se que quase 13 milhões de seres humanos nasçam prematuramente a cada ano em todo o mundo. Os recém-nascidos prematuros apresentam alto risco de doenças não transmissíveis e agravos clínicos, como diabetes e hipertensão.[13-15]

Incidência

A incidência é mais alta nos países subdesenvolvidos, com condições socioeconômicas desfavoráveis, precária assistência pré-natal e infecções geniturinárias, que constituem fatores predisponentes para a prematuridade espontânea, geralmente secundária ao trabalho de parto pré-termo e à rotura das membranas. Sua incidência estimada em nosso meio é de 11%.

Perspectivas Atuais das Competências Essenciais do Médico de Família e das Equipes de Saúde...

Em recente revisão de dados Medline e Lilacs, encontrou-se variação de 3,4% a 15% nas regiões Sul e Sudeste, entre 1978 e 2004, e entre 3,8% e 10,2% na região Nordeste. Nas regiões Norte e Centro Oeste, não foram encontrados estudos. Com base no resultado encontrado, sugere-se que existe aumento das taxas de nascimento pré-termo no país, a qual não é confirmada por dados do Sinasc.[13] Na América Latina, oscila entre 10% e 43%. Já nos países desenvolvidos e industrializados esse índice é de 5% a 7%.

Etiologia e causa multifatorial

A principal causa da incapacidade de redução da prematuridade nas duas últimas décadas está na falta de um conhecimento satisfatório sobre sua etiologia e sua fisiopatologia,[5] de teste de rastreio e de uma intervenção preventiva efetiva[6] e suas múltiplas causas independentes (ver Tabela 7.1).[4,14,16]

A etiologia do trabalho de parto pré-termo é desconhecida em metade dos casos e, no restante, frequentemente há associação a múltiplos fatores de risco causais (Tabela 7.2), como fatores maternos, como complicações médicas ou obstétricas (partos pré-termo anteriores, gravidez gemelar, placenta prévia, amniorrexe prematura, polidrâmnio, infecções do trato urinário, corioamnionite, infecções vaginais, incompetência istmocervical, malformações uterinas, cirurgias na gestação atual e amputações de colo, entre outras), aspectos comportamentais (tabagismo, alcoolismo, hábitos alimentares inadequados, traumatismos, uso de drogas ilícitas e esforço físico intenso), alterações fetais e placentárias, condições socioeconômicas adversas, estresses psíquicos, menos de cinco consultas de pré-natal, doenças sistêmicas e reações anormais imunes do feto e da mãe.[15,17-19]

Apesar de o parto pré-termo não apresentar fator de risco identificável em cerca de 50% dos casos, a pesquisa em todas as gestantes deve ser a primeira estratégia a ser adotada com o intuito de reduzir a incidência e/ou as complicações inerentes ao parto prematuro (Tabela 7.3). No entanto, vários fatores de risco maternos e fetais estão envolvidos no nascimento prematuro. Com o objetivo

---

Tabela 7.1 Etiopatogenia e causas multifatoriais de parto pré-termo.

INFLAMAÇÃO: o resultado das infecções genitais ascendentes está presente principalmente em gestações < 32 semanas; cerca de 30% dos casos; recém-nascidos muito prematuros de 1.000 a 1.500g

HEMORRAGIA DECIDUAL: as hemorragias de 1º e 2º trimestres aumentam até duas vezes a chance de parto pré-termo (<32 semanas). Podem ser relacionadas com problemas imunológicos como síndrome de anticorpos fosfolípides, lesões placentárias, vasculopatia decidual, que pode dificultar a nutrição do feto e, até mesmo, descolamento prematuro da placenta,

DISTENSÃO DA CAVIDADE UTERINA: gravidez múltipla, polidrâmnio, mais comum em idade gestacional entre 32 a 36 semanas; prematuridade incipiente, peso do recém-nascido entre 1.500 e 2.500g

ATIVAÇÃO PREMATURA DOS INIBIDORES FISIOLÓGICOS DO PARTO PRÉ-TERMO: Este grupo está relacionado com as causas desconhecidas de parto pré-termo, sendo comum em gestações < 28 semanas (extremamente prematuros < 1.000g); cerca de 40% a 50% dos casos.

Tabela 7.2 Principais fatores de risco relacionaodos como causas de parto pré-termo.

Complicações médicas	Doenças maternas: diabetes, hipertensão, colagenoses, infecções do trato urinário, infecções genitais, cardiopatias, incompetência istmocervical, anomalias uterinas, miomatose Cirurgias prévias no útero, amputação de colo, CAF
Complicações obstétricas	História de parto pré-termo prévia Gestação múltipla Polidrâmnio, placenta prévia, oligoidrâmnio, rotura prematura de membranas, sangramentos e descolamento placentário Sofrimento fetal agudo e crônico
Aspectos comportamentais	Idade, escolaridade Condições socioeconômicas, acesso a serviço de saúde Tabagismo, alcoolismo, drogas ilícitas, má nutrição, esforço físico intenso, violência doméstica Traumatismo
Causas fetais e desconhecidas	Malformações fetais e outras

Tabela 7.3 Estágios evolutivos do parto pré-termo[20] e orientações, recomendações e impacto nos indicadores de mortalidade infantil e neonatal.

		Estratégia	Procedimentos e orientações
Estágio I	Fatores de risco	Prevenção primária Rede de apoio técnico-social	Consultas de pré-natal mais regulares e qualificadas, vacinação e controle de endemias
Estágio II	Útero irritável	Prevenção secundária Rede de apoio técnico-social	IRPP e ultrassonografia Pesquisa de infecções geniturinárias Controle de causas maternas Progesterona-ansiolítico Repouso
Estágio III	Trabalho de parto reversível Fatores de prognóstico	Prevenção secundária Rede de apoio técnico-social	IRPP – ultrassonografia Pesquisa de infecções geniturinárias Fibronectina-uterolítico Corticoterapia-pesquisa de estreptococo β Transferência para unidade com UTI neonatal e pré-natal de alto risco
Estágio IV	Assistência ao parto e pós-parto	Equipe e equipamentos adequados de assistência materno-infantil Rede de apoio técnico-social	Penicilina cristalina para: estreptococos β/+ Gestão do cuidado materno-infantil integral e longitudinal: "Mãe Canguru", "De Volta para Casa" (iniciativas que podem ser potencializadas pelo PSF no Brasil)
Indicadores de mortalidade infantil e neonatal	Impacto positivo	Impacto positivo	Impacto positivo

IRPP: índice de risco de parto pré-termo.

de facilitar a análise desses fatores de risco, foram criados sistemas de pontuação que possibilitam classificar as gestantes em baixo, médio e alto risco de acordo com fatores sociodemográficos e clínicos. Entretanto, esses sistemas revelaram-se incapazes de identificar de maneira confiável as gestantes com alto risco de parto prematuro, desde o estudo proposto por Papiernik em 1969.[21]

Importantes também são a predição e a prevenção do trabalho de parto pré-termo. Entre os elementos preditivos, listam-se a epidemiologia, com os fatores de risco, e os marcadores, que podem ser clínicos, ecográficos e bioquímicos.

Os fatores epidemiológicos, apesar de responderem por cerca de 30% a 40% dos casos, merecem ser mais bem pesquisados. Atualmente, é proposto que a cascata inflamatória só seria ativada em mulheres com predisposição genética.[13] Estudos atuais têm demonstrado evidência de suscetibilidade genética em portadores de polimorfismo no gene TNF-alfa (alelo 2), vaginose bacteriana sintomática e alto risco de ocorrência de parto pré-termo. O estresse materno-fetal leva ao aumento do hormônio adrenocorticotrófico, da betaendorfina e do cortisol no plasma sanguíneo, segundo os autores. Quando atravessam a barreira placentária, modificam o ambiente intrauterino e podem favorecer o parto pré-termo. Ainda são raras as pesquisas nacionais que avaliam a violência doméstica contra a mulher para a saúde materno-infantil. Em estudo envolvendo vários países, a prevalência na cidade de São Paulo foi de 29%, e na zona rural de Pernambuco, 37%, apesar de alguns não observarem associação ao parto pré-termo. A precária rede de apoio social pode estar associada ao nascimento pré-termo, em razão da ausência de ativação de resistência ao estresse.[13]

Entre os fatores de exposição clínicos, encontram-se dilatação e esvaecimento (encurtamento do colo, apagamento), contratilidade uterina ("útero sensível"), sangramento, corrimentos vaginais etc. A condição presente em uma gestação com parto pré-termo e associada ao desfecho da gravidez corresponde, geralmente, a um período secundário (prevenção secundária ou fatores de prognóstico).[15]

Cerca de um terço dos partos pré-termo é iatrogênico; os dois terços restantes devem-se ao início espontâneo de trabalho de parto ou à rotura de membranas. A identificação precoce das mulheres de maior risco possibilita a utilização de estratégias de prevenção no sentido de adiar pelo maior tempo possível a ocorrência do parto.[6]

Perspectivas Atuais das Competências Essenciais do Médico de Família e das Equipes de Saúde...

O impacto[2] nos indicadores talvez seja o desafio e a perspectiva do PSF de definitivamente poder efetivar-se como estratégia eficiente e qualificada. Na prematuridade, os indicadores têm impactos como ganhos em saúde, custo e efetividade, podendo e devendo ser melhorados. O trabalho em equipe e a visão do sistema de saúde como uma rede constituem o potencial mais importante que o médico de família incorpora na gestão dos grandes problemas de saúde pública, como mortalidade infantil, urgência, saúde mental e geriatria. Modelos atuais de avaliação de indicadores estão sendo estruturados pelo Ministério da Saúde, e a expectativa é positiva para que pesquisas avaliem o trabalho em equipe e o impacto na rede de assistência, em vez da visão do sistema de saúde tradicional em forma de pirâmide (atenção primária, secundária e terciária). O novo desafio consiste na implementação de ações focadas no objetivo de avaliar o papel do PSF, como estrutura do sistema de saúde, determinantes da saúde, condições de saúde da população e desempenho na diminuição da prematuridade e sua contribuição para a melhoria da saúde da mulher e do recém-nascido e da população agora e futuramente (Tabela 7.3).

MEDIDAS PREVENTIVAS

Prevenção primária

A prevenção da prematuridade pode ser sistematizada em primária, secundária ou terciária.[19] Embora a prevenção primária – ou seja, a remoção ou a redução das causas epidemiológicas – seja desejável, geralmente é difícil de ser realizada na prática obstétrica diária. Muitas das causas relacionadas com a prematuridade já estão presentes antes da gravidez e, portanto, a abordagem préconcepcional[7,21] seria o ideal. A avaliação pré-gestacional das condições físicas, psíquicas e sociais visa à detecção de possíveis riscos para a futura gestação, como os relacionados com a idade materna (extremos etários), quadros infecciosos, situações de estresse, uso de drogas, medicamentos e desvios nutricionais, entre outros.

Nesse momento, as medidas preventivas visam identificar as gestantes com fatores de risco para o parto prematuro. Em tais situações, o importante é a boa assistência pré-natal, que deve ser a mais completa possível, contando com a participação de profissionais da área de saúde relacionados com os problemas mais comuns. Assim, o ideal é que o médico de família e a comunidade atuem como membros de uma equipe da qual participem obstetras, profissionais de enfermagem, assistência social, nutrição e psicologia.

A análise dos fatores de risco (história anterior de parto pré-termo, insuficiência istmocervical, gravidez múltipla, apresentação anômala, malformações anexiais – polidrâmnio, oligoidrâmnio, rotura prematura de membranas–, placentárias – descolamento prematura da placenta, placenta prévia-e maternas – infecção genital, infecção urinária, infecção geral, traumatismos, estresse psíquico, cirurgias durante a gravidez e doenças sistêmicas) pode ajudar na sua identificação.

Dessa maneira, a gestante poderá receber orientações quanto aos hábitos de higiene, evitando vulvovaginites e corioamnionites; hábitos como tabagismo e uso de medicamentos e substâncias ilícitas; orientações nutricionais diante da desnutrição calórico-proteica; e suporte psicológico nos casos necessários. Uma rede de apoio maior, como Rede Cegonha e Mães de Minas, pode influenciar os quatro estágios do parto pré-termo, desde que os indicadores sejam adequados e monitorados.

É importante que gestantes de risco tenham conhecimento dos sintomas e sinais do trabalho de parto, como o aparecimento de contrações uterinas regulares durante pelo menos 1 hora – mesmo que indolores –, a sensação de peso no baixo-ventre e as alterações no fluxo vaginal.

Prevenção secundária

Nos últimos anos, tem sido enfatizada a prevenção secundária com base na identificação de gestantes dos grupos com alto risco de parto pré-termo (p. ex., baixo peso pré-gestacional, história de parto pré-termo anterior, gestação gemelar, incompetência cervical, sangramentos vaginais de segundo e terceiro trimestres). Dessa maneira, diversas alterações podem ser detectadas por meio de exames adequados (marcadores bioquímicos do parto prematuro, alterações da contratilidade uterina pela cardiotocografia e encurtamento do colo uterino pela ultrassonografia transvaginal).[7,16,22]

O repouso no leito e a hidratação materna, embora não tenham efeito comprovado, têm sido recomendados. É fundamental, nesse período, que o pré-natal seja mais cuidadoso, com consultas médicas mais frequentes após 24 semanas e, a partir de então, quinzenais ou semanais, nos casos de alto risco. Os objetivos são verificar eventuais queixas, diagnosticar e tratar infecções e avaliar as contrações uterinas e as condições cervicais pelo toque vaginal pelo IRPP e pelo exame ultrassonográfico transvaginal, bem como instituir medicações específicas capazes de evitar o trabalho e/ou o parto prematuro.

Avaliação clínica pelo índice de risco de parto pré-termo

O IRPP[23] é uma adaptação muito usada em nosso meio para pacientes em trabalho de parto pré-termo (Tabela 7.4). Quando a pontuação negativa é < a 6, não existe risco de parto pré-termo; entre 6 e 10, justifica-se instituir terapêutica de inibição das contrações uterinas; quando > 10, caracteriza-se o trabalho de parto pré-termo.

A posição do colo pode ser anterior, posterior e centralizada. A distância entre o orifício externo e o interno, o comprimento cervical ou o apagamento são verificados pelo posicionamento dos dedos indicador e médio do examinador no lado externo da cérvice, estendendo-se à região do fundo de saco de Douglas: apagamento < 30% (2,5cm – imaturo), 50% (2 a 1,5cm) ou >50% (1,5 a 1,0cm), como mostra a Figura 7.1.

A dilatação varia de 0 a 10cm, sendo percebida a partir do posicionamento do dedo indicador e/ou médio dentro do canal endocervical, no qual também pode ser percebida a "bolsa das águas".

Tabela 7.4 Índice de risco de parto pré-termo (IRPP).

	0	1	2
Posição do colo	Posterior	Anterior	Centralizada
Apagamento	Imaturo	30% a 50%	> 50%
Dilatação	Nenhuma	2 a 4cm	> 4cm
Altura da apresentação	Alta	Média (móvel)	Baixa (fixa)
Bolsa das águas	Não formada	Formada	Herniada
Contrações uterinas	1 hora	1/10'/15"	2/10'/25"

Fonte: adaptada de Correa (1994).[23]

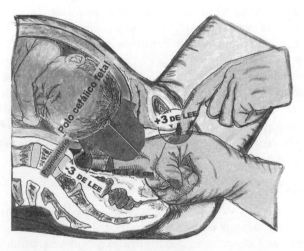

Figura 7.1 (Adaptada de Cunningham et al., 1997.[24])

O papel da ultrassonografia

A ultrassonografia (US) é um método de diagnóstico complementar muito utilizado em obstetrícia. Durante o pré-natal, o exame de ecografia obstétrica pode ser realizado para avaliar a idade gestacional a partir do diâmetro médio do saco gestacional, comprimento cabeça-nádega, do diâmetro biparietal, do crescimento fetal pela biometria dos ossos longos (fêmur/úmero), da circunferência craniana e abdominal, da viabilidade fetal com base no perfil biofísico fetal (PBF),[8] da placenta, da quantidade de líquido amniótico, da morfologia fetal e de marcadores para rastreamento de malformações fetais (translucência nucal – 12 a 13 semanas), prega nucal (US morfológica), da medida do osso próprio do nariz (US morfológica), mola hidatiforme e gravidez ectópica. A realização de, pelo menos, um exame entre 22 e 24 semanas no período da US morfológica e também da biometria do colo uterino é recomendada por vários protocolos que avaliam a sua utilização como fator de risco para prematuridade. O ponto de corte mais utilizado é < 25mm. O ponto de corte do comprimento cervical (CC) < 20mm também tem sido recomendado, porém sua ocorrência é de 5% nas populações estudadas.[7,16,22]

O comprimento do colo uterino com ponto de corte < 25mm e as alterações do orifício interno cervical (afunilamento > 3mm) foram estudados em 231 gestantes e comparados com vários fatores de risco (Tabela 7.1). Sua utilização tem vantagem em relação ao exame digital (Figuras 7.2 e 7.3), principalmente quando, na avaliação cervical, o orifício externo está fechado.[25-28] A existência ou não de eco glandular endocervical avaliado pela US transvaginal (a partir de 16 a 24 semanas de gestação) também fornece informações como fator de risco, que podem ser úteis ao médico-assistente da gestante.[5]

Todavia, ainda não há consenso sobre as alterações das medidas do CC em função da idade gestacional nem do nível de corte ideal do CC abaixo do qual o risco de parto pré-termo seja mais alto em pacientes sintomáticas. Porém, quando associadas à avaliação clínica e a fatores de risco, podem ser úteis e evitar o uso desnecessário de internações e tocolíticos (Tabela 7.5).

As gestantes que devem ser acompanhadas por meio exame de US são aquelas classificadas como em pré-natal de alto risco, história atual e/ou anterior de prematuridade, gestações múltiplas (com três ou mais fetos), polidrâmnios, oligoidrâmnios, com crescimento intrauterino restrito (CIUR), anomalias uterinas (útero bicorno, septado), com placenta prévia total ou malformação fetal e doenças maternas (hipertensão, diabetes, cardiopatias, lúpos eritematoso sistêmico etc.).

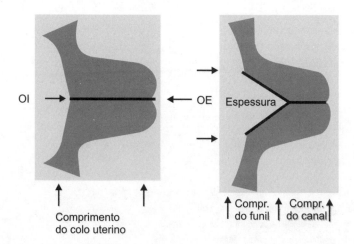

Figura 7.2 Medidas do comprimento do colo uterino com afunilamento. (Adaptada de Gomes et al., 1994.[28])

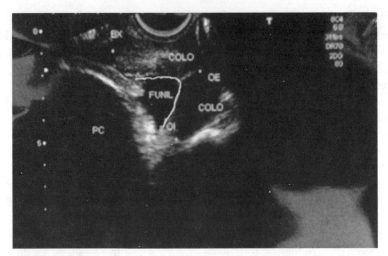

Figura 7.3 Imagem ultrassonográfica da medida do comprimento do colo uterino: 24,4mm. Comprimento do afunilamento de 18,9mm, formato em V em paciente que evoluiu para parto pré-termo.

Tabela 7.5 Uterolíticos e infusão de líquidos: mecanismo de ação, dose e contraindicações.

	Mecanismo de ação	Dose	Contraindicações
	Inibição de ADH e possivelmente de ocitocina	Dose de ataque: diluir 10 ampolas (5mg) em 500mL de soro glicosado isotônico a 5%, gotejamento inicial de 20 gotas/minuto (10mcg). Pode-se aumentar o gotejamento até 60 gotas/minuto (30mcg)	Nefropatas e cardiopatas
Bloquear o canal Ca++ **Nifedipina**	Bloqueia o canal de entrada do Ca++	Dose de 10mg, via oral. Repetida a cada 30 minutos até o máximo de três doses (ação tocolítica = 30mg/dia) Depois, a cada 8 horas, mais 20mg	Bloqueios cardíacos de condução Causa: síncope, taquicardia, hipotensão, cefaleia e rubor facial
Estimulação β-adrenérgica **Aerolin**	Conversão do ATP em AMP cíclico Bloqueia o canal de entrada do Ca++	Diluir 10 ampolas (5mg) em 500mL de soro glicosado isotônico a 5%, com gotejamento inicial de 20 gotas/minuto, até no máximo 60 gotas/minuto	Cardiopatas, diabéticas, hipertensas, arritmias; pode causar edema pulmonar
Análogo ocitocina **Atosiban**	Competição ocitocina, ↓ efeito	Dose de 0,9mL (6,75mg) injetada diretamente na veia durante 1 minuto e duas etapas diluídas a 200mcg/minuto em 3h e 3h e 30min a 8mL/hora	Mínimos Náuseas, cefaleias vômitos, taquicardia, hipotensão arterial

Tabela 7.6 Principais contraindicações ao uso de inibidores da atividade uterina.

- Idade gestacional > 34 semanas/hipersensibilidade aos fármacos
- Dilatação cervical avançada > 4cm/hipertensão arterial grave
- Morte fetal/sofrimento fetal agudo
- Anomalia congênita fetal, CIUR grave e/ou centralização de fluxo
- Rotura da bolsa das águas/corioamnionite, membrana rota
- Descolamento prematuro de placenta/placenta prévia sangrante
- Diabetes insulino-dependente instável/cardiopatias
- Hipertireoidismo descompensado/anemia falciforme

Por se tratar do estágio em que ocorrem os eventos bioquímicos do trababalho de parto pré--termo, a contratilidade uterina é anormal, mas as alterações cervicais podem ser pequenas ou mesmo estar ausentes. O aparecimento de contrações uterinas sem repercussão cervical é denominado "útero irritável", situação em que a gestante pode ser mantida em repouso e submetida ao uso da progesterona micronizada, 100 a 200mg/dia duas a três vezes ao dia na forma oral e/ou vaginal. Algumas pacientes podem se beneficiar com a sedação farmacológica com ansiolíticos (benzodiazepínicos), terapias e/ou similares.[7,8,16] As complicações clínicas diversas, como estados febris, pneumonias, gengivites, crise hipertensivas e asma, quando presentes, devem ser tratadas especificamente e, em razão da frequência elevada, as infecções geniturinárias devem ser sempre investigadas.

Rastreamento de infecções geniturinárias

Em virtude da relação entre infecção urinária e genital e a prematuridade, realizam-se na primeira consulta e em torno de 24 a 28 semanas: exame de urina, urocultura, hemograma (contagem de leucócitos global), proteína C reativa (< 6mg%), exame bacterioscópico e cultura de secreção cervicovaginal, sorologia IgG e IgM *Chlamydia*.[8] O tratamento com antibiótico deve ser imediato diante de patógenos vaginais e incluindo *Neisseria gonorrhoeae*, *Chlamydia trachomatis*, *Trichomonas vaginalis*, *Ureaplasma urealyticum*, estreptococos do grupo B, *Escherichia coli* e algumas espécies de bacteroides, bem como vaginose bacteriana e bacteriúria assintomática.

Os estreptococos do grupo B estão relacionados com sepse precoce e tardia do recém-nascido prematuro e podem ser reduzidos com o uso de antibioticoterapia em pacientes com risco de parto pré--termo e/ou amniorrexe prematura com culturas positivas de secreções cervicovulvovaginais e perianais.

Apesar de não haver evidências científicas de que o rastreamento de vaginose[26] diminua a incidência de parto prematuro na população em geral, no grupo de risco são aconselháveis sua pesquisa e seu tratamento. A vaginose é a alteração da microbiota bacteriana mais frequentemente relacionada com o parto pré-termo.[7] O conteúdo vaginal torna-se mais alcalino (p >5,0) e surgem corrimento vaginal branco--acinzentado e odor de amina. O diagnóstico pode ser presumido pelo exame especular, por meio da medida do pH com fita apropriada aplicada entre 2 e 3cm do introito vaginal, na parede lateral da vagina, e pela presença de odor de aminas (odor de peixe), quando uma gota do conteúdo vaginal é misturada com uma gota de hidróxido de potássio a 10%. A análise microscópica do conteúdo vaginal, pelo Gram, é o método definitivo de diagnóstico com o aparecimento das *clue cells*. O tratamento preconizado nesses casos consiste no uso de metronidazol ou para clindamicina via oral e/ou local durante 7 dias.

O secnidazol, 2g em dose única, também pode ser utilizado pelo casal. O uso vaginal de ácido ascórbico recentemente tem sido adotado para o controle da vaginose bacteriana e para correção do pH vaginal.

Controle de doenças maternas

As doenças maternas, como hipertensão, diabetes, cardiopatias, colagenoses, após diagnosticadas e controladas, devem ser encaminhadas para o pré-natal de alto risco, em que geralmente existem uma equipe técnica especializada e equipamentos tecnológicos que facilitam seu controle.[29] Na vacinação, cada vez mais abrangente, e no controle clínico da gripe A e da dengue nas gestantes o PSF tem papel decisivo.

As doenças hematológicas têm sido responsáveis por mais de 50% das complicações clínicas ocorridas na gravidez, com estreita relação com os níveis fisiológicos persistentemente baixos de hemácias, plaquetas e proteínas.[28]

Apesar de ocorrer a produção de eritrócitos, existe aumento plasmático mais acentuado, contribuindo para o aparecimento da "anemia fisiológica", mais bem observada na segunda metade da gravidez. O hematócrito cai em concordância com a hemoglobina, alcançando nível mínimo permissivo em torno de 30% e 10mg, respectivamente.

A anemia por deficiência de ferro é a principal causa de anemia adquirida, sendo responsável por 75% dos casos diagnosticados e estando associada à dieta e à má absorção. A suplementação de 40 a 60mg de ferro elementar por dia é recomendada na rotina dos pré-natais, sendo sua deficiência associada a parto pré-termo e hemorragia pós-parto. O feto e a placenta têm fluxo preferencial para o consumo de ferro, o que talvez explique por que as deficiências de leves a moderadas não ocasionem o comprometimento do feto. Geralmente, há aumento na concentração de hemoglobina de 6 a 8 semanas após o início da terapia, o que é também favorecido pela administração conjunta de ácido ascórbico e o uso antes das refeições. O ácido fólico (0,4 a 0,6mg)[8] diminui as malformações do tubo neural, podendo ser prescrito antes e no início da gravidez e principalmente na gestação gemelar, na grávida em uso de anticonvulsivante e sulfonamidas, em alcoólatras e mulheres com história prévia de descolamento prematuro de placenta, história anterior de malformação fetal, abortamentos repetitivos e prematuridade, entre outros.

Incompetência istmocervical

A incompetência istmocervical (IIC),[8] doença adquirida ou congênita, tem prognóstico incerto e frustrante sobre a gestação, que evolui com aborto tardio ou parto pré-termo na maioria das pacientes portadoras da disfunção. A IIC é responsável por 20% das perdas gestacionais no segundo trimestre e incide em um para cada mil partos. Na maioria das vezes, tem encaminhamento para cerclagem tardiamente.

O diagnóstico da IIC pode ser realizado no período gestacional (por meio da cervicodilatação precoce ou da herniação das membranas ou "bolsa das águas", que podem ser visualizadas e/ou percebidas por meio do canal endocervical parcialmente dilatado no exame digital e/ou na ecografia). Esse sinal é conhecido como dedo de luva à ultrassonografia – com ou sem encurtamento do canal cervical. Pode ser avaliado fora desse período por meio da histerografia realizada na segunda fase do ciclo menstrual, com espessura > 10mm, e da histeroscopia do orifício interno do colo uterino incompetente, o que possibilita a introdução de vela de Hegar número oito (8mm). A cerclagem cervical, realizada preferencialmente entre 12 e 16 semanas de gestação, é o único tratamento eficaz para reduzir a incidência das perdas gestacionais de repetição decorrentes da IIC, normalmente utilizando a via vaginal.

Pessário vaginal

O pessário vaginal é um dispositivo de silicone colocado no fundo de saco vaginal ao redor do colo uterino. Promove um reajustamento do ângulo formado entre o maior eixo do colo e o pavimento pélvico, fazendo com que o peso do saco gestacional seja distribuído mais para o segmento anterior do útero e não tanto para o colo uterino. Os resultados são promissores e precisam ser ainda confirmados na literatura, principalmente em mulheres com antecedentes de parto pré-termo e colo curto. Além disso, é necessário comparar sua eficiência com a da progesterona e da cerclagem.[6-8,22]

Marcadores bioquímicos

Há inúmeros estudos que demonstram que níveis elevados de IL-6 e IL-8 no líquido amniótico e no conteúdo cervical se associam ao parto prematuro, principalmente diante de infecções. As interleucinas atraem e ativam neutrófilos polimorfonucleares, que liberam enzimas (elastases e colagenases) responsáveis por alterações do colo uterino. No entanto, os resultados para a predição do parto prematuro mostram baixa sensibilidade e baixo valor preditivo positivo.[27]

A fibronectina fetal é uma glicoproteína de alto peso molecular produzida pelo trofoblasto. Lockwood e cols.,[30] por meio de estudo histoquímico, verificaram a presença dessa na matriz extracelular adjacente ao trofoblasto. Sua função é assegurar a aderência do blastocisto à decídua. Normalmente, a fibronectina fetal está presente no conteúdo cervicovaginal durante as primeiras 20 a 22 semanas de gestação. Após a 22ª semana, ocorre a fusão do âmnio com o cório e ela desaparece da vagina até a 36ª semana, a menos que haja rotura prematura de membranas, na vigência de fator mecânico

Perspectivas Atuais das Competências Essenciais do Médico de Família e das Equipes de Saúde...

que separe o cório da decídua, ou diante de um processo inflamatório-infeccioso ou isquêmico na interface materno-fetal.[8]

A fibronectina e a medida do comprimento do colo pela ultrassonografia transvaginal, quando utilizadas em população em risco de parto pré-termo, apresentam valores preditivos equivalentes. Entretanto, quando os dois métodos são simultaneamente associados, o poder de predição torna-se maior.[16]

TRABALHO DE PARTO REVERSÍVEL

As medidas terapêuticas ainda são consideradas discutíveis. Consideram-se algumas medidas, como repouso, cerclagem do colo uterino na incompetência cervical, utilização de antibióticos e emprego da progesterona, as quais consistem em estratégias de proteção quando bem empregadas.

Em mulheres com história de parto pré-termo ou abortamento tardio, pode ser indicada progesterona independentemente do comprimento do colo (de acordo com o American College of Obstetrics and Gynecology) ou apenas após avaliação do comprimento do colo, no caso deste ser curto (comprimento < 25mm). Neste último cenário, também pode ser recomendada a realização de cerclagem indicada pela ecografia (de acordo com o Royal College of Obstetricians and Gynecologists).[6]

No caso de existir história de três ou mais eventos de parto pré-termo ou abortamento tardio, a hipótese da realização de cerclagem é uma recomendação universal.[6] No falso trabalho de parto pré-termo, as contrações cessam após o repouso de 2 a 3 horas e a hidratação, e não ocorrem alterações progressivas cervicais que possam ser avaliadas pelo exame clínico seriado, de preferência pelo mesmo examinador ou por meio da ultrassonografia transvaginal.[6,12]

VERDADEIRO TRABALHO DE PARTO PRÉ-TERMO: IRREVERSÍVEL

Devem-se observar contrações uterinas regulares durante 5 minutos, com duração de pelo menos 25 segundos, simétricas e progressivas ao longo do tempo. Há modificações cervicais no comprimento do colo: esvaecimento ou encurtamento (apagamento cervical) >50% evoluindo até 100%; formação e herniação da bolsa das águas, rotura e/ou IRPP >10. No caso de rotura das membranas, a conduta vai depender, principalmente, do peso e da idade gestacional do feto.

Nesse período, existem contrações rítmicas e eficazes para que haja a cervicodilatação, ou seja, é o clássico trabalho de parto pré-termo nas pacientes com *swab* perianal e vaginal positivo para estreptococos do grupo β. É utilizada a penicilina cristalina, 5 milhões EV e 2,5 milhões após 6 horas de trabalho de parto. As medidas preventivas nesse estágio são a tocólise e a utilização de corticoide para maturação do pulmão fetal. A prevenção terciária por meio da tocólise posterga o parto e possibilita o uso do corticoide, que pode diminuir a morbidade e a mortalidade neonatal.[7,16]

Medidas terapêuticas

A utilização de tocolíticos ou uterolíticos é bastante controversa na literatura atual e justifica-se somente para postergar o parto e para que medidas como corticoterapia e transferência para UTI sejam viabilizadas. Os efeitos colaterais materno-infantis devem ser valorizados.

A inibição do parto pré-termo com uterolíticos, portanto, é apenas paliativa. Os uterolíticos inibem contrações, que não são a causa do parto pré-termo, e sim o último degrau do mecanismo de cascata bioquímica e hormonal que desencadeia o parto pré-termo.[16,21,30]

Os custos de internações hospitalares sucessivas com base apenas na medicação são ainda altos, sobrecarregando os serviços de urgência nas maternidades. O risco do estresse e de procedimento desnecessários pode prejudicar a saúde da mulher e do recém-nascido. O trabalho em equipe e um sistema de apoio em rede são fundamentais para diminuirmos essas complicações e mudarmos o panorama atual.

O novo modelo do PSF (SUS) é diferente do modelo hegemônico que tem no hospital o serviço de saúde dominante. Ele busca um atendimento mais eficiente e centralizado na pessoa. A abordagem das mulheres em situações de risco materno-infantil e violência tem causado expectativa positiva quanto ao novo modelo de atenção primária, com possível repercussão nas atenções secundária e terciária. Vários aspectos podem ser influenciados direta e indiretamente, como evidência nas decisões clínicas, instrumentos próprios (genograma), grupo de gestantes, territorialização, serviço de contrarreferência atuante com agente comunitário de saúde (ACS) e valorização da relação do médico com o paciente e sua família.[31]

Uterolíticos/tocolíticos

Devem ser utilizados somente no período de 22 a 34 semanas e com comprimento do colo uterino >3cm, IRPP >6 e <10 e medida do comprimento cervical pela USTV < 20mm ou no máximo até 25mm com ou sem afunilamento. Portanto, o uso dessas substâncias nos últimos anos tem sido muito questionado, não só porque não conseguem diminuir as taxas de prematuridade.[15,18] Seu uso indiscriminado e fundamentado praticamente no critério tradicional da presença de contrações uterinas apresenta baixa sensibilidade e alta taxa de falso-positivo quando utilizado isoladamente. Existem também efeitos colaterais maternos e fetais comprovados (Tabela 7.5). O tocolítico prolonga a gravidez em 2 a 7 dias. Sua aplicabilidade para diminuir a morbidade e a mortalidade perinatal seria na transferência das pacientes com parto pré-termo para UTI neonatal, administração de glicocorticoide para a mãe e avaliação da necessidade de uso de antibiótico efetivo contra os estreptococos do grupo beta-hemolítico.[7,21]

Principais fármacos utilizados na inibição da contratilidade uterina

Antes de iniciarmos e continuarmos com a administração dos medicamentos[7,8], devemos monitorar as contrações uterinas e avaliar, principalmente, as contraindicações das substâncias para o bem-estar materno-fetal. Os batimentos cardiofetais devem ser monitorados rigorosamente, bem como os principais efeitos colaterais. As observações são importantes para o clínico com relação aos estimuladores beta-adrenérgicos e seu uso oral, não existindo, atualmente, evidência da sua ação uterolítica.[8]

A progesterona está sendo utilizada recentemente, mas sua ação tocolítica é controversa. Atua como relaxante da musculatura uterina e como anti-inflamatório. Em nosso meio, é utilizada a progesterona natural micronizada, 200mg/dia, em administração vaginal.[6,8,16]

CORTICOTERAPIA NO TRABALHO DE PARTO PRÉ-TERMO

A corticoterapia é responsável pela redução das complicações pulmonares em neonatos prematuros, principalmente em recém-nascidos de muito baixo peso (< 1.500g), geralmente com menos de 32 semanas, prevenindo alterações respiratórias graves (SARI/DPP). A partir de então, diversas investigações têm demonstrado os benefícios da terapêutica antenatal com corticosteroides: redução de 40% a 60% de membrana hialina entre recém-nascidos de 28 a 34 semanas; menos gravidade da síndrome da angústia respiratória (SAR), quando presente; baixa incidência de hemorragia intracraniana grau III e IV; reduzido risco de enterocolite necrosante e fibroplasia retrolenticular; e persistência do ducto arterioso (PDA). Melhora a sobrevida dos recém-nascidos prematuros com melhora na estabilidade circulatória e com necessidades reduzidas de oxigenação e de suporte ventilatório, desde que o emprego seja adequado (Tabela 7.7).[7,21,27]

Tabela 7.7 Aceleração da maturidade pulmonar fetal com o emprego de corticosteroides.
• Deve ser prescrita entre 24 e 34 semanas de gestação
• É observado maior efeito 24 horas após o uso do fármaco
• É discutido se a ação da droga se mantém por mais de 7 dias
• A mortalidade neonatal é mais baixa, mesmo quando o parto se dá em menos de 24 horas do uso do corticoide
• Preferem-se duas doses de betametasona (celestona soluspan) 12mg IM, com intervalo de 24 horas, ou quatro doses de dexametatasona (decadron) 6mg IM, com intervalo de 12 horas

ASSISTÊNCIA AO PARTO

Diante da progressão irreversível da dilatação cervical, será necessária uma estrutura hospitalar adequada com condições de monitoramento rigoroso do trabalho de parto, visando impedir a hipóxia e o traumatismo fetal. A presença do neonatologista na sala de parto e na unidade de tratamento intensivo (UTI) para recém-nascido e gestante é fundamental para melhorar os resultados neonatais e maternos. Não existe evidência científica, ainda que a cesariana melhore a sobrevida ou diminua a morbidade neonatal.[21,30,32,33] A recomendação de cesariana é comprovadamente importante quando fatores de risco estão associados à prematuridade, como pré-eclâmpsia grave, hemorragias graves e sofrimento fetal.

Referências

1. Brasil. Ministério da Saúde. Secretaria Executiva Departamento de Monitoramento e Avaliação do SUS. Programa de Avaliação para a Qualificação do Sistema Único de Saúde Disponível em: http://saudedilma.files.wordpress.com/2011/04/programa_avaliacao_qualificacao_06-04-2011.pdf. Data de acesso: 26 de maio de 2015.
2. Magalhães Junior HM et al. Desafios e inovações na gestão do SUS em Belo Horizonte: a experiência de 2003 a 2008. 1 ed. Belo Horizonte: Editora Mazza, 2010: p584.
3. Sociedade Brasileira de Medicina e Comunidade. Currículo baseado em competências para medicina da família e comunidade. Disponível em: http://www.sbmfc.org.br/media/Curriculo%20Baseado%20em%20Competencias(1).pdf . Data de acesso: 26 de maio de 2015.
4. Brasil. Ministério da Educação. Secretaria de Educação Superior. Comissão Nacional de Residência Médica. Resolução No 1, de maio de 2015. DOU de 26/05/2015 (no 98, Seção 1, pág. 11).
5. Novy MJ, McGregor MD, Iams JD. New perspectives on the prevention of extreme prematurity. Clin Obstet Gynecol, Philadelphia, 1995; 38(4):790-808.
6. Cabral A, Pereira S. Preterm labor: screening and prevention. Acta Obstet Ginecol Port; King's College Hospital London, 2014; 8(3):276-82.
7. Bittar RE, Fonseca EB, Zugaib M. Predição e prevenção do parto pré-termo. Femina, Rio de Janeiro, 2010; 38(1):13-22.
9. Bertini AM, Taborda W. Prematuridade: epidemiologia. Femina, Rio de Janeiro, 1997; 25(6):501-5.
8. Cabral ACV et al. Fundamentos de obstetrícia. 1 ed. Belo Horizonte: Atheneu, 2010:631.
10. Barron VJ et al. New percetives to an old trouble: the preterm labor Ginec Obst Mex 1997; 65:326-31.
11. Cooper RL, Golderberg RL, Creasy RK et al. A multicenter study of preterm birthweigth and gestational age specifc neonatal mortality. Am J Obstet Gynecol, St. Louis, 1993; 168:48-83.
12. Martins MG, Barros RAPA, Taborda W, Bertini AM. Infecções e prematuridade. Femina, Rio de Janeiro, 2000; 28(7):377-9.
13. Bettiol H, Barberi MA, Moura Silva AA. Epidemiologia do nascimento pré-termo: tendências atuais. Rev Bras Ginecol Obstet 2010; 32:61-5.
14. Bottoms S. Delivery of the premature infant. Obstet Gynecol, New York, 1995; 38(4):780-9.
15. Ministério da Saúde. Secretaria de Política, Área Técnica da Saúde da Mulher. Gestação de Alto Risco. Brasília, 2000:48-51.
16. Iams JD, Romero R, Culhane JF, Goldenberg RL. Primary, secondary,and terciary intervenentions to reduce the morbidity of preterm birth. Lancet. 2008; 37(9607):164-75.
17. Romero R, Avila C, Brekus CA et al. The role of systemic and intrauterine infection in preterm parturition. Ann NY Acad Sei, New York, 1991; 622:355-75.
18. Cabral ACV et al. Manual de rotinas em obstetrícia: protocolo de conduta da Maternidade do Hospital Municipal Odilon Behrens. Belo Horizonte, Prefeitura de Belo Horizonte, 1996:202-6.
19. Weismiller DG. Preterm labor. American Acad of Family Physicions, Greenville, 1999; 1:1-14.
20. Hobel CJ. Prevention of preterm birth delivery. In: Beard RW, Nathanielsz PW (eds.) Fetal physiology and medicine: the basis of perinatology. New York: Marcel Dekker, 1984.
21. Valadares JD, Pereira AK, Cabral ACV et al. Fundamentos de obstetrícia. 1 ed. Belo Horizonte: Ateneu, 2010: 325-31.
22. Valadares JD. Estudo comparativo entre a avaliação do exame físico e ecografia do colo uterino para prognóstico do trabalho de parto preterm. Belo Horizonte: Faculdade de Medicina da UFMG, 2001. (Tese, Doutorado em Ginecologia e Obstetrícia).
23. Corrêa MD. Noções práticas de obstetrícia. 11. ed. Belo Horizonte: Cooperativa Editora e de Cultura Médica, 1994: 145-68.
24. Cunningham G, MacDonald PC, Gant NF et al. Williams obstetrics. 19. ed. Connecticut: Prentice-Hall International, 1997: 797-826.
25. Bergbella V et al. Cervical funneling: sonographic criteria predictive of preterm delivery. Ultrasound Obstet Gynecol, Philadelphia, 1997; 10:161-6.
26. Rozenberg P. Transvaginal ultrasound of the cervix: hope in the fight against premature births. J Radiol, Paris, 1999; 80:421-9.
27. Goldenberg RL, Culhane JF, Iams JD, Romero R. Epidemiology and causes of preterm birth. Lancet 2008; 371(9606):75-84.

28. Gomez R, Galasso M, Romero R et al. Ultrasonographic examination of the uterine cervix is better than cervical digital examination as a predictor of likelihood of premature delivery in patients with preterm labor and intact membranes. Am J Obstet Gynecol, St. Louis, 1994; 171(4):956-64.

29. Amadeu Filho RS. Prevenção e tratamento do parto pré-termo. Femina, Rio de Janeiro, 2000; 28(4):209-15.

30. Lockwood CJ. The diagnosis of preterm labor and the prediction of preterm delivery. Clin Obstet Gynecol, Philadelphia, 1995; 38(4):675-87.

31. Duncan BB et al. Medicina ambulatorial: condutas de atenção primária baseada em evidência. 3 ed. Porto Alegre: Artemed, 2004:1600.

32. Mallow MH. Impact of cesarean section on neonatal mortality rates among very preterm infants in the Unitades States, 2000-2003. Pediatrics 2008; 122(2):285-9230.

33. Skupskid W, Greenough A, Donn SM, Arabin B, Bancalari E, Vladsreanu R. Delivery mode for the extremely prematures fetus: a statement of the prematurity working group of the word Association of Perinatal Medicine. J Perinat Med 2009; 37(6):583-6.

8

Gestação Ectópica

Eduardo Batista Cândido

Agnaldo Lopes da Silva Filho

INTRODUÇÃO

Entende-se por gravidez ectópica qualquer gravidez localizada fora da cavidade endometrial. Em outras palavras, consiste na implantação do ovo fecundado fora da membrana que reveste a cavidade uterina. Os locais mais suscetíveis à implantação do ovo são a tuba uterina (96% no lúmen, principalmente na região ampular, seguida da localização ístmica, das fímbrias e 1,2% na porção intersticial), ovário (0,9%), intraligamentar (0,5%), abdominal (0,5%), cervical (0,2%) e outras localizações (0,7%). Ocorrem casos de gravidez ectópica associados à gestação tópica e, muito raramente, gravidez ectópica bilateral simultânea.

EPIDEMIOLOGIA E FATORES DE RISCO

A gravidez ectópica (GE) está se tornando cada vez mais comum. Sua incidência aumentou seis vezes durante as três últimas décadas em várias partes do mundo, permanecendo como significativa causa de morbidade em mulheres jovens. Ocorre em cerca de 2% de todas as gravidezes nos EUA, representando mais de 100 mil mulheres afetadas anualmente naquele país. Isso se deve à incidência progressivamente maior dos fatores de risco, como doença inflamatória pélvica (DIP), uso de pílulas contraceptivas de emergência de forma indiscriminada e novas abordagens e técnicas de reprodução humana, assim como aos avanços tecnológicos nos métodos complementares, o que possibilita diagnósticos mais precoces e precisos (em 60% a 90% dos casos, antes da rotura tubária). Antes de 1970, mais de 80% dos casos de GE eram diagnosticados quando as trompas já estavam rotas. Observa-se que parte desse grande aumento na incidência é artificial; gravidezes ectópicas que antes se resolviam espontaneamente e não eram diagnosticadas agora o são precocemente. Ademais, apesar de a taxa de mortalidade por gravidez ectópica ter declinado bastante durante os últimos 20 anos (até 90% em países desenvolvidos), a GE ainda é a principal causa de óbito materno durante o primeiro trimestre da gravidez e a segunda causa geral de morte materna relacionada com a gravidez (9% a 13%), nos EUA.

ETIOPATOGENIA

Múltiplos fatores têm sido implicados no desenvolvimento da GE; no entanto, os fatores conhecidos explicam apenas 60% a 65% dos casos. Por ocorrer comprovadamente, até agora, apenas em humanos, não existem modelos experimentais com animais domésticos ou de laboratório, o que dificulta as pesquisas.

Podemos dividir as causas da GE em ovulares e extraovulares. As ovulares, de difícil comprovação, seriam de ordem genética, imunológica e/ou em decorrência do amadurecimento precoce do ovo, com implantação deste antes de atingir o local normal de nidação, ou do amadurecimento tardio, como ocorre nos casos raros e graves de gravidez cervical. Um fator relacionado com as alterações ovulares é a gravidez tardiamente programada, comum nos dias de hoje.

As causas extraovulares podem ser hormonais ou mecânicas. Levam à movimentação anormal, retardada do ovo, com consequente implantação ectópica. Entre elas, temos as inflamações sépticas (por clamídias, gonococos, tuberculose etc.) ou assépticas (curativos ou tamponamentos intrauterinos, anticoncepcionais), anomalias congênitas das tubas uterinas, alterações estruturais destas em decorrência de tumores, cicatrizes, aderências, endometriose e cirurgias pélvicas ou tubárias anteriores. Mais de 50% dos casos de GE são atribuíveis aos fatores infecciosos e ao tabagismo. Isso sugere que efeitos consideráveis na diminuição da incidência seriam conseguidos com programas de prevenção apropriados.

A oclusão tubária por cicatrizes pós-salpingites é a condição mais comumente relacionada com a GE. A infecção pode causar sinéquias intraluminais e/ou das fímbrias, levando à obstrução parcial da tuba uterina. As salpingotripsias, quando falhas, e as tentativas de recanalização cirúrgica tubária nos tratamentos de infertilidade também são associadas à probabilidade (20% a 50%) de GE subsequentes.

O dispositivo intrauterino (DIU), como método anticoncepcional, está também associado à ocorrência de GE em aproximadamente 4% dos casos de falha do método. O uso do DIU está relacionado com maior número de implantações ovarianas (isso sugere proteção contra implantação intrauterina, mas não contra implantação extrauterina).

O uso das progesteronas como anticoncepcionais está relacionado com maior índice de gravidez eutópica e ectópica, quando comparadas com os preparados estrogênio-progesteronas; contudo, alguns estudos relatam que, se a gravidez ocorre com o uso de preparados estrogênio-progesteronas, o risco de ser ectópica é maior.

A endocepção (dispositivo intrauterino com levonorgestrel) poderia, assim como os dispositivos intrauterinos, predispor à gravidez ectópica, devido à maior ocorrência de DIP nas pacientes usuárias, principalmente quando não adequadamente selecionadas. Pacientes com múltiplos parceiros e história pregressa de DIP, por exemplo, apresentam contraindicação para ambos os dispositivos (DIU e endocepção).

O abortamento eletivo aumenta o risco de GE, provavelmente por causar endometrite subclínica e posterior obstrução tubária. As duchas vaginais também estão relacionadas, talvez pelo mesmo mecanismo. Outros fatores também devem ser citados, tais como gravidezes assistidas e o início precoce da vida sexual, cada vez mais comuns.

Na gravidez tubária, o trofoblasto desenvolve-se rapidamente, com crescimento dentro da luz, na maioria dos casos. Menos frequentemente, o trofoblasto infiltra a mucosa e a lâmina própria, invadindo a muscular e atingindo a região subserosa, onde se desenvolve. O sangramento ocorre quando há erosão dos vasos, e a dor, quando a membrana serosa é distendida. No ovário, a nidação pode ocorrer na superfície da glândula (periovariana ou epiovariana) ou na profundidade, sendo cercada completamente pelo tecido glandular. Durante a cirurgia, pode ser diagnosticada como corpo amarelo hemorrágico, devido às suas características macroscópicas. Na gravidez abdominal, a placenta está em geral aderida às estruturas pélvicas, mas pode estar em locais distantes, como baço, fígado, cólon transverso etc. A gravidez intraligamentar ocorre quando o blastocisto se implanta entre os folhetos do ligamento largo. O sangramento pode ser tamponado pelo peritônio, com permanência da gravidez. A gravidez cervical (implantação no canal endocervical) é a forma mais rara. Nela, a placenta encontra-se implantada abaixo da reflexão peritoneal anterior ou posterior, ou abaixo da crossa dos vasos uterinos, em estreita relação com as glândulas cervicais. O sangramento é tardio, devido à excelente irrigação, vindo a ocorrer quando há alargamento do canal cervical. Devido a essa irrigação, a tentativa de extração do saco gestacional pode levar à hemorragia intensa.

A ocorrência de GE predispõe, em 10% a 20% dos casos, a nova GE subsequente, quando comparada com a ocorrência desta em mulheres que nunca tiveram GE, e a possibilidade de gerar uma criança viva situa-se abaixo de 30%. Caso ocorra na primeira gravidez, as possibilidades de reprodução são ainda piores.

A incidência da coexistência de GE e gravidez intrauterina é tradicionalmente calculada em 1:30.000 gestações. Mais recentemente, existem estimativas de que gestações heterotópicas (ectópicas e eutópicas simultâneas) ocorram em torno de 1:2.600 a 1:15.000. Em mulheres submetidas à indução de ovulação, o risco sobe para 1:35 (2,9%).

DIAGNÓSTICO

Apesar do aprimoramento dos métodos de diagnóstico, sua realização em fases mais precoces ainda tem sido considerada um problema. Estima-se que apenas 50% dos diagnósticos são estabelecidos numa primeira visita ao médico. O diagnóstico precoce é importante para a preservação da fertilidade materna e para a diminuição do grande número de óbitos relacionados com gravidezes ectópicas.

Para um diagnóstico correto de GE, lançamos mão da avaliação do quadro clínico, de testes laboratoriais (hematológicos e urinários), métodos de diagnóstico por imagens e métodos invasivos (videolaparoscopia, laparotomia exploradora). A sequência apropriada na avaliação exige experiência do profissional, conforme a entidade em questão. O uso do sensível teste hematológico (β-HCG), associado à avaliação ultrassonográfica, na maioria dos casos é suficiente para um diagnóstico correto, embora dependa das circunstâncias clínicas apresentadas pela paciente.

A GE é uma condição mórbida que ocorre principalmente no primeiro trimestre da gravidez. As manifestações clínicas ocorrem, em especial, no decorrer das primeiras 8 semanas da gestação. A rotura com hemoperitônio pode manifestar-se clinicamente por dor no ombro (resultante da irritação diafragmática), lipotimia em ortostatismo, taquicardia, palidez cutânea e choque hipovolêmico. Antes da rotura, surgem manifestações clínicas que, quando avaliadas corretamente, tornam a GE uma entidade mais benigna, embora a distinção clínica entre GE e gravidez intrauterina normal ou anormal seja difícil nas fases iniciais.

Características clínicas

- **Fatores de risco:** história pregressa de infertilidade, endocepção, DIP, DIU, cirurgia tubária, GE anterior – 51% a 56% dos casos.
- **História "clássica":** amenorreia, seguida por dor abdominal, sangramento vaginal – 40% a 50% dos casos (embora mais frequentemente represente abortamento iminente ou ameaça de aborto). Frequentemente, o sangramento vaginal é confundido com um período menstrual normal.
- **Dor abdominal:** ocorre em 90% a 100% dos casos, sendo de caráter, intensidade e localização variáveis. Ausência de dor não indica ausência de rotura tubária.
- **História menstrual:** história menstrual normal – 15% a 30% ou mais; amenorreia inferior a 4 semanas – 15%; amenorreia superior a 12 semanas: 15%; rotura anterior à falha menstrual – 15%; sangramento vaginal anormal – 50% a 80%. Normalmente, é discreto e escuro. O sangramento abundante sugere aborto.
- **Sintomas de gravidez:** enjoos matinais, vômitos, "sensação de estar grávida", mamas túrgidas e sensíveis, fadiga.
- **Dor no ombro:** infrequente.

Exame físico

- **Estado hemodinâmico:** choque – ocorre em menos de 5% dos casos; resposta parassimpática ao hemoperitônio (bradicardia, paradoxalmente). Não existe associação significativa da frequência cardíaca e da pressão arterial com o volume do hemoperitônio da gravidez ectópica rota. Cerca de 20% das pacientes sem alterações nos sinais vitais apresentam hemorragia classe IV à laparotomia.
- **Exame do abdome:** aumento da sensibilidade – 50%; sinais peritoneais – menos comuns.
- **Exame pélvico:** massa anexial: 25% a 50%; aumento da sensibilidade anexial/aumento da sensibilidade à mobilização cervical – 50%; volume uterino – normal em 71% dos casos, compatível com 6 a 8 semanas em 26% dos casos e compatível com 9 a 12 semanas em 3% dos casos; exame pélvico normal – 10%.

Diagnóstico laboratorial

A primeira meta dos exames laboratoriais numa possível GE consiste em determinar se a paciente está grávida. O trofoblasto começa a produzir gonadotrofina coriônica humana (HCG) muito cedo, durante as gestações normais e ectópicas. A detecção do HCG é fundamental para o estabelecimento do estado gravídico.

Teste de β-HCG qualitativo sérico

O β-HCG torna-se detectável, normalmente, 7 a 10 dias depois da ovulação. Quando se dá o atraso menstrual (13 a 14 dias após a concepção), o zigoto tem tamanho inferior a 1mm, e o nível de β-HCG é de 50 a 300mUI/mL, tornando todos os testes de β-HCG clinicamente usados para gravidez positivos em 95% a 100% dos casos. A maioria dos testes de β-HCG por radioimunoensaio (RIE) tem sensibilidade ≥ 5mUI/mL. Um teste de β-HCG por RIE negativo pode descartar gravidez em, teoricamente, 100% dos casos, quando associado aos dados clínicos.

Teste de β-HCG urinário

Os testes urinários por imunoensaio são sensíveis para concentrações de 20 a 50mUI/mL. Em decorrência das concentrações variáveis da β-HCG na urina e da necessidade de maiores níveis para a detecção deste, o desempenho dos testes urinários é inferior ao dos testes de β-HCG séricos.

Teste de β-HCG quantitativo sérico

Apesar de a β-HCG produzida na GE tender a ser menor do que na gravidez intrauterina em idades gestacionais comparáveis, uma única dosagem de β-HCG é um dado inespecífico para o diagnóstico. Entretanto, valores quantitativos são úteis para comparações seriadas (β-HCG dinâmico) e na interpretação dos resultados da ultrassonografia. As concentrações iniciais da β-HCG aumentam exponencialmente, refletindo a proliferação trofoblástica, com os níveis dobrando em períodos de aproximadamente 2 dias. Nas gravidezes ectópicas e em outras gravidezes anormais, o crescimento trofoblástico pode estar prejudicado, o que ocasiona aumentos subnormais da β-HCG em 85% dos casos. Níveis declinantes de β-HCG indicam a inviabilidade da gravidez, seja intra ou extrauterina (abortamento ou GE). Após o tratamento da GE, os níveis de β-HCG devem cair para menos de 10% do valor pré-operatório em 12 dias.

Progesterona

A dosagem de progesterona não é usada rotineiramente no diagnóstico de GE. Valores > 25ng/dL sugerem uma gestação normal. Níveis < 5ng/dL associam-se a gestações anormais, com sensibilidade de 84% e especificidade de 97%. Para o diagnóstico de GE, níveis de progesterona < 5ng/dL apresentam sensibilidade de 88% e especificidade de apenas 40%.

Diagnóstico por imagem — ultrassonografia

Na paciente com suspeita de GE, os exames citados apresentam limitações, seja pela demora dos resultados, seja pela inespecificidade do método. Portanto, o próximo passo diagnóstico comumente usado após o exame clínico e o teste de β-HCG é a ultrassonografia. O objetivo é detectar se a gravidez é intrauterina (GIU) ou não. O pressuposto é que, se existir uma GIU, uma GE é extremamente improvável, embora devamos tomar muito cuidado ao afastar a possibilidade de GE pelo simples fato de diagnosticarmos uma GIU, já que gestações heterotópicas, apesar de raras, podem ocorrer, principalmente em pacientes com história de indução de ovulação. Um provável diagnóstico definitivo de GE pode ser conseguido com o uso da ultrassonografia transvaginal (USTV). A USTV é mais sensível para o diagnóstico de gestação (ectópica ou intrauterina) que a ultrassonografia transabdominal. Com 5-6 semanas de gestação ou β-HCG > 2.000mUI/mL (zona discriminatória), a sensibilidade da USTV em diagnosticar uma gravidez intrauterina viável é de aproximadamente 100%. A não identificação de uma gestação intrauterina pela USTV acima da zona discriminatória sugere uma gestação inviável. O Doppler colorido endovaginal detecta fluxo sanguíneo aumentado na artéria tubária, causado pelo trofoblasto implantado, o que possibilita um diagnóstico rápido e com acerto superior a 90%. A histerossonografia, usando solução salina isotônica infundida nas tubas uterinas através de um cateter endocervical, também tem sido relatada com o intuito de estabelecer o diagnóstico precoce de GE inicial, de pequeno tamanho. Essa técnica pode ser útil quando os métodos mais comumente utilizados apresentar resultados inconclusivos.

Achados ultrassonográficos
Gravidez intrauterina
Reação decidual
- **Saco gestacional:** USTV – 4,5 a 5 semanas; ultrassonografia transabdominal – 6 semanas.
- **Saco vitelínico:** 56 semanas.
- **Polo fetal/atividade cardíaca fetal:** 5,5 a 7 semanas.

Gravidez ectópica
- **Útero:** reação decidual; útero vazio ou presença de pseudossaco – 10% a 20%.
- **Pelve – fundo de saco:** líquido livre – 24% a 63%; ecogênico (sanguinolento) – 20% a 26%.

Anexos
- **Massas:** císticas ou complexas – 60% a 90%; anel tubário – 26% a 68%.

Corpo lúteo cístico
- **Atividade cardíaca fetal:** ultrassonografia transabdominal – 4% a 10%; USTV – 8% a 23%.

Diagnóstico invasivo
Amostragem endometrial

Pode ser realizada por aspiração (AMIU, Pipele®) ou por curetagem uterina. Nos casos com níveis seriados declinantes de β-HCG (que asseguram a inviabilidade da gravidez), pode ser útil para identificação de endométrio decidual (fenômeno de Arias-Stella) e ausência de saco gestacional, reforçando o diagnóstico de GE.

Videolaparoscopia

Essa técnica fornece uma oportunidade para o diagnóstico definitivo e o tratamento de uma GE. Devido aos avanços dos métodos diagnósticos não invasivos (principalmente a USTV) e dos métodos farmacológicos de tratamento da GE, a laparoscopia tem sido menos utilizada. Entretanto, a laparoscopia diagnóstica permanece como o procedimento de escolha na paciente com um diagnóstico indefinido, apesar de ocorrerem resultados falso-negativos em aproximadamente 3% a 4% dos casos nas gestações iniciais e de resultados falso-positivos serem descritos em 5% dos casos.

Culdocentese

A punção do fundo de saco de Douglas é uma técnica simples para identificação de um hemoperitônio, que detecta quantidades mínimas de sangue extravasado. Pode ser positiva mesmo em GE não rotas, devido à perda de sangue através do óstio tubário para a cavidade peritoneal. O procedimento é de fácil realização, puncionando-se o fórnice posterior com agulha grossa, após tração uterina. Normalmente, é realizado por ginecologistas, devido à inexperiência de outros especialistas com o método.

Punção abdominal (paracentese)

É utilizada na pesquisa de hemoperitônio, quando outros métodos foram inconclusivos ou não estão acessíveis. A punção costuma ser realizada na parede anterior do abdome, sob anestesia local, sendo também um procedimento simples. O achado ultrassonográfico de líquido livre na cavidade abdominal, associado à história e ao exame clínico da paciente, já possibilita muitas vezes o diagnóstico de hemoperitônio, dispensando a realização da punção abdominal ou culdocentese.

Laparotomia exploradora

Está indicada em emergências, quando não se tem acesso a outros métodos de diagnóstico ou estes foram inconclusivos.

TRATAMENTO

O tratamento poderá ser expectante, clínico ou cirúrgico, conforme a localização da GE, a evolução do quadro e o estado hemodinâmico da paciente. O tratamento completo de qualquer tipo de abdome agudo cirúrgico depende sempre de um diagnóstico clínico completo e de indicação cirúrgica precisa, aliada a uma técnica operatória adequada. Alguns cuidados são de extrema importância:

- A ressuscitação volêmica das pacientes com sinais e sintomas de hipovolemia deve preceder a indução anestésica. Há correção dos níveis de hemoglobina e dos distúrbios de coagulação previamente à cirurgia, caso o quadro clínico da paciente permita. A auto-hemotransfusão é uma técnica segura e eficaz para pacientes com GE.
- Utilização de antibioticoprofilaxia.
- Mulheres Rh-negativas não imunizadas devem receber imunoglobulina Rh(D) (300µg IM) dentro de 72 horas após a GE, qualquer que seja a terapêutica adotada.

Conduta expectante

Apesar de a cirurgia (convencional ou videolaparoscópica) ser o tratamento clássico da GE, a possibilidade de diminuição da morbidade e do custo e as chances de preservação do futuro reprodutivo aumentaram o interesse pelos tratamentos não cirúrgicos da GE. Estudos prospectivos sugerem que 69,2% das pacientes submetidas à conduta expectante apresentaram resolução espontânea da GE. São candidatas a tratamento expectante pacientes com β-HCG inicial < 1.000 a 2.000UI/L e com queda progressiva.

Tratamento medicamentoso

Metotrexato

O metotrexato (MTX) é um antimetabólito que interfere na síntese do DNA. A segurança de seu uso em mulheres em idade reprodutiva foi estabelecida em estudos envolvendo seu emprego no tra-

Gestação Ectópica

tamento da doença trofoblástica gestacional. Não houve, em tais casos, um incremento de episódios de abortamentos espontâneos nem de anomalias fetais em gestações posteriores a seu emprego.

O MTX pode ser empregado tanto sistemicamente (EV, IM ou VO) quanto em injeções locais, conforme citado anteriormente. O metotrexato é utilizado no tratamento da GE desde 1982, com taxa de sucesso desde 1989. O regime mais utilizado é o de dose única ($50mg/m^2$ IM), que apresenta menor taxa de efeitos colaterais em comparação com o regime de múltiplas doses (1mg/kg IM, alternando com leucovorina 0,1mg/kg – em quatro doses). No regime de dose única, o seguimento é feito pela dosagem de β-HCG nos primeiro, quarto e sétimo dias e semanalmente, até que os níveis sejam inferiores a 5UI/mL. Caso os níveis de β-HCG não declinem pelo menos 15% entre o quarto e o sétimo dia ou 15% por semana subsequente, uma nova dose de MTX deve ser administrada. As taxas de sucesso são menores nas pacientes com história pregressa de GE e saco gestacional visibilizado à ultrassonografia e naquelas com aumento da β-HCG sérica após administração do MTX. Tem sido empregado nos casos de GE cervical, no intuito de se evitarem hemorragias com as tentativas de extração do produto da concepção.

Constituem critérios para tratamento não cirúrgico da gravidez tubária:

1. Estabilidade hemodinâmica.
2. Ausência de sinais clínicos de rotura tubária.
3. β-HCG < 5.000UI/L e sem aumento superior a 60% nas últimas 48 horas (pré-tratamento).
4. Exames laboratoriais normais (hemograma, coagulograma, função hepática e renal).
5. Ultrassonografia mostrando diâmetro da massa anexial <3,5cm e ausência de atividade cardíaca fetal.
6. Ausência de dúvida diagnóstica.
7. Possibilidade de retorno da paciente em caso de rotura e/ou seguimento.

Tratamento cirúrgico
Gravidez ectópica rota

Geralmente, a paciente com GE rota chega ao hospital com quadro de hipovolemia, caracterizado por frequência de pulso aumentada, hipotensão arterial, palidez cutaneomucosa, lipotimia e sinais de hemoperitônio, mas sem apresentar sinais de sangramento ativo. Isso possibilita a reposição de volume com soluções hidroeletrolíticas e sangue. Nas pacientes com história de distúrbios cardiovasculares ou renais, podem ser úteis o cateterismo da veia subclávia e as medições da pressão venosa central (PVC) durante a reposição. Devem ser evitadas a indução anestésica e a laparotomia, até que seja possível resgatar a volemia, para diminuir o risco de morte peroperatória.

Poucas pacientes necessitam de laparotomia imediata por sangramento ativo e importante, o que impossibilita uma reposição pré-operatória adequada. A cirurgia, quando há rotura, deve ser direcionada para o encontro do local do sangramento e sua abordagem através de técnicas adequadas, como salpingectomia ou ooforectomia parcial ou total ou histerectomia, dependendo do achado cirúrgico.

Gravidez ectópica íntegra

Usam-se laparotomia e cirurgia videolaparoscópica. A abordagem cirúrgica da GE por laparotomia, em princípio, fica reservada para os casos de GE rota e as situações em que não se tem acesso à laparoscopia, ou quando se torna tecnicamente difícil, podendo, em alguns casos, recorrer-se à laparotomia após abordagem por laparoscopia.

Os tratamentos cirúrgicos conservadores são:

1. Ordenha do ovo quando há implantação na região das fímbrias e da ampola.
2. Incisão da trompa na região das fímbrias até o local de implantação do ovo, com a retirada deste.
3. Salpingostomia linear posterior e retirada do ovo.
4. Injeção local de prostaglandinas, solução hipertônica de glicose, cloreto de potássio, RU-486 ou MTX.

Quando se opta pela conduta conservadora, vale o bom discernimento do profissional envolvido com relação ao estado morfológico da tuba. A paciente deve ser informada dos riscos de uma nova GE subsequente ou da possível necessidade de uma reoperação, nos casos em que o tratamento químico durante a cirurgia falhou em debelar a GE. A cirurgia videolaparoscópica conservadora (salpingostomia) está relacionada com maior taxa de tecido trofoblástico residual em comparação com a salpingectomia convencional. A abordagem laparoscópica está relacionada com menor perda sanguínea, menor necessidade de analgésicos e menor tempo de internação e de convalescença, com consequente redução dos custos hospitalares. Os procedimentos cirúrgicos radicais são: (a) ressecção tubária; (b) salpingectomia; (c) salpingo-ooforectomia; (d) ressecção do corno uterino em casos de gravidez intramural; (e) histerectomia.

Na gravidez abdominal, a tentativa de retirada da placenta pode levar a um sangramento incontrolável, dependendo do local de sua implantação. O tratamento de escolha consiste na retirada do concepto, deixando-se a placenta *in situ* e aguardando-se sua reabsorção.

Na gravidez ovariana, o tratamento consiste na ressecção cuneiforme do ovário, conservando-se o máximo de tecido glandular; quando isso não é possível, faz-se ooforectomia total. Naqueles casos em que a tuba homolateral encontra-se aderida ao ovário, realiza-se também a salpingectomia associada.

Nas gestações intersticiais, em aproximadamente metade dos casos, são possíveis a ressecção córnea e a reconstituição do defeito. Nos casos de gravidez mais avançada, com deformidade importante do útero, pode ser necessária a histerectomia total ou parcial, sendo preferível a segunda, devido aos menores riscos de sangramento operatório. Sabe-se que o risco de rotura uterina em gravidez posterior não é muito aumentado nos casos de histerectomia parcial prévia.

Nas situações em que a placenta está estreitamente aderida às estruturas pélvicas, a gravidez intraligamentar deve ser tratada como gravidez abdominal, deixando-se a placenta *in situ*. O descolamento do peritônio posterior do útero e das paredes laterais pélvicas pode possibilitar a exérese total dos produtos da concepção, em casos de implantes confinados à parede abdominal.

Na gravidez cervical, o maior problema é o sangramento local. Em casos iniciais, pode-se tentar a remoção dos produtos da concepção por curetagem da endocérvice e do endométrio, com tamponamento com gaze ou sonda de Foley. Caso haja sangramento incontrolável, podem-se realizar amputação do colo uterino, ligadura transvaginal dos ramos cervicais da artéria uterina, ligadura das artérias ilíacas internas (hipogástricas) ou histerectomia. Atualmente, o tratamento de escolha, especialmente para as pacientes sem prole definida, consiste no uso de MTX.

Bibliografia

Acquavella AP Adolescent gynecology in the office setting. Pediatr Clin North Am 1999; 46(3):489-503.

Bamhart K. An update on the medical treatment of ectopic pregnancy. Obstet Gynecol Clin North Am 2000; 27(3):653-67, viii.

Barnhart KT, Gosman G, Ashby R, Sammel M. The medical management of ectopic pregnancy: a meta-analysis comparing "single dose" and "multidose" regimens. Obstet Gynecol 2003; 101:778-84.

Barnhart KT, Katz I, Hummel A, Gracia CR. Presumed diagnosis of ectopic pregnancy. Obstet Gynecol 2002; 100:505-10.

Brenna DF. Diagnosis of ectopic pregnancy. J Fla Med Assoc 1997-1998; 84(9):549-56.

Brill SR. Contraception. Med Clin North Am 2000; 84(4):907-25.

Buster JE. Current issues in medical management of ectopic pregnancy. Curr Prin Obstet Gynecol 2000; 12(6):525-7.

Buster JE. Medical management of ectopic pregnancy. Clin Obstet Gynecol 1999; 42(1):23-30; 55-6.

Carr RJ. Ectopic pregnancy. Prim Care 2000; 27(1):169-83.

Chapron C. Treatment of ectopic pregnancy in 2000. J Gynecol Obstet Biol Reprod (Paris) 2000; 29(4):351-61.

Cline MK. Maternal infections: diagnosis and management. Prim Care 2000; 27(1):13-33.

Cohen MA. Expectant management of ectopic pregnancy. Clin Obstet Gynecol 1999; 42(1):48-54; 55-6.

Creinin MD. Medical abortion regimens historical context and overview. Am J Obstet Gynecol 2000; 183(2 Sppl):S3-9.

Dardano KL. The intrauterine contraceptive device: na often-forgotten and maligned method of contraception. Am Obstet Gynecol 1999; 181(1):1-5.

Dart R, Ramanujam P, Dart L. Progesterone as a predictor of ectopic pregnancy when the ultrasound is indeterminate. Am J Em Med 2002; 20:575-9.

Dart RG. Role of pelvic ultrasonography in evaluation of symptomatic first trimester pregnancy. Ann Emerg Med 1999; 33(3):310-20.

Davis AJ. Advances in contraception. Obstet Gynecol Clin North Am 2000; 27(3):597-610, vii.

Dawood MY Laparoscopic surgery of the fallopian tubes and ovaries. Semin Laparosc Surg 1999; 6(2):58-67.

De Graaf FL et al. Bilateral tubal ectopic pregnancy: diagnostic pitfalls. Br J Clin Pract 1997; 51(1):56-8.

Diallo D. Heterotopic pregnancy: a report of 5 cases and review of the literature. J Gynecol Obstet Biol Reprod (Paris) 2000; 29(2):131-4.

Dudley PS, Heard MJ, Sangi-Haghpeykar H, Carson SA, Buster JE. Characterizing ectopic pregnancies that rupture despite treatment with methotrexate. Fert Steril 2004; 82:1374-8.

Economy KE. Pelvic pain. Adolesc Med 1999; 10(2):291-304.

Ghosh S. Laparoscopic management of ectopic pregnancy. Semin Laparosc Surg 1999; 6(2):68-72.

Graczykowbki JW, Seifer DB. Diagnosis of acute and persistent ectopic pregnancy. Clin Obstet Gynecol 1999; 42:9-22.

Gutman SJ. Suspected ectopic pregnancy. Can et be predicted by history and examination? Can Fam Phsician 2000; 46:1297-8.

Habana A. Cornual heterotopic pregnancy: contemporary management options. Am J Obstet Gynecol 2000; 182(5):1264-70.

Hajenius PJ, Mol BWJ, Bossuyt PMM, Ankum WM, Van der Veen F. Interventions for tubal ectopic pregnancy. The Cochrane Database of Systematic Reviews 2000, Issue 1.

Hajenius PJ. Iterventions for tubal ectopic pregnancy. Cochrane Databasae Syst Ver 2000;(2): CD 000324.

Hick JL, Rodgerson JD, Heegaard WG, Sterner S. Vital signs fail to correlate with hemoperitoneum from ruptured ectopic pregnancy. Am J Em Med 2001; 19:488-9.

Kruse B. Management of side effects and complications in medical atortion. Am J Obstet Gynecol 2000; 183(2 Suppl):865-75.

Landstron G, Thorburn J, Bryman I. Treatment, failures and complications of ectopic pregnancy: changes over a 20 year period. Hum Reprod 1998; 13(1):203-7.

Lehner R. Ectopic pregnancy. Arch Gynecol Obstet 2000; 263(30):87-92.

Lemus JF. Ectopic prenancy: an update. Curr Open Obstet Gynecol 2000; 12(5):369-75.

Lin P Complications of laparscopy. Strategies for prevention and cure. Obstet Gynecol Clin North Am 1999; 26(1);23-38, v.

Lipscomb GH. Nonsurgical treatment of ectopic pregnancy. N Engl J Med 2000; 343(18):1325-9.

Makinen J. Current treatment of ectopic pregnancy. Ann Med 1999; 31(3):197-201.

Mccks GR. Advanced laparoscopic gynecologic surgery. Surg Clin North Am 2000; 80(5):1.443-64.

Mckstroth KR. Implantable contraception. Obstet Gynecol Clin North Am 2000; 27(4):781-815.

Mcllhancy Jr JS. Sexually transmitted infection and teenage sexuality. Am J Obstet Gynecol 2000; 183(2):334-9.

Merchant JS. Douching: a problem for adolescent girls and young women. Arch Pediatr Adolesc Med 1999; 153(8):834-7.

Mitan LA. Adolescent menstrual disorders. Update. Med Clin North Am 2000; 84(4):851-68.

Mitchell BE. The adverse health effects of tobacco and tobacco – related products. Prim Care 1999; 26(3):463-98.

Nelson AL, Adams Y, Nelson LE, LaHue AK. Ambulatory diagnosis and medical management of ectopic pregnancy in a public teaching hospital serving indigent women. Am J Obstet Gynecol 2003; 188:1541-50.

Nelson AL. The intrauterine contraceptive device. Obstet Gynecol Clin North Am 2000; 27(4):723-40.

Newhall ER Abortion with mifepristone and misoprostol: regimens, efficacy, acceptability and future directions. Am J Obstet Gynecol 2000; 183(2 Suppl):S44-53.

Newlands ES. Recent advances in gestational trophoblastic disease. Hematol Oncol Clin North Am 1999; 13(1):225-44, s.

Pfeifer SM. Evaluation of adnexal masses in adolescents. Pediatr Clin North Am 1999; 46(3):573-92.

Pisarska MD. Incidence and risk factors for ectopic pregnancy. Clin Obstet Gynecol 1999; 42(1):2-8; 55-6.

Polaneczky M. Pregnancy in the adolescent patient. Screening, diagnosis, and initial managment. Pediatr Clin North Am 1999 Aug; 46(4):649-70, x.

Potter MB, Lepine LA, Jamieson DJ. Predictors of success with methotrexate treatment of tubal ectopic pregnancy at Grady Memorial Hospital. Am J Obstet Gynecol 2003; 188:1192-4.

Pschera H. Laparoscopic management of heterotopic pregnancy: a revim. J Obstet Gynaecol Res 2000; 26(3):157-61.

Ramirez NC et al. Ectopic pregnancy. A recent fiveyear study and review of the last 50 years'literature. J Reprod Med 1996; 41(10):733-40.

Rickert VI. Pelvic pain. A SAFE approach. Obstet Gynecol Clin North Am 2000; 27(1):181-93.

Ryder RM. Laparoscopic tubal sterilization. Methods, effectiveness, and sequelae. Obstet Gynecol Clin North Am 1999; 26(1):83-97.

Schenk LM. Laparoscopy and hysteroscopy. Obstet Gynecol Clin North Am 1999; 26(1):122, v.

Schoreder B. Dysmenorrhea and pelvic pain in adolescents. Pediatr Clin North Am 1999; 46(3):545-54, viii.

Scorggins KM. Spontaneous pregnancy loss: evaluation, management, and follow-up cousnseling. Prim Care 2000; 27(1):153-67.

Seffah JD. Ultrasonography and ectopic pregnancy – a review. Int J Gynaecol Obstet 2000; 71(3):263-4.

Selo-Ojeme DO, Onwude JL, Onwudiegwu U. Autotransfusion for ruptured ectopic pregnancy. Int J Gynecol Obstet 2003; 80:103-10.

Sherif K. Benefits and risks of oral contracptives. Am J Obstet Gynecol 1999; 180(6 Pt 2):S343-8.

Shwayder JM. Pathophysiology of abnormal uterine bleeding. Obstet Gynecol Clin North Am 2000; 27(2):219-34.

Sifyer P. Pelvic ultrasound in women. World J Surg 2000; 24(2):188-97.

Skjeldestad FE, Hadgu A, Eriksson N. Epidemiology of repeat ectopic pregnancy: a population based prospective cohort study. Obstet Gynecol 1998; 91(1):129-35.

Sowter MC, Farquhar CM, Petrie KJ, Gudex G. A randomised trial comparing single dose systemic methotrexate and laparoscopic surgery for the treatment of unruptured tubal pregnancy. BJOG 2001; 108:192-203.

Sowter MC, Frappell J. The role of laparoscopy in the management of ectopic pregnancy. Rev Gynaecol Pract 2002; 2:73-8.

Strohmer H, Obruca A, Lehner R et al. Successful treatment of a heterotopic pregnancy by sonographically guided instillation of hyperosmolar glucose. Fertil Steril 1998; 69(1):149-51.

Tay JL. Ectopic pregnancy. West J Med 2000; 173(2):131-4.

Tenore JL. Ectopic pregnancy. Am Fam Physiscian 2000; 61(4):1.080-8.

Tulandi T. Evidencebased management of ectopic pregnancy. Curr Opin Obstet Gynecol 2000; 12(4):289-92.

Tulandi T. Surgical management of ectopic pregnancy. Clin Obstet Gynecol 1999; 42(1):31-8; 55-6.

Van Os WA. The intrauterine device and its dynamics. Adv Cantracep 1999; 15(2):119-32. Drug Ther Bull. Management of ectopic pregnancy.

9

Hemorragias da Segunda Metade da Gravidez

Juliana Silva Barra
Jacqueline Braga Pereira Dantas
Leonardo Lopes Tonani

INTRODUÇÃO

Os sangramentos vaginais na segunda metade da gravidez são afecções obstétricas de grande morbidade materno-fetal, sendo responsáveis por um grande número de hospitalizações antes do parto e intervenções cirúrgicas precoces. Os resultados perinatais envolvem maiores taxas de prematuridade e morte perinatal do que em gestações sem hemorragias. Isto ocorre, principalmente, quando a causa do sangramento não é identificada em tempo hábil.[1] Assim, a fim de evitar o agravamento do binômio gestante-feto, é importante que o obstetra adote um rápido e adequado manejo dessa intercorrência.[2]

Este capítulo tem por objetivo:

- Identificar as causas principais de sangramento vaginal na segunda metade da gravidez.
- Diferenciar pacientes com urgência daqueles com menor urgência.
- Identificar o tratamento adequado para cada causa específica.

CAUSAS DE HEMORRAGIA DA SEGUNDA METADE DA GRAVIDEZ

Causas principais

- Placenta prévia.
- Descolamento prematuro de placenta (*abruptio placentae*, apoplexia uteroplacentária, hemorragia retroplacentária, acidente hemorrágico da gravidez).
- Acretismo placentário.
- Rotura uterina.

Causas menores

- Cervicites.
- Pólipo cervical.

- Câncer cervical.
- Ectopia cervical extensa.
- Traumatismo vaginal.

PLACENTA PRÉVIA
Conceito

A placenta prévia é definida como implantação anômala, heterotópica da placenta, total ou parcialmente, no segmento inferior do útero. Atinge ou recobre a região do orifício interno do colo uterino, anterior à apresentação fetal, persistindo mesmo após a 28ª semana de gestação.

Classificação

Sua classificação baseia-se na localização da placenta com relação ao orifício interno do colo uterino:[3]

- **Placenta prévia total:** quando a placenta recobre todo o orifício interno do colo uterino.
- **Placenta prévia parcial:** quando a placenta recobre parcialmente o orifício interno do colo.
- **Placenta prévia marginal:** quando a borda da placenta apenas alcança o orifício interno do colo, mas não o recobre.
- **Implantação baixa da placenta:** quando a inserção da placenta alcança o segmento uterino inferior, mas não alcança o orifício interno do colo uterino, e a distância do polo inferior até o orifício cervical é de, no máximo, 7cm.

Epidemiologia

A incidência de placenta prévia varia de cerca de 1 a cada 200 a 250 gestações que chegam ao terceiro trimestre. A incidência é menor em nulíparas, 1 em 1.500, e maior nas multíparas, 1 em cada 20 gestações.

Cerca de 45% das gestantes, entre 16 e 20 semanas de gestação, apresentam a placenta de inserção baixa ao exame ecográfico. Destas, 90% apresentam resolução espontânea sem sintomas após a 30ª semana de gravidez.[4]

A placenta prévia está relacionada com aumento da morbidade neonatal, quando comparada com a gestação sem essa alteração.[5] Os fatores de risco para placenta prévia são aqueles que levam a um defeito vascular da decídua, alterações inflamatórias ou atróficas, demora na nidação e traumatismo ou cicatriz endometrial, que acabam por influenciar o local de implantação. Entre os principais fatores de risco, temos:[2,6]

- **Paridade:** ocorre em 0,2% das nulíparas e 5% das multíparas.
- **Idade materna avançada:** acomete 0,03% das nulíparas entre 20 e 29 anos e 0,25% das multíparas com mais de 40 anos.
- **Cicatriz uterina (cesariana prévia, curetagem uterina, sinéquias e cirurgias uterinas):** aumento do risco relativo em 10 vezes na quarta cesárea.
- **Tabagismo:** duplica o risco.
- **Gestação múltipla:** 40% maior do que em gestações com feto único.
- **Anormalidades do leito de implantação (endometrites, leiomiomas submucosos):** alteração do endométrio, o qual não oferece condições adequadas à implantação.

Diagnóstico

O diagnóstico de placenta prévia é confirmado pela localização ultrassonográfica da placenta baixa em paciente com quadro de sangramento uterino na segunda metade da gravidez, ou seja, é clínico e de imagem. Normalmente, a paciente relata sangramento vaginal indolor, súbito, não associado a esforços abdominais, vermelho-vivo, em geral em pequena quantidade e em episódios varia-

Hemorragias da Segunda Metade da Gravidez

dos. Pode haver associação a algum grau de atividade uterina. O sangramento é episódico, recorrente e progressivamente mais grave com relação ao anterior. A avaliação obstétrica revela tônus uterino normal, altura uterina adequada para a idade gestacional e, habitualmente, batimentos cardíacos fetais sem alterações e apresentação cefálica alta e móvel, transversa (25 a 35 vezes mais frequente) ou pélvica (duas a três vezes mais frequente).

O exame de toque vaginal deve ser evitado, sendo até mesmo proscrito, em virtude do risco de hemorragia intensa, o que exige intervenção cirúrgica imediata. O exame especular pode ser realizado.

O exame ultrassonográfico abdominal apresenta 90% de sensibilidade para detecção de placenta prévia, 7% de falso-negativos e 25% de falso-positivos. A ultrassonografia transvaginal é o padrão--ouro no diagnóstico de placenta prévia e deve ser realizada por um profissional atento e experiente em todos os casos em que a ultrassonografia abdominal identificar a placenta baixa. A ressonância magnética pode ser usada se a ultrassonografia não for capaz de estabelecer o diagnóstico, porém não é muito acessível e tem alto custo.

Tratamento

Inicialmente, o tratamento depende da condição materna. Toda paciente com diagnóstico de placenta prévia em episódios hemorrágicos deve ser internada. A prioridade é estabilizar a paciente, quando sua condição estiver melhor. O tratamento depende da idade gestacional, do volume de sangramento e das condições fetais.[7]

Em gestações com mais de 36 semanas, nas pacientes com placenta prévia total ou com fetos em má apresentação ou em más condições, indica-se a cesariana de emergência. A anestesia geral tem sido associada a menor sangramento intraoperatório e menor necessidade de hemotransfusão.

Nas pacientes com placenta prévia total assintomática ou com fetos em boas condições, indica-se a interrupção eletiva o mais breve possível, o que evita a ocorrência de trabalho de parto. Uma equipe experiente, o suporte de UTI e a reserva de hemoderivados são condições imprescindíveis.

Nos casos de placenta prévia marginal ou parcial, com feto e mãe estáveis, pode-se tentar o parto vaginal, desde que a instituição seja capaz de realizar uma cesariana de emergência (anestesista disponível e equipe cirúrgica treinada). Em gestações entre 24 e 36 semanas, adota-se conduta expectante enquanto a mãe e o feto permanecerem estáveis. As medidas são:[6]

- Internação ou vigilância clínica materno-fetal.
- Repouso relativo.
- Evitar o toque vaginal e a relação sexual.
- Manter o hematócrito materno >30%.
- Reposição de ferro adicional (200mg/dia de ferro-elemento).
- Administrar imunoglobulina anti-D, se a gestante for Rh-negativa e o Coombs indireto negativo.
- Administrar tocolíticos nos casos de gestações com menos de 34 semanas. O tocolítico de escolha é o sulfato de magnésio, pois os agentes betamiméticos causam taquicardia e podem simular hipovolemia.
- Administrar corticoide para maturação pulmonar fetal em gestações entre 28 e 34 semanas.

Nas gestações entre 24 e 36 semanas, também se pode adotar conduta expectante quando a mãe e o feto permanecem instáveis. As medidas são:

- Internação imediata.
- Acesso venoso calibroso e infusão de cristaloides.
- Avaliação laboratorial.
- Controle hemodinâmico.
- Parto emergencial.

O acompanhamento ambulatorial deve ser individualizado para cada paciente.

Complicações

As principais complicações associadas à placenta prévia são:[8,3]

- **Acretismo placentário:** seu risco varia de 4% a 16%, conforme haja história de cirurgia uterina prévia ou não. Surge em decorrência da baixa resistência oferecida pelo segmento uterino à invasão do trofoblasto. Apresenta incapacidade anatômica da placenta de separar-se do útero ou, até mesmo, de órgãos vizinhos. Manifesta-se no momento do parto, quando a tentativa de separação da placenta resulta em hemorragia profusa não responsiva às manobras para atonia uterina.
- **Rotura de vasos prévios (*vasa praevia*):** sua incidência varia de 8% a 10%, com taxa de mortalidade de 50%. Nesse caso, indica-se cesariana de emergência, pois a inserção velamentosa do cordão umbilical no segmento uterino pode levar ao óbito fetal se houver rotura desse segmento.
- **Choque hemorrágico:** caso a paciente esteja em choque, a perda sanguínea deve ser reposta com sangue total, se possível. Em caso contrário, são usados crioprecipitados ou plasma fresco congelado.

DESCOLAMENTO PREMATURO DE PLACENTA (DPP)

Conceito

O DPP pode ser definido como a separação da placenta normalmente implantada na parede uterina antes da expulsão fetal, no decurso da gestação ou durante o trabalho de parto, em gestações acima de 20 semanas.[7]

Classificação

O descolamento poderá ser total ou parcial. O sangramento do DPP pode resultar em hemorragia externa ou líquido amniótico hemorrágico (hemoâmnio), ou pode ser oculto, de localização retroplacentária. Aproximadamente 20% dos descolamentos são ocultos. Nesses casos, o sangue pode penetrar o miométrio, o que resulta em "apoplexia uteroplacentária" ou " útero de Couvelaire", causando perda na efetividade da contratilidade uterina e levando a hemorragia pós-parto.[7]

Epidemiologia

O descolamento prematuro de placenta ocorre em, aproximadamente, 0,4% a 2% das gestações. Os fatores de risco são:[4,9,10]

1. Doenças hipertensivas da gravidez: responsáveis por 50% dos casos, são decorrentes de espasmos arteriolares com sangramentos intraplacentários. Entre as doenças hipertensivas, a pré-eclâmpsia grave é o fator de risco mais comum, a qual aumenta a chance em três a quatro vezes em relação a gestações normais.
2. Tabagismo (>10 cigarros/dia elevam o risco em 2,5 vezes), etilismo grave e consumo de cocaína (10% das usuárias apresentam DPP).
3. Fator mecânico: traumatismo, manipulação, descompressão brusca (amniotomia ou amniocentese descompressivas com saída rápida de líquido amniótico), hiperdistensão uterina (polidrâmnio, gemelaridade).
4. História de descolamento prematuro de placenta (aumenta o risco em 15 a 20 vezes).
5. Cicatriz uterina prévia.
6. Rotura prematura das membranas ovulares (RPMO): 2% a 5% dos casos evoluem para DPP.
7. Idade materna e paridade: quanto maiores, maior a chance de DPP.
8. Trombofilias.
9. Anormalidades da inserção da placenta sobre leiomiomas uterinos e anormalidades do cordão umbilical (cordão curto).

Hemorragias da Segunda Metade da Gravidez

O risco de prematuridade, a restrição do crescimento fetal e a internação em UTI neonatal são maiores nos casos de DPP.[11]

Diagnóstico

Trata-se de uma grave emergência obstétrica, com grande morbidade materna e fetal. Realiza-se o diagnóstico do DPP por meio da anamnese e do exame físico, ou seja, é clínico. A paciente relata dor abdominal súbita, de intensidade variável e constante, que está relacionada com o volume de sangue retroplacentário. O sangramento externo (ocorre em 80% dos casos) é vermelho-escuro, às vezes de pequena quantidade e com coágulos, incompatível com o quadro clínico materno de choque ou hipotensão.[6,7]

Na história clínica, convém sempre atentar para os fatores de risco, pois em 10% dos casos o sangramento não se exterioriza, o que acarreta descolamento total e hipertrofia uterina acentuada. No exame físico, a avaliação dos sinais vitais materno, o padrão de frequência cardíaca fetal e o tônus uterino são de extrema importância. Habitualmente, o útero é hipertônico, doloroso e sensível às manobras palpatórias, apresentando contrações fortes e frequentes. Pode haver sofrimento fetal, e os batimentos cardíacos fetais são bradicárdicos (presentes em até 70% dos casos) ou ausentes. A gestante demonstra sinais de hipovolemia e, até mesmo, sinais indiretos de coagulação intravascular disseminada (CIVD – petéquias, equimoses e hematomas).[5]

O exame ecográfico pode ser realizado para descartar placenta prévia e avaliar as condições fetais. A visualização de área hipoecoica entre a placenta e a parede uterina sugere hematoma retroplacentário. No entanto, a sensibilidade da ecografia é baixa.

Ao toque vaginal, pode ser evidenciado o aumento da tensão da bolsa das águas e, à amniotomia, o hemoâmnio é revelado.

Tratamento

O tratamento do DPP baseia-se na vitalidade e na idade gestacional do feto, porém sempre com a paciente internada. Inicialmente, as medidas prioritárias seriam a amniotomia (para diminuir a pressão na cavidade uterina e interromper o ciclo fisiopatológico de *feedback* do sangramento e aumento da pressão) e o alívio da dor materna (com analgésicos opioides de ação imediata).

Clinicamente, deve-se repor volume da paciente com acesso venoso de grosso calibre, sondagem vesical de demora e controle geral de pressão arterial, pulso e frequências respiratória e cardíaca.

A avaliação laboratorial consiste em solicitar tipagem sanguínea, prova cruzada, hemograma, indicadores de função renal, gasometria arterial, coagulograma e dosagem de fibrinogênio.[6,7,12] A resolução do parto dependerá da vitalidade e da viabilidade fetal.

Nos casos de feto vivo e viável, deve-se optar pela resolução imediata do caso. O parto vaginal pode ser tentado se iminente, com condições maternas estáveis e monitoração fetal contínua. Nesses casos, convém realizar a amniotomia, se a dilatação for maior do que 5 a 6cm e o polo cefálico estiver no estreito médio, com previsão da ocorrência do parto entre 2 e 4 horas, reavaliando-se a cada 30 minutos. Caso contrário, deve-se optar pela cesariana.[5]

A conduta expectante pode ser adotada nos casos de feto pré-termo, desde que as condições maternas e fetais estejam estáveis. A paciente deve ser mantida em repouso absoluto no leito com controle e rastreamento diários.

Nos casos de feto morto, a conduta depende do estado clínico da paciente. Se estável, pode-se conduzir o trabalho de parto, sempre se procedendo à amniotomia e à analgesia. Se instável, deve-se estabilizar a paciente e planejar a interrupção da gestação. Nos casos de cesariana, deve-se sempre optar pela anestesia geral e excluir os casos de coagulopatia.

Complicações

O sangramento retroplacentário, após ter sido desencadeado, contribui para o acúmulo de sangue na interface uteroplacentária e, como resposta a isso, ocorre aumento do tônus uterino, o que dificulta a drenagem venosa local e propicia novas roturas de vasos, acentuando a hemorragia. Dessa maneira, são liberados fatores vasculares e do sistema de coagulação que levam à coagulopatia de consumo (CIVD) e, em consequência, necrose tubular e insuficiência renal aguda (23% dos casos por diminuição da perfusão renal). Outras complicações maternas associadas ao DPP são o choque hemorrágico, a necrose isquêmica de órgãos distantes (rins e hipófise anterior – síndrome de Sheehan) e o útero de Couvelaire (útero com aspecto marmóreo e hipotônico em consequência da infiltração de sangue no miométrio), que pode acabar em histerectomia. A taxa de mortalidade materna é em torno de 1%, em centros terciários.[5,12]

As complicações fetais são restrição do crescimento, prematuridade, anemia neonatal, asfixia e malformações maiores. A taxa de mortalidade fetal varia de 30% a 60%.

ROTURA UTERINA

Conceito

Como revela o próprio nome, significa o rompimento da parede uterina durante a gravidez ou no trabalho de parto, em gestações com mais de 20 semanas.[13]

Classificação

A rotura uterina pode ser classificada em total ou parcial.

A rotura parcial, às vezes chamada de deiscência de sutura, costuma ser assintomática e ser um achado nos casos de cesarianas repetidas. Caso a paciente entre em trabalho de parto, pode tornar-se completa, porém, na maioria das vezes, precedida por quadro clínico de dor abdominal intensa, o que indica iminência de rotura e facilita sua prevenção.

A rotura completa costuma ser sintomática e necessita laparotomia de emergência.

Epidemiologia

A rotura uterina espontânea é relatada em 0,03% a 0,08% das gestantes.[14] Os fatores de risco são: cirurgia uterina prévia, uso excessivo de ocitócico, traumatismo sobre a região abdominal, anomalia uterina congênita, hiperdistensão uterina, dificuldade de remoção manual de placenta e acretismo placentário.[15]

Diagnóstico

O diagnóstico é clínico. A apresentação clássica da rotura uterina consiste na sintomatologia da paciente com abdome agudo hemorrágico, o que inclui dor intensa, interrupção das contrações uterinas subitamente, ausência ou diminuição da frequência cardíaca fetal, subida da apresentação fetal, palpação fácil de partes fetais no abdome materno e sangramento vaginal e/ou choque hemorrágico (taquicardia materna e/ou hipotensão). Os sinais de iminência de rotura uterina caracterizam-se por dois parâmetros: o padrão de contração uterina e a síndrome de distensão segmentar uterina (Bandl-Frommel). As contrações uterinas são intensas, duradouras e dolorosas. O sinal de Bandl caracteriza-se como uma distensão do segmento uterino inferior, separando este do corpo uterino. Já o sinal de Frommel caracteriza-se pelo desvio anterior do útero, devido a ligamentos redondos retesados. À palpação abdominal, evidenciam-se duas massas, o feto e o corpo uterino. O toque bimanual revela ausência de concepto dentro do útero.

Tratamento

O tratamento é cirúrgico (laparotomia), com extração imediata do feto e da placenta e recuperação uterina, podendo variar desde a sutura da rotura até a histerectomia.[13] Nos casos de parto vaginal pós-cesárea em que se observa a rotura uterina assintomática, na revisão do segmento uterino após a dequitação placentária, pode-se adotar conduta expectante com ocitócicos em altas doses. No entanto, se a paciente for sintomática, convém proceder à laparotomia com sutura da rotura.

Complicações

A morbidade materna mais comum associada à rotura uterina é a hemorragia com subsequente anemia, o que exige hemotransfusão. A morte materna é rara.

As morbidades fetais mais frequentes são desconforto respiratório, hipóxia, acidemia e morte neonatal.

Entre as causas menores de sangramento vaginal na segunda metade da gestação, estão:

- **Rotura do seio marginal:** caracteriza-se por uma solução de continuidade na borda placentária, o que causa pequeno sangramento e cólicas discretas. As condições fetais permanecem inalteradas. O diagnóstico definitivo só é possível quando se avalia a placenta após a expulsão fetal.
- **Cervicite:** o colo uterino sensível e friável torna a cérvice propensa a sangramentos, não sendo fator de gravidade materno-fetal. Exige avaliação citologia e, na maioria das vezes, o tratamento da vulvovaginite é curativo.
- **Pólipo cervical:** sangramentos vaginais recorrentes são observados, sem acometimento do binômio materno-fetal. A retirada deve ser evitada durante a gestação.
- **Câncer cervical:** lesões ulceradas, friáveis e sangrantes. Não alteram a condição fetal, a não ser que haja necessidade de interrupção precoce ou tratamento prévio, como conização ou traquelectomia, que podem predispor ao parto prematuro.
- **Ectopia cervical extensa.**
- **Traumatismo vaginal.**

Referências

1. Chan CC, To WW. Antepartum hemorrhage of unknown origin- what is its clinical significance? Acta Obstet Gynecol Scand, Mar 1999; 78-3:186-90.
2. Corrêa MD. Hemorragias da segunda metade da gravidez. In: Noções práticas de obstetrícia 12. ed. Belo Horizonte: Cooperativa Editora e de Cultura Médica, 2011.
3. Zugaib M. In: Obstetrícia. Placenta prévia. 1. ed. São Paulo: Manole, 2008:699-712.
4. Waissman AL. "Placenta prévia". In: Zugaib M, Bittar RE (eds.) Protocolos assistenciais da clínica obstétrica da FMUSP. 3. ed. São Paulo: Atheneu, 2008:623-30.
5. Basegio DL, Donato G. Descolamento prematuro de placenta. In: Manual de obstetrícia. 1. ed. Rio de Janeiro: Revinter, 2000.
6. Protocolo de acolhimento com classificação de risco e principais urgências obstétricas – SUS/BH. Comissão Perinatal e Associação Mineira de Ginecologia e Obstetrícia. 2010.
7. Ananth CV, Smulian JC, Vintzileos AM. The effect of placenta previa on neonatal mortality: a population-based study in the United States, 1989 through 1997. Am J Obstet Gynecol 2003; 188(5):1299-304.
8. Bricker L, Neilson JP. Routine ultrasound in late pregnancy (after 24 weeks gestation) (Cochrane Review). In: The Cochrane Library, Issue 2, Oxford. 2000.
9. Sheiner E, Shohan-Vardi I, Hallak M et al. Placental previa: obstetric risk factors and pregnancy outcome. Matern Fetal Med 2001; 10(6):414-9.
10. Neilson JP. Interventions for suspected placenta praevia (Cochrane Review). In: Cochrane Library, Issue 2, 2000. Oxford.
11. Pernoll ML. Third-trimester hemorrhage. In: Decherney AH, Pernoll ML. Current obstetric & gynecologic diagnosis & treatment. 8. ed., Appleton & Lange, 1994.
12. Morril K and Witter F. Sangramento de terceiro trimestre. In: Manual de ginecologia e obstetrícia do Johns Hopkins. 1ª reimpressão. Porto Alegre: Artmed, 2001.
13. Oyslese Y, Ananth CV. Placental abruption. Obstet Gynecol 2006; 108:1005-16.
14. Tikkanen M, Nuutila M, Hiilesmaa V et al. Clinical presentation and risk factor of placental abruption. Acta Obstet Gynecol Scand 2006; 85(6):700-5.
15. Ananth CV, Smulian JC, Vintzileos AM. Incidence of placental abruption in relation to cigarette smoking and hypertensive disorders during pregnancy; a meta-analysis of observational studies. Obstet Gynecol Apr 1999; 93:4,622-8.

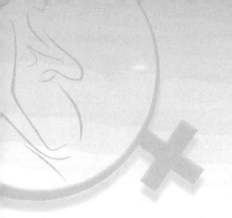

10
Repercussões do Sofrimento Fetal na Vida Extrauterina

Antonio Carlos Vieira Cabral

VITALIDADE FETAL COMPROMETIDA: CONSEQUÊNCIAS NA VIDA EXTRAUTERINA

O feto bem formado, sob o ponto de vista cromossômico e gênico, tem desenvolvimento adequado ao longo da gravidez e apresenta evolução favorável na vida extrauterina, com plena utilização de todas as suas potencialidades físicas e intelectuais. É fator determinante para essa situação a função placentária desde a 12ª semana de gestação até o parto. O bom desempenho placentário garante ao feto nutrição e oxigenação adequadas, eliminação das escórias do seu metabolismo e produção de hormônios e enzimas adequados à sua homeostase. A placenta pode ser atingida em sua função de apoio ao feto nos aspectos citados em qualquer momento da gravidez, sendo isso mais frequente nos últimos 3 meses gestacionais.

A placenta como estrutura de trocas apresenta-se com formação vascular abundante, tanto na face materna quanto na fetal. Qualquer doença com potencial de causar lesão endotelial tem efeito devastador sobre a estrutura placentária. As vasculites podem ser consequência de doenças infecciosas, de quadros hipertensivos e de situações de incompatibilidade imunológica.

As lesões vasculares da placenta promovem como consequência dificuldades de trocas entre o feto e a circulação materna, além de resultarem em menor produção de hormônios e enzimas importantes para o crescimento e o desenvolvimento do bebê. Assim, estabelece-se o quadro clínico denominado "insuficiência placentária". Tal situação determina um verdadeiro insulto ao feto, trazendo como consequência perda de capacidade de desenvolvimento pleno do indivíduo na sua vida intrauterina. A hipóxia decorrente do menor afluxo sanguíneo placentário é determinante para a redução das mitoses nos tecidos fetais, resultando em menor crescimento corporal. O menor aporte de nutrientes, principalmente glicose e aminoácidos, leva a desvio metabólico do feto. Isso acaba promovendo autofagia nos seus tecidos periféricos (adipócitos) para manter o metabolismo anaeróbico. Este, como resultado, oferece ao feto corpos cetônicos e ácidos graxos, além das calorias necessárias. Desse modo, estabelece-se um estado de acidose fetal em consequência desse desvio metabólico promovido pela insuficiência placentária.

A grande questão que surge a partir do momento em que a placenta não consegue atender às necessidades do feto é a seguinte: como se desenvolve a adaptação do indivíduo a esse insulto intenso, progressivo e definitivo no ambiente intrauterino?

ADAPTAÇÕES DO FETO AO QUADRO DE INSUFICIÊNCIA PLACENTÁRIA

Diante das restrições que o mau funcionamento da placenta impõe ao feto, inicia-se imediatamente uma série de adaptações fisiológicas a essa nova situação intrauterina. O crescimento corporal, por exemplo, desacelera-se, resultando em queda do percentil de peso prévio à insuficiência placentária. Essa situação alcança risco máximo quando o peso fetal passa a corresponder a valores inferiores ao percentil 10 ou 5 do peso esperado para determinada idade gestacional. Esse quadro é denominado crescimento intrauterino restrito (CIUR). Do ponto de vista de distribuição da oxigenação reduzida no ambiente intrauterino a partir da insuficiência placentária, observa-se outra adaptação interessante. Através de mecanismo adaptativo, o feto passa a distribuir o fluxo sanguíneo de forma desigual entre os seus diversos órgãos. Passa a priorizar os chamados órgãos nobres – aqueles cuja exposição à hipóxia pode resultar em perda definitiva e irrecuperável. Assim, verificamos um quadro de proteção ao cérebro e ao coração do feto hipóxico, o que caracteriza uma adaptação conhecida como centralização de fluxo arterial. O feto promove constrição na aorta subdiafragmática de modo a poupar fluxo sanguíneo para as artérias coronárias (coração) e as carótidas (cérebro). Passam a sofrer por baixa perfusão as artérias renais, mesentéricas e ilíacas. Observa-se como consequência deste mecanismo um maior desenvolvimento da cabeça fetal com relação às estruturas subdiafragmáticas, principalmente o abdome fetal. Estabelece-se ainda uma assimetria entre segmentos fetais, o que caracteriza o chamado CIUR assimétrico, observando-se circunferência cefálica próximo ao normal e circunferência abdominal bastante inferior ao esperado para a idade gestacional.

Além das adaptações fluxométricas e da redução mitótica observadas nos fetos atingidos pela insuficiência placentária, nota-se outra adaptação importante no indivíduo intraútero. A hipóxia estimula a produção de eritropoetina fetal e placentária para melhorar a oxigenação tecidual. Esse hormônio tem como função principal aumentar a produção das células hematopoéticas, o que resulta em elevação das hemácias em circulação. Essa tentativa visa elevar a capacidade de transporte do oxigênio no compartimento fetal. Assim, observam-se, nesses indivíduos, quadro de policitemia (hematócrito > 70%), sangue hiperviscoso e dificuldade de perfusão nas microcirculações terminais.

CONSEQUÊNCIAS DAS ADAPTAÇÕES FETAIS AO SOFRIMENTO NA VIDA EXTRAUTERINA

O feto obrigado a desenvolver as adaptações fisiológicas ao mau funcionamento placentário sofrerá consequências pós-natais a partir dessa situação emergencial criada no ambiente uterino. De imediato, percebe-se no período neonatal um quadro de baixa perfusão mesentérica, decorrente da constrição fluxométrica e da dificuldade de perfusão na microcirculação nas alças intestinais por sangue viscoso de alto hematócrito. O peristaltismo abolido ao nascimento passa a ser exacerbado a partir do início da alimentação oral. A demanda por melhor circulação mesentérica pode não ser adequadamente atendida e, assim, pode-se desenvolver quadro hipóxico nas alças intestinais, denominado enterocolite necrosante. Este costuma ter início nas primeiras 48 horas de vida neonatal em indivíduos com grave restrição de crescimento intrauterino e que tenham apresentado quadro de centralização de fluxo arterial prévio ao nascimento.

A situação de adaptação intraútero à insuficiência placentária pode ainda resultar em outro quadro grave. O elevado estímulo da eritropoetina descrito anteriormente promove elevada produção da série vermelha nos órgãos hematopoéticos, porém há inibição relativa na produção das séries branca e plaquetária. Com frequência, observam-se nesses neonatos a trombocitopenia e suas consequências, como o sangramento em áreas nobres (p. ex., o ventrículo encefálico).

Passado o período neonatal imediato, com os riscos citados, podem ser verificadas ainda consequências na adaptação intraútero ao sofrimento fetal. A redução das mitoses observada em indivíduos sob insulto da insuficiência placentária diminui o desenvolvimento corporal e também de estruturas específicas, como o coração e o encéfalo. Os indivíduos costumam apresentar ao nascimento elevado valor no nível plasmático de troponina I, o que indica possível morte de células miocárdicas. Assim, com mais frequência, os indivíduos que nascem com quadro de CIUR apresentam na vida adulta doenças relativas ao sistema circulatório, como infarto miocárdico e hipertensão arterial. Outra situação observada nesse grupo de indivíduos se refere à redução das mitoses de células neuronais durante a hipóxia intraútero. Tais indivíduos podem apresentar maior incidência de disfunções cerebrais, transtornos cognitivos e dificuldade de aprendizagem. Os indivíduos que foram vítimas da baixa oxigenação no ambiente intraútero são mais frequentemente atingidos por disfunções encefálicas na infância e na vida adulta.

CONSIDERAÇÕES FINAIS

O indivíduo percorre uma linha contínua desde a fecundação até sua morte. Em cada ponto dessa linha existem riscos que tornam a vida permanentemente vulnerável. Os insultos que ocorrem na vida intrauterina geram consequências nesse ambiente e também na continuidade da vida que ocorre no ambiente extrauterino. Por isso, proteger o feto significa proteger a criança e o adulto que estão contidos nele de modo definitivo.

Bibliografia

Cabral ACV. Medicina fetal: o feto como paciente. Editora COPMED, 10 ed, 2005.

Cabral ACV, Barbosa AS, Lage EM, Barra JS, Osanan GC, Teixiera PG. A Gravidez de Alto Risco São Paulo: EditoraAtheneu,2014 IBSN 978-85-388-0487-1.

FEBRASGO Manual de Orientação Gestação de Alto Risco Manual de Orientação Gestação de Alto Risco 2011 Federação Brasileira das Associações de Ginecologia e Obstetrícia Comissões Nacionais Especializadas Ginecologia e Obstetrícia Gestação de Alto Risco Presidente: Dênis José Nascimento (PR) Vice-Presidente: José Carlos Peraçoli (SP) Secretário: Fernando César de Oliveira Junior (PR) MEMBROS Alberto Carlos Moreno Zaconeta (DF) Antonio Carlos Vieira Cabral (MG) Breno José Acauan Filho (RS) Carlos Henrique Esteves Freire (AM) Luiza Emylce Pela Rosado Schmaltz (GO) Manoel Pereira Pinto Filho (SC) Marcelo Burlá (RJ) Marcelo Luis Nomura (SP) Mauro Sancovski (SP) Rosiane Mattar (SP) Salvio Freire (PE) Soubhi Kahhale (SP) 5.

11

Abordagem e Atualidades em Pré-Eclâmpsia/Eclâmpsia e Hipertensão Arterial Crônica

Sandra Cristina Armond

Juliana Silva Barra

Henrique Vitor Leite

PRÉ-ECLÂMPSIA/ECLÂMPSIA

Em todo o mundo, a doença hipertensiva que acomete o período gestacional apresenta grande impacto sobre o binômio materno-fetal. Sua incidência varia de 12% a 18% e é a segunda causa de morte no ciclo gravídico-puerperal em países industrializados. Também é responsável por, aproximadamente, 50 mil mortes maternas/ano. Além disso, a taxa de óbito neonatal também é alarmante e tão alta quanto 20% a 25% dos casos de hipertensão materna.[1]

Das síndromes hipertensivas que acometem a gestante, sem dúvida a mais importante é a pré-eclâmpsia. Esta, por sua vez, tem incidência de 3% a 5% e é a terceira causa de morte materna nos EUA. Classicamente, caracteriza-se por hipertensão que surge após 20 semanas em mulheres previamente normotensas, estando também associada à presença de proteinúria e/ou ao surgimento de disfunção em determinados órgãos e sistemas.[2]

Em consequência do agravamento da doença hipertensiva, especificamente da pré-eclâmpsia, pode advir um quadro convulsivo tônico-clônico conhecido como eclâmpsia, presente em 0,03% a 0,1% de todas as gestações, ou a síndrome HELLP (*hemolysis, elevated liver enzymes, low platelet count*), com incidência de 0,17% a 0,8% do total de nascidos vivos.[1,3]

O parto associado à expulsão completa da placenta continua sendo o único tratamento conhecido.[2] Sugere-se, portanto, que o anexo fetal mencionado seria o agente etiopatogênico principal dessa doença. Recentemente, os estudos têm apontado para a existência de fatores antiangiogênicos relacionados com a placenta, responsabilizando-os pela origem sistêmica da doença. Tais fatores, liberados na corrente sanguínea da gestante, contribuiriam para o desenvolvimento da hipertensão materna e esta, por conseguinte, para a lesão endotelial disseminada e, por fim, afloraria toda a síndrome em si.

Epidemiologia e fatores de risco

A maioria dos casos de pré-eclâmpsia ocorre entre mulheres jovens, primigestas e previamente saudáveis. Nelas, a incidência de pré-eclâmpsia chega a 7,5%.[2] Embora esta doença hipertensiva esteja classicamente vinculada à primeira gravidez, as multíparas podem ter risco similar quando se associa a troca de parceiro. Este aumento do risco pode ser decorrente tanto da primipaternidade como do aumento do intervalo entre as gravidezes. Em contrapartida, as mulheres com histórico pessoal positivo para pré-eclâmpsia têm risco maior de recorrência em gravidez futura, sobretudo aquelas que desenvolveram precocemente a doença. Também, um histórico familiar positivo, quando o parentesco é de primeiro grau, aumenta o risco pessoal em duas a quatro vezes em relação a um histórico familiar negativo. Estranhamente, a presença de histórico positivo relatado pela sogra parece conferir aumento do risco.

O risco total para recorrência da pré-eclâmpsia é de 14,7%, e o risco de recorrência está diretamente relacionado com a época de manifestação do episódio anterior: maior risco quando a manifestação ocorre com idade gestacional inferior a 28 semanas e menor risco quando se manifesta após 37 semanas. Já o risco de recorrência da síndrome HELLP na literatura mundial é tão variável quanto de 2% a 19%.[1,2]

Muitas outras patologias estão associadas ao aparecimento de pré-eclâmpsia. Entre elas, estão hipertensão arterial crônica, doenças cardiovasculares, diabetes *mellitus*, doença renal e/ou autoimune, síndrome metabólica e os estados trombofílicos.

A relevância das trombofilias no desenvolvimento de pré-eclâmpsia não está clara. Assim, o rastreamento pré-natal de rotina para trombofilias não está recomendado. Alguns estudos têm apontado para a necessidade da detecção de anticorpos antifosfolipídios em paciente com histórico de pré-eclâmpsia grave ou recorrência de pré-eclâmpsia grave/síndrome HELLP incidente em idade gestacional menor que 34 semanas ou, ainda, a presença de crescimento intrauterino restrito (CIUR) sem causa aparentemente definida.[1,4]

De acordo com os estudos citados pelo American College of Obstetricians and Gynecologists (ACOG)[4] e usados na edição do *guideline* sobre trombofilia editado em 2010, há uma série de estudos que reforçam e atenuam a associação entre a presença de marcadores para trombofilia e a pré-eclâmpsia, além da associação da trombofilia a outras complicações obstétricas, tais como CIUR, descolamento prematuro da placenta (DPP), decesso fetal e abortamento recorrente.

O mesmo *guideline* discorre sobre alguns estudos recentemente elaborados que revelam certa associação entre trombofilia e pré-eclâmpsia, como: entre os marcadores trombofílicos, a presença da homozigosidade para o fator V de Leiden e a protrombina G20210A têm frequentemente uma associação mais consubstanciada. Também a presença da positividade para mais de um marcador numa mesma gestante estabeleceria uma relação aparentemente mais forte. Já a mutação para a metileno tetraidrofolato redutase (MTHFR), quer na forma homozigota, quer na forma heterozigota, não estaria associada à forma grave de pré-eclâmpsia. Por outro lado, no geral, a recorrência de pré-eclâmpsia tem relação estatisticamente significativa com a positividade da pesquisa para trombofilia. De qualquer modo, o ACOG finaliza suas diretrizes observando que, diante das inúmeras controvérsias entre a presença de trombofilia e a presença de complicações gestacionais, entre elas a pré-eclâmpsia, não há evidências que indiquem o rastreamento de trombofilias para pacientes com pré-eclâmpsia pregressa ou passado obstétrico adverso.[4]

A maternidade nos extremos da vida reprodutiva constitui fator de risco independente para a doença. Além das condições apontadas, há patologias que promovem aumento da massa placentária. A gemelaridade e a doença trofoblástica gestacional, por exemplo, corroboram o aumento do risco de pré-eclâmpsia. Independentemente dos seus inúmeros malefícios, o cigarro porta-se como fator protetor.[1,5]

De modo geral, os fatores de riscos preexistentes à gestação mais relevantes e que devem ser, obrigatoriamente, investigados à primeira consulta pré-natal são:[1]

- Pré-eclâmpsia em gravidez anterior.
- Índice de massa corporal maior que 30.
- Diabetes preexistente.

Abordagem e Atualidades em Pré-Eclâmpsia/Eclâmpsia e Hipertensão Arterial Crônica

- Doença renal ou hipertensão crônica.
- Idade materna maior que 40 anos.
- Histórico familiar.

Já durante a gravidez em curso os maiores preditores positivos para o desenvolvimento de pré-eclâmpsia são:[5,6]

- A presença bilateral de incisura protodiastólica à insonação das artérias uterinas pela avaliação dopplerfluxométrica, aferida entre 22 e 24 semanas. Na presença desta alteração, o risco do desenvolvimento de pré-eclâmpsia e/ou CIUR é de 60% e o valor preditivo do teste aumenta para os quadros graves e que se apresentem antes de 34 semanas. Também, há relação positiva entre os achados anormais do Doppler, com relação às artérias uterinas, e a coexistência de pré-eclâmpsia e CIUR. Mesmo assim, a avaliação do *notch* à insonação das artérias uterinas não está indicada rotineiramente. Devem ser testadas apenas as gestantes que apresentarem risco elevado para o desenvolvimento de pré-eclâmpsia. Os parâmetros analisados ao Doppler devem ser tanto a morfologia da onda (ou seja, presença ou não do *notch*) quanto o aumento do índice de pulsatilidade das artérias uterinas bilateralmente. De acordo com publicações recentes, são relevantes os parâmetros persistentemente alterados após 16 semanas.[5,6]
- Presença de gestação múltipla.
- Presença de diabetes *mellitus* gestacional.

Classificação e critérios para o diagnóstico

Segue a classificação das doenças hipertensivas que incidem na gravidez (Tabela 11.1):[5]

1. Hipertensão gestacional: formalmente, denominação dada à hipertensão induzida pela gravidez. A pré-eclâmpsia não se desenvolve e a hipertensão é resolvida em até 12 semanas pós-parto.[5]
2. Pré-eclâmpsia leve e grave e eclâmpsia.
3. Hipertensão arterial crônica.
4. Pré-eclâmpsia superposta à hipertensão preexistente.

A pré-eclâmpsia demonstra um largo espectro de apresentação, o que, por vezes, pode tornar seu diagnóstico difícil, sobretudo quando falta um teste diagnóstico definitivamente conclusivo. Os achados cardinais para o diagnóstico são a presença de hipertensão arterial, sendo os valores adotados: pressão arterial sistólica (PAS) $\geq$140mmHg ou pressão arterial diastólica (PAD) $\geq$90mmHg, e proteinúria $\geq$300mg em amostra coletada em 24 horas.[1,7]

A aferição pressórica deve ser tomada em duas ocasiões distintas, mantendo-se um intervalo mínimo de 4 horas entre elas. A pressão sistólica deve coincidir com o surgimento do primeiro som de Korotkoff e a pressão diastólica deve coincidir com o surgimento do quinto som de Korotkoff. Apenas eventualmente pode ser tomado o quarto som (abafamento do som antes da ausência completa do mesmo) para a avaliação da pressão diastólica. Essa forma de medição está reservada para os casos em que permanece a ausculta das pulsações até a desinsuflação completa do manguito. A medida pressórica deve ser tomada com o tronco em ortostatismo e com o braço elevado à altura do coração.[1]

Vale ressaltar que 10% a 15% dos casos de eclâmpsia e 12% a 18% dos casos de síndrome HELLP apresentam-se com níveis pressóricos normais. Independentemente disso, o critério maior para o estabelecimento da gravidade da pré-eclâmpsia é, sem dúvida, a presença de pressão arterial (PA) $\geq$160/110mmHg.[3,7]

A proteinúria de 24 horas constitui-se como método padrão de diagnóstico para a quantificação da perda de proteína. Contudo, a proteinúria de fita tomada em amostra única pode ser de grande ajuda, tendo em vista a rapidez e a facilidade na realização do teste. O teste correlaciona-se com a proteinúria ($\geq$ 300mg em 24 horas) quando demonstra resultado $\geq$ 1+. A sensibilidade da proteinúria de fita é de 61% e sua especificidade é de 97%.[1-3,5,7]

Tabela 11.1 Classificação da doença hipertensiva que complica a gravidez.

Hipertensão gestacional

PAS ≥140mmHg ou PAD ≥90mmHg medida pela primeira vez durante a gravidez

Proteinúria ausente

A PA retorna ao nível pré-gestacional dentro de 12 semanas de pós-parto

Podem ocorrer outros sintomas de pré-eclâmpsia, tais como epigastralgia ou trombocitopenia

Pré-eclâmpsia

Critérios mínimos

- PA ≥140/90mmHg após 20 semanas de gestação
- Proteinúria ≥300mg/24h ou ≥1+ na fita

Aumento da certeza do diagnóstico de pré-eclâmpsia

- PA ≥160/110mmHg
- Proteinúria 2,0g/24h ou ≥2+ na fita
- Creatinina sérica ≥1,2mg/dL, a menos que seja nível basal previamente conhecido
- Plaquetas <100.000/mm^3
- Hemólise microangiopática – LDH alterada
- Elevação do nível das transaminases – TGO e TGP
- Cefaleia persistente ou outra manifestação do SNC/visual
- Epigastralgia persistente

Eclâmpsia

- Convulsões não atribuídas a outras causas em mulher com pré-eclâmpsia

Pré-eclâmpsia superposta à hipertensão arterial crônica

- Surgimento de proteinúria ≥300mg/24h em mulher com hipertensão, mas sem proteinúria com IG < 20 semanas
- Aumento repentino da proteinúria ou da pressão arterial ou queda da contagem de plaquetas (<100.000/mm^3) em mulheres com hipertensão e proteinúria diagnosticadas com menos de 20 semanas de gestação

Hipertensão arterial crônica

- PA ≥140/90mmHg antes da gravidez ou diagnosticada com menos de 20 semanas de gestação e não atribuída à DTG
- Ou hipertensão diagnosticada após 20 semanas, mas que persiste 12 semanas após o parto

Fonte: adaptada de National High Blood Pressure Education Program Working Group Report on High Blood Pressure in Pregnancy, 2000.[8] Powrie RO, Miller M. Hypertension. In: Rosena-Montella K et al. Medical Care of the Pregnant Patient. Philadelphia: AC.

Apesar de uma proteinúria ≥5g/24h classificar a pré-eclâmpsia como forma grave, a intensidade da proteinúria não se relaciona com a morbidade materna e, por si só, não deveria ser considerada critério para a indicação de interrupção da gravidez. Reafirmando o anteriormente exposto, mais de 34% das eclâmpsias e 5% a 15% das síndromes HELLP podem não apresentar proteinúria.[1,9]

Historicamente, o edema participava da tríade para o diagnóstico de pré-eclâmpsia (hipertensão, proteinúria e edema). Contudo, trata-se de sinal clínico inespecífico, frequentemente presente na gestante e, fisiologicamente, mais proeminente ao final do terceiro trimestre, época na qual a pré--eclâmpsia é mais incidente. Então, não é mais usado como critério diagnóstico.[5]

Apesar de a pré-eclâmpsia ser diagnosticada pela presença de sinais clínicos e sintomas, estes pouco ajudam nos casos atípicos ou na pré-eclâmpsia superposta à HAC ou, ainda, à doença renal. A pré-eclâmpsia tem um largo espectro de manifestações clínicas, além da época de acometimento e do grau de gravidade. Entre as formas de apresentação, a patologia pode ser leve ou grave.[10]

Na forma grave, a mulher pode desenvolver cefaleia (tipicamente, occipital), distúrbios visuais, dor em hipocôndrio direito, edema de pulmão, oligúria devido à insuficiência renal aguda, hemólise e/ou trombocitopenia e convulsões.

Abordagem e Atualidades em Pré-Eclâmpsia/Eclâmpsia e Hipertensão Arterial Crônica

A Tabela 11.2 apresenta indicadores para o estabelecimento da gravidade da doença hipertensiva que incide na gravidez, sendo utilizada na prática para a classificação da pré-eclâmpsia.[1]

Além da definição padrão e na ausência de proteinúria, pode-se diagnosticar a pré-eclâmpsia na presença de um ou mais achados descritos na Tabela 11.3.[1]

Etiopatogênese

Qualquer abordagem que se estabeleça na tentativa de elucidar a gênese da pré-eclâmpsia deve conter as seguintes observações:[1,5]

- A doença acomete mulheres que pela primeira vez estão sendo expostas às vilosidades coriônicas ou a um rápido e aumentado número delas (doença trofoblástica gestacional – DTG).
- As mulheres acometidas têm doença cardiovascular ou renal prévias.
- As mulheres têm predisposição genética ao desenvolvimento de hipertensão durante a gravidez.

A placenta é essencial para o desenvolvimento e a remissão da pré-eclâmpsia. Esta importância é demonstrada no caso da DTG. Mulheres com DTG, sem feto, podem desenvolver pré--eclâmpsia. Isto indica que a placenta, mas não o feto, é essencial para o desenvolvimento da doença. A doença rapidamente entra em remissão após evacuação uterina (Tabela 11.4).[1,2,5]

Tabela 11.2 Indicadores de gravidade para pré-eclâmpsia.

Anormalidade	Leve	Grave
PA diastólica	<110mmHg	≥110mmHg
PA sistólica	<160mmHg	≥160mmHg
Proteinúria	≤2+	≥3+
Cefaleia	Ausente	Presente
Distúrbios visuais	Ausente	Presente
Epigastralgia	Ausente	Presente
Oligúria	Ausente	Presente
Convulsão	Ausente	Presente
Creatinina sérica	Normal	Elevada
Trombocitopenia	Ausente	Presente
Elevação das transaminases	Mínima	Importante
CIUR	Ausente	Óbvio
Edema pulmonar	Ausente	Presente

Fonte: adaptada de Williams Obstetrics, 2010.[5]

Tabela 11.3 Definição da pré-eclâmpsia por disfunção de determinado órgão ou sistema (definida também como forma grave).

- Deterioração da função renal: creatinina sérica ≥0,9mg/dL ou oligúria <500mL
- Desenvolvimento hepático: dor epigástrica intensa e/ou elevação das transaminases
- Edema pulmonar
- Envolvimento hematológico: trombocitopenia e hemólise graves, coagulação intravascular disseminada
- Envolvimento neurológico: cefaleia intensa, distúrbios visuais persistentes, hiper-reflexia
- CIUR

Fonte: adaptada de Rath W & Fisher T. The Diagnosis and Treatment of Hypertensive Disorders of Pregnancy, 2009.[1]

Tabela 11.4 Hipóteses etiológicas para a gênese da pré-eclâmpsia.
- Implantação placentária com invasão anormal dos vasos uterinos pelo citotrofoblasto
- Má adaptação imunológica entre a interação materna, paterna (placenta) e os tecidos fetais
- Má adaptação cardiovascular ou exacerbação da resposta inflamatória materna
- Fatores genéticos, incluindo genes herdados que promovem a predisposição, tanto quanto influências epigenéticas

A pré-eclâmpsia é uma síndrome clínica sistêmica de origem placentária aparentemente causada pela invasão citotrofoblástica inadequada, seguida de disfunção endotelial generalizada.[1-3,5,10] Ela pode ser didaticamente entendida como uma patologia desenvolvida em dois estágios. O primeiro estágio ou estágio precoce, ou ainda pré-clínico, caracteriza-se pela invasão trofoblástica superficial, o que promove a hipóxia placentária. O segundo estágio é causado pela liberação de fatores angiogênicos na circulação materna, ocasionando uma resposta inflamatória e uma ativação endotelial (Figura 11.1).[5]

Primeiro estágio

Durante o desenvolvimento placentário inicial normal, o citotrofoblasto extraviloso de origem fetal invade as artérias espiraladas da decídua e do miométrio. A ação invasiva trofoblástica substitui o leito endotelial materno, transformando as artérias espiraladas, vasos de alta resistência, em vasos de baixa resistência e de altas capacitância e complacência, permitindo amplas trocas materno-fetais. Na pré-eclâmpsia, a transformação se dá de forma incompleta: a invasão das artérias espiraladas pelo citotrofoblasto é limitada à superficialidade da decídua e o segmento vascular miometrial permanece não invadido e estreitado.[5]

Segundo estágio

Pesquisas recentes demonstram que quantidades excessivas de fatores antiangiogênicos solúveis tirosina quinase-1 *fms-like* e endoglinas solúveis liberadas pela placenta na corrente sanguínea causariam a lesão endotelial disseminada e desta resultariam a hipertensão, a proteinúria e as outras manifestações da pré-eclâmpsia. A forma pela qual as proteínas antiangiogênicas lesam os vasos placen-

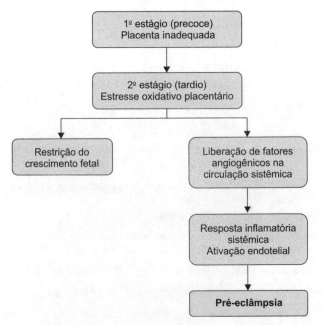

Figura 11.1 Pré-eclâmpsia – doença em dois estágios.

tários em desenvolvimento e atuam na invasão do trofoblasto está sendo inicialmente investigada; aparentemente, a hipóxia placentária parece ser um importante regulador. Além disso, a alteração no eixo renina-angiotensina-aldosterona II, o excessivo estresse oxidativo, a inflamação, a má adaptação imunológica e a suscetibilidade genética podem contribuir para a patogênese da pré-eclâmpsia.[5,10,11]

Invasão trofoblástica anormal

Precocemente, no curso das gestações que irão apresentar pré-eclâmpsia clínica, a microscopia eletrônica evidencia que na topografia de implantação trofoblástica ocorre rotura endotelial. Algumas alterações ocorrem com o objetivo de minimizar o dano, como: entrada de constituintes do plasma para o interior da parede dos vasos (plasma, plaquetas e fibrinogênio); proliferação das células musculares da parede vascular (de algum modo, esta proliferação está relacionada com a necrose da camada média); deposição lipídica (os lipídios são observados inicialmente nos miócitos da íntima e, posteriormente, no interior dos macrófagos e estão intimamente relacionados com a gênese da aterose e da dilatação aneurismática microvascular). Assim, a circulação placentária deficiente e a microvasoclusão generalizada promovem a liberação de debris na circulação. Estes produtos da degradação da fibrina são lançados na corrente sanguínea materna e são responsáveis pelo desencadeamento da resposta inflamatória sistêmica.[2,5]

Ativação das células endoteliais

De acordo com o que foi relatado sobre o primeiro estágio da pré-eclâmpsia, a liberação dos produtos de degradação de fibrina desencadeia uma série de eventos, os quais, em última análise, promoverão a inflamação e o dano da célula endotelial. O dano estende-se pelos endotélios materno-renal, hepático e cerebral. A disfunção endotelial advém de um estado exacerbado da ativação leucocitária e da presença das proteínas de resposta aguda, tais como o fator de necrose tumoral e as interleucinas – todos contribuem para o estresse oxidativo placentário. Corroborando essas informações, quando as células endoteliais são incubadas com soro de mulheres com pré-eclâmpsia, elas apresentam disfunção endotelial.

Muitos marcadores séricos da ativação e disfunção endotelial estão desarranjados na mulher com pré-eclâmpsia; estes marcadores são o antígeno de Von Willebrand, a fibronectina celular, o fator tissular solúvel, a selectina-E solúvel, o fator de crescimento plaqueta-derivado e a endotelina.[2,5]

Proteínas angiogênicas e antiangiogênicas

Existem várias substâncias angiogênicas e antiangiogênicas implicadas no desenvolvimento vascular placentário. Os agentes mais comumente estudados são o fator de crescimento vascular endotelial (VEGF) e as angiopoetinas (Ang). Aparentemente, o que ocorre na paciente que desenvolve pré-eclâmpsia é um desequilíbrio pró-antiangiogênico, o que promove a piora da hipóxia na interface uteroplacentária. Os antiangiogênicos podem ser aferidos na corrente sanguínea após 25 semanas de gestação e, quando aumentados, se associam ao aparecimento da pré-eclâmpsia.[2,5]

Os antiangiogênicos são liberados na corrente sanguínea materna, sendo a tirosina quinase *fms-like* solúvel 1 (sFlt-1) e a endoglina solúvel (sEng) as substâncias envolvidas. A primeira é uma variante do receptor do fator de crescimento placentário (PlGF) e do VEGF. Quantidades elevadas de sFlt-1 inativam e diminuem os níveis de PlGF e VEGF circulantes, levando a disfunção endotelial. Já a endoglina solúvel bloqueia a endotelina, a qual é um correceptor do fator de crescimento tecidual (TGF-β). A endotelina solúvel inibe vários isótopos do TGF-β, diminuindo o vasorrelaxamento endotelial promovido pela ação do óxido nítrico.[2,12,13]

Vasopressores

Durante a gravidez normal, ocorre diminuição fisiológica da pressão sanguínea e da resistência vascular periférica. Devido à vasoconstrição generalizada presente nas manifestações clínicas da pré-eclâmpsia, a resistência vascular sistêmica encontra-se alta e o débito cardíaco, diminuído. Em contraste, antes de a mulher desenvolver clinicamente a pré-eclâmpsia, ela apresenta um aumento do débito cardíaco, inclusive maior do que o de gestantes que não irão desenvolver a doença. Há uma exagerada sensibilidade aos vasopressores, como a angiotensina II e a noradrenalina. Mulheres que desenvolverão pré-eclâmpsia têm deficiência do vasorrelaxamento endotélio-dependente e súbito aumento da pressão sanguínea e da pressão de pulso. Apresentam-se assim imediatamente antes do estabelecimento da hipertensão significativa e proteinúria.[2,5,11,12]

Vasoespasmo e isquemia tissular

A análise do dano orgânico ocasionado pela pré-eclâmpsia tem como base a isquemia tissular, por meio da hipoperfusão generalizada. O fígado e as suprarrenais tipicamente sofrem infartos, necrose e hemorragia intraparenquimatosa. O coração pode revelar necrose endocárdica similar à causada pela hipoperfusão originada pelo choque hipovolêmico. A lesão endotelial é mais claramente visualizada no rim, o qual revela as alterações patológicas típicas da pré-eclâmpsia. O termo glomeruloesclerose é usado para descrever a alteração ultraestrutural sofrida pelo glomérulo, incluindo o edema generalizado e a vacuolação das células endoteliais e a perda do espaço capilar. Há deposição de fibrina no espaço subendotelial, o que diminui a superfície de filtração. A microscopia eletrônica mostra perda da permeabilidade do endotélio, promovendo um declínio de 40% na taxa de filtração glomerular. Em contraste com outras nefropatias, na pré-eclâmpsia as células endoteliais parecem ser primeiramente atingidas. A lesão dos podócitos parece ser focal e restrita às junções de suas evaginações. Recentemente, a podocitúria foi notada em mulheres com pré-eclâmpsia, e ainda não se sabe se esta é causa ou efeito da proteinúria. Embora a glomeruloesclerose tenha sido concebida anteriormente como lesão patognomônica da pré-eclâmpsia, estudos posteriores mostraram que a endoteliose mínima ou leve pode ocorrer na gravidez normal. Estes achados corroboram a hipótese de que a disfunção endotelial vista na pré-eclâmpsia decorre de uma resposta exagerada aos mecanismos fisiológicos do fim da gestação.[2,14]

O edema cerebral e a hemorragia intraparenquimatosa são achados comuns nas necrópsias das vítimas fatais da pré-eclâmpsia. Contudo, o edema cerebral e a eclâmpsia não se correlacionam com a gravidade da hipertensão. Isso sugere, portanto, que o edema está diretamente relacionado com a disfunção endotelial, muito mais do que secundário à elevação pressórica em si.[15] Achados de tomografia computadorizada e de ressonância magnética do crânio são similares aos encontrados em pacientes com encefalopatia hipertensiva, com edema cerebral vasogênico e com infartos subcorticais da substância branca e/ou adjacentes à massa cinzenta, encontrados predominantemente nos lobos parietal e occipital. Esta síndrome é conhecida como leucoencefalopatia posterior reversível, portanto comum às patologias cerebrais de etiologia vasogênica, inclusive à pré-eclâmpsia de manifestação grave sobre o SNC.[16]

Estresse oxidativo

O estresse oxidativo caracteriza-se pela presença de substâncias reativas ao oxigênio e/ou de radicais livres que levam à autoformação de peróxidos lipídicos. Estes, em resposta, geram radicais altamente tóxicos que promovem o dano endotelial, modificam a produção de óxido nítrico e interferem no equilíbrio das prostaglandinas. Outras consequências do estresse oxidativo são a aterose, a ativação da coagulação microvascular e, consequentemente, a plaquetopenia por consumo, e o aumento da permeabilidade capilar, ocasionando, por fim, edema e proteinúria.[2,5,10]

Fatores imunológicos

A gênese da pré-eclâmpsia estaria relacionada com a perda de tolerância, de origem imunológica, e com a presença do tecido de origem parental (placenta) e do tecido fetal. É um tipo de resposta semelhante à rejeição aguda ao transplante. A alta incidência da doença em pacientes que apresentam gravidezes com conteúdo genético paterno elevado (DTG) ou com material genético fetal multiplicado (gemelaridade) reforça a presença de fatores imunológicos implicados, assim como a menor incidência da pré-eclâmpsia em multíparas que permanecem com o mesmo parceiro; neste caso, a diminuição do risco estaria relacionada com a aquisição de "imunidade pós-exposição". Outros fatores imunológicos também podem exercer algum papel, como alguns tipos antigênicos determinados pelo HLA ou expressão determinada geneticamente dos receptores das células *natural-killer* (NK).[2,5]

Fatores genéticos

A pré-eclâmpsia é uma patologia multifatorial, sendo que o fator genético parece ser de origem poligênica. Os genes polimórficos mais frequentemente estudados e relacionados com a doença são: metileno tetraidrofolato redutase (MTHFR/C677T), precursor de vasculopatia; fator V de Leiden e protrombina (G20210A), relacionados com a trombofilia; angiotensinogênio (AGT/M235T), precursor da hipertensão arterial essencial; antígeno leucocitário humano (HLA), relacionado com a imunidade; e gene precursor de óxido nítrico endotelial, relacionado com o vasoespasmo.[5]

Algumas evidências reforçam a hipótese da etiologia genética da pré-eclâmpsia: há grande percentagem de concordância com a história familiar positiva, sendo que 20% a 40% das filhas de mães com a doença desenvolverão pré-eclâmpsia; entre irmãs, a concordância é de 11% a 37% ou de 22% a 47% se forem gêmeas e, por fim, aproximadamente 60% em gêmeas monozigóticas (Figura 11.2).[17]

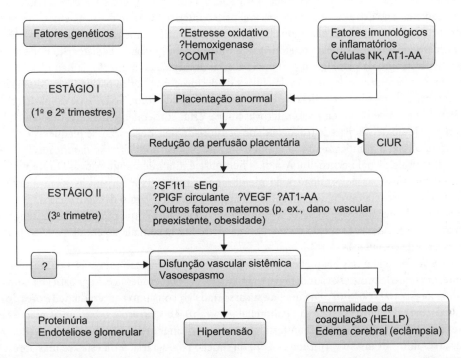

Figura 11.2 Resumo da patogênese da pré-eclâmpsia. Fatores genéticos, anormalidades imunológicas (células NK/HLA) e outros fatores, como o estresse oxidativo, podem causar disfunção placentária que, em resposta, promove alteração na relação dos fatores angiogênicos (tirosina quinase *fms-like* solúvel/sFlt1 e endoglinas solúveis/sEng), além de outros mediadores da inflamação, e acabam por promover hipertensão, proteinúria e as demais complicações típicas da pré-eclâmpsia. AT1-AA: receptor da angiotensina tipo II; COMT: O-catecol metiltransferase; HELLP: hemólise, elevação das enzimas hepáticas e plaquetopenia; PIGF: fator de crescimento placentário; VEGF: fator de crescimento do endotélio vascular; CIUR: crescimento intrauterino restrito. Adaptada de Young BC, Levine JR, Karumanchi AS. Pathogenesis of Preeclampsia, 2010.[2]

Fisiopatologia

A pré-eclâmpsia está associada a evidência patológica de hipoperfusão e isquemia. Os achados placentários anormais são aterose aguda e lesão vascular obstrutiva aguda, como deposição de fibrina, espessamento da íntima e necrose.

Fisiopatologia correlacionada com os achados clínico-laboratoriais

A pré-eclâmpsia apresenta grande variação clínica e os mecanismos fisiopatológicos implicados estão vinculados ao sistema ou órgão acometido, com ampla graduação de gravidade e com incontestável superposição. O fato é que o mecanismo central que desencadeia toda a miríade de acontecimentos recai sobre a lesão endotelial, que é comum a toda paciente que apresenta a patologia, e da lesão endotelial decorrem o vasoespasmo, a disfunção endotelial e a isquemia.[2,5]

Com o estabelecimento da hipertensão, há o aumento da resistência vascular. O aumento da resistência vascular eleva o trabalho cardíaco, devido ao aumento da pós-carga, e este aumento visa a manter o débito cardíaco. Assim, o surgimento da hipertensão promove um hiperdinamismo cardíaco ainda maior quando comparado com o de gestantes que não desenvolvem hipertensão. A gravidez por si só já promove um hiperdinamismo cardíaco fisiológico.

A possibilidade do edema agudo de pulmão, diante de uma "sobrecarga" hídrica, é maior na gestante com pré-eclâmpsia, mesmo com uma pré-carga normal. Essa suscetibilidade advém da permeabilidade vascular pulmonar aumentada, do edema intersticial e da diminuição da força coloidosmótica do plasma. Estes mecanismos estão muito mais implicados na gênese do edema pulmonar do que propriamente dependem do hiperdinamismo cardíaco.[2,5]

A hemoconcentração é marca registrada nas pacientes com pré-eclâmpsia, e este achado se deve ao dano endotelial e ao extravasamento do plasma para o interstício. Além disso, a hemoconcentração pode ser sustentada ou agravada pela hipoalbuminemia. A hipoalbuminemia é causada pela lesão glomerular e, consequentemente, pela proteinúria. Por outro lado, a queda do hematócrito pode também significar agravamento da patologia hipertensiva e estar associada ao aumento da hemólise intravascular, facilmente verificada pela aferição dos níveis de desidrogenase lática plasmáticos. Muitas vezes, a queda dos níveis hematimétricos decorre do sangramento agudo como no DPP ou do parto em si.

A hemólise é proveniente da lesão microvascular e esta, consequentemente, à deformidade do endotélio pela lesão de sua parede (deformidade ocasionada pela deposição de plaquetas e fibrina). Somado a tudo isso, o bombeamento sanguíneo em alta pressão sobre o vaso danificado favorece a lesão mecânica sofrida pelo eritrócito. Assim, a hemólise é dita microangiopática. Do traumatismo mecânico originam-se as deformidades da membrana eritrocitária e surgem as formas anormais verificadas à microscopia óptica do esfregaço de sangue periférico, como os esquizócitos.

Ns múltiplas lesões sobre o endotélio, a função anticoagulante natural proveniente da integridade de sua parede é perdida. A alteração da membrana eritrocitária somada ao endotélio lesionado deflagra a cascata da coagulação.

A queda da contagem das plaquetas reflete a gravidade e a evolução inexorável da doença; normalmente, uma queda progressiva indica parto imediato. A plaquetopenia é diagnosticada com contagens inferiores a $100.000/mm^3$. Sua queda está associada ao consumo exagerado de fatores de coagulação e decorre diretamente da lesão endotelial generalizada. Curioso é o fato de as plaquetas de pacientes com pré-eclâmpsia grave manifestarem tempo de sangramento às vezes aumentado, o que pode ser atribuído à exaustão verificada *in vitro* da função plaquetária, e/ou estas células apresentarem a superfície de adesão alterada pela ligação com algumas imunoglobulinas.[2,5]

Com relação à função endócrina, a despeito da depleção de volume intravascular, os níveis plasmáticos de renina-angiotensina-aldosterona são inferiores aos de gestantes saudáveis. Contudo, mantêm-se superiores aos das não gestantes. A vasopressina tem nível plasmático similar tanto em gestantes normais quanto naquelas que desenvolvem hipertensão. Apesar de existirem controvérsias, o peptídio natriurético atrial (ANP) está aumentado nas pacientes com pré-eclâmpsia. O ANP é li-

Abordagem e Atualidades em Pré-Eclâmpsia/Eclâmpsia e Hipertensão Arterial Crônica

berado na corrente sanguínea pelo estiramento do miocárdio atrial e pode ser considerado um fator preditivo para pré-eclâmpsia.[2,5,10]

Apesar da contração do volume vascular e da diminuição da filtração glomerular, a composição eletrolítica do plasma se mantém inalterada. Os níveis de creatinina podem se elevar a níveis pré--gestacionais. O ácido úrico está aumentado devido à diminuição da filtração glomerular. Tal diminuição ocorre em razão da vasoconstrição da arteríola glomerular aferente e da contração do volume intravascular. Além disso, também decorre da reabsorção tubular aumentada.

As alterações das enzimas hepáticas, junto com a dor epigástrica e em hipocôndrio direito, devem--se basicamente à isquemia, ao enfartamento e, menos frequentemente, à hemorragia. Geralmente, a presença de tais achados traduz bem a gravidade do quadro clínico e indica a interrupção da gestação.[1,5]

Os sintomas apresentados pelo sistema nervoso central (SNC) são a cefaleia occipital, os escotomas, o borramento visual, a amaurose e a hiper-reflexia. Todos decorrem da constrição dos vasos cerebrais (vasoespasmo) e/ou da perda de mecanismos autorreguladores diante da abrupta subida dos níveis pressóricos (Tabela 11.5).[5,16]

Testes preditivos e prevenção

Atualmente, não há um teste adequado para a predição da pré-eclâmpsia. A Tabela 11.6 resume alguns dos testes preconizados nos últimos 30 anos.[18]

Na prática clínica, a avaliação dopplervelocimétrica é frequentemente usada como preditor da pré-eclâmpsia.[19] A persistência da incisura protodiastólica e de elevados índices de pulsatilidade à insonação das artérias uterinas, tão precoce quanto 16 a 18 semanas, correlaciona-se com a invasão citotrofoblástica deficiente das arteríolas miometriais espiraladas e demonstra possível má adaptação placentária e suas complicações. As complicações mais importantes associadas à má adaptação placentária são o CIUR e a pré-eclâmpsia, ambos também podendo coexistir.

Tabela 11.5 Manifestações clínicas e achados laboratoriais decorrentes da forma plena da doença ou da forma grave.[11]

Órgão ou sistema acometido	Achados clínico-laboratoriais
Sistema vascular	Hemólise microangiopática Hemoconcentração Trombocitopenia
Coagulação	Ativação da cascata da coagulação de grau geralmente leve (pode progredir para CIVD)
Rim	Proteinúria Diminuição da filtração glomerular Oligúria Hiperuricemia Elevação discreta dos níveis de creatinina
Fígado	Elevação das transaminases Infarto Hemorragia Rotura
Sistema nervoso central e manifestações visuais	Cefaleia occipital Constrição arteriolar retiniana Escotomas e embaçamento visual Amaurose Descolamento de retina Hiper-reflexia AVC isquêmico e/ou hemorrágico Convulsões
Compartimento fetoplacentário	CIUR Hipóxia fetal DPP Óbito fetal Infartos placentários

Tabela 11.6 Testes preditivos para pré-eclâmpsia.

Compartimento, órgão ou sistema testado	Testes
Perfusão placentária Resistência vascular	*Roll-over test*, infusão de angiotensina II, MAPA, dopplerfluxometria
Unidade fetoplacentária Disfunção endócrina	HCG, AFP e estriol (triteste)
Disfunção renal	Ácido úrico, microalbuminúria
Disfunção endotelial Estresse oxidativo	Contagem de plaquetas, dosagem de fibronectina, proteína C-reativa, citocinas, endotelinas, homocisteína, lípides, anticorpos antifosfolipídios, inibidor do ativador do plasminogênio (PAI), leptina, p-selectina, fatores angiogênicos
Miscelânea	Antitrombina III, ANP, marcadores genéticos, DNA fetal livre

Fonte: adaptada de Conde-Agudelo et al., 2009.

Com relação à prevenção da pré-eclâmpsia, há uma série de trabalhos relatados, contudo com pequena aplicabilidade em virtude da eficácia prática não comprovada. Estes trabalhos recomendam dietas com restrição de sódio, com suplementação de cálcio, ingestão de óleos ricos em ômega 3, uso de hidroclorotiazida, ingestão de vitaminas C e E e uso de agentes antitrombóticos, como o ácido acetilsalisílico (AAS) em baixas doses ou o AAS associado a doses profiláticas de heparina.[20]

Conduta

Conforme comentado anteriormente, a única forma efetiva de tratamento da pré-eclâmpsia consiste na realização do parto. Diante da impossibilidade da resolução da gestação em alguns casos, seja pela precocidade da idade gestacional fetal, seja pela instabilidade materna que contraindique intervenção cirúrgica imediata (na vigência do episódio eclâmptico, por exemplo), a postergação do parto é desejável e, somente nestes casos, recomendável. A conduta clínica, portanto, será baseada na gravidade da doença, na idade gestacional e na sobreposição de outras patologias maternas porventura existentes.

Forma leve

As pacientes que apresentam a forma leve da doença, ou seja, apresentam PAS < 160mmHg e PAD < 100mmHg, proteinúria leve (geralmente, menor que 2g/24h) e nenhuma outra alteração laboratorial que sugira HELLP, sem nenhuma lesão orgânica específica, sem nenhum sintoma visual ou do SNC e nenhuma alteração do crescimento ou da vitalidade fetal, podem ser acompanhadas ambulatorialmente com consultas frequentes até a 37ª semana, sendo recomendado que o intervalo entre as consultas não ultrapasse 7 dias. As mulheres em questão devem ser orientadas especificamente quanto ao repouso e à aferição sistemática da pressão arterial e a procurar atendimento médico de urgência na presença de qualquer sinal de agravamento (sinais de alerta comuns: cefaleia occipital, escotomas visuais e epigastralgia). Tais pacientes não precisam ser submetidas a dietas restritivas de sal ou à restrição hídrica. A cada intervalo máximo de 7 dias, o médico-assistente reavalia a gestante e a reclassifica conforme a estabilidade ou não da doença (Tabela 11.7).[1,5,10]

Tabela 11.7 Indicações para a internação da paciente acompanhada ambulatorialmente.

- PAS ≥160mmHg; PAD ≥100mmHg
- Proteinúria e intenso ganho de peso (≥1kg por semana)
- Iminência de eclâmpsia – os sintomas prodrômicos são cefaleia intensa, dor epigástrica e sintomas neurológicos ou visuais
- Hipertensão ou proteinúria na presença de outros fatores de risco, como morbidade preexistente (p. ex., diabetes), gemelaridade, prematuridade (<34 semanas), impossibilidade de acompanhamento ambulatorial
- Comprometimento fetal: cardiotocografia (CTG) suspeita ou alterada, Doppler alterado (fluxo diastólico final ausente ou reverso), restrição do crescimento fetal

Fonte: adaptada de Rath W & Fisher T. The Diagnosis and Treatment of Hypertensive Disorders of Pregnancy, 2009.[1]

Nesse grupo há aquelas pacientes nas quais o diagnóstico de pré-eclâmpsia ainda não pode ser firmado. São pacientes que geralmente apresentam níveis pressóricos aumentados com relação aos níveis pressóricos prévios, mas sem alcançar sequer os valores diagnósticos de hipertensão arterial, como os menores que 140 × 90mmHg. Nestas, caso se mantenham estáveis e sem associação de nenhum outro fator agravante, o parto pode ser preterido até o trabalho de parto espontâneo ou quando essas mesmas gestantes alcançarem a 40ª semana de gestação. Nas demais, mantendo-se o diagnóstico de pré-eclâmpsia leve, o parto deve ser indicado na 37ª semana e com a via de parto obedecendo à indicação obstétrica.

Forma grave

Na pré-eclâmpsia grave/síndrome HELLP, o parto imediato está indicado com idade gestacional ≥34 semanas. Nessas condições, o momento do parto só deverá ser postergado visando a melhorar as condições maternas para o ato cirúrgico obstétrico. Já em pacientes com idade gestacional entre 24 e 33 semanas e 6 dias, a conduta conservadora pode ser adotada, mas essas pacientes devem ser encaminhadas a centros terciários de atendimento materno-neonatal.[1] Também estão indicadas a estabilização das condições maternas e a monitoração materno-fetal, além da indução da maturidade fetal com glicocorticoides por 48 horas. Estudos observacionais[21-23] demonstram que a conduta expectante na pré-eclâmpsia grave precoce (<34 semanas) pode ocorrer em aproximadamente 50% dos casos e, em média, o período de observação prolonga a gravidez em 10 dias. A conduta expectante pode ser prolongada ou conservadora, quando o parto é atrasado o máximo possível, ou semiconservadora, quando se programa o parto dentro de 48 horas, tempo suficiente para o uso da corticoterapia.

A maioria dos estudos que abordam o tratamento conservador da pré-eclâmpsia grave[5] com intuito de diminuir o impacto das complicações decorrentes da prematuridade neonatal exclui as pacientes com síndrome HELLP. Assim, o atraso por 48 horas do parto (tempo ideal contado a partir da primeira dose de betametasona) nos casos de síndrome HELLP plena (três parâmetros alterados: hemólise, elevação das enzimas hepáticas e plaquetopenia) não tem subsídio literário.[5] Contudo, nas gestantes que desenvolvem HELLP parcial, um ou dois parâmetros alterados, sem piora à reavaliação clínico-laboratorial em 6 horas, seus fetos podem ser beneficiados, à semelhança das pacientes que se apresentam com pré-eclâmpsia grave sem síndrome HELLP, com o uso da medicação para a indução da maturidade fetal em idade gestacional entre 26 e 32 semanas.[1,5,10] Na vigência de qualquer piora, indica-se o parto independentemente do tempo de corticoterapia decorrido.

A gestante que se apresenta com o diagnóstico extremamente precoce (segundo trimestre) de pré-eclâmpsia grave pode ser classificada nos seguintes grupos, segundo Bombrys e cols. (2008):[21] o primeiro grupo é composto por mulheres apresentando idade gestacional inferior a 24 semanas (neste, a sobrevida neonatal é menor que 20% e a morbidade é altíssima, portanto, não há motivo para conduta conservadora ou semiconservadora); o segundo grupo apresenta idade gestacional entre 24 e 26 semanas (neste, a chance de sobrevida neonatal é de 60% e a morbidade ainda é alta – assim, o uso da corticoterapia e a conduta conservadora podem ser aventados), por isso deve-se levar em conta a opinião do casal após exposição dos riscos; o terceiro grupo seria composto por gestantes que apresentam idade gestacional entre 26 e 28 semanas, com média de sobrevida neonatal superior a 90% – a conduta conservadora ou semiconservadora pode ser indiscutivelmente aplicada, salvo as indicações precípuas para parto imediato.[5,21]

Parece um contrassenso opinar ser melhor aguardar quando a paciente alcança a 26ª semana e não aguardar quando ela tem menos de 24 semanas. No entanto, quando se trata de conduta conservadora para os quadros de pré-eclâmpsia grave, tal conduta posterga o parto em 5 a 10 dias,[23] a doença progride inexoravelmente e assumem-se altos riscos maternos, como: DPP, eclâmpsia, síndrome HELLP, insuficiência renal, rotura hepática, acidente vascular cerebral (AVC) hemorrágico e óbito materno e/ou fetal. Assim, a proposição é de custo-benefício, ou seja, o ganho de 7 dias fetais quando se tem 23 semanas não vale os riscos maternos; contudo, o ganho de 7 dias quando se tem 25 semanas pode valer a pena. Além disso, a taxa de morbidade fetal, sobretudo relacionada às sequelas graves, cai vertiginosamente a cada dia alcançado além da 28ª semana.[21-23] As indicações para a interrupção imediata da gravidez estão listadas na Tabela 11.8.

Sibai & Barton, em 2007,[23] estabeleceram as seguintes indicações para a interrupção da gravidez nos casos de pré-eclâmpsia grave que acomete precocemente o curso da gestação, uma vez que o tratamento conservador seria o mais desejável devido à prematuridade fetal e à prevenção de suas sequelas, sobretudo para gestações com idade getacional inferior a 32 semanas. Essas orientações estão dispostas na Tabela 11.9.

Intervenção medicamentosa

O tratamento anti-hipertensivo está indicado em caso de níveis pressóricos ≥160/110mmHg em regime hospitalar. O principal objetivo do uso do hipotensor é prevenir complicações neurovasculares maternas, pois a redução dos níveis pressóricos é de pequeno benefício para o feto. Por outro lado, por vezes, o uso prolongado de hipotensores pode até prejudicar o desenvolvimento fetal, como a associação do uso de betabloqueadores e CIUR.

A metildopa continua sendo a medicação hipotensora de escolha para uso prolongado durante a gestação. A nifedipina também pode ser usada em casos selecionados. Os beta-1-bloqueadores, como o pindolol, são também usados por alguns serviços, sobretudo no Estado de São Paulo. Os inibidores da enzima conversora de angiotensina são completamente contraindicados (Tabela 11.10).[24-26]

A despeito de seus efeitos colaterais, a hidralazina endovenosa é amplamente usada na abordagem da gestante em crise hipertensiva aguda. O labetalol é também usado para esse fim, contudo não disponibilizado no Brasil. A nifedipina administrada por via oral também pode ser uma escolha efi-

---

Tabela 11.8 Indicações imediatas para parto.

- **Indicações fetais:** presença de hipóxia identificada pela CTG ou fluxo diastólico reverso em dopplerfluxometria da artéria umbilical

- **Indicações maternas (aplicam-se à síndrome HELLP):** após remissão da crise convulsiva na eclâmpsia, refratariedade da hipertensão após altas doses de hipotensores, piora progressiva da função renal apesar da terapêutica, edema pulmonar, sinais de coagulação intravascular disseminada (caracterizada por progressiva trombocitopenia e rápido aumento do D-dímero), persistente e intensa epigastralgia, eminência de eclâmpsia, além de outras manifestações materno-fetais (como descolamento prematuro de placenta, suspeita de acidente vascular hemorrágico, rotura de hematoma hepático)

Fonte: adaptada de Rath W & Fisher T. The Diagnosis and Treatment of Hypertensive Disorders of Pregnancy, 2009.[1]

Tabela 11.9 Algumas indicações para interrupção da gravidez nos casos de pré-eclâmpsia grave com idade gestacional precoce (< 32 semanas).

- **Indicações maternas:** cefaleia occipital persistente ou alterações visuais, eclâmpsia; SaO_2 < 94% em ar ambiente, edema agudo de pulmão; hipertensão grave refratária ao tratamento adequado, oligúria (< 500mL/24h) ou creatinina sérica ≥1,5mg/dL; contagem plaquetária persistentemente inferior a 100.000/mm³; suspeita de descolamento prematuro de placenta, trabalho de parto prematuro progressivo e rotura pré-termo de membranas

- **Indicações fetais:** restrição de crescimento fetal grave (peso < P5 para a idade gestacional), oligoidramnia moderada a grave persistente (ILA < 5,0cm), perfil biofísico fetal ≤ 4 repetido e confirmado em 6 horas, fluxo reverso em artéria umbilical ao Doppler, morte fetal

Fonte: adaptada de Sibai & Barton, 2007.[23]

Tabela 11.10 Fármacos para controle da hipertensão e/ou manutenção, usados sobretudo na conduta conservadora ou semiconservadora de pré-eclâmpsia.

- Metildopa – posologia de 250mg a cada 8 horas até 500mg a cada 6 horas

- Nifedipina – posologia de 10mg a cada 8 horas até 40mg (na formulação *retard*) a cada 12 horas

- Anlodipino – posologia de 5mg a cada 24 horas até 10mg a cada 12 horas

- Pindolol – posologia de 5mg a cada 12 horas até 10mg a cada 8 horas

caz na terapêutica contra a crise aguda, mas há o risco potencial de efeito sinérgico e tóxico quando associada ao sulfato de magnésio (hipotensão grave e parada cardiorrespiratória). O nitroprussiato de sódio deve ser reservado para os casos refratários, os quais não respondem aos hipotensores já mencionados em suas doses máximas, e usado quase que unicamente no pós-parto, em virtude de seu potencial tóxico para o feto (Tabela 11.11).[24-26]

Basicamente, a terapêutica na crise aguda visa a prevenir o risco iminente de acidentes neurovasculares, sem, contudo, abaixar intensamente e/ou abruptamente os níveis pressóricos da gestante. O ideal seria alcançar uma PAS de 140 a 150mmHg e uma PAD não inferior a 90mmHg. Convém evitar a infusão excessiva de fluidos por via endovenosa ou, uma vez indicada, não ultrapassar o volume de 80 a 100mL/hora.[1,11,24]

O uso do sulfato de magnésio é obrigatório no caso de pré-eclâmpsia grave. Sua indicação máxima é a profilaxia exercida contra o aparecimento de convulsões.

Uma vez que a paciente já se apresente com quadro convulsivo, devem ser adotadas as medidas de suporte, tais como posicionar a paciente adequadamente, minimizando a possibilidade de traumatismo; manter boa oxigenação por cateter ou máscara com O_2 a 6L/min; evitar traumatismos na língua em razão do cerramento dos dentes durante a convulsão (introdução na boca da cânula de Gedel); iniciar, tão logo seja possível, a infusão de sulfato de magnésio; e, em seguida, começar a infusão de hipotensores, quando necessário.[24]

Os esquemas indicados para administração de sulfato de magnésio estão dispostos a seguir, assim como os níveis terapêuticos e tóxicos da sua administração. A infusão de sulfato de magnésio deve ser feita preferencialmente por via endovenosa, pois as injeções intramusculares são extremamente dolorosas e não isentas de complicações locais. Comumente, faz-se uma dose de ataque contendo 4 a 6 gramas de sulfato de magnésio durante 20 a 30 minutos (dose de ataque), seguida de infusão contínua de 1 a 2 gramas a cada hora (dose de manutenção). A suspensão da infusão ocorrerá após 24

Tabela 11.11 Hipotensores usados na crise hipertensiva grave.

- 1ª escolha: hidralazina – 5mg EV a cada 30 minutos. Dilui-se 1 ampola de 20mg em 19mL de água bidestilada (ABD) e faz-se infusão lenta (1mL/min). Apresenta início de ação em 10 minutos
- Nifedipina – 10mg VO a cada 30 minutos e, após, manter 10 a 20mg a cada 4 a 6 horas. Apresenta ação em 10 minutos (cápsula)
- Labetalol – 20mg EV e, após, manter 20 a 80mg a cada 20 a 30 minutos até a dose de 300mg. Apresenta ação em 5 a 10 minutos
- Nitroprussiato de sódio – 14mcg/kg/min a cada 5 a 15 minutos. Apresenta início de ação em 1 a 2 minutos

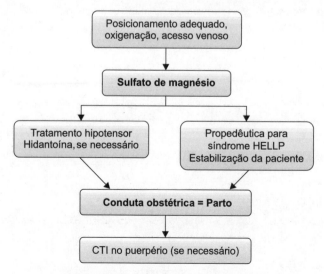

Figura 11.3 Abordagem clínica da eclâmpsia.[24]

horas do parto. É contraindicado o uso de benzodiazepínicos, pois, geralmente, o episódio convulsivo é autolimitado. Caso haja persistência das convulsões (com duração superior a 20 minutos) ou acidente vascular hemorrágico cerebral, administra-se hidantoína à paciente. Contudo, mantém-se simultaneamente a infusão de sulfato de magnésio (Tabelas 11.12 a 11.14).[24]

Entre as manifestações graves da pré-eclâmpsia, é importante que sejam tecidos alguns comentários sobre a síndrome HELLP. Esta síndrome nada mais é do que a progressão da doença sistêmica e, consequentemente, o preenchimento de critérios laboratoriais desse mesmo agravamento.[3] Esses critérios estão dispostos na Tabela 11.15.[10]

Existem algumas evidências que associam a melhora da síndrome HELLP ao uso de corticosteroides, sobretudo no que diz respeito à plaquetopenia. Contudo, Katz e cols.,[27] em estudo bem conduzido, envolvendo 105 puérperas com síndrome HELLP, não mostraram nenhuma vantagem sobre a atividade plaquetária com relação às puérperas que não usaram o corticosteroide. Assim, não existem evidências claras que indiquem o uso de esteroides no controle da síndrome HELLP (Tabela 11.15).

Tabela 11.12 Esquemas para aplicação de sulfato de magnésio para prevenção da eclâmpsia.[5,11]

Autor e via de administração	Dose de ataque	Dose de manutenção
Pritchard (IM e EV)	4g EV + 10g IM	5g IM a cada 4h
Zuspan (EV)	4g EV	1 a 2g/h (infusão contínua)
Sibai (EV)	6g EV	2 a 3g/h (infusão contínua)
Pearce (EV)	4 a 6g EV	4 a 6g a cada 4h
Esquema comumente utilizado		
	Dose de ataque	
MgSO$_4$ a 50%	8 a 12mL	
Água bidestilada	12 a 8mL	
	Dose de manutenção	
MgSO$_4$ a 50%	20mL	
SGI 5%	500mL em bomba de infusão a 48 a 96mL/h	

Tabela 11.13 Concentração plasmática e efeitos associados à infusão de magnésio.[11]

Ação	Concentração mEq/L
Efeito terapêutico desejado	4,0 a 8,0
Alterações no ECG	5,0 a 10,0
Perda de reflexos tendinosos profundos	10,0 a 12,0
Paralisia dos músculos respiratórios	15,0
Efeito anestésico geral	15,0
Parada cardíaca	>25
Antídoto no caso de intoxicação: gluconato de cálcio 10% 10mL EV lento	

Tabela 11.14 Esquema sugerido para administração de hidantoína.[23]

- Fenitoína 250mg – Diluir 1 ampola em 250mL de soro fisiológico e realizar infusão endovenosa em 10 minutos
- Repetir o mesmo esquema a cada hora até a dose de 750mg
- Após, manter a infusão de 100mg a cada 8 horas
- Manter 100mg por via oral a cada 8 horas e encaminhar para avaliação neurológica

Tabela 11.15 Critérios clássicos para o diagnóstico de síndrome HELLP[3,11]

- Desidrogenase lática > 600U/L
- Hemoglobina < 10,5mg/dL
- Esquizócitos no esfregaço de sangue periférico
- Bilirrubina total >1,2mg/dL
- Contagem de plaquetas < 100.000/mm³
- Transaminase oxalacética (TGO) > 70mg/dL

Via de parto

Se as condições maternas e fetais se mantiverem estáveis, considera-se o parto por via vaginal e a via é estabelecida com base nas indicações obstétricas. Na pré-eclâmpsia grave, dependendo da urgência do parto e das condições favoráveis do colo, a indução pode ser uma opção aceitável. Em todos outros casos, deve-se indicar o parto cesáreo. Os fetos que apresentem muito baixo peso, ou seja, peso estimado inferior a 1.500 gramas, são beneficiados pelo parto via alta, independentemente das condições do colo, salvo se o período expulsivo for diagnosticado.

Puerpério

Na presença do diagnóstico de pré-eclâmpsia grave, a taxa de síndrome HELLP pós-parto varia na literatura de 7% a 30%. Já a eclâmpsia pode ocorrer em até 28% dos casos.[5,11,28] Contudo, é infrequente a presença das entidades patológicas descritas após 48 horas de puerpério. Portanto, a observação das puérperas com pré-eclâmpsia deve ser estendida até o segundo dia de puerpério em regime de internação. Se os níveis pressóricos apresentarem refratariedade à terapêutica plena com hipotensores convencionais, é importante a interconsulta com um intensivista experiente no manejo de fármacos hipotensores, como o nitroprussiato de sódio. A pressão arterial compatível com a alta deve ser menor que 150/100mmHg.

Muitas vezes, são necessários a revisão e o acompanhamento ambulatorial da paciente que desenvolveu pré-eclâmpsia grave. Esse acompanhamento pode ser realizado tanto pelo obstetra no serviço especializado em puerpério patológico, serviço disponibilizado em centros de referência, quanto em consulta com o clínico geral.

HIPERTENSÃO ARTERIAL CRÔNICA

Há grande dificuldade em se fazer o diagnóstico diferencial de hipertensão arterial crônica (HAC), hipertensão arterial transitória (ou hipertensão gestacional), pré-eclâmpsia e pré-eclâmpsia superposta à hipertensão preexistente, sobretudo quando o acompanhamento pré-natal se inicia tardiamente e se desconhecem os níveis pressóricos basais da gestante. A importância do reconhecimento singular de cada uma dessas síndromes se impõe ante as diferentes condutas que podem ser tomadas. Assim, o tratamento da HAC e da crise hipertensiva, esta decorrente de seu descontrole, baseia-se no uso de hipotensores e não, inicialmente, na interrupção da gravidez.

A incidência de HAC nas três primeiras décadas de vida é da ordem de 6 a cada 1.000 mulheres. Já a incidência na quarta década é de 46 por 1.000 mulheres. Além disso, as portadoras de HAC apresentam risco de 25% de superposição de pré-eclâmpsia, enquanto nas normotensas o risco é de apenas 4%.[29] A incidência de baixo peso, CIUR, descolamento prematuro de placenta, parto prematuro e mortalidade perinatal está também aumentada em portadoras de HAC.

Diagnóstico e classificação

O diagnóstico de HAC baseia-se em medidas pressóricas iguais ou superiores a 140/90mmHg na primeira metade da gravidez[7] ou que persistam alteradas além do 42º dia de puerpério (prazo correntemente usado em nosso meio) ou, para alguns, que persistam após 12 semanas de puerpério.[10,30] A técnica para a medida pressórica adequada ao diagnóstico encontra-se descrita no início deste capítulo no tópico referente à pré-eclâmpsia. Uma vez diagnosticada a HAC, esta pode ser leve, quando os valores pressóricos são maiores que 140/90mmHg, ou grave, quando os mesmos valores alcançam 180 a 160/110mmHg.

Durante a gravidez, em condições normais, os níveis pressóricos normalmente decrescem em 10 a 15mmHg, e essa queda ocorre mais pronunciadamente nos valores de pressão diastólica com relação à sistólica. Assim, o descenso pressórico é bem documentado clinicamente entre 14 e 28 semanas e pode mascarar a HAC preexistente de intensidade leve a moderada. Os níveis tensionais retornam aos valores pré-gestacionais já no terceiro trimestre.[31]

Em algumas gestantes com HAC, pode ser observada queda pressórica mais pronunciada, isto é, superior a 15mmHg, no segundo trimestre, por mecanismo ainda não esclarecido. Os níveis tensionais voltam a subir no puerpério imediato, podendo alcançar até mesmo níveis superiores aos basais nessas mesmas pacientes.[31]

Abordagem pré-natal

Na abordagem inicial, as gestantes portadoras de HAC devem ser submetidas às investigações sobre possíveis causas secundárias, especialmente nas muito jovens. Devem ser avaliadas quanto às lesões de órgãos-alvo e à possível existência de riscos cardiovasculares.[31]

Os exames e avaliações complementares mais frequentemente pedidos são:

- Função renal: creatinina sérica, *clearance* de creatinina, proteinúria de 24 horas e ácido úrico.
- Avaliação cardíaca: ECG.
- Avaliação de fundo de olho.

Nos casos controlados com ou sem medicação, as consultas podem ser mensais até 30 a 32 semanas, quinzenais até a 36ª semana e semanais a partir daí. Caso o parto não aconteça até a 40ª semana, deve-se internar a paciente para a indução e/ou resolução da gravidez. A biometria fetal deve ser acessada a cada 4 semanas a partir da 28ª semana e a vitalidade fetal, por meio de CTG basal ou PBF, a partir de 32 semanas. O Doppler de artérias uterinas deve ser realizado a partir de 26 semanas para avaliação do tipo de placentação (adequada, na ausência de incisura protodiastólica, ou inadequada, quando as mesmas incisuras forem persistentes, o que acrescenta risco de CIUR, oligoidrâmnio, descolamento prematuro de placenta e sobreposição de pré-eclâmpsia).

Nos casos graves, descontrolados, em caso de uso de doses altas e/ou de combinação de mais de dois hipotensores, as avaliações podem ser semanais, sobretudo quando há mudança de dosagem. A avaliação biométrica pode ser quinzenal na presença de CIUR e associada ao Doppler fetal (avaliação fluxométrica das *artérias umbilicais* e da artéria cerebral média). As avaliações do bem-estar fetal podem ser iniciadas a partir de 28 semanas e realizadas duas vezes por semana com CTG+ILA ou PBF. No geral, o parto deve ser programado até a 38ª semana de gestação.

O ponto essencial para o acompanhamento de gestantes com HAC consiste no acompanhamento pressórico diário, confeccionando-se curva pressórica anotada para ser mostrada ao pré-natalista a cada visita.

Terapêutica

O controle da HAC é realizado conforme o controle da ingestão de sódio (até 4g/dia), o controle da ingestão calórica (evitar ganho de peso excessivo), a redução do excesso de atividade física e a abstenção de cigarros e álcool, além do uso de hipotensores. Tendo em vista as particularidades do período gestacional, podem ser considerados três grupos de gestantes hipertensas, para as quais podem ser estabelecidas as seguintes condutas:

1. Suspensão da medicação hipotensora naquelas com níveis pressóricos sempre inferiores a 140/90mmHg após a suspensão da medicação tomada; também não devem apresentar lesões de

Abordagem e Atualidades em Pré-Eclâmpsia/Eclâmpsia e Hipertensão Arterial Crônica

órgãos-alvo. Recomenda-se o reinício da medicação hipotensora (a escolha do hipotensor sempre recairá sobre o mais seguro no período gestacional) em caso de PAD ≥ 100mmHg ou PAD ≥160mmHg.

2. As pacientes que tenham lesão de órgão-alvo devem manter seus níveis pressóricos abaixo de 140/85mmHg com hipotensor ou não; há tendência à não suspensão deste durante o período gestacional, salvo se houver contraindicação formal, quando deverá ser trocado por outro medicamento mais adequado (p. ex., uso de IECA ou ARA II, os quais devem ser trocados por metildopa).

3. As pacientes que mantêm a medicação hipotensora deverão associar os seguintes fármacos: metildopa 250mg a cada 8 horas até 500mg a cada 6 horas; nifedipina 10mg a cada 8 horas até 20mg a cada 6 horas ou até 40mg a cada 12 horas na apresentação *retard*; anlodipino 5mg a cada 24 horas até 10mg a cada 12 horas; propranolol 20mg a cada 12 horas até 40mg a cada 8 horas; pindolol 5mg a cada 12 horas até 10mg a cada 8 horas; hidroclorotiazida na dose de 25mg ao dia (a rigor, poderá ser mantida nas já usuárias e, excepcionalmente, introduzida na gestação). O labetalol recomendado na literatura de língua inglesa não é disponível em nosso meio. Os medicamentos devem ser usados em monoterapia preferencialmente e somente adicionar um segundo fármaco após alcançar a dose máxima do primeiro. A terapêutica visa a manter os níveis pressóricos ≤ 140/90mmHg.[30]

Considerações no puerpério

Geralmente, as pacientes apresentam ascensão dos níveis pressóricos entre o terceiro e o quinto dia de puerpério, e isso se deve ao maior volume circulante por extirpação do compartimento fetal e redistribuição de líquido corporal em direção ao compartimento endovascular. Portanto, a puérpera tem uma "hipertensão hipervolêmica" até que a secreção do hormônio atrial natriurético estimulada pela distensão atrial seja capaz de excretar o líquido excedente por volta do sétimo dia de puerpério.

Caso a paciente não apresente sobreposição de pré-eclâmpsia, mas tenha aumentado sua necessidade de hipotensores, estes devem ser mantidos durante o período puerperal. Podem ser reduzidos para posologias mais cômodas como a cada 12 horas, mas as necessidades podem aumentar no período de redistribuição citado anteriormente. Assim, a metildopa (500mg) tomada a cada 6 horas pode ser reduzida para 500mg a cada 12 horas. O ideal é que a paciente mantenha avaliação diária dos níveis pressóricos após alta hospitalar e seja agendada consulta com 7 a 10 dias em ambulatório de puerpério patológico para adequação de dose hipotensora. A paciente só poderá receber alta com níveis de PA ≤ 150/100mmHg.

Podem ser usados metildopa, nifedipina e anlodipino sem qualquer restrição à amamentação. O propranolol e o atenolol podem ser contraindicados em doses mais altas, devido à maior passagem através do leite. Os diuréticos, diante de boa hidratação materna, também podem ser usados.[30]

Referências

1. Rath W, Fischer T. The Diagnosis and Treatment of Hypertensive Disorders Of Pregnancy. Dtsch. Arztehl. Int. 2009; 106(45):733-8.
2. Young BC, Levine RJ, Karumanchi AS. Pathogenesis of Preeclampsia. Annu. Rev. Pathol. Mech. Dis. 2010; 5:173-92.
3. O'Brien JM, Barton JR. Controversies with the Diagnosis and Management of HELLP Syndrome. Clin. Obstet. Gynecol. 2005; 48(2):460-77.
4. Inherited Thrombophilias in Pregnancy. ACOG Practice Bulletin Nº 113. The American College of Obstetricians and Gynecologists. Obstet Gynecol. 2010; 116(1):212-22.
5. Cunningham FG et al. Pregnancy Hypertension. In: Williams Obstetrics. Ed. McGraw Hill. 2010:706-56.
6. Corrêa Jr MD, Corrêa MD. Pré-Eclâmpsia e Eclâmpsia. In Corrêa MD et al. Noções Práticas de Obstetrícia. Belo Horizonte: COOPMED. 2011:401-26.
7. Haddad B, Sibai BM. Expectant Management of Severe Preeclampsia: Proper Candidates and Pregnancy Outcome. Clinical Obstetrics and Gynecology. 2005; 48(2):430-40.
8. Report of National High Blood Pressure Education Program. Working Group Report on High Blood Pressure in Pregnancy. Am. J. Obstet. Gynecol. 2000; 183:181-92.

9. Airoldi J, Weinstein L. Clinical Significance of Proteinuria in Pregnancy. Obstet. Gynecol. Surv. 2007; 62:117-24.
10. Roberts JM, Funai EF. Pregnancy-Related Hypertension. In: Creasy & Resnik's Maternal-Fetal Medicine. Philadelphia: Sauders Elsevier. 2009:651-88.
11. Rezende CAL, Bacha CA. Pré-eclâmpsia, Eclâmpsia e Síndrome HELLP. In: Ginecologia & Obstetrícia. Manual para Concurso/TEGO. FEBRASGO. Rio de Janeiro: Guanabara Koogan. 2007:676-85.
12. Karumanchi AS, Lindheimer MD. Advances in Understanding of Eclampsia. Current Hypertension Reports. 2008; 10:305-12.
13. Romero R et al. A longitudinal study of angiogenic (placental growth factor) and antiangiogenic (soluble endoglina and soluble vascular endothelial growth factor receptor-1) factors in normal pregnancy and patients destined to develop pré--eclâmpsia and deliver a small for gestacional age neonate. J. Matern. Fetal Neonatal Med. 2008; 21:9-23.
14. Karumanchi AS et al. Preeclampsia – a renal perspective. Kidney Int. 2005; 67:2101-13.
15. Zeeman GG, Fleckenstein JL, Twickler DM, Cunningham FG. Cerebral infarction in eclampsia. AmJ Obstet Gynecol 2004; 190:714-20.
16. Loureiro R, Leite CC, Kahhale S, Freire S, Sousa B, Cardoso EF et al. Diffusion imaging may predict reversible brain lesions in eclampsia and severe preeclampsia: initial experience. Am J Obstet Gynecol 2003; 189:1350-5.
17. Nilsson E, Ros HS, Cnattingius S et al. The importance of genetic and environmental effects for pre-eclampsiamand gestacional hypertension: A family study. Br J Obstet Gynaecol. 2004; 111:200-9.
18. Conde-Agudelo A, Romero R, Lindeheimer MD. Tests to predict preeclâmpsia. In Lindeheimer MD, Roberts JM, Cunningham FG: Chesley's Hypertensive Disorders of Pregnancy. 3rd. Ed Elsevier, 2009:191.
19. Lambers MJ, Groeneveld E, Hoozemans DA. Lower incidence of hypertensive complications during pregnancy in patients treated with low-dose aspirin during in vitro fertilization and early pregnancy. Human Reproduction. 2009; 24(10):2447-50.
20. Yu ChH, Smith GCS, Papageorghiou AT, Cacho AM, Nicolaides KH. An integral model for the prediction of preeclampsia using maternal factors and uterine artery Doppler velocimetry in unselected low-risk women. Am. J. Obstet. Gynecol 2005; 193:429-36.
21. Bombrys AE et al. Expectant management of severe pré-eclâmpsia at less than 27 week' gestation: maternal and perinatal outcomes according to gestacional age by weeks at onset of expectant management. Am. J. Obstet Gynecol 2008/; 199:247.
22. Mackay AP, Berg CJ, Atrash HK. Pregnancy-related mortality from pré-eclâmpsia and eclâmpsia. Obstet Gynecol. 2001; 97:533-8.
23. Sibai BM, Barton JR. Expectant Manangement of Severe Preeclampsia Remote from Term: Patient Selection, Treatment, and Delivery Indications. Am J. Obstet. Gynecol. 2007; 196:514e1-514e9.
24. Zugaib M, Bittar RE. Protocolos Assistenciais Clínica Obstétrica FMUSP. 3. ed. São Paulo: Atheneu, 2007:577-92.
25. Dadelszen PV, Magee LA. Antihypertensive Medications in Management of Gestacional Hypertension-Preeclampsia. Clin. Obstet. Gynecol. 2005; 48(2):441-59.
26. Abalos E, Duley L, Steyn DW et al. Antihypertensive drug therapy for mild to moderate hypertension during Pregnany. Cochrane Database Syst. Rev. 2007; 1:CD 00 22 52.
27. Katz L et al. Postpartum dexamethasone for women with Hemolysis, elevated liver enzymes, and low platelets (HELLP) syndrome: A double-blind, placebo-controlled, randomized clinical trial. Am. J. Obstet. Gynecol. 2008; 198:283-95.
28. Sibai BM, Stella CL. Diagnosis and management of atypical preeclampsia-eclampsia. Am J Obstet Gynecol 2008; 200:481-7.
29. Sibai MD. Chronic hypertension in pregnancy. Obstet Gynecol. 2002; 100:369-77.
30. Oliveira SF, Oliveira MJV. Hipertensão arterial crônica e gravidez. Ginecologia & Obstetrícia. Manual para Concurso/TEGO. FEBRASGO. Rio de Janeiro: Guanabara Koogan. 2007:725-31.

12

Diabetes *Mellitus* na Gestação

Rodrigo Nunes Lamounier
Fabíola Ferraz de Carvalho
Breno Figueiredo Bessa
Ângelo Ricardo Coutinho

INTRODUÇÃO

O diabetes *mellitus* gestacional (DMG) é uma doença que preocupa muito as autoridades de saúde em virtude dos sérios riscos que pode acarretar para a mãe e o feto. Definido como qualquer nível de intolerância a carboidratos, resulta em hiperglicemia de gravidade variável, com início ou diagnóstico durante a gestação.

O DMG acomete aproximadamente 7% das gestantes no Brasil,[1] e 9 em cada 10 mulheres com hiperglicemia durante a gravidez terão o tipo caracterizado como DMG. O restante dos casos será caracterizado como diabetes *mellitus* prévio (DM tipo 1 – 10% dos casos; ou DM tipo 2 – 90% dos casos).

A diferença básica entre o DMG e o DM pré-gestacional (ou preexistente) reside no período de surgimento da hiperglicemia e no efeito sobre a gestação. No DM prévio, a hiperglicemia geralmente está presente no momento da concepção e no período da formação fetal, o que se dá nas primeiras 8 semanas da gravidez, enquanto no DMG a hiperglicemia surge a partir da 24ª semana, o que reduz o risco de malformações fetais.[2]

Vários estudos confirmam essa informação e demonstram a associação entre DM pré-gestacional descompensado e aumento da incidência de abortamento e malformações. As principais malformações são a síndrome de regressão caudal e as anormalidades cardíacas, renais e do sistema nervoso central. O controle glicêmico antes da gravidez e no primeiro trimestre da gestação diminui a incidência dessas complicações. Recomenda-se ainda o uso de ácido fólico na dose de 5mg no período pré-concepcional, nos 3 meses que antecedem a gravidez, até o fechamento do tubo neural, que corresponde ao terceiro mês de gestação.[3] Portanto, recomenda-se o planejamento familiar de toda mulher diabética em idade fértil, almejando os objetivos contidos na Tabela 12.1.

ALTERAÇÕES NO ORGANISMO MATERNO

As alterações hormonais no organismo materno diferem em cada período da gestação. Na primeira metade há mais sensibilidade à insulina com consequente diminuição da glicemia de jejum.

Tabela 12.1 Recomendações pré-concepcionais para pacientes com DM prévio.

- Manter HbA1C mais próxima do normal (< 7%)
- Incorporar o aconselhamento pré-concepcional à abordagem clínica desde a puberdade
- Tratamento de retinopatia, nefropatia, neuropatia e doenças cardiovasculares nas mulheres que planejam gravidez.
- Interromper o uso de medicamentos contraindicados na gravidez: estatinas, fibratos, niacina, inibidores da ECA, BRA. As antidiabéticos orais metformina e glibenclamida são opções de tratamento que devem ter seu uso e riscos discutidos.
- Programas multidisciplinares: dieta, terapia intensiva insulínica visando ao controle glicêmico adequado e conhecimento dos riscos

Fonte: adaptada da referência 4.

O contrário ocorrerá na segunda metade da gestação, período em que há aumento dos hormônios contrainsulínicos[5] (hormônio lactogênio placentário, cortisol, estrogênio, progesterona, prolactina) e consequente aumento da glicose no sangue materno. Caso as células beta do organismo materno não tenham a capacidade de aumentar a produção de insulina em resposta a esse aumento de glicose, ocorrerá o DMG.

Portanto, como a resistência insulínica é observada na segunda metade da gestação, as gestantes com glicemia aumentada antes desse período terão DM prévio (mesmo que não diagnosticado antes da gestação). Para que possa caracterizar como DMG, o aumento dos valores glicêmicos deverá ocorrer a partir da 24ª semana de gestação.

COMPLICAÇÕES FETAIS

A principal complicação fetal é a macrossomia, que pode acontecer em até 20% dos casos.[6,7] A glicose atravessa a barreira placentária por difusão passiva. Entretanto, a insulina produzida pelo organismo materno e a insulina exógena aplicada não atravessam a barreira placentária. Consequentemente, o feto produzirá mais quantidade de insulina em resposta à elevada taxa glicêmica. Uma das hipóteses para a macrossomia fetal está relacionada com esse aumento na produção de insulina pelo pâncreas fetal em resposta ao aumento glicêmico da mãe. Como a insulina é um hormônio anabolizante, as células fetais aumentariam de tamanho.[8]

A macrossomia está associada a risco aumentado de cesariana e outros agravantes, como distocia de ombro, lesão do plexo braquial e fratura clavicular.[9,10] Outras complicações são polidrâmnio, hipertensão ou pré-eclâmpsia[11] e dificuldades na evolução do trabalho de parto, além de predisposição à síndrome do desconforto respiratório, dentre outros, conforme especificado na Tabela 12.2.

COMPLICAÇÕES NEONATAIS

As principais complicações neonatais são hipoglicemia, hiperbilirrubinemia, hipocalcemia e complicações respiratórias[12,13] (Tabela 12.2). Em geral, não há alto risco de malformação fetal no DMG.

Os filhos cujas mães tiveram DMG durante a gravidez em que foram gerados apresentarão risco elevado de obesidade, desenvolvimento de DM tipo 2 (DM2), assim como de tolerância à glicose prejudicada ou síndrome metabólica quando adultos.[14,15]

COMPLICAÇÕES MATERNAS

As mulheres com DMG têm alto risco de desenvolver pré-eclâmpsia, o qual pode ser reduzido com adequado controle glicêmico. Outras complicações são: mortalidade aumentada em virtude das complicações hipertensivas e obstétricas, toxemia gravídica e infecções do trato urinário, entre outras, conforme evidenciado na Tabela 12.2.

A hiperglicemia que ocorre durante a gravidez pode ou não persistir após o parto. Entretanto, as mulheres com diagnóstico de DMG terão mais chance de desenvolver DM2 no futuro, além de hipertensão arterial sistêmica, dislipidemia e doença vascular.[16]

Diabetes e Gravidez

Tabela 12.2 Efeitos adversos do DM sobre a gestação.

Complicações fetais e neonatais
Macrossomia fetal
Malformações congênitas
Abortos espontâneos
Óbito fetal intrauterino
Asfixia perinatal e traumas no parto
Complicações neonatais
Hipoglicemia
Icterícia e policitemia
Síndrome do desconforto respiratório
Hipocalcemia e hipomagnesemia
Risco aumentado de obesidade e DM na idade adulta

Complicações maternas
Polidrâmnio
Alto risco de rotura prematura das membranas amnióticas e parto prematuro
Toxemia gravídica
Infecções do trato urinário
Monilíase vaginal
Maior frequência de cesariana
Mortalidade aumentada em virtude de complicações hipertensivas e obstétricas
Risco de recidiva de diabetes gestacional em gestações subsequentes
Risco de desenvolvimento no futuro de DM dislipidemia e hipertensão

Fonte: adaptada da referência 17.

FATORES DE RISCO PARA DMG

A detecção de qualquer um dos seguintes fatores aumenta o risco de DMG:[18]

- Idade > 25 anos.
- Índice de massa corporal (IMC) >30kg/m^2; ganho de peso significativo no início da idade adulta ou entre as gestações.[19]
- História familiar de DM em parente de primeiro grau.[20]
- Baixa estatura (< 1,5m).
- História pessoal de intolerância à glicose.
- Glicosúria na primeira visita pré-natal.
- Ganho de peso gestacional excessivo.[19,21]
- Membro de grupo étnico de alto risco (hispano-americanos, afro-americanos).
- Síndrome dos ovários policísticos.[22,23]
- Crescimento fetal excessivo, polidrâmnio, hipertensão ou pré-eclâmpsia na gravidez atual.
- Antecedentes obstétricos de aborto de repetição, morte fetal ou neonatal, malformações, macrossomia ou DMG.

Entre os fatores de risco para DMG, o mais significativo é a presença de DMG em gestação prévia.

PROPEDÊUTICA INICIAL PARA DIAGNÓSTICO DE DMG

Existem muitas controvérsias em relação ao rastreamento e aos valores de corte para o diagnóstico de DMG. Todas as gestantes devem ser rastreadas. Caso o DMG seja rastreado apenas em mulheres que apresentam fatores de risco, somente 50% dos casos serão detectados.[24]

No Brasil, os critérios mais adotados têm sido os da Associação Americana de Diabetes (ADA),[23] diferindo no que diz respeito à época de início do rastreamento. Conforme a ADA, o rastreamento de DM ocorreria na primeira consulta pré-natal apenas em caso de fatores de risco associados.

Já o Consenso Brasileiro de Diabetes Gestacional[25] recomenda a realização de glicemia de jejum em todas as gestantes na primeira consulta ao médico. Se a glicemia de jejum estiver acima de 85mg/dL, deve ser realizada precocemente sobrecarga oral com 75g de dextrosol. Caso esteja abaixo de 85mg/dL, deverá ser realizado teste de sobrecarga entre a 24ª e a 28ª semana de gestação (Tabela 12.3).

Tabela 12.3 Diferença diagnóstica entre DMG e DM manifestado na gestação.

DM gestacional	DM manifestado na gestação
Se glicemia jejum ≥ 92mg/dL e < 126mgdL	Se glicemia jejum ≥ 126mg/dL ou A1C ≥ 6,5% ou glicemia aleatória ≥ 200mg/dL

O teste deverá ser realizado pela manhã após no mínimo 8 horas de jejum e terá resultado positivo se pelo menos um dos resultados apresentados na Tabela 12.4 estiver alterado.[23]

Nas gestantes com DM pré-gestacional, a monitoração glicêmica a partir das medidas das glicemias capilares deverá ser realizada seis vezes ao dia, antes e após a alimentação:

- Em jejum, antes do café da manhã;
- 1 ou 2 horas após café da manhã;
- antes do almoço;
- 1 ou 2 horas após almoço;
- antes do jantar;
- 1 ou 2 horas após jantar.

Em caso de DMG com controle à base de dieta e exercício físico, a glicemia poderá ser medida após as refeições. Quando o tratamento farmacológico estiver associado, as glicemias pré-prandiais também deverão ser incluídas. A intensidade da monitoração glicêmica dependerá de fatores como o tratamento (p. ex., uso de insulina), o controle glicêmico no momento e outros riscos associados à gestação, entre outros.

TRATAMENTO DO DMG

Orientação nutricional

A terapia nutricional é a primeira opção de tratamento para a maioria das gestantes com DMG.[26,27] Deve-se incentivar o ganho moderado de peso com base no IMC pré-gestacional:

- **IMC < 19,8kg/m^2:** ganho de peso entre 12,5 e 18kg.
- **IMC normal:** ganho de peso entre 11,5 e 16kg.
- **IMC > 26kg/m^2:** ganho de peso entre 7 e 11kg.

A ADA recomenda que a terapia de nutrição para DMG deva fornecer nutrição adequada para promover o bem-estar materno e fetal, alcançar normoglicemia com ausência de cetonas e proporcionar níveis adequados de energia para adequado ganho de peso durante a gravidez.[26] Objetivos:

- Evitar ganho excessivo de peso pelas gestantes.
- Reduzir a taxa de macrossomia fetal.
- Diminuir complicações perinatais.[28,29]

Tabela 12.4 Diagnóstico de DMG.

Glicemia jejum ≥ 92mg/dL e < 126mg/dL	Glicemia 1h após 75g dextrosol ≥ 180mg/dL	Glicemia 2h após 75g dextrosol ≥ 153mg/dL

Tabela 12.5 Metas para o controle glicêmico durante a gestação.

		DMG	DM preexistente
Glicemia capilar	Jejum	≤ 95	Entre 60 e 99
	1h pós-prandial	≤ 140mg/dL	≤ 140mg/dL
	2h pós-prandial	≤ 120mg/dL	Entre 100 e 129mg/dL
HbA1C			< 6%

Diabetes e Gravidez

Atividade física

Está recomendada atividade física moderada durante 30 minutos na maioria dos dias da semana, desde que não haja contraindicação obstétrica.[27,28,30] A prática de exercícios na gestação tem como benefícios a redução da glicemia,[28] a redução do ganho excessivo de peso materno e a diminuição da incidência de macrossomia fetal.[31]

A atividade física é considerada segura quando não é extenuante e não causa estresse fetal ou contrações uterinas. As pacientes que já praticavam exercícios físicos antes da gestação devem continuar a praticá-los.[31] Às sedentárias, obesas ou mais idosas recomendam-se exercícios aeróbicos, como caminhadas e hidroginástica, com início gradual e supervisionados.

Deve ser realizada a monitoração da glicemia capilar antes e após a atividade, especialmente naquelas pacientes que usam insulina. Exercícios não devem ser realizados se a glicemia capilar estiver abaixo de 60mg/dL ou acima de 250mg/dL.[31]

Farmacoterapia

O uso de medicamentos está indicado quando a terapia nutricional é insuficiente para controle glicêmico ou ganho de peso inadequado.

Antidiabéticos orais

A metformina não aumentou o número de complicações perinatais nem mostrou efeito teratogênico.[30,32] No controle glicêmico, a suplementação com insulina pode ser necessária em quase metade das gestantes, em especial nas obesas e com hiperglicemia de jejum.[33] A droga é bem tolerada na gestação.[33] Até o momento, não existe indicação de uso de metformina para "prevenir" DMG.[4] É considerada categoria B na gravidez.

A glibenclamida não atravessa a placenta. Estudo randomizado que compara o uso da metformina com o de glibenclamida no tratamento da DMG mostrou que o uso da glibenclamida resultou em melhor controle glicêmico. A insulina foi necessária em 35% dos pacientes randomizados para a metformina, mas em apenas 16% daqueles tratados com glibenclamida.[34-37]

A metformina e a glibenclamida não foram aprovadas pela ADA e a OMS para uso na gravidez, apesar dos resultados positivos relatados nos estudos clínicos.

Insulina

A insulina é considerada a terapia de escolha para o diabetes na gravidez não controlado por alimentação e atividade física.[23,38] As insulinas humanas – NPH (ação intermediária) e regular (ação rápida) – são as preferidas porque são menos imunogênicas, além de apresentarem eficácia e segurança comprovadas. Os análogos lispro e aspart (ação curta) também estão bem estabelecidos.[27] Já os análogos de longa duração, como detemir e glargina, ainda não são recomendados em virtude da experiência limitada.[27-39]

A dose de insulina depende do padrão da hiperglicemia: em caso de predomínio da hiperglicemia de jejum ou pré-prandial, está indicada a insulina de longa ação, como a NPH; quando predomina a hiperglicemia pós-prandial, está indicada a insulina de ação rápida. Sugere-se:

- Dose de início: 0,3 a 1,2UI/kg/dia com aumentos progressivos até se alcançar a meta glicêmica, podendo chegar a 2UI/kg/dia, principalmente em obesas e no final do terceiro trimestre.[2]
- Convém administrar 50% a 60% da dose diária como insulina NPH e 40% a 50% como insulina rápida.
- Nas hiperglicemias pré e pós-prandiais, deve-se iniciar tratamento intensivo com quatro doses diárias de insulina.[40]

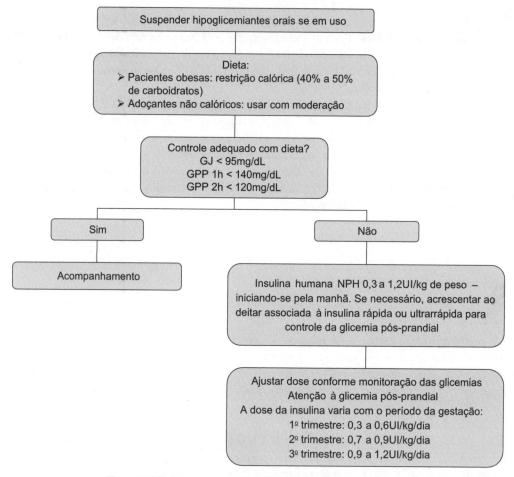

Figura 12.1 Fluxograma – tratamento do DMG. (Adaptada da referência 4.)

ATENÇÃO PERIPARTO

Não existem recomendações específicas quanto à via de parto, a qual é determinada pelas condições obstétricas específicas apresentadas pela paciente. Em razão do alto risco de desenvolvimento de macrossomia após a 38ª semana, recomenda-se que a gestação não se prolongue além desse período.[41]

No período pré-parto, a meta do controle glicêmico deve estar entre 70 e 120mg/dL. O controle da hiperglicemia é muito importante, uma vez que a maioria das complicações fetais está relacionada com a elevação da glicemia materna nos períodos pré e periparto. Gestantes que não usaram insulina durante a gestação geralmente não necessitam de cuidados especiais durante o parto.

Para as gestantes que estavam usando insulina, sugere-se seguir o esquema apresentado na Figura 12.2.

RASTREAMENTO PÓS-NATAL

Considerando-se que mulheres diagnosticadas com DMG poderiam, na verdade, ter DM2 não diagnosticado antes da gestação, deve ser realizado *screening* para DM de 6 a 12 semanas após o parto a partir do teste de tolerância à glicose. Não se recomenda a realização de A1C. Mudanças no estilo de vida em todos os casos e uso de metformina em determinados casos são recomendações para mulheres que tiveram DMG e desenvolveram pré-diabetes.

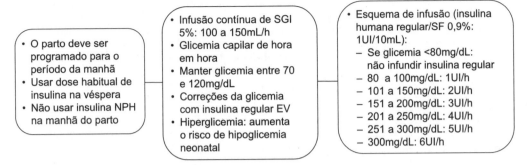

Figura 12.2 Fluxograma de atenção periparto.[33]

CONSIDERAÇÕES FINAIS

É muito importante que os profissionais da área de saúde saibam como diagnosticar e acompanhar as gestantes diabéticas, dando todo o apoio e esclarecimento às mães que, na maioria das vezes, desconhecem as consequências e os impactos da doença em sua saúde e na saúde do futuro bebê.

Referências

1. Weinert LS, et al. Gestacional diabetes management: a multidisciplinary treatment algorithm. Arq Bras Endocrinol Metab, São Paulo, Oct. 2011; 55(7).
2. American Diabetes Association. Standards of medical care in diabetes – 2012 (Position Statement). Diabetes Care 2012; 35:S11-S63.
3. Fontenelle A, Impelizieri, A, Lamounier RN. Tratamento da hiperglicemia na gravidez. In: Lamounier RN et al. Manual prático de diabetes. 4. ed. Rio de Janeiro: GEN Editora. 2011:85-92.
4. Vanky E, Stridsklev S, Heimstad R et al. Metformin versus placebo from first trimester to delivery in polycystic ovary syndrome: a randomized, controlled multicenter study. J Clin Endocrinol Metab 2010; 95:E448.
5. Buchanan TA, Xiang A, Kjos SL, Watanable R. What is gestacional diabetes? Diabets Care 2007; 30(suppl 2):S105-11.
6. HAPO Study Cooperative Research Group, Metzger BE, Lowe LP et al. Hyperglycemia and adverse pregnancy outcomes. N Engl J Med 2008; 358:1991.
7. Garner P, Okun N, Keely E et al. A randomized controlled trial of strict glycemic control and tertiary level obstetric care versus routine obstetric care in the management of gestational diabetes: a pilot study. Am J Obstet Gynecol 1997; 177:190.
8. Langer O, Rodriguez DA, Xenakis EM et al. Intensified versus conventional management of gestational diabetes. Am J Obstet Gynecol 1994; 170:1036.
9. Dooley SL, Metzger BE, Cho NH. Gestational diabetes mellitus. Influence of race on disease prevalence and perinatal outcome in a U.S. population. Diabetes 1991; 40 Suppl 2:25.
10. Stotland NE, Caughey AB, Breed EM, Escobar GJ. Risk factors and obstetric complications associated with macrosomia. Int J Gynaecol Obstet 2004; 87:220.
11. Casey BM, Lucas MJ, Mcintire DD, Leveno KJ. Pregnancy outcomes in women with gestational diabetes compared with the general obstetric population. Obstet Gynecol 1997; 90:869.
12. Blank A, Grave GD, Metzger BE. Effects of gestational diabetes on perinatal morbidity reassessed. Report of the International Workshop on Adverse Perinatal Outcomes of Gestational Diabetes Mellitus, December 3-4, 1992. Diabetes Care 1995; 18:127.
13. Hod M, Merlob P, Friedman S, et al. Gestational diabetes mellitus. A survey of perinatal complications in the 1980s. Diabetes 1991; 40 Suppl 2:74.
14. Boney CM, Verma A, Tucker R, Vohr BR. Metabolic syndrome in childhood: association with birth weight, maternal obesity, and gestational diabetes mellitus. Pediatrics 2005; 115:e290.
15. Silverman BL, Metzger BE, Cho NH, Loeb CA. Impaired glucose tolerance in adolescent offspring of diabetic mothers. Relationship to fetal hyperinsulinism. Diabetes Care 1995; 18:611.
16. Carpenter MW. Gestational diabetes, pregnancy hypertension, and late vascular disease. Diabetes Care 2007; 30 Suppl 2:S246.
17. Ingeborg CL, Vilar L, Rolim A, Griz L. Diabetes mellitus e gravidez. In: Endocrinologia clínica. 3. ed. Rio de Janeiro: Ed. Guanabara Koogan, 2006:92-104.
18. Solomon CG, Willett WC, Carey VJ et al. A prospective study of pregravid determinants of gestational diabetes mellitus. JAMA 1997; 278:1078.
19. Hedderson MM, Williams MA, Holt VL et al. Body mass index and weight gain prior to pregnancy and risk of gestational diabetes mellitus. Am J Obstet Gynecol 2008; 198:409.e1.

20. Kim C, Liu T, Valdez R, Beckles GL. Does frank diabetes in first-degree relatives of a pregnant woman affect the likelihood of her developing gestational diabetes mellitus or nongestational diabetes? Am J Obstet Gynecol 2009; 201:576.e1.
21. Carreno CA, Clifton RG, Hauth JC et al. Excessive early gestational weight gain and risk of gestational diabetes mellitus in nulliparous women. Obstet Gynecol 2012; 119:1227.
22. Toulis KA, Goulis DG, Kolibianakis EM et al. Risk of gestational diabetes mellitus in women with polycystic ovary syndrome: a systematic review and a meta-analysis. Fertil Steril 2009; 92:667.
23. Begum MR, Khanam NN, Quadir E et al. Prevention of gestational diabetes mellitus by continuing metformin therapy throughout pregnancy in women with polycystic ovary syndrome. J Obstet Gynaecol Res 2009; 35:282.
24. Coustan DR. Screening and diagnosis of gestacional diabetes. Baillière's Clin Obstet Gynaecol 1991; 5(suppl 1):295-514.
25. Sociedade Brasileira de Diabetes. Diretrizes da Sociedade Brasileira de Diabetes-2008. Rio de Janeiro. Ed. AC Farmacêutica.
26. Franz MJ, Bantle JP, Beebe CA et al. Evidence-based nutrition principles and recommendations for the treatment and prevention of diabetes and related complications. Diabetes Care 2003; 26 Suppl 1:S51.
27. Metzger BE, Buchanan TA, Coustan DR et al. Summary and recommendations of the fifth international workshop-conference on gestational diabetes mellitus. Diabetes Care 2007; 30(suppl2):S251-60.
28. Reader DM. Medical nutrition therapy and lifestyle interventions. Diabetes Care 2007; 30(Suppl2):S188-93.
29. Artal R, Rosemary B, Catanzaro RB, Gavard JA, Mostello DJ, Friganza JC. A lifestyle intervention of weight-gain restriction: diet and exercise in obese women with gestational diabetes mellitus. Appl Physiol Nutr Metab 2007; 32:596-601.
30. National Institute for Health and Clinical Excellence. Diabetes in pregnancy. Management of diabetes and its complications from preconception to the postnatal period. March 2008.
31. Artal R. Exercise: the alternative therapeutic intervention for gestational diabetes. Clin Obstet Gynecol 2003; 46(2):479-87.
32. Gilbert C, Valois M, Koren G. Pregnancy outcome after first-trimester exposure to metformin: a meta-analysis. Fertil Steril 2006; 86(3):658-63.
33. Rowan JA, Hague WM, Gao W, Battin MR, Moore MP. Metformin versus insulin for the treatment of gestational diabetes. N Engl J Med 2008; 358(19):2003-15.
34. Langer O, Conway DL, Berkus MD, Xenakis EM, Gonzales O. A comparison of glyburide and insulin in women with gestational diabetes mellitus. N Engl J Med. 2000; 343(16):1134-8.
35. Nicholson W, Bolen S, Witkop CT, Neale D, Wilson L, Bass E. Benefits and risks of oral diabetes agents compared with insulin women with gestational diabetes. A systematic review. Obstet Gynecol 2009; 113(1):193-205.
36. Bertini AM, Silva JC, Taborda W, Becker F, Lemos Bebber FR, Zucco Viesi JM, et al. Perinatal outcomes and the use of oral hypoglycemic agents. J Perinat Med 2005; 33(6):519-23.
37. Moore TR. Glyburide for the treatment of gestational diabetes. Diabetes Care 2007; 30(Suppl2):S209-13.
38. Thompson DJ, Porter KB, Gunnells DJ et al. Prophylactic insulin in the management of gestational diabetes. Obstet Gynecol 1990; 75:960.
39. Pollex EK, Feig DS, Lubetsky A, Yip PM, Kortn G. Insulin glargine safety in pregnancy. Diabetes Care 2010; 33:29-33.
40. Nachum Z, Ben-Shlomo I, Weiner E, Shalev E. Twice daily versus four times daily insulin dose regimens for diabetes in pregnancy: randomized controlled trial. BMJ 1999; 319(7219):1223-7.
41. Rudge MVC, Amaral MJ (eds.) Diabete e hipertensão na gravidez: manual de orientação. FEBRASGO vol. III. São Paulo: Federação Brasileira das Associações de Ginecologia e Obstetrícia, 2004.

13

Pneumopatias, Cardiopatias, Colagenoses, Doenças Gastrintestinais e Tireoidopatias

Inessa Beraldo de Andrade Bonomi
Ana Christina de Lacerda Lobato
Maurílio da Cruz Trigueiro
Juliana Silva Barra

INTRODUÇÃO

As doenças de diversos órgãos sofrem grande influência em virtude das alterações fisiológicas próprias da gestação. Dessa maneira, fatores como diagnóstico, tratamento, evolução e prognóstico devem ser de conhecimento do clínico e do obstetra. A uniformização das condutas contribui para a atuação mais coerente no atendimento primário pela Equipe de Saúde da Família e da Comunidade, assim como para o seguimento no atendimento especializado ambulatorial ou hospitalar. Este capítulo aborda o curso das principais doenças pulmonares, cardíacas, do colágeno, gastrintestinais e tireoidianas durante o período gestacional, relacionando a revisão dos principais aspectos desses temas.

PNEUMOPATIAS

A modificação hormonal durante a gravidez é responsável por uma série de alterações na fisiologia pulmonar. Os níveis elevados de progesterona estimulam o centro respiratório, levando ao aumento do volume corrente (que alcança 40% no termo) e do volume-minuto (volume-minuto = volume corrente × frequência respiratória), mantendo-se praticamente inalterada a frequência respiratória (FR). Como consequência, tem-se alcalose respiratória moderada com diminuição dos valores basais da pressão parcial de CO_2 (próximos de 30mmHg), compensados pelo aumento da excreção renal de bicarbonato e pela queda dos valores séricos. O consumo de oxigênio também aumenta 20% a 30% devido às acentuadas necessidades metabólicas. Finalmente, com o aumento do tamanho do útero, a capacidade residual funcional e o volume residual diminuem. Essas alterações podem resultar no rápido desenvolvimento de hipoxemia em consequência da hipoventilação.[1-3] Destaca-se o sintoma de dispneia, que muitas mulheres experimentam durante a gestação. Trata-se de sintoma fisiológico presente em 60% a 70% das gestantes, iniciando-se já no primeiro trimestre, momento em que as modificações mecânicas não são evidentes nem influenciam a função ventilatória. A melhora no terceiro trimestre deve-se à aclimatação progressiva às modificações metabólicas e ao alívio da pressão do feto sobre o diafragma, pelo encaixe do feto na pelve. A taquipneia nunca é normal com a gestante em repouso.[4]

O acompanhamento pré-natal de todas as pneumopatias deve ser preferencialmente feito junto com um pneumologista.

Asma

A asma é a doença pulmonar mais comum na gestação. A gravidez tem efeito variável sobre o curso da asma, podendo permanecer estável, piorar ou melhorar, com retorno ao estado anterior à gravidez cerca de 3 meses após o parto.[5] Apesar das inúmeras preocupações para as mulheres asmáticas, o subtratamento resulta em risco mais alto para a mãe e para o feto do que o uso apropriado de medicamentos para o controle da doença. As crises asmáticas, quando frequentes e graves, estão associadas a elevado risco de parto pré-termo, baixo peso ao nascer, hiperêmese gravídica, hemorragia vaginal, pré-eclâmpsia e complicações no parto.[6,7] A maioria das medicações habitualmente utilizadas no tratamento da asma apresenta baixo risco de malformações congênitas.[4-6]

O manejo da asma difere muito pouco daquele preconizado para não grávidas. O objetivo fundamental do tratamento da asma é manter a gestante estável e assintomática, com a melhor função pulmonar possível.[4] As recomendações para o tratamento baseiam-se em quatro componentes:[6,8,9]

1. Avaliação e monitoração da função pulmonar (avaliação clínica mensal, espirometria [VEF1] – volume expiratório forçado de primeiro segundo ou medida do pico do fluxo expiratório – *peak flow*).
2. Evitar ou controlar os fatores desencadeadores da asma.
3. Educação do paciente.
4. Terapia farmacológica.

As Tabelas 13.1 e 13.2 resumem a abordagem terapêutica por etapas na asma durante a gestação.

Pneumonia

A pneumonia é uma das principais causas de internação hospitalar no Brasil, com cerca de 2 milhões de casos e 1 milhão de internações ao ano, segundo o Datasus.[10] Essa infecção respiratória na gestação ocorre com certa frequência em função da diminuição da imunidade celular e das alterações fisiológicas da gravidez, que podem reduzir a capacidade da mulher grávida de limpar as

Tabela 13.1 Passos para o controle da asma na gestação segundo sua gravidade.[8]

Classificação da asma segundo a gravidade			Medicações	
	Sintomas diurnos Sintomas noturnos	PFE ou FEV1	Preferencial	Alternativo
Asma intermitente leve Passo 1	≤ 2 dias/sem ≤ 2 noites/mês	≥ 80%	Sem medicações diárias	Se exacerbação: β2 agonista de curta duração ou corticosteroide oral
Asma persistente leve Passo 2	> 2 dias/sem > 2 noites/mês	≥ 80%	Dose baixa de corticosteroide inalatório	Cromoglicato dissódico, antagonista do receptor de leucotrienos ou teofilina
Asma persistente moderada Passo 3	Diários > 1 noite/mês	>60% a <80%	Dose baixa de corticosteroide inalatório ou β2 agonista de longa duração ou dose média de corticosteroide inalatório ou (se necessário) dose média de corticosteroide inalatório e β2 agonista de longa duração	Dose baixa ou média (se necessário) de corticosteroide inalatório e antagonista do receptor de leucotrienos ou teofilina
Asma persistente grave Passo 4	Diários Frequentes	≤ 60%	Alta dose de corticosteroide inalatório e β2 agonista de longa duração e (se necessário) corticosteroide oral	Alta dose de corticosteroide inalatório e teofilina Se necessário: corticosteroide oral

Pneumopatias, Cardiopatias, Colagenoses, Doenças Gastrintestinais e Tireoidopatias

Tabela 13.2 Medicações usuais para controle da asma durante a gestação.[3,8,9]

Medicação	Apresentação	Dosagem Recomendada	Comentários
Corticosteroides orais			
Prednisona	1/2,5/5/10/20/50mg	7,5 A 60mg/dia pela manhã, preferencialmente. Dose de ataque: 40 a 60mg/dia dose única ou ÷ 2 doses por 3 a 10 dias	Ação anti-inflamatória Indicado nas exacerbações, se necessário
Corticosteroides inalatórios			
Beclometasona	IDM 40 a 80mcg/*puff*	12 a 20 *puffs*	Recomendados para o tratamento da asma não controlada em gestantes, principalmente a budesonida
Budesonida	IPS 200mcg/inalação	2 a 3 *puffs*	
Flunisolida	IDM 250mcg/*puff*	4 a 8 *puffs*	
Fluticasona	IDM 44, 110, 220mcg/*puff*	2 a 6 *puffs*	
Triancinolona	100mcg/*puff*	10 a 20 *puffs*	
Broncodilatador: β2 agonista de longa duração inalatório			
Salmeterol	IDM 21mcg/*puff* IPS 50mcg/*blister*	2 *puffs* 12/12h 1 *blister* 12/12h	Efeito até 12 horas Não devem ser usados em caso de sintomas agudos e exacerbações Em associação a corticosteroides inalatórios
Formoterol	IPS 12mcg/cápsula	1 cápsula 12/12h	
Broncodilatador: β2 agonista de curta duração			
Albuterol ou salbutamol	IDM 90mcg/*puff* Oral Nebulização	2 a 6 *puffs* a cada 3 ou 4h	Usar para casos agudos e exacerbação Antes de exercícios físicos
Terbutalina	IDM 17mcg/*puff* Oral Nebulização 0,25mg/mL	2 a 3 *puffs* a cada 6h	
Cromoglicato			
Cromoglicato dissódico	IDM 1mg/*puff* Nebulização 20mg/ampola	2 a 4 *puffs* TID-QID 1 amp TID-QID	4 a 6 semanas para benefício máximo
Antagonistas do receptor de leucotrienos			
Montelucaste	10mg/tablete	10mg à noite	Monitorar sinais e sintomas de disfunção hepática
Zafirlucaste	10 ou 20mg/tablete	20mg BID	
Metilxantinas			
Teofilina	Líquido, suspensão e cápsulas	Iniciar com 10mg/kg/dia até 300mg. Máximo de 800mg/dia	Manter nível sérico de 5 a 12mcg/mL Terapia crônica
Medicações combinadas			
Fluticasona/salmeterol	IPS 100mcg/50mcg 250mcg/50mcg 500mcg/50mcg	1 inalação BID	
Budesonida/formoterol	IDM 80mcg/4,5mcg 160mcg/4,5mcg	2 inalações BID	

IPS: inalador de pó seco; IDM: inalador dosimetrado; BID: duas vezes ao dia; TID: três vezes ao dia; QID: quatro vezes ao dia.

secreções respiratórias e agravar potencialmente a obstrução das vias respiratórias.[2,4] A pneumonia causa considerável diminuição da capacidade ventilatória, o que é mal tolerado pela grávida. Está ocasionalmente associada a significativa morbidade materno-fetal (insuficiência respiratória, hospitalização, baixo peso ao nascer e prematuridade).[11] As pneumonias são mais frequentes em mulheres gestantes com história de doenças respiratórias, tabagistas e portadoras de anemia com hemoglobina abaixo de 10g, imunodeficientes/HIV, e em uso de corticoides orais e de fármacos tocolíticos.[4] Os agentes infecciosos que mais frequentemente causam pneumonia na gestação são:[2,11,12]

Agentes típicos

- *S. pneumoniae.*
- *Haemophilus influenzae.*

Agentes atípicos

- *Mycoplasma pneumoniae.*
- *Chlamydia pneumoniae.*
- *Legionella pneumophila.*

O diagnóstico nas mulheres grávidas deve ser fundamentado na anamnese e nos exames físico e de imagem. A radiografia do tórax com proteção abdominal é imprescindível na suspeita de pneumonia. Em alguns casos de não responsividade aos antibióticos, podem ser necessários o exame de escarro e a cultura. As manifestações clínicas das pneumonias durante a gestação não diferem substancialmente daquelas observadas em mulheres não grávidas e envolvem quadro febril, tosse produtiva, dor torácica, calafrios e dispneia. O tratamento efetuado, quando o diagnóstico clínico é precoce, deve ser realizado em ambiente domiciliar.[11,12] Em razão do maior risco de edema agudo de pulmão e alterações de vitalidade fetal por hipóxia, a internação não deve ser postergada para gestantes com evidências, ainda que duvidosas, de comprometimento respiratório mais grave.[10]

A escolha do antibiótico (macrolídeos, penicilinas, cefalosporinas) é empírica, com base nos aspectos clínicos e epidemiológicos (Tabela 13.3).[10-12]

Devem ser evitados quinolonas, claritromicina, tetraciclinas e estolato de eritromicina, em virtude das evidências insuficientes sobre segurança na gestação.[10,11]

As pneumonias virais durante a gestação são causadas mais frequentemente pelo vírus da influenza, inclusive o H1N1, e o da varicela. A vacinação contra a influenza no final no primeiro trimestre deve ser realizada em todas as grávidas após o primeiro trimestre e em todas as grávidas com doenças crônicas, independentemente da fase de gestação.

Tuberculose

Nos países não industrializados, a tuberculose tem elevada incidência entre as mulheres em idade reprodutiva, sendo um crescente e preocupante problema de saúde pública. As manifestações clínico-radiológicas e o prognóstico da tuberculose na gestação são semelhantes aos das mulheres não gestantes, porém parece haver maior ocorrência de aborto, complicações gestacionais, como pré-eclâmpsia, e trabalho de parto difícil.[10] O diagnóstico deve basear-se na história clínica, nos contatos prévios com doentes tuberculosos, na identificação do bacilo da tuberculose, no teste tuberculínico e no exame radiológico do tórax. A sintomatologia é, por vezes, difícil de valorizar, por ser semelhante às alterações fisiológicas que ocorrem durante a gestação. A gravidez não altera a resposta da hipersensibilidade retardada à tuberculina. Por esse motivo, o teste tuberculínico é considerado o melhor método de rastreamento de tuberculose.[4]A transmissão da tuberculose congênita pode acontecer por dois mecanismos: via hematogênica, a partir da placenta infectada, ou por aspiração de líquido amniótico contaminado. No primeiro caso, o primeiro órgão acometido é o fígado, enquanto no segundo é o pulmão. Uma vez o feto infectado, a disseminação da doença se dá facilmente para vários órgãos, entre os quais medula óssea, ossos, trato gastrintestinal, suprarrenais, baço, rins, linfonodos

Tabela 13.3 Tratamento empírico da pneumonia na gravidez.

Paciente ambulatorial	Paciente internado
Amoxicilina 500 a 1.000mg TID por 10 a 14 dias	Amoxicilina-clavulanato 500mg EV TID
Azitromicina 500mg ao dia por 7 a 10 dias	Ceftriaxona 2g ao dia associado ou não à azitromicina
Eritromicina (estearato) 500mg QID por 10 a 14 dias	

Pneumopatias, Cardiopatias, Colagenoses, Doenças Gastrintestinais e Tireoidopatias

abdominais e pele.[13] Essa situação determina elevada mortalidade, o que reforça a necessidade de diagnóstico precoce e intervenção imediata na mãe. O tratamento recomendado é padronizado pelo Ministério da Saúde e consiste em:[10]

- Isoniazida (INH) 300mg/dia por 9 meses.
- Rifampicina 600mg/dia por 9 meses.
- A piridoxina deve ser acrescentada, em razão das necessidades crescentes na gestação. Em caso de suspeita de resistência medicamentosa, o etambutol (15 a 25mg/kg/dia) deve ser adicionado.

CARDIOPATIAS

A cardiopatia é considerada a principal causa não obstétrica de morbimortalidade materna. A ausculta cardíaca é fundamental em toda gestante, já que 50% das mulheres jovens portadoras de cardiopatia têm seu diagnóstico firmado durante o pré-natal.[14] Por ser relativamente comum na idade reprodutiva, a doença cardíaca complica cerca de 1% das gestações.[15] No Brasil, a incidência é quase oito vezes mais alta que nas estatísticas internacionais, especialmente em função da doença reumática, seguida da congênita e chagásica.[10,16] Mulheres com cardiopatias já diagnosticadas devem ser orientadas sobre os riscos da gestação. Gestantes com doença cardíaca prévia e suspeita ou sintomas sugestivos de cardiopatias devem ser prontamente encaminhadas a um centro especializado. Para pacientes com doenças cardíacas congênitas, o risco de defeitos estruturais fetais varia de 3% a 12%, se comparado com o risco de 0,8% da população geral.[17] As alterações hemodinâmicas gestacionais têm efeito profundo sobre a doença cardíaca existente. Começam durante as primeiras semanas, alcançando seu pico ao final do segundo trimestre. O volume sanguíneo aumenta em torno de 45%. O débito cardíaco eleva-se entre 30% e 50%, principalmente no primeiro trimestre, alcançando seu pico máximo entre 20 e 24 semanas. Observa-se aumento do volume sistólico e da frequência cardíaca decorrente do maior volume sanguíneo. A atividade de renina plasmática e os níveis de aldosterona aumentam. Esse volume plasmático aumentado contribui para a queda da concentração da hemoglobina, originando a "anemia fisiológica da gestação". Já a hidratação tissular aumentada é considerada universal na gestação normal e edema clínico é encontrado em 50% a 80% das mulheres grávidas saudáveis. Ocorre também queda na resistência vascular sistêmica, com a dilatação arteriolar secundária a componentes estrogênicos, à prolactina e ao aumento das prostaglandinas circulantes, que reduzem a resposta vascular à angiotensina II, levando à diminuição da pressão arterial, a qual fica 10mmHg abaixo dos níveis basais.

Diagnóstico

A gravidez normal é acompanhada por sinais e sintomas e alterações eletrocardiográficas, radiológicas e ecocardiográficas que simulam cardiopatia. Todas essas alterações nos exames clínicos e complementares levam a dificuldades na diferenciação entre o fisiológico e o patológico. Dispneia progressiva ou intensa, dispneia de repouso ou paroxística noturna, angina ou síncope durante o esforço, taquicardia súbita, tosse não produtiva associada à dispneia, sem sinais de infecção das vias respiratórias e hemoptise, são sugestivas de doença cardíaca.[4] A gestação favorece o aparecimento de sopros funcionais, terceira bulha e aumento de intensidade e/ou desdobramento de bulhas. Os sopros diastólicos normalmente se associam a lesões cardíacas anatômicas. Cianose e estertores pulmonares, sopro sistólico grau III/VI, cardiomegalia e fibrilação ou arritmia cardíaca grave são bastante sugestivos de lesão cardíaca preexistente. Uma vez constatadas essas alterações, torna-se necessário estabelecer os diagnósticos etiológico, anatômico e funcional da cardiopatia.

Classificação

A classificação clínica é importante para o prognóstico na gestação e visa a estabelecer a capacidade funcional do coração. O sistema de classificação desenvolvido pela New York Heart Association baseia-se na capacidade de realização de esforço físico:

- Classe I: gestante sem limitação da atividade física.
- Classe II: discreta limitação da atividade física.
- Classe III: grande limitação frente a um esforço físico.
- Classe V: incapacidade de realizar qualquer atividade sem apresentar sintomas de insuficiência cardíaca.

A classificação do risco materno associado a lesões cardíacas está apresentada na Tabela 13.4.[10]

Exames complementares

A eletrocardiografia pode revelar mudança de eixo elétrico para a esquerda. Alterações difusas de repolarização, sobrecarga de câmaras e onda delta com intervalo P-R curto sugerem cardiopatias e arritmias. A ecocardiografia é instrumento precioso. Regurgitações valvares, aumento de ventrículo esquerdo, aumento da fração de ejeção e insuficiência tricúspide devem ser analisados com critério, pois fazem parte das alterações normais atribuídas à gestação.

Acompanhamento pré-natal

A equipe médica deve ser composta de obstetra experiente e cardiologista. A avaliação apropriada e o aconselhamento do casal, o mais precocemente possível, são de extrema importância. As consultas devem ser mensais na primeira metade da gestação, quinzenais após 21 semanas e semanais nas últimas semanas.[18] Pacientes de alto risco, apesar da terapia medicamentosa adequada e na impossibilidade de tratamento cirúrgico, são candidatas a aborto terapêutico, que deverá ser discutido com a mulher. Este só se justifica em idade gestacional inferior a 20 semanas. Após, é preferível tentar alcançar a viabilidade fetal, já que a interrupção passa a ter risco semelhante ao de continuar a gestação.[18,19] Os fatores que contribuem para agravar a doença – ansiedade, anemia, infecções, hipertireoidismo, arritmias e tromboembolismo – devem ser identificados, removidos ou minimizados. O uso de sulfato ferroso profilático é obrigatório. O tratamento da insuficiência cardíaca congestiva é fundamental. A atividade física deve ser restrita. Quanto à alimentação, devem ser mantidos os níveis proteicos e calóricos adequados para a nutrição, evitando-se o ganho excessivo de peso e sobrecarga cardíaca. O ganho de peso deve ser, no máximo, de 9 a 11kg e a ingestão de sódio restrita a 4g por dia. As vacinas de pneumococos e influenza são recomendadas. O tabagismo é proibido.[15] A melhor época para a cirurgia cardiovascular, se indicada, é entre 18 e 26 semanas. A gestação não aumenta o risco operatório. A mortalidade fetal é de 10% a 30%. A dilatação valvar através de cateter balão tem sido usada com mais frequência nos últimos anos. Sempre que possível e indicado, deverá ser o método de eleição.

Tabela 13.4 Classificação do risco materno com relação às lesões cardíacas existentes.

Risco para a gravidez	Mortalidade/morbidade	Doenças
Alto risco	Morbidade 50% a 70%	Hipertensão arterial pulmonar grave, síndrome de Eisenmenger, síndrome de Marfan com envolvimento aórtico, aneurisma de aorta, cardiopatia congênita cianogênica não operada, cardiomiopatia dilatada ou hipertrófica, coarctação de aorta grave
Risco intermediário	Mortalidade 15% e morbidade 50%	Cardiopatia congênita acianogênica com repercussão, estenose mitral classes III e IV, estenose aórtica, infarto antigo do miocárdio, síndrome de Marfan com aorta normal, doença de Takayasu, fibrilação atrial associada a insuficiência cardíaca e disfunção valvar
Baixo risco	–	Portadoras de prolapso de valva mitral, cardiopatias congênitas sem repercussão hemodinâmica, valvulopatia reumática do tipo insuficiência (mitral e aórtica), arritmia cardíaca em coração anatomicamente normal, valva biológica normofuncionante

Prevenção e controle da endocardite

A endocardite, embora rara durante a gestação, pode ocorrer, levando à rápida deterioração do estado clínico e tendo como fator predisponente lesão cardíaca secundária à cardiopatia reumática. Não existe consenso quanto às recomendações da profilaxia antibiótica.[18] O Ministério da Saúde recomenda a profilaxia nos seguintes casos:[10] prótese valvar cardíaca, endocardite prévia, defeitos congênitos (corrigidos com material artificial, com defeitos residuais ou cianóticos sem correção) e portadores de valvulopatia após transplante cardíaco.

As situações específicas para antibioticoprofilaxia são os procedimentos dentários, orais e do trato respiratório:

- Amoxicilina 2g VO 30 a 60 minutos antes do procedimento ou
- Cefalexina 2g VO ou
- Clindamicina 600mg VO ou
- Azitromicina 500mg VO ou
- Claritromicina 500mg VO.

Para os procedimentos geniturinários e gastrintestinais, utilizam-se:

- Ampicilina 2g EV + gentamicina 1,5mg/kg EV 30 minutos antes e 8h após ou
- Vancomicina 1g + gentamicina 1,5mg/kg, 1h antes.

Não necessitam de profilaxia: anestesia intraoral, ajustes ortodônticos, timpanoplastia, broncoscopia flexível, cateterismo cardíaco e endoscopia propedêutica e, na ausência de infecção, cesariana, cateterismo uretral, curetagem uterina, parto vaginal não complicado, aborto terapêutico, esterilização cirúrgica, inserção e remoção de DIU. Pacientes com história prévia de febre reumática, apresentando ou não cardite, devem ser orientadas sobre o risco de recidiva. A antibioticoterapia profilática com penicilina benzatina na dose de 1.200.000UI IM profunda a cada 3 semanas deve ser continuada durante a gestação, conforme os seguintes critérios:[18]

- Febre reumática com história de cardite e/ou lesão valvular até os 40 anos.
- Febre reumática com história de cardite e sem lesão valvular até 10 anos após o surto da febre.
- Febre reumática sem cardite ou lesão valvular: por 5 anos após o surto ou até os 21 anos de idade (IB).

Em casos de alergia à penicilina, está indicado o estearato de eritromicina na dose de 250mg VO a cada 12 horas. As vacinas antiestreptocócicas são contraindicadas (IIIB).

Prevenção de fenômenos tromboembólicos

A gravidez e o puerpério cursam com estado de hipercoagulabilidade, favorecendo a ocorrência desses fenômenos. A utilização de terapia anticoagulante é cercada de controvérsias. A orientação é restringir ao máximo a utilização de anticoagulantes na gestação, sendo recomendada quando os benefícios superam os riscos. É fundamental o uso de meias elásticas compressivas durante a gestação e até 6 a 12 semanas após o parto em pacientes com trombose prévia ou trombofilia. Os casos em que é recomendada a utilização de terapia anticoagulante são: uso de prótese valvares mecânicas, fibrilação atrial e pacientes com formação de trombos intracavitários ou com passado de tromboembolismo sistêmico.[10,18] A medicação de escolha é a heparina de baixo peso molecular ou não fracionada. A varfarina pode ser utilizada em casos específicos entre 13 e 35 semanas. O objetivo é atingir a anticoagulação com RNI de 2,5 a 3,0 vezes o controle ou PTTa 1,5 a 2,5 vezes o controle.

Manejo no parto e puerpério

A cardiopatia não representa indicação de indução precoce do trabalho de parto, devendo ser permitida a entrada em trabalho de parto espontânea. A cesariana está excepcionalmente indicada, devendo seguir as indicações obstétricas, lesões da artéria aorta com possíveis formações aneurismáticas e a hipertensão pulmonar associada. As gestantes e os fetos devem ser rigorosamente monitorados durante o trabalho de parto. O fórceps de alívio deve ser utilizado para encurtamento do segundo período do trabalho de parto, no intuito de minimizar o esforço materno. A administração de líquidos deve ser criteriosa, evitando-se hipervolemia. A ocitocina (10UI) e a curetagem pós-parto devem ser empregadas quando necessário. Os ergotínicos devem ser evitados.[18] A oxigenoterapia é indispensável. A analgesia é fundamental e deve ser instituída o mais precocemente possível. A escolha do tipo de analgesia depende do tipo de lesão cardíaca e da habilidade do anestesista. Em pacientes com estenose aórtica grave e sintomática ou portadoras de hipertensão pulmonar grave, recomenda-se a anestesia geral. O decúbito lateral deve ser adotado para diminuir a resposta hemodinâmica às contrações uterinas. Durante o puerpério, as alterações hemodinâmicas devem-se ao aumento do retorno venoso com a descompressão da veia cava, aumentando o débito cardíaco. A deambulação precoce e a amamentação devem ser incentivadas. Há retorno à normalidade entre 4 e 6 semanas após o parto. A paciente deve ser encaminhada para o planejamento familiar e o controle cardiológico.

Uso de medicações

Os digitais são os mais empregados como cardiotônicos, não mostrando efeitos teratogênicos para o feto (categoria C). Os diuréticos devem ser evitados, a não ser para tratamento da insuficiência cardíaca congestiva ou insuficiência renal. Se necessário, a furosemida é o fármaco de escolha (categorias C e D). Os antiarrítmicos devem ser usados em casos específicos na menor dosagem e pelo menor tempo possível. A maioria pode ser usada (categoria C). Os inibidores da enzima de conversão da angiotensina são formalmente contraindicados.

Doença cardíaca valvar

A mais incidente é a cardiopatia reumática, com 50% dos casos cursando com estenose mitral. Estes podem determinar a morte materna em até 5%.[20] As complicações mais frequentes são edema agudo de pulmão e fibrilação atrial. Quando há indicação cirúrgica, opta-se pela valvotomia fechada (valvuloplastia por balão). A limitação da atividade física e a restrição da ingesta de sal são recomendadas. A terapia com betabloqueador deve ser instituída em casos de grau moderado a grave. O uso criterioso de diuréticos pode ser considerado. A estenose aórtica, quando acontece antes dos 30 anos, tem como causa mais provável a lesão congênita. A mais comum é na valva bicúspide. É achado incomum, e graus leves a moderados cursam com bom prognóstico. Pacientes sintomáticas devem ser avaliadas quanto à valvotomia ou à substituição valvar. As lesões que cursam com regurgitação leve ou moderada geralmente seguem sem complicações.

Cardiopatias congênitas

Correspondem a 10% dos defeitos encontrados na gestação, sendo responsáveis por 0,5% a 1% de mortalidade materna.[15] As doenças cianóticas ocasionam risco elevado para mãe e feto. Há risco aumentado de tromboembolismo. Associam-se a: elevada taxa de abortamento, morte intraútero e crescimento fetal restrito. A tetralogia de Fallot é mais frequente. O prognóstico materno é grave quando há síncope, hematócrito superior a 60% e saturação periférica de oxigênio inferior a 80%. O trabalho de parto e o puerpério são momentos de mais preocupações, pois podem aumentar o *shunt* direita/esquerda, levando ao óbito materno.

Na síndrome de Eisenmenger, a tolerância é mínima para mãe e feto, podendo alcançar 40% a 50% de mortalidade. Deve ser avaliado aborto terapêutico. Na síndrome de Marfan, o parto é eventualmente fator precipitante de dissecção aórtica. É autossômica dominante e há risco de transmissão genética para o feto. As cardiopatias acianogênicas mais comuns são: comunicação interatrial, interventricular, persistência do canal arterial, estenose pulmonar ou aórtica e coarctação da aorta. As complicações clínicas podem ser inerentes à cardiopatia e à própria gravidez.

Doença de Chagas

O prognóstico depende da forma clínica e do grau de comprometimento cardíaco. As arritmias ventriculares são as mais frequentes e, mesmo na gestação, recomenda-se o uso de amiodarona para pacientes sintomáticas.

Cardiopatias isquêmicas

A incidência é menor que 1:10.000.[20] A mortalidade materna por infarto agudo do miocárdio varia entre 21% e 35% e o tratamento obedece às diretrizes convencionais. A angioplastia tem baixa incidência de complicações e não há comprovação de que os trombolíticos possam ser teratogênicos. Contudo, podem provocar hemorragias maternas graves.

Miocardiopatia periparto

Sua incidência é estimada em 1:40.000 nascidos-vivos.[20] Consiste no aparecimento súbito de insuficiência cardíaca congestiva e dilatação ventricular esquerda. Pode iniciar desde o último trimestre da gestação até o sexto mês do puerpério em gestante sem doença cardíaca prévia. É um diagnóstico de exclusão. Recomendam-se diurético, vasodilatador, cardiotônico e anticoagulante. A mortalidade materna é de 25% a 50%.[20]

COLAGENOSES

As doenças inflamatórias do sistema conjuntivo são frequentemente encontradas em pacientes em idade fértil e são responsáveis por várias alterações imunológicas. Sua ação é desencadeada por fatores genéticos e ambientais quase sempre desconhecidos. Essas lesões não são órgão-específicas, podendo resultar no aparecimento de amplo espectro clínico com gravidade variável, assim como a resposta terapêutica e o prognóstico. Algumas doenças merecem destaque, como o lúpus eritematoso sistêmico, a síndrome dos anticorpos antifosfolípides e a artrite reumatoide. O acompanhamento deve ser realizado em conjunto com o reumatologista preferencialmente.

Artrite reumatoide

Trata-se de uma poliartrite crônica com sintomas de sinovite, fadiga, anorexia, fraqueza, depressão e sintomas musculoesqueléticos vagos. A dor é agravada pelo movimento e pode ser acompanhada de inchaço e dor. Na maioria das vezes, envolve mãos, pulsos, joelhos e pés. As manifestações extra-articulares são nódulos reumatoides, vasculites e sintomas pleuropulmonares.[15] Embora relativamente comum, não afeta o curso da gestação e cerca de 50% das pacientes apresentam melhora dos sintomas durante a gravidez. A exacerbação pode ocorrer no puerpério.[21] O diagnóstico baseia-se nos critérios revisados em 1987 pela American Rheumatism Association, que tem especificidade e sensibilidade de aproximadamente 90% (Tabela 13.5).[22]

Os critérios de 1 a 4 devem estar presentes por, pelo menos, 6 semanas. A artrite reumatoide é definida pela presença de quatro ou mais critérios.[22] O tratamento é dirigido para o alívio da dor, a

Tabela 13.5 Critérios diagnósticos da artrite reumatoide segundo a American Rheumatism Association.[22]

1	Rigidez matinal
2	Artrite de três ou mais áreas articulares
3	Artrite em articulação das mãos
4	Artrite simétrica
5	Nódulos reumatoides
6	Fator reumatoide sérico presente
7	Alterações radiológicas

redução da inflamação, a preservação da função e a proteção das articulações. Em casos específicos, recomenda-se o uso de ácido acetilsalicílico (AAS) ou outro anti-inflamatório não esteroide. A terapia com glicocorticoide pode ser associada, reduzindo as lesões articulares progressivas. A terapia imunossupressiva não é utilizada de rotina durante a gestação, devido à sua teratogenicidade.

No parto, o acometimento intenso de certas articulações (deformidades graves do quadril, por exemplo) pode interferir e até mesmo impedir o parto vaginal. No puerpério, é comum a exacerbação dos sintomas.

Lúpus eritematoso sistêmico (LES)

O lúpus eritematoso sistêmico representa uma doença complexa e de etiologia desconhecida. Os tecidos são lesados por autoanticorpos e complexos imunes que se direcionam ao núcleo celular. Sua prevalência em mulheres na idade reprodutiva é de 1:500. As taxas de sobrevida em 10 anos são de 75%.[15] Vários fatores influenciam os efeitos do lúpus na gestação, tais como a condição da doença no início da gravidez, a idade materna, a paridade e a coexistência de outras doenças clínicas ou obstétricas. Aparentemente, a gravidez não interfere na evolução ou incidência da doença lúpica. O LES melhora em um terço das mulheres durante a gestação, um terço permanece inalterado e o outro um terço piora. As maiores morbidades ocorrem devido a lesão renal, miocardite e serosite. As complicações associadas à pré-eclâmpsia também cursam com maior gravidade e é difícil sua diferenciação da nefropatia grave. O primeiro trimestre e o puerpério são fases nas quais há maior exacerbação da doença. Os resultados gestacionais são mais satisfatórios quando a atividade do lúpus está em quiescência por, pelo menos, 6 meses, não há acometimento renal ativo, não se desenvolve pré-eclâmpsia associada nem há atividade de anticorpos antifosfolípides. O lúpus neonatal é incomum e caracteriza-se por lesões de pele e transtornos hematológicos e sistêmicos, com incidência de cerca de 10%. É transitório e melhora dentro de poucos meses. Em alguns casos, pode haver bloqueio cardíaco congênito influenciado por anticorpos antiSSA (Ro) e antiSSB (La), que podem levar à miocardite fetal difusa. O risco de recorrência para o bloqueio cardíaco fetal é de 10% a 15% nas portadoras desses anticorpos.[15] O lúpus varia em sua apresentação clínica, seu curso e evolução. Por ser uma doença de acometimento multissistêmico, sua manifestação pode ocorrer em um órgão isolado ou em vários ao mesmo tempo. São achados frequentes: fadiga, mal--estar, artralgias, poliartrite, mialgias, anemia, trombocitopenia, erupção malar, discoide, úlceras orais, pleurite, miocardite e síndrome nefrótica, entre vários outros sinais e sintomas, bem como alterações laboratoriais. Os critérios recentemente revisados pela American Rheumatism Association (1997) para o diagnóstico exigem para confirmação a presença de quatro ou mais dos critérios apresentados na Tabela 13.6.[23]

Tabela 13.6 Critérios diagnósticos para o LES segundo a American Rheumatism Association.[23]

1	Erupção malar
2	Erupção discoide
3	Fotossensibilidade
4	Úlceras orais
5	Artrite (não erosiva, envolvendo duas ou mais articulações)
6	Serosite
7	Distúrbios renais (proteinúria > 0,5g/dia)
8	Transtornos neurológicos (p. ex., convulsões)
9	Distúrbios hematológicos (anemia, trombocitopenia)
10	Distúrbios imunológicos (VDRL falso-positivo, autoanticorpos)
11	Anticorpos antinucleares presentes

Pneumopatias, Cardiopatias, Colagenoses, Doenças Gastrintestinais e Tireoidopatias

A identificação de anticorpos antinucleares (ANA) ou fator antinúcleo (FAN) é o melhor teste de rastreamento, mas um teste positivo não é específico para a doença. Baixos títulos podem ser encontrados em infecções virais, indivíduos normais, outras doenças autoimunes, processos inflamatórios crônicos e por efeito de fármacos. Os anticorpos para DNA de fita-dupla (dsDNA) e para antígenos Sm (Smith) são relativamente específicos para o lúpus. Alguns fármacos podem induzir uma síndrome semelhante ao lúpus, entre eles: procainamida, quinidina, hidralazina, metildopa, fenitoína e fenobarbital.

O manejo primário consiste na monitoração das condições maternas e fetais. A avaliação das funções renal e hepática é obrigatória e deve ser repetida seriadamente durante toda a gestação. A avaliação do sistema hematológico, com a realização de hemograma, deve ser feita mensalmente com o intuito de detectar alterações na atividade da doença.[10] Para monitoração da atividade lúpica e a identificação de surtos, podem ser avaliados queda ou baixos níveis de componentes dos complementos C3, C4 e CH50 e aumento das taxas de anti-DNA. A elevação da velocidade de hemossedimentação e a proteína C reativa, em especial na fase aguda, são inespecíficas e podem estar alteradas devido à gestação. Há risco elevado de restrição do crescimento fetal, prematuridade e aumento da morbimortalidade perinatal. O prognóstico piora se houver surto de lúpus, proteinúria importante, lesão renal e hipertensão associada ao desenvolvimento da pré-eclâmpsia. A realização de ultrassonografia seriada com Doppler é de grande importância. O ecocardiograma fetal é indicado entre 18 e 24 semanas para as pacientes que apresentam autoanticorpos SSA e SSB, devido ao risco aumentado de bloqueio cardíaco.

A menos que haja comprometimento fetal ou restrição de crescimento (CIUR) associados, deixa-se a gestação chegar até o termo. A via de parto é definida por critério obstétrico. O Ministério da Saúde sugere que a gestação deva ser interrompida de maneira eletiva entre 38 e 40 semanas, caso não se verifiquem complicações.[10] Não há cura e as remissões completas são raras.

O tratamento de artralgia e serosite é feito com anti-inflamatório não esteroide, preferencialmente AAS (categoria C). Devido ao risco de fechamento prematuro do ducto arterioso, as doses terapêuticas não devem ser utilizadas após 24 semanas. O AAS em baixas doses pode ser usado com segurança durante toda a gestação. As manifestações com risco de morte são manejadas com corticosteroides, como a prednisona (categoria B), 1 a 2mg/kg/dia. Após o controle, a dose deve ser reduzida para 10 a 15mg/dia, pela manhã. Em surtos, a terapia com pulsos com metilprednisolona tem sido recomendada. O uso de corticoide pode favorecer o desenvolvimento do diabetes. Em usuárias crônicas de corticosteroides, indica-se a profilaxia da insuficiência renal. Aconselha-se o uso de hidrocortisona IM ou EV (100mg de 8/8h) por ocasião do trabalho de parto e puerpério com manutenção da dose por 72 horas, retornando depois às doses habituais por via oral nesses casos. Pode-se permitir a amamentação quando a dose materna de prednisona é menor que 40mg/dia e efetuada num prazo acima de 4 horas após a tomada da medicação. Os agentes imunossupressores são evitados por sua ação teratogênica, mas não se observou efeito teratogênico com o uso da azatioprina (categoria D), a qual está associada a alta incidência de CIUR, além de ter o benefício adicional de reduzir a dose de corticosteroides recomendada no caso. Está indicada em grávidas com nefrite. Os antimaláricos, como a cloroquina (categoria C), não devem ser interrompidos na gravidez, pois diminuem a reatividade cutânea da doença, e isso pode ser essencial para o controle sistêmico da doença. Aconselham-se cautela e vigília em sua administração, já que podem levar à lesão de fundo de olho. Avaliações oftalmológicas devem ser realizadas periodicamente. Sugere-se a limitação da prole para pacientes com doença vascular crônica ou renal. A esterilização tubária é a mais vantajosa. Podem ser utilizados a progesterona injetável e os dispositivos intrauterinos (DIU). Anticoncepcionais de baixa dosagem de estrogênio não mostram indução de atividade da doença, porém são contraindicados diante de anticorpos antifosfolípides, devido ao maior risco de trombose.[10]

Síndrome de anticorpos antifosfolípides (SAAF)

Essa forma de trombofilia adquirida caracteriza-se por trombose vascular, complicações da gestação (perdas gestacionais de repetição, abortamentos, partos pré-termo, pré-eclâmpsia grave e insuficiência placentária) em associação a anticorpos antifosfolípides. Trata-se uma condição autoimune e pode acontecer de maneira primária, mais frequente, ou secundária, quando associada a outras doenças autoimunes, como o LES.

Diversos mecanismos são aventados para explicar a trombose e as perdas fetais. O efeito negativo da síndrome na gestação é muito provável devido à função placentária anormal.

De acordo com os critérios definidos na Conferência Internacional sobre anticorpos antifosfolipídios, em 1998, o diagnóstico definitivo é considerado quando há a manifestação de um critério clínico e um critério laboratorial:[24]

1. **Critérios clínicos:** trombose vascular ou morbidade gravídica (morte fetal inexplicável, parto pré-termo por pré-eclâmpsia grave ou insuficiência placentária, abortamento de repetição – três ou mais).
2. **Critérios laboratoriais:** anticoagulante lúpico positivo ou anticardiolipina com títulos elevados em duas ocasiões, espaçadas por no mínimo 12 semanas.

Os anticorpos antifosfolípides podem ser detectados em 5% das pessoas aparentemente normais e em 35% das pacientes com LES. Cerca de 70% das pacientes com a síndrome apresentam ambos os anticorpos positivos.[20] As manifestações clínicas são heterogêneas e podem acometer qualquer órgão. A trombose venosa profunda é a manifestação mais comum. As tromboses arteriais acometem o sistema nervoso central mais frequentemente. A perda gestacional de repetição pode atingir cerca de 10% ou mais de mulheres. As primigestas com SAAF e LES têm até 30% de chance de perda no segundo trimestre gestacional, sendo esse risco proporcional aos títulos de anticardiolipina IgG.[25] O tratamento ideal durante a gestação deve melhorar o prognóstico fetal e reduzir o risco de trombose materna. A associação de heparina e AAS em baixas doses obtém sucesso em cerca de 70% dos casos.

Administra-se a heparina não fracionada, dada em 10.000 a 20.000UI/dia, ou a heparina de baixo peso molecular (enoxaparina 40mg/dia). Se a paciente tem histórico de trombose prévia, recomendam-se doses terapêuticas para o tratamento. O tratamento com anticoagulante deve ser iniciado mesmo antes da concepção ou logo que seja diagnosticada a gestação. A suplementação de cálcio, 1.000mg/dia, e vitamina D, 800mg/dia, também pode ser instituída para mulheres em uso de altas doses de heparina, com o intuito de reduzir a perda óssea. A prednisona não melhora o prognóstico na gestação, só estando indicada em casos de atividade lúpica concomitante.[21,26] Em primigestas com anticorpos positivos que não preenchem os critérios para SAAF, não há dados na literatura que reforcem o tratamento medicamentoso. Opta-se pela monitoração rigorosa da mãe e do feto. Outros tendem para a introdução de AAS em baixas doses.[21] Em gestantes com história de abortamentos de primeiro trimestre, recomenda-se o uso de AAS e heparina até a 13ª semana. Após, mantém-se somente o AAS. Entretanto, o uso isolado de baixas doses de AAS durante toda a gestação não é universal e publicações recentes mostram sua ineficácia na profilaxia de trombose e pré-eclâmpsia.[21] O AAS deve ser suspenso após a 36ª semana.[14] A monitoração da vitalidade fetal a partir de 28 semanas é recomendada, assim como o controle diário dos movimentos fetais, a cardiotocografia semanal a partir de 30 semanas e ultrassonografia mensal com dopplervelocimetria de cordão umbilical a partir de 28 semanas.[10] A anticoagulação deve ser interrompida de 12 a 24 horas antes do início do trabalho de parto e reintroduzida no pós-parto (12 horas em caso de cesariana e 6 horas no de parto vaginal), sendo mantida por 6 semanas após o nascimento. Recomenda-se manter a heparina e o AAS. No período puerperal, pode ser utilizada a varfarina.[26]

DOENÇAS GASTRINTESTINAIS E GRAVIDEZ

O trato gastrintestinal sofre ação da progesterona sobre a musculatura lisa, promovendo seu relaxamento, diminuição do peristaltismo e constipação intestinal. Além disso, há outras manifestações na gravidez, tais como pitalismo, náuseas e vômitos.[27] No fígado, são maiores o metabolismo esteroide e o relaxamento da vesícula biliar. Podem ocorrer também hepatites e alterações induzidas pela gestação, tais como a colestase intra-hepática e a degeneração gordurosa hepática gravídica.

Pneumopatias, Cardiopatias, Colagenoses, Doenças Gastrintestinais e Tireoidopatias

Hepatite virótica

Intercorrência hepática mais comum na gestante, é provocada por tipos diferentes de vírus (A, B, C, D e E), com transmissão vertical para a hepatite tipo B. O diagnóstico envolve sintomas como mal-estar, artralgia, vômitos, icterícia e colúria e acolia. Complementarmente, podem-se solicitar os seguintes exames: transaminases, bilirrubinas séricas e fosfatase alcalina, para determinar o tipo de hepatite – o antígeno viral determinado pelo HbsAg ou os anticorpos específicos (anti-HAV, anti-HDV, anti-HCV).[28]

Colestase intra-hepática da gravidez

Ocorre em qualquer idade gestacional, principalmente no terceiro trimestre. O diagnóstico envolve prurido, principalmente noturno, e icterícia cutaneomucosa. Os exames laboratoriais mostram aumento de fosfatase alcalina e bilirrubinas sem aumento de transaminases. Também pode ser necessária a dosagem sérica de ácidos biliares em jejum. Algumas pacientes apresentam alterações no tempo de protrombina, colesterol e triglicerídios.[28] A doença costuma recidivar em gestações subsequentes, embora a função hepática seja mantida após a gestação, inclusive sem lesão histológica residual. O tratamento preconizado consiste em colestiramina 2 a 4g, quatro vezes ao dia. Se houver o prolongamento do tempo de protrombina, deve-se usar vitamina K 10mg/dia IM.[27]

Normalmente, há remissão do prurido após o parto. As mulheres devem evitar contracepção hormonal.

Degeneração gordurosa hepática gravídica

Doença com etiologia desconhecida e mortalidade materna acima de 50%, trata-se de uma condição rara, que ocorre no último trimestre, mais comum em nulíparas e em gestações gemelares. O quadro clínico mais frequente tem evolução de 1 a 2 semanas com náuseas, vômitos, dor abdominal, anorexia, hipoglicemia e cefaleia. Pode haver evolução da doença com icterícia, o que leva a quadro letárgico e comatoso. Ao final da doença, ocorre grave coagulopatia, com sangramento gengival e hematêmese. Entre os achados laboratoriais, há elevação de transaminases, bilirrubinas e ácido úrico, anemia e leucocitose. Com a evolução, pode-se detectar, além de sinais de coagulopatia, deterioração da função hepática e renal. Diante da suspeita, a paciente deve ser internada e monitorada e o parto, que é o tratamento definitivo, programado. Em 2 a 3 dias após o parto, pode haver piora do quadro clínico e laboratorial e a paciente deve ser mantida sob cuidados intensivos.[27] O uso do ultrassonografia ou da ressonância magnética pode indicar degeneração gordurosa do fígado.

Hiperêmese gravídica

Consiste na presença de vômitos incoercíveis, entre a oitava e a 16ª semana, levando à desidratação e à desnutrição. Há alto risco com aumento da massa placentária, tais como na gemelaridade e na doença trofoblástica gestacional. Também está relacionada com a rápida elevação dos níveis de gonadotrofina coriônica humana (HCG).

O diagnóstico mostra sintomas de náuseas, vômitos incoercíveis, desidratação e distúrbio hidroeletrolítico, levando à alcalose hipoclorêmica. Os casos mais graves podem levar a hiponatremia, hipopotassemia, hipomagnesemia, perda ponderal e desnutrição. Uma das complicações seria a síndrome de Wernicke-Korsakoff, com diminuição do nível de consciência e da memória, oftalmoplegia, nistagmo horizontal e vertical e ataxia. O tratamento compreende orientações de dieta com alimentos quentes e secos e evitar alimentos gordurosos, além de reposição hidroeletrolítica.[28]

TRATAMENTO

Constipação intestinal

Deve-se à diminuição da motilidade intestinal pela progesterona, podendo levar a dor lombar, impactação fecal e aparecimento acentuado de hemorroidas. O tratamento com fibras na dieta e maior ingestão hídrica é o mais indicado.

Hemorroida

Sintomas como desconforto, prurido e sangramento, acentuados pela constipação intestinal, são comuns. O tratamento baseia-se em banhos mornos, supositórios e, em casos graves, esclerose, ligadura elástica ou cirurgia.

Doença do refluxo gastrintestinal

Pode surgir na gestação ou exacerbar sintomas como soluço, pirose e azia. Manifesta-se como tosse, asma ou dor torácica não cardíaca. As pacientes devem ser orientadas quanto a dieta, elevação de cabeceira, suprimir o fumo e evitar refeições volumosas e medicamentos irritantes. O tratamento consiste no uso de omeprazol 20mg/dia.[28]

TIREOIDOPATIAS

Aproximadamente 0,2% das gestações pode cursar com doenças tireoidianas. A doença tireoidiana materna pode ter efeitos adversos na gravidez e no feto. O rastreio universal de gestantes para doenças da tireoide não é preconizado, mas a pesquisa dessas doenças em determinados grupos específicos que apresentam risco (gestantes com história pessoal ou familiar de doenças da tireoide) é bastante recomendada.[10] A HCG e o estrogênio causam aumento dos níveis de hormônio da tireoide durante a gravidez. A HCG produzida pela placenta é semelhante ao TSH e estimula levemente a tireoide a produzir mais hormônio. O estrogênio produz níveis mais altos de tireoglobulina. Essas mudanças hormonais normais podem às vezes dificultar a interpretação da função da tireoide durante a gravidez.[3] As dificuldades para o diagnóstico dos distúrbios tireoidianos na gravidez podem também se dever à semelhança entre as queixas típicas da gestação e os sintomas do hipotireoidismo (fadiga, letargia, prisão de ventre) e do hipertireoidismo (irritabilidade, ansiedade, taquicardia, aumento da tireoide).

Hipertireoidismo

O hipertireoidismo na gravidez é geralmente causado pela doença de Graves e acontece em cerca de uma em cada 500 gestações.[29] Gestantes portadoras de hipertireoidismo têm maior risco de aborto espontâneo, insuficiência cardíaca congestiva, tempestade tireoidiana, parto pré-termo, pré-eclâmpsia e CIUR.[10] O diagnóstico do hipertireoidismo deve ser feito a partir de cuidadosa revisão dos sintomas, bem como exames de sangue para medir TSH, T4 e T3. Alguns sintomas do hipertireoidismo têm características comuns a gestações normais, como aumento da frequência cardíaca, intolerância ao calor e fadiga. Outros sintomas são mais sugestivos de hipertireoidismo, como batimento cardíaco rápido e irregular, tremor fino, perda de peso inexplicada ou o fracasso em obter o ganho de peso normal na gravidez, além de náuseas e vômitos associados à hiperêmese gravídica. O TSH ultrassensível abaixo do normal indica hipertireoidismo. Baixos níveis de TSH podem também ser encontrados em uma gravidez normal, especialmente no primeiro trimestre. Se os níveis de TSH são baixos, outro exame de sangue é realizado para medir T4 e T3. Níveis elevados de T4 livre confirmam o diagnóstico. Raramente o T4 livre é normal em uma mulher com níveis de hipertireoidismo. No entanto, o T3 é sempre elevado. O hipertiroidismo leve em que o TSH é baixo, mas o T4 livre é normal, não necessita de tratamento.

O hipertireoidismo mais grave é tratado com propiltiouracila (PTU) ou metimazol. Os fármacos antitireoidianos atravessam a placenta em pequenas quantidades e podem diminuir a produção de hormônios da tireoide fetal, de modo que a mais baixa dose possível deve ser usada para evitar hipotireoidismo no bebê.[29] A dosagem inicial do PTU é de 100 a 200mg a cada 8 horas e a dose total diária deve ser de 300 a 600mg, dependendo da gravidade da doença. A melhora clínica é vista em 4 semanas e a normalização do TSH ocorre entre 6 e 8 semanas. Betabloqueadores podem ser utilizados nos casos graves para melhorar os sintomas cardiovasculares e devem ser retirados após o ajuste da dose do PTU.[10]

Raramente considera-se a cirurgia para remover toda ou parte da glândula tireoide para as mulheres que não podem tolerar a propiltiouracila ou o metimazol. O tratamento com iodo radioativo não é uma opção para mulheres grávidas, pois pode danificar a glândula tireoide fetal.[29] No puerpério, pode haver a recorrência ou o agravamento dos sintomas. As mulheres assintomáticas devem ter o TSH e o T4 livre dosados em cerca de 6 semanas após o parto. O aleitamento materno não está contraindicado, mas a medicação deve ser tomada após a mamada e deve ser dado intervalo de 3 horas até a próxima mamada, para diminuir a concentração da medicação no leite materno.[10]

Hipotireoidismo

O hipotireoidismo na gravidez costuma ser causado pela doença de Hashimoto (tireoidite autoimune crônica) e acontece em uma a três de cada 1.000 gestações.[30] Na doença de Hashimoto, o sistema imunológico produz anticorpos que atacam as células na tireoide e interferem em sua capacidade de produzir hormônios. O hipotireoidismo não controlado durante a gravidez pode levar a insuficiência cardíaca congestiva, pré-eclâmpsia, anemia, aborto espontâneo, baixo peso ao nascer e natimorto.[10] Os hormônios da tireoide são fundamentais para o desenvolvimento do sistema nervoso fetal, e o hipotireoidismo descontrolado, especialmente durante o primeiro trimestre, pode conduzir a deficiências cognitivas e de desenvolvimento no bebê. O diagnóstico é obtido a partir de cuidadosa revisão dos sintomas e medição dos níveis de TSH e T4. Os sintomas do hipotireoidismo na gravidez são fadiga extrema, intolerância ao frio, cãibras musculares, constipação intestinal e problemas de memória ou concentração.[30] Altos níveis de TSH e baixos de T4 livre geralmente indicam hipotireoidismo. O teste TSH também pode identificar o hipotireoidismo subclínico: a forma leve de hipotireoidismo que não tem sintomas aparentes. O hipotireoidismo subclínico ocorre em duas a três de cada 100 gestações.[30] Os resultados dos testes revelam altos níveis de TSH e T4 livre normal. Especialistas não chegaram a consenso sobre se as mulheres grávidas assintomáticas devem ser examinadas rotineiramente para o hipotireoidismo. No entanto, se é descoberto hipotireoidismo subclínico durante a gravidez, o tratamento é recomendado para ajudar a garantir uma gravidez saudável. O hipotireoidismo é tratado com tiroxina sintética, idêntica ao T4 produzido pela glândula tireoide. A dose de ataque é de 1,0 a 2,0mcg/kg/dia. O TSH é dosado a intervalos de 6 a 8 semanas e a dose ajustada em incrementos de 25 a 50mcg. O alvo do tratamento é a dosagem de TSH entre 0,5 e 2,5mU/L. A tiroxina deve ser ingerida pela manhã, em jejum, e por pelo menos 4 horas não deve haver ingestão de ferro, cálcio, alumínio ou produtos derivados de soja, que diminuem sua absorção.[10] Em mulheres com hipotireoidismo preexistente, será necessário aumentar a dose pré-gestacional da tiroxina para manter a função da tireoide normal. A tiroxina sintética é segura e necessária para seu bem-estar. No puerpério, a dosagem de tiroxina deve retornar aos níveis pré-gravídicos e devem-se avaliar os níveis de TSH em 6 a 8 semanas pós-parto e, posteriormente, anualmente. O aleitamento materno não está contraindicado para mulheres em tratamento para hipotireoidismo.[10]

Referências

1. Boléo-Tomé JP. Doença respiratória e gravidez. Acta Med Port 2007; 20:0359-67.
2. Marcos IACG. Pulmão e gravidez. Rev Port Pneumol 2007; XIII (2):213-38.
3. Queenan JT. Gestação de alto risco – diagnóstico e tratamento baseados em evidências.1. ed. Porto Alegre: Artemed; 2010.
4. Stirbulov R. Artigos de atualização: pneumologia- pneumopatias na gestação [Internet]. São Paulo: Hospital Samaritano; 2003 fev, mai, out. Disponível em: http://portal.samaritano.com.br/pt/interna.asp?page=1&idpagina=318. Acesso em: 18 jullho 2011.
5. Sociedade Brasileira de Pneumologia e Tisiologia. III Consenso brasileiro no manejo da asma. J Pneumol 2002; 28(Supl 1):6-51.
6. Schatz M, Weinberger SE. Management of asthma during pregnancy [online]. Disponível em http://www.uptodate.com. Acesso em 19 julho 2011.
7. Murphy VE, Gibson PG. Asthma in pregnancy. Clin Chest Med 2011; 32:93-110.
8. National Institutes of Health; National Heart, Lung, and Blood Institute, National Asthma Education and Prevention Program. Working Group Report on Managing Asthma During Pregnancy: Recommendations for Pharmacologic Treatment, Update 2004. Disponível em: http://www.nhlbi.nih.gov/health/prof/lung/asthma/astpreg/astpreg_full.pdf. Acesso em: 19 julho 2011.

9. EPR-2. NAEPP Expert Panel Report 3: Guidelines for the Diagnosis and Treatment of Asthma. NIH Publication No 07-4051. Bethesda, MD: U.S. Department of Health and Human Services; National Institutes of Health; National Heart, Lung, and Blood Institute, 2007. Disponível em: http://www.nhlbi.nih.gov/guidelines/asthma/asthgdln.pdf. Acesso em 19 jullho 2011.
10. Ministério da Saúde. Gestação de alto risco: manual técnico. 5. ed. Brasília: Editora do Ministério da Saúde, 2010.
11. Brito V, Niederman MS. Pneumonia complicating pregnancy. Clin Chest Med 2011; 32:121-32.
12. Sociedade Brasileira de Pneumologia e Tisiologia. Diretriz para Pneumonias Adquiridas na Comunidade (PAC) em Adultos Imunocompetentes. J Pneumol 2004; 30(Supl 4):1-24.
13. Vallejo VG, Starke JS. Tuberculosis and pregnancy. Clin Chest Med 1992; 13(4):693-770.
14. Bacha CA, Rezende CA. Fisiologia cardiovascular durante a gestação. Femina 1998; 26:197-200.
15. Leveno KJ et al. Manual de obstetrícia de Williams: complicações na gestação. 22. ed. Porto Alegre: Artmed; 2010:325-40.
16. Rezende CAL, Bacha CA. Cardiopatias. In: Corrêa MD, Melo VH, Aguiar RALPA, Júnior MDC. Noções Práticas de Obstetrícia. 13. ed. Belo Horizonte: Coopmed; 2004:489-500
17. Curry R, Swan l, Steer P. Cardiac disease in pregnancy. Current opinion in obstetrics and Gynecology 2009, 21:518-3.
18. Tedoldi CL, Bub TF, Freire CMV et al. Sociedade Brasileira de Cardiologia. Diretrizes da Sociedade Brasileira de Cardiologia para gravidez na mulher portadora de cardiopatia. Arq Bras Cardiol 2009; 93(6 supl.1):110 e 178.
19. Perloff JK. Gravidez e doenças cardiovasculares. In: Branwald E. Tratado de Medicina Cardiovascular. 2. ed. São Paulo: Rocca. 1987; 53:1726.
20. Montengro CAB, Filho Jr Rezende. Obstetrícia fundamental. 11. ed. Rio de Janeiro: Guanabara Koogan, 2008:359- 62.
21. Moreira C, Lanna CCD. Lúpus eritematoso sistêmico e síndrome dos anticorpos antifosfolípides. In: Corrêa MD, Melo VH, Aguiar Ralpa, Júnior MDC. Noções Práticas de Obstetrícia. 13. ed. Belo Horizonte: Coopmed; 2004:567-90.
22. Arnett FC, et al. The American rheumatism association 1987 revised criteria for the classification for rheumatoid arthritis. Arthritis Rheum. 1988; 31(3).
23. Hochberg MC. Updatting the American College of Rheumatology revised criteria for the classification of systemic lupus erythematosus. Arthritis Rheum. 1997; 40:1725.
24. Wilson WA, Gharvi AE, Koike T et al. International consensus statement on preliminary classification for definite antiphospholipid syndrome: report of an international workshop. Arthritis Rheum 1999; 42:1309-11.
25. Barclay L. New standart to preventfetal loss from antiphospholipid antibody syndrome. Arthritis rheum. 2003; 38:728-31.
26. Lockwood CJ, Scur PH. Management of pregnant women with antiphospholipid antibodies or the antiphospholipid syndrome. 2010. Disponível em: http://www.uptodate.com/home/store.do. Acesso em 20 janeiro 2011.
27. Cabral, ACV. Doenças Gastrointesinais. In: Fundamentos de obstetrícia. São Paulo: Atheneu, 2009:405-9.
28. Creasy and Resnik. Gastrointesinal disease in pregnancy. Maternal – fetal medicine. Sixth Edition. Saunders, 2009.
29. Casey BM, Leveno KJ. Thyroid disease in pregnancy. Obst Gynecol. 2006; 108(5):1283-92.
30. The Endocrine Society. Management of thyroid dysfunction during pregnancy and postpartum: an Endocrine Society clinical practice guideline. J Clin Endoc Met 2007; 92(8):S1-S47.

14

Dermatopatias e Gravidez

Maria de Lourdes Ribeiro de Carvalho
Henrique Vitor Leite

INTRODUÇÃO

Durante a gravidez ocorrem importantes alterações fisiológicas e patológicas da pele que envolvem o metabolismo, além dos sistemas endócrino, neurovegetativo, cardiocirculatório, bioquímico e imunológico. A anamnese focada na idade gestacional, nas dermatoses em gestações anteriores e na história pessoal e familiar, além do uso de medicamentos e no exame físico detalhado do tegumento e dos anexos, é fundamental para o diagnóstico e a condução adequada das dermatoses ocorridas na gravidez. Daí advém a necessidade da colaboração entre obstetras e dermatologistas no sentido de mais esclarecimento das modificações cutâneas da gravidez, beneficiando, assim, mãe e filho.

A gestante experimenta modificações no seu organismo para melhor adaptação ao período gestacional, que podem ser divididas em: (a) alterações cutâneas fisiológicas; (b) dermatoses específicas do período gestacional (Holmes & Black, 1982); e (c) dermatoses influenciadas pela gravidez.

ALTERAÇÕES CUTÂNEAS FISIOLÓGICAS DA GRAVIDEZ

As alterações da pele podem ser tão discretas que passam despercebidas ou podem ser tão intensas a ponto de se tornarem patogênicas. São elas: alterações vasculares, do tecido conjuntivo, da pigmentação e dos anexos da pele.

Alterações vasculares

Instabilidade vasomotora

Sinais de instabilidade vasomotora também são comuns, com rubor facial, palidez e acentuação do fenômeno de Raynaud. Livedo reticular fisiológico ou cútis *marmorata* manifestam-se como resposta exagerada ao frio. Clinicamente a pele exibe um rendilhado eritematovioláceo, preferencialmente nos membros inferiores e com menos frequência em membros superiores, e de forma transitória. Se persistir após o parto, causas secundárias devem ser investigadas (Figura 14.1).

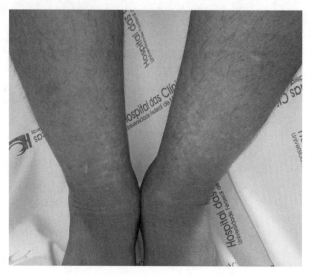

Figura 14.1 Livedo reticular fisiológico. Membros inferiores de gestante.

Eritema palmar

O eritema palmar do fluxo sanguíneo na pele aumenta durante a gravidez, em especial na mão, quando é seis vezes maior do que fora da gestação. As alterações vasculares são decorrentes de hiperplasia, distensão, instabilidade e formação de novos vasos e ocorrem devido a elevado aumento da pressão venosa intra-abdominal e alterações hormonais. O eritema palmar acontece geralmente entre o segundo e o quinto mês de gravidez e apresenta dois padrões de distribuição: um localizado nas eminências tenares e hipotenares, articulações e extremidades dos dedos, e outro difuso, acometendo toda a região palmar.

Telangiectasia

Também chamada de aranhas vasculares, hemangiomas estelares ou angiomas *spider*, pode aparecer a partir do segundo mês de gestação em aproximadamente 70% das gestantes brancas. Aparece em áreas drenadas pela veia cava superior, principalmente na face (periorbital), parte superior do tórax, região cervical e membros superiores e sem qualquer correlação com doença hepática. Caracteriza-se por apresentar uma arteríola central pulsátil, finos ramos radiados e eritema ao redor. Desaparece no pós-parto, na maioria das vezes, mas reaparece em gestações subsequentes.

Granuloma da gravidez (granuloma piogênico)

A hiperemia das gengivas é um achado frequente em quase todas as gestantes. O granuloma piogênico pode aparecer em qualquer local do tegumento ou da mucosa. No segundo ou no terceiro trimestre da gravidez, pode-se encontrar um tipo especial de granuloma piogênico localizado nos lábios, nas gengivas, no palato, na língua e na mucosa oral, denominado granuloma *gravidarum* (*epulis gravidico*) (Figura 14.2). O granuloma piogênico deve-se a uma hiperplasia de fibroblasto e capilares. Essas alterações vasculares, em geral, não necessitam tratamento, já que tendem a involuir após o parto. Como a região periungueal da gestante é muito vascularizada com vasos neoformados, tende a infectar-se frequentemente com pequenas soluções de continuidade (Figura 14.3).

Hiperemia vaginal (sinal de Jacquemier-Chadwick)

Com a finalidade de integrar parte do canal de parto, verificam-se importantes modificações na vagina da gestante. A partir da oitava semana de gestação, a vulva fica congesta, de modo que o

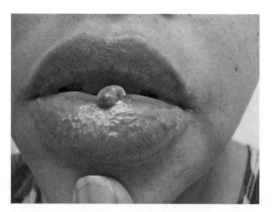

Figura 14.2 Granuloma piogênico em gestante. Lábio inferior.

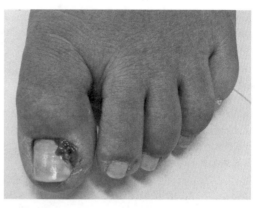

Figura 14.3 Granuloma piogênico em gestante, após retirada de cutícula.

introito vaginal e toda a mucosa adquirem coloração azul-arroxeada em virtude da grande vascularização, fenômeno que recebe o nome de sinal de Jacquemier-Chadwick. As modificações correspondentes da cérvice uterina recebem o nome de sinal de Goodell.

O edema periférico é uma das manifestações mais frequentes em grávidas. Sua etiologia inclui a retenção de sódio e água, além das alterações circulatórias causadas pelo útero gravídico sobre a circulação da veia cava inferior.

A pressão nas veias femorais torna-se bastante aumentada com o desenrolar da gravidez conforme o útero aumenta e comprime a veia cava inferior. Isso pode contribuir para a predisposição a varizes e tromboses de membros inferiores. Uma medida preventiva consiste em evitar compressão com roupas apertadas, elevar os membros inferiores e deitar em decúbito lateral esquerdo.

É comum púrpura nos membros inferiores a partir do segundo trimestre de gestação.

Alterações do pigmento

Hiperpigmentação fisiológica da gravidez

Tipo mais frequente de hiperpigmentação da gravidez, sua importância consiste simplesmente na necessidade de esclarecimento à gestante, que às vezes fica incomodada com a estética dessa modificação. As áreas mais acometidas são aréolas mamárias, genitália, região umbilical, linha *alba* abdominal e face, além de cicatrizes recentes e nevos. A linha *nigra* é a hiperpigmentação da linha *alba*, que é a linha média abdominal. Tende a surgir mais cedo em gestações subsequentes.

O escurecimento da pele adjacente às aréolas mamárias é chamado de aréolas secundárias. A melanose vulvar ocorrida nesse período necessita ser diferenciada das lesões névicas.

Melasma

Os níveis do hormônio estimulador de melanócitos (MSH) estão aumentados na gravidez, normalizando-se após o parto. Importante também é a ação do estrogênio e da progesterona na estimulação dos melanócitos. O fato de o aumento da pigmentação ser localizado é explicado pelas diferentes concentrações de melanócitos nas diferentes áreas corporais. O melasma, antes denominado cloasma, pode ser dividido em três tipos, dependendo da localização do depósito da melanina na epiderme e/ou nos macrófagos da derme: epidérmico (70%), dérmico (10% a 15%) ou ambos (20%). Caracteriza-se por manchas hipercrômicas acastanhadas de distribuição nas regiões malar, labial superior, centrofacial, frontal etc. É mais frequente no segundo trimestre, acometendo aproximadamente 70% das gestantes brasileiras. É multifatorial, sendo fatores hormonais e genéticos associados à radiação ultravioleta importantes no seu aparecimento. Acredita-se que em torno de 70% dos casos tendem a desaparecer após o parto. Medicações tópicas despigmentantes são contraindicadas durante a gestação. As gestantes devem ser orientadas a evitar a exposição solar em excesso, principalmente no período das 10 às 16 horas, e ser orientadas a usar filtros solares pele-específicos, com fator de proteção 30 ou mais.

Linhas de demarcação pigmentar (linha de Voight ou linha de Futcher)

São divisões lineares da tonalidade da pele localizadas na região posterior das coxas e/ou na região externa dos braços de gestantes pardas ou negras, que geralmente são invisíveis até, por influência hormonal da gestação, se tornarem visíveis. Passada a fase de influência hormonal da gravidez, a pele retorna ao que era anteriormente. Assim, sua importância consiste somente no esclarecimento à gestante (Figura 14.4).

Acrocórdon (molluscum fibrosum gravidarum)

Clinicamente, os acrocórdons são lesões de 1 a 2mL, pedunculadas ou sésseis, às vezes filiformes, hipercrômicas ou da cor da pele, que aparecem na região cervical ou axilar de gestantes. Não têm significado clínico, visto que cerca de 50% desaparecem após o parto.

Alterações do tecido conjuntivo

São estrias também chamadas de víbices. Em torno de 50% a 90% das grávidas brancas têm estrias. Sua etiologia é desconhecida, mas parece ser multifatorial, envolvendo fatores genéticos, hormonais e físicos, como a distensão da pele. Podem aparecer em qualquer fase da gestação, porém são mais frequentes a partir do segundo trimestre. As lesões são lineares atróficas, eritematovioláceas, frequentemente em abdome, mamas, glúteos, braços e coxas, podendo ser acompanhadas de prurido discreto quando recentes. A biópsia da pele mostra rotura e retração das fibras elásticas na derme reticular. Não há correlação entre a intensidade das estrias e o aumento do volume do corpo, porém parece haver alguma relação entre a tensão da área acometida, a localização e a direção das estrias. Acredita-se, atualmente, que a atividade dos hormônios adrenocorticais desempenha importante papel na sua formação. Com o passar do tempo tornam-se deprimidas, brilhantes e nacaradas, mas não desaparecem totalmente, sendo persistentes.

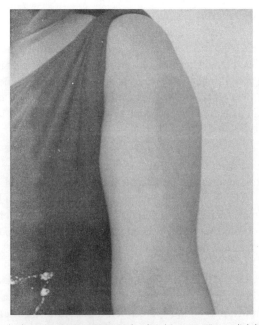

Figura 14.4 Linha de demarcação pigmentar. Linha divisória na região medial do membro superior.

As diversas medicações destinadas à prevenção das estrias devem ser contraindicadas na gravidez, excetuando-se os umectantes, emolientes e óleos. A manutenção da pele hidratada, com sua função de barreira preservada, é de extrema importância, principalmente nas áreas onde haverá maior distensão. Além disso, melhoram a xerose e contribuem para o alívio do prurido.

Alterações dos anexos da pele

Alteração do pelo

O ciclo do pelo é modulado pelos hormônios da gravidez, levando geralmente a aumento da fase anágena (crescimento) e acontecendo, assim, leve hipertricose em aproximadamente 90% das gestantes. Em caso de hipertricoses moderadas ou intensas, devem ser pesquisadas outras fontes produtoras de androgênios. Existe queda fisiológica do número de cabelos, em torno de 100 fios por dia. Ocorre eflúvio telógeno em 3 a 4 meses após o parto, quando o complemento normal dos pelos em repouso durante a gravidez somado àqueles da fase anágena retidos temporariamente é desprendido. Em suma, o eflúvio telógeno ocorre devido à rápida conversão dos pelos anágenos em pelos telógenos, secundária ao desequilíbrio hormonal e ao estresse do parto, sendo de 6 meses a 1 ano. Após esse período, o volume dos cabelos volta ao normal.

Alterações ungueais

As alterações ungueais são controversas e sua relação com a gravidez, desconhecida. Clinicamente, as unhas apresentam modificações, como crescimento mais pronunciado, sulcos transversais (sulco de Beau), fragilidade, hiperceratose e onicólise distal. Em qualquer alteração ungueal que exceda o esperado, devem ser pesquisadas outras doenças, como líquen plano, psoríase, onicomicose etc.

Distúrbios das glândulas

As glândulas sebáceas da aréola mamária hipertrofiam e formam pequenas pápulas acastanhadas, denominadas "tubérculos de Montgomery". Por aumento da secreção écrina das glândulas sudoríparas, podem ocorrer alterações como miliária, hiperidrose e disidrose. Já a diminuição da secreção apócrina pode ser vista em razão da melhora de doenças preexistentes, como doença de Fox-Fordyce e hidradenite supurativa.

DERMATOSES ESPECÍFICAS DA GRAVIDEZ

Por definição, as dermatoses específicas da gravidez constituem um grupo de dermatoses inflamatórias de etiologia desconhecida e altamente pruriginosas encontradas no ciclo gravídico-puerperal e com grande repercussão na qualidade de vida da gestante. Holmes & Black, em 1982, propuseram uma classificação clínica simplificada dividida em quatro grandes grupos, já que antes dessa data a classificação era bastante confusa. Esses grupos são constituídos por: penfigoide gestacional, erupção polimórfica da gravidez, prurigo da gravidez e foliculite pruriginosa da gravidez. A colestase intra-hepática da gravidez é um importante diagnóstico diferencial das dermatoses específicas da gravidez. Hoje existe a proposta de incluí-la no grupo das dermatoses específicas da gravidez. Mais recentemente, após alguns trabalhos mostrarem que o eczema é a dermatose mais frequente na gestante, existe também a proposta de sua entrada nesse grupo.

Erupção polimórfica da gravidez

Antigamente chamada de *pruritic urticarial papules and plaques of pregnancy* (PUPPP), eritema tóxico da gravidez, *rash* toxêmico da gravidez, eritema multiforme da gravidez ou prurigo tardio da gravidez, a erupção polimórfica da gravidez (EPG) é a mais comum das dermatoses específicas da gravidez, com incidência em torno de 1:130 e 1:1.300 gestações. É uma dermatose inflamatória, de etiologia desconhecida, associada à gravidez ou ao puerpério. Embora atualmente a EPG seja uma entidade devidamente reconhecida, existe pouca informação na literatura sobre sua etiologia.

A apresentação clínica típica começa com pápulas urticariformes localizadas sobre as estrias, poupando a região periumbilical e posteriormente estendendo-se para membros, tronco e região glútea, resguardando face e mucosas (Figura 14.5). As pápulas podem confluir, formando verdadeiras placas, e apresentar vesículas e lesões em alvo. O fato de as lesões, na maioria das vezes, iniciarem nas estrias e serem mais frequentes em gestações múltiplas com maior ganho de peso materno e recém-nascidos grandes para a idade gestacional sugere que a distensão tenha um fator importante nessa doença (Figura 14.6).

Ocorre geralmente em primigestas, no terceiro trimestre de gestação. Autolimitada, dura em média 6 semanas; não deixa sequelas e raramente é grave. Em 40% das acometidas, há diminutas vesículas no topo das pápulas. As lesões em alvo estão presentes em 20% dos casos e as anulares e policíclicas, em 18% dos casos. Clinicamente, é dividida em três tipos clínicos (Aronson e cols.): tipo 1, pápulas e placas urticariformes; tipo 2, eritema, pápula ou vesículas não urticariformes; e tipo 3, combinação das duas formas.

Uma de suas principais características, segundo a experiência dos autores, é que já se nota melhora importante em horas após o parto. O diagnóstico é clínico. O laboratório só entra para o diagnóstico diferencial, uma vez que nessa doença é totalmente inespecífico. O prognóstico materno e fetal não é afetado. Não tem tendência a recorrer.

O tratamento é totalmente sintomático. A maioria das gestantes pode ter alívio com uso de creme à base de corticoide moderadamente potente. Os casos mais graves podem ser tratados com prednisolona ou prednisona oral (15 a 20mg). Independentemente da extensão do quadro clínico, os umectantes e hidratantes são de grande valia.

Penfigoide gestacional

Antes chamado de herpes gestacional, designação que caiu em desuso, o penfigoide gestacional (PG) é uma doença rara com incidência em torno de 1:50.000 a 1:60.000 gestações. Pertence ao grupo das dermatoses bolhosas. Acredita-se que seja autoimune, causado por depósitos de imunocomplexos na zona de membrana basal e ativação do complemento. Altamente pruriginoso, ocorre geralmente entre o segundo e o terceiro trimestre de gestação e no puerpério. Existe a hipótese de a dermatose ser desencadeada quando uma gestante muito responsiva imunologicamente é exposta a um fator derivado do seu parceiro sexual. Tem sido sugerido que a doença seria desencadeada pelo sistema imune materno ao reconhecer um antígeno na placenta que provoca reação cruzada com um antígeno da própria pele da gestante.

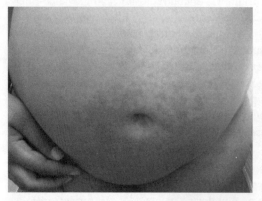 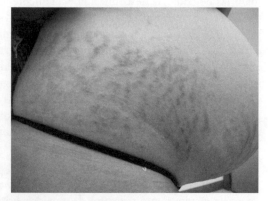

Figura 14.5 Erupção polimórfica da gravidez (3 dias de evolução). Pápulas e placas urticariformes poupando a região periumbilical.

Figura 14.6 Erupção polimórfica da gravidez. Pápulas e placas urticariformes se sobrepondo às estrias na região lateral do abdome.

Dermatopatias e Gravidez

A gestante pode desenvolver insuficiência placentária, o que leva a parto prematuro e recém-nascidos pequenos para a idade gestacional. A complicação materna mais comum, além do desconforto, é a infecção secundária.

Quadro clínico

Cerca de 80% a 90% dos casos têm início na região periumbilical, com pápulas e placas urticariformes, anulares e policíclicas acompanhadas de prurido intenso. Em pouco tempo, acomete toda a parede abdominal e os membros, poupando face, áreas palmoplantares e membranas mucosas. Posteriormente, as vesículas e bolhas evoluem para crostas sero-hemorrágicas e cicatrização sem sequelas, deixando apenas hipercromia residual. Pode haver comprometimento do estado geral.

O PG é a única das dermatoses específicas da gravidez que tem seu diagnóstico fundamentado em exames laboratoriais. O exame histopatológico da pele mostra descolamento subepidérmico linfocitário e eosinófilos perivasculares. A imunofluorescência direta revela deposição de C3 na zona de membrana basal da pele normal e na área perilesional. Em 25% dos casos podem-se encontrar depósitos de imunoglobulina G na zona de membrana basal. Atualmente, valoriza-se a associação histogenética a antígenos leucocitários humanos (HLA), sendo que em 61% a 80% dos casos há associação ao HLA DR3, em 52% ao HLA DR4 e em 43% a 50% a ambos. As pacientes com PG com forte associação ao HLA DR4 têm mais predisposição a desenvolver doença de Graves, lúpus eritematoso sistêmico e diabetes, o que confere aumento da suscetibilidade imune dessas grávidas. Em três quartos das gestantes, pode ser visto no soro um autoanticorpo da classe IgG1.

O principal diagnóstico diferencial na fase inicial é com a erupção polimórfica da gravidez. Ambas iniciam-se com pápulas e placas urticariformes abdominais, porém o penfigoide acomete a região umbilical e a erupção polimórfica poupa essa região. Como diagnóstico diferencial, em outros estágios entrariam todos os casos de doenças bolhosas, erupção medicamentosa, eritema multiforme, urticária etc.

O tratamento baseia-se em cuidados com o banho e locais com a pele. Os casos leves podem ser tratados com corticoterapia tópica e anti-histamínicos apropriados para uso na gravidez.

Nos casos mais graves, indica-se o corticoide sistêmico (20 a 40mg de prednisolona/prednisona). Apesar da remissão espontânea no pós-parto, pode acontecer recorrência no pós-parto imediato. A recorrência é a regra em gravidezes subsequentes e com o uso de contraceptivos orais, e quanto mais precoce, mais grave. O feto pode apresentar lesões cutâneas transitórias em 5% a 10% dos casos, devido à transferência passiva de anticorpo da mãe com PG.

Prurigo da gravidez

Também chamado de prurigo gestacional de Besnier, prurigo precoce da gravidez, ou dermatite papular da gravidez, sua incidência é controversa. Trata-se de uma dermatose específica da gravidez, de etiologia desconhecida.

A proposição de Holmes & Black (1982) de que o prurigo da gravidez resulta do prurido *gravidarum* (CIHG), ocorrendo em gestantes atópicas, baseia-se no fato de que 18% das gestações são complicadas por prurido e 10% da população são atópicos. No entanto, isso ainda é pouco estabelecido, embora se manifeste com um prurido desencadeado por hormônios da gravidez. Clinicamente, caracteriza-se por apresentar pápulas pruriginosas que evoluem para nódulos hipercrômicos, geralmente nas superfícies extensoras de membros e abdome.

O diagnóstico é meramente clínico.

O diagnóstico diferencial deve ser feito com outras dermatoses específicas da gravidez, prurigo estrófulo e farmacodermia. O tratamento é sintomático, com emolientes e umectantes, antipruriginosos tópicos e corticoides tópicos de baixa potência. A hipercromia residual é uma complicação comum nessa dermatose, principalmente em gestantes pardas e negras. Não foram descritos quadros recorrentes nem comprometimento de mãe e filho.

Foliculite pruriginosa da gravidez

Sua incidência é desconhecida, e os autores defendem a hipótese de ser subdiagnosticada. A denominação foliculite pruriginosa da gravidez foi originalmente apresentada em 1981 por Zolberman & Famer, que descreveram seis pacientes acometidas por dermatose pruriginosa e papulofolicular no segundo e terceiro trimestres de gravidez. Clinicamente, manifesta-se por dermatose autolimitada, pruriginosa, papulofolicular, a partir do segundo trimestre de gravidez, semelhantemente à acne monomórfica encontrada em pacientes em uso de corticoide, que desaparece após o parto. Acredita-se que seja uma forma de acne induzida por hormônios próprios da gravidez.

Não há relatos de risco para a mãe ou para o feto.

Assim como Black e cols., os autores deste capítulo têm observado alguns casos de papulopústulas foliculares em base eritematosa em gestantes, de aspecto monomórfico, distribuídas no tronco, mais intensamente no dorso (Figura 14.7), desaparecendo, às vezes, antes mesmo do término da gestação.

A histopatologia é inespecífica e mostra foliculite inflamatória aguda inespecífica. O diagnóstico diferencial deve ser feito com acne por corticoide, prurigo da gravidez, erupção polimórfica da gravidez e foliculite microbiana.

O tratamento é sintomático. Os emolientes são úteis como medicação adjuvante na terapia tópica para o alívio do prurido. Alguns autores preconizam o uso de peróxido de benzoíla a 10% associado à hidrocortisona a 1% e relatam boa resposta. Na experiência desses autores, por ser esta dermatose autolimitada, geralmente acometendo grande extensão do tegumento, é preferível não usar o peróxido de benzoíla, por ser categoria C. O uso apenas de emolientes, antipruriginosos tópicos e raramente corticoide tópico tem tido uma boa resposta.

Eczema específico da gravidez

Atualmente, os trabalhos têm mencionado que o eczema é a dermatose mais comum da gestação. Com base nessa alta incidência, o eczema foi incluído como mais uma dermatose específica da gravidez, sendo nomeado por Ambros-Rudolph e cols. como eczema específico da gravidez. Porém, é discutível se o eczema gestacional pode ser considerado mais uma dermatose específica. Entretanto, até que sejam ampliados os estudos, entidades distintas como o prurigo e a foliculite pruriginosa da gestação não devem perder sua identidade, visto que alguns autores sugerem que elas possam ser incluídas nesse grupo. O eczema específico da gravidez aparece com alta prevalência em pacientes atópicas e predominantemente antes do terceiro trimestre de gestação.

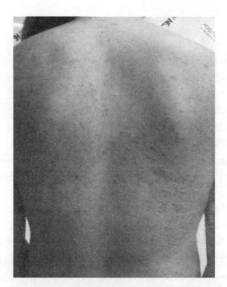

Figura 14.7 Foliculite pruriginosa da gravidez. Pápulas e pústulas foliculares distribuídas no tronco.

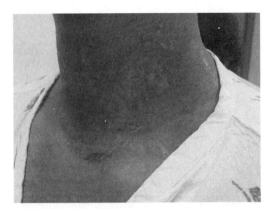
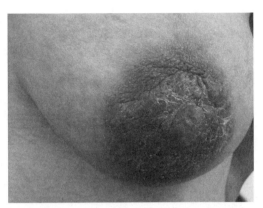

Figura 14.8 Eczema atópico crônico com piora na gestação. Pápulas hiperpigmentadas, liquenificadas e escoriadas.

Figura 14.9 Eczema atópico em mama de gestante.

Quanto ao quadro clínico, revelam-se lesões eczematosas que podem ocorrer em qualquer parte do tegumento, inclusive nas dobras. Podem evoluir de forma aguda com intensa exsudação ou, ainda, de forma subaguda ou crônica, na qual predomina a liquenificação (Figuras 14.8 e 14.9).

O diagnóstico diferencial deve ser feito com outras dermatoses específicas, além de eczemas de contato, farmacodermias e escabiose.

O tratamento, inicialmente, visa aos cuidados com o banho e com a pele. Posteriormente, necessita ser direcionado para a fase do eczema, se agudo, subagudo ou crônico, além da extensão do quadro. Emolientes e alguns antipruriginosos tópicos com mentol podem ser empregados. Corticosteroides tópicos podem ser usados, começando com os de baixa potência e evitando-se o uso dos de alta potência por tempo prolongado. Os anti-histamínicos de primeira geração, como a dexclorfeniramina, são eficazes na diminuição do prurido, porém devem ser evitados nas duas últimas semanas que antecedem o parto, devido ao risco de retroplasia fibrolental do prematuro.

Colestase intra-hepática da gravidez

Prurido *gravidarum*, icterícia recorrente da gravidez e prurido da gravidez eram alguns nomes utilizados antigamente. Conceitualmente, a colestase intra-hepática da gravidez manifesta-se por intenso prurido na gravidez, sem lesão primária da pele, apesar de existirem lesões secundárias ao ato de coçar. A incidência varia entre 0,02% e 2,4% das gestações e é descrita mais frequentemente no Chile, na Bolívia e na Escandinávia. Porém, os autores deste capítulo discordam quanto a esse fato, acreditando que ela possa ser subdiagnosticada em nosso meio.

É mais frequente em gestação múltipla, e 50% dos casos têm história familiar de colestase. Tem sido relatada a recorrência em 70% dos casos; é registrada a recorrência do prurido e da colestase com o uso de contraceptivo oral. Clinicamente, há prurido intenso, persistente, generalizado, que quase sempre piora à noite no terceiro mês de gestação. Em geral, começa em palmas e plantas. O exame físico da pele é normal, exceto pelas escoriações secundárias ao ato de coçar. Em 50% dos casos pode apresentar acolia e colúria. Uma característica importante desse prurido é que ele costuma ser desencadeado pela compressão da roupa íntima.

Verifica-se ainda predisposição genética, que é sugerida pela mutação no gene *3 e 1712delT*, para resistência multimedicamentosa, bem como pela associação aos HLA, subtipos A31 e B8. Ela é um problema relacionado com o estrogênio e a genética, o que resulta em colestase. Não se compreende totalmente a patogênese, e uma hipótese é que a queda relativa do fluxo sanguíneo hepático durante a gravidez leve à redução na eliminação de toxinas e estrogênios. Há diminuição do *clearance* de estrogênio, o que resulta no aumento da secreção e da concentração do colesterol biliar, e ainda no prejuízo da capacidade de o fígado transportar ânions, como as bilirrubinas e os sais biliares. Tem sido postulado também que os estrogênios regulam as moléculas de actina, a qual age intracelularmente para mediar a excreção da bile.

O perfil laboratorial da colestase intra-hepática da gravidez segue o modelo da clássica obstrução biliar. O achado bioquímico típico consiste em níveis significativamente elevados de ácidos biliares séricos totais. Outros achados são níveis moderadamente elevados de bilirrubina sérica conjugada, fosfatase alcalina e gamaglutamil transferase. As transaminases hepáticas estão apenas ligeiramente elevadas; níveis significativamente altos de transaminases indicam que a causa provável da icterícia é a hepatite infecciosa.

Para o diagnóstico diferencial, são considerdas todas as dermatoses específicas da gravidez e o prurido sem lesão primária de pele. Por ser o tratamento apenas sintomático, a monitoração materna e fetal intensiva é recomendada, devido às complicações que podem acompanhar o quadro. Em todas as situações, o risco-benefício deverá ser avaliado e individualizado para a melhor decisão.

Medidas de suporte são importantes, como roupas confortáveis e cuidados com o banho. O tratamento sintomático tem como base os emolientes e agentes antipruriginosos tópicos, e geralmente os anti-histamínicos são pouco eficazes. Medicações como colestiramina e fenobarbital e a fototerapia têm indicações e resultados questionados. O ácido ursodesoxicólico tem sido usado por alguns autores com bons resultados, mas não é licenciado para uso na gestação.

DERMATOSES OU TUMORES CUTÂNEOS INFLUENCIADOS PELA GRAVIDEZ

Manifestações cutaneomucosas na gestante com HIV

A pele é o órgão mais atingido no curso da infecção pelo vírus da imunodeficiência adquirida (HIV). Após o advento da terapia antirretroviral múltipla, houve diminuição da frequência e da gravidade da maior parte das alterações dermatológicas nesse período, com exceção das lesões causadas por papilomavírus (HPV). Algumas alterações surgem em fases iniciais da imunodeficiência, devendo servir como sinal de alerta para a solicitação da sorologia para HIV. Outras vezes, a recidiva de sinais/sintomas anteriormente controlados indica progressão da imunodeficiência, o que sugere a necessidade de reavaliação do esquema terapêutico em uso. Com a terapia antirretroviral potente, algumas afecções surgem em decorrência da recuperação do sistema imune e podem persistir até que seja estabelecido um novo estado de equilíbrio imunológico.

As dermatoses podem ser causadas por fungos (candidíase, dermatofitoses etc.) (Figura 14.10), vírus (condilomas acuminados, verrugas vulgares múltiplas, varicela-zóster, vírus herpes simples, mo-

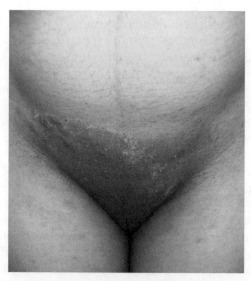

Figura 14.10 Infecção causada por dermatófito (*tinha cruris*). Placas eritemato-hipercrômicas com bordas circinadas e emolduradas.

Dermatopatias e Gravidez

lusco contagioso), bactérias (foliculite, impetigo, erisipela, furunculose, abscessos múltiplos), ácaros (escabiose), neoplasias malignas ou distúrbios inflamatórios ligados à desregulação do sistema imune (dermatite seborreica, dermatite atópica, disidrose palmoplantar, eczema do mamilo, eczema da mão). Outras manifestações, como queilite angular, ictiose adquirida, melanodermia, prurido crônico e farmacodermia, também são comuns.

As manifestações clínico-dermatológicas associadas à infecção pelo HIV surgem frequentemente nos pacientes soropositivos, em algum momento ou em vários momentos do espectro da infecção/ doença. Muitas doenças dermatológicas têm sido associadas à HIV-infecção ou à AIDS. As dermatoses que no imunocompetente não cursam com prurido revelam-se com prurido no imunodeprimido pelo HIV. O prurido é frequente na gestante soropositiva com ou sem dermatose primária. Exemplo disso é o prurido persistente que alguns pacientes apresentam pouco tempo após a introdução ou a modificação da terapia antirretroviral.

Hanseníase

Há relatos sobre o efeito do estrogênio, da progesterona e dos androgênios sobre o sistema imune. O estrogênio parece estimular as respostas de células T e a produção de anticorpos, enquanto a progesterona e os androgênios inibem a resposta de células T e diminuem a produção de anticorpos.

Os hormônios da gravidez agem em algumas dermatoses, alterando, dessa forma, sua evolução. As infecções causadas por organismos intracelulares, como a hanseníase, podem iniciar, recorrer mais frequentemente ou começar de forma mais grave durante a gravidez.

O período crítico para a gestante com hanseníase é compreendido entre o último trimestre e o pós-parto imediato, quando a imunossupressão relativa acontece, e 30% das gestantes apresentam exacerbação da doença durante esse período. Há surgimento de novas lesões, infecções subclínicas que se evidenciam pela primeira vez na gravidez, recrudescência daquelas que estavam bem controladas e aumento na frequência das reações. A neurite assintomática ou subclínica é a manifestação mais temida, pois pode deixar sequelas sensitivas e motoras de maneira irreversível. O ideal seria engravidar na fase em que houvesse remissão clínica da doença.

Herpes genital

O herpes genital pode surgir ou recorrer durante a gravidez. O HSV-2 é considerado de transmissão sexual, embora as lesões genitais, menos frequentemente, possam ser causadas pelo HSV-1. Há um especial interesse em razão da morbimortalidade fetal. A frequência de transmissão do vírus do herpes simples para o recém-nascido é de, aproximadamente, 50% para infecção primária da mãe e 5% para infecção recorrente. Mais da metade de crianças nascidas de mãe com evidência clínica de lesões vaginais poderá adquirir infecção neonatal pelo vírus do herpes simples e significativo número poderá ter graves complicações.

A infecção herpética genital aumenta até cinco vezes o risco de transmissão sexual do HIV. No momento, alguns autores adotam a seguinte conduta com relação à via de parto em gestantes: (a) para gestante sem lesões genitais ativas, a via de parto é a vaginal, pois não há programas que sustentem citologias nem culturas virais para contraindicar a via vaginal nesses casos; (b) para gestantes com lesões genitais ativas, nos casos de membranas íntegras, indica-se a via abdominal para resolução da gravidez. Se existir amniorrexe em até 4 horas de evolução, também é indicada a via abdominal. Se a paciente relatar amniorrexe há mais de 4 horas, a cesariana não protege o feto, sendo, portanto, desnecessária.

Papilomavírus humano (HPV)

O condiloma acuminado tem como agente etiológico o HPV, o qual tem mostrado virulência maior durante a gestação. Atualmente, são conhecidos mais de 120 tipos de HPV, cerca de 40 dos quais podem infectar o trato genital. Os HPV 16, 18, 31 e 35 são de alto risco para o carcinoma do cérvice. A verruga plana, causada pelo HPV-3, piora no primeiro trimestre e melhora ao final da gravidez. Tende a crescer mais rapidamente (Figura 14.11).

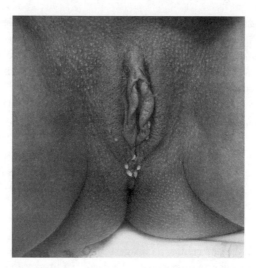

Figura 14.11 Condiloma acuminado em gestante. Pápulas exofíticas e vegetantes.

Com relação ao tratamento, cada gestante com papilopamavírus deve ser avaliada para a escolha da conduta mais adequada (eletrocauterização ou cauterização química com ácido tricloroacético). A podofilina, a podofilotoxina e o imiquimode são contraindicados em qualquer fase da gravidez. Após a gestação, as lesões costumam diminuir espontaneamente.

A escolha da via de parto em gestantes com condiloma acuminado é direcionada pela condição obstétrica, a não ser quando as lesões apresentam sangramento importante ou obstruam o canal de parto.

Nevos malanocíticos/melanoma

Tem sido demonstrado aumento dos receptores de estrogênios e progesteronas, o que talvez explique as alterações de pigmentação observadas nas lesões névicas das gestantes. Com relação aos riscos de malignização de nevos durante a gravidez, até o momento os estudos são inconclusivos.

Se os melanomas que aparecem durante a gestação são mais agressivos, isso continua sendo controverso na literatura científica. Nenhuma diferença histopatológica nos tipos de tumor em grávidas e não grávidas foi detectada. Portanto, acredita-se que o prognóstico do tumor continue a ser determinado pela espessura, como nas não grávidas. A possibilidade de transmissão transplacentária com metástase para o feto torna necessário o exame da placenta no pós-parto de gestantes com melanoma.

Psoríase e impetigo herpetiforme

Acredita-se que a imunossupressão relativa que acontece na gravidez leva à melhora de 50% dos casos de psoríase nessa fase. Porém, a gravidez continua sendo um fator de risco para a artrite psoriásica.

Atualmente, considera-se o impetigo herpetiforme uma forma rara de psoríase pustulosa generalizada, desencadeada por relativa hipocalcemia da gravidez. Costuma aparecer no terceiro trimestre de gestação, mas pode surgir mais precocemente. Clinicamente, inicia-se por placas simétricas eritematosas com pequenas pústulas estéreis, que se localizam nas áreas de dobras, e posteriormente a superfície assume aspecto verrucoso. Pode acometer todo o tegumento, poupando face, mãos e pés. O quadro é acompanhado de mal-estar, febre, delírio, diarreia, vômitos e sintomas de tetania, podendo evoluir para o óbito em decorrência de insuficiência cardíaca ou renal. Os achados histopatológicos são semelhantes aos da psoríase pustulosa, com a presença das pústulas espongiformes de Kogoj. Pode complicar a gravidez com insuficiência placentária, o que aumenta a natimortalidade.

Dermatopatias e Gravidez

Acne

A acne é uma alteração que afeta os folículos pilossebáceos e tem como etiopatogenia a predisposição genética, o estímulo hormonal, a hipersecreção das glândulas sebáceas, a hiperceratinização folicular e a inflamação resultante da ação de bactérias que compõem a flora da pele, em especial o *Propionibacterium acnes*. Seu comportamento diante da gravidez é totalmente imprevisível em qualquer um dos trimestres, podendo aparecer, agravar ou melhorar a acne preexistente. Com relação à abordagem terapêutica, convém levar em consideração o risco-benefício, visto que a maioria das medicações é contraindicada na gravidez.

Eritema nodoso

É relativamente frequente durante a gravidez, mesmo sem a ocorrência de hanseníase. A abordagem terapêutica deve ser conservadora nesses casos, evitando-se, dentro do possível, qualquer medicação sistêmica, mas, se necessário, cabe pesquisar outras causas de eritema nodoso.

Leiomiomas, neurofibromas, dermatofibromas

Durante a gravidez, esses tumores podem sofrer modificações, com escurecimento e crescimento rápidos. Também há relatos de seu surgimento pela primeira vez durante a gestação.

Pitiríase rósea de Gibert

Trata-se de uma dermatose eritematoescamativa, aguda, autolimitada. A etiologia é desconhecida, porém se acredita que possa ter origem infecciosa, suspeitando-se do herpesvírus tipo 7. Costuma ser pouco sintomática e, quando apresenta sintoma, trata-se de um prurido leve a moderado. As lesões são típicas, exibindo pequenas placas eritematoescamativas ovaladas com colarete de descamação nas bordas. As placas são paralelas às linhas de clivagem da pele e a primeira delas é sempre maior, sendo denominada placa-mãe ou medalhão. Sua maior importância reside no diagnóstico diferencial com a sífilis secundária, que pode ser desastrosa nessa fase (Figura 14.12A e B).

CONSIDERAÇÕES FINAIS

A colaboração entre obstetras e dermatologistas é de fundamental importância para a elucidação e o tratamento adequado das doenças dermatológicas. Deve-se prescrever apenas quando os benefícios superarem os possíveis riscos. Vale lembrar sempre que, durante a gravidez, há aumento do fluxo sanguíneo na pele, principalmente nas regiões palmar e plantar, levando à absorção mais acentuada

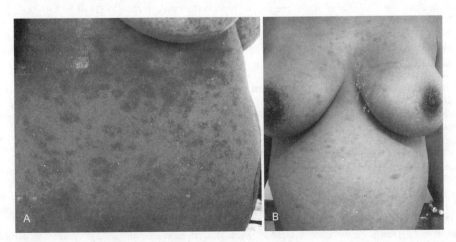

Figura 14.12 (A) Pitiríase rósea. **(B)** Sífilis secundária diagnosticada na gestação – Pápulas eritematoescamativas e colarete de descamação.

de substâncias aplicadas na pele. É fundamental manter a função de barreira da pele, utilizando os emolientes e umectantes tópicos. Ressalta-se que deve ser evitada a ureia na concentração acima de 3% como constituinte dos cremes, devido à contraindicação da Anvisa a partir de 2005 (Parecer Técnico da Anvisa/2005). A boa relação médico-paciente e o apoio psicológico são imprescindíveis para o sucesso do tratamento.

Bibliografia

Ambros-Rudolph CM, Glatz M, Trauner M, Kerl H, Mullegger RR. The Importance of Serum Bile Acid Level Analysis and Treatment With Ursodeoxycholic Acid in Intrahepatic Cholestasis of Pregnancy. Arch Dermatol 2007; 143(6):757-62.

Aronson IK, Bond S, Fiedler VC, Vomvouras S, Gruber D, Ruiz C. Pruritic urticarial papules and plaques of pregnancy: Clinical and immunopathologic observations in 57 patients. J Am Acad Dermatol, 1998; 39:933-9.

Baergen RN, Johnson D, Moore T et al. Maternal melanoma metastatic to the placenta: a case report and review of the literature. Arch Pathol Lab Med, 1997; 121:508-11.

Black M, Ambros-Rudolph C, Edwards L, Lynch P. Obstetric and Gynecologic Dermatology. 3. ed. Mosby-Elsevier, 2008.

Bolognia JL, Jorizzo JL, Rapini RP. Dermatology. 4.° ed. Mosby. 2003; 1:425-32.

Câmara Técnica de Cosméticos – CATEC – Parecer técnico número 7, de 21 de outubro de 2005. http:/www.anvisa.gov.br

Carvalho MLR, Guedes, ACM. Dermatopatias e Gravidez. In: Cabral, ACV. Fundamentos e Prática em Obstetrícia. São Paulo: Atheneu, 2009:445-54.

Carvalho MLR, Leite, HV. Distúrbios Dermatológicos. In: Corrêa, MD, Melo VH, Aguiar RALP, Júnior MDC. Noções Práticas de Obstetrícia. Belo Horizonte: COOPMED – Cooperativa Médica. 14. Ed., 2011:765-82.

Carvalho MLR, Péret LA. Alterações Cutâneas e Gravidez. In: Ginecologia e Obstetrícia – SOGIMIG – Belo Horizonte: COOPMED – Cooperativa Médica, 2012:1005-15.

Conley LJ, Ellerbrock TV, Bush TJ, Chiasson MA, Sawo D, Wright TC. HIV-1 infection and risck of vulvovaginal and perianal condylomata acuminate and intra epithelial neoplasis: a prospective cohort study. Lancet 2002; 359(9301):108-13.

Costa,A; Alves, G; Azulay, L. Dermatologia e Gravidez. 1. ed. Rio de Janeiro: Elsevier, 2009.

Duarte G. Diagnóstico e Conduta nas Infecções Ginecológicas e Obstétricas. Editora e Gráfica Scala. Ribeirão Preto, 1997.

Elling S, Powell FC. Physiological Changes in the Skin during Pregnancy. Clinics in Dermatology. 1997; 15:35-43.

Hashimoto T, Amagai M, Murakami H et al. Specific detection of anti-cell surface antibodies in herpes gestationis sera. Exp Dermatol 1996; 5:96-110.

Henry F, Quatresooz P, Valverde-Lopes JC, Piérard E. Blood Vessel Clanges during Pregnancy. A Review. Am J Clin Dermatol 2006; 7(1):65-9.

Homes RC, Black MM. The specific dermatoses of pregnancy: a reappraisal with special emphasis on a proposed simplified clinical classification. Clin Exp Dermatol 1982; 7:65-73.

1Kroumpouzos G, Cohen LM. Specific dermatoses of pregnancy: An evidence-based systematic review. Am J Obstet Gynecol 2003; 188:1-21.

Lawley TJ, Yancey KB. Skin changes and diseases in pregnancy. In: Freedberg IM, Eisen AZ, wolff K, Austen KF, Goldsmith LA, Katz SI et al. Fitzpatrick's Dermatology in general medicine. 5. ed. New York: McGraw-Hill; 1999:1963-9.

Linhares I, Duarte G, Giraldo PC, Bagnoli VR. Manual de Orientação – DST/AIDS–FEBRASGO. São Paulo: Editora Ponto, 2004.

Nassbaum R, Benedetto AV. Cosmetic aspects pregnancy. Clinics in Dermatology. 2006; 24:133-41.

Netto HC. Obstétrica Básica. Editora Atheneu, 1. ed, 2004.

Oumeish OY, Al-Fouzan AW. Miscellaneous diseases affected by pregnancy. Clinics in Dermatology. 2006; 24:113-7.

Parrelada CI, Pereyra EAG, Guerra DMM. Papilomavírus humano. In: Doenças Sexualmente Transmissíveis. 1. ed. Editora Atheneu, 1999:143-55.

Peixoto S. Infecção genital na mulher. 1. ed, Editora Roca Ltda., São Paulo, SP: 2008.

Petri V. Dermatologia. Guias de Medicina Ambulatorial e Hospitalar (Escola Paulista de Medicina). Editora Manole Ltda, 1. ed, 2003.

Petri V. Indicadores cutâneo-mucosos associados à infecção pelo vírus da imunodeficiência humana. Tese de Docência Livre apresentada à Escola Paulista de Medicina. São Paulo, SP, 1992.

Rosenblatt C, Wroclawski ER, Lucon AM, Pereyra EAG. HPV na Prática Clínica. 1. ed. Editora Atheneu. 2005.

Sampaio SAP, Riviti EA. Dermatologia. 3. ed. São Paulo: Editora Artes Médicas, 2007.

Santamaria JR, Badziak D, Barros MF, Mandelli FL, Cavalin LC, Sato MS. Síndrome antifosfolípede. An Bras Dermatol. 2005; 80(3):225-39.

Talhari S, Neves RG, Penna GO, Oliveira MLVDR. Hanseníase-Dermatologia Tropical. Coordenação Editorial. Manaus. 2006.

Torgeson RR, Marnach ML, Bruce AJ, Rogers III RS. Oral and vulvar changes in pregnancy. Clinics in Dermatology 2006; 24:122-32.

Vaughan Jones AS, Hern S, Nelson-Piercy C, Seed PT, Black MM. A prospective study of 200 women with dermatoses of pregnancy correlating the clinical findings with hormonal and immunopathological profiles. BR J DERMATOL. 1999; 141(1):71-81.

Vaz JO. Modificações Gerais – Alterações Hemodinâmicas Durante a Gravidez. In:Tratado de Obstetrícia. FEBRASGO – Revinter 2000.

Winton GB, Lewis CW. Dermatoses of pregnancy. J Am Acad Dermatol. 1982; 6:977-98.

Winton GB. Skin diseases aggravated by pregnancy. J Am Acad Dermatol 1989; 20(1):1-28.

Yamada S, Facina AM. Dermatoses na Gestação. In: Dermatologia – Guias de Medicina Ambulatorial e Hospitalar da UNIFESP – EPM. 1. ed. Editora Manole. 2008.

Zoberman E, Farmer ER. Pruritic folliculitis of pregnancy. Arch Dermatol 1981; 117:20-2.

Zugaib M. Obstetrícia. 1. ed. Editora Manole Ltda., 2008.

15

Óbito Fetal: Primeiro, Segundo e Terceiro Trimestres

Sandra Cristina Armond

INTRODUÇÃO

Antes da abordagem dos temas pertinentes ao capítulo, convém definir alguns conceitos importantes para um adequado entendimento do tema:[1]

- **Nascido vivo:** "Nascimento vivo é a expulsão ou a extração completa do corpo da mãe, independentemente da duração da gravidez, de um produto de concepção que, depois da separação, respire ou apresente qualquer outro sinal de vida, tal como batimentos do coração, pulsações do cordão umbilical ou movimentos efetivos dos músculos de contração voluntária, estando ou não cortado o cordão umbilical e estando ou não desprendida a placenta. Cada produto de um nascimento que reúna essas condições se considera como uma criança viva."
- **Óbito fetal:** "Óbito fetal é a morte de um produto da concepção antes da expulsão ou de sua extração completa do corpo materno, independentemente da duração da gravidez; indica o óbito o fato de, depois da separação, o feto não respirar nem dar nenhum outro sinal de vida, como batimentos do coração, pulsações do cordão umbilical ou movimentos efetivos dos músculos de contração voluntária" (a mesma definição é dada pela 10ª revisão da Classificação Internacional de Doenças – CID 10 – e pela Organização Mundial da Saúde).
- **Aborto:** "É o fim da gravidez, com a extração de um embrião ou feto morto (que não respire nem dê qualquer outro sinal de vida) antes da 22ª semana de gestação ou abaixo de 500g de peso."
- **Natimorto:** "Nascido morto ou natimorto é o óbito fetal classificado como intermediário, quando ocorre entre 22 e 28 semanas, e tardio, quando ocorre acima da 28ª semana. Nos dois casos o óbito ocorre antes da expulsão ou extração completa do corpo materno de um produto da concepção que tenha alcançado 22 semanas completas ou mais de gestação."

Se o produto da concepção, independentemente da duração da gravidez, respira ou expressa qualquer outro sinal de vida, trata-se de um nascido vivo. Não importa se é "viável" ou não, se houve intenção de aborto ou não, se tinha menos ou mais de 500g. Isso significa que, para caracterizar-se um aborto, deve-se antes excluir a possibilidade de que se trate de um nascido vivo.

Os conceitos expostos têm importância fundamental, pois estabelecem a nomenclatura adotada pelo Ministério da Saúde e assumem a base do cálculo de alguns indicadores de saúde.[1] Não obstante, há muita confusão na aplicação dos termos descritos. Assim, "perda fetal" pode ser traduzida genericamente como óbito fetal. Inadvertidamente, em inúmeros artigos o "óbito fetal" faz referência a mortes fetais ocorridas após a 22ª semana, sendo portanto também aplicado como sinônimo de natimorto. Na literatura, é importante estar atento à conceituação aplicada no artigo que está sendo lido.[2]

ÓBITO FETAL DE PRIMEIRO TRIMESTRE

Abortamento de primeiro trimestre (até a 12ª semana)

O abortamento espontâneo afeta 20% das gravidezes reconhecidas. Contudo, caso se considerem as gravidezes apenas com HCG (gonadotrofina coriônica humana) positiva, ou seja, a gravidez pré-clínica, comumente diagnosticada em pacientes submetidas a dosagens seriadas, a percentagem sobe para aproximadamente 31%. Na verdade, a taxa estimada de abortamentos é ainda mais alta, pois atrasos menstruais e ciclos com fluxo excessivo ocorrem frequentemente durante a menacme e, às vezes, a etiologia implicada provém de uma perda gestacional precoce e não decorrente de causa ginecológica.[3]

Etiologia e fatores de risco

A anormalidade cromossômica é a maior causa isolada direta e responsável por aproximadamente 49% dos abortamentos espontâneos, sendo as trissomias as anomalias mais prevalentes (52%), seguidas pela poliploidia (21%) e pela monossomia (13%). A maioria das alterações genéticas decorre de eventos aleatórios, como erros da gametogênese, dispermia e fenômenos de não disjunção. As anormalidades estruturais de cromossomos individuais, como translocações e inversões, estão presentes em menos 6% dos progenitores e metade delas é herdada. Eventualmente, os portadores dessas alterações estruturais desenvolvem abortamentos recorrentes. Isso pode ocorrer em apenas 5% dos portadores.[4]

Muitos outros fatores de risco podem ser associados ao abortamento e se encontram listados a seguir:

- Idade materna avançada.
- Etilismo.
- Uso de gases anestésicos.
- Consumo excessivo de cafeína.
- Doença crônica: diabetes descontrolado, doença celíaca, doenças autoimunes (principalmente a síndrome de anticorpos antifosfolípides).
- Tabagismo.
- Uso de cocaína.
- Concepção há menos de 6 meses de parto prévio.
- Uso de dispositivo intrauterino.
- Infecção materna: vacinose bacteriana, micoplasmose, herpes genital, toxoplasmose, listeriose, infecção por clamídia, por HIV (vírus da imunodeficiência humana), sífilis, parvovírus B19, malária, gonorreia, rubéola e CMV (citomegalovírus).
- Medicações: misoprostol, retinoides, metotrexato, AINE (anti-inflamatórios não esteroides).
- Múltiplos abortamentos prévios eletivos.
- Abortamento espontâneo prévio.
- Toxinas: arsênio, solventes orgânicos, metais pesados, poliuretano, etilenoglicol.
- Anormalidades uterinas: anormalidades congênitas, sinéquias, leiomiomas.

Óbito Fetal: Primeiro, Segundo e Terceiro Trimestres

Classificação[3,5]

- **Abortamento completo:** todo o produto da concepção é expelido espontaneamente sem necessidade de intervenção clínico-cirúrgica.
- **Abortamento incompleto:** algum, mas não todo, produto conceptual é liberado, podendo permanecer partes fetais, placentárias e/ou de membranas.
- **Abortamento inevitável:** há dilatação cervical, mas o produto conceptual ainda não foi expelido.
- **Abortamento retido (*missed abortium*):** ocorreu decesso embrionário ou fetal identificado pela ultrassonografia, geralmente há alguns dias ou semanas, contudo não se verificam sinais de atividade uterina na tentativa de expulsar o produto da concepção.
- **Abortamento recorrente:** três ou mais abortamentos consecutivos.
- **Abortamento infectado:** abortamento complicado por infecção intrauterina.
- **Ameaça de aborto:** gravidez complicada por sangramento antes da 22ª semana.

Diagnóstico de aborto

O sangramento de primeiro trimestre tem diagnóstico diferencial extenso e para sua abordagem correta é necessário exame clínico completo, incluindo exame especular obrigatório (Tabela 15.1). Este confirma, na grande maioria das vezes, a origem do sangramento, estabelecendo sua magnitude e, por fim, podendo evidenciar conteúdo diverso de sangue, como restos ovulares.[3,6]

Os exames laboratoriais nos auxiliam na abordagem terapêutica. O mais importante deles é a ultrassonografia endovaginal, que é crucial para identificar o *status* gestacional e se a gravidez se encontra em posição intrauterina ou não. Além disso, outros exames podem proporcionar ajuda auxiliar como:

- A definição do fator Rh; caso a gestante com sangramento ativo não o tenha, há indicação de profilaxia com imunoglobulina anti-D na presença de gestante Rh-negativa e Coombs indireto negativo, evoluindo ou não para o abortamento.
- A dosagem quantitativa da HCG pode estabelecer o prognóstico gestacional, sobretudo quando analisada comparativamente com dosagem prévia – a concentração da fração beta da HCG no mínimo dobra a cada 2 dias em gravidezes de evolução habitual; o mesmo acompanhamento é usado no diagnóstico e tratamento não cirúrgico da gravidez ectópica (p. ex., pós-metotrexato), além de ser exame de eleição para a avaliação do prognóstico e remissão da mola hidatiforme pós-esvaziamento uterino.[3,5]
- Quando a ultrassonografia endovaginal revela útero vazio com HCG maior que 1.800mUI/mL, ou níveis superiores a 3.500mUI/mL na ausência de gravidez intrauterina pela abordagem ultrassonográfica transabdominal, considera-se a possibilidade de gravidez ectópica. O útero pode se encontrar vazio em decorrência de um abortamento completo; contudo, o diagnóstico não é definitivo antes da exclusão de gravidez ectópica. Caso seja identificada uma gravidez intrauterina, torna-se improvável o diagnóstico de gravidez ectópica, pois a presença de gravidez heterotópi-

Tabela 15.1 Sangramento vaginal de primeiro trimestre – diagnóstico diferencial.

Alterações cervicais – excessiva friabilidade, malignidade, pólipos, traumatismos
Gravidez ectópica
Sangramento idiopático em gestação viável
Infecção de vagina ou cervical
Doença trofoblástica gestacional
Aborto espontâneo
Hemorragia subcoriônica
Traumatismo vaginal

ca é extremamente rara. Outro dado importante estabelecido pela ultrassonografia é a presença de atividade cardíaca do concepto; quando identificada, diminui a chance de abortamento de 50 para três vezes.[5] A atividade cardíaca é quantificada por via endovaginal com comprimento crânio-nádega (CCN) de 3mm ou mais e a ausência de batimentos com CCN maior que 6mm estabelece o diagnóstico de óbito fetal/embrionário. Caso haja a presença de saco gestacional intrauterino com diâmetro médio interno superior a 18mm aferido por ultrassonografia endovaginal ou superior a 24mm por via transabdominal e ausência de eco embrionário, possivelmente estamos diante do diagnóstico de gravidez anembrionada ou, para alguns, melhor definida como ovo cego e, portanto, confirmada a inviabilidade gestacional.

Quando o exame clínico revela dilatação cervical, o abortamento espontâneo é inevitável. Contudo, apenas a dilatação cervical não é capaz de distinguir entre o abortamento completo e o incompleto. Com a finalidade de realizar tal distinção a ultrassonografia endovaginal apresenta sensibilidade de 90% a 100% e especificidade de 80% a 92% para o diagnóstico da persistência de restos ovulares.[7]

O diagnóstico de *missed abortium* é realizado frequentemente em exame ultrassonográfico de rotina e suspeitado diante da história clínica da regressão dos sintomas maternos relativos à gravidez.

Conduta

O tratamento tradicional para o abortamento consiste em dilatação e curetagem. Uma opção é a aspiração manual intrauterina (AMIU). A imediata evacuação da cavidade uterina está indicada em pacientes com instabilidade hemodinâmica causada por sangramento volumoso e nos casos de abortamento infectado. Na ausência dessas indicações, a decisão da paciente pelo procedimento cirúrgico imediato deve ser levada em conta.[3]

Alguns estudos têm comparado a conduta expectante, o uso de medicamentos e o procedimento cirúrgico nos casos de abortamento espontâneo. A conduta expectante provou ter sucesso – ou seja, nenhuma intervenção cirúrgica – em 82% a 96% das vezes. As pacientes nas quais a intervenção cirúrgica foi necessária não expulsaram o produto conceptual após 2 semanas de observação. A terapêutica com misoprostol (Cytotec®) não apresentou benefício adicional, tendo em vista a decisão pelo tratamento conservador nas 2 semanas de espera para a expulsão espontânea, e o período médio para a expulsão conceptual completa no tratamento conservador foi de 9 dias.[8,9]

O tratamento conservador mostrou-se falho nos casos de *missed abortium*, com sucesso variável, dependendo do estudo avaliado, de 16% a 76% das vezes.[9] No entanto, observou-se sensível melhora quando foi adotada conduta semiconservadora, ou seja, adicionando o misoprostol à observação. Wood & Brain,[10] em 2002, obtiveram sucesso em 80% dos casos com o uso da dose de 800mg de misoprostol. Esta dose pode ser fracionada e usada a cada 3 ou 4 horas, preferencialmente por administração vaginal.

As pacientes devem ser esclarecidas sobre as possíveis terapêuticas, os benefícios e os potenciais malefícios de cada conduta. O esclarecimento e a importância de uma decisão terapêutica que leve em conta os sentimentos da paciente fazem com que ela apresente menor grau de tristeza propiciada pelo sentimento de perda e promovem a melhor aceitação quando o procedimento cirúrgico é recomendado após uma conduta inicial conservadora (Tabela 15.2).

ÓBITO FETAL DE SEGUNDO TRIMESTRE

Abortamento tardio (da 13ª à 20ª/22ª semana) e óbito fetal precoce ou natimorto precoce (da 22ª à 27ª semana)

Da 13ª à 27ª semana, as perdas são relativamente raras e não tão distintas das perdas de primeiro trimestre. Contudo, deveriam ser consideradas como entidade única. Na verdade, as causas de abortamento de primeiro trimestre prolongam-se até 13 ou 14 semanas. Cerca de 1% a 5% das perdas incidem na idade gestacional compreendida de 13 a 19 semanas e cerca de 0,3% de todas as perdas incide na faixa de 20 a 27 semanas.[11]

Óbito Fetal: Primeiro, Segundo e Terceiro Trimestres

Tabela 15.2 Nível de evidência científica relativo ao manejo do abortamento de primeiro trimestre.

Recomendação clínica	Nível de evidência
A possibilidade de gravidez ectópica deve ser considerada quando a ultrassonografia demonstra cavidade uterina vazia e a dosagem de HCG é maior que 1.800mUI/mL	C
A ultrassonografia endovaginal deve ser realizada no primeiro trimestre diante da suspeita de abortamento incompleto e quando o método se mostra bastante eficaz para demonstrar a presença de restos no interior da cavidade uterina	C
A conduta expectante deve ser considerada em mulheres com diagnóstico de abortamento incompleto. Isso porque a espera pela resolução espontânea apresenta sucesso em 82% a 96% dos casos, sem a necessidade de posterior intervenção cirúrgica	A
O misoprostol utilizado na terapêutica de abortamento retido é mais bem tolerado quando administrado por via vaginal em comparação com a via oral	B
Pacientes com diagnóstico de abortamento espontâneo devem participar efetivamente da escolha do melhor tratamento a ser adotado	B
A imunoglobulina anti-D deve ser administrada em pacientes com diagnóstico de ameaça de aborto ou após abortamento completo. A dose recomendada é de 50mcg	C
Os médicos devem estar atentos ao desenvolvimento de sintomas psiquiátricos que frequentemente seguem o abortamento espontâneo, tais como depressão e ansiedade	C

A: consistente; B: pouco consistente; C: consenso, opinião de *experts*, série de casos.
*Fonte: apud Griebel GP et al. Management of spontaneous abortion, 2005.[3]

Conduta

Os abortamentos que ocorrem após a 13ª ou 14ª semana necessitam, em sua maioria, de evacuação cirúrgica da cavidade uterina. Como existem partes ósseas fetais, muitos casos necessitam da estimulação prévia do amadurecimento e da abertura do colo e eliminação fetal antes da curetagem uterina propriamente dita. A medicação de escolha para a extirpação do produto da concepção é o misoprostol, o qual se mostra barato e seguro para uso hospitalar.

A dose preconizada de misoprostol no segundo trimestre varia bastante. Aparentemente, doses baixas como 200 a 300 mcg têm baixa incidência de efeitos colaterais. A dose ótima a ser administrada parece ser indefinida, porém muitos limitam a dose diária em 800 a 1.000mcg/dia. A via de administração ideal é a endovaginal, e acredita-se obter melhor resposta clínica com doses administradas a cada 3 horas para pacientes com perdas entre 12 e 28 semanas.[12]

Wildschut e cols. (Cochrane, 2011) reviram 40 estudos e 24 regimes de condutas diferentes em pacientes com perdas variando de 12 a 28 semanas e notaram que a associação de misoprostol à mifepristona é o regime mais rápido e eficaz. A mifepristona é um antagonista dos receptores de progesterona, sendo anteriormente conhecida como a pílula RU-486. A mifepristona é usada 24 a 48 horas antes da administração do misoprostol. A combinação desses medicamentos mostrou eficácia de 95% em 24 horas. Contudo, o custo para se usar a mifepristona pode ser proibitivo, e em muitos países ela não está disponível. Assim, no geral, o misoprostol é o medicamento de escolha para a maioria dos casos.[12]

Diagnóstico etiológico e conduta possível no futuro reprodutivo

À semelhança do que ocorre no primeiro trimestre, as cromossomopatias estão implicadas como importante causa de perdas gestacionais de segundo trimestre. Assim, cerca de 24% dos abortamentos tardios e 12% dos natimortos precoces têm sua causalidade relacionada com a alteração genética do concepto (as alterações mais comuns são as trissomias 13, 18 e 21, a monossomia X e as polissomias ligadas ao cromossomo sexual). As anomalias congênitas relacionadas com diabetes materno descontrolado, defeitos de fechamento do tubo neural, síndrome da banda amniótica e exposição materna a teratógenos estão também implicados.[11]

As anomalias mullerianas estão tradicionalmente relacionadas com as perdas de segundo trimestre. Na presença de abortamentos repetidos, prematuridade recorrente e apresentações fetais anômalas, a suspeita de alterações estruturais do útero deve ser levada em conta. O útero unicorno e o útero didelfo estão relacionados com prematuridade extrema ou perda gestacional antes da viabilidade com aproximadamente 40% e 25%, respectivamente. É controverso se as cirurgias corretivas melhoram o resultado gestacional, pois a alteração anatômica é trocada por uma cicatriz cirúrgica. Contudo, para as pacientes com útero septado completo, uma boa opção é a metroplastia (cirurgia de Strassman) por via histeroscópica e ressecção completa da septação. Além disso, também por via histerocópica, podem ser retiradas lesões que distorcem consideravelmente a cavidade endometrial e que, por vezes, impossibilitam a concepção, à maneira do que faz um dispositivo intrauterino. São os casos de pólipos volumosos e miomas fúndicos submucosos.[11,13]

Entre as alterações anatômicas, a insuficiência (ou incompetência) cervical é uma entidade obstétrica fortemente associada à perda de segundo trimestre e início do terceiro. Caracteriza-se como dilatação indolor do colo. Tal dilatação pode acionar ou não o trabalho de parto prematuro, o que, às vezes, dificulta o diagnóstico etiológico primário da perda. A dilatação do colo expõe as membranas ao ambiente colonizado vaginal, promovendo uma espécie de corioamnionite focal e rotura prematura de membranas, prolapso de cordão e/ou estruturas fetais e, por fim, a expulsão fetal. O diagnóstico é dado com base na história clínica e na verificação do comprimento cervical por ultrassonografia endovaginal seriada a partir da 12ª semana – o encurtamento progressivo do colo e o aparecimento de morfologia em V ou em U na topografia do orifício interno do colo com ou sem manobra de compressão do fundo uterino confirmam o diagnóstico durante a gestação.

O diagnóstico também pode ser feito fora da gestação, sendo ele possível por meio de histerossapingografia ou, clinicamente, pelo teste da vela de Hegar. Esse teste consiste em ultrapassar o orifício interno do colo com uma vela nº 8 ou maior 1 semana após a última menstruação. Uma vez diagnosticada a incompetência istmocervical, deve ser adotada conduta cirúrgica e indicada a *cerclage* do colo uterino por volta da 14ª semana, com boa evidência de sucesso – sobretudo nas pacientes com três ou mais perdas de segundo trimestre inexplicadas. Já nos casos de colo curto, ou seja, de colo com comprimento longitudinal inferior a 2,5cm (< percentil10) somente, sem evidência de alargamento do orifício interno do colo, o sucesso da *cerclage* é menos pronunciado e, talvez, a progesterona exerça um efeito mais relevante.[11,13]

A trombofilia também exerce um papel nas perdas de segundo trimestre. Alguns estudos sugerem a trombofilia como causadora de mortes fetais não recorrentes entre 20 e 24 semanas, especialmente aquelas relacionadas com a presença das mutações como fator V de Leiden e da protrombina G20210A. O histórico de óbito ocorrido nesta época faz com que o médico pesquise o passado pessoal e familiar dessas pacientes para a trombose, pesquise os marcadores trombofílicos e inicie terapêutica anticoagulante em futura gravidez.[6,11,15]

Nos casos suspeitos de trombofilia, após o desfecho gestacional adverso, os achados anatomopatológicos placentários podem ajudar a fechar o diagnóstico de trombofilia. Os achados placentários compatíveis com a trombofilia são: uma placenta pequena, com múltiplas áreas de infarto e áreas de trombose recente, invasão trofoblástica inadequada ou superficial e extensa deposição de fibrina perivilositária. Infelizmente, na prática, sem a orientação do patologista clínico para a suspeita de trombofilia, o laudo conterá basicamente a informação da ausência de doença trofoblástica associada e pouco ou nada contribuirá para o aconselhamento reprodutivo dessa paciente.[6,14]

Tendo em vista as inúmeras controvérsias de trombofilia e mau passado obstétrico (como perdas gestacionais de repetição, pré-eclâmpsia grave com menos de 34 semanas, descolamento prematuro de placenta e sofrimento fetal crônico), o American College of Obstetricians and Gynecologists (ACOG, 2010) não indica a investigação e tampouco a terapêutica anticoagulante para tais gestantes.[15]

Com relação ao papel da trombofilia adquirida, a principal delas é a síndrome antifosfolípide isolada ou associada às colagenoses. Do mesmo modo, no lúpus eritematoso sistêmico parece estar um pouco mais consubstanciada a relação entre a trombofilia e a perda gestacional, sobretudo nas

Óbito Fetal: Primeiro, Segundo e Terceiro Trimestres

207

perdas ocorridas após a segunda metade da gravidez. Mais uma vez, a trombofilia só será investigada na presença de passado obstétrico desfavorável. O tratamento consiste em usar AAS em baixas doses e heparina profilática durante toda a futura gravidez.[15]

A etiologia infecciosa responde por 10% a 25% dos óbitos ocorridos no segundo trimestre e está mais frequentemente relacionada com os óbitos ocorridos em países subdesenvolvidos. A vaginose bacteriana está implicada como causa de perda gestacional de segundo trimestre e deve ser prontamente tratada quando identificada. Para as pacientes com perdas gestacionais e/ou prematuridade de repetição, recomenda-se que todas recebam imunização contra o influenza(Tabelas 15.3 e 15.4).[11]

ÓBITO FETAL DE TERCEIRO TRIMESTRE

Óbito fetal ou natimorto de terceiro trimestre (da 28ª semana até o termo)

O óbito fetal ou a natimortalidade é considerada a maior complicação obstétrica em todo o mundo e apresenta incidência global de aproximadamente 3,2 milhões de casos todos os anos. Uma das melhores formas de classificá-lo leva em conta os mecanismos patofisiológicos das condições subjacentes que levaram à definição da causa do óbito. Tais condições estão descritas na Tabela 15.5.[16]

Tabela 15.3 Nível de evidência científica relativo ao manejo das perdas de segundo trimestre.

Recomendação clínica	Nível de evidência
Metroplastia histeroscópica para correção de útero septado com sucesso gestacional associado	C
Cerclage do colo uterino para pacientes com três ou mais perdas inexplicadas de segundo trimestre ou partos prematuros ou mudança do colo uterino antes da viabilidade fetal	B
O uso de heparina e AAS pode reduzir em 54% as perdas gestacionais em pacientes com anticorpos antifosfolípides e perda gestacional prévia	B

A: consistente; B: pouco consistente; C: consenso, opinião de *experts*, série de casos.
Fonte: apud Michels TC et al. Second trimester pregnancy loss, 2007.[11]

Tabela 15.4 Manejo das perdas de segundo trimestre, levando-se em conta as possíveis causas e a intervenção orientada.

Achados clínicos	Possíveis causas	Avaliação posterior	Ação possível
Malformação fetal	Anormalidades cromossômicas, exposição materna a teratógenos, doença materna	Necrópsia fetal, cariótipo fetal, avaliação da glicose, tireoide e fígado maternos, histórico materno	Aconselhamento genético, evitar teratógenos, tratar doença materna
Dilatação cervical indolor	Insuficiência cervical	Ultrassonografia, histerossalpingografia	*Cerclage*
Perda inexplicada	Fatores anatômicos maternos	Exame físico, ultrassonografia, histeroscopia	Metroplastia ou outro procedimento cirúrgico uterino
Descolamento de placenta	Hipertensão materna, uso de cocaína ou *crack*, tabagismo, trombofilia, violência doméstica, traumatismo	Exame clínico, testes laboratoriais (fator V de Leiden, protrombina G20210A, deficiência de anticoagulantes naturais), ultrassonografia, rastreamento toxicológico	Tratamento da doença materna
LES, síndrome de Sjögren, arterite	Síndrome antifosfolípide	Exames laboratoriais (FAN, anticardiolipinas, anticoagulante lúpico, tempo de tromboplastina parcial)	Referenciar ao reumatologista; administrar AAS e heparina em baixas doses
Feto normal e possível história de trombose	Trombofilias	Pesquisar fator V de Leiden, resistência à proteína C ativada, protrombina G20210A, deficiência de proteína S	Relatar ao hematologista: heparina terapêutica ou profilática
Febre materna, parto prematuro, evidência de inflamação patológica da placenta	Infecção materna	Cultura de material materno e, se possível, fetal; exames específicos para microrganismos suspeitos	Agentes antimicrobianos Específicos se aplicáveis

Fonte: apud Michels TC et al. Second trimester pregnancy loss, 2007.[11]

Tabela 15.5 Condições associadas à natimortalidade.

Infecção
Gestante gravemente enferma
Infecção placentária levando a hipoxemia
Infecção fetal levando a deformidades congênitas
Infecção fetal levando à lesão de órgão vital
Trabalho de parto prematuro com óbito fetal intraparto
Comorbidades maternas
Doenças hipertensivas
Diabetes *mellitus*
Doenças da tireoide
Doenças renais
Doenças hepáticas
Doenças do tecido conjuntivo
Colestase
SAAF
Trombofilias herdadas
Anemia autoimune
Púrpura trombocitopênica idiopática
Anomalias congênitas e malformações
Anormalidades cromossômicas, como mosaicismo confinado à placenta
Hemorragia materno-fetal
CIUR
Anormalidades placentárias, incluindo *vasa previa* e DPP
Patologia do cordão umbilical, incluindo inserção velamentosa, prolapso, oclusão e nó
Gestação múltipla, transfusão feto-fetal e fluxo reverso em artérias umbilicais
Sequência da banda amniótica
Lesões do sistema nervoso central

Infecção

A infecção está associada a aproximadamente 10% a 20% dos óbitos ocorridos com idade gestacional superior a 22 semanas em países desenvolvidos e, provavelmente, a contribuição percentual é maior em países em desenvolvimento. Aparentemente, a infecção está mais frequentemente presente entre decessos prematuros em comparação com os de termo.[16]

A extensão real do processo infeccioso como agente etiológico do óbito fetal muitas vezes se mostra de difícil comprovação em virtude dos seguintes problemas: microrganismos como ureaplasma e certos vírus não podem ser identificados facilmente; por outro lado, o isolamento de microrganismos na placenta e no feto não prova que eles são os mesmos agentes causais que levaram ao óbito; e, por último, o processo infeccioso pode desencadear uma sequência de eventos tão importantes que a etiologia primária (no caso, a infecciosa) pode não ser observada, como a hidropisia fetal causada pela infecção pelo parvovírus.

A infecção placentária ocorre por dois mecanismos: ascensão de microrganismos por via vaginal – estes colonizam o espaço existente entre a decídua materna e as membranas fetais, promovendo a corioamnionite, a amnionite, a funiculite e a infecção fetal (esta comumente evidenciada como pneumonite); e em decorrência da infecção sistêmica materna e da disseminação hematogênica, que promove a inflamação do vilo placentário, a vilite. Nesse tipo de via infecciosa há o acometimento inicial do fígado fetal e os demais órgãos costumam ser afetados depois.

A infecção pode levar ao óbito fetal por diferentes mecanismos: (1) por grave acometimento sistêmico materno (como a pneumonia por H1N1), sem, necessariamente, o acometimento infeccioso fetoplacentário; (2) por grave placentite interferindo na sua função de órgão provedor fetal, sobretudo quando interfere na oxigenação fetal (p. ex., infecções como sífilis, malária e na causada pela *Listeria monocytogenes*); (3) por acometimento fetal infeccioso levando às malformações congênitas que se incompatibilizam com a vida intrauterina (p. ex., infecção por rubéola); (4) por acometimento infeccioso de órgãos vitais, como cérebro e coração (causado por estreptococose, por exemplo); (5) pela infecção que proporciona o trabalho de parto prematuro e o óbito fetal intraparto. Neste caso, o diagnóstico infeccioso pode ter sido feito, mas não se intervém, conduzindo o parto por via baixa. O falecimento decorre de tocotraumatismo e imaturidade fetal.[16]

Doenças hipertensivas

A hipertensão que incide na gravidez pode ser preexistente ou precipitada e agravada por esta. Os quadros leves de hipertensão arterial crônica (HAC) ou mesmo de pré-eclâmpsia também leve parecem interferir minimamente na taxa de perda gestacional. O risco de óbito fetal aumenta quando a síndrome hipertensiva está associada à insuficiência placentária. As taxas de mortalidade fetal mais elevadas estão atreladas à presença de CIUR e/ou sofrimento fetal crônico, ao descolamento prematuro de placenta e aos quadros de pré-eclâmpsia e eclâmpsia graves superpostos ou não à HAC. Muitos consideram que por si só a pré-eclâmpsia não levaria à perda gestacional, mas sim a lesão placentária subjacente. A pré-eclâmpsia contribui como causa de óbito fetal em 4% a 9% dos casos.[16]

Diabetes mellitus

O diabetes *mellitus* está correlacionado com o óbito fetal por diferentes mecanismos: aumenta a incidência de malformações congênitas e está associado à restrição de crescimento fetal, à insuficiência placentária relativa ou não, à macrossomia e ao desequilíbrio fetal acidobásico e às distocias de parto, sobretudo a decorrente da impactarão da cintura escapular fetal (distócia de ombro).

A associação entre macrossomia e natimortalidade pode ser explicada pela hiperglicemia materna, o que leva a hiperglicemia fetal, a qual acarreta um hiperinsulinismo fetal na tentativa de manter a homeostase glicêmica. Já o hiperinsulinismo promove um aceleramento do crescimento fetal. Este, por sua vez, pode estabelecer um quadro de acidose metabólica quando excessivo e, no caso do suprimento de oxigênio placentário, não ser suficiente para nutrir aquele feto de proporções aumentadas ou ao ritmo de crescimento tomado. O risco de óbito fetal em pacientes com diabetes é, no mínimo, 2,5 vezes maior em comparação às pacientes não diabéticas.[16]

Doenças da tireoide

As doenças tireoidianas bem controladas representam baixo risco para a perda gestacional. Uma exceção é a doença de Graves que, mesmo nas eutireoidianas portadoras da doença, eventualmente pode ser causa de tireotoxicose fetal pela passagem de anticorpos. Estes se ligam aos receptores de TSH (hormônio estimulante da tireoide) na tireoide fetal, estimulando-a. Apenas 1% dos neonatos exibe hipertireoidismo com a presença materna de anticorpos. No entanto, as pacientes com hipertireoidismo não tratado têm risco de perda fetal na ordem de 100:1.000 nascidos vivos. Já o hipotireoidismo não tratado está associado ao risco de óbito fetal de 40:1.000 quando sintomático e relacionado com o descolamento de placenta e as síndromes hipertensivas.[16,17]

Insuficiência renal

Existe uma relação linear entre a mortalidade fetal e o grau de disfunção renal. Assim, com níveis de creatinina menores que 1,3mg/dL, a taxa de natimortalidade é de 15 por 1.000; em caso de creatinina de 1,3 a 1,9mg/dL, o risco sobe para 30 a 100 por 1.000. Níveis superiores a 1,9mg/dL correlacionam-se com o risco de natimortalidade da ordem de 200 a 800 por 1.000.[16] Portanto, níveis de creatinina superiores a 2,0mg/dL ou, para alguns, superiores ou iguais a 2,4mg/dL indicam o abortamento terapêutico em razão da morbidade materna – levando à gestante a progressão da perda da função renal remanescente até a necessidade de diálise permanente – além do prognóstico fetal reservado, no que diz respeito principalmente às altas taxas de prematuridade grave e suas sequelas e à natimortalidade propriamente dita.

Doença hepática

A colestase está entre as alterações hepáticas mais frequentemente encontradas no período gestacional. Caracteriza-se por aumento dos ácidos biliares, sobretudo dos níveis pós-prandiais, e alterações discretas nos níveis de bilirrubina e das transaminases em pacientes apresentando icterícia e prurido generalizado. Isso incide, preferencialmente, no terceiro trimestre. Está relacionada com o aumento das taxas de sofrimento fetal, óbito fetal (cerca de 60 a 70 por 1.000) e prematuridade.[16] Por vezes, o óbito fetal é de ocorrência abrupta. O mecanismo pelo qual ocorre o óbito não está muito bem esclarecido, mas parece ser decorrente da diminuição da eliminação dos ácidos biliares tóxicos, os quais causam vasoconstrição dos vasos coriônicos, o que promove a liberação de mecônio por parte do feto por insuficiência placentária repentina. O mecônio liberado promove, por sua vez, vasoconstrição aguda da veia umbilical, anóxia e óbito. As pacientes com quadro de colestase moderada a grave devem ser internadas, o bem-estar fetal monitorizado e a gestação interrompida até a 38ª semana. Alguns medicamentos que aumentam o *clearance* dos ácidos biliares podem minimizar a incidência do desfecho fetal adverso, como é o caso do uso da colecistiramina e do ácido ursodesoxicólico. Os anti-histamínicos parecem aliviar o prurido e podem ser a única terapêutica medicamentosa a ser adotada nos casos mais leves.[18] A esteatose hepática aguda durante a gravidez é de ocorrência rara, mas relacionada com maior incidência de óbito fetal.

Doenças do tecido conjuntivo

As doenças do tecido conjuntivo, tais como lúpus eritematoso sistêmico (LES), estão relacionadas com o aumento das taxas de óbito fetal, de aproximadamente 40 a 70 por 1.000 nascidos. As taxas são maiores quando a gravidez incide no período de atividade lúpica, sobretudo no que diz respeito à nefrite lúpica, à hipertensão e à síndrome antifosfolípide. Nos casos de nefrite, as taxas podem ser tão altas quanto 300 por 1.000 nascidos vivos. Os melhores resultados gestacionais estão relacionados com as pacientes que engravidam em remissão da doença por pelo menos 6 meses, não têm lesão renal permanente e não utilizam ou utilizam baixas doses de corticosteroides e/ou imunossupressores.[16]

As pacientes com LES e síndrome de Sjögren podem apresentar autoanticorpos circulantes, tais como anti-Ro e anti-La, os quais podem, por sua vez, ser transferidos para o feto e lesar o sistema de elétrico cardíaco, promovendo bloqueios de condução e consequentes hidropisia fetal e óbito.

Síndrome de anticorpos antifosfolípides

A síndrome de anticorpos antifosfolípides (SAAF) é enfermidade autoimune caracterizada pela presença de anticorpos direcionados às proteínas que se ligam aos fosfolípides. A presença de anticorpos que prolongam as provas de coagulação *in vitro* dependentes dos fosfolípides, tais como anticoagulante lúpico, anticorpos anticardiolipina e anticorpos anti-beta-2-glicoproteína I, em associação a achados clínicos como perdas gestacionais precoces consecutivas, morte fetal, prematuridade decorrente de insuficiência placentária precoce ou trombose, faz suspeitar fortemente de SAAF. A síndrome é confirmada quando a história clínica é positiva e os exames laboratoriais são repetidos 12 semanas após o primeiro exame e ambos os resultados são positivos. O mecanismo pelo qual é ocasionada a perda fetal permanece não estabelecido, mas possivelmente inclui inflamação, trombose e

Óbito Fetal: Primeiro, Segundo e Terceiro Trimestres

infartos placentários. O tratamento baseia-se no uso profilático de heparina durante toda a gravidez e AAS em baixas doses.[16,19]

A SAAF pode ser implicada como possível agente etiológico no resultado fetal adverso quando se evidenciam os seguintes achados: presença de infartos ou trombose de vasos placentários em pelo menos 30% da superfície de troca materno-fetal em estudo histopatológico ou clara evidência clínica de insuficiência placentária como, por exemplo, a presença de peso fetal estimado inferior ao percentil 3 considerado para a idade gestacional, pré-eclâmpsia grave provocando prematuridade e parto com idade gestacional ≤ 34 semanas; alterações das provas de vitalidade fetal, sobretudo o oligoidrâmnio, e alterações pronunciadas da dopplervelocimetria fetal arterial e venosa.[14,19]

Trombofilias herdadas

A associação entre trombofilia e perda fetal ainda não está clara. Há muitas controvérsias quanto à interação. A presença de marcadores trombofílicos, como os do fator V de Leiden, em associação à resistência aumentada à proteína C ativada, mutação do gene da protrombina (protrombina G20210A) e deficiência dos anticoagulantes naturais (deficiência de antitrombina III e proteína S), condiciona a situação pró-coagulante denominada trombofilia, a qual é especialmente exacerbada quando relacionada com a hipercoagulabilidade própria da gravidez. Em vista disso, têm sido descritas alterações histopatológicas placentárias similares às encontradas na SAAF em casos de óbitos fetais. O mecanismo do óbito se relaciona com os achados de extensa trombose placentária ou dos vasos fetais ou de infartos placentários múltiplos, todos levando a insuficiência uteroplacentária e hipóxia.[19]

Os estudos que descrevem a associação da trombofilia à perda fetal são aqueles que compreendem as homozigoses ou a combinação da herança de marcadores trombofílicos, ou ainda a presença do marcador laboratorial associada a forte achado clínico. O ACOG não preconiza a pesquisa de trombofilia em pacientes com passado adverso como rotina e só a indicava diante da história pessoal de trombose.[15]

Isoimunização eritrocitária e plaquetária

A doença hemolítica fetal decorre da presença de anticorpos maternos adquiridos contra mais de 50 tipos de antígenos eritrocitários conhecidos. Quando os anticorpos são transmitidos ao feto, podem causar hemólise, anemia, hidropisia e morte. O antígeno mais conhecido é o Rhesus-D, mas a profilaxia efetuada com a imunoglobulina anti-D se aproxima da perfeição e atua de forma excelente na prevenção desse tipo de isoimunização. Outros anticorpos podem ser transferidos ao feto, sendo também comuns o anti-Rhesus-C e o anti-Kell. Não há imunoglobulina disponível para antígenos não Rhesus.

A isoimunização plaquetária caracteriza-se pela aquisição de anticorpos dirigidos contra as plaquetas fetais que apresentem antígenos de origem paterna. Esses anticorpos maternos são transportados ao feto e atuam promovendo plaquetopenia que, quando grave, ocasiona hemorragia intracraniana e óbito.[16]

Malformações congênitas e anormalidades cromossômicas

Aproximadamente 20% das malformações congênitas apresentam-se como causa de óbito fetal. Tais anomalias podem causar o óbito fetal quando:[16]

1. Epidemiologicamente, há dados relatando altas taxas de óbito intrauterino relacionado (p. ex., Turner, Down, trissomia 18).
2. O processo demonstrado é raramente visto em nascido vivo (p. ex., triploidia).
3. O processo pode ser descrito em nascido vivo e frequentemente se segue o óbito neonatal (p. ex., anencefalia).
4. Há justificativa plausível da evolução para o óbito (p. ex., prosencefalia).

Tabela15.6 Distribuição das anormalidades cromossômicas associadas à natimortalidade.

Aneuploidia	Frequência de óbito intraútero
1. Monossomia X	23%
2. Trissomia 21	21%
3. Trissomia 18	21%
4. Trissomia 13	08%
Obs.: existem inúmeras microdeleções e duplicações relacionadas com o óbito subnotificadas ou não pesquisadas.	Obs.: a frequência dos óbitos na presença das alterações citogenéticas são provavelmente bem mais altas, mas muitas culturas de células são perdidas por limitação técnica.

Caso exista anomalia cromossômica, o óbito fetal decorre tanto das alterações fetais quanto das placentárias. O mecanismo exato pelo qual se pode relacionar a letalidade não é determinado, mas importam o tipo de alteração estrutural encontrada e a distribuição da linhagem de células dentro do organismo fetal e placentário e sua implicação funcional. Aproximadamente 38% dos natimortos malformados apresentam anormalidades cromossômicas contra apenas 4,6% nos fetos anatomicamente normais (Tabela 15.6).[16]

O mosaicismo placentário é encontrado em apenas 1% a 2% das vilosidades coriônicas analisadas. No entanto, sua presença está relacionada com 20% de resultado fetal adverso, sendo aborto espontâneo, natimorto e restrição do crescimento fetal frequentemente associados.[16]

As doenças autossômicas recessivas, como as alfatalassemias, e as doenças autossômicas dominantes, como algumas displasias esqueléticas, podem também ser causa de óbito fetal, bem como as heranças dominantes ligadas ao X podem ser letais em fetos do sexo masculino. O mesmo pode não acontecer nos fetos femininos, caso o X inativado seja aquele portador do gene dominante. A sequência da banda amniótica é uma entidade caracterizada pela rotura precoce do âmnio e pela adesão deste folheto às estruturas fetais, provocando amputações fetais e, por vezes, algumas anomalias incompatíveis com a vida fetal e/ou extrauterina.

Hemorragia feto-materna

A hemorragia feto-materna é definida como passagem de sangue fetal para a circulação materna e contribui em 4% das causas de natimortalidade. Tal transfusão sanguínea pode ser caracterizada como fisiológica ou patológica, pequena ou maciça e, ainda, aguda ou crônica.

Há alguma passagem de sangue fetal para a corrente sanguínea materna em idade tão precoce quanto 8 semanas gestacionais. As hemácias fetais podem ser detectáveis em até 50% das puérperas. Contudo, a quantidade de sangue transfundido em situações normais é inferior a 1% de todo o volume sanguíneo fetoplacentário. Essa transferência ocorre em condições normais de gestação, principalmente no terceiro trimestre, e de parto e é dita fisiológica. Daí a importância da administração da hemoglobina anti-D no puerpério recente de mulheres Rh-negativas, não imunizadas e com recém-nascidos Rh-positivos. A rigor, faz-se a aplicação da imunoglobulina até a 72ª hora de pós-parto e, também, é preconizada a aplicação da mesma dose de imunoglobulina em torno da 28ª semana de vida intrauterina. Infelizmente, dificilmente esta última dose é liberada para uso pelo SUS apenas com base na indicação profilática em gestantes Rh-negativas, não imunizadas e com cônjuges sabidamente Rh-positivos. A liberação somente é factível diante de uma indicação clínica, como em sangramentos genital ou procedimento invasivo sobre o útero gravídico nessas mesmas gestantes.[16,20]

Volumes maiores de sangue fetal podem alcançar a corrente sanguínea materna nas seguintes situações: descolamento prematuro da placenta, traumatismos abdominais, cesariana com extração manual da placenta, gemelaridade e acretismo placentário. Esses sangramentos maiores são ditos patológicos e, caso essas pacientes sejam Rh-negativas e não isoimunizadas e os fetos e/ou recém-nascidos Rh-positivos, elas devem receber quantidades até maiores de imunoglobulina anti-D. A dose convencional de imunoglobulina anti-D é de 300mcg em dose única administrada por via intramuscular. Em casos de suspeita de sangramento volumoso transplacentário, deve-se realizar a prova de Kleihauer-Betke para avaliar a quantidade ou percentual de sangue fetal na corrente sanguínea materna. A estimativa de sangue fetal infundido na corrente sanguínea fetal é dada pela seguinte fórmula:[16]

Volume de hemácias fetais presentes no sangue materno = volume sanguíneo materno (5.000mL) × hematócrito materno (35%) × % de sangue fetal no sangue materno evidenciado pela prova de Kleihauer- Betke (%).

Exemplo:
VHF = 5.000mL × 0,35 (35%) × 0,02 (ex.: 2%) → 35mL de hemácias fetais.

Ou, ainda,
Hemorragia materno-fetal = volume sanguíneo materno (5.000mL) × hematócrito materno (35%) × % de sangue fetal no sangue materno evidenciado pela prova de Kleihauer-Betke (%) ÷ hematócrito fetal (50%).

Exemplo:
HFM = 5.000mL × 0,35 (35%) × [0,02 (ex.: 2%) ÷ 0,50 (50%)] → 70mL de sangue total fetal perdido.

> **Obs.:** 70mL de sangue fetal total correspondem a aproximadamente 60% do volume sanguíneo contido no compartimento fetoplacentário.

A imunoglobulina anti-D tem a capacidade de inativar cerca de 25mL de hemácias fetais. Provas de Kleihauer-Betke repetidamente positivas significam necessidade de maior volume de imunoglobulina anti-D a ser administrada. Assim, evitam-se a isoimunização materna e complicações gestacionais graves no futuro.[20]

Nas hemorragias fetais volumosas e agudas, o mecanismo de óbito parece advir do próprio colapso circulatório. Já as perdas insidiosas parecem decorrer da anemia crônica, da hipóxia tecidual e do dano cerebral extenso. Um parâmetro razoável de quantificação de hemorragia fetal como indicativa etiológica do óbito é a perda sanguínea superior a 20mL/kg. O serviço de verificação de óbito fetal por meio de necrópsia, nesses casos, poderá confirmar a presença de anemia e hipóxia e, portanto, a causa do óbito.[16]

Crescimento intrauterino restrito (CIUR)

Atualmente, o CIUR é por si só causa incomum de óbito fetal. Não obstante, está presente na maioria dos natimortos, sobretudo naqueles cuja morte teve causa inexplicada. O CIUR está presente classicamente nas seguintes situações: nas anomalias cromossômicas e estruturais, na gemelaridade, nas infecções congênitas, nas síndromes hipertensivas ou nas doenças sistêmicas com comprometimento vascular, na anorexia grave e na desnutrição, no tabagismo, nas lesões de origem placentárias e nas anomalias de inserção de cordão.

O CIUR pode ser definido como a incapacidade do feto, por condições internas ou externas a ele, de alcançar seu potencial pleno de crescimento. Na prática, define-se o CIUR como peso fetal estimado localizado abaixo do percentil 10, este definido em uma curva de distribuição normal de peso fetal por idade gestacional. Contudo, esse critério engloba também aqueles fetos sadios pequenos para a idade gestacional sem qualquer comprometimento patológico. A simetria dos parâmetros biométricos ultrassonográficos, o acompanhamento longitudinal progressivo do crescimento fetal e os parâmetros dopplerfluxométricos circulatórios normais fetais fazem o diagnóstico diferencial entre o CIUR e o feto pequeno fisiologicamente para a idade gestacional.[16,21]

Causas placentárias

O exame da placenta pode revelar a causa subjacente do óbito fetal. As causas mais comumente associadas ao óbito e decorrentes da disfunção placentária são: descolamento prematuro e alteração ectoscópica dada pela "impressão do coágulo"; infecção evidenciada por inflamação, deposição de fibrina, perivilite e demonstração do agente etiológico; alteração genética evidenciada pela presença de mosaicismo; hidropisia e degeneração hidrópica; lesões vasculares como infartos e tromboses; disfunção da placenta prévia em virtude do local anómalo de inserção; e a hemorragia provocada pela *vasa previa*.[14,16]

As alterações da circulação placentária são decorrentes tanto das alterações da circulação materna quanto das alterações da circulação fetal. O descolamento prematuro da placenta (DPP) é a principal alteração do lado circulatório materno, sendo grande responsável pelo óbito fetal. Caso haja área descolada superior a 75%, Reddy e cols. (2009) evidenciam um risco relativo de óbito é de 31,5 (intervalo de confiança de 95%: 17,0 a 58,4).[16] O diagnóstico do DPP é eminentemente clínico e estabelece uma conduta urgente por parte do obstetra – assim, não se admite conduta conservadora em caso de DPP no terceiro trimestre. O diagnóstico baseia-se em observação de sangramento genital, dor abdominal decorrente de contrações uterinas intensas e frequentes (hipertonia e taquissistolia) e/ou aumento do tônus uterino persistente associados à alteração da vitalidade fetal, sobretudo à bradicardia ou à ausência do batimento cardíaco fetal durante ausculta. Cerca de 20% dos casos de DPP não exteriorizam sangramento, porém outros parâmetros estão presentes. Além disso, o hematoma retroplacentário pode ser evidenciado pelo aumento anormal da espessura placentária e da ecotextura à ultrassonografia. O óbito obviamente decorre da anóxia fetal intrauterina.

Algumas lesões da circulação de evolução crônica podem ser observadas na avaliação placentária e, com a progressão, causar a perda do concepto. Assim, o descolamento crônico pode ser inferido com o achado de deposição de hemossiderina na face placentária materna, assim como com deposição marginal e perivilosa de fibrina, necrose decidual, vascularização anormal, trombose e infartos, além da redução volumétrica de todo o anexo. Outras doenças vasculares maternas estão relacionadas com o desenvolvimento de tamanhos placentários reduzidos. Geralmente, a diminuição do fluxo uteroplacentário impede o desenvolvimento e o crescimento do vilo e seu pleno desenvolvimento funcional, reduzindo a superfície de troca e estabelecendo o diagnóstico da má adaptação placentária, como o ocorrido em pré-eclâmpsia/eclâmpsia, hipertensão e diabetes com comprometimento renovascular. Nesses casos, é comum o achado anatomopatológico de múltiplos infartos, vasculopatia decidual e aterose aguda. Nas infecções crônicas e nas aneuploidias, as placentas também se apresentam impedidas no seu crescimento.[14,16,22]

A placenta é considerada pequena quando seu peso está abaixo de 5% do peso estimado para a idade gestacional. Da mesma forma, quando seu peso é superior a 95% do considerado para a idade gestacional, é dita aumentada de tamanho e relacionada com patologias que levam ao óbito fetal, sendo a hidropisia fetal imunitária ou não, o diabetes descompensado e a placentite sifilítica causas conhecidas.[22]

As alterações da migração do tecido trofoblástico durante a evolução gestacional podem favorecer o óbito fetal, sobretudo nos casos de *vasa previa*. A *vasa previa* caracteriza-se pela presença de vasos fetais submembranosos que cruzam o orifício interno do colo, o que promoverá sangramento volumoso e abrupto com exsanguinação fetal durante a dilatação cervical ou a rotura de membranas.[16]

Patologias do cordão umbilical

As anormalidades provenientes do cordão umbilical são responsáveis por cerca de 3% a 15% da taxas de natimortalidade. Entre elas estão:[16,24,25]

- **Inserção velamentosa de cordão**: neste caso, o cordão insere-se nas membranas antes de alcançar o disco placentário, e se a inserção anômala estiver relacionada com *vasa previa*, isso explica a associação ao óbito fetal.
- **Inserção furçada de cordão**: neste caso, o cordão perde a proteção dada pela geleia de Wharton antes de alcançar a placenta, tornando seus vasos desprotegidos e propensos a traumatismos.
- **Prolapso de cordão**: este promove a obstrução abrupta do fluxo sanguíneo para o feto e está associado a apresentações fetais anômalas, prematuridade, multiparidade, manipulação obstétrica e cordões muito longos.

Óbito Fetal: Primeiro, Segundo e Terceiro Trimestres

- **Acidentes de cordão**: como os nós verdadeiros de cordão, a torção na gemelaridade monoamniótica, as complicações de punções com hematomas e trombose interrompem o fluxo e levam à morte do concepto.

As circulares cervicais de cordão são achados frequentes durante a expulsão fetal e a realização de ultrassonografia de rotina. Aproximadamente 30% das gestações não complicadas apresentam circulares cervicais de cordão. Carey & Rayburn (2000) descreveram a presença de 23,6% de circulares únicas de cordão e 3,7% de circulares múltiplas em 14 mil gestações e não observaram associação à evolução fetal adversa significativa com a sua presença no mesmo estudo.[26] Parast e cols. sugerem parâmetros histológicos mínimos para o diagnóstico de acidentes de cordão, e esses critérios consistem no achado de ectasia vascular e trombose dentro do cordão umbilical, disco placentário ou vasculatura vilositária.[27]

Complicações da gemelaridade

A maioria das complicações decorrentes da gemelaridade tem sua gênese na corionicidade, sendo a monocorionicidade a mais implicada.

A transfusão feto-fetal está presente em 9% das gravidezes monocoriônicas e diamnióticas e decorre de anastomoses arteriovenosas localizadas no interior da placenta. O diagnóstico é suspeitado diante das seguintes alterações ultrassonográficas: restrição do crescimento do feto doador, o qual também apresenta oligoidrâmnio, dificuldade de visibilização de bexiga e diminuição no fluxo da artéria umbilical; já o feto receptor apresenta crescimento normal e volume de líquido amniótico aumentado. Nos casos graves, um dos fetos pode apresentar insuficiência cardíaca e evoluir para o óbito. Nos casos não tratados, o óbito ocorre em 90% das vezes.[16]

As gravidezes monocoriônicas e monoamnióticas respondem apenas por cerca de 5% das gravidezes gemelares, e a maior ocorrência de óbito está relacionada com o acidente de cordão.[16] Nesses casos está indicado parto por via alta com idade gestacional de 34 semanas sempre que o diagnóstico for confiável.

A gemelaridade com feto acárdico é uma complicação rara da gravidez monocoriônica e decorre da presença de anastomoses arterioarteriais no interior da placenta e fluxo reverso de um dos fetos, o acárdico. Este é assim denominado pelo não desenvolvimento cardíaco propriamente dito em decorrência do fluxo sanguíneo desoxigenado, o que torna impossível sua compatibilidade com a vida. Geralmente, o outro feto é também atingido pelo óbito do irmão acárdico, pois há sobrecarga volumétrica e de material de degradação de fibrina em sua corrente sanguínea. A taxa de óbito para ambos os fetos é superior a 75%.[16]

Óbito fetal intraparto

Aproximadamente 10% dos óbitos ocorrem durante o trabalho de parto e o parto. Em países subdesenvolvidos os óbitos intraparto são responsáveis por metade de todas as causas de óbito. Sua incidência é de 1 por 1.000 nascidos vivos em países desenvolvidos, de 7,3 por 1.000 em países em desenvolvimento até 25 por 1.000 em alguns países africanos e asiáticos. As causas mais frequentes estão relacionadas com distocia de ombro, apresentação fetal anômala, prolapsos de cordão, tocotraumatismo grave e rotura uterina.[16]

Conduta

A assistência obstétrica nos casos de perda gestacional engloba a assistência integral da paciente, em virtude de envolver intensamente os aspectos emocionais. Inclui também a busca da etiologia, uma vez que existe grande multiplicidade de fatores predisponentes e desencadeantes que podem ser elucidados e gerar uma intervenção eficaz no aconselhamento pré-concepcional em prole futura.

Quanto à resolução dos casos, embora 75% a 90% das gestantes com diagnóstico de óbito fetal evoluam para parto espontâneo em 2 semanas, poucas pacientes aceitam aguardar passivamente o evento e solicitam ao médico uma conduta ativa para abreviação rápida do seu sofrimento. Nessa situação, é indispensável ponderar os riscos e os benefícios da intervenção ativa com o objetivo de alcançar mínimas sequelas orgânicas e emocionais.[28]

A complexidade na resolução reside na eficácia dos métodos disponíveis para a abordagem do óbito que ocorre no segundo e terceiro trimestres com o colo ainda maturo. Existe uma enorme variação nas técnicas e posologias das medicações aplicáveis para a indução do parto. A maioria dos hospitais públicos tem à disposição o misoprostol. Assim:[28]

- Nas gestantes sem cicatriz uterina prévia e com uma altura uterina inferior a 26cm, pode ser utilizado o misoprostol 200mcg via oral e 200mcg via vaginal ou 400mcg por via vaginal como dose de ataque e após 200mcg via vaginal a cada 3 a 4 horas até o parto. O índice de sucesso com essa proposta terapêutica é de 90%, e o tempo médio de indução é de 17,7 horas, com desvio padrão de 14,2 horas.[28]
- Caso a gestante apresente uma cicatriz uterina prévia, utiliza-se o mesmo esquema, porém com a dose de misoprostol pela metade; isto é, 100mcg por dose.
- Nos casos com idade gestacional mais avançada, constatada por altura uterina maior que 26cm, pode ser utilizada a dose de misoprostol de 25 a 50mcg a cada 6 horas, não ultrapassando nunca a dose máxima de 200mcg/dia, ou ainda, a indução do parto com ocitocina em dosagem semelhante à indução de um parto normal, o que propiciará tempo médio de indução de 39,9 horas, com desvio padrão de 50,2 horas. A dose de ocitocina máxima não deve ultrapassar 40mcm/min.[28]
- Já nos casos em que a paciente apresenta mais de uma cicatriz uterina prévia, adotamos conduta personalizada para cada caso. A sonda de Foley inserida através do colo, com balonete contendo volume de 30 a 50mL de líquido e peso em sua extremidade distal, poderá ser uma opção.
- Após o parto, sempre há a necessidade de avaliar se ainda existem restos ovulares e, nos casos em que isso ocorre, deve ser realizada a curetagem uterina. Portanto, a revisão do canal de parto é obrigatória em todos os casos.
- Nos casos em que se adota a conduta expectante, é importante a monitoração do fibrinogênio e intervir imediatamente com níveis ≤ 200 mg/dL. A coagulopatia por consumo é um evento que apresenta incidência de até 25% 4 semanas após o óbito.

ASPECTOS PSICOLÓGICOS ENVOLVIDOS NO ÓBITO FETAL

O luto

A morte não é encarada como um evento natural e, normalmente, é vivida como um trauma. A morte dos mais jovens torna sua aceitação ainda mais difícil, já que ocorre de modo a não respeitar a ordem natural da vida. O luto, no geral, apresenta as seguintes fases:[29]

- **Torpor**: com duração de horas a semanas após a perda, é uma fase permeada por choro e raiva.
- **Saudade e busca da figura perdida:** dura de meses a anos e é caracterizada por momentos constantes de lembrança da pessoa.
- **Desorganização e desespero**: início do processo de elaboração do luto saudável, em que a pessoa enlutada começa a se conscientizar da real perda e da irreversibilidade dos fatos.
- **Reorganização:** momento no qual a tristeza vai dando lugar à aceitação e ao restabelecimento da rotina normal da pessoa enlutada, a qual pode demorar anos para chegar a essa fase.

Um ponto facilitador para se alcançar o luto saudável consiste em permitir que a pessoa verbalize seus sentimentos e emoções sobre o ente perdido. Muitas vezes isso é difícil porque a pessoa enlutada tende a recriminar quem quer que pareça ser o responsável pela perda, o que inclui a si própria e à equipe médica. Sem perceber, age injustamente com as pessoas que tentavam ajudar. Quando se trata

Óbito Fetal: Primeiro, Segundo e Terceiro Trimestres

da morte de um filho, as consequências e as dificuldades de elaboração do luto podem ser ainda mais intensas. A morte fetal intraútero ocorre muitas vezes quando a mulher e o parceiro já se ligaram ao feto e desenvolveram esperanças e sonhos em relação à criança não nascida.[30-32]

No caso do natimorto é ainda mais grave, pois a mulher terá de suportar todo o procedimento do parto sem a recompensa final. Após um natimorto, existe um senso duplo de perda para a mãe enlutada, que agora tem em si um vazio onde existia, de forma tão evidente, algo vivo. Com um natimorto, a mãe mistura o luto à identidade de mãe que já estava sendo formada. A mãe apresenta sentimentos de depressão, culpa ou até mesmo castigo.[33] Na tentativa de trazer a vida para o mundo, e se vendo incapaz de mantê-la, a mulher tende a estender essa incapacidade à sua feminilidade, vendo-a como estragada, inadequada e insatisfatória.[30] Com essa percepção de insucesso reconhece-se, além da vergonha e da angústia, um desejo de morrer, como se morte significasse a união à criança falecida.

Quando não se sabe a causa da morte, os efeitos psicológicos são maiores: até que a compreensão se torne consciente e seja dotada de significado, a transformação do luto não pode se completar plenamente. Isso porque o não esclarecimento da morte gera culpa e a fantasia de que a perda foi provocada por algo errado que a mulher, o homem ou o casal fizeram ou deixaram de fazer.[33] As mães tendem a buscar responsáveis pelo ocorrido: quando não culpam a si próprias, culpam a equipe médica (atraso no atendimento, incapacidade, incompetência) ou até mesmo Deus (castigo, noção de que ela não teria condições de cuidar da criança). Reconhece-se a intensa necessidade de os pais de se lembrarem de seus filhos mortos, como se esquecê-los fosse algo digno de vergonha.[30,31] Entendem fantasiosamente que, quanto mais numerosas as lembranças sobre o filho, maior o contato com ele, como se o não esquecimento lhes proporcionasse uma extensão do relacionamento.

Se o luto é impedido, o resultado pode ser patológico. Tocar o natimorto é importante para tornar o evento real e para facilitar o luto. Em alguns hospitais, essa prática nem ao menos é cogitada e o feto morto é removido sem autorização ou conhecimento da mãe. Nesse contexto, os pais devem se permitir e receber o consentimento para expressar sua dor por meio da melancolia, do choro, da revolta, da apatia à vida e da insônia, entre outros, dentro desse quadro de normalidade.[33] Reações como essas citadas revelam a projeção da raiva, o que torna a dor mais suportável. Quando esta não acontece externamente, ocorre, então, internamente, gerando depressão e ideações suicidas, com sentido de autopunição. Nesses casos, uma intervenção terapêutica se faz necessária.

A relação médico-paciente

> *"Sofre o paciente. Sofre também o médico por diagnosticar uma doença e transmitir uma realidade indesejável."* [32]

É necessário que a paciente reconheça seus direitos para que possa melhor se relacionar com seu médico, principalmente porque ser paciente não é algo fácil. A paciente está exposta física e psicologicamente ao turbilhão de emoções que estão ocorrendo nesse momento e projeta as mesmas emoções na figura do médico, dificultando a relação. O sujeito doente quer uma explicação sobre sua doença, o que o remete à sua imortalidade e o desestabiliza emocionalmente. O papel do médico é colaborar para o restabelecimento desse indivíduo, o que se dá por meio do conhecimento e da sua relação com ele.

O sofrimento é proporcional ao nível de envolvimento do médico com seu paciente, o que justifica o distanciamento de muitos deles nas situações graves e irreversíveis.

> *"É mais cômodo descrever, palpar, medir, manipular um corpo a partir do exterior, do que acolher uma linguagem e envolver-se numa participação, num diálogo ou num silêncio atencioso."* [31]

Tendo em vista a formação universitária dos médicos, é praticamente incabível aceitar um "não sei" diante de um quadro clínico. Isso faz com que eles se apresentem de forma arrogante e autoritária na tentativa de impor seu poder e, ao mesmo tempo, de se defender da insegurança e da ignorância não aceita por eles próprios. Os médicos ouvem, mas não sabem escutar e tendem a não entrar em contato com os sentimentos dos pacientes, racionalizando, na tentativa de explicar o quadro com dados científicos ou prescrevendo remédios como calmantes e sedativos. A solução não é exigir que os médicos façam psicoterapia com seus pacientes, porém, quando há maior sensibilidade ao ouvir o que o paciente tem a dizer e ao reconhecer os aspectos psicológicos existentes e que interferem na relação, o contato com o paciente adquiri um aspecto mais acolhedor e, logo, terapêutico, favorecendo, inclusive, a melhora do quadro.[31]

A reação da equipe médica à morte fetal

A equipe de neonatologia se envolve diariamente com angústia e estresse constantes, principalmente por estar sempre vivenciando situações limites em seu cotidiano, nas quais a morte se apresenta de forma predominante. Normalmente, os membros dessa equipe ficam divididos entre atender as diferentes demandas de um neonato internado na UTI, correndo risco de morte, e atender mães e pais desesperados por informações esclarecedoras e reconfortantes. O cotidiano é desgastante, já que as relações são permeadas pelo receio diante da morte, o que implica um estado de alerta sempre presente, em que cada alteração de quadro precisa ser valorizada em uma luta diária contra a morte. Os profissionais que trabalham nessas equipes sentem-se desarmados diante das reações paradoxais dos pais. Podem esperar o reconhecimento e encontram, às vezes, raiva, até mesmo ódio ou, ao contrário, total submissão. Paira sobre eles, nessa situação, o peso do intolerável.

Atualmente, no contexto hospitalar, a morte deixou de ser um fenômeno natural para ser tida como um fracasso, um sinal de imperícia. Portanto, é evitada, negada e esquecida "para não se romper a rotina hospitalar". Os médicos lidam com as mães enlutadas tratando apenas dos sintomas físicos e prescrevendo sedativos de forma liberal. Evitam discutir sobre a criança morta. Os residentes não respondem às questões da família, deixando essa missão para um médico mais experiente, que também evita o fato. Acreditando ser o melhor a fazer, a equipe normalmente elimina rapidamente qualquer vestígio do neomorto ou natimorto e coloca o corpo, sem funeral, numa sepultura comum, sem permitir que os pais escolham ou opinem sobre os procedimentos.

A dor dessa perda rompe o equilíbrio familiar e institucional, não havendo espaço na maternidade para esses "pais sem filhos". Os profissionais, talvez por sentirem que falharam em seu trabalho, tendem a afastar-se desses casais, desamparados para lidar com a dor psíquica que, embora reconhecida, é desvalorizada. Na morte do recém-nascido e no óbito fetal, tenta-se acreditar que a pouca (ou nenhuma) convivência dos pais com seu filho facilitará a aceitação de sua morte, diminuindo as repercussões de sua perda.

Referências

1. Ministério da Saúde. Conceitos básicos e métodos de cálculo. In: Manual de vigilância do óbito infantil e fetal e do comitê de prevenção do óbito infantil e fetal. Brasília. 2009 abril; 14-23.
2. Nurdan N, Mattar R, Camano L. Óbito fetal em microrregião de Minas Gerais: causas e fatores associados. RBGO 2003; 25(2):103-7.
3. Griebel GP et al. Management of spontaneous abortion. Am Family Physician. October 2005; 72(1):1243-50.
4. Goddijin M, Leschot NJ. Genetics aspects of miscarriage. Baillieres Best Pract Res Clin Obstet Gynaecol 2000; 14: 855-65.
5. Scroggins KM, Smuker WD, Krishen AE. Spontaneous pregnancy loss: evaluation, management, and follow-up counseling. Prim Care 2000; 27:153-67.
6. Kiwi R. Recurrent pregnancy loss: evaluation and discussion of the causes and their management. Cleveland Clinic Journal of Medicine Oct 2006; 73(10):913-20.
7. Wong SF, Lam MH, Ho LC. Transvaginal sonography in the detection of retained products of conception after first-trimester spontaneous abortion. J Clin Ultrasound 2002; 30:428-32.
8. Gronlund L et al. Spontaneous abortion: expectant management, medical treatment or surgical evacuation. Acta Obstet Gynecol Scand 2002; 81:781-2.

Óbito Fetal: Primeiro, Segundo e Terceiro Trimestres

9. Luise C et al. Expectant management of incomplete, spontaneous first-trimester miscarriage: outcome according to initial ultrasound criteria and value of follou-up visits. Ultrasound Obstet Gynecol 2002; 19:580-2.
10. Wood SL, Brain PH. Medical management of missed abortion: a randomized clinical trial. Obstet Gynecol 2002; 99:563-6.
11. Michels TC et al. Second trimester pregnancy loss. American Academy of Family Physicians Nov 2007; 9(1):1341-6.
12. Wildschut J et al. Medical methods for Mid-Trimester Termination of Pregnancy. Cochraine Database of Systematic Reviews 2011. Reproduction with permission for Obstetrics and Gynecology May 2011; 117(5):1223-24.
13. Aguiar RLP et al. Perda gestacional de repetição. In: Correa MD et al. Noções Práticas de Obstetrícia. 13. ed. Belo Horizonte: Coopmed, 2004; 29:413-26.
14. Jindal P et al. Placental pathology of recurrent spontaneous abortion: the role of histophathological examination of products of conception in routine clinical practice: a mini review. Human reproduction Sep 2007; 22(2):313-6.
15. Inherited Thrombophilias in Pregnancy. ACOG Practice Bulletin № 113. The American College of Obstetricians and Gynecologists. Obstet Gynecol 2010; 116(1):212-22.
16. Readdy UM. Stillbirth Classification-Developing na Internacional Consensus for Research: Executive Summary of National Institute of Child Health and Human Development Workshop. NIH Public Access: Obstet Gynecol. October 2009; 114(4):901-14.
17. Mänistö T et al. Thyroid dysfunction and autoantibodies during pregnancy complcations and maternal morbidity in later life. J Clin Endocrinol Metab Match 2010; 95(3) 1084-94.
18. Pathak B, Sheibani L, Lee RH. Cholestasis of pregnancy. Obstet Gynecol Clin N Am 2010; 37:269-82.
19. Lim W, Crowther MA, Eikelboom JW. Manangement of antiphospholipid antibody syndrome: a systematic review. JAMA Mar 2006; 1; 295(9):1050-7.
20. Correa MD, Correa Jr MD. Isoimunização materna pelo fator Rh. In: Correa MD et al. Noções práticas de obstetrícia. 13. ed. Belo Horizonte: Coopmed, 2004; 26:383-96.
21. Scifres CM, Nelson DM. Intrauterine growth restriction, human placental development and trophoblast cell death. The Journal of Physiology May 2009; 587.14:3453-8.
22. Bonetti LR et al. The role of fetal autopsy and placental examination in the causes of fetal death: a retrospective study of 132 cases of stillbirths. Archives Gynecology and Obstetrician. Feb 2011; 283(2):231-41.
23. Burke CJ, Tannenberg AE. Intrapartum stillbirths in hospital unrelated to uteroplacental vascular insufficiency. Pediatr Dev Pathol. Jan-Fev 2007; 10(1):35-40.
24. Tantbirojn P et al. Gross abnormalities of de cord umbilical: related placental histology and clinical significance. Placenta. Dec 2009; 30(12):1083-8.
25. Pinar H, Carpenter M. Placental and umbilical cord abnormalities seem with stillbirth. Clin Obst Gynecol. Sep 2010; 53(3):656-72. Review.
26. Carey JC, Rayburn WF. Nuchal cord encirclements and risk of stillbirth. International Journal Gynecology and Obstetrics 2000; 69:173-4.
27. Parast MM, Crum CP, Boyd TK. Placental histologic criteria for umbilical blood flow restriction in unexplained stillbirth. Human Pathology Jun 2008; 39(6):948-53.
28. Schupp TR, Miyadahira S, Zugaib M. Qual é a conduta no óbito fetal? Revista da Associação Médica Brasileira Dec 2002; 48(4):284.
29. Nina MD. Estresse e ansiedade na gestação. In: Zugaib M, Tedesco JJ, Quayle, J. Obstetrícia Psicossomática. São Paulo: Atheneu, 1997.
30. Cury AF. Psicodinâmica da gravidez. In: Zugaib M, Tedesco JJ, Quayle, J. Obstetrícia psicossomática. São Paulo: Atheneu, 1997.
31. Filho EN. Os processos de identificação e introjeção na gravidez. In: Zugaib M, Tedesco JJ, Quayle, J. Obstetrícia psicossomática. São Paulo: Atheneu, 1997.
32. Maldonado MT. Psicologia da gravidez. São Paulo: Saraiva, 2000.
33. Walsh F, Mcgoldrick M. Morte na família: Sobrevivendo às perdas. Porto Alegre: Artes Médicas, 1998.

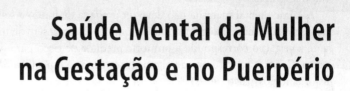

16

Saúde Mental da Mulher na Gestação e no Puerpério

Fernando Machado Vilhena Dias

Juarez da Silveira Pessoa

INTRODUÇÃO

A gravidez e o puerpério são considerados períodos de vulnerabilidade psíquica. A mãe, além de apresentar transformações fisiológicas no corpo para formar e suprir as exigências nutricionais do bebê, sofre profundas transformações psíquicas para se preparar para seu papel primordial, o de cuidar. Assim, após a gravidez e o puerpério, a mulher exibe uma estrutura mental completamente diferente. Num processo humano em que profundas transformações biológicas, psicológicas e sociais acontecem, constituem períodos de risco para a manifestação de transtornos psiquiátricos.[6]

A ocorrência de sintomas psiquiátricos durante a gestação e o puerpério demonstra uma sensibilidade maior da mãe, seja por fatores genéticos ou ambientais. Quanto aos fatores genéticos, a história familiar de transtornos mentais deve ser identificada e avaliada. Alguns transtornos, como o transtorno bipolar e a depressão maior, têm forte associação com a história familiar, o que evidencia as alterações genéticas como um importante componente etiopatogênico.[13] Dessa maneira, aquelas mães que apresentam algum familiar próximo com transtorno mental devem ser abordadas de maneira criteriosa.

Diversos fatores ambientais estão relacionados com sofrimento mental durante a gestação e o puerpério.[15] Os serviços de saúde que prestam assistência às mães devem atuar, resolutivamente, buscando maneiras de mitigar os efeitos negativos desses fatores sobre a saúde materna. Assim, identificamos os principais fatores ambientais: gravidez não planejada, gravidez em adolescentes, mães solteiras, mães que sofrem violência doméstica, situação financeira precária, uso de álcool e drogas ilícitas, mães provenientes de populações marginalizadas, mulheres que apresentam baixa escolaridade, história de maus-tratos na infância, primeira gravidez, baixo acesso aos serviços de saúde e impossibilidade do aleitamento materno.[16]

Os transtornos psiquiátricos durante a gestação e o puerpério apresentam características clínicas particulares que necessitam ser delineadas. O primeiro episódio nesses períodos pode ser a manifestação inicial de um transtorno crônico. Por exemplo, a psicose puerperal frequentemente representa os primeiros sintomas do transtorno bipolar, que irá necessitar de cuidados por longo tempo. Entretanto, para aquelas mulheres que já haviam manifestado algum episódio na sua história pregressa, como depressão maior, ou que já têm um transtorno mental, porém estabilizado sintomatologicamente, como esquizofrenia, a gravidez e o pós-parto podem desencadear um novo episódio ou a recorrência de sintomas graves.[14]

A saúde mental materna não deve ser avaliada de modo a separar a gravidez e o pós-parto como momentos distintos. Existe um *continnum*, ou seja, o desenvolvimento de sintomas psiquiátricos durante a gestação corresponde a um forte preditor de risco para o aparecimento de sintomas no pós--parto. Contudo, a natureza de alguns transtornos é específica da gestação ou do puérperio, como a disforia no pós-parto (*blues*).[10]

IMPACTOS DOS TRANSTORNOS MENTAIS NA SAÚDE MATERNA E INFANTIL

Os sintomas psiquiátricos durante a gravidez significam aumento da morbidade e, também, da mortalidade das mulheres e das crianças. A mortalidade fetal aumenta em mães com transtornos mentais: os natimortos ocorrem com frequência 1,1 vez maior em gestantes com esquizofrenia e duas vezes maior naquelas que têm o diagnóstico de doenças afetivas, como depressão maior e transtorno bipolar.[2] Os sintomas ansiosos vivenciados pela mãe com relação à gravidez podem alterar o neurodesenvolvimento da criança, ocasionando atrofias de regiões cerebrais nobres como o córtex pré-frontal (Buss et al., 2010). Em consonância com a influência que os transtornos mentais têm com o desenvolvimento fetal, observa-se que a depressão materna durante a gestação é um importante fator de risco para o retardo mental.[8] Os mecanismos pelos quais os transtornos mentais durante a gestação interferem no desenvolvimento fetal necessitam de esclarecimentos. As mães com transtorno mental apresentam pior cuidado com a saúde. Elas têm uma alimentação deficiente; apresentam propensão a utilizar álcool, drogas ilícitas e tabaco, dormem mal e comparecem menos às consultas pré-natais e aderem menos aos tratamentos instituídos. Todos esses hábitos de vida ruins influenciam negativamente o desenvolvimento fetal. Ademais, mecanismos hormonais e imunes participam diretamente dos danos causados para o bebê. Estudos identificaram algumas modificações nesses sistemas, quando há a presença de transtornos psiquiátricos, o que pode alterar o desenvolvimento fetal: a exposição maior ao cortisol e a diminuição da concentração de neutrofinas e citocinas, as quais participam da formação de sinapses, impossibilitam um crescimento cerebral normal.[9]

No período pós-parto, as consequências dos sintomas psiquiátricos também são de extrema importância para a saúde materna e da criança. Nesse momento, a relação mãe-bebê torna-se realidade, concretizando o que até então era fantasia. O sucesso da interação precoce entre a mãe e o bebê irá concluir o preparo psíquico da mãe para cuidar da criança de maneira maternal e amorosa. O cuidado materno, capaz de desafiar as dificuldades mais inóspitas pelo bem-estar do filho, cresce durante a gestação e alcança seu ápice após o parto, por meio do contato físico, do olhar e do ato de cheirar o bebê. Somente quando a mãe se identifica com o filho podemos falar em amor, se sobrepondo às características inerentes à maternidade.[14]

No entanto, a presença de sintomas psiquiátricos pode significar um fracasso da relação mãe-bebê. Os sintomas podem impedir, por exemplo, o aleitamento materno, com as possíveis consequências prejudiciais (Tabela 16.1). Podem, também, impossibilitar que a criança cresça e se desenvolva em um ambiente rico em afeto e estímulos cognitivos, o que resulta em maior risco de a criança vir a desenvolver transtornos cognitivos, afetivos e de personalidade. Mais do que isso, pode culminar no infanticídio – morte da criança provocada pela mãe, situação extrema que deixa marcas profundas em toda a família.[3]

COMO AVALIAR

O médico da atenção primária representa a possibilidade de diagnosticar e tratar, cuidando dos casos com sintomas leves ou encaminhando para o especialista aqueles moderados a graves. A atuação eficiente e competente do médico-assistente vai definir oo sucesso no desfecho do acompanhamento da mãe com transtorno mental.

Saúde Mental da Mulher na Gestação e no Puerpério

Tabela 16.1 Justificativas para o aleitamento materno.

1. Riscos diminuídos de carências nutricionais do recém-nascido
2. Diminuição de intercorrências para a saúde materna no puerpério
3. Facilitação da formação do binômio mãe-bebê
4. Momento de intenso desenvolvimento do tecido cerebral do bebê. O leite materno contém componentes que permitem um desenvolvimento adequado
5. Inibição da exposição ao bebê à alimentação artificial. Existem impactos econômicos, riscos de intolerância gastrintestinal, desenvolvimento de alergias e carências nutricionais

Representa um enorme desafio para o médico da atenção primária o reconhecimento das mães que estejam com transtorno mental. Vários motivos justificam essa dificuldade: o preconceito que recai sobre uma mulher mentalmente perturbada durante a gravidez e o puerpério, crenças infundadas e desconhecimento da família diante dos sintomas (uma crença bastante comum é justificar os sintomas mentais como decorrentes do "resguardo quebrado"), a desvalorização da avaliação psíquica durante as consultas pré-natais e a imperícia para realizá-la (apenas 25% dos obstetras avaliam a saúde mental das gestantes) e a falta de tempo para ouvir a mãe de forma pormenorizada devido às condições precárias de trabalho.[6]

Assim, algumas observações sobre a anamnese pré-natal e puerperal devem ser elucidadas para objetivar uma avaliação mental capaz de diagnosticar os principais transtornos psiquiátricos:

1. **Podem ser feitas perguntas simples e observação criteriosa, sem perda de tempo significativa e que não exijam muitos esforços**: "Como você se sente? Está com algum problema? Está preocupada com algo? Seu sono está alterado? Está com medo do parto ou de amamentar? A gravidez ou ser mãe está sendo da maneira que você esperava?".
2. **Avaliar a relação da mãe com o bebê**: o cuidado, os carinhos, a preocupação exibidos pela mãe permitem inferir sobre a criação de vínculo e as possíveis distorções desse processo.
3. **Avaliar a relação da família com a mulher e o envolvimento com a gravidez**: a participação do companheiro durante as consultas, de que maneira a mulher se refere à família, a visão que a mulher tem sobre os impactos da gravidez sobre a vida familiar.
4. **História familiar de transtornos psiquiátricos**: avaliar qual familiar apresentou transtorno, qual o transtorno, a gravidade, como está o familiar com o transtorno mental, quais foram os tratamentos utilizados.
5. **Observar o significado da gravidez para a mulher**: o que representa no momento de vida da mulher, em quais condições ocorreu a gravidez (planejada ou não) a influência sobre sua vida profissional.
6. **Adesão ao acompanhamento**: observar como a mãe se comporta em relação ao cuidado com a saúde, a frequência de visitas ao centro de saúde, a realização ou não de propedêutica básica, a adesão aos tratamentos propostos, como a reposição vitamínica.
7. **História pregressa**: questionar sobre episódios psiquiátricos passados, uso de medicações, internações; avaliar história de condições médicas que têm relação intrínseca com transtornos psiquiátricos, como doenças autoimunes.
8. **Avaliar o uso de tabaco, álcool e drogas ilícitas**: a quantidade, o tipo de substância, o padrão de consumo, consequências do uso sobre a sua vida, presença ou não de autocrítica sobre o consumo de drogas nesse momento da vida.
9. **Escutar**: possibilitar que a mãe se expresse, devendo o profissional se portar de forma atenciosa e interessada; tentar estabelecer uma relação de confiança, na qual a mãe encontre conforto para exprimir as suas emoções e pensamentos, livremente; evitar atitudes preconceituosas e sem fundamentação que dificultem o estabelecimento de uma boa relação médico-paciente.

A conduta que o profissional de saúde irá definir após avaliação e triagem de sintomas psiquiátricos será baseada nos dados que ele obteve seguindo as recomendações acima. Logo, ao observar que existem sintomas, mas que esses são leves, a interferência na saúde da mulher é facilmente manejada com medidas não farmacológicas ou com o uso de medicamentos que não ofereçam maiores riscos. Assim, quando estiver seguro quanto ao diagnóstico, o médico estará apto para conduzir o caso sem necessitar de consultoria. Entretanto, considerando a magnitude das complicações sobre a saúde materna e da criança a que os transtornos psiquiátricos remetem e a especificidade do acompanhamento psiquiátrico, deverá o profissional da atenção primária encaminhar para o especialista aquelas mães que necessitarem de uma abordagem mais complexa e aprofundada.

TRANSTORNOS MENTAIS NA GRAVIDEZ

A gravidez é um período da vida da mulher conhecido por ser um importante estressor biológico, social e psicológico. Estima-se uma prevalência de depressão na gravidez da ordem de 7,4% no primeiro, 12,8% no segundo e 12% no terceiro trimestre.[20] A gravidez representa um possível fator de agudização de transtornos que estejam clinicamente controlados, como o transtorno obsessivo-compulsivo. Entretanto, a gravidez não é considerada uma condição que aumente o risco de desenvolvimento dos principais transtornos mentais, como os afetivos e psicóticos, em comparação à população geral. Todavia, ao se considerar a exposição a fatores de risco, já relatados anteriormente, a possibilidade de a gestante desenvolver sintomas psiquiátricos aumenta consideravelmente.

A seguir, descreveremos os principais transtornos psiquiátricos e sua relação com a gravidez.

Depressão maior

Os sintomas depressivos, assim como os ansiosos, são os mais comuns durante a gestação. Como sintomas depressivos definimos: humor deprimido, falta de prazer (anedonia), choro fácil, alteração do apetite e do peso, insônia ou hipersonia, desesperança, baixa autoestima, ideias de ruína ou culpa, agitação ou lentidão, fadiga excessiva, dificuldades para tomar decisões e de concentração, pensamentos recorrentes de morte e suicídio. Os sintomas devem estar presentes por pelo menos 2 semanas e devem ter impacto significativo na vida da mulher.

A história pregressa de transtornos depressivos maior é indicativo de alto risco para o desenvolvimento de sintomas. Quanto mais episódios de depressão previamente, maior o risco de ocorrer novamente, o que caracteriza a cronicidade do transtorno. Somam-se à história pregressa a história familiar e o planejamento da gravidez como fatores principais para o risco de transtorno depressivo.

Os sintomas depressivos durante a gravidez adquirem conteúdos próprios nesse período. Logo, afirmações negativas sobre a saúde fetal ou sobre a fidedignidade dos resultados de exames, sintomas somáticos que se referem à gravidez de forma arbitrária, exemplificam as possibilidades de apresentação de sintomas depressivos durante a gravidez.[4]

Existem escalas utilizadas na pesquisa que possibilitam quantificar os sintomas depressivos. As mais conhecidas são a de Edimburgo (seu uso durante a gravidez tem sido proposto, apesar de ser utilizada, originalmente, para o período do puerpério) e o inventário de Beck. Essas escalas são usadas rotineiramente e se constituem em ferramentas diagnósticas úteis.

Transtornos ansiosos

Os sintomas ansiosos também são comuns durante a gravidez. Às vezes, representam uma resposta normal aos desafios incrustados na gestação. Até 10% das mulheres apresentam intensos sintomas ansiosos no início da gravidez, porém sem configurar patologia. A definição do que é doença ou não está novamente nas repercussões que os sintomas trazem para a vida da mulher.

Como sintomas ansiosos, referimo-nos a: angústia, antecipação, irritabilidade, insônia, tensão, taquicardia, tonteiras, cefaleia, dores musculares, ataques de pânico (crises agudas e intermitentes de ansiedade, com descarga autonômica, medo de sofrer um colapso, com duração de 10 a 30 minutos), medos exagerados e sintomas obsessivos, compulsivos, hipocondríacos e somáticos. De acordo com a predominância dos sintomas, diferenciamos os transtornos ansiosos em: transtorno de ansiedade

Saúde Mental da Mulher na Gestação e no Puerpério

generalizado, transtorno de pânico, fobia social ou específica, transtorno obsessivo-compulsivo, hipocondria ou somatização.

Curiosamente, trabalhos científicos observaram que a gravidez pode significar um fator de proteção contra o desenvolvimento de sintomas ansiosos, como os ataques de pânico. Entretanto, de maneira geral, existe piora acentuada da sintomatologia ansiosa durante a gestação.

Assim, conforme mencionado para a depressão maior, os sintomas ansiosos relacionam-se com a gestação. Logo, a melhor maneira de avaliá-los consiste em observar o comportamento da mãe diante das questões relacionadas com a gravidez e o parto.

Transtorno afetivo bipolar (TAB)

O TAB representa um transtorno do humor que oscila entre a depressão e a mania. Como sintomas depressivos, apresenta as mesmas características já discutidas na depressão maior. No entanto, a mania caracteriza-se por autoestima elevada, diminuição da necessidade de sono, distratibilidade, excesso de planos e projetos, megalomania, hipersexualidade, impulsividade, compulsão para falar, aceleração do pensamento (taquipsiquismo) e agitação psicomotora. A frequência de oscilação entre as fases (mania e depressão) é bastante variável, de modo que algumas pacientes permanecem dias e até meses em uma fase e outras ciclam de maneira extremamente rápida, em horas. Geralmente, ocorrem duas a três crises durante 1 ano.

Apesar de os sintomas poderem ter início durante a gravidez, a maior preocupação com o TAB reside no risco de desestabilização.[19] Esse risco é verdadeiro e bastante complicado, pois pode acarretar consequências para o desenvolvimento fetal e, como o TAB relaciona-se bastante com o suicídio, pode comprometer a integridade materna. Além disso, o tratamento tem peculiaridades que dificultam o manejo durante a gestação.

Esquizofrenia

Assim como o TAB, a recorrência de sintomas, até então controlados, é a perspectiva principal a ser considerada diante da esquizofrenia durante a gravidez. A esquizofrenia é um transtorno psicótico de gravidade acentuada que interfere em várias faculdades mentais, como na cognição e, em muitos casos, impede a mulher de gerir os atos da vida civil. Associa-se a tabagismo (quase 90% dos pacientes fumam), baixo cuidado com a saúde, uso de drogas ilícitas e álcool e negligência na higiene pessoal.

Os sintomas clássicos da esquizofrenia são os delírios e alucinações. Delírios são alterações do pensamento que interferem no juízo de realidade. Apresentam como características fundamentais: convicção extraordinária, ideias irremovíveis com a argumentação e conteúdo impossível. Os delírios modificam a existência da mulher e tornam-se o centro do psiquismo.

A alucinação, normalmente, compõe a natureza delirante. Na esquizofrenia, a alucinação auditiva é a mais prevalente. Conceitualmente, chamamos de alucinação toda percepção sem objeto.

Junto com os delírios e alucinações, a distorção afetiva permeia o modo de relacionamento com o mundo das pacientes esquizofrênicas. Elas se deparam com a dificuldade de conviver com outras pessoas e estabelecer vínculos; preferem o isolamento, denominando o afeto como autístico. Tudo isso vai prejudicar a experiência saudável da gravidez.

Transtornos alimentares

Os dois tipos mais comuns de transtornos alimentares são a anorexia e a bulimia nervosa. A anorexia confere à mulher um regime alimentar rígido e hipocalórico na tentativa de inibir o ganho de peso. Baseia-se em uma alteração da percepção corporal em que a mulher se enxerga apenas como obesa. A anorexia é um transtorno grave e pode levar à morte por desnutrição e desequilíbrios hidroeletrolíticos. Acomete com mais frequência mulheres em idades mais jovens. As modificações anatômicas resultantes da gravidez podem ser muito angustiantes para as pacientes com anorexia e levar ao agravamento dos sintomas (Solid et al., 2004).

A bulimia nervosa, normalmente um estágio anterior à anorexia, caracteriza-se pela utilização de métodos purgativos, como provocar vômitos, para inibir o ganho de peso. Novamente, trata-se de uma distorção da percepção corporal. Os sintomas bulímicos durante a gestação confundem-se facilmente com a hiperêmese gravídica, necessitando observação criteriosa para alcançar o diagnóstico.

Drogadição e alcoolismo

A banalização do uso e a utilização de drogas com alto potencial para causar dependência permitem que se depare, com frequência cada vez maior, com gestantes que são dependentes químicas. A gravidade da exposição do feto a substâncias psicoativas é enorme, variando entre déficits cognitivos futuros e abortamentos. O uso de drogas psicoativas também aumenta o risco de a mãe desenvolver outros transtornos mentais, inclusive psicóticos e afetivos.

O alcoolismo oferece um desafio extra para o médico chegar ao diagnóstico. Muitas vezes, a mãe não percebe que seu padrão de uso é problemático e omite informações durante a entrevista. A escala CAGE tem alta sensibilidade para identificar alcoólatras. Com quatro perguntas, fáceis de serem empregadas, a escala deve ser conhecida pelos profissionais da atenção primária (Tabela 16.2)

O manejo da drogadição e do alcoolismo durante a gravidez objetiva alcançar um fim comum: a interrupção do uso. Os recursos terapêuticos para alcançar esse fim são bem variados: internações, grupos de ajuda, técnicas comportamentais e uso de tratamentos farmacológicos. Porém, o passo inicial, e que vai definir ou não o sucesso terapêutico, encontra-se na relação médico-paciente bem consolidada.

Transtornos mentais no puérperio

O período puerperal é o momento da vida da mulher em que é maior a incidência de transtornos psiquiátricos. A definição de até quando um transtorno pode ser relacionado com o pós-parto varia muito. Por exemplo, consideramos a depressão maior como puerperal quando ocorre no período de até 2 anos após o parto. Consequentemente, a observação rigorosa de qualquer manifestação de alteração mental deve estar na perspectiva do profissional de saúde que acompanha a mulher nessa fase.

Os motivos que elegem o pós-parto como um período ímpar na vida da mulher para a manifestação de transtornos psiquiátricos ainda necessitam de mais esclarecimentos. Algumas evidências podem indicar as razões para tanto: alteração brusca do padrão hormonal com o parto, expulsão do tecido placentário e produção do leite materno; formação do vínculo mãe-bebê, que até então era fantasia e se torna real; e perturbação aguda dos padrões fisiológicos da mãe, como do ciclo sono-vígilia e de alimentação.[14]

Assim como na gravidez, os transtornos mentais podem se iniciar, recorrer ou desestabilizar durante o puerpério. Além disso, o teor ou o conteúdo das manifestações dos transtornos são condizentes com o puerpério. Logo, a depressão maior na mãe pode significar descrença em sua capacidade de cuidar do bebê, afastamento da criança e culpa excessiva com relação à saúde da criança. Da mesma maneira, transtornos ansiosos, como o obsessivo-compulsivo, aparecem como

---

Quadro 16.2 Escala CAGE para a avaliação do padrão de uso de álcool.

Você já teve dificuldades para diminuir (*cut-down*) ou parar o consumo de álcool?

Você se irrita (*annoyed*) facilmente quando as pessoas comentam sobre seu padrão de beber?

Você se sente culpado (*guilty*) sobre a sua maneira de beber?

Você bebe pela manhã (*early*)?

Uma resposta positiva já identifica as pessoas com problemas com álcool.

Saúde Mental da Mulher na Gestação e no Puerpério

verificações constantes se a criança respira quando dorme e há exageros nos procedimentos de higiene.

Definiremos os dois transtornos mentais próprios desses períodos:

Disforia no pós-parto (*blues*)

Consiste no surgimento de sintomas disfóricos e depressivos (labilidade do humor, desânimo, tristeza, choro fácil, fadiga, ansiedade, cansaço, irritabilidade e alterações do sono) que se iniciam do segundo ao quinto dia depois do parto. Apresentam uma característica fundamental – são autolimitados; ou seja, a partir do 14º dia espera-se que tenham terminado. Se isso não ocorrer, considera-se que a mãe manifesta um episódio depressivo. Estima-se que até 70% das mulheres tenham *blues* depois do parto. Geralmente, a abordagem da família e da própria mãe, buscando melhorar o suporte dado à puérpera e esclarecendo sobre as manifestações, é capaz de abreviar o quadro. Não se faz necessário o uso de medicações.[14]

Psicose puerperal

Os quadros de psicose pós-parto ocorrem em 0,1% a 0,2% das mães e, apesar da baixa prevalência, são considerados de alta gravidade devido aos riscos para a mãe e o bebê. Têm início abrupto, que varia de 48 horas a 72 horas, nas primeiras 2 semanas de puerpério. A psicose evolui com sintomas leves no começo e constitui, de maneira bem rápida, uma emergência devido à gravidade que o quadro apresenta. Os sintomas iniciais podem ser de inquietação, irritabilidade e perturbação do sono. Depois, sobressaem-se a desorganização do pensamento, a alteração dos níveis da consciência, a inadequação do comportamento, a exaltação, a labilidade emocional e a perplexidade, assim como os delírios e as alucinações.

Conforme mencionado anteriormente, existe uma proximidade maior entre a psicose puerperal e o TAB.[7] Todavia, a psicose puerperal pode significar o início de um quadro esquizofrênico ou, menos comumente, um episódio autolimitado que se encerra após o tratamento adequado. A revisão de fatores de risco para transtornos mentais, como a história familiar e a evolução do quadro, permite elucidar qual é a natureza da psicose puerperal.

USO DE PSICOTRÓPICOS DURANTE A GRAVIDEZ E O PUERPÉRIO

Antes de analisarmos os fundamentos básicos da psicofarmacologia durante a gravidez e o puerpério, algumas premissas devem ser conhecidas. Em primeiro lugar, toda substância psicoativa atravessa a barreira placentária e torna-se constituinte do leite materno, expondo tanto o feto quanto o recém-nascido ao contato com as substâncias.[18] Em segundo lugar, existem dificuldades técnicas e éticas para a realização de estudos científicos que avaliem a eficácia e os efeitos colaterais de fármacos durante a gestação e o puerpério. E, por último, ao se considerar o uso de psicotrópicos, devem-se colocar na balança os prós e os contras da administração de medicamentos, levando em conta o impacto negativo dos transtornos mentais para a saúde materna e da criança e, também, os riscos inerentes aos psicotrópicos.[11] Logo, a decisão de se usar medicação nesses períodos deve ser bastante discutida com a mulher e a família, ressaltando todos os riscos existentes.[12]

A seguir, forneceremos informações para balizar o uso de antipsicóticos, antidepressivos, estabilizadores do humor e benzodiazepínicos. Como ocorrem inúmeras variáveis durante a gestação e o puerpério que irão determinar qual a medicação ideal, apresentaremos noções gerais que possibilitarão ao médico escolher a medicação mais indicada.

Antipsicóticos

1. Evitar fenotiazidas de baixa potência (levomepromazina, clorpromazina etc.), devido ao risco de hipotensão materna e efeitos no feto, principalmente durante o primeiro trimestre.
2. Retirar os antipsicóticos 2 semanas antes da data prevista para o parto de modo a minimizar os efeitos sobre o bebê.

3. Logo após o parto, introduzir antipsicóticos, evitando a amamentação naquelas mulheres com quadro psicótico bem definido.
4. Usar agentes de alta potência, como o haloperidol, durante a gravidez para minimizar a teratogenicidade.
5. Durante a amamentação, os agentes típicos (haloperidol) e atípicos (risperidona, olanzapina e quetiapina) podem ser usados.
6. Evitar a profilaxia com antiparkinsonianos, como o biperideno, pois estão associados a anormalidades neonatais.

Antidepressivos

1. Deve-se preferir sempre abordagens não farmacológicas.
2. Os antidepressivos tricíclicos estão associados a teratogenicidade. Se for necessário o uso, preferir a nortriptilina.
3. Os agentes com menor risco identificado e que devem, assim, ser priorizados são a fluoxetina, o citalopram e a sertralina.
4. Evitar o uso no primeiro trimestre, retirar até 3 semanas antes do parto e introduzir naquelas mulheres com maior suscetibilidade ao desenvolvimento de transtornos psiquiátricos.
5. A eletroconvulsoterapia é uma opção para aquelas mulheres para risco aumentado de suicídio ou com depressão grave.

Estabilizadores do humor

1. Todos os estabilizadores do humor apresentam risco de teratogenicidade.
2. Os agentes ácido valproico e carbamazepina devem ser descontinuados 2 semanas antes da concepção.
3. Tentar tratamentos alternativos, como haloperidol, lamotrigina e eletroconvulsoterapia.[1]
4. Se for necessário o uso de lítio, dividir as doses ao longo do dia e utilizar a menor dose possível. Fazer avaliação constante da viabilidade fetal.
5. Após o parto, reintroduzir o estabilizador o mais rápido possível nas mulheres com alto risco de agudização, evitando a amamentação.

Benzodiazepnícos

1. A abstinência neonatal é o efeito colateral mais conhecido.
2. Preferir usos pontuais ao uso constante.
3. O lorazepam é o mais indicado, devido ao risco menor de acúmulo no tecido fetal.

CONSIDERAÇÕES FINAIS

O conhecimento e a abordagem adequados sobre os transtornos mentais durante a gravidez e o puerpério são fundamentais para os médicos da atenção primária. Os riscos inerentes dos transtornos mentais para a saúde materna e infantil justificam uma intervenção precoce e efetiva. As particularidades da apresentação e as dificuldades do manejo dos transtornos desafiam os profissionais da saúde, os quais necessitam estar capacitados para conseguir o melhor resultado no cuidado das mães e das crianças.

Referências

1. Anderson EL, Reti IM. ECT in pregnancy: a review of the literature from 1941 to 2007. Psychosom Med 2009; 71:235-42.
2. Brouwers EP, Van Baar AL, Pop VJ. Maternal anxiety during pregnancy and subsequent infant development. Infant Behav Dev. 2001; 24:95-106.
3. Bodnar L M, Wisner KL. Nutrition and depression: implications for improvng mental health among childbearing-aged women. Biol Psychiatry 2005; 58(9):679-85.

4. Buist A, Bilszta J, Barnett B et al. Recognition an management of perinatal depression in general practice – a survey of GPs and postnatal womwn. Aust Fam Physician 2005; 34(9):787-90.
5. Buss C, Davis EP, Muftuler LT, Head K et al. High pregnancy anxiety during mid-gestation is associated with decreased gray matter density in 6—9-year-old children. Psychoneuroendocrinology; 2010; 35:141-53.
6. Camacho RS, Cantinelli FS, Ribeiro CS et al. Transtornos psiquiátricos na gestação e no puerério: classificação, diagnóstico e tratamento. Rev Psiq CliÅLn. 2006; 33(2):92-102.
7. Chaudron LH, Pies RW. The relationship between postpartum psychosis and bipolar disorder: A review. J Clin Psychiatry; 2003; 64:1284-92.
8. Connors SL, Levitt P, Matthews SG et al. Fetal mechanisms in neurodevelopmental disorders. Pediatr Neurol 2008:163-76.
9. Kramer MS, Lydon J, Seguin L. Stress pathways to spontaneous preterm birth: the role of stressors, psychological distress, and stress hormones. Am. J. Epidemiol. 2009; 169:1319-26.
10. Levey L, Ragan K, Hower-Hartley A et al. Psychiatric disorders in pregnancy. Neurol Clin 2004; 22:863-93.
11. Maciag D, Simpson Kl, Coppinger D et al. Neonatal antidepressant exposure has lasting effects on behavior serotonina circuitry. Neupsychopharmacol 2006; 31(1):47-57.
12. Menon S. J. Psychotropic medication during pregnancy and lactation. Arch Gynecol Obstet 2008; 277:1-13.
13. Merikangas KR, Akiskal HS, Angst J et al. Lifetime and 12-month prevalence of bipolar spectrum disorder in the National Comorbidity Survey Replication. Arch Gen Psychiatry 2007; 64:543-52.
14. Miranda GCV, Dias FMV, Brenes CA. Saúde Mental da Mulher na Gravidez e Puerpério. Ginecologia e Obstetrícia, Manual para Concurso/TEGO; 4. ed. Guanabara Koogan 2007:819-26.
15. Rich-Edwards JW, Kleinman K, Abrams A et al. Sociodemographic predictors of antenatal and postpartum depressive symptoms among women in a medical group practice. J Epidemiol Community Health. 2006; 60(3):221-7.
16. Romano E, Zoccolillo M, Paquette D. Histories of child maltreatment and psychiatric disorder in pregnant adolescents. J Am Acad Child Adolesc Psychiatry. 2006; 45(3):329-36.
17. Sollid CP, Wisborg K, Hjort J & Secher NJ. Eating disorder that was diagnosed before pregnancy and pregnancy outcome. Am J Obstet Gynecol 2004; 190:206-10.
18. Suppaseemanont W. Depression in pregnancy: drug safety and nursing management. Am J Chil Nurs 2006; 31(1):10-5.
19. Viguera AC, Cohen LS, Baldessarini RJ et al. Managing bipolar disorder during pregnancy: weighing the risks and benefits. Can J Psychiatry 2002; 47:426-36.
20. Yonkers KA, Wisner KL, Stewart DE et al. The management of depression during pregnancy: a report from the American Psychiatric Association and the American College of Obstetricians and Gynecologists. Gen Hosp Psychiatry 2009; 31:403-13.

17

Ultrassonografia Obstétrica

Julio César Faria Couto
Mateus Henrique Baylon e Silva
Quésia Tamara Mirante Ferreira Villamil

INTRODUÇÃO

A ultrassonografia obstétrica é um exame não invasivo e com baixa variabilidade interobservadores. Recomenda-se sua utilização durante o acompanhamento pré-natal por possibilitar o diagnóstico de patologias obstétricas e fetais, o que melhora os resultados perinatais.

A quantidade de exames ultrassonográficos necessários para um bom acompanhamento pré-natal é controversa. Nas gestações de alto risco, é comum a realização de vários exames para assegurar o bem-estar fetal e auxiliar a tomada de decisões clínicas. Porém, para gestações de baixo risco, as recomendações são variáveis. Existem recomendações de que numa gestação de baixo risco, sem complicações, sejam realizados de um a três exames ultrassonográficos.

Apesar de ser um exame isento de riscos diretos, a ultrassonografia obstétrica não deve ser realizada de maneira indiscriminada, pois seu uso indevido pode levar à realização de intervenções médicas desnecessárias, já que o valor preditivo positivo para a maioria dos fatores estudados não alcança os 100%. Por isso, o médico pré-natalista deve conhecer as indicações e limitações da ultrassonografia obstétrica realizada em cada momento da gestação. Só assim poderá decidir, diante de cada paciente, o momento e o número de exames necessários para um bom acompanhamento pré-natal.

ULTRASSONOGRAFIA DO PRIMEIRO TRIMESTRE

A ultrassonografia na gestação inicial sofreu grande impacto com o desenvolvimento dos transdutores vaginais, por possibilitar a avaliação de inúmeras estruturas difíceis de serem estudadas pela via abdominal. Por meio desse exame, podem ser avaliados o útero (colo e miométrio), os ovários e a gestação propriamente dita: saco gestacional, trofoblasto, cavidade coriônica, vesícula vitelina e concepto.

O exame ultrassonográfico realizado no primeiro trimestre possibilita a confirmação da vitalidade embrionária/fetal e da data da gravidez, além de determinar a corionicidade, principal fator para definir o prognóstico e o acompanhamento em gestações múltiplas. Também torna possível o diagnóstico precoce da gravidez ectópica, além do rastreamento de cromossomopatias e do diagnóstico precoce de anomalias fetais, pela avaliação morfológica do primeiro trimestre.

O primeiro achado ultrassonográfico sugestivo de gestação surge ao final da quarta semana (28º dia): a hiperecogenicidade no interior da cavidade uterina. É um sinal inespecífico, pois ocorre também no fim da fase lútea e em gestações ectópicas.

Próximo ao 32º dia, o saco gestacional já pode ser visibilizado, apresentando-se como uma estrutura anecoica de contornos ecogênicos com diâmetro entre 2 e 4mm. O saco gestacional cresce, em média, 1mm por dia, e identifica-se o embrião quando o diâmetro médio do saco gestacional é de, no mínimo, 18mm (Figura 17.1).

A primeira estrutura anatômica identificada no interior do saco gestacional corresponde à vesícula vitelina, visível por volta da quinta semana. Geralmente, não ultrapassa 6mm. Tem formato esférico, com periferia ecogênica bem definida e centro sonotransparente. Sua visualização confirma a gravidez intrauterina e afasta a possibilidade de um pseudossaco gestacional, sinal de gestação ectópica. O aspecto calcificado e o tamanho aumentado (> 6mm) da vesícula vitelina estão associados a mau prognóstico gestacional.

O disco embrionário é detectado quando alcança 2mm de comprimento, o que ocorre entre 5 e 6 semanas de gestação, estando localizado próximo à vesícula vitelina (Figura 17.2). Ao identificar-se o embrião, observam-se, concomitantemente, os batimentos cardíacos, que obrigatoriamente devem estar presentes quando o comprimento cabeça-nádega (CCN) for igual ou superior a 5mm. Nessa fase, os batimentos cardíacos variam entre 90 e 190 batimentos por minuto.

Avaliação morfológica do primeiro trimestre

Com o advento dos aparelhos de ultrassonografia com imagens em alta definição, tornou-se possível estudar a morfologia fetal já no primeiro trimestre. Nesse exame é possível avaliar o cérebro, o tórax, o coração, a parede abdominal, o estômago, os intestinos, os rins, a bexiga e os membros. Isto permite que, no exame realizado entre 11 e 14 semanas, já seja feito o diagnóstico precoce de malformações fetais graves, como gastrosquise, onfalocele, anencefalia e amelia. Para tal é necessário, por parte do examinador, um amplo conhecimento do desenvolvimento embrionário normal.

Marcadores ultrassonográficos de cromossomopatias

No exame realizado entre 11 e 13 semanas e 6 dias, também é realizada uma avaliação sistemática do feto, visando a identificar com marcadores ultrassonográficos o cálculo do risco de cromossomopatias. Os marcadores pesquisados são: translucência nucal, osso nasal, Doppler do ducto venoso,

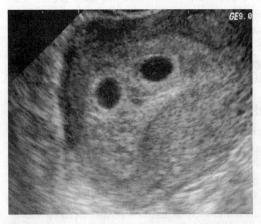

Figura 17.1 Saco gestacional em gestação gemelar de 4 a 5 semanas.

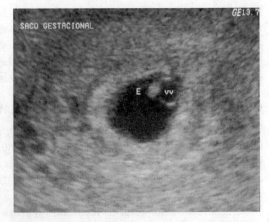

Figura 17.2 Gestação de 6 semanas. (E: embrião; VV: vesícula vitelina.).

regurgitação de válvula tricúspide e ângulo frontomaxilofacial. Utilizando esses marcadores, além da idade materna e dos marcadores bioquímicos (Papp-A e β-HCG livre), é possível, por meio de um *software*, calcular o risco de o feto estudado ser portador de alguma aneuploidia mesmo que a análise da morfologia fetal esteja normal.

De posse do risco potencial, o médico pré-natalista pode, então, aconselhar sua paciente na decisão de realizar a confirmação de uma cromossomopatia por meio de um exame invasivo – biópsia de vilo corial ou amniocentese –, já que esses exames não são isentos de riscos, levando à perda gestacional em cerca de 1% dos casos. Dessa forma, o rastreamento de primeiro trimestre seleciona pacientes com risco aumentado de cromossomopatias, às quais o médico-assistente deve oferecer o estudo de cariótipo fetal.

Os marcadores fetais avaliados com esse objetivo são translucência nucal (TN) e osso nasal.

Translucência nucal

A translucência nucal (TN) corresponde a um acúmulo de líquido na região cervical posterior. A medida da TN deve ser realizada entre 11 e 13 semanas e 6 dias de gestação, sendo um método eficaz de rastreamento de diversas aneuploidias, particularmente a trissomia do cromossomo 21, pois possibilita que 75% das gestações acometidas por essa cromossomopatia sejam identificadas. Além disso, a medida da TN também contribui para a detecção de outras anomalias cromossômicas, além de malformações cardíacas, displasias esqueléticas e síndromes genéticas.

A TN pode ser medida tanto por via abdominal quanto por via transvaginal, obtendo-se resultados similares, desde que o comprimento crânio-nádega (CCN) esteja entre 45 e 84mm (Figura 17.3).

Vários estudos prospectivos, que avaliaram mais de 250.000 gestações, incluindo aproximadamente 1.000 fetos com trissomia do cromossomo 21, demonstraram que a TN é medida com sucesso em mais de 99% dos casos.[1] Observou-se, também, que o risco das anomalias cromossômicas aumenta em gestantes com idade materna avançada (acima de 35 anos) e com o aumento da espessura da TN.[2] A TN, quando utilizada como método de rastreamento para anomalias cromossômicas, identifica de 75% a 80% dos fetos com trissomia do cromossomo 21 e outras cromossomopatias, com uma taxa de falso-positivo de 5%.

Osso nasal

A não visualização do osso nasal no primeiro trimestre é também um marcador de cromossomopatia. Isso ocorre devido a uma hipoplasia ou um atraso na calcificação da estrutura óssea do nariz. O osso nasal não é visível em 2% a 3% dos fetos cromossomicamente normais, em 60% a 70% dos fetos com trissomia do cromossomo 21, em cerca de 50% dos fetos com trissomia do cromossomo 18 e em 30% dos fetos com trissomia do cromossomo 13[2] (Figura 17.4).

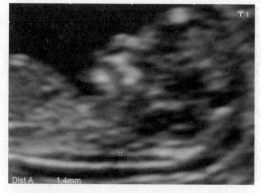

Figura 17.3 Medida da translucência nucal em feto de 12 semanas de gestação.

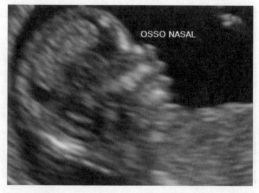

Figura 17.4 Avaliação do osso nasal no primeiro trimestre da gestação.

Doppler do ducto venoso

O ducto venoso é um *shunt* que direciona o sangue fetal oxigenado da veia umbilical para a circulação coronária e cerebral, desviando o sangue oxigenado preferencial pelo forame oval do átrio direito para o átrio esquerdo. O fluxo sanguíneo no ducto venoso apresenta onda característica de alta velocidade, durante a sístole (onda-S) e a diástole ventriculares (onda-D) e é contínuo durante a contração atrial (onda-a) (Figura 17.5).

O aumento da impedância do fluxo sanguíneo no ducto venoso entre a 11ª e a 14ª semanas de gestação é manifestado pela "ausência da onda-a" ou pela "onda-a reversa". O fluxo anormal no ducto venoso (onda-a ausente ou reversa) é observado em 5% dos fetos cromossomicamente normais e em cerca de 80% dos fetos portadores de trissomia do cromossomo 21. Além disso, está associado a malformações cardíacas e desfecho desfavorável da gestação.[3]

Regurgitação da válvula tricúspide

Tem sido observada uma relação entre a regurgitação da válvula tricúspide e o aumento na prevalência de anomalias cromossômicas. Os estudos realizados sobre este tema demonstraram que a ultrassonografia realizada entre a 11ª e a 13ª semana e 6 dias de gestação diagnosticou a regurgitação da tricúspide em 2% a 3% dos fetos cromossomicamente normais e em 60% a 70% dos fetos com trissomia do cromossomo 21[4] (Figura 17.6). Esses estudos também observaram que a prevalência da regurgitação da tricúspide cresce com o aumento da espessura da TN e na presença de outros defeitos cardíacos, mas diminui com a evolução da gestação.[4,5]

Ângulo frontomaxilofacial

O perfil plano é uma das características dos fetos portadores da trissomia do 21. Essa característica decorre das hipoplasias maxilar e nasal presentes nesses fetos. O comprimento maxilar dos fetos portadores da trissomia 21 é mais curto quando comparado com os fetos cromossomicamente normais. Entretanto, a diferença entre as medidas encontradas é pequena para ser clinicamente avaliada. Um novo método, denominado ângulo frontomaxilofacial (FMF), avalia de forma mais objetiva a face plana fetal.[6,7]

O ângulo FMF é definido como o ângulo entre a superfície cranial do maxilar e o osso frontal obtido no corte de perfil do feto no plano sagital médio (Figura 17.7). Em mais de 60% dos fetos portadores da trissomia 21 entre a 11ª e a 13ª semana e 6 dias de gestação, o ângulo FMF encontra-se acima do percentil 95. O aumento do ângulo FMF parece ser decorrente da posição do maxilar em relação ao osso frontal.

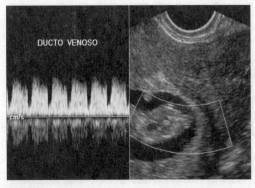

Figura 17.5 Dopplervelocimetria normal do ducto venoso.

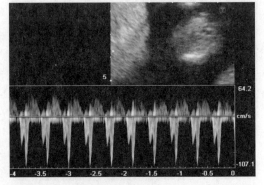

Figura 17.6 Presença de regurgitação tricúspide em feto normal com 12 semanas de gestação.

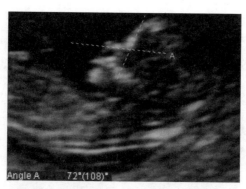
Figura 17.7 Medida do ângulo frontomaxilofacial.

ULTRASSONOGRAFIA DO SEGUNDO TRIMESTRE

A partir do segundo trimestre, outros parâmetros investigados são a placenta, o volume de líquido amniótico, o cordão umbilical e o comprimento do colo uterino. Além disso, no segundo trimestre é possível realizar o estudo da morfologia fetal, que possibilita a avaliação anatômica e estrutural do feto.

Estudo da morfologia fetal (20 a 24 semanas)

As malformações congênitas constituem uma das dez principais causas de mortalidade infantil. A importância das malformações congênitas como causa de óbito é inversamente proporcional à mortalidade infantil. Estudos de morbidade em crianças indicam que as enfermidades genéticas e os defeitos congênitos representam 10% a 25% das internações em estabelecimentos de assistência terciária em alguns centros urbanos da América Latina.[8]

O estudo da morfologia fetal deve ser realizado entre a 20ª e a 24ª semana. Por apresentar alta sensibilidade no diagnóstico de malformações fetais, possibilita melhor planejamento de condutas obstétricas e programação de procedimentos diagnósticos e terapêuticos fetais, quando necessários. Além disso, o diagnóstico de malformações fetais possibilita o planejamento, pela equipe médica e pela família envolvida, das questões relativas ao parto e aos primeiros cuidados com o recém-nascido que possa necessitar de terapias intensivas e especiais.

Embora algumas mulheres estejam no grupo de "alto risco" para malformações e aneuploidias fetais, tanto pela história familiar quanto pela exposição a agentes teratogênicos ou infecções, a maioria das anomalias fetais ocorre no grupo de "baixo risco" (mulheres sem qualquer história anterior). Consequentemente, o exame ultrassonográfico morfológico deve ser oferecido rotineiramente para todas as mulheres gestantes.

Sistematização do exame morfológico

O exame morfológico tem como objetivo avaliar a formação dos diversos órgãos e estruturas fetais. Para que tal objetivo seja alcançado, convém um equipamento que apresente imagem em alta definição além de um operador experiente e com amplo conhecimento da anatomia fetal. Apresentamos a seguir um modelo de sistematização do exame morfológico fetal.

Sistema nervoso central

O estudo da anatomia do sistema nervoso central é de extrema importância não só pela incidência de malformações, mas também pela repercussão dessas alterações na sobrevida e na futura função social do indivíduos. A incidência média de malformações do sistema nervoso central é de, aproximadamente, 1:100 conceptos.[9] A avaliação ultrassonográfica do sistema nervoso central possibilita estudar com mais detalhes estruturas fetais como coluna vertebral, ventrículos laterais, plexo coroide, cavidade do septo pelúcido, tálamo, corpo caloso, pedúnculos cerebrais e fossa posterior (Figuras 17.8 a 17.10).

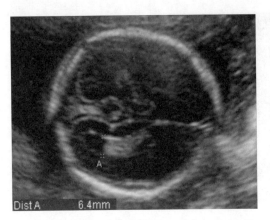
Figura 17.8 Corte axial do crânio mostrando a medida do ventrículo lateral.

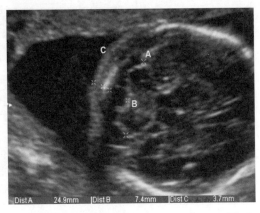
Figura 17.9 Corte axial do crânio mostrando a medida do cerebelo (A), cisterna magna (B) e prega nucal (C).

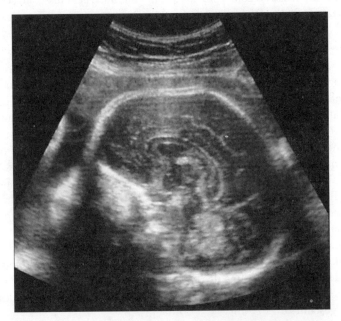
Figura 17.10 Corte sagital do crânio mostrando o corpo caloso (A), tálamo (B) e cerebelo (C).

Sistema cardiovascular

As cardiopatias congênitas estão entre as malformações mais comuns e são as principais causas de óbito infantil por malformações congênitas, sendo responsáveis por cerca de um terço das mortes nesse grupo específico.[10] No estudo morfológico, o coração é avaliado em diversos planos. Inicialmente, realiza-se o corte das quatro câmaras, em que se avalia a presença das quatro câmaras cardíacas, bem como sua simetria (Figura 17.11), além da inserção das válvulas atrioventriculares. Identifica-se, ainda, o forame oval, que deve estar patente, comunicando o átrio direito ao átrio esquerdo. Em seguida, é realizada a avaliação do septo interventricular (Figura 17.11) e das vias de saída dos ventrículos. A aorta pode ser identificada saindo do ventrículo esquerdo e formando o arco aórtico (Figuras 17.12 e 17.13), e o tronco da artéria pulmonar é visto a partir do ventrículo direito (Figura 17.14).

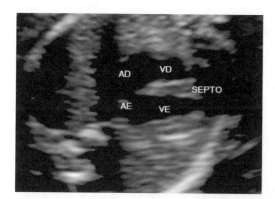

Figura 17.11 Corte de quatro câmaras. (AD: átrio direito; AE: átrio esquerdo; VD: ventrículo direito; VE: ventrículo esquerdo.)

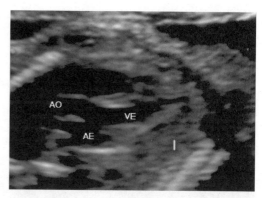

Figura 17.12 Corte mostrando a saída da aorta a partir do ventrículo esquerdo. (AE: átrio esquerdo; VE: ventrículo esquerdo; AO: aorta.)

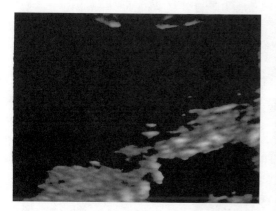

Figura 17.13 Arco aórtico.

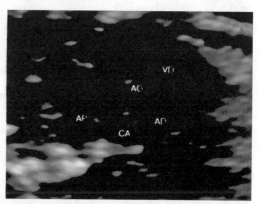

Figura 17.14 Corte mostrando a saída do tronco pulmonar a partir do ventrículo direito. (AD: átrio direito; VD: ventrículo direito; AO: aorta; TO: tronco pulmonar; AP: artéria pulmonar; CA: canal arterial.)

Tórax fetal

A avaliação do tórax pode ser feita por vários planos, que devem observar fundamentalmente o tamanho e a forma da caixa torácica, além de estudar a ecogenicidade dos pulmões. Durante a vida fetal, os pulmões não estão inflados e são visualizados como estruturas sólidas que ocupam o espaço entre o coração e a caixa torácica. Sua ecogenicidade varia de acordo com a idade gestacional: conforme a idade gestacional aumenta, os pulmões se tornam mais hiperecogênicos que o fígado.

Sistema musculoesquelético

A avaliação dos membros fetais é de extrema importância, tendo em vista a incidência das displasias ósseas, as quais são um grupo de alterações do desenvolvimento que afetam tanto os ossos quanto as cartilagens. São raras, com uma prevalência aproximada de 1/10.000 nascimentos, e incluem mais de 175 doenças que apresentam formas diversas de manifestação. A gravidade da doença varia de alterações esqueléticas menores até condições que são letais intraútero ou logo após o nascimento.

A avaliação dos membros consiste na biometria e na análise morfológica de todos os ossos longos fetais, como o fêmur, o úmero, a tíbia e a fíbula (Figuras 17.15 e 17.16). Além disso, também é avaliado o posicionamento das mãos e dos pés para o diagnóstico de possível pé torto ou mão torta congênitos (Figura 17.17).

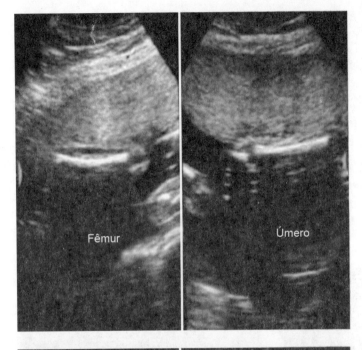

Figura 17.15 Corte mostrando o fêmur e o úmero.

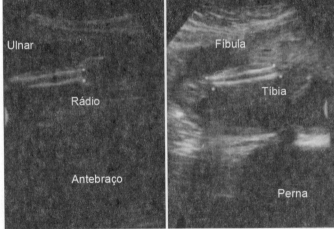

Figura 17.16 Corte mostrando a avaliação dos ossos longos.

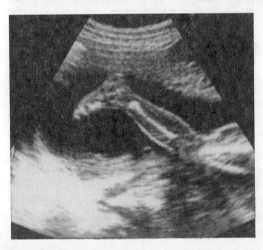

Figura 17.17 Corte mostrando o posicionamento do pé fetal.

Aparelho digestivo

A integridade da parede abdominal pode ser demonstrada pela identificação da inserção do cordão umbilical por corte sagital mediano ou transversal. A porção superior do abdome é composta pelo diafragma. Este músculo pode ser identificado como uma linha hipoecogênica que separa a cavidade torácica da abdominal em corte sagital do feto. O fígado pode ser avaliado conforme sua ecogenicidade e sua localização (Figura 17.18). O baço é identificado em corte transversal do abdome como uma estrutura sólida e hipoecogênica com relação aos demais órgãos intra-abdominais. Está localizado posterolateralmente com relação ao estômago (Figura 17.18). A vesícula biliar é visualizada em corte transversal como uma estrutura alongada localizada entre os lobos hepáticos (Figura 17.19). Os intestinos estão localizados na região central do abdome e não podem ser diferenciados antes da 28ª semana de gestação.

Trato urinário

Os rins fetais podem ser identificados a partir da 12ª semana (via vaginal) ou da 14ª semana de gestação (via abdominal). Com 20 semanas, os dois rins são identificados em, pelo menos, 90% dos casos. Estão localizados logo abaixo do estômago, bilateralmente e anterior à coluna (Figuras 17.20A e B e Figura 17.21). Os ureteres não são visualizados em condições normais à ultrassonografia. A bexiga pode ser identificada desde o primeiro trimestre e deve ser avaliada quanto a volume e espessura da parede.

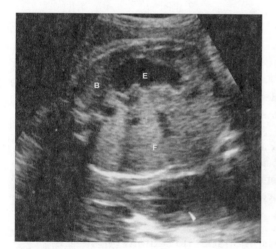

Figura 17.18 Corte transversal do abdome fetal mostrando estômago (E), fígado (F) e baço (B).

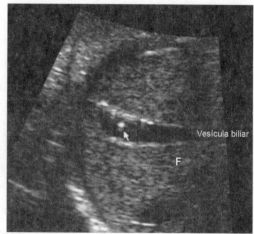

Figura 17.19 Corte transversal do abdome fetal mostrando o fígado (F) e a vesícula biliar fetal.

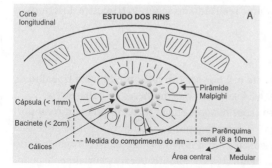

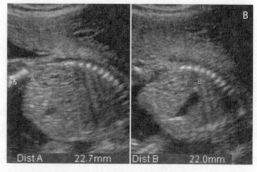

Figura 17.20 A. Corte longitudinal do rim fetal. **B.** Corte longitudinal do rim fetal.

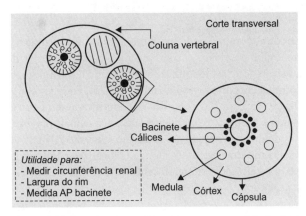

Figura 17.21 Desenho esquemático do corte transversal do rim fetal.

Face

O estudo da face é indispensável e deve obrigatoriamente ser realizado entre a 20ª e a 24ª semana de gestação. Possibilita avaliar (Figuras 17.22 a 17.24):

1. O aspecto global.
2. Estudo específico:
   a. Órbitas, cristalino, pupilas
   b. Fossas nasais e narinas
   c. Lábios superior e inferior
   d. Maxilar, língua e orofaringe
   e. Orelhas
3. Aspectos funcionais: movimentos de sucção, deglutição, movimentos oculares.
4. Biometria: avaliação das órbitas e medida do osso nasal.

A análise da face dificilmente é dissociada do estudo do encéfalo, tendo em vista que um grande número de dismorfismos faciais encontra-se associado a malformações cerebrais. As anomalias da face são especialmente interessantes para o rastreamento de polimalformações complexas. O estudo da face deve ser realizado paralelamente ao do encéfalo e das extremidades, tendo em vista a associação frequente dessas malformações.

Marcadores ultrassonográficos de cromossomopatias do segundo trimestre

Como a sensibilidade do rastreamento de cromossomopatias no primeiro trimestre não chega aos 100%, o estudo morfológico detalhado no segundo trimestre pode diagnosticar aneuploidias nas pacientes nas quais o rastreamento de primeiro trimestre foi normal. São vários os marcadores ultrassonográficos de aneuploidias detectados no exame realizado no segundo trimestre. Listamos os mais utilizados nas Tabelas 17.1 a 17.4.

Avaliação do comprimento cervical

A medida do comprimento do colo é clinicamente útil por ser um fator preditor do trabalho de parto prematuro. Assim, deve ser realizada com 20 a 24 semanas nas mulheres de baixo risco.

Nas pacientes com alto risco de parto prematuro (com história prévia de parto prematuro ou portadoras de anomalias uterinas, como útero unicorno), o comprimento cervical deve ser medido a cada 2 semanas entre a 14ª e a 24ª semana. A média da medida cervical normal é de 3,6cm. O risco de parto prematuro é inversamente relacionado com o comprimento cervical e aumenta exponencialmente quando o comprimento cervical é menor que 1,5cm. Em gestações gemelares, o valor de corte é de 2,5cm.[11]

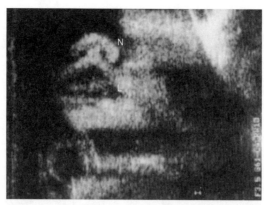

Figura 17.22 Corte mentonaso mostrando os lábios (L) e o nariz fetal (N).

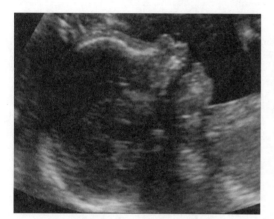

Figura 17.23 Corte de perfil da face fetal.

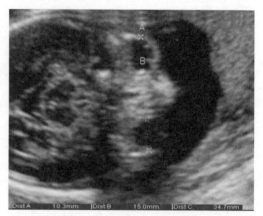

Figura 17.24 Avaliação das órbitas fetais.

Tabela 17.1 Marcadores ultrassonográficos associados à síndrome de Down.
Crescimento intrauterino restrito
Ventriculomegalia leve
Cisto de plexo coroide
Aumento da prega nucal (> 15 semanas)
Higroma cístico
Foco ecogênico intracardíaco
Defeitos cardíacos congênitos
Hiperecogenicidade intestinal
Atresia duodenal ("sinal da dupla-bolha")
Dilatação da pelve renal
Fêmur e/ou úmero curtos
Aumento do ângulo do osso ilíaco
Clinodactilia e hipoplasia do quinto dedo
Aumento do espaço entre o primeiro e o segundo dígitos
Artéria umbilical única

Tabela 17.2 Marcadores ultrassonográficos associados à trissomia 13.

Crescimento intrauterino restrito
Microcefalia
Holoprosencefalia
Anoftalmia/microftalmia
Fenda palatina
Defeitos cardíacos
Onfalocele
Rins policísticos
Genitália ambígua
Hipoplasia da pelve
Camptodactilia
Polidactilia
Translucência nucal aumentada

Tabela 17.3 Marcadores ultrassonográficos associados à trissomia 18.

Crescimento intrauterino restrito
Cistos de plexo coroide
Aumento da fossa posterior
Micrognatia
Hipertelorismo
Mão fletida com dedo indicador sobreposto
Pé torto congênito
Dilatação pélvica renal
Defeitos cardíacos
Artéria umbilical única
Polidrâmnio
Translucência nucal aumentada

Tabela 17.4 Marcadores ultrassonográficos associados à síndrome de Turner.

Crescimento intrauterino restrito
Higroma cístico
Derrame pleural
Ascite
Defeitos cardíacos – coarctação da aorta
Rim em ferradura
Fêmur curto

ULTRASSONOGRAFIA DO TERCEIRO TRIMESTRE

A realização de ultrassonografia obstétrica no terceiro trimestre pode melhorar a sensibilidade do método, pois algumas anomalias, como o encurtamento dos ossos longos e as alterações causadas por infecções congênitas (microcefalia, ventriculomegalia), são mais bem detectadas em fases mais avançadas da gestação. Nessa fase, o exame também possibilita diagnosticar e acompanhar alterações do crescimento fetal e do líquido amniótico, bem como estudar a placenta, o cordão umbilical e a estática fetal, o que pode auxiliar a decisão quanto à via do parto.

Volume do líquido amniótico

Seu estudo é particularmente importante a partir da 20ª semana de gestação, uma vez que, a partir desse período, a epiderme do fetal encontra-se ceratinizada e a produção do líquido amniótico, em grande parte, é resultado da diurese fetal. Apenas uma pequena parte tem origem na secreção do trato gastrorrespiratório, na transpiração e na difusão do âmnio. Sua reabsorção ocorre pela deglutição fetal.

Sua avaliação pode ser feita de forma subjetiva ou baseada em métodos quantitativos. A avaliação subjetiva depende da experiência do examinador, sendo mais difícil sua comparação entre diferentes observadores. Os métodos quantitativos são mais utilizados e baseiam-se na medida do maior bolsão e na determinação do índice de líquido amniótico (ILA). O achado de maior bolsão entre 2 e 8cm é considerado normal. Para o ILA, o valor normal situa-se entre 5 e 25cm. Faz-se o diagnóstico de oligoidrâmnio quando o resultado é menor ou igual a 5cm e de polidrâmnio quando maior ou igual a 25cm.

Existem, ainda, curvas de normalidade para o ILA de acordo com a idade gestacional. Dessa forma, o achado de um ILA abaixo do percentil 10 caracteriza oligodrâmnio e, acima do percentil 90, polidrâmnio.

Avaliação placentária

A placenta é uma estrutura de formato arredondado e discoide. A avaliação ultrassonográfica consiste na observação de sua localização, espessura e grau de maturidade (Figura 17.25). A localização da placenta corresponde à sua posição na cavidade uterina. Pode ser classificada como fúndica, anterior, posterior, lateral ou prévia. A placenta é descrita como prévia quando qualquer parte dela está implantada sobre o segmento inferior do útero. Dessa forma, pode ser subclassificada em: marginal (quando a borda inferior da placenta margeia o orifício interno do colo uterino), centro parcial (quando a borda inferior ultrapassa o orifício interno do colo uterino, porém não o recobre) ou centro total (quando a borda inferior da placenta recobre totalmente o orifício interno do colo uterino).

A espessura da placenta é obtida por meio da medida a partir da placa basal até a placa corial, no ponto da inserção do cordão umbilical. Ela aumenta continuamente com a evolução da idade gestacional e costuma estar alterada na presença de infecções perinatais.

O grau de maturidade pode ser obtido pela avaliação da extensão de calcificação da placenta e expresso por meio de um escore que varia de 0 a III (escore de Grannum). O grau 0 designa uma placenta homogênea, sem calcificação; o grau I, presença de pequenas calcificações intraplacentárias; o grau II, calcificações na placa basal; e no grau III observa-se compartimentalização da placenta pela presença de calcificação da placa basal à coriônica.

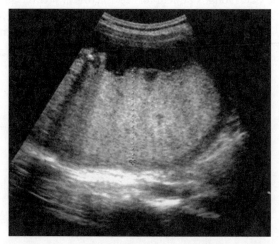

Figura 17.25 Avaliação da placenta.

Apesar de existir uma associação entre o grau de calcificação placentária e a maturidade pulmonar fetal, a classificação em graus de maturidade não é mais usada para predizer maturidade fetal. Por isso, não deve ser usada com fins de avaliação fetal. De fato, inexistem evidências científicas que comprovem os benefícios da classificação de Grannum no acompanhamento pré-natal e na tomada de decisões obstétricas.

Cordão umbilical

O cordão umbilical é formado por três vasos: duas artérias e uma veia, que podem ser visibilizados simultaneamente em corte transverso. O emprego do Doppler colorido em corte longitudinal e, principalmente, transversal ao nível da bexiga possibilita a visualização das duas artérias umbilicais margeando a bexiga (Figura 17.26).

É extremamente importante a visualização da inserção do cordão na placa placentária, pois as inserções velamentosas de cordão (distantes da superfície da placenta) estão associadas a risco aumentado de *vasa praevia*, quando os vasos umbilicais cruzam o segmento inferior uterino, colocando-se à frente da apresentação.

A morfologia do cordão deve ser analisada em corte longitudinal, com observação de seu aspecto espiralado típico. Além do exame das inserções no abdome fetal e na placenta, é necessário o exame da alça livre do cordão em seus diferentes segmentos para afastar a presença de cistos ou massas.

Avaliação do crescimento fetal

O crescimento fetal pode ser adequadamente avaliado por meio da realização de ultrassonografias seriadas, com intervalo mínimo de 2 semanas, verificando se a evolução das medidas efetuadas foi normal para o período. O peso fetal é calculado por meio de equações realizadas pelo próprio aparelho de ultrassonografia, que utiliza as medidas biométricas fetais fornecidas pelo examinador. Os valores de peso fetal estimado abaixo do percentil 10 ou acima do percentil 90 são consideradas anormais e impõem a suspeita de crescimento intrauterino restrito ou macrossomia fetal, respectivamente.

Determinação da idade gestacional

De maneira geral, a variação biológica tende a aumentar com o decorrer da gestação, influenciando a determinação da idade gestacional. A determinação da idade gestacional tem menor margem de erro quando realizada no primeiro trimestre, não sendo a ultrassonografia obstétrica de terceiro trimestre um método indicado para o cálculo de idade gestacional.

Se a ultrassonografia de terceiro trimestre for utilizada para cálculo de idade gestacional, os centros de ossificação de ossos longos podem fornecer acurácia melhor que a biometria, pois aparecem em uma idade gestacional determinada. O centro de ossificação distal do fêmur surge na 32ª semana, o centro de ossificação proximal da tíbia entre a 35ª e a 36ª semana e o proximal do úmero em torno da 37ª à 38ª semana.

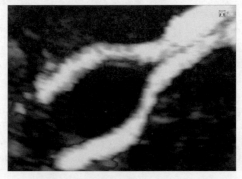

Figura 17.26 Avaliação do cordão umbilical.

DOPPLERFLUXOMETRIA

A dopplerfluxometria é uma ferramenta que, quando bem indicada, acrescenta dados relevantes na tomada de decisões que beneficiem a gestante e o feto, pois pode revelar importantes quesitos da fisiologia fetal e placentária. Por meio da análise espectral Doppler, é possível medir a velocidade do fluxo da coluna sanguínea naquele momento do ciclo cardíaco, aferindo a altura da onda estudada. Dois valores são utilizados em obstetrícia: o pico sistólico máximo, representativo da velocidade sistólica máxima no centro do vaso, e a velocidade diastólica final mínima, parâmetros que possibilitam calcular o grau de resistência (impedância) ao fluxo sanguíneo.

Diversos índices foram criados para mensuração da impedância ao fluxo nos vasos sanguíneos:

- **Índice de resistência (Pourcelot):** revela a relação entre a velocidade máxima na sístole e a velocidade mínima na diástole. Quanto menor o índice, menor a resistência ao fluxo sanguíneo. Seus valores variam de 0 a 1, situação de resistência máxima ao fluxo medida pelo índice, caracterizado por velocidade zero de fluxo ao final da diástole.
- **Índice de pulsatilidade (Gosling):** relaciona as velocidades máximas durante a sístole e mínimas durante a diástole, além da velocidade média durante o ciclo cardíaco. Os valores são progressivamente maiores quando há elevação da impedância de fluxo na coluna sanguínea. Como não tem limite superior, possibilita a avaliação da impedância ante condições de fluxo diastólico ausente ou negativo.
- **Relação S/D (Stuart):** é a razão simples entre a frequência de fluxo máximo na sístole pela menor frequência durante a diástole. Mostra valor infinito na vigência de fluxo diastólico, elevando sua percentagem de erro conforme se eleva a impedância.

Vasos sanguíneos são passíveis de estudo em um exame obstétrico. No entanto, muitos ainda estão sendo estudados e não existe consenso sobre o real significado dos resultados encontrados. Atualmente, três vasos são estudados na rotina da dopplerfluxometria obstétrica:

Artérias uterinas

O adequado desenvolvimento da circulação uteroplacentária é fundamental para um resultado obstétrico favorável. Após a 12ª semana de gestação, inicia-se a chamada "segunda onda de invasão trofoblástica", caracterizada pela invasão miometrial das artérias espiraladas. Esse processo finaliza por volta da 26ª semana de gestação, quando o trofoblasto substitui o endotélio vascular e se estabelece na camada muscular média.

O sucesso desta invasão possibilita que o tecido elástico e muscular seja substituído por material fibrinoide, aumentando o diâmetro vascular. Com isso ocorre diminuição da resistência vascular placentária, o que é observado por meio da redução do índice de resistência nas artérias uterinas com o evoluir da gestação. Entretanto, quando há patologias como a pré-eclâmpsia, em que a migração trofoblástica é inadequada, a resistência nas artérias uterinas mantém-se alta.

O formato da onda também fornece dados relevantes sobre a placentação. A incisura protodiastólica, considerada fisiológica na mulher não grávida e no início da gravidez, desaparece normalmente entre a 20ª e a 26ª semana. Entretanto, a persistência da incisura protodiastólica pode ser observada após esta fase e significa maior risco para doenças como crescimento intrauterino restrito (CIUR), pré-eclâmpsia e descolamento prematuro de placenta. A relação S/D (sístole/diástole) na artéria uterina placentária também pode ser utilizada, e valores acima de 2,6 sugerem placentação insuficiente (Figura 17.27).

Artéria umbilical

O estudo dopplerfluxométrico da artéria umbilical (AU) possibilita analisar a função placentária. A diminuição da vascularização nas vilosidades terciárias da placenta é acompanhada por aumento da resistência na AU. Além disso, existe correlação linear entre a elevação do índice de pulsatilidade na artéria umbilical e a redução do número médio de arteríolas por campo microscópico na placenta (Figura 17.28).

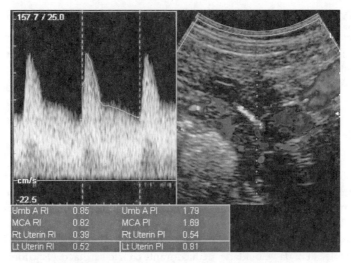

Figura 17.27 Desenho da onda de fluxo da artéria uterina.

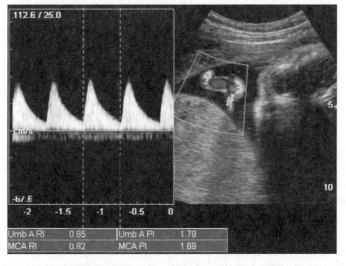

Figura 17.28 Desenho da onda de fluxo da artéria umbilical.

O comprometimento da oxigenação fetal, que acontece em patologias como CIUR e insuficiência placentária, pode ser estudado por meio do índice de resistência da AU, que se torna progressivamente maior com a progressão da hipóxia fetal. Outro parâmetro avaliado é o fluxo diastólico na AU, que diminui na presença de hipóxia, podendo chegar a zero ou até a valores negativos (fluxo reverso), em casos graves.

Cerca de 10% das gestações são afetadas pelo CIUR, cuja principal causa é a insuficiência placentária. Dessa maneira, o Doppler de artéria umbilical deve ser realizado em todas as gestações com suspeita de insuficiência placentária. Diante de fluxo diastólico reduzido, ausente ou reverso, recomenda-se a interrupção da gestação.

Artéria cerebral média

Vários estudos demonstraram que a hipoxemia fetal está associada à redistribuição do fluxo sanguíneo corpóreo, privilegiando áreas consideradas nobres, como o cérebro, o miocárdio e as suprarrenais, em detrimento de regiões menos necessárias na vida intrauterina, como tegumento, intestinos e rins, um fenômeno descrito como "centralização de fluxo". Quando ocorre hipoxemia fetal, é observado, progressivamente, aumento da impedância vascular na artéria umbilical, associado à diminuição da impedância na artéria cerebral média. A relação entre a AU e a ACM é estudada por meio do índice umbilicocerebral (UC), calculado pela divisão do índice de resistência (IR) das duas artérias:

$$\text{Índice U/C} = \frac{\text{IR AU}}{\text{IR ACM}}$$

Se a resistência na AU se torna maior que a resistência na ACM, o índice U/C apresenta valores maiores que 1,0. Isso significa que existe centralização do fluxo e sugere presença de hipóxia fetal grave.

O Doppler da ACM também é um preditor da anemia fetal (Figura 17.29). A medida do pico sistólico sinaliza a presença anemia fetal, devendo ser usado no acompanhamento de gestações complicadas com isoimunização fetal.

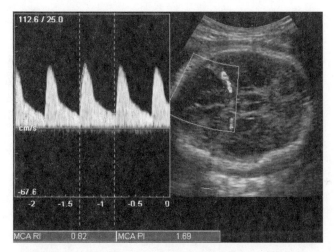

Figura 17.29 Desenho da onda de fluxo da artéria cerebral média.

Referências

1. Nicolaides KH. First-trimester screening for chromosomal abnormalities. Semin Perinatol 2005; 2:190-4.
2. Nicolaides KH. Nuchal translucency and other first-trimeste sonographic markers of chromosomal abnormalities. Am J Obstet Gynecol. 2004; 191:45-67.
3. Borrell A, Gonce A, Martinez JM et al. First-trimester screening for Down syndrome with ductus venosus Doppler studies in addition to nuchal translucency and serum markers. Prenat Diagn 2005; 25:901-5.
4. Falcon O, Auer M, Gerovassili A, Spencer K, Nicolaides KH. Screening for trisomy 21 by fetal tricuspid regurgitation, nuchal translucency and maternal serum free beta-hCG and PAPP-A at 11 + 0 to 13 + 6 weeks .Ultrasound Obstet Gynecol 2006; 27:151-5.
5. Faiola S, Tsoi E, Huggon IC, Allan LD, Nicolaides KH. Likelihood ratio for trisomy 21 in fetus with tricuspid regurgitation at the 11 to 13+ 6 week scan. Ultrasound Obstet Gynecol 2005; 26:22-5.
6. Sonek J, Borenstein M, Dagklis T, Persico N, Nicolaides KH. Frontomaxillary facial angle in fetuses with trisomy 21 at 11-13 weeks. Am J Obstet Gynecol 2007; 196:271.e1-4.
7. Plasencia W, Dagklis T, Sotiriadis A, Borenstein M, Nicolaides KH. Frontomaxillary facial angle at 11+0 to 13+6 weeks' gestationreproducibility of measurements. Ultrasound Obstet Gynecol 2007; 29:18-21.
8. Barini R, Stella JH, Ribeiro SH et al. Desempenho da ultra-sonografia pré-natal no diagnóstico de cromossomopatias fetais em serviço terciário. RBGO 2002; 24(2).
9. Noronha L, Medeiros F, Martins VDM, Sampaio GA, Serapiao MJ, Kastin G, Torres LFB. Malformações do sistema nervoso central. Análise de 157 necrópsias pediátricas. Arq Neuropsiquiatr 2000; 58:890-6.
10. Lauro L. Hagemann; Paulo Zielinsky. Rastreamento populacional de anormalidades cardíacas fetais por ecocardiografia pré-natal em gestações de baixo risco no município de Porto Alegre. Arq Bras Cardiol 2004; 82:4.
11. Bittar RE, Zugaib M.Indicadores de risco para o parto prematuro/ Risk predictors for preterm birth Rev Bras Ginecol Obstet 31(4):203-9.

18

Anamnese e Exame Físico em Ginecologia/Propedêutica em Ginecologia – Aspectos Atuais

José Helvécio Kalil de Souza

Ivana Vilela Teixeira

INTRODUÇÃO

Os avanços no conhecimento das patologias em geral, especialmente as da esfera ginecológica, levaram, ao longo dos tempos, a uma crescente subespecialização dos profissionais que optaram por essa especialidade. Há, inclusive, casos de surgimento de novas especialidades médicas a partir dessas áreas do conhecimento. Inegável é o reconhecimento da necessidade e da validade desse caminho, já que não é mais possível uma pessoa ser capaz de absorver todos os conhecimentos agrupados em tempo real.

Ao contrário, surge também um grande movimento de retorno ao antigo profissional conhecido como médico de família, o profissional de referência de uma unidade familiar, aquele que prestará o primeiro atendimento e organizará os encaminhamentos quando necessários. Esse profissional tem sido procurado e requisitado pelas secretarias de saúde dos diversos municípios brasileiros nos grandes centros e também nas regiões mais afastadas. A valorização desse especialista baseia-se no relevante reconhecimento de que é muito mais eficaz e econômico realizar medidas preventivas de doenças e estimuladoras de saúde do que buscar o tratamento de enfermidades já instaladas. Tal médico deve estar apto a realizar os atendimentos primários relacionados com as especialidades básicas, entre as quais se encontra a ginecologia, objeto deste capítulo.

Tanto o médico da família quanto o ginecologista que militam na área da atenção básica à saúde devem objetivar não só o tratamento de eventual patologia, por meio dos conhecimentos técnicos adquiridos, mas uma assistência à pessoa que o procura. Limitar-se somente à abordagem da doença, esquecendo-se do atendimento à paciente, poderá levar, em uma série de casos, ao indesejado insucesso terapêutico, pela complexidade do universo psicológico feminino. Está aí a diferença entre um cientista e um médico; o primeiro aborda as doenças, enquanto o último é aquele que deve tratar as pessoas. Assim, este capítulo buscará demonstrar, de forma direta e objetiva, quais são as etapas que precisam ser cumpridas diante de uma paciente com queixa relacionada com a esfera ginecológica.

Toda consulta realizada por um ginecologista deve absorver três aspectos: ser capaz de equacionar a(s) queixa(s) da paciente em uma hipótese diagnóstica, com o devido seguimento terapêutico

Tabela 18.1	
Idade da mulher	**Exame indicado para rastreio**
Após a coitarca	• Colpocitologia oncótica anual
Após os 40 anos de idade	• Glicemia 2h após 75g de dextrosol • Colesterol total e frações • Triglicerídios • Mamografia
Após os 65 anos de idade	• Urocultura
Após relações sexuais suspeitas (repetir após 6 meses – janela imunológica)	• VDRL • HBsAg • anti-HIV 1 e 2 (necessária autorização expressa)

ou propedêutico, quando indicado; realizar as orientações sobre os diversos métodos contraceptivos disponíveis, entre os indicados, seguindo os critérios de elegibilidade da Organização Mundial da Saúde (OMS), bem como uso correto, indicações, contraindicações, efeitos adversos e índices de falhas; e oferecer exames indicados como rastreio (em pacientes assintomáticas) na faixa de vida em que se encontra a paciente no momento (Tabela 18.1).

ANAMNESE

Assim como nas demais especialidades médicas, um atendimento sempre deve ser realizado de forma completa, seguindo-se os preceitos clássicos da semiologia (anamnese, exame físico, propedêutica complementar, quando necessária, e proposta terapêutica). A anamnese se inicia com a identificação da paciente. Aqui se inicia a relação médico-paciente e não médico-doença. Dessa maneira, é absolutamente fundamental que o profissional trate sua paciente pelo nome. Esta personificação da paciente demonstrará o cuidado tomado pelo médico visando à individualização de sua queixa.

Prossegue-se com o questionamento da idade. Em ginecologia, o mais importante não é a idade em si, mas a faixa de vida em que se encontra a paciente. Ela deverá ser inserida em um dos grupos etários que se seguem: infância, período reprodutivo, também conhecido como menacme, ou senilitude. Entre a infância e a menacme há um período de adaptação que é a puberdade, que ocorre, normalmente, entre os 8 e os 14 anos, quando ausentes os caracteres sexuais secundários, até os 16 anos, quando estes estiverem presentes. Nessa fase de maturação sexual, ocorrerá a menarca, que é o dia da primeira menstruação. A transição entre o período reprodutivo e a senilitude é conhecida como climatério, que também apresentará uma data específica, a da última menstruação, conhecida como menopausa. A menopausa é a última menstruação reconhecida retrospectivamente após um período de 12 meses.[1,2] A categorização da paciente em uma dessas fases de vida descritas poderá direcionar o profissional a um diagnóstico de alguma patologia que se apresente mais prevalente segundo a faixa etária.

Embora descritos como muito importantes em vários estudos relativos ao tema, aspectos da identificação, como estado civil ou etnia, não são tão considerados por alguns autores. Embora algumas patologias ginecológicas sejam descritas como mais prevalentes em determinadas etnias, o profissional não está autorizado a deixar de rastrear ou descartar da hipótese diagnóstica a possibilidade das demais. Da mesma forma, o rearranjo familiar é cada vez mais frequente nas diversas sociedades, não podendo ser conclusivo como fator causal ou mesmo de proteção para determinadas patologias.

A profissão da paciente pode auxiliar o profissional em sua investigação diagnóstica. Mais do que a profissão, são os hábitos diários que poderão apresentar influência em algumas doenças. Muito se lê sobre o exemplo das profissionais do sexo e a ocorrência de doenças sexualmente transmissíveis (DST). É importante ressaltar que a vida sexual monogâmica de uma pessoa não exclui essa possibilidade, já que há a conhecida monogamia seriada. Convém lembrar ainda que essa monogamia pode não ser recíproca por parte do parceiro sexual.

Anamnese e Exame Físico em Ginecologia/Propedêutica em Ginecologia – Aspectos Atuais

A formação cultural da paciente também merece todo cuidado por parte do profissional. É absolutamente fundamental que o assistente reconheça e respeite as limitações culturais, assim como um eventual abismo intelectual porventura presente. Não importa o desnível intelectual existente: cabe ao profissional assistente se fazer entender. Da mesma forma, as orientações religiosas de qualquer natureza não devem ser objeto de discussões, mas apenas de explicações quando puderem ser limitadoras da terapêutica a ser instituída.

Queixa principal

Esta é o motivo, a razão principal da procura pelo profissional. Deve ser escutada com todo o carinho. Muitas vezes, quando observa outra patologia que necessite abordagem mais imediata, o médico deixa a queixa da paciente em um segundo plano. Este descuido poderá ser fator que influencie negativamente a relação médico-paciente, levando até mesmo ao rompimento. Por esse motivo, a queixa principal deve ser encarada como o principal item a ser desenvolvido por meio da história da moléstia atual.

Todos os demais itens da anamnese só devem ser questionados após o necessário e adequado esclarecimento de todos os aspectos relacionados com a queixa da paciente. Início, periodicidade, agravantes, atenuantes, localização e ocorrências anteriores, assim como propedêuticas já realizadas e sucessos ou insucessos terapêuticos pregressos, devem ser objetos de perguntas.

A maioria das consultas ginecológicas está relacionada com uma entre as três queixas seguintes: sangramentos anormais, corrimentos patológicos ou dores pélvicas.[2] Aspectos importantes dessas patologias serão, devido a essa maior prevalência, discutidos adiante.

Sangramentos anormais

Nesse momento, cabe frisar que o único sangramento considerado fisiológico é o da menstruação. Desta feita, há que se caracterizá-la (Tabela 18.2).[1,2] Alguns termos médicos são usados por alguns profissionais após a entrevista. Seu conhecimento tem importância para o entendimento dos prontuários e de parte da literatura médica. São eles:

- **Menorragia:** aumento do volume menstrual.
- **Hipermenorreia:** aumento no número de dias do fluxo e do volume menstrual.
- **Metrorragia:** sangramento fora do período menstrual.
- **Oligomenorreia:** ciclos com intervalos longos, maiores que 35 dias.
- **Polimenorreia:** ciclos com intervalos curtos, menores que 21 dias.
- **Sinusorragia:** sangramentos relacionados com o coito.
- *Spotting*: pequeno sangramento de escape intermenstrual.

Atualmente, a caracterização do sangramento anormal tem caráter mais descritivo, simplificando sua descrição (ver Capítulo 23).

A abordagem de qualquer sangramento anormal deve ser direcionada à fase de vida descrita anteriormente. Sangramentos anormais ocorridos na menacme obrigam o profissional assistente a afastar a possibilidade de se tratar de um sangramento da primeira metade de gestação, como abortamentos em suas diversas fases, prenhez ectópica ou doença trofoblástica gestacional. Os esclarecimentos sobre as características do sangramento e sobre as medidas contraceptivas tomadas pela

Tabela 18.2 Fluxo menstrual normal.	
Menstruação	**Valores normais**
Volume	20 a 80mL
Duração	2 a 7 dias
Intervalos	21 a 35 dias

paciente podem orientar a necessidade de que seja solicitado um exame de β-HCG para exclusão de presença de tecido trofoblástico.

Em caso negativo, o diagnóstico poderá estabelecer uma causa anatômica (pólipo, mioma, hiperplasia ou neoplasia endometrial) ou uma origem disfuncional (disfunção no controle endócrino do eixo hipotálamo-hipófise-ovário). Este será diagnosticado por meios indiretos, com administração exógena de esteroides sexuais (progestogênios isolados ou associados a estrogênios). Caso necessário, a ecografia pode ser solicitada. Por fim, um diagnóstico conclusivo por meio de amostra histológica do endométrio pode ser obtida por biópsia. Importante ressaltar que os sangramentos de origem disfuncional são mais prevalentes na puberdade e no climatério e os de origem anatômica são mais comuns após a quarta década.

As pacientes que estejam na infância e apresentem sangramentos merecem atenção especial. Nesses casos, há que se afastar a patologia maligna de todo o trato genital, além da possibilidade de ocorrência de violência sexual, não podendo ser esquecida a puberdade precoce. Embora mais rara, a possibilidade de um distúrbio de coagulação não pode ser descartada nos casos em que esse sangramento seja profuso, não forme coágulos e se dê nos primeiros ciclos menstruais.

Com relação aos sangramentos ocorridos na pós-menopausa, a maior parte está relacionada com a atrofia endometrial, com a consequente exposição das arteríolas espiraladas. Em seguida, tem-se a presença de pólipos e hiperplasias endometriais. A neoplasia, que representa apenas cerca de 10% dos sangramentos em mulheres entre os 50 e os 60 anos, é a causa mais comum dos sangramentos após os 70 anos de idade. Assim, todos os sangramentos ocorridos depois da menopausa devem ser investigados por meio de uma amostragem histológica. Além disso, a presença de células endometriais em uma lâmina de colpocitologia oncótica em pacientes após os 50 anos merece uma extensa propedêutica.[1,2]

Corrimentos genitais

Queixas extremamente comuns em consultórios ginecológicos, os corrimentos são objeto de muitas abordagens distintas, muitas vezes nada ortodoxas. Cabe ao médico orientar a paciente que a vagina, por ser uma mucosa, necessita de lubrificação e que um resíduo vaginal inodoro, incolor, não pruriginoso é considerado fisiológico. As características desse resíduo variam ao longo do ciclo, sendo mais fluido na primeira fase do ciclo e mais espesso no período secretório, apresentando-se mais filante, com aspecto de folha de samambaia à microscopia, durante o período ovulatório.

Entre os corrimentos patológicos, destacam-se a candidíase e a vaginose bacteriana, por apresentarem uma característica de recidiva importante. Tanto a *Candida albicans* quanto a *Gardnerella vaginalis* podem fazer parte da microbiota vaginal normal de algumas mulheres, vindo a apresentar sintomas quando encontram pH vaginal mais propício aos seus desenvolvimentos ácido e básico, respectivamente. Por não serem consideradas DST, não está necessariamente indicado o tratamento também dos parceiros sexuais, o que deve ocorrer com os demais corrimentos patológicos, à exceção das vaginites inespecíficas.[1,2]

Dores pélvicas

Entre as principais causas de procura ao consultório ginecológico, as dores na região pélvica são objeto de muitos estudos e discussões nos meios acadêmicos. Devem ser, inicialmente, categorizadas entre agudas e crônicas, as quais estão presentes há mais de 6 meses.

Como a pelve é abrigo de órgãos genitais, urinários e intestinais, além de ter importantes terminações nervosas sensitivas, várias são as causas dessas dores crônicas. O médico deve caracterizar bem todos os fatores relacionados, bem como tentar categorizá-la como cíclica ou acíclica. Sendo cíclica, convém estabelecer em qual fase do ciclo ela se apresenta e quando desaparece.

Frequentemente, essas pacientes já se queixaram dessas dores a outros profissionais, que não obtiveram o sucesso terapêutico desejado, razão pela qual elas migram de consultório em consultório em busca de uma explicação e, mais ainda, de uma solução para suas queixas. Esses insucessos anteriores trazem consigo uma sensação de irritabilidade, impotência e temor, o que causa muita

Anamnese e Exame Físico em Ginecologia/Propedêutica em Ginecologia – Aspectos Atuais

ansiedade. Essa ansiedade, por si só, pode promover a piora do quadro álgico, já que influencia negativamente o peristaltismo intestinal, ocasionando acúmulo de gases. Esses gases, posteriormente, forçarão a maior contração do intestino para sua eliminação, provocando mais cólicas. Essa situação é encontrada nesses casos, formando novos ciclos viciosos.

Os quadros agudos que cursam com irritabilidade peritoneal merecem uma abordagem multidisciplinar mais ou menos ativa e intervencionista conforme as características clínicas e os dados vitais da paciente. Recomenda-se que elas sejam encaminhadas a locais com atendimento secundário e, por vezes, terciário.

História gineco-obstétrica

O profissional assistente deve sempre questionar sobre o histórico gineco-obstétrico da paciente. Este deve iniciar por data da menarca, características dos ciclos menstruais (periodicidade, duração, fluxo, cólicas) e data da última menstruação ou menopausa, quando for o caso. Esses dados podem ser expressos de forma esquemática, conforme exemplificado a seguir:

Exemplo: ciclos regulares, 13/27/4, em que 13 significa a idade da menarca, 27 o intervalo entre os ciclos e 4 o número de dias de fluxo menstrual.

Na vigência de irregularidades menstruais, o questionamento deve ser estendido para possíveis etiologias, como distúrbios tireoidianos, galactorreia, ganho ou perda de peso bruscos, diabetes não controlado etc. Caso a puberdade tenha ocorrido em período diverso dos 8 aos 16 anos de idade, ou a menopausa tenha chegado de forma precoce, antes dos 40 anos, possíveis fatores causais também devem ser investigados.

A existência de gravidezes anteriores também deve ser questionada. Convém perguntar sobre o número de gestações, partos e abortos e expressá-los, esquematicamente, como GPA, conforme a seguir:

Exemplo: G3P2A1, que significa 3 gestações, 2 partos e 1 aborto.

Além desses dados, é importante perguntar sobre as próprias gestações; se houve dificuldade em engravidar, quais as intercorrências durante as gestações, os tipos de partos, pesos dos recém-nascidos, aleitamento materno, se houve quaisquer intercorrências puerperais etc.; em caso de aborto, a época da gravidez em que ocorreu (idade gestacional) e as condutas tomadas.

História sexual

Quando se avalia a história sexual da paciente, devem ser questionadas possíveis inadequações nas três fases da resposta sexual humana: desejo, excitação e orgasmo. Caso haja alguma, esta deve ser esclarecida e a orientação terapêutica formulada.

Nos casos de inapetência sexual, deve ser questionado se é situacional ou global. Nos casos de distúrbios na fase de excitação, cabe avaliar se há sinais de hipoestrogenismo, o que poderia ser fator limitador da lubrificação vaginal, ou se o fator psicológico é o preponderante.

Em casos de queixa na fase orgástica, convém questionar se é primária ou secundária. Neste último caso, deve-se investigar o gatilho. Mais importante do que perguntar sobre o número de parceiros sexuais é o questionamento sobre o uso de preservativos em todas as relações.

Medida contraceptiva utilizada

Convém questionar sempre sobre métodos contraceptivos utilizados antes e atualmente. Cabe averiguar se o método escolhido está sendo utilizado de forma correta, se não há alguma contraindicação a seu uso pelo casal, quais são os efeitos colaterais obtidos e se há como minimizá-los.

Ressalta-se que a escolha do método contraceptivo a ser utilizado cabe ao casal envolvido, mas é uma obrigação do profissional assistente prestar todos os esclarecimentos que possam auxiliar essa escolha. Nos casos de contracepção hormonal, devem ser obedecidos os critérios de elegibilidade da OMS.

Não menos importante é aproveitar para lembrar à paciente que, qualquer que seja sua escolha contraceptiva, um método de barreira eficaz contra a maioria das DST (preservativo masculino ou feminino) deve também ser utilizado em todas as relações. Para aquelas pacientes que relatam ter prole definida, o médico-assistente deve fazer o encaminhamento para que elas participem do programa de planejamento familiar da unidade de saúde. Caso permaneçam com o desejo de contracepção cirúrgica, elas assinarão a autorização, que deverá ser encaminhada para o procedimento cirúrgico após o prazo mínimo de 60 dias. Importante ressaltar que elas devem ter idade igual ou superior a 25 anos ou dois ou mais filhos vivos. Se forem casadas ou se mantêm relação estável, é necessário que o parceiro também assine a autorização.

Histórico patológico pregresso

Cabe questionar sobre patologias clínicas ou cirúrgicas anteriores pessoais e avaliar se há possíveis relações com a queixa atual, com o método contraceptivo utilizado ou mesmo com alguma medida preventiva especial. Vale lembrar que as infecções pélvicas anteriores (doenças inflamatórias pélvicas – DIP) podem apresentar como consequências dores pélvicas crônicas, infertilidade e gestações ectópicas. Não se esquecer de observar se houve alguma resposta embólica do organismo secundária à elevação de níveis estrogênicos (endógenos ou exógenos).

Histórico patológico familiar

Convém avaliar doenças cronicodegenerativas em parentes próximos (primeiro e segundo graus). Nos casos de patologias malignas, cabe questionar aquelas que podem apresentar uma característica hereditária genética, ou mesmo uma maior prevalência familiar. Nessas, cabe saber quais foram as envolvidas, época de vida ao diagnóstico, qual a extensão da radicalidade terapêutica e o prognóstico obtido.

EXAME FÍSICO

O exame físico da paciente deve ser o mais completo e esclarecedor possível. Não se deve esquecer de preservar o pudor da paciente nesse momento, uma vez que o exame pode ser muito constrangedor para ela. Assim, só deve ser desnuda a parte do corpo que for objeto imediato do exame.

O exame deve ser iniciado pela ectoscopia. Nesse momento, alterações do peso (obesidade ou magreza) importantes podem auxiliar diagnósticos de patologias que refletem alterações cíclicas menstruais. A obesidade, principalmente central, com mensuração de medida de cintura maior que 88cm pode indicar aumento na resistência periférica à insulina. Como consequência, podem ocorrer distúrbios ovulatórios e hiperandrogenismo, o que levará a um hirsutismo.

Algumas DST também podem apresentar sinais cutâneos em determinados estágios das doenças, os quais podem e devem ser observados pelo examinador. A mensuração da pressão arterial pode ser realizada nesse momento, ou ao término, preferencialmente quando a paciente estará muito mais relaxada e aliviada, reduzindo o componente adrenérgico momentâneo sobre o resultado observado.

Exame mamário

As mamas devem ser examinadas sempre que apresentarem alguma queixa, ou após os 25 anos, anualmente. Ele é iniciado com a inspeção estática. Nesta, a paciente posta-se sentada à frente do examinador, que observará a simetria, o posicionamento do complexo areolopapilar, a presença de alterações epiteliais, as retrações de pele ou mamilo e a existência de cicatrizes cirúrgicas. Convém ter cuidado ao comentar sobre assimetria observada que não tenha sido relatada pela paciente. Pode ser criado, com essa observação infeliz, um distúrbio psicogênico. Os autores preferem realizar a inspeção estática no momento da palpação mamária, que será descrito a seguir.

Em seguida, conduz-se a inspeção dinâmica, que objetiva a observação de alguma retração porventura existente. Esta será melhor visibilizada com a contração da musculatura dos peitorais (maior e menor).

Anamnese e Exame Físico em Ginecologia/Propedêutica em Ginecologia – Aspectos Atuais

A palpação mamária deve ser feita com a paciente deitada em decúbito dorsal com as mãos sob a nuca. Em casos de queixas específicas, deve-se iniciar pela mama contralateral. Todo o conteúdo mamário deve ser palpado contra o tórax em busca de nódulos ou regiões de espessamento assimétrico (não observado na mama contralateral). Caso apresente nódulo, este deve ser categorizado como móvel ou fixo, de limites regulares ou irregulares, de consistência firme ou fibroelástica, aderido a plano superficial ou profundo, assim como seu diâmetro aproximado. Todo nódulo mamário palpável deve ser biopsiado. Essa amostra citológica (PAAF – punção aspirativa por agulha fina) deve ser enviada para estudo. Pode-se realizar essa punção imediatamente em ambulatório ou sob visão guiada por ultrassonografia.

Indica-se a expressão mamilar nos casos de queixa de secreção. Nesses casos, deve ser observada se ela é de ducto único ou se origina em vários ductos. A anamnese esclarecerá se esta secreção é espontânea ou se só ocorre após a expressão direta. Nos casos positivos para a secreção deve ser coletada uma amostra do líquido em uma lâmina, em esfregaço, para avaliação citológica oncótica.

Exame abdominal

A palpação abdominal superficial e profunda, principalmente em região de abdome inferior, está indicada em todos casos em que haja a queixa localizada nessa região. Nesses casos, a associação do exame palpatório à percussão e à ausculta pode auxiliar o diagnóstico de algumas patologias.

Nas pacientes com queixas de dores pélvicas agudas, convém avaliar a presença de sinais de irritação peritoneal por meio da descompressão brusca (observar se dolorosa). Se presente, cabe avaliar em quais quadrantes.

Os órgãos genitais internos não devem ser palpáveis pela via abdominal, a não ser quando se apresentarem hipertrofiados ou quando forem deslocados pela via endovaginal por meio do toque.

Exame vulvar

Posicionando-se a paciente em mesa ginecológica, em posição de litotomia, faz-se a inspeção vulvar. Observa-se a existência de alterações na coloração do epitélio (para cor negra, avermelhada ou leucodérmica) ou mesmo alteração no seu espessamento.

Quando essas alterações estão presentes, é necessária a complementação do exame com a realização de uma biópsia dirigida no centro da lesão. Para a observação de lesões epiteliais, podem ser utilizados dois auxiliares: o azul de toluidina ou o ácido acético a 5%.

O azul de toluidina é um corante nuclear que se fixa em células em processo de mitose celular. Após sua passagem pelo epitélio vulvar, deve-se aguardar cerca de 2 minutos e descorar com ácido acético a 2%. As regiões que permanecem coradas devem ser biopsiadas, pois indicam que o DNA existente no núcleo dessas células está desnovelado, o que revela o processo mitótico.

Atualmente, são mais comuns o uso da solução de ácido acético a 5% e a realização de vulvoscopia, em regiões que se apresentam mais brancas. Isso acontece porque o ácido acético é uma solução que desidrata as células, pois coagula as proteínas. As células que se apresentam em processo displásico ou neoplásico já são previamente desidratadas, porque não ocorre a devida hidratação celular.

Após o exame do epitélio vulvar, deve-se fazer a inspeção da região vestibular e solicitar à paciente que realize a manobra de Valsalva. Observa-se a presença de descida da mucosa de parede anterior, posterior ou apical vaginal para auxiliar a pesquisa de prolapsos genitais.

Exame especular

Deve-se introduzir o espéculo no fundo vaginal, após prévia lubrificação das paredes externas com vaselina, caso não seja realizado o exame de colpocitologia oncótica. Convém ter cuidado para não forçar essa introdução, especialmente no terço inferior da parede anterior vaginal, que é a região mais sensível do epitélio vaginal.

A abertura do espéculo deve ser o suficiente para visualização do colo uterino. Este, após observação direta, deve ter coletada uma amostra das células da JEC (junção escamocolunar) com imediata realização do esfregaço e sua fixação para realização da colpocitologia oncótica.

O teste do ácido acético a 2% também pode ser agora realizado. As áreas acetobrancas devem ser objeto de exame colposcópico e eventual biópsia. Após exame colposcópico, pode ser aplicada a solução de Lugol (iodo) para a realização do teste de Schiller. Nesse exame, as células cervicais externas e vaginais que produzem glicogênio apresentam uma reação ao iodo da solução de Lugol. Dessa maneira, as áreas que não se corarem indicam a presença de um distúrbio celular que merece melhor investigação.

Em seguida, procede-se à retirada do espéculo, que deve ser feita com seu contínuo fechamento. Aproveita-se esse movimento para observar as paredes vaginais (anterior e posterior). Quando necessário, o teste de Schiller também pode ser aqui realizado.

Toque bimanual

Deve ser realizado introduzindo-se o dedo indicador ou o indicador e o médio no fundo vaginal, tocando-se o colo e empurrando-o em direção ao hipogástrio, para que a outra mão possa complementar o exame, palpando o fundo uterino. É possível constatar a forma, o tamanho, a mobilidade e a consistência uterina.

Em seguida, com os dedos introduzidos no fundo vaginal, busca-se o fórnice lateral e toca-se o ovário de cada lado, fazendo a mesma manobra com a outra mão sobre a região abdominal inferior. Caso os ovários sejam palpados em pacientes na pós-menopausa, quando deveriam estar atróficos, há a necessidade de estender a propedêutica.

EXAMES COMPLEMENTARES

Colpocitologia oncótica

- A coleta deve ser iniciada 6 meses após a coitarca.
- A partir daí, convém proceder a coletas anuais até os 30 anos.
- Em seguida, até os 69 anos de idade, são realizadas coletas trianuais. São necessários três exames consecutivos anuais negativos para que a coleta passe a ser trianual.
- Pode-se interromper a coleta aos 70 anos de idade, caso não haja exames com resultados anormais após os 60 anos.

Mamografia

- Realizada após os 40 anos, anualmente, nos casos de histórico familiar positivo.
- Nos casos de ausência de história familiar, deve ser bianual entre os 40 e os 50 anos de idade e anual após os 50 anos.

Ultrassonografia mamária

- Pode ser realizada em pacientes que apresentem nódulos mamários em qualquer idade ou como complemento de exame mamográfico no qual se observe a presença de nódulos.
- Pode servir como guia para a realização de punção aspirativa (PAAF).

Ultrassonografia abdominal ou transvaginal

- Indicada na presença de massas ou visceromegalias.

Bibliografia

Berek e Novak. Tratado de ginecologia. 14. ed. Rio de Janeiro: Guanabara Koogan, 2008.
Beck RS, Sloane, PD. Physician-patient communication in primary care office: a systematic review. J Am Board Fam Pract, 2002.

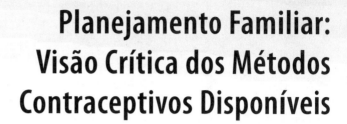

Planejamento Familiar: Visão Crítica dos Métodos Contraceptivos Disponíveis

Eduardo Cunha da Fonseca
Rodrigo de Oliveira Pinheiro Lopes

INTRODUÇÃO E CRITÉRIOS DE ELEGIBILIDADE

Os métodos anticoncepcionais são as medidas utilizadas para impedir que o ato sexual resulte em gravidez. Podem ser reversíveis ou definitivos e sua eficácia é medida pelo índice de Pearl:[1]

$$\text{Índice de Pearl} = \frac{\text{Número de falhas} \times 12 \text{ meses} \times 100 \text{ mulheres}}{\text{Número total de meses de exposição}}$$

A possibilidade de um determinado método ser adotado por uma pessoa é avaliada pelos critérios de elegibilidade preconizados pela Organização Mundial da Saúde (OMS).[1] São quatro as categorias:

- **Categoria 1:** o método pode ser usado sem restrição.
- **Categoria 2:** o método pode apresentar algum risco, porém menor que os benefícios decorrentes do seu uso.
- **Categoria 3:** o método pode estar associado a um risco, inclusive superior aos benefícios decorrentes do seu uso.
- **Categoria 4:** o método determina um risco inaceitável para a saúde e está formalmente contraindicado.

O método indicado para determinada pessoa deve preencher, além dos critérios de elegibilidade, vários outros fatores: escolha da paciente, custo, praticidade, disponibilidade, possibilidade de benefícios não contraceptivos e desvantagens. Em resumo, são necessárias a análise crítica dos métodos e a individualização da escolha para cada paciente.

ANTICONCEPCIONAIS COMBINADOS ORAIS (ACO)

O uso de ACO teve início na década de 1960 com grande aceitação e popularidade, propiciando uma era de liberação sexual sem risco de gravidez indesejável. Consistem em pílulas contendo um estrogênio (etinilestradiol em dosagens variadas) e um progestogênio (vários medicamentos e dosagens) (Tabela 19.1).

Tabela 19.1 Anticoncepcionais hormonais combinados orais

Estrogênio	Progestogênio	Nomes comerciais
EED 50mcg	Levonorgestrel 250mcg	Neovlar®, Evanor®, Normamor®
EED 50mcg	Levonorgestrel 500mcg	Primovlar®
EED 40 e 30mcg	Desogestrel (DSG) 25 e 125mcg	Gracial® 7 cp: EED 40mcg/DSG 25mcg 15 cp: EED 30mcg/DSG 125mcg
EED 40 e 30mcg	Levonorgestrel (LVN) 50, 75 e 125mcg	Triquilar®, Trinordiol® 6 cp: EED 30mcg/LVN 50mcg 5 cp: EED 40mcg/LVN 75mcg 10 cp: EED 30mcg/LVN 125mcg
EED 35mcg	Ciproterona 2.000mcg	Diane 35®, Selene®, Artemidis®
EED 30mcg	Levonorgestrel 150mcg	Ciclo21®, Microvlar®
EED 30mcg	Gestodeno 75mcg	Gynera®, Minulet®, Tâmisa 30®
EED 30mcg	Desogestrel 150mcg	Microdiol®, Primera 30®
EED 30mcg	Drospirenona 30mcg	Yasmin®, Elani ciclo®
EED 30mcg	Clormadinona 20mcg	Belara®
EED 20mcg	Levonorgestrel 100mcg	Level®
EED 20mcg	Gestodeno 75mcg	Femiane®, Diminut®, Allestra 20®
EED 20mcg	Drospirenona 30mcg	Yaz®, Iumi® 24 cp
EED 20mcg	Desogestrel 150mcg	Mercilon®, Primera 20®, Minian®
EED 10 e 20mcg	Desogestrel (DSG) 150mcg	Mercilon-conti® 21 cp: EED 20mcg/DSG 150mcg 2 cp: inativos 5 cp: EED 10mcg
EED 15mcg	Gestodeno 60mcg	Mirelle®, Minesse®, Siblima® 24 cp
EED 15mcg	Gestodeno 60mcg	Adoless®, Minima® 24 cp ativos e 4 inativos
Valerato de estradiol (E2V) 1, 2 e 3mg	Dienogeste (DNG) 2 e 3mg	Qlaira® 2 cp: E2V 3mg 5 cp: E2V 2mg/DNG 2mg 17 cp: E2V 2mg/DNG 3mg 2 cp: E2V 1mg 2 cp: inativos

EED: etinilestradiol.

O etinilestradiol (EED) é um estrogênio sintético muito potente, cuja dosagem vem caindo há vários anos, de 150mcg até 15mcg.[1] A dose de estrogênio, especialmente > 50mcg, está relacionada com aumento do risco de eventos tromboembólicos. Portanto, a opção atual é por apresentações com dosagens ≤ 35mcg. A diminuição da dose de estrogênio, embora benéfica, pode piorar o controle de ciclo e a adesão da paciente ao método. Recentemente, foi lançada uma preparação que contém valerato de estradiol (cujo perfil se aproxima do estradiol natural) associado ao dienogeste. Supõe-se que essa preparação esteja associada a menos efeitos trombogênicos, mas ainda faltam grandes estudos controlados que confirmem esta hipótese.[2]

Os progestogênios utilizados são variados: levonorgestrel, noretisterona, desogestrel, gestodeno, clormadinona (ação antiandrogênica leve), dienogeste, ciproterona (ação antiandrogênica intensa) e drospirenona (ação antiandrogênica leve e antimineralocorticoide importante), cuja diferença se dá pelo potencial androgênico.[1] As pílulas anticoncepcionais podem ser classificadas como monofásicas (dosagens fixas de estrogênio e progestogênio em todos os comprimidos), bifásicas (duas dosagens de estrogênio e progestogênio nos comprimidos), trifásicas (três dosagens de estrogênio e progestogênio

Planejamento Familiar: Visão Crítica dos Métodos Contraceptivos Disponíveis

nos comprimidos) e o chamado regime de dose dinâmica (com período de estrogênio isolado, períodos com doses diferentes de estrogênio e progestogênio e, ainda, período com placebo).[1,2]

Existem vários tipos de cartelas:[1]

- 21 pílulas ativas (7 dias de intervalo);
- 21 pílulas ativas e sete pílulas de placebo (nenhum dia de intervalo);
- 22 pílulas ativas (6 dias de intervalo);
- 24 pílulas ativas (4 dias de intervalo);
- 24 pílulas ativas e 4 dias de placebo (nenhum dia de intervalo);
- 28 pílulas ativas (nenhum dia de intervalo).

Mecanismo de ação

Inibição da ovulação, espessamento do muco cervical, alteração da motilidade tubária e atrofia endometrial.[3]

Eficácia[4]

- **Uso teórico:** 0,1 mulher grávida por 100 mulheres por ano.
- **Uso prático:** 6 a 8 mulheres grávidas por 100 mulheres por ano.

Vantagens[3]

Método prático, simples, reversível e dissociado do coito, apresenta várias vantagens não contraceptivas:

- Controle de ciclo.
- Diminuição significativa de menorragia, anemia e dismenorreia.
- Controle de cistos ovarianos funcionais.
- Tratamento de acne, hirsutismo e síndrome dos ovários policísticos (SOP).
- Preservação de massa óssea quando utilizado na perimenopausa.
- Redução da incidência de gravidez ectópica, fibroadenoma de mama, alterações fibrocísticas benignas de mama e cânceres de ovário e de endométrio.

Desvantagens[3]

São comuns efeitos colaterais como cefaleia, náuseas, mastalgia, *spotting* (sangramento de escape) e ganho de peso discreto. Raramente podem ocorrer alterações do humor, queda de libido e trombose. Não protege contra doenças sexualmente transmissíveis (DST).

Critérios de elegibilidade da OMS[5]

- Idade ≥ 40 anos sem patologias associadas (categoria 2).
- Lactação antes de 6 meses (categoria 3).
- Lactação após 6 meses (categoria 2).
- Pós-parto em mulheres não lactantes após 21 dias (categoria 1).
- Pós-aborto (categoria 1).
- Pós-gravidez ectópica (categoria 1).
- Tabagismo em menores de 35 anos (categoria 2).
- Tabagismo em maiores de 35 anos e menos de 15 cigarros/dia (categoria 3).
- Tabagismo em maiores de 35 anos e mais de 15 cigarros/dia (categoria 4).
- Obesidade (categoria 2).
- Hipertensão arterial controlada (categoria 3).
- Hipertensão arterial sem controle (categoria 3-4).
- Passado de pré-eclâmpsia com pressão atual normal (categoria 2).

- Presença ou histórico de trombose venosa profunda e/ou embolia pulmonar (categoria 4).
- História familiar de trombose venosa profunda e/ou embolia pulmonar (categoria 2).
- Cirurgia com imobilização prolongada (categoria 4).
- Trombofilias conhecidas (categoria 4).
- Tromboflebite superficial (categoria 2).
- Varizes em membros inferiores (categoria 1).
- Doença coronária ativa ou pregressa (categoria 4).
- Valvulopatia complicada por hipertensão pulmonar, fibrilação atrial, endocardite (categoria 4).
- Acidente vascular cerebral atual ou pregresso (categoria 4).
- Hiperlipidemia (categoria 2-3).
- Lúpus eritematoso sistêmico sem doença vascular (categoria 2).
- Lúpus eritematoso sistêmico com doença vascular e/ou presença de anticorpos antifosfolípides (categoria 4).
- Histórico de diabetes gestacional (categoria 1).
- Diabetes sem vasculopatia (categoria 2).
- Diabetes com vasculopatia, nefropatia, neuropatia, retinopatia ou duração maior que 20 anos (categoria 3-4).
- Tireoidopatias (categoria 1).
- Doença hepática ou de vesícula biliar ativa (categoria 3-4).
- Histórico de colestase relacionada com o uso de ACO (categoria 3).
- Colestase na gravidez (categoria 2).
- Colecistectomia prévia (categoria 2).
- Anemia ferropriva e talassemia (categoria 1).
- Anemia falciforme (categoria 2).
- Cefaleia comum (categoria 2).
- Enxaqueca sem aura (categoria 3-4).
- Enxaqueca com aura (categoria 4).
- Uso de anticonvulsivantes (categoria 3).
- Sangramento vaginal anormal sem diagnóstico (categoria 2).
- Menorragia e irregularidade menstrual (categoria 1).
- Dismenorreia primária (categoria 1).
- Endometriose (categoria 1).
- Cistos ovarianos simples (categoria 1).
- Ectrópio (categoria 1).
- Neoplasia intraepitelial cervical (NIC) (categoria 2).
- Doença trofoblástica gestacional após esvaziamento (categoria 1).
- Câncer cervical, endometrial ou ovariano aguardando tratamento (categoria 1-2).
- Câncer de mama atual ou pregresso (categoria 3-4).
- História familiar de câncer de mama (categoria 1).
- Doença mamária benigna (categoria 1).
- Mioma uterino (categoria 1).
- DIP e DST (categoria 1).
- HIV + e AIDS (categoria 1).
- Uso de antirretrovirais: inibidores da transcriptase reversa (categoria 1).
- Uso de antirretrovirais: inibidores não nucleosídios da transcriptase reversa (categoria 2).
- Uso de antirretrovirais: inibidores da protease potencializados com ritonavir (categoria 3).
- Uso de antibióticos (categoria 1).
- Uso de antifúngicos (categoria 1).
- Uso de antiparasitários (categoria 1).
- Uso de rifampicina ou rifabutina (categoria 3).

Planejamento Familiar: Visão Crítica dos Métodos Contraceptivos Disponíveis

Orientações práticas

Inicia-se o uso no primeiro dia da menstruação, ingere-se uma pílula ao dia (seguindo a ordem da cartela) e mantém-se sempre o mesmo horário de administração.[3,6] O esquecimento de uma pílula raramente pode levar a gravidez. Se ocorrer, toma-se a pílula esquecida imediatamente e a seguinte no horário regular (se perceber apenas no dia seguinte, ingerir duas pílulas ao mesmo tempo).[3] Se houver esquecimento de mais de uma pílula, ingere-se uma pílula imediatamente e toma-se o restante como de costume. Nesta situação, deve-se associar outro método (preservativo, espermicida ou abstinência sexual) por 7 dias.[3,6]

No período de lactação, convém preferir outro método, caso não seja possível iniciar ACO 6 meses após o parto.[3] No período pós-aborto e pós-gravidez ectópica, pode ser usado imediatamente.[3]

A escolha da pílula deve ser baseada na dosagem de estrogênio e nas características do progestogênio. As dosagens de estrogênio devem ser escolhidas entre 15, 20, 30 ou 35mcg, que são muito semelhantes na prática clínica. Pacientes usuárias de ACO 50mcg devem ser orientadas a trocar para um ACO de menor dosagem. A característica do progestogênio pode ser importante em algumas situações, como acne (optar por ciproterona, drospirenona ou clormadinona, nesta ordem) e retenção hídrica (optar pela drospirenona).

Cefaleia, náuseas, mastalgia e *spotting* (sangramento discreto, amarronzado, no período intermenstrual) são, geralmente, sintomas passageiros e melhoram após 2 a 3 meses de uso.[3,6] As pacientes devem ser orientadas sobre isso e tranquilizadas quanto à ausência de gravidade da situação. Na presença de *spotting* persistente, o uso do ACO bifásico pode ser benéfico. A diminuição do fluxo menstrual e mesmo amenorreia são comuns e não preocupam, se o uso estiver adequado.[3] O ACO é uma excelente opção para tratamento de irregularidade menstrual, menorragia e dismenorreia.[3]

Não há acúmulo de ACO no organismo e, portanto, não há necessidade de suspender o método por algum tempo para "descanso". Já o uso contínuo de ACO, embora inócuo, apresenta maior incidência de *spotting*.[3]

A medida inicial e o seguimento do peso e da pressão arterial sistêmica são obrigatórios. A interrupção do uso de ACO em hipertensas pode melhorar o controle pressórico. Exames de rotina para trombofilias não são indicados em virtude da raridade da doença e do alto custo dos exames.[3]

Diagnóstico e avaliação precisa de cefaleia associada ao uso de ACO são fundamentais, já que apenas as enxaquecas com presença de aura podem contraindicar seu uso.[3] Em usuárias de anticonvulsivantes, rifampicina, rifabutina ou inibidores da protease potencializados com ritonavir, em geral, não é recomendado o uso de ACO com até doses de 35mcg de etinilestradiol, pois isso diminui a sua eficácia. Se usar, é preferida dosagem igual a 50mcg de EED ou acetato de medroxiprogesterona 150mg via intramuscular a cada 3 meses.[3]

ANTICONCEPCIONAIS COMBINADOS NÃO ORAIS: ADESIVO E ANEL VAGINAL

Esses dispositivos contêm a associação de estrogênio e progestogênio. Esses hormônios são liberados continuamente na corrente sanguínea, seja por via cutânea, seja por via vaginal (Tabela 19.2).

Mecanismo de ação

Os mecanismos de ação dos anticoncepcionais combinados não orais assemelham-se aos dos ACO.[1,3]

Tabela 19.2 Anticoncepcionais hormonais combinados transdérmicos e vaginais.

Estrogênio	Progestogênio	Nome comercial
Etinilestradiol	Norelgestromina	Evra®
Etinilestradiol	Etonogestrel	Nuvaring®

Eficácia[4]

Parecem ser mais eficazes do que os ACO. A eficácia do uso prático aproxima-se da eficácia do uso teórico, pois são métodos que não exigem disciplina de administração diária por parte da usuária. A eficácia do adesivo é menor em pacientes com peso maior de 90kg.[3]

Vantagens

Assemelhan-se às dos ACO.[3]

Desvantagens

Assemelhan-se às dos ACO.[3]

Critérios de elegibilidade OMS[5]

Equivalentes aos dos ACO.

Orientações práticas

O contraceptivo transdérmico (Evra®) consiste em uma caixa com três unidades de adesivos. O primeiro adesivo deve ser aplicado no primeiro dia da menstruação do ciclo inicial e trocado a cada 7 dias. Sete dias após a aplicação do terceiro adesivo, este deve ser retirado e deve-se permanecer 7 dias sem nenhuma medicação (período em que ocorre a menstruação). Então, reinicia-se outra caixa de adesivos.[3] Os locais preconizados para a aplicação dos adesivos são: face externa do antebraço, costas, barriga ou nádegas. Deve-se evitar colar no mesmo local para evitar irritação cutânea.[3] Nunca se deve aplicar o adesivo nas mamas.

O anel vaginal (Nuvaring®) deve ser introduzido na vagina no primeiro dia da menstruação do ciclo inicial e só ser retirado após 3 semanas. Deve-se permanecer 7 dias sem nenhuma medicação (período em que ocorre a menstruação).[1,3] Então, introduz-se novo anel vaginal. A localização do anel na vagina não afeta sua eficácia, porém, quanto mais profundo estiver, menos será percebido pela usuária.[3] O anel não precisa ser retirado para a relação sexual. Caso seja removido, basta reintroduzi-lo na vagina. O anel nunca deve ficar fora da vagina por um intervalo superior a 3 horas.[3]

ANTICONCEPCIONAIS HORMONAIS COMBINADOS INJETÁVEIS

Consistem na associação de um progestogênio sintético a um estrogênio natural e são utilizados mensalmente por via intramuscular (Tabela 19.3). Essas associações são muito populares em virtude da praticidade e do baixo custo.

Mecanismo de ação[1,3]

Inibição da ovulação.

Eficácia[4]

- **Uso teórico:** 0,1 mulher grávida por 100 mulheres por ano.
- **Uso prático:** 0,4 mulher grávida por 100 mulheres por ano.

Tabela 19.3 Anticoncepcionais hormonais combinados injetáveis.

Estrogênio	Progestogênio	Nome comercial
Valerato de estradiol	Enantato de Noretisterona	Mesigyna® Noregyna®
Enantato de estradiol	Acetofenido de Algestona	Perlutan® Daiva®

Planejamento Familiar: Visão Crítica dos Métodos Contraceptivos Disponíveis

Vantagens

Não exigem administração diária da medicação e permitem a privacidade da usuária.[3]

Desvantagens

Podem ocorrer amenorreia (raramente), hipomenorreia, *spotting* e, até mesmo, sangramento prolongado. Mastalgia, cefaleia e ganho de peso também são descritos.[3]

Critérios de elegibilidade da OMS[5]

- Idade ≥ 40 anos sem patologias associadas (categoria 2).
- Lactação antes de 6 meses (categoria 3).
- Lactação após 6 meses (categoria 2).
- Pós-parto em mulheres não lactantes após 21 dias (categoria 1).
- Pós-aborto (categoria 1).
- Pós-gravidez ectópica (categoria 1).
- Tabagismo em menores de 35 anos (categoria 2).
- Tabagismo em maiores de 35 anos e menos de 15 cigarros/dia (categoria 3).
- Tabagismo em maiores de 35 anos e mais de 15 cigarros/dia (categoria 4).
- Obesidade (categoria 2).
- Hipertensão arterial controlada (categoria 3).
- Hipertensão arterial sem controle (categoria 3-4).
- Passado de pré-eclâmpsia com pressão atual normal (categoria 2).
- Presença ou histórico de trombose venosa profunda e/ou embolia pulmonar (categoria 4).
- História familiar de trombose venosa profunda e/ou embolia pulmonar (categoria 2).
- Cirurgia com imobilização prolongada (categoria 4).
- Trombofilias conhecidas (categoria 4).
- Tromboflebite superficial (categoria 2).
- Varizes em membros inferiores (categoria 1).
- Doença coronária ativa ou pregressa (categoria 4).
- Valvulopatia complicada por hipertensão pulmonar, fibrilação atrial, endocardite (categoria 4).
- Acidente vascular cerebral atual ou pregresso (categoria 4).
- Hiperlipidemia (categoria 2-3).
- Lúpus eritematoso sistêmico sem doença vascular (categoria 2).
- Lúpus eritematoso sistêmico com doença vascular e/ou presença de anticorpos antifosfolípides (categoria 4).
- Histórico de diabetes gestacional (categoria 1).
- Diabetes sem vasculopatia (categoria 2).
- Diabetes com vasculopatia, nefropatia, neuropatia, retinopatia ou duração maior que 20 anos (categoria 3-4).
- Tireoidopatias (categoria 1).
- Doença hepática ou de vesícula biliar ativa (categoria 3-4).
- Histórico de colestase relacionada com o uso de ACO (categoria 2).
- Colestase na gravidez (categoria 2).
- Colecistectomia prévia (categoria 2).
- Anemia ferropriva e talassemia (categoria 1).
- Anemia falciforme (categoria 2).
- Cefaleia comum (categoria 1-2).
- Enxaqueca sem aura (categoria 3-4).
- Enxaqueca com aura (categoria 4).
- Uso de anticonvulsivantes (categoria 2).

- Sangramento vaginal anormal sem diagnóstico (categoria 2).
- Menorragia e irregularidade menstrual (categoria 1).
- Dismenorreia primária (categoria 1).
- Endometriose (categoria 1).
- Cistos ovarianos simples (categoria 1).
- Ectrópio (categoria 1).
- NIC (categoria 2).
- Doença trofoblástica gestacional após esvaziamento (categoria 1).
- Câncer cervical, endometrial ou ovariano aguardando tratamento (categoria 1-2).
- Câncer de mama atual ou pregresso (categoria 3-4).
- História familiar de câncer de mama (categoria 1).
- Doença mamária benigna (categoria 1).
- Mioma uterino (categoria 1).
- DIP e DST (categoria 1).
- HIV + e AIDS (categoria 1).
- Uso de antirretrovirais: inibidores da transcriptase reversa (categoria 1).
- Uso de antirretrovirais: inibidores não nucleosídios da transcriptase reversa (categoria 2).
- Uso de antirretrovirais: inibidores da protease potencializados com ritonavir (categoria 3).
- Uso de antibióticos (categoria 1).
- Uso de antifúngicos (categoria 1).
- Uso de antiparasitários (categoria 1).
- Uso de rifampicina ou rifabutina (categoria 3).

Orientações práticas

Inicia-se nos primeiros 7 dias do ciclo, preferencialmente no primeiro dia da menstruação.[3] A próxima injeção pode ser adiantada ou atrasada em até 7 dias, embora o ideal seja repetir mensalmente na mesma data.[3,6]

ANTICONCEPCIONAIS ORAIS CONTENDO APENAS PROGESTOGÊNIO

São também chamados de minipílulas e contêm apenas progestogênio (Tabela 19.4).

Mecanismo de ação

Inibição da ovulação (em menor intensidade que os anticoncepcionias combinados) e espessamento do muco cervical.[3]

Eficácia[4]

- Uso teórico fora da lactação: 1,0 mulher grávida por 100 mulheres por ano.
- Uso típico fora da lactação: 3 a 10 mulheres grávidas por 100 mulheres por ano.
- Uso teórico no período da lactação: 0,5 mulher grávida por 100 mulheres por ano.
- Uso típico no período da lactação: 1,0 mulher grávida por 100 mulheres por ano.
- A pílula de desogestrel isolado parece ser bem mais efetiva do que as outras preparações (uso teórico fora da lactação: 0,17 mulher grávida por 100 mulheres por ano).

Tabela 19.4 Anticoncepcionais orais contendo apenas progestogênio.

Progestogênio	Nome comercial
Noretisterona 350mcg	Micronor®
Levonorgestrel 30mcg	Nortrel®
Desogestrel 75mcg	Cerazette®

Planejamento Familiar: Visão Crítica dos Métodos Contraceptivos Disponíveis

Vantagens

As pílulas podem ser utilizadas no período de lactação sem prejuízo ao leite materno e em algumas situações em que haja contraindicação ao uso de pílulas contendo estrogênio.[3,6]

Desvantagens

A principal desvantagem é a mudança do padrão menstrual. Podem ocorrer amenorreia (maioria dos casos), hipomenorreia, *spotting* e, até mesmo, sangramento prolongado.[3] Mastalgia, acne, alterações do humor, cefaleia e cistos ovarianos também são descritos.[3]

Critérios de elegibilidade da OMS[5]

- Mulheres de 18 a 45 anos (categoria 1).
- Idade ≥ 45 anos (categoria 1).
- Lactação antes de 6 meses (categoria 1).
- Lactação após 6 meses (categoria 1).
- Pós-parto em mulheres não lactantes após 21 dias (categoria 1).
- Pós-aborto (categoria 1).
- Pós-gravidez ectópica (categoria 1).
- Tabagismo independentemente da idade (categoria 1).
- Obesidade (categoria 1).
- Hipertensão arterial controlada (categoria 1).
- Hipertensão arterial > 160/110mmHg (categoria 2).
- Passado de pré-eclâmpsia com pressão atual normal (categoria 1).
- Histórico de trombose venosa profunda e/ou embolia pulmonar (categoria 2).
- Presença de trombose venosa profunda e/ou embolia pulmonar (categoria 3).
- História familiar de trombose venosa profunda e/ou embolia pulmonar (categoria 1).
- Cirurgia com imobilização prolongada (categoria 2).
- Trombofilias conhecidas (categoria 2).
- Tromboflebite superficial (categoria 1).
- Varizes em membros inferiores (categoria 1).
- Doença coronária ativa ou pregressa (categoria 2-3).
- Valvulopatia sem complicações ou complicada por hipertensão pulmonar, fibrilação atrial e endocardite (categoria 1).
- Acidente vascular cerebral atual ou pregresso (categoria 2-3).
- Hiperlipidemia (categoria 2).
- Lúpus eritematoso sistêmico sem doença vascular (categoria 2).
- Lúpus eritematoso sistêmico com presença de anticorpos antifosfolípides (categoria 3).
- Histórico de diabetes gestacional (categoria 1).
- Diabetes sem vasculopatia (categoria 2).
- Diabetes com vasculopatia, nefropatia, neuropatia, retinopatia ou duração maior que 20 anos (categoria 2).
- Tireoidopatias (categoria 1).
- Doença hepática ou de vesícula biliar ativa (categoria 1-2).
- Histórico de colestase relacionada com o uso de ACO (categoria 2).
- Colestase na gravidez (categoria 1).
- Colecistectomia prévia (categoria 2).
- Anemia ferropriva e talassemia (categoria 1).
- Anemia falciforme (categoria 1).
- Cefaleia comum (categoria 1).

- Enxaqueca sem aura (categoria 1-2).
- Enxaqueca com aura (categoria 2-3).
- Uso de anticonvulsivantes (categoria 3).
- Sangramento vaginal anormal sem diagnóstico (categoria 2).
- Menorragia e irregularidade menstrual (categoria 1).
- Dismenorreia primária (categoria 1).
- Endometriose (categoria 1).
- Cistos ovarianos simples (categoria 1).
- Ectrópio (categoria 1).
- NIC (categoria 1).
- Doença trofoblástica gestacional após esvaziamento (categoria 1).
- Câncer cervical, endometrial ou ovariano aguardando tratamento (categoria 1-2).
- Câncer de mama atual ou pregresso (categoria 3-4).
- História familiar de câncer de mama (categoria 1).
- Doença mamária benigna (categoria 1).
- Mioma uterino (categoria 1).
- DIP e DST (categoria 1).
- HIV + e AIDS (categoria 1).
- Uso de antirretrovirais: inibidores da transcriptase reversa (categoria 1).
- Uso de antirretrovirais: inibidores não nucleosídios da transcriptase reversa (categoria 2).
- Uso de antirretrovirais: inibidores da protease potencializados com ritonavir (categoria 3).
- Uso de antibióticos (categoria 1).
- Uso de antifúngicos (categoria 1).
- Uso de antiparasitários (categoria 1).
- Uso de rifampicina ou rifabutina (categoria 3).

Orientações práticas

O anticoncepcional deve ser iniciado em torno de 6 semanas após o parto ou no primeiro dia da menstruação.[3,6] As pílulas são ingeridas diariamente sem intervalos entre as cartelas. O horário da tomada diária não deve variar mais de 3 horas de modo a melhorar sua eficácia. A pílula de desogestrel isolado é bem mais efetiva do que as outras preparações.[1]

ANTICONCEPCIONAIS INJETÁVEIS CONTENDO APENAS PROGESTOGÊNIO

São preparações "de depósito" de uso intramuscular contendo somente progestogênio (Tabela 19.5). Trata-se de um método muito prático e de baixo custo.

Mecanismo de ação

Inibição da ovulação.[3]

Eficácia[4]

- **Uso teórico:** 0,3 mulher grávida por 100 mulheres por ano.
- **Uso prático:** 0,3 mulher grávida por 100 mulheres por ano.

Tabela 19.5 Anticoncepcionais hormonais injetáveis contendo apenas progestogênio.

Progestogênio	Nome comercial
Acetato de medroxiprogesterona 50mg	Depo-provera® (uso mensal)
Acetato de medroxiprogesterona 150mg	Depo-provera® Contracep® (uso trimestral)

Vantagens

Podem ser utilizados no período de lactação sem prejuízo ao leite materno e em algumas situações em que haja contra-indicação ao uso de estrogênio.[3] Não exigem administração diária da medicação e permitem a privacidade da usuária.

Desvantagens

Amenorreia (pode ser vantagem ou desvantagem), sangramento irregular, mastalgia, acne, alterações do humor, cefaleia e ganho de peso (1 a 2kg por ano).[3] O retorno da fertilidade é muito variável, podendo demorar vários meses. Ocorre perda de densidade óssea, que é reversível após a interrupção do uso.[3,6]

Critérios de elegibilidade da OMS[5]

- Mulheres de 18 a 45 anos (categoria 1).
- Idade > 45 anos (categoria 2).
- Lactação antes de 6 meses (categoria 1).
- Lactação após 6 meses (categoria 1).
- Pós-parto em mulheres não lactantes após 21 dias (categoria 1).
- Pós-aborto (categoria 1).
- Pós-gravidez ectópica (categoria 1).
- Tabagismo em menores de 35 anos (categoria 1).
- Tabagismo em maiores de 35 anos e menos de 15 cigarros/dia (categoria 1).
- Tabagismo em maiores de 35 anos e mais de 15 cigarros/dia (categoria 1).
- Obesidade (categoria 1).
- Hipertensão arterial controlada (categoria 2).
- Hipertensão arterial sem controle (categorias 2-3).
- Passado de pré-eclâmpsia com pressão atual normal (categoria 1).
- Histórico de trombose venosa profunda e/ou embolia pulmonar (categoria 2).
- Trombose venosa profunda e/ou embolia pulmonar aguda (categoria 3).
- História familiar de trombose venosa profunda e/ou embolia pulmonar (categoria 1).
- Cirurgia com imobilização prolongada (categoria 2).
- Trombofilias conhecidas (categoria 2).
- Tromboflebite superficial (categoria 1).
- Varizes em membros inferiores (categoria 1).
- Doença coronária ativa ou pregressa (categoria 3).
- Valvulopatia complicada por hipertensão pulmonar, fibrilação atrial ou endocardite (categoria 1).
- Acidente vascular cerebral pregresso (categoria 3).
- Hiperlipidemia (categoria 2).
- Lúpus eritematoso sistêmico sem doença vascular (categoria 2).
- Lúpus eritematoso sistêmico com doença vascular e/ou presença de anticorpos antifosfolípides (categoria 3).
- Histórico de diabetes gestacional (categoria 1).
- Diabetes sem vasculopatia (categoria 2).
- Diabetes com vasculopatia, nefropatia, neuropatia, retinopatia ou duração maior que 20 anos (categoria 2-3).
- Tireoidopatias (categoria 1).
- Doença hepática ou de vesícula biliar ativa (categoria 2-3).
- Histórico de colestase relacionada com o uso de ACO (categoria 2).
- Colestase na gravidez (categoria 1).
- Colecistectomia prévia (categoria 2).

- Anemia ferropriva e talassemia (categoria 1).
- Anemia falciforme (categoria 1).
- Cefaleia comum (categoria 1).
- Enxaqueca sem aura (categoria 2).
- Enxaqueca com aura (categoria 2-3).
- Uso de anticonvulsivantes (categoria 1).
- Sangramento vaginal anormal sem diagnóstico (categoria 3).
- Menorragia e irregularidade menstrual (categoria 2).
- Dismenorreia primária (categoria 1).
- Endometriose (categoria 1).
- Cistos ovarianos simples (categoria 1).
- Ectrópio (categoria 1).
- NIC (categoria 2).
- Doença trofoblástica gestacional após esvaziamento (categoria 1).
- Câncer cervical, endometrial ou ovariano aguardando tratamento (categoria 1-2).
- Câncer de mama atual ou pregresso (categoria 3-4).
- História familiar de câncer de mama (categoria 1).
- Doença mamária benigna (categoria 1).
- Mioma uterino (categoria 1).
- DIP e DST (categoria 1).
- HIV + e AIDS (categoria 1).
- Uso de antirretrovirais: inibidores da transcriptase reversa (categoria 1).
- Uso de antirretrovirais: inibidores não nucleosídios da transcriptase reversa (categoria 1).
- Uso de antirretrovirais: inibidores da protease potencializados com ritonavir (categoria 1).
- Uso de antibióticos (categoria 1).
- Uso de antifúngicos (categoria 1).
- Uso de antiparasitários (categoria 1).
- Uso de rifampicina ou rifabutina (categoria 1).

Orientações práticas

Inicia-se nos primeiros 7 dias do ciclo, preferencialmente no primeiro dia da menstruação.[3] A próxima injeção pode ser adiantada ou atrasada em até 14 dias, embora o ideal seja repetir trimestralmente na mesma data.[1,3] Se a paciente estiver no puerpério, convém iniciar em 6 semanas após o parto.[3]

IMPLANTES

Consistem em uma ou várias hastes plásticas, do tamanho de um palito de fósforo, que liberam um progestogênio e são colocadas sob a pele do antebraço.[1] No Brasil, encontra-se disponível para uso comercial apenas um implante com duração de 3 anos (Tabela 19.6).

Mecanismo de ação

Espessamento do muco cervical e inibição da ovulação.[3]

Eficácia[4]

- **Uso teórico:** 0,1 mulher grávida por 100 mulheres por ano.
- **Uso prático:** 0,1 mulher grávida por 100 mulheres por ano.

Tabela 19.6 Implantes.

Progestogênio	Nome comercial
Etonogestrel	Implanon®

Vantagens

Eficazes, apresentam longo tempo de ação, não interferem na relação sexual e podem ser utilizados no período de amamentação.[3]

Desvantagens

Sua colocação é um pequeno procedimento cirúrgico que exige profissional treinado e tem custo muito alto.[3] O método leva a alteração do padrão menstrual como amenorreia (o que pode ser uma vantagem ou desvantagem) e sangramento irregular. Mais raramente, podem ocorrer mastalgia, acne, alterações do humor, cefaleia e cistos ovarianos.[3]

Critérios de elegibilidade da OMS[5]

- Mulheres de 18 a 45 anos (categoria 1).
- Idade > 45 anos (categoria 1).
- Lactação antes de 6 meses (categoria 1).
- Lactação após 6 meses (categoria 1).
- Pós-parto em mulheres não lactantes após 21 dias (categoria 1).
- Pós-aborto (categoria 1).
- Pós-gravidez ectópica (categoria 1).
- Tabagismo em menores de 35 anos (categoria 1).
- Tabagismo em maiores de 35 anos e menos de 15 cigarros/dia (categoria 1).
- Tabagismo em maiores de 35 anos e mais de 15 cigarros/dia (categoria 1).
- Obesidade (categoria 1).
- Hipertensão arterial controlada (categoria 2).
- Hipertensão arterial sem controle (categoria 1-2).
- Passado de pré-eclâmpsia com pressão atual normal (categoria 1).
- Histórico de trombose venosa profunda e/ou embolia pulmonar (categoria 2).
- Trombose venosa profunda e/ou embolia pulmonar aguda (categoria 3).
- História familiar de trombose venosa profunda e/ou embolia pulmonar (categoria 1).
- Cirurgia com imobilização prolongada (categoria 2).
- Trombofilias conhecidas (categoria 2).
- Tromboflebite superficial (categoria 1).
- Varizes em membros inferiores (categoria 1).
- Doença coronária ativa ou pregressa (categoria 2-3).
- Valvulopatia complicada por hipertensão pulmonar, fibrilação atrial ou endocardite (categoria 1).
- Acidente vascular cerebral pregresso (categoria 2-3).
- Hiperlipidemia (categoria 2).
- Lúpus eritematoso sistêmico sem doença vascular (categoria 2).
- Lúpus eritematoso sistêmico com doença vascular e/ou presença de anticorpos antifosfolípides (categoria 3).
- Histórico de diabetes gestacional (categoria 1).
- Diabetes sem vasculopatia (categoria 2).
- Diabetes com vasculopatia, nefropatia, neuropatia, retinopatia ou duração maior que 20 anos (categoria 2).
- Tireoidopatias (categoria 1).
- Doença hepática ou de vesícula biliar ativa (categoria 2).
- Histórico de colestase relacionada com o uso de ACO (categoria 2).
- Colestase na gravidez (categoria 1).
- Colecistectomia prévia (categoria 2).

- Anemia ferropriva e talassemia (categoria 1).
- Anemia falciforme (categoria 1).
- Cefaleia comum (categoria 1).
- Enxaqueca sem aura (categoria 2).
- Enxaqueca com aura (categoria 2-3).
- Uso de anticonvulsivantes (categoria 2).
- Sangramento vaginal anormal sem diagnóstico (categoria 3).
- Menorragia e irregularidade menstrual (categoria 2).
- Dismenorreia primária (categoria 1).
- Endometriose (categoria 1).
- Cistos ovarianos simples (categoria 1).
- Ectrópio (categoria 1).
- NIC (categoria 2).
- Doença trofoblástica gestacional após esvaziamento (categoria 1).
- Câncer cervical, endometrial ou ovariano aguardando tratamento (categoria 1-2).
- Câncer de mama atual ou pregresso (categoria 3-4).
- História familiar de câncer de mama (categoria 1).
- Doença mamária benigna (categoria 1).
- Mioma uterino (categoria 1).
- DIP e DST (categoria 1).
- HIV + e AIDS (categoria 1).
- Uso de antirretrovirais: inibidores da transcriptase reversa (categoria 1).
- Uso de antirretrovirais: inibidores não nucleosídios da transcriptase reversa (categoria 2).
- Uso de antirretrovirais: inibidores da protease potencializados com ritonavir (categoria 2).
- Uso de antibióticos (categoria 1).
- Uso de antifúngicos (categoria 1).
- Uso de antiparasitários (categoria 1).
- Uso de rifampicina ou rifabutina (categoria 2).

Orientações práticas

Os implantes podem ser palpados através da pele e, em caso de dúvida, confirmados por ultrassonografia. Os implantes vencidos devem ser retirados quando terminado o prazo de validade.[3]

DISPOSITIVO INTRAUTERINO (DIU) DE COBRE

Trata-se de um dispositivo plástico revestido por cobre, que é introduzido e deixado no útero com finalidade contraceptiva.[1,3,6] Existem dispositivos com formatos e dosagens de cobre diferentes (Tabela 19.7). O modelo mais utilizado no Brasil é o DIU T380, com eficácia aprovada em bula de 10 anos de uso, embora alguns estudos mostrem eficácia por até 12 anos.[1,3]

Há um discreto aumento da taxa de doença inflamatória pélvica no primeiro mês de uso, devido à instrumentação uterina. Após esse período, a taxa de doença inflamatória pélvica é a mesma da não usuária.[3,4,6] Não deve ser utilizado em pacientes sob alto risco de DST: parceiros que apresentem sintomas de DST, que tenham vários parceiros e que não utilizem preservativos.[3]

Mecanismo de ação

Apresenta ação espermicida e impede a implantação do ovo no útero.[3]

Eficácia[4]

- **Uso teórico:** 0,6 mulher grávida por 100 mulheres por ano.
- **Uso prático:** 0,8 mulher grávida por 100 mulheres por ano.

Vantagens

O longo tempo de ação, a alta eficácia e a não exigência de nenhuma ação da usuária após a colocação.[1,3,6]

Desvantagens

Exige a presença de profissional médico treinado para inserção e remoção do dispositivo.[3,6] Aumento dos dias e do volume do fluxo menstrual, anemia e dismenorreia são comuns nos primeiros meses de uso. Há necessidade de consultas periódicas de controle.[3]

Critérios de elegibilidade da OMS[5]

- Idade > 20 anos (categoria 1).
- Nuliparidade (categoria 2).
- Multiparidade (categoria 1).
- Lactação (categoria 1).
- Pós-parto após 28 dias (categoria 1).
- Pós-aborto (categoria 1).
- Pós-aborto séptico (categoria 4).
- Pós-gravidez ectópica (categoria 1).
- Tabagismo em menores de 35 anos (categoria 1).
- Tabagismo em maiores de 35 anos e menos de 15 cigarros/dia (categoria 1).
- Tabagismo em maiores de 35 anos e mais de 15 cigarros/dia (categoria 1).
- Obesidade (categoria 1).
- Hipertensão arterial controlada (categoria 1).
- Hipertensão arterial sem controle (categoria 1).
- Passado de pré-eclâmpsia com pressão atual normal (categoria 1).
- Histórico de trombose venosa profunda e/ou embolia pulmonar (categoria 1).
- Trombose venosa profunda e/ou embolia pulmonar aguda (categoria 1).
- História familiar de trombose venosa profunda e/ou embolia pulmonar (categoria 1).
- Cirurgia com imobilização prolongada (categoria 1).
- Trombofilias conhecidas (categoria 1).
- Tromboflebite superficial (categoria 1).
- Varizes em membros inferiores (categoria 1).
- Doença coronária ativa ou pregressa (categoria 1).
- Valvulopatia complicada por hipertensão pulmonar, fibrilação atrial ou endocardite (categoria 2).
- Acidente vascular cerebral pregresso (categoria 1).
- Hiperlipidemia (categoria 1).
- Lúpus eritematoso sistêmico sem doença vascular (categoria 1).
- Lúpus eritematoso sistêmico com doença vascular e/ou presença de anticorpos antifosfolípedes (categoria 1).
- Lúpus eritematoso sistêmico com trombocitopenia (categoria 3).
- Histórico de diabetes gestacional (categoria 1).
- Diabetes sem vasculopatia (categoria 1).
- Diabetes com vasculopatia, nefropatia, neuropatia, retinopatia ou duração maior que 20 anos (categoria 1).
- Tireoidopatias (categoria 1).
- Doença hepática ou de vesícula biliar ativa (categoria 1).
- Histórico de colestase relacionada com o uso de ACO (categoria 1).
- Colestase na gravidez (categoria 1).
- Colecistectomia prévia (categoria 1).
- Anemia ferropriva e talassemia (categoria 2).

- Anemia falciforme (categoria 2).
- Cefaleia comum (categoria 1).
- Enxaqueca sem aura (categoria 1).
- Enxaqueca com aura (categoria 1).
- Uso de anticonvulsivantes (categoria 1).
- Sangramento vaginal anormal sem diagnóstico (categoria 4).
- Menorragia e irregularidade menstrual (categoria 1-2).
- Dismenorreia primária (categoria 2).
- Endometriose (categoria 2).
- Cistos ovarianos simples (categoria 1).
- Ectrópio (categoria 1).
- NIC (categoria 1).
- Doença trofoblástica gestacional após esvaziamento (categoria 3-4).
- Câncer cervical, endometrial e ovariano aguardando tratamento (categoria 3-4).
- Câncer de mama atual ou pregresso (categoria 1).
- História familiar de câncer de mama (categoria 1).
- Doença mamária benigna (categoria 1).
- Mioma uterino sem distorção da cavidade (categoria 1).
- Mioma uterino com distorção da cavidade (categoria 4).
- DIP prévia sem fatores de risco atuais (categoria 1-2).
- DIP atual (categoria 4).
- Vaginites (categoria 2).
- Cervicite purulenta, gonorreia e clamídia atuais (categoria 4).
- Risco aumentado de DST (categoria 2-3).
- HIV+ e AIDS (categoria 2-3).
- Uso de antirretrovirais: inibidores da transcriptase reversa (categoria 2-3).
- Uso de antirretrovirais: inibidores não nucleosídios da transcriptase reversa (categoria 2-3).
- Uso de antirretrovirais: inibidores da protease potencializados com ritonavir (categoria 2-3).
- Uso de antibióticos (categoria 1).
- Uso de antifúngicos (categoria 1).
- Uso de antiparasitários (categoria 1).
- Uso de rifampicina ou rifabutina (categoria 1).

Orientações práticas

O DIU deve ser inserido no período menstrual, pois há garantia de não haver gravidez, bem como é mais fácil devido à dilatação do colo uterino.[3] Não há indicação do uso de antibiótico profilático durante a inserção.[7] Esse procedimento apresenta riscos e só deve ser realizado por profissional médico treinado.[3,6]

DISPOSITIVO INTRAUTERINO (DIU) DE PROGESTERONA

Trata-se de um dispositivo plástico revestido por progestogênio (levonorgestrel), que é introduzido e deixado no útero com finalidade contraceptiva. Comercializado no Brasil com o nome de Mirena®, apresenta eficácia de 5 anos de uso (Tabela 19.8).[1,3,6] Não deve ser utilizado por pacientes sob alto risco de DST: parceiros que apresentem sintomas de DST, que tenham múltiplos parceiros e que não utilizem preservativos.[3]

Tabela 19.8 DIU medicado.

Progestogênio	Nome comercial	Tempo de uso
Levonorgestrel	Mirena®	5 anos

Mecanismo de ação

Atrofia endometrial.[3]

Eficácia[4]

- **Uso teórico:** 0,1 mulher grávida por 100 mulheres por ano.
- **Uso prático:** 0,2 mulher grávida por 100 mulheres por ano.

Vantagens

O longo tempo de ação, a alta eficácia e a não exigência de nenhuma ação da usuária após a colocação. A amenorreia pode ser encarada como positiva por várias mulheres.[3]

Desvantagens

Exige a presença de profissional médico treinado para inserção e remoção do dispositivo.[3] O custo é muito elevado e limita a sua utilização em nosso meio.

Amenorreia, hipomenorreia e irregularidade menstrual são comuns. A absorção do levonorgestrel é pequena, mas raramente podem ocorrer acne, mastalgia, ganho de peso, mudanças de humor e cistos ovarianos.[3] Há necessidade de consultas periódicas de controle.

Critérios de elegibilidade da OMS[5]

- Idade > 20 anos (categoria 1).
- Nuliparidade (categoria 2).
- Multiparidade (categoria 1).
- Lactação (categoria 1).
- Pós-parto após 28 dias (categoria 1).
- Pós-aborto (categoria 1).
- Pós-aborto séptico (categoria 4).
- Pós-gravidez ectópica (categoria 1).
- Tabagismo em menores de 35 anos (categoria 1).
- Tabagismo em maiores de 35 anos e menos 15 cigarros/dia (categoria 1).
- Tabagismo em maiores de 35 anos e mais 15 cigarros/dia (categoria 1).
- Obesidade (categoria 1).
- Hipertensão arterial controlada (categoria 1).
- Hipertensão arterial sem controle (categorias 1-2).
- Passado de pré-eclâmpsia com pressão atual normal (categoria 1).
- Histórico de trombose venosa profunda e/ou embolia pulmonar (categoria 2).
- Trombose venosa profunda e/ou embolia pulmonar aguda (categoria 3).
- História familiar de trombose venosa profunda e/ou embolia pulmonar (categoria 1).
- Cirurgia com imobilização prolongada (categoria 2).
- Trombofilias conhecidas (categoria 2).
- Tromboflebite superficial (categoria 1).
- Varizes em membros inferiores (categoria 1).
- Doença coronária ativa ou pregressa (categoria 2-3).
- Valvulopatia complicada por hipertensão pulmonar, fibrilação atrial ou endocardite (categoria 2).
- Acidente vascular cerebral pregresso (categoria 2-3).
- Hiperlipidemia (categoria 2).
- Lúpus eritematoso sistêmico sem doença vascular (categoria 2).
- Lúpus eritematoso sistêmico com doença vascular e/ou presença de anticorpos antifosfolípides (categoria 3).
- Lúpus eritematoso sistêmico com trombocitopenia (categoria 2).

- Histórico de diabetes gestacional (categoria 1).
- Diabetes sem vasculopatia (categoria 2).
- Diabetes com vasculopatia, nefropatia, neuropatia, retinopatia ou duração maior que 20 anos (categoria 2).
- Tireoidopatias (categoria 1).
- Doença hepática ou de vesícula biliar ativa (categoria 1-2).
- Histórico de colestase relacionada ao uso de ACO (categoria 2).
- Colestase na gravidez (categoria 1).
- Colecistectomia prévia (categoria 2).
- Anemia ferropriva e talassemia (categoria 1).
- Anemia falciforme (categoria 1).
- Cefaleia comum (categoria 1).
- Enxaqueca sem aura (categoria 2).
- Enxaqueca com aura (categoria 2-3).
- Uso de anticonvulsivantes (categoria 1).
- Sangramento vaginal anormal sem diagnóstico (categoria 4).
- Menorragia e irregularidade menstrual (categoria 1-2).
- Dismenorreia primária (categoria 1).
- Endometriose (categoria 1).
- Cistos ovarianos simples (categoria 1).
- Ectrópio (categoria 1).
- NIC (categoria 2).
- Doença trofoblástica gestacional após esvaziamento (categoria 3-4).
- Câncer cervical, endometrial e ovariano aguardando tratamento (categoria 3-4).
- Câncer de mama atual ou pregresso (categoria 3-4).
- História familiar de câncer de mama (categoria 1).
- Doença mamária benigna (categoria 1).
- Mioma uterino sem distorção da cavidade (categoria 1).
- Mioma uterino com distorção da cavidade (categoria 4).
- DIP prévia sem fatores de risco atuais (categoria 1-2).
- DIP atual (categoria 4).
- Vaginites (categoria 2).
- Cervicite purulenta, gonorreia e clamídia atuais (categoria 4).
- Risco aumentado de DST (categoria 2-3).
- HIV+ e AIDS (categoria 2-3).
- Uso de antirretrovirais: inibidores da transcriptase reversa (categoria 2-3).
- Uso de antirretrovirais: inibidores não nucleosídios da transcriptase reversa (categoria 2-3).
- Uso de antirretrovirais: inibidores da protease potencializados com ritonavir (categoria 2-3).
- Uso de antibióticos (categoria 1).
- Uso de antifúngicos (categoria 1).
- Uso de antiparasitários (categoria 1).
- Uso de rifampicina ou rifabutina (categoria 1).

Orientações práticas

O DIU deve ser inserido no período menstrual, pois há garantia de não haver gravidez, bem como é mais fácil devido à dilatação do colo uterino.[3,6] Não há indicação para o uso de antibiótico profilático durante a inserção.[7] Esse procedimento apresenta riscos e só deve ser realizado por profissional médico treinado.[3] O uso em nulíparas, embora muito comum, é contraindicado na bula do produto.

ESTERILIZAÇÃO FEMININA

Esse método contraceptivo permanente, conhecido como laqueadura tubária, salpingotripsia ou simplesmente ligadura, pode ser realizado por meio de laparotomia (durante cesárea ou fora do período gestacional) ou através de laparoscopia.[1,3,6]

Recentemente, foi aprovado um dispositivo de obstrução tubária colocado nos óstios tubários por via histeroscópica (Essure®) com bons resultados, mas a um custo muito elevado.[1]

Mecanismos de ação

Obstrução do trajeto dos gametas mediante o bloqueio das trompas.[3]

Eficácia[4]

- **Uso teórico:** 0,5 mulher grávida por 100 mulheres por ano.
- **Uso prático:** 0,5 mulher grávida por 100 mulheres por ano.

Vantagens

Possibilita contracepção definitiva sem preocupações com o uso ou a eficácia de medicamentos. Diminui a possibilidade de gravidez ectópica e de doença inflamatória pélvica.[3]

Desvantagens

Exige equipe médica treinada e internação para sua realização.[3]

Orientações práticas

Deve ser considerada um método definitivo, embora exista a possibilidade de reversão cirúrgica.[3,6] Muitas mulheres reclamam de alterações do padrão menstrual após laqueadura tubária. Essas alterações estão relacionadas com a suspensão do método anterior (irregularidade menstrual e aumento de fluxo após interrupção do uso de contraceptivos hormonais, diminuição de fluxo após retirada de DIU) e irregularidade menstrual própria do climatério (geralmente, as candidatas à laqueadura tubária estão em faixas etárias mais avançadas).[3]

VASECTOMIA

Trata-se de um método contraceptivo permanente para homens, também conhecido como esterilização masculina.

Mecanismo de ação

Secção cirúrgica dos ductos deferentes que leva à obstrução do fluxo de espermatozoides. Não há alterações visíveis do sêmen, mas o líquido ejaculado não contém espermatozoides.[3]

Eficácia[4]

- **Uso teórico:** 0,10 mulher grávida por 100 mulheres por ano.
- **Uso prático:** 0,15 mulher grávida por 100 mulheres por ano.

Vantagens

Método seguro, prático, em que o homem assume a responsabilidade pela contracepção, é realizado por meio de procedimento cirúrgico simples, em caráter ambulatorial.[3]

Desvantagens

Exige a presença de profissional médico treinado para a realização do procedimento.

Orientações práticas

Deve ser considerado um método definitivo, embora exista a possibilidade de reversão cirúrgica.[3,6] Os primeiros 3 meses após o procedimento são críticos e é necessário o uso de método contraceptivo adicional. Após esse período, o ideal é a realização de espermograma para confirmação da eficácia da vasectomia.[3]

PRESERVATIVO MASCULINO

Também conhecido como condom ou camisinha, consiste em uma capa de látex que reveste o pênis.

Mecanismo de ação

Apresenta ação de barreira que aprisiona os espermatozoides e os mantém fora da vagina.[3]

Eficácia[4]

- **Uso teórico:** 3 mulheres grávidas por 100 mulheres por ano.
- **Uso prático:** 14 mulheres grávidas por 100 mulheres por ano.

Vantagens

Prático, barato, fácil de usar, praticamente isento de efeitos colaterais, protege contra DST.[1,3,6]

Desvantagens

Pode interferir no prazer sexual e não pode ser usado por casais que apresentem hipersensibilidade ao látex.[3]

Orientações práticas

A disciplina em sua utilização é fundamental para o sucesso. Trata-se de uma ótima opção associada a outros métodos, tanto para contracepção quanto para proteção contra DST.

Só deve ser utilizado uma vez. Lubrificantes à base de óleo podem danificar os preservativos e não devem ser utilizados.[3]

PRESERVATIVO FEMININO

Trata-se de uma capa de poliuretano (Reality®) em forma de bainha que é inserida dentro da vagina. Essa capa apresenta anéis flexíveis em ambas as extremidades: o interno serve para a introdução, enquanto o externo fica exteriorizado, mantendo-a aberta.[3]

Mecanismo de ação

Apresenta ação de barreira que aprisiona os espermatozoides e os mantém sem contato com a mucosa vaginal.[3]

Eficácia[4]

- **Uso teórico:** 5 mulheres grávidas por 100 mulheres por ano.
- **Uso prático:** 21 mulheres grávidas por 100 mulheres por ano.

Vantagens

Praticamente isento de efeitos colaterais, protege contra DST e permite a independência da mulher.[3,6]

Desvantagens

Pode interferir no prazer sexual, exige certa prática para ser utilizado e seu custo é maior do que o similar masculino. Preservativos femininos de látex apresentam custo menor, mas não estão disponíveis no Brasil.[3]

Orientações práticas

A disciplina na utilização é fundamental para o sucesso. Trata-se de uma ótima opção quando associada a outros métodos, tanto para contracepção quanto para proteção contra DST.

Só deve ser utilizado uma vez. Lubrificantes à base de óleo podem danificar os preservativos e não devem ser utilizados.[3]

DIAFRAGMA

Consiste em uma capa de látex em forma de copo que reveste o colo uterino.

Mecanismo de ação

Age como uma barreira que bloqueia o acesso dos espermatozoides ao colo. Geralmente, é usado associado a um espermicida (nonoxinol-9) para aumentar a eficácia.[3]

Eficácia (diafragma associado ao espermicida)[4]

- **Uso teórico:** 6 mulheres grávidas por 100 mulheres por ano.
- **Uso prático:** 20 mulheres grávidas por 100 mulheres por ano.

Vantagens

Praticamente isento de efeitos colaterais, não é desconfortável e protege parcialmente contra DST.[1,3,6]

Desvantagens

Exige que um profissional realize exame pélvico para medir o tamanho do diafragma.[3] Pouco disponível em nosso meio.

Orientações práticas

A disciplina na utilização é fundamental para o sucesso. O diafragma deve permanecer na vagina por no mínimo 6 horas após a relação sexual e no máximo 24 horas após.[3] A retirada precoce diminui a eficácia do método, enquanto a retirada tardia representa um risco para o desenvolvimento da síndrome do choque tóxico. Lubrificantes à base de óleo podem danificar o diafragma e não devem ser utilizados.[3]

CONTRACEPÇÃO DE EMERGÊNCIA

Consiste no uso de pílulas de progestogênio isolado (levonorgestrel) ou estrogênio e progestogênio associados, conhecidas popularmente como "pílula do dia seguinte" ou pílulas pós-coito (Tabela 19.9). Devem ser utilizadas após coito desprotegido e não interrompem uma gravidez porventura existente.[3]

Tabela 19.9 Contracepção de emergência.

Progestogênio	Alguns nomes comerciais
Levonorgestrel 750mcg	Postinor 2®, Dopo®, Pozato®
Levonorgestrel 1.500mcg	Postinor-uno®, Pozato Uni®

Mecanismo de ação

Alteração da ovulação e possíveis alterações endometriais que dificultem a implantação.[1,3]

Eficácia[3]

A eficácia é inversamente proporcional ao tempo da utilização após a relação sexual desprotegida. O levonorgestrel isolado tem eficácia de 95% (quando administrado nas primeiras 24 horas pós-coito), 85% (de 24 a 48 horas) e 60% (48 a 72 horas).

Vantagens

Evitam grande número de gravidezes indesejáveis, inclusive após violência sexual.[3]

Desvantagens

Alterações passageiras do padrão menstrual, náuseas, mastalgia, tonteiras e cefaleia.[3]

Orientações práticas

O levonorgestrel isolado é mais utilizado em virtude da praticidade e da menor incidência de efeitos colaterais. Existem apresentações de dose única de levonorgestrel 1,5mg e duas doses de 0,75mg com intervalo de 12 horas entre elas.[1,3,6]

O esquema Yuzpe utiliza dois comprimidos de pílula de alta dosagem (Anfertil®, Primovlar®) e dois comprimidos após 12 horas de intervalo. Em virtude da presença do estrogênio na pílula combinada, ocorrem altos índices de efeitos colaterais, especialmente náuseas e vômitos e com índice de falha maior.[1,3]

A utilização precoce é a chave do sucesso, e as pacientes devem ser orientadas nesse sentido. A contracepção de emergência não deve ser utilizada rotineiramente, inclusive em razão da baixa eficácia se comparada com métodos definitivos. O seu uso deve ser encarado como ponto de partida para a utilização de um método definitivo.[3]

Referências

1. Poli MEH, Mello CR, Machado, RB et al. Manual de anticoncepção da Febrasgo. Femina 2009; 37(9):459-92.
2. Hoy SM, Scott LJ. Drugs 2009; 69(12):1635-46.
3. Departamento de Saúde Reprodutiva e Pesquisa (SRP) da Organização Mundial de Saúde (OMS) e escola Bloomberg de Saúde Pública/Centro de Programas de Comunicação (CPC) da Universidade Johns Hopkins, Projeto INFO. Planejamento familiar: um manual global para prestadores de serviço de saúde. Baltimore e Genebra: CPC e OMS, 2007.
4. Hatcher RA, Rinehart W, Blackburn R, Geller JS and Shelton JD: Pontos essenciais da tecnologia de anticoncepção. Baltimore, Escola de Saúde Pública Johns Hopkins, Programa de Informação de População, 2001.
5. Manual de Critérios Médicos de Elegibilidade da OMS para uso de métodos anticoncepcionais, 2010.
6. Aldrighi JM, Petta CA. Anticoncepção: manual de orientação. São Paulo: Ponto, 2004.
7. Grimes DA, Schulz FK. Antibiotic prophylaxis for intrauterine contraceptive device insertion. Cochrane Review 2006.

20

Anemia na Mulher: Abordagem Interdisciplinar

Luciano Roberto Pinheiro da Costa

Marcelo Froes Assunção

VISÃO DO HEMATOLOGISTA

Conceito de anemia

Anemia é um termo que se aplica, ao mesmo tempo, a uma síndrome clínica e a um quadro laboratorial caracterizado pela diminuição do hematócrito, da hemoglobina e da quantidade de hemácias. De forma prática, considera-se uma mulher adulta com anemia quando a concentração de hemoglobina é menor que 12g/dL ou, na gestante, menor que 11g/dL. É importante ter em mente que anemia não é apenas um diagnóstico, mas um sinal objetivo da presença de doença.[1]

Sinais e sintomas

As principais queixas relacionadas com a anemia estão associadas à hipóxia tissular. Os sinais e sintomas frequentes são: dispneia aos esforços, tonteira, cefaleia, zumbido, palpitação, síncope, fadiga, alteração do padrão de sono, diminuição da libido, distúrbio do humor e da capacidade de concentração, palidez cutaneomucosa, alopecia, sopros cardíacos e sinais de insuficiência cardíaca.[2,3]

Alguns sinais e sintomas adicionais corroboram para identificar o tipo e a etiologia da anemia:[2-4]

- Manifestações hemorrágicas podem sugerir perdas no trato digestivo ou geniturinário. Hemorragias de pele e mucosa podem sugerir plaquetopenia concomitante e suspeita de leucose.
- Esplenomegalia e linfoadenomegalias podem sugerir a presença de doenças linfoproliferativas ou de leucose.
- Icterícia é um sinal de hemólise.
- Dores ósseas e articulares podem estar ligadas a doenças medulares do tipo leucose e mieloma múltiplo ou a anemias de doenças reumatológicas, como artrite reumatoide e lúpus eritematoso sistêmico (LES).

- Pode haver febre em anemias ligadas a infecções (p. ex., malária), neoplasias (leucemia/linfomas) e doenças autoimunes (LES).
- A hemorragia genital geralmente acompanha a anemia ferropriva.
- Hemorragia gastrintestinal e diarreia podem ser indícios de lesões do tipo úlcera, varizes de esôfago, angiodisplasias, neoplasias e doenças inflamatórias intestinais. Na maioria das vezes, isso requer estudo endoscópico ou colonoscopia.
- Manifestações neurológicas podem sugerir deficiência de vitamina B_{12} e ácido fólico.
- Retardos do desenvolvimento somático, neuromotor e/ou sexual podem estar associados a doenças endócrinas.

Algumas considerações importantes na história clínica que ajudam no diagnóstico das anemias:[2-4]

- Antecedentes pessoais e familiares: consanguinidade dos pais, presença de anemia em outros membros da família e origem racial.
- Hábitos de vida, profissão, ambiente de trabalho, alcoolismo, alimentação (qualidade e quantidade), uso de medicamentos, contato com substâncias tóxicas e grupo de risco para DST.
- Outras condições que provocam ou facilitam o aparecimento de anemia: gravidez, neoplasias, insuficiência renal, doença infecciosa ou inflamatória crônica e hipotireoidismo.

Classificação morfológica da anemia

A melhor maneira para iniciar o raciocínio clínico para abordagem das anemias consiste na avaliação conforme a classificação morfológica. Para isso é importante a determinação de um índice hematimétrico conhecido como VCM (volume corpuscular médio). Esse dado é determinado automaticamente por contadores de células eletrônicos. Quando não está disponível, podemos obter o cálculo do VCM pela seguinte fórmula:

VCM = hematócrito (%)/hemácias ($\times$ 1.000.000) $\times$ 10.

Exemplo: Hematócrito de 30%

Hemácias 4.640.000/mm^3 ou 4,64 $\times$ 106

Cálculo do VCM: 30/4,64 $\times$ 10 = 64,6fL

Com relação à análise do VCM, as anemias podem ser classificadas como:

- Microcíticas (VCM < 80fL);
- Macrocíticas (VCM > 100fL);
- Normocíticas (VCM entre 80 e 100fL).[5]

Abordagem das anemias microcíticas[5]

Na abordagem das anemias microcíticas é importante definir, inicialmente, como está a reserva de ferro. Se a reserva de ferro estiver baixa, caracteriza-se uma anemia ferropriva. Acredita-se que, na prática clínica ambulatorial, esse tipo de anemia represente mais de 80% de todos os tipos, especialmente quando a abordagem é feita em mulheres, sobretudo aquelas em idade fértil. Assim, será necessária uma abordagem mais minuciosa para essa condição.

Anemia microcíticas com reserva de ferro diminuída – anemia ferropriva

Dados estatísticos norte-americanos mostram que a carência de ferro tem uma prevalência de 14% entre as mulheres adultas e a incidência de anemia fica em torno de 4 a 6%. A anemia ferropriva costuma resultar da disparidade entre a disponibilidade (ingesta/absorção) e a demanda do nutriente.

O aparecimento dos sinais e sintomas tem início lento e gradual, com palidez, cansaço, adinamia, sonolência, cefaleia, tontura, zumbido, dispneia e palpitação. Também chamam a atenção queixas e sinais relacionados com a carência de ferro associada à carência de outros compostos, como gastrite atrófica, glossite e atrofia papilar, alopecia, coiloníquia, estomatite e queilite angular. Em casos mais avançados, é comum o relato de perversão do apetite e a compulsão por ingerir substâncias estranhas (p. ex., terra, argila, cabelo, arroz cru e gelo).

O quadro laboratorial caracteriza-se pelo aparecimento de hemácias microcíticas e hipocrômicas. Quando associada à carência de vitamina B_{12} e ácido fólico, pode apresentar índices hematimétricos normais (anemia normocítica e normocrômica). Até 75% dos adultos podem cursar com trombocitose, geralmente na anemia relacionada com o sangramento.

A dosagem de ferro sérico costuma estar diminuída e a capacidade total de transporte normal, aumentada e o índice de saturação da transferrina (IST), diminuído. Uma ressalva importante é que, tecnicamente, a dosagem de ferro sérico é um exame que pode sofrer grandes variações analíticas. Assim, o melhor exame para confirmar uma anemia ferropriva é a dosagem da ferritina sérica, a qual representa as reservas de ferro. Deve-se lembrar que esta, por ser uma proteína de fase aguda, pode estar falsamente elevada em processos infecciosos e inflamatórios agudos. As situações clínicas associadas à redução da ferritina são: o hipotireoidismo e a deficiência de vitamina C.

Diagnóstico diferencial das anemias microcíticas e hipocrômicas (Tabela 20.1)

A causa mais comum de deficiência de ferro nas mulheres está vinculada à perda menstrual. Os indicativos do fluxo excessivo são: período menstrual maior que 7 dias, presença de coágulos, em especial maiores que 2cm, impossibilidade de controlar o fluxo apenas com tampões absorventes e a necessidade de mais de quatro tampões por dia ou 12 por período. Outras fontes de perdas devem ser lembradas em especial para lesões ou malformações no trato digestivo, tais como parasitoses, doações regulares de sangue e hemoglobinúria provocada pelo esforço físico intenso.

A dieta pobre em ferro também pode contribuir para o aparecimento de anemia, em especial naquelas mulheres que ingerem pouca carne, pois o ferro de origem animal – hemoglobina e mioglobina – tem melhor absorção do que o de origem vegetal.

O tratamento da anemia ferropriva consiste em remover a causa da anemia e repor os estoques de ferro. Geralmente, a reposição oral de ferro é segura, eficaz, bem tolerada e barata. A dose recomendada é de 180 a 240mg de ferro elementar, o que corresponde a três a quatro comprimidos de 200 a 300mg de sulfato ferroso por dia, devendo ser estendida por 4 a 6 meses para que ocorra reposição das reservas.

A terapêutica parenteral pode ser reservada aos indivíduos que não responderam ao tratamento oral ou que tiveram intolerância gastrintestinal. A dose de ferro parenteral é calculada a partir da seguinte fórmula:

$$\text{Ferro a ser administrado (mg)} = (15 - \text{Hb do paciente em g/dL}) \times \text{peso (kg)} \times 3$$

Tabela 20.1 Diagnóstico diferencial das anemias microcíticas e hipocrômicas.

Exame	Talassemias menores	Anemia de doença crônica	Anemia ferropriva
Hemácias	Maioria > 5×10^6	Normalmente baixa	Normalmente baixa
VCM	Geralmente entre 60 e 70fL	Baixo em 20% a 30%	Raramente tão baixo quanto 60 a 70fL
Ferritina sérica	Normal ou aumentada	Normal ou aumentada	Baixa
Elevação de Hb A2, F, H ou Lepore	Geralmente presente	Ausente	Ausente
Ferro sérico	Normal ou aumentado	Baixo	Baixo
CTLF	Normal ou baixa	Geralmente baixa	Geralmente aumentada
IST	Normal ou aumentada	Normalmente < 15%	Geralmente baixa

Anemias microcíticas com reserva de ferro normal ou aumentada

Na página anterior foi mostrada uma tabela que auxilia o diagnóstico diferencial das talassemias, anemias de doença crônica e ferroprivas. Outras causas de anemias microcíticas devem ser lembradas, tais como:

- Toxicidade ao alumínio, que acontece em pacientes com insuficiência renal. O excesso de alumínio no sangue pode provocar resistência à eritropoetina em pacientes submetidos à hemodiálise.
- Tireotoxicose.
- Talassemias, as quais constituem um grupo heterogêneo de doenças genéticas caracterizadas pela redução ou ausência da síntese de um dos tipos de cadeia de globina. Podem ser classificadas como alfa ou betatalassemias, de acordo com a cadeia de globina acometida, ou maior, menor ou intermédia, conforme a gravidade desta.
- Anemias sideroblásticas, que são caracterizadas pela presença de sideroblastos em anel, aumento de ferro medular, eritropoese ineficaz e grau variado de hipocromia.

Abordagem das anemias macrocíticas[6-8]

As anemias macrocíticas caracterizam-se por apresentar hemácias de tamanho aumentado, com VCM maior ou igual a 100fL. Existem duas formas de raciocínio para a determinação do diagnóstico diferencial das anemias macrocíticas. Uma delas leva em consideração a contagem de reticulócitos, sendo dividida em duas linhas:

- Anemias macrocíticas com reticulócitos aumentados, o que sugere a possibilidade de hemorragia prévia, hemólise ou recuperação dos pacientes que estão tratando da deficiência de vitamina B_{12} e ácido fólico.[9]
- Anemias macrocíticas com reticulócitos normais ou diminuídos, o que sugere a possibilidade de anemias megaloblásticas (deficiência de vitamina B_{12} e ácido fólico ou alterações da síntese do DNA herdadas ou induzidas por drogas) e de não megaloblásticas, consequência de hipotireoidismo e causas diversas de hipoplasia medular, que serão abordadas posteriormente.[10]

É preferível direcionar o raciocínio de modo que a contagem de reticulócitos receba menor importância. Tecnicamente, a contagem de reticulócitos é simples, barata e exequível a qualquer serviço de medicina laboratorial. O grande problema é que nem todo profissional da área tem habilidade ou treinamento suficiente para processar a contagem de reticulócitos de maneira eficaz, podendo comprometer toda a investigação. Portanto, diante de quadros de anemias macrocíticas, existe a preferência por seguir o raciocínio diferenciando as anemias megaloblásticas das não megaloblásticas.

Anemias macrocíticas mieloblásticas

Alguns achados no sangue periférico são característicos de megaloblastose, tais como presença de neutrófilos hipersegmentados e de macrócitos ovalados e, na medula óssea, a presença de megaloblastose com aparecimento de megaloblastos, bastonetes e metamielócitos gigantes, entre outros. Dosando-se a vitamina B_{12} e o ácido fólico, e caso se constate a deficiência da vitamina, determina-se que a anemia é do tipo megaloblástica.

As anemias megaloblásticas, por sua vez, podem se apresentar acompanhadas dos seguintes sinais e sintomas e suas respectivas causas:

- Causadas pelo comprometimento da síntese de DNA e da divisão celular (diarreia, glossite – língua lisa, vermelha com ardência ou dor, queilite, perda do apetite e hiperpigmentação da pele).
- Causadas pelo bloqueio da via metabólica homocisteína-metionina e pela degeneração do cordão posterior da medula (parestesias nos pés e nas mãos, distúrbios motores, principalmente da marcha, redução da sensibilidade vibratória, marcha atáxica e comprometimento da sensibilidade termoalgésica e dolorosa das mãos e dos pés).

Anemia na Mulher: Abordagem Interdisciplinar

- Outras queixas comuns estão mais relacionadas com a deficiência de folato, como a depressão, ou com a deficiência de B_{12}, como déficit de memória, disfunção cognitiva e demência.

As causas mais comuns associadas à deficiência de vitamina B_{12} são:

- Anemia perniciosa caracterizada por gastrite atrófica, presença de anticorpos anticélulas parietais e deficiência de fator intrínseco.
- Gastrectomia.
- Ingestão de corrosivos.
- Fator intrínseco funcionalmente anormal.
- Supercrescimento de bactérias no intestino delgado, geralmente ligado a defeitos anatômicos, como diverticulose de delgado, fístulas e anastomoses, síndrome da alça cega, esclerodermia e acloridria.
- Doença provocada por infestação de larva de peixe (*Diphylobothrium latum*).
- Síndrome de Imerslund (má absorção seletiva familiar de vitamina B_{12}).
- Má absorção provocada por substâncias: ácido para-aminossalicílico, colchicina, neomicina, etanol e cloreto de potássio.
- Doença pancreática crônica com insuficiência exócrina.
- Síndrome de Zollinger-Ellison.
- Hemodiálise.
- Doenças do íleo: ressecção ileal, *bypass* e enterite regional.

As causas mais comuns associadas à deficiência de ácido fólico são:

- Dieta pobre em folato.
- Aumento da demanda: alcoolismo/cirrose, gravidez, neoplasias, anemias hemolíticas/hemoglobinopatias.
- Má absorção congênita de folato.
- Deficiência de folato induzida por substâncias: fenitoína, primidona, fenobarbital, sulfassalazina.
- Ressecção intestinal extensa, em especial do jejuno.

As causas mais comuns associadas às deficiências de vitamina B_{12} e ácido fólico combinadas são:

- Espru tropical.
- Enteropatia sensível ao glúten.

São causas diversas de anemia megaloblástica:

- Doenças hereditárias da síntese de DNA (acidúria orótica, síndrome de Lesch-Nyhan, megaloblastose responsiva à tiamina, deficiências enzimáticas, deficiência ou anormalidades da transcobalamina II, acidúria metilmalônica e homocisteinúria).
- Distúrbios na síntese de DNA induzidos por drogas e toxinas (antagonistas do folato – metotrexato, antagonistas da purina – 6-mercaptopurina, Ara-C, agentes alquilantes – ciclofosfamida, óxido nitroso e arsênico).
- Leucose: leucemia mieloide aguda (LMA) M6.

Anemias macrocíticas não megaloblásticas

Enquadram-se nesta situação as anemias com VCM maior ou igual a 100fL e que têm dosagens de vitamina B_{12} e de ácido fólico normais. Seguindo o raciocínio para o diagnóstico, sugere-se realizar a contagem de reticulócitos. A partir daí, serão encontradas duas condições:

- Anemias não megaloblásticas com reticulócitos aumentados, que podem estar associadas à hemólise (p. ex., anemia hemolítica autoimune, hemoglobinopatias etc.) e à recuperação de processos hemorrágicos. Em ambas, a presença da reticulocitose por si só promove um aumento do

VCM e indica que a medula óssea está envolvida com o processo de hematopoese para compensar a destruição ou a perda dos eritrócitos.

- Anemias não megaloblásticas com reticulócitos normais ou diminuídos, que frequentemente estão presentes nos casos de alcoolismo, hepatopatia crônica, síndrome mielodisplásica, hipotireoidismo e anemia mielotísica.

Na síndrome mielodisplásica, o diagnóstico é pouco mais complexo, pois envolve a necessidade de estudo da medula óssea, mielograma e biópsia de crista ilíaca, bem como a realização do estudo citogenético.

Anemias normocíticas e normocrômicas

As anemias normocrômicas e normocíticas representam um desafio à parte para o médico. Uma das razões é que elas podem corresponder a uma sobreposição de causas que, de outra maneira, poderiam levar a uma microcitose ou macrocitose.

Um exemplo pode ser dado pela anemia de doença crônica que leva, em geral, a uma anemia normocítica e normocrômica, mas tem sua fisiopatologia mais próxima das anemias microcíticas por deficiência de ferro.[7,11] O diagnóstico dessas anemias requer, portanto, uma investigação cuidadosa de suas causas e associações por meio de uma investigação clínica e laboratorial bem coordenada. Isso porque, ao contrário das anemias microcíticas e macrocíticas, não existe um mecanismo patogênico comum que possa ser associado.

Raciocínio diagnóstico

Diante de uma anemia normocítica, o médico deverá buscar evidências que demonstrem a capacidade de resposta da medula óssea para, a partir daí, elaborar seu raciocínio e suas estratégias diagnósticas. Muitos dos testes são ou invasivos ou dispendiosos e pouco acessíveis. Neste caso, buscam-se sinais indiretos que indicam a necessidade ou não de exames como o mielograma, a biópsia de medula ou a dosagem de eritropoetina, necessários apenas em uma minoria dos casos.[7]

Frequentemente, a anemia representa apenas um achado discreto em meio a outros sinais e sintomas, que servem como orientação para o diagnóstico por meio de outros exames, como a função renal, a função hepática ou tireoidiana e a investigação de neoplasias, entre outros. Portanto, em relação à resposta medular, as anemias com normocitose podem ser de dois tipos:

- Anemias com produção apropriada de eritrotrócitos.
- Anemias com produção inapropriada de eritrócitos.

Anemias com produção apropriada de eritrócitos

As anemias com produção apropriada de eritrócitos são aquelas em que a doença primária não afeta a produção medular normal. Não existem invasão da medula, insuficiências primárias ou secundárias ou alteração na regulação normal da eritropoese. Elas são caracterizadas por um índice reticulocitário normal ou aumentado, o que indica a produção eritrocitária.[4]

Os leucócitos e as plaquetas têm, em geral, valores e distribuição normais, embora possa haver quadros de pancitopenia ligados à hemólise. A análise da reticulocitose ou da reticulopenia, associada aos valores do hemograma, indicará o sentido do raciocínio diagnóstico.

Anemias normocíticas ou discretamente macrocíticas com resposta medular adequada ocorrem nas hemólises, como nas anemias hemolíticas autoimunes e na anemia pós-hemorrágica, quando os suprimentos de ferro não são comprometidos. Nas anemias pós-hemorrágicas, durante a fase de recuperação, o VCM tende a ser normal ou pouco aumentado, pois os reticulócitos são maiores que as hemácias maduras.[7]

Nas anemias hemolíticas, encontra-se uma reticulocitose franca e, na análise do esfregaço de sangue periférico, são encontradas grandes quantidades de células nucleadas (eritroblastos). Outros

Anemia na Mulher: Abordagem Interdisciplinar

exames laboratoriais auxiliam o diagnóstico. Existe uma hiperbilirrubinemia em razão da bilirrubina indireta, da hemoblobinúria e de um teste de Coombs direto positivo.[7]

Nas anemias hemolíticas autoimunes, frequentemente são necessários, ainda, exames mais específicos de imunoadsorção e outros testes para detectar a natureza do anticorpo.

Anemias com produção inapropriada de eritrócitos

As anemias com reticulócitos diminuídos são conhecidas como anemias não regenerativas. Isso indica que existe uma redução ou impedimento da capacidade normal da medula de responder aos estímulos. O diagnóstico exige uma boa correlação entre a clínica, a epidemiologia e os achados laboratoriais característicos. Esse grupo representa um maior número de patologias que levam a ausência ou insuficiência da resposta medular e que podem decorrer de patologias intrínsecas da medula óssea, redução da secreção de eritropoetina e da não viabilidade do ferro para a construção da hemoglobina, da hipovitaminose B ou da deficiência de ácido fólico.[10]

Doenças intrínsecas da medula óssea

Tais doenças caracterizam-se por insuficiência medular ou invasão da medula sobretudo por células neoplásicas e costumam afetar todas as linhagens, levando a uma pancitopenia. Mais raramente, podem ocorrer por hipoplasia de apenas uma linhagem, como nas aplasias puras de séries vermelhas.

As síndromes mielodisplásicas caracterizam-se por uma celularidade anormal, geralmente afetando mais de uma linhagem celular e podem levar a uma anemia normo ou macrocítica. A anemia pode ser ainda normocítica nas anemias megaloblásticas mascaradas por outras condições, como a ferropenia associada e a talassemia.

Uma pancitopenia, com reticulocitopenia, indica doenças medulares ou neoplasias e geralmente deve ser abordada por um especialista. Entretanto, as deficiências de vitamina B_{12} e ácido fólico podem levar a um quadro de pancitopenia sem que exista macrocitose nos casos iniciais. Uma pancitopenia com distribuição normal ou próxima do normal dos neutrófilos segmentados pode ser usada, embora não de forma absoluta, para orientar o diagnóstico.

Nas leucemias, podem ser encontrados blastos no sangue periférico ou uma predominância de células mononucleares, com neutropenia importante. Casos assim, sobretudo se acompanhados de sintomas constitucionais e febre, devem ser encaminhados com mais urgência para investigação especializada.[11]

Redução da secreção de eritropoetina

As anemias por redução da secreção de eritropoetina ocorrem, principalmente, na insuficiência renal crônica, na insuficiência hepática, no hipotireoidismo, nos estados de má nutrição e nas anemias da doença crônica. Nestas últimas, existe uma concomitância à má utilização do ferro.

Nos casos de insuficiência renal, tanto aguda quanto crônica, apesar da relevância da deficiência da eritropoetina na gênese da anemia, outros fatores são importantes, como a hemólise, possivelmente provocada pela uremia e pela retenção plasmática de inibidores da hematopoese.

Eventualmente, outras doenças endócrinas podem ser responsáveis pelo surgimento da anemia, como nos casos de hipertireoidismo, panpituitarismo e doença de Addison. Em geral, essas anemias são de baixa intensidade e assintomáticas.

O hipotireoidismo é mais comum em mulheres, mas as anemias que o acompanham são encontradas mais frequentemente na população masculina. Ocorre por ajuste da hematopoese devido a uma baixa no metabolismo e tende a corrigir-se lentamente após instituição do tratamento. Pode haver concomitância de carência de ferro e vitamina B_{12}, o que afeta o VCM, podendo ocorrer micro ou macrocitose.[9,11]

Deficiência ou indisponibilidade do ferro

Nas anemias ferroprivas iniciais, a anemia é marcada por normocitose e normocromia. Nas anemias de doença crônica, além da eventual redução na secreção de eritropoetina, o mecanismo mais comum no desenvolvimento da anemia é a elevação da ferritina, que geralmente está baixa nas anemias ferroprivas.

Entretanto, deve-se ter em mente que a ferritina pode estar aumentada nas fases agudas de doenças como crises autoimunes, confundindo o diagnóstico da ferropenia.[11-15]

Considerações sobre anemia na gestação

A anemia na gestação é de ocorrência comum e deve ser considerada dentro do contexto. Durante a gravidez, o volume plasmático aumenta de 40% a 60%, enquanto a massa celular se eleva em 20% a 25%. Essa desproporção faz com que haja uma hemodiluição com queda na hemoglobina que é considerada fisiológica.

O metabolismo aumentado durante a gestação eleva as necessidades sobretudo de ferro e ácido fólico, que precisam ser suplementados por meio da ingestão medicamentosa. Normalmente, são necessários cerca de 300mg de sulfato ferroso por dia para compensar as perdas e o aumento das necessidades.

Essa necessidade fica mais marcante em países em desenvolvimento, em que é comum a baixa ingesta de alimentos ricos em ferro, e deve sempre fazer parte de uma investigação médica e de abordagem preventiva. Um estudo de revisão conduzido por Sanghiv e cols.[12] demonstrou o impacto dos programas de suplementação de ferro e folato na redução da mortalidade materna, sendo esta uma das estratégias propostas pela ONU para que sejam alcançadas as metas do milênio.

A melhor maneira de reposição e as doses recomendadas ainda não são unânimes entre os diversos autores,[13] sobretudo considerando possíveis efeitos adversos, como a constipação intestinal.

Referências

1. Zago MA, Falcão RP, Pasquini R. Hematologia – Fundamentos e prática 1. ed. São Paulo: Atheneu, 2001.
2. Beutler E, Lichtman MA, Coller BS, Kipps TJ. Willians Hematology. 7. ed. New York: McGraw-Hill Inc. Health Professions Division, 2006.
3. Beutler E, Lichtman MA, Coller BS, Kipps TJ. Willians Manual of Hematology 6. ed. New York: McGraw-Hill Inc. Health Professions Division, 2003.
4. Lindenbaum J. An approach to the anemias. In: Bennet JC, Plum F (eds.) Cecil textbook of medicine. Philadelphia: Saunders, 2005:823-30.
5. Duffy TP. Microcytic and Hypochromic Anemias. In: Bennet JC, Plum F (eds.) Cecil textbook of medicine. Philadelphia: Saunders, 2005:839-43.
6. Allen RH. Megaloblastic Anemia. In: Bennet JC, Plum F (eds.) Cecil textbook of medicine. Philadelphia: Saunders, 2005:843-51.
7. Wintrobe MM, Lukens JN, Lee R. The approach to the patient with anemia. In: Lee R, Bithell T, Lukens JN et al. Wintrobe's clinical hematology 12 ed. Pennsylvania: Lea and Febiger editors, 2008:715-44.
8. Lee R. Megaloblastic and nonmegaloblastic macrocytic anemias. In: Lee R, Bithell T, Lukens JN et al. Wintrobe's clinical hematology 12. ed. Pennsylvania: Lea and Febiger editors, 2008:745-90.
9. Lee R. Microcytosis and anemias associated with impaired hemoglobin syntheses. In: Lee R, Bithell T, Lukens JN et al. Wintrobe's clinical hematology 12. ed. Pennsylvania: Lea and Febiger editors, 2008:791-807.
10. Lee R. Iron deficiency and iron-deficency anemia. In Lee R, Bithell T, Lukens JN et al. Wintrobe's clinical hematology 12. ed. Pennsylvania: Lea and Febiger editors, 2008:808-39.
11. Lee R. The anemia of chronic disorders. In: Lee R, Bithell T, Lukens JN et al. Wintrobe's clinical hematology 12. ed. Pennsylvania: Lea and Febiger editors, 2008:840-51.
12. Sanghiv e cols. Food Nutr Bull. Jun 2010; 31(2 Suppl):S100-7.
13. Cochrane Database Syst Rev. Oct 2009; 7(4):CD004736.
14. Hoffman R. Hematology – Basic principles and practice 3. ed. Churchil Livingstone, 2000.
15. Najman A. Hématologie Précis des maladies du sang. Ellipse editors. 1994.

21

Infecções Genitais Recorrentes e Infecção do Trato Urinário de Repetição

Márcia Salvador Géo
Cláudia Lourdes Soares Laranjeira
Rachel Silviano Brandão Corrêa Lima
Sandra Cristina Armond

INFECÇÕES GENITAIS RECORRENTES

As infecções vulvovaginais são bastante prevalentes entre as mulheres na menacme. Estima-se que pelo menos um terço das mulheres apresentará um ou mais episódios de infecção genital nessa fase da vida. Apesar da descoberta de agentes antimicrobianos específicos altamente eficazes contra a maioria das vulvovaginites, a incidência dessas infecções não tem apresentado queda nas últimas décadas.

O exame ginecológico cuidadoso é muito importante na avaliação de pacientes com queixas vulvovaginais. Por meio dele, consegue-se o diagnóstico mais provável, além do tratamento precoce das infecções genitais. Se o exame clínico vem associado ao exame microscoscópico de amostra a fresco do conteúdo vaginal, o diagnóstico torna-se ainda mais preciso. O tratamento empírico, além de expor a paciente a medicamentos desnecessários e onerosos, pode retardar o diagnóstico exato; e a terapêutica inadequada gera doença de curso indeterminado. Assim, de maneira geral, a chave do diagnóstico está na primeira consulta realizada durante a fase aguda dos sintomas.[1]

É notável como muitos continuam a ignorar os efeitos que doenças crônicas vulvovaginais podem ter sobre o bem-estar geral e a função sexual. Todos os recursos devem ser usados para se obter um diagnóstico exato durante a primeira avaliação da doença. Contudo, podem-se citar três principais problemas envolvidos com o diagnóstico: o subdiagnóstico por desconhecimento dos avanços em propedêutica; as pacientes não podem reconhecer que aquilo que foi iniciado como candidíase, por exemplo, pode evoluir para outra doença, como vestibulite crônica ou vulvodínia; e os médicos podem não conseguir perceber que as mulheres, às vezes, sofrem de doenças concomitantes. Um exemplo clássico é a antiga crença de que a candidíase e a vaginose bacteriana não possam coexistir ou que a mesma candidíase não coexista com o líquen plano ou eczema. Assim, o tratamento é iniciado erroneamente para apenas uma delas.

O início de uma boa abordagem está embasado em anamnese detalhada, exame físico e explicação à paciente sobre a origem, a patogênese, os fatores de risco e as opções terapêuticas de maneira clara e simples. A mulher se sente mais segura ao receber informações adequadas sobre o que ela tem exatamente, até mesmo se a cura não é imediata ou se a moléstia tem caráter recorrente, caso determinada situação sistêmica ou comportamental não seja sanada. Portanto, dar mais atenção à paciente, melhorar a educação pré e pós-graduação médica neste sentido e, talvez, dar maior ênfase ao estudo das infecções genitais recorrentes reduziriam a peregrinação por atendimentos médicos e o sofrimento dessas "enfermas".

Considerações semiológicas

Uma distinção deve ser feita entre prurido, ardor e dor. Muitas vezes, pacientes e médicos usam estes termos de forma inespecífica. Apesar de na maioria das vezes o prurido ser claramente vulvar, a paciente pode relatar uma sensação mais interna, mas se sabe que, do ponto de vista anatômico, é pouco provável a ocorrência de prurido vaginal. Isso porque a vagina não tem terminações nervosas que transmitam essa sensação. O prurido vulvovaginal comumente se associa à candidíase e à tricomoníase nas mulheres na menacme; já em mulheres na pós-menopausa, sugere distrofia vulvar ou vulvite por cândida, esta, sobretudo, nos casos de diabetes ou de terapia hormonal. Em mulheres jovens com filhos pequenos, o prurido pode estar associado à presença de enteróbios que migram para a vulva. Não raramente, outras etiologias que potencialmente explicariam a gênese do prurido seriam o prurido causado pelo HPV e aquele causado por dermatites atópicas e de contato.

A causa do ardor é mais difícil de ser definida e, diferentemente da sensação do prurido, é quase que invariavelmente sentido por dentro da vagina e, ainda, está mais relacionado com a dor vaginal. Frequentemente o ardor aparece no momento da relação sexual, podendo ser ainda mais forte após a ejaculação intravaginal e desaparecer ao término desta. A queimação vaginal pode estar associada à candidíase e nem sempre este sintoma desaparece após tratamento específico. Nos casos claros de associação entre ardor e ato sexual, justifica-se uma investigação da relação entre o início desse sintoma e a ejaculação masculina e se há desaparecimento do sintoma com diferentes parceiros ou com uso de preservativos.

A dor vulvovaginal pode ser de origem infecciosa ou não. A dor localiza-se internamente na vagina, no hipogástrio, no introito ou na vulva. A dor pode ser mais intensa durante o coito, com o uso de absorventes internos e duchas, durante a micção ou pelo contato com a roupa íntima. Eczema agudo por irritação química proveniente de elementos contidos em absorventes pode ser uma das causas de dor vulvar. Candidíase em geral não causa dor vulvar, exceto se acompanhada por escoriações extensas, fissuras e/ou infecções secundárias. A tricomoníase pode ser a principal causa de fissuras dolorosas que desaparecem rapidamente após o tratamento adequado. Já a dispareunia é um termo para indicar dor durante a relação sexual ou no momento da penetração. Define-se dispareunia como abandono da atividade sexual devido à dor intensa à penetração. A dispareunia também pode ser primária ou secundária. A primária é a dor ou a incapacidade de relação na primeira tentativa e, em geral, pode ser explicada por defeitos himenais/vaginais ou vulvodínia. A secundária pode ser desenvolvida a qualquer momento após a primeira relação, com o mesmo parceiro ou não, por causas mecânicas, vestibulite crônica ou outras infecções. A dispareunia que ocorre à penetração profunda pode mais comumente estar relacionada com quadros infecciosos como vulvovaginites intensas, endometrites, cistites ou cervicites.[1,2]

Resíduo vaginal x corrimento

A expressão corrimento vaginal tem a conotação, consagrada pelo uso, de um sintoma e um sinal indicativos de anormalidade. Por outro lado, quando o conteúdo vaginal é normal em volume, cor, consistência e/ou odor, a expressão mais comumente aplicável é resíduo vaginal fisiológico.

Para classificar o corrimento ou secreção vaginal anormal, convém o entendimento do que é resíduo vaginal fisiológico. A perda vaginal fisiológica é composta por muco cervical, transudação e descamação celular da parede vaginal, conteúdo bacteriano vaginal e líquidos provenientes da cavidade uterina e das tubas (observe: não há secreção vaginal, pois a vagina não dispõe de glândulas secretoras!). O volume, a cor e o cheiro do conteúdo vaginal podem variar de acordo com os níveis hormonais, com elementos da microbiota residente, eventuais ectopias cervicais, descamação celular

Infecções Genitais Recorrentes e Infecção do Trato Urinário de Repetição

e por outros fatores menos compreendidos. Sem dúvida, a principal característica do resíduo fisiológico é seu comportamento cíclico em resposta à variação hormonal mensal na mulher em fase reprodutiva e não menos característico nas crianças na pré-menarca e em mulheres na pós-menopausa, quando o resíduo fisiológico prima por sua escassez.

Na menacme, uma quantidade abundante de resíduo vaginal nem sempre se relaciona com alguma infecção ou doença. Nestes casos, para se certificar de que se trata de resíduo vaginal fisiológico, o examinador não pode encontrar anormalidades no exame microscópico, assim como infecção em culturas específicas. Não obstante, o "corrimento" vaginal é queixa frequente, senão a mais frequente, e tais queixas recaem sobre a umidade indesejada e a sensação de desconforto. Talvez isso explique em parte o grande número de absorventes diários disponíveis no mercado. Embora tais absorventes diários possam induzir sintomas irritativos e candidíase (em virtude da camada plástica que contêm), muitas mulheres lhes atribuem o alívio do corrimento. Quando as mulheres entendem o que é um "corrimento" fisiológico, mesmo que abundante, passam a se sentir menos incomodadas.

A vulvovaginite é a causa mais comum de conteúdo vaginal anormal (corrimento). Apesar de tipos específicos de corrimento se correlacionarem com infecções específicas, este pode ser somente a "ponta do *iceberg*" nos casos atípicos. O diagnóstico com base nas características do corrimento vaginal pode ser dificultado em caso de infecções coexistentes e com corrimentos inespecíficos secundários à higiene excessiva, à automedicação e ao uso de soluções caseiras que alteram o pH.[3]

Candidíase vaginal

A importância do conhecimento acerca da vulvovaginite causada por *Candida* situa-se principalmente com relação à sua frequência e à sua recorrência. A candidíase é a segunda causa mais frequente de vulvovaginite na menacme, podendo ser ainda maior durante a gravidez. O termo *Candida* refere-se ao gênero. A espécie mais comum é a *albicans*, responsável por 85% dos casos de candidíase. As espécies *glabrata e tropicalis* correspondem a 10% a 15% dos casos. Outras espécies menos comuns são a *krusei* e a *lusitania*.

A *Candida* é classificada como fungo Gram-positivo, dimorfo, saprófita, com virulência limitada, sendo encontrada na vagina de 20% das mulheres sadias e assintomáticas. Existe na forma de esporos e de hifas – quando agrupadas, formam os micélios. Estes últimos são os responsáveis pela invasão da mucosa vaginal, ocasionando o prurido.

Apresentação clínica

O prurido é o sintoma mais comum nas infecções causadas por *C. albicans* e *C. tropicalis*. Classicamente, é acompanhada por secreção branca parecida com "nata de leite" aderida à parede vaginal e sem cheiro; pode também ser fluida, volumosa e esbranquiçada ou branco-amarelo-esverdeada e sem grumos. Observam-se comumente eritema vaginal e vulvar, edema, escoriações, fissuras, pústulas periféricas e pequenas erosões. Mulheres cronicamente colonizadas podem não apresentar nenhum sintoma.

A vaginite causada por cepas não *albicans* (*C. glabrata*, *C. parapsilosis*, *C. krusei*) é frequentemente assintomática. Quando apresenta sintomas, em geral, causa ardor e irritação. Além disso, a secreção é atípica.[4]

Formas de apresentação clínica

Segundo a forma de apresentação, a candidíase pode ser assim classificada:

Não complicada
- Candidíase vulvovaginal esporádica.
- Candidíase vulvovaginal de grau leve a moderado.
- Candidíase frequentemente associada à *C. albicans*.
- Candidíase na ausência de gravidez.

Complicada
- Candidíase vulvovaginal recorrente.
- Candidíase vulvovaginal intensa.
- Candidíase não *albicans*.
- Alterações do hospedeiro (diabetes, imunodepressão, gravidez).

Nota: no que diz respeito à candidíase vulvovaginal recorrente, esta é definida como infecção por *Candida* caracterizada por quatro ou mais episódios no período de 12 meses. Ocorre quando o fungo não é completamente eliminado da vagina, permanecendo baixas concentrações de microrganismos. Essa forma se relaciona com fatores inerentes ao hospedeiro (imunológicos ou não) e não com a virulência do hospedeiro. Considera-se haver reinfecção quando a *Candida* é completamente erradicada da vagina e novamente introduzida através da via sexual ou do trato gastrintestinal.

Diagnóstico
Na tentativa de estabelecer terapêutica imediata, comumente o diagnóstico é clínico. O diagnóstico de certeza requer a identificação do fungo (*Candida* sp.) por exame microscópico da secreção vaginal a fresco ou pela microbiologia fornecida pelo exame colpocitológico de rotina. Às vezes, a clareza dos sintomas relatados pode subestimar o diagnóstico; no entanto, a lâmina é negativa ou é positiva, mas a paciente não apresenta a melhora esperada. Nesses casos, pode ser necessária a cultura. A identificação de *Candida* não *albicans* é muito mais difícil, somente *C. albicans* e *C. tropicalis* apresentam hifas e pseudo-hifas visualizadas na lâmina a fresco.

Critérios diagnósticos
- Prurido e ardor vulvovaginal intensos, principalmente à micção.
- Escoriação, edema e eritema vulvar.
- Dispareunia.
- Secreção vaginal branca, floculada, espessa e inodora.
- pH abaixo de 4,5.
- Microscopia direta: em solução salina, a candidíase caracteriza-se por esfregaço com grande número de células epiteliais, esporos, micélios e leucócitos; com a adição de KOH a 10%, facilita-se a observação dos elementos fúngicos, clareando o material a ser examinado por dissolução dos grumos de células epiteliais, tornando-as transparentes, dissolvendo piócitos e hemácias e permitindo melhor visualização de hifas e esporos que adquirem aspecto intumescido.

A *C. albicans* comumente associa-se a lesões por eczema; portanto, deve ser considerada nesse diagnóstico diferencial ou na presença de qualquer outra doença pruriginosa vulvovaginal. Por isso, a psoríase vulvar e o líquen escleroso costumam ser outras dermatoses falsamente diagnosticadas como candidíase.

Infecções por cândida não *albicans* causam queimação e, portanto, devem ser consideradas no diagnóstico diferencial de vulvodínia, assim como das dermatoses erosivas (p. ex., líquen plano), de outras infecções vaginais e de processos inflamatórios (vaginites inflamatórias descamativas).[2,5]

Tratamento
O índice de colonização vaginal da *Candida* em mulheres não grávidas é de 15% a 20%, não se justificando, portanto, o tratamento rotineiro nos casos assintomáticos. Contudo, na vigência de infecção sintomática, existem inúmeros medicamentos seguros e eficazes para o tratamento da *C. albicans*. Os azólicos tópicos ou orais são os fármacos mais usados, podendo ser citados: fluconazol, itraconazol, cetoconazol, clotrimazol e terconazol. Os agentes orais são:

- Fluconazol (150mg): pode ser usado em dose única e apresenta a mesma eficácia de medicações tópicas.

Infecções Genitais Recorrentes e Infecção do Trato Urinário de Repetição

- Cetoconazol (200mg) – 2 comprimidos após o almoço por 5 dias: é uma medicação mais raramente prescrita pelo ginecologista; está disponível nas unidades básicas de saúde e é eficaz no tratamento, sendo improvável que tenha realmente efeito hepatotóxico em razão do curto período terapêutico.
- Itraconazol oral (200mg) de 12/12h por 2 dias: também tem eficácia comprovada e poucos efeitos adversos.

As preparações tópicas são igualmente eficazes e as doses variam de dose única, com óvulos vaginais ou com seringas pré-carregadas, até a inserção diária de cremes vaginais por 5, 6, 7, 10, 12 e 14 dias. Nos casos não complicados, para comodidade e adesão, utiliza-se o tratamento de mais curta duração. Os mais usados são:

Agentes locais
Antimicóticos azólicos
- Clotrimazol creme a 1% – 5g à noite (6 noites).
- Clotrimazol comprimido vaginal – 1 comprimido em dose única.
- Fenticonazol creme – 1 aplicação à noite (7 dias).
- Fenticonazol óvulo – 1 óvulo à noite (dose única).
- Isoconazol creme – 1 aplicação à noite (7 dias).
- Isoconazol óvulo – 1 óvulo à noite (dose única).
- Miconazol creme a 2% – 5g à noite (7 a 14 dias).
- Terconazol – 5g à noite (5 dias).
- Tioconazol pomada a 6,5% ou óvulo 300mg – 1 aplicação à noite.

Antimicóticos poliênicos
- Nistatina creme – 5g à noite (12 a 14 dias).
- Anfotericina B – 4g à noite (7 a 10 dias).

Candidíase não complicada
Os agentes orais são altamente eficazes e de maior praticidade, não havendo, portanto, necessidade de terapia antifúngica tópica concomitante.

Candidíase complicada
A escolha apropriada do fármaco, da via de administração e da duração do tratamento é de extrema importância para a resposta clínica e a cura micológica. Existem, entretanto, situações próprias do hospedeiro, tais como história de candidíase vulvovaginal recorrente e intensa, que pode contribuir para a redução da eficácia do tratamento. Portanto, pacientes portadoras de candidíase de repetição deverão ser tratadas com doses prolongadas de antimicótico independentemente da via de administração. Nas situações de candidíase com comprometimento vulvar importante (candidíase vulvovaginal intensa), os derivados azóis tópicos podem exacerbar os sintomas de queimação e prurido. Se a via de administração escolhida for a tópica, os antimicóticos poliênicos (nistatina) associados a banhos de assento com solução de bicarbonato de sódio (30 a 60g, dissolvidos em 1.000mL de água) geralmente oferecem resultados imediatos melhores. Caso a opção seja a via oral, o tratamento não deverá ser o de dose única. As formulações com derivados azóis, sejam tópicas ou orais, somente proporcionarão alívio dos sintomas cerca de 24 a 48 horas após o início do tratamento. Os corticoticoides tópicos de baixa potência podem ser utilizados com a finalidade de proporcionar alívio mais imediato dos sintomas. Entretanto, os mais potentes podem desencadear piora significativa do ardor vulvovaginal.

O tratamento primário da candidíase recorrente tem como finalidade garantir a remissão clínica e microbiológica da candidíase:

- A opção é terapêutica local – 14 noites consecutivas, qualquer que seja o fármaco escolhido:
  - Ou fluconazol – 150mg por via oral a cada 2 dias (3 cápsulas).
  - Ou itraconazol – 200mg/dia por via oral (14 dias).
  - Ou cetoconazol – 400mg/dia por via oral (14 dias).

Preconiza-se esquema oral ou local de terapia antifúngica azólica supressiva ("profilaxia"):

- Local: clotrimazol comprimido ou óvulo vaginal 500mg 1 ×/semana (6 meses).
- Oral: cetoconazol 100mg/dia ou meio comprimido (6 meses) ou itraconazol 50 a 100mg/dia (6 meses) ou fluconazol 100mg/semana (6 meses).

Na candidíase não *albicans*, preconiza-se o uso de ácido bórico: cápsula vaginal contendo 600mg/dia (durante 14 dias) ou nistatina creme vaginal contendo 5g de creme à noite (12 a 14 dias). Na candidíase incidente durante o período gestacional, é preferível o uso de agentes tópicos de longa duração. Nos casos de recorrência, orienta-se repetir o tratamento tópico de longa duração, seguido de esquema de manutenção com:

- Clotrimazol comprimido ou óvulo vaginal 500mg 1×/semana
- Ou isoconazol, fentizol, miconazol ou terconazol 2×/semana; este esquema deverá ser mantido até o término da gravidez.

A solução de violeta genciana a (0,5%, 1% e 2%) é outro potente antifúngico, mas extremamente irritante em alguns casos. Seu uso pode ser desagradável por tingir a vulva e a roupa íntima. O regime mais comum consiste na embrocação vaginal semanal realizada pelo médico. A aplicação é feita com uma gazezinha ou um chumaço de algodão por 4 a 6 semanas. Devido ao risco de erosão da parede vaginal, podem ser usadas concentrações menores nas primeiras aplicações. O uso da violeta de genciana pode ser associado ao de acido bórico ou à nistatina também em doses de supressão ou manutenção.[2,6-8] A violeta de genciana não poderá ser utilizada em grávidas.

Algumas considerações relevantes

- Regimes profiláticos diários ou semanais parecem obter melhores resultados na prevenção da recorrência da candidíase.
- Reduzir terapêutica estrogênica, principalmente os contraceptivos orais com altas concentrações de estrogênio.
- Controle clínico rigoroso do diabetes e suspensão de corticoides sistêmicos, se possível.
- Em grande parte dos casos, tanto o tratamento antifúngico tópico quanto o sistêmico de parceiros masculinos não têm qualquer influência sobre os índices de recorrência em mulheres afetadas.
- A cultura está indicada somente nos casos de resistência o que, na verdade, é raro. Além disso, indica-se a cultura quando o quadro clínico sugere candidíase, mas o pH vaginal é normal e a microscopia a fresco não evidencia a presença de hifas ou esporos.[9-11]

Tricomoníase vaginal

Trata-se de uma doença de transmissão sexual, de ocorrência comum e se manifesta na forma de vulvovaginite ocasionada pelo agente *Trichomonas vaginalis*. O *Trichomonas vaginalis* é um parasita flagelado com grande capacidade de ascensão para o trato genital superior. A transmissão sexual desse protozoário se faz de maneira mais eficaz do homem para a mulher. Para tanto, preconiza-se como medida preventiva o uso de métodos de barreira, os quais se consubstanciam como

Infecções Genitais Recorrentes e Infecção do Trato Urinário de Repetição

a única medida preventiva eficaz conhecida. Outro aspecto relevante da infecção por *Trichomonas vaginalis* é sua capacidade de ascensão para o trato genital superior, veiculando outros agentes patogênicos, como micoplasmas, *Neisseria gonorrhoeae* e *Chlamydia trachomatis*, e causando infecções mais graves. Também existe a possibilidade de veiculação de partículas virais e facilitação da transmissibilidade do HIV.[12]

Apresentação clínica

Caracteristicamente, o corrimento vaginal é de aspecto purulento e volumoso, amarelado ou esverdeado. A tricomoníase causa prurido e irritação intensa, algúria e dor no abdome inferior. Ao exame físico, pode-se perceber eritema vestibulovulvar. A vagina também apresenta sinais inflamatórios e o colo uterino está avermelhado, coberto por pontos vermelhos brilhantes, denunciando clara colpite. Quando tingido pela solução de Lugol a 2% e observado ao colposcópio, o colo apresenta aspecto "tigrado" típico. O pH vaginal é alto.[12]

Sintomas

- Corrimento vaginal de coloração amarelada ou amarelo-esverdeada, bolhoso e, por vezes, com odor fétido.
- Ardor e irritação vaginal.
- Disúria.
- Polaciúria
- Dispareunia
- Hiperemia e edema vulvar.
- Colo com aspecto "tigroide" à colposcopia, após a aplicação da solução de Schiller.

Diagnóstico

Os tricomonas na lâmina do exame a fresco são detectados em decorrência de sua mobilidade, além de serem maiores que as células epiteliais, flagelados e em forma de gota. O diagnóstico diferencial inclui todas as causas de vaginite purulenta, como vaginite inflamatória descamativa e inflamação associada à vaginite atrófica, corpo estranho e doenças com erosão da mucosa vaginal.[9,10]

Critérios diagnósticos
- Exame a fresco do conteúdo vaginal.
- Bacterioscopia com coloração pelos métodos de Gram ou Giemsa.
- Culturas em meios específicos.
- Técnica de biologia molecular.

Tratamento

A tricomoníase deve ser tratada preferencialmente por medicações de uso oral. O tratamento tópico tem o risco teórico de não eliminar o tricomonas da uretra e das glândulas parauretrais. O parceiro sexual obrigatoriamente é tratado em todos os casos, evitando-se, assim, a reinfestação. O homem age como reservatório natural do parasita. Os imidazólicos tópicos podem aliviar os sintomas, mas não erradicam o germe; no entanto, podem ser usados em associação.[2,11]

Derivados imidazólicos
- Metronidazol: 500mg, via oral, a cada 12h durante 7 dias.
- Secnidazol ou tinidazol: 2g, via oral em dose única (melhor adesão).
- Associação: metronidazol em gel a 0,75%, um aplicador vaginal (5g) ao deitar durante 7 dias.

Vaginose bacteriana

A vaginose bacteriana é uma infecção comum, caracteristicamente reconhecida pelo odor vaginal desagradável, causada em geral por desequilíbrio da microbiota vaginal. O desequilíbrio da microbiota vaginal fisiológica tem como consequência o aumento de bactérias anaeróbias, micoplasmas, *Gardnerella vaginalis* e *Mobiluncus* spp, implicando a redução de lactobacilos produtores de peróxido de hidrogênio e, portanto, inibidores naturais de colonizações suprafisiológicas de potenciais patógenos. É assertiva a maior alcalinização do pH vaginal, além do aumento na produção de aminas, entre elas a cadaverina. O odor fétido deve-se à volatilização das aminas.[13]

Apresentação clínica

Mulheres com vaginose bacteriana queixam-se do aumento da secreção vaginal e do odor desagradável de peixe, principalmente após a relação sexual. O prurido e a queimação estão praticamente ausentes ou são sintomas muito leves. Não há vermelhidão vulvar. Pode complicar o curso da gestação devido ao potencial de ascendência bacteriana e, consequentemente, há maior risco de trabalho de parto prematuro e rotura prematura de membranas.[13]

Os sintomas mais comuns são:

- Odor vaginal desagradável semelhante a peixe.
- Corrimento vaginal branco-acinzentado, presente em torno de 70% dos casos.
- Sinais inflamatórios locais leves.
- Disúria e dispareunia, se presentes, podem sugerir associação com cândida.

Diagnóstico[13]

O diagnóstico de vaginose bacteriana baseia-se nos seguintes achados:

- pH vaginal ≥ 4,5.
- Presença de corrimento vaginal fluido, branco-acinzentado.
- Teste das aminas positivo.
- Presença de *clue cells* ao exame bacterioscópico com coloração pelo método de Gram.
- O teste de aminas é realizado com a adição de uma gota de solução de hidróxido de potássio a 10% ou 20% à lâmina contendo amostra do conteúdo vaginal.
- As *clue cells* representam células epiteliais de bordas irregulares com superfície cobertas por bacilos Gram-negativos ao exame microscópico.
- A designação de vaginose, e não vaginite, se deve à pobreza de leucócitos e à microbiota lactobacilar evidenciada pela lâmina.

Tratamento[13]

As opções terapêuticas têm o foco objetivo na restauração da micriobiota vaginal fisiológica e na eliminação ou na diminuição das bactérias patogênicas. A rigor, a terapêutica deve ser estendida por 5 a 7 dias, pois existe maior recorrência ou falha terapêutica com cursos de dose única. As medicações indicadas são:

- Metronidazol: 500mg por via oral a cada 12h durante 5 a 7 dias.
- Metronidazol: 2,5g por via oral, em dose única.
- Tinidazol: 2,0g por via oral, em dose única.
- Secnidazol: 2,0g por via oral, em dose única.
- Metronidazol gel: 1 aplicador vaginal (5g) durante 7 dias. *Observação*: durante o uso dos imidazólicos, a ingestão de álcool é proibida. Os efeitos colaterais mais frequentes são náuseas, vômitos e anorexia.
- Clindamicina: 300mg por via oral a cada 12h durante 7 dias.

Infecções Genitais Recorrentes e Infecção do Trato Urinário de Repetição

- Clindamicina: 1 aplicador vaginal (5g durante 7 dias).
- Observação: medicação de escolha para gestantes no primeiro trimestre. Durante o uso, pode haver a ocorrência de náuseas e diarreia.
- Tianfenicol granulado: 2,5g por via oral 1×/dia durante 2 dias.
- Tianfenicol em cápsulas: 2,5g por via oral (5 cápsulas de 500mg) uma vez ao dia durante 2 dias. *Observação:* o tratamento para a vaginose bacteriana não é preconizado rotineiramente para os parceiros sexuais.

As medicações probióticas (p. ex., EcoVag®) e acidificadores do meio vaginal, como aqueles à base de vitamina C (Vagivit®, VagiC®), são indicadas em alguns casos recidivantes para melhorar o equilíbrio da microbiota vaginal e prevenir novas recorrências. Tais recorrências são mais frequentes até a microbiota de lactobacilos ser restabelecida.[14]

Vaginite bacteriana

A vaginite bacteriana é uma infecção incomum cujo nome é, às vezes, confundido com vaginose bacteriana. Entretanto, a inflamação associada à vaginite bacteriana é causada por agente etiológico bacteriano específico.

Apresentação clínica

Vermelhidão vulvovaginal, irritação, escoriações, ulcerações e secreção amarelada ou esverdeada são queixas frequentes. A dispareunia é rara. Ao exame físico, observam-se eritema e pele vulvar com textura brilhante; a vagina é avermelhada, apresentando secreção aumentada e purulenta; e o exame microscópico exibe vários leucócitos e cadeias de cocos, principalmente se a infecção é causada por *Streptococcus* do grupo B.[2,15,16] A medida do pH é alta (> 5) devido à redução de lactobacilos.

Diagnóstico

O diagnóstico é feito pela suspeita clínica e confirmado pela cultura vaginal, em que há crescimento de um único patógeno. A boa resposta ao tratamento também pode confirmar o diagnóstico.

Os sinais e sintomas podem ser idênticos ao quadro clínico de vaginite atrófica inflamatória por hipoestrogenismo, vaginites descamativas e dermatoses ulcerativas, como líquen plano. Essas doenças só podem ser excluídas por culturas negativas ou pela resposta apropriada à terapia estrogênica local. Conforme mencionado anteriormente, essas doenças não só se assemelham à vaginite bacteriana, mas também podem ser complicadas por infecção bacteriana secundária.[16]

Tratamento

A abordagem ideal inclui a remoção de fatores predisponentes, como vaginite atrófica ou doenças ulceradas, e de corpo estranho. A paciente deve ser tratada com antibióticos específicos, de acordo com o germe identificado e o antibiograma. O prolongamento do tratamento faz-se necessário até que o fator causal seja removido. Estreptococos do grupo B são extremamente difíceis de serem erradicados e o tratamento com penicilinas ou clindamicina é seguido por recolonização imediata. Teoricamente, o uso de probióticos pode reduzir as recorrências. O uso de corticoide tópico como triancinolona (duas vezes ao dia) para reduzir a irritação vulvar tem efeito positivo quando associado aos tratamentos descritos anteriormente.[15,16]

Doenças vaginais associadas ao aumento dos lactobacilos

Os lactobacilos são microrganismos habitantes da vagina de mulheres com níveis normais de estrogênio. Essas bactérias mantêm o pH vaginal. Alguns autores descrevem o aumento da concentração de lactobacilos vaginais como causa de sintomas irritativos.

Vaginose citolítica

A existência dessa entidade permanece controversa, mas em uma revisão recente algumas mulheres com sintomas típicos de candidíase vaginal apresentavam vaginose citolítica de acordo com critérios citológicos. Os sintomas são similares aos causados por infecções fúngicas, como prurido, ardor, irritação e corrimento vaginal branco.

O diagnóstico é estabelecido a partir dos sintomas descritos, além de pH ácido e citólise. Microscopicamente, observam-se grande número de células epiteliais (muitas delas nucleadas), grande número de lactobacilos e ausência de formas leveduriformes.

A abordagem terapêutica consiste na alcalinização do meio vaginal com soluções de bicarbonato de sódio (duas a três vezes por semana). Essa abordagem alivia muito os sintomas, mas não elimina a citólise.[17,18]

Lactobacilose

Trata-se de uma afecção pouco estudada e associa-se a uma concentração alta de lactobacilos. Os sintomas principais são prurido e ardor, à semelhança do que ocorre na candidíase; o exame físico da vulva e da vagina não apresenta qualquer alteração na pele e na mucosa; em geral, observa-se um corrimento tipo coalhada e o pH é ácido.

Baseia-se no quadro clínico, muitas vezes considerando-se que a paciente tenha recebido vários outros tratamentos para candidíase ou vaginite citolítica sem sucesso. Assim, o diagnóstico pode ser de exclusão.

O objetivo da abordagem terapêutica é eliminar os sintomas e reduzir a microbiota de lactobacilos. As opções que apresentam melhores resultados são doxiciclina (100mg/dia por 14 dias), amoxicilina e clavulanato (500mg + 125mg a cada 12h por 7 dias) ou ciprofloxacino (250mg a cada 12h por 7 dias).[19-21]

INFECÇÃO URINÁRIA DE REPETIÇÃO

A infecção urinária é uma doença frequente na mulher desde o nascimento, apresentando aumento das taxas durante iniciação sexual, gravidez e pós-menopausa. A infecção do trato urinário (ITU) de repetição, apesar de não ser percebida como um grande problema clínico, produz aproximadamente 7 milhões de consultas/ano nos EUA, o que traz um grande impacto financeiro ao sistema de saúde, estimado em mais de 1 bilhão de dólares/ano.[21] O risco de uma mulher apresentar ITU durante a vida é de 50% a 80%, sendo que 20% a 30% vão apresentar recorrência.[22]

O trato urinário normalmente é estéril – ausência de patógenos. A invasão bacteriana do trato urinário pode ocorrer em qualquer porção, da uretra aos rins, e tal infecção é denominada ITU. Já a colonização bacteriana na urina é denominada bacteriúria e esta, quando não acompanhada de sintomas, chama-se bacteriúria assintomática. A invasão bacteriana pode ocorrer na mucosa uretral (uretrite), na mucosa vesical (cistite) e no parênquima e nas pelves renais (pielonefrite). Pode ser classificada como ITU baixa, quando a infecção atinge apenas o trato urinário inferior (uretra e bexiga), ou ITU alta, quando se refere à infecção renal.

A bacteriúria pode ser causada por uma infecção do trato urinário ou pela contaminação da urina por ocasião da coleta. A cultura de uma amostra de urina coletada adequadamente (jato médio de uma micção espontânea, higiene prévia da genitália externa) e semeada em meio de cultura apropriado para a identificação do germe, seguida de um estudo quantitativo (contagem de colônias), constitui a chave para o diagnóstico de uma ITU.

A bacteriúria assintomática caracteriza-se pela presença de 100 mil unidades formadoras de colônias (UFC) de uropatógenos/mL (preferencialmente em duas culturas sucessivas) em uma amostra de urina coletada de paciente sem qualquer sintoma urinário, como disúria, polaciúria ou urgência. Trata-se de uma condição clínica relativamente comum entre mulheres saudáveis, assim como entre os idosos. A terapia antimicrobiana não costuma ser recomendada nesses casos. Em outros, porém,

Infecções Genitais Recorrentes e Infecção do Trato Urinário de Repetição

a presença de fatores de risco exige que a bacteriúria assintomática seja devidamente tratada. Tais casos envolvem cirurgia e instrumentação urológica, diabetes, pacientes pediátricos e gravidez.[23]

Outro conceito importante para o entendimento adequado no estudo das infecções do trato urinário é o de bacteriúria significativa. Também aqui é utilizado valor igual ou maior que 100.000 UFC/mL para caracterizá-la. Este limiar passou a ser utilizado, indiscriminadamente, para caracterizar uma ITU, tanto sintomática quanto assintomática. Em paciente sintomático, a presença de 100 UFC/mL em uma amostra de urina coletada por micção espontânea (jato médio) pode indicar bacteriúria significativa. Assim, o conceito de bacteriúria significativa deve ser redefinido, segundo a ITU seja sintomática ou assintomática e de acordo com o método utilizado para a coleta da urina.

As infecções do trato urinário são, de maneira didática, divididas em complicadas e não complicadas (Tabela 21.1).[23]

As infecções do trato urinário complicadas são raras na população feminina, devendo ser tratadas caso a caso, dependendo da alteração de base. No presente capítulo, serão discutidas aquelas de maior prevalência, as quais acometem mais de 80% das mulheres pelo menos uma vez na vida, e as ITU não complicadas de repetição.

Por pureza semântica, ITU de repetição refere-se à infecção que ocorreu três vezes ou mais em 1 ano ou duas vezes ou mais em 6 meses pelo mesmo patógeno; contudo, serão reconhecidas também as infecções reincidentes, ou seja, aquelas que ocorreram três vezes ou mais em 1 ano ou duas vezes ou mais em 6 meses por patógeno diverso, incidindo a cada vez após cura total da infecção antecedente. Para outros autores, a recorrência se refere à reinfecção ou à recaída. Nessa classificação, cerca de 95% dos casos se devem a uma reinfecção. A recaída ou a persistência ocorrem mais comumente nas ITU complicadas por outras doenças de base.[24]

Etiopatogenia

A *Escherichia coli* é o agente causal em cerca de 80% a 85% dos episódios de cistite aguda não complicada. Essa faz parte da microbiota intestinal e pode colonizar a região periuretral, favorecendo a infecção no trato urinário. *Klebsiella* sp., *Pseudomonas* sp., *Protheus* sp., *Enterobacter* sp., enterococos e estafilococos estão associados a infecções hospitalares ou ITU recorrente. *Chlamydia trachomatis* e *Trichomonas vaginalis* podem acometer a uretra nas pacientes com vaginite, definindo a entidade denominada síndrome uretral aguda. Os fungos, como *Candida* sp., nas pacientes diabéticas e imunodeprimidas, podem ocasionar infecção urinária.[25,26]

A infecção ocorre, principalmente, por via ascendente. Nas mulheres, devido à uretra curta e à proximidade aos introitos vaginal e perianal, a colonização uretral ocorre mais facilmente.[27,28] A maioria das ITU de repetição ocorrem por reinfecção e não podem ser explicadas por nenhuma alteração anatômica ou funcional do trato urinário.

Tabela 21.1 Caracterização didática das ITU.

ITU não complicada	ITU complicada
Sexo feminino, não grávida	Sexo masculino
Ausência de alterações anatômicas do trato urinário	Obstrução urinária
Ausência de cateteres urinários	Alterações anatômicas do trato urinário
Ausência de alterações da imunidade	Alterações funcionais do trato urinário
Adquirida na comunidade	Patógeno multirresistente
	Corpo estranho
	Imunossupressão
	Paciente cateterizado
	Presença de cálculo e/ou nefrocalcinose

A etiopatogenia baseia-se em fatores bacterianos e do hospedeiro, nas defesas primárias da vagina e em outros fatores de risco:

- **Fatores bacterianos:** são relativos à virulência da bactéria e à sua capacidade de aderir e invadir o epitélio. Vários estudos apontam a *E. coli* como a causadora mais comum das ITU. Demonstraram que a presença do fator de aderência *pilli tipo 1* e *pilli P* causam considerável virulência. Esses fatores de adesão possibilitam que a *E. coli* forme uma biopelícula com colônias bacterianas intracelulares em modelos animais. Tais bactérias inativas intracelulares podem representar um reservatório bacteriano na bexiga, cuja ativação poderia levar à ITU de repetição. São necessários mais estudos em humanos para comprovação desta hipótese.
- **Fatores do hospedeiro:** mulheres com ITU de repetição têm mais tendência à colonização vaginal por enterobactérias e maior propensão para aderência das bactérias ao epitélio. Existe uma predisposição genética para essa suscetibilidade ligada aos grupos sanguíneos ABO, HLA e Lewis. Alguns estudos já detectaram os genes que predispõem a essa colonização. Existe alguma evidência também de que a menor distância entre a uretra e o ânus poderia predispor a ITU de repetição.
- **Defesas primárias:** secreção de IgA no fluido vaginal a microbiota vaginal é rica em lactobacilos e estes têm sua alta produção de ácido lático; no epitélio vesical, há a presença da proteína de Tamm-Horsfall, um uromucoide que aumenta a defesa e impede que o *pilli* tenha aderência à mucosa e a invada.[29]
- **Outros fatores de risco:** relações sexuais frequentes (mais de 3×/semana), uso de condom ou diafragma com espermicida (altera o pH vaginal e diminui a colonização por lactobacilos), uso recente de antibioticoterapia (modificação da microbiota vaginal), primeiro episódio de ITU com 15 anos ou menos e mãe com antecedente de ITU de repetição (fator genético).[30]

Manifestações clínicas

As manifestações clínicas de ITU baixa ou cistite aguda são disúria, algúria e polaciúria, às vezes associadas a dor suprapúbica e/ou hematúria macro ou microscópica. Esporadicamente, estão também presentes, sobretudo na ausência de tratamento da ITU baixa, dor lombar e febre. Estes, por sua vez, encerram sinais de ITU alta ou pielonefrite.

A infecção do trato urinário alto (pielonefrite), que habitualmente se inicia como um quadro de cistite, costuma ser acompanhada de febre (em geral > 38°C), de calafrios e de dor lombar, uni ou bilateral. Esta tríade febre + calafrios + dor lombar está presente na maioria dos quadros de pielonefrite. A dor lombar pode se irradiar para o abdome ou para o(s) flanco(s) e, mais raramente, para a virilha, situação que sugere mais fortemente a presença de cálculo, com ou sem infecção, conforme a presença dos outros sintomas relacionados. Os sintomas gerais de um processo infeccioso agudo podem também estar presentes e sua intensidade é diretamente proporcional à gravidade da pielonefrite. A maioria das pacientes com pielonefrite relata história prévia de cistite, geralmente detectada nos últimos 6 meses.

Nos casos de ITU baixa não complicada, o diagnóstico é essencialmente clínico – auxiliado por exames complementares. Os exames laboratoriais não são obrigatórios diante de sintomas clínicos claros, os quais se manifestam como disúria, algúria, polaciúria e urgência miccional; urina quente, escura e fétida; dor suprapúbica e distensão abdominal por gases; tipicamente, não há febre ou dor à punhopercussão lombar ou à palpação do ângulo costofrênico; e pode ocorrer dor ao toque vaginal bimanual, tanto à palpação do fórnice vaginal anterior quanto à palpação suprapúbica. Nessa avaliação, a paciente não localiza a dor em nenhuma das fossas inguinais.

Nos casos de sintomatologia clara, pode-se optar pelo tratamento com fármacos que têm boa cobertura contra Gram-negativos em regimes mais curtos, como de 3 dias ou menos. Embora o tratamento empírico tenha bom custo-benefício, a urocultura é muito útil na confirmação diagnóstica e na identificação do microrganismo. A presença de nitrito e/ou leucocitoesterase tem um alto valor preditivo positivo para ITU, assim como a ausência de ambos torna pouco provável a presença de ITU.[31] Na presença de sinais de ITU complicada, pacientes com doenças associadas,

Infecções Genitais Recorrentes e Infecção do Trato Urinário de Repetição

como diabetes, nefrolitíase nas gestantes, ou na suspeita de alterações funcionais ou anatômicas do trato urinário, dá-se importância à avaliação laboratorial.

Diagnóstico

O diagnóstico laboratorial de ITU pode ser fornecido pela análise através de três modalidades principais de exames: exame de urina rotina (EUR), Gram de gota de urina não centrifugada e urocultura com antibiograma. Assim, devem ser feitas algumas considerações acerca desses exames principais:

- O EUR (exame de urina 1) é dividido em duas partes. A primeira é feita por meio de reações químicas e a segunda por visualização microscópica de gotas de urina. Na primeira parte, mergulha-se na urina uma fita (*dipstick*) por 1 minuto e analisa-se a mudança de cor de cada fragmento de papel de filtro disposto na fita, que contém substâncias reagentes específicas. A leitura da fita é possível por meio de orientações inseridas no próprio frasco que a condiciona. Desse modo, podem ser analisados os elementos apresentados na Tabela 21.2.

Tabela 21.2 Análise do exame de urina rotina.

Elemento analisado	Valor de referência em mulheres	Importância
Densidade	1,005 a 1,035	Indica a concentração das substâncias sólidas diluídas na urina/*status* de hidratação
pH	5,5 a 7,0	Quando ≥7, pode indicar presença de bactérias que alcalinizam a urina; quando ≤ 5,5, pode indicar acidose metabólica ou acidose tubular renal
Glicose	Negativa	Toda a glicose filtrada é reabsorvida pelos túbulos renais. Valores glicêmicos > 180 a 200mg/dL suplantam essa capacidade de absorção
Proteínas	Ausência a traços	1+ = 30mg/dL 2+ = 40 a 100mg/dL 3+ = 150 a 350mg/dL 4+ > 500mg/dL
Hemácias	Até 8 hemácias	A hematúria pode estar relacionada com litíase ou glomerulonefrite (hemácias dismórficas)
Leucocitoesterase/ leucócitos	Negativa a traços/até 8 piócitos por campo	Aponta para ITU (sensibilidade de 90% e especificidade de 60%)
Cetonas	Negativa	Os corpos cetônicos são produtos da metabolização das gorduras. A presença pode indicar diabetes descompensado ou jejum prolongado
Urobilinogênio e bilirrubina	Negativo	Só aparece com níveis séricos > 1,5mg/dL (doença hepática/ hemólise)
Nitrito	Negativo (alta especificidade)	As enterobactérias têm a enzima nitrato-redutase, responsável pela conversão do nitrato em nitrito
Cristais	A presença de cristais na urina, principalmente de oxalato de cálcio, não tem nenhuma importância clínica e não indica propensão a cálculos renais	Os únicos cristais com relevância clínica são: - Cristais de cistina - Cristais de magnésio-amônio-fosfato (estruvita) - Cristais de tirosina - Cristais de bilirrubina - Cristais de colesterol
Células epiteliais	Até 8 a 10 células epiteliais	Indicam qualidade da coleta. Quando em grande quantidade, sugerem contaminação por conteúdo vulvovaginal
Cilindros	Negativo/ presença de cilindro hialino	Cilindros hemáticos: glomerulonefrite Cilindros leucocitários: inflamação renal Cilindros epiteliais: lesão tubular Cilindros gordurosos: proteinúria Cilindros hialinos não indicam doença, mas podem ser um sinal de desidratação
Muco	A presença de muco é inespecífica	Ocorre pelo acúmulo de células epiteliais com cristais e leucócitos

- Na bacterioscopia direta (Gram de gota), a identificação de bactéria Gram-negativa indica infecção urinária. Quando associada a piócitos visíveis, aumenta a confiabilidade do exame. É bem conhecido que a presença de um ou mais microrganismos por campo de imersão (1.000×) na coloração de Gram de uma gota de urina não centrifugada correlaciona-se com um cultivo de mais de 10^5 UFC/mL. Por outro lado, a presença de microrganismos contaminantes pode, muitas vezes, ser interpretada como um resultado falso-positivo. Amostras de urina não infectadas evidenciarão normalmente nenhuma ou poucas bactérias ou leucócitos por lâmina. Em amostras de mulheres, a presença de muitas células escamosas epiteliais, misturadas ou não a bactérias, é forte evidência de que a amostra está contaminada com microbiota vaginal. Finalmente, há indicações claras para a realização de uma coloração de Gram da urina: (a) pacientes que estão recebendo terapia antimicrobiana; (b) pacientes que apresentam sedimento patológico com culturas negativas, para verificar a presença de microrganismos; (c) necessidade de definição diagnóstica rápida de um EUR inconclusivo.
- A cultura de urina nem sempre é necessária nos casos de cistite não complicada, uma vez que os organismos causadores e seus perfis de suscetibilidade aos antimicrobianos são frequentemente previsíveis. Além disso, trata-se de exame cujo resultado só é dado mais de 72 horas após coleta.[30,32] Contudo, tendo em vista a crescente prevalência da resistência antimicrobiana, a cultura de urina antes do tratamento se justifica nos seguintes casos: (a) paciente com suspeita de infecção urinária complicada; (b) com sintomas não característicos de ITU; (c) com sintomas persistentes de ITU após tratamento e um novo esquema de antibióticos deve ser iniciado; (d) quando os sintomas retornam menos de 1 mês após o tratamento da infecção anterior e para a qual não foi realizada cultura (Tabela 21.3).

Diagnóstico diferencial

Para o ginecologista, é importante ressaltar que a maioria das pacientes com disúria aguda terá ITU, mas outros diagnósticos diferenciais devem ser levantados. A piúria, primariamente associada à ITU, também pode ser observada em mulheres com vaginite, uretrite ou com determinadas doenças sexualmente transmissíveis. Nesses casos, as pacientes precisam ser questionadas quanto à presença de corrimento e odor vaginal, além de dispareunia. O exame especular pode ser muito útil no estabelecimento do diagnóstico diferencial. Já nas pacientes com disúria, mas sem piúria, outros diagnósticos são: traumatismo relacionado com o coito, deficiência de estrogênio, cistite intersticial (síndrome da bexiga dolorosa) ou uretrite irritativa, esta associada ao uso de gel contraceptivo, camisinha ou tampão.[30]

Diagnóstico diferencial

- **Síndrome uretral por hipoestrogenismo:** a atrofia urogenital pode causar alteração de frequência, urgência, disúria, algúria e polaciúria na ausência de bactérias na urina.
- **Vaginites:** a irritação vulvovaginal pode se associar a sintomas típicos de ITU.
- **Uretrite por clamídia e gonococo:** quadro clínico semelhante, urocultura negativa e cultura uretral para esses germes positiva (Tabela 21.3).

Tabela 21.3 Critérios para interpretação da cultura de urina positiva.[33]

1. Cultura positiva ≥ 100 col/mL de uropatógenos na urina coletada por micção espontânea (jato médio) em pacientes sintomáticas

2. Cultura positiva ≥ 100 col/mL de uropatógenos em amostra de urina coletada por cateterismo vesical

3. Cultura positiva ≥ 100.000 col/mL de uropatógenos em uma ou mais amostras de urina coletadas por micção espontânea (jato médio), em pacientes assintomáticas

4. Cultura positiva com qualquer número de uropatógenos em urina coletada por punção vesical suprapúbica

Tratamento

O tratamento da infecção urinária tem como objetivos aliviar os sintomas, eliminar as bactérias presentes na urina e prevenir complicações. Como medidas gerais são importantes: boa hidratação oral, micções frequentes (intervalo máximo de 3 horas), esvaziamento vesical antes e após as relações sexuais, hábito intestinal equilibrado e boa higienização da área perineal.[31]

O tratamento medicamentoso baseia-se na antibioticoterapia. Em 2008, o Colégio Americano de Obstetras e Ginecologistas (ACOG) emitiu um boletim sobre a prática para diagnóstico, tratamento e prevenção da cistite bacteriana aguda não complicada. Para cistite bacteriana aguda não complicada, os regimes de tratamento recomendados são os seguintes:

- Sulfas (sulfametoxazol-trimetoprima): 1 comprimido (sulfametoxazol 800mg/trimetoprima 160mg) 2×/dia durante 3 dias. Os efeitos adversos podem incluir febre, exantema, fotossensibilidade, neutropenia, trombocitopenia, anorexia, náuseas e vômitos, prurido, cefaleia, urticária, síndrome de Stevens-Johnson e necrose epidérmica tóxica. Há de se consultar a prevalência de resistência no meio, que, no caso da sulfa-trimetoprima, pode chegar a 20%, dependendo do local.
- Fluoroquinolonas:
  - Ciprofloxacino 250mg, 2×/dia, durante 3 dias.
  - Levofloxacino 250mg, 1×/dia, durante 3 dias.
  - Norfloxacino 400mg, 2×/dia, durante 3 dias.
  - Gatifloxacino 200mg, 1×/dia, durante 3 dias.

  Os efeitos adversos podem ser erupções cutâneas, confusão mental, convulsões, agitação, dor de cabeça, hipersensibilidade grave, hipoglicemia, hiperglicemia e rotura do tendão de Aquiles (em pacientes com idade > 60 anos). Esses fármacos poderiam ser usados apenas em caso de resistência bacteriana nas gestantes e após o primeiro trimestre (teratogênese observada em animais).
- Nitrofurantoína 100mg 4×/dia, durante 5 dias. Os efeitos adversos podem ser anorexia, náuseas, vômitos, hipersensibilidade, neuropatia periférica, hepatite, anemia hemolítica e reações pulmonares.
- Fosfomicina trometamina: 3g/dose (pó) em dose única à noite, ao deitar (o efeito pleno depende de repleção vesical de pelo menos 3 a 4 horas). Os efeitos adversos podem incluir diarreia, náuseas, vômitos, erupções cutâneas e hipersensibilidade.

Considerações terapêuticas

- O regime de 3 dias de antimicrobianos é atualmente o tratamento recomendado para cistite bacteriana aguda não complicada em mulheres, com taxas de erradicação bacteriana consistentemente superiores a 90%.[33]
- Na mulher na pós-menopausa ou com queixas urinárias e ausência de infecção, o tratamento com reposição estrogênica leva à melhora dos sintomas. A via local, com estrogênio conjugado, é melhor nesse caso.[34,35] Para o tratamento da cistite de repetição, o estrogênio local tem fraca evidência científica, além de ser ótimo coadjuvante dentro do arsenal terapêutico para mulheres na pós-menopausa. O estrogênio local restaura a microbiota vaginal local, impedindo que as entreobactérias colonizem as regiões vaginal e periuretral.[36,37]

Considerações sobre as ITU em gestantes[38,39]

Estudos epidemiológicos revelam que a prevalência da bacteriúria na gravidez varia entre 2% e 10%. Estes dados assemelham-se à prevalência da bacteriúria em mulheres sexualmente ativas, não grávidas. As mulheres que não são portadoras de bacteriúria na avaliação pré-natal apresentam uma baixa incidência de ITU durante a gravidez. Por outro lado, é significativo o número de gestantes portadoras de bacteriúria assintomática não tratada que desenvolvem uma ITU sintomática (principalmente a pielonefrite) durante a gravidez, com maior incidência no terceiro trimestre.

As alterações anatômicas e funcionais presentes no aparelho urinário da mulher grávida constituem fatores relevantes para a instalação de pielonefrite. As maiores alterações ocorrem no sistema coletor de urina, em que se observam dilatação e peristalse diminuída. Tais alterações têm sido atribuídas ao aumento dos níveis de prostaglandinas e progesterona durante a gravidez, determinando uma diminuição do tônus da musculatura lisa, como também uma redução da peristalse ureteral. Uma obstrução mecânica determinada pelo útero gravídico pode contribuir, significativamente, para a dilatação das vias excretoras urinárias. Estudos radiológicos têm mostrado que a dilatação ureteral termina na borda pélvica e que os ureteres são de calibre normal abaixo deste ponto. A bainha de Waldeyer (camada de tecido conjuntivo que envolve a porção distal do ureter) sofre uma hipertrofia durante a gravidez, protegendo este segmento do ureter do efeito compressivo do útero gravídico. Ademais, a ITU na gestante tem sido responsabilizada por um índice maior de prematuridade, como também parece estar relacionada com aborto e perda ponderal do feto.

Considerando as graves consequências da ITU na gravidez, tanto para a gestante quanto para o feto, convém adotar condutas preventivas, com o intuito de minimizar essas complicações:

- **Controle da gestante:** levando em conta que a bacteriúria assintomática na mulher grávida é um fator decisivo para o desencadeamento de ITU sintomática e outras complicações, devem-se realizar exames de urina (cultura e contagem de colônias) mensalmente ou em prazos menores, se o caso assim indicar. *Atenção*: as culturas mensais são indicadas para pacientes sem comorbidades, mas somente para aquelas com ITU prévia, alta ou baixa, sintomática ou não, diagnosticada na gestação atual e tratada, ou nas pacientes que têm comorbidades, tais como diabéticas sem controle adequado, portadoras de anemia ou traço falciforme e as imunodeprimidas. Caso a paciente apresente o risco habitual, vale a pena pedir urocultura trimestral ou, ao menos, no primeiro e terceiro trimestres.
- **Escolha do antimicrobiano:** deve-se ser bastante criterioso na escolha do antimicrobiano para o tratamento da ITU na gravidez. A ampicilina venosa, a amoxicilina oral e as cefalosporinas venosas ou orais são antibióticos eficazes e seguros, pois são destituídos de efeito teratogênico. A bacteriúria assintomática na gravidez deve ser tratada com os antimicrobianos citados, preferencialmente, ou indicados pelo antibiograma (assim, a escolha recairá sobre o mais inofensivo deles), por um período de 3 a 5 dias. Já as infecções sintomáticas não complicadas devem ser tratadas por período não inferior a 5 dias até 10 dias. A fosfomicina (Monuryl®) é um antimicrobiano de uso em monodose altamente eficaz contra *E. coli* e de uso não proibitivo em gestantes. As infecções altas devem ser tratadas por período superior a 10 dias, idealmente por 14 dias. Geralmente, a pielonefrite em gestante deve ser tratada em regime de internação hospitalar em razão do risco potencial de disseminação local e sistêmica e suas complicações. Tendo em vista o risco de sepse, a via de administração da antibioticoterapia deve ser a endovenosa por, no mínimo, 48 horas, e o fármaco só deve ser prescrito por via oral diante de melhora clínica evidente e ausência de febre por, pelo menos, 24 horas. Os fármacos que podem ser utilizados, mas com cuidado, devido aos efeitos adversos para o feto, são as sulfas (podem causar kernicterus, principalmente a partir do terceiro trimestre), a nitrofurantoína (pode causar hemólise em mães suscetíveis e agravar icterícia do recém-nascido) e os aminoglicosídeos (pelo efeito nefrotóxico e ototóxico). São fármacos formalmente contraindicados: tetraciclinas (causam descoloração dentária, como também inibem o crescimento ósseo), cloranfenicol (pode causar a síndrome cinzenta no feto e agranulocitose na gestante), a associação sulfametoxazol + trimetoprima (evitada no primeiro trimestre devido aos efeitos teratogênicos da trimetoprima e devido à colestase e à icterícia neonatal) e as fluoroquinolonas (risco potencial de crescimento cartilaginoso fetal).
- Nas pacientes que não obtiveram a erradicação da bacteriúria, é importante uma investigação urológica mais detalhada. A ultrassonografia constitui um método não invasivo e seguro e, portanto, é o mais indicado nessas situações.

Infecções Genitais Recorrentes e Infecção do Trato Urinário de Repetição

- Pacientes que apresentem dois episódios de ITU na gestação em curso devem receber doses profiláticas de antibióticos até o fim da gestação (amoxicilina 500mg à noite, cefalosporina 500mg à noite ou nitrofurantoína 100mg à noite; se possível, o antibiótico de escolha deve ser aquele que promova sensibilidade bacteriana testada no antibiograma da urocultura que constatou a última infecção) e, para alguns, prolongamento das mesmas doses até o 42º dia de puerpério. A dose deve ser iniciada após a terapêutica e a coleta da urocultura destinada à confirmação da cura da infecção. Caso contrário, a urocultura pode se apresentar falso-negativa *in vitro* mesmo diante de infecção persistente. A coleta será realizada de 7 a 10 dias após o término das doses terapêuticas do antimicrobiano. Há controvérsia quanto ao momento ideal da interrupção da dose profilática: se no pós-parto imediato, se no 14º dia de puerpério ou se após o 42º dia de puerpério. Fato é que o fator extrínseco relativo ao peso do útero gravídico sobre os ureteres e a pelve renal (esta principalmente) vai ser retirado, mas a loquiação habitual até o 18º dia de puerpério pode alcalinizar a acidez vaginal e favorecer o crescimento de bactérias patogênicas. Além disso, há o hipoestrogenismo próprio da fase, corroborando a alteração da microbiota. Por outro lado, as alterações imunitárias, humorais e celulares voltarão pouco a pouco ao normal. A maioria das alterações anatômicas e funcionais do trato urinário só retornará às condições pré-gravídicas em 10 a 12 semanas após o parto. Com isso, conclui-se que realmente a sugestão de manutenção de profilaxia antibiótica e sua duração no pós-parto são empíricas. Além disso, faltam estudos a respeito.

Prevenção da infecção urinária de repetição[40,41]

Estima-se que 25% das mulheres com ITU não complicada irão apresentar ITU de repetição. Trata-se de patologia frequente em consultório e bastante desagradável para as mulheres. Ainda não está esclarecido o motivo pelo qual algumas mulheres desenvolvem episódios recorrentes de ITU. Contudo, diante do diagnóstico, causas anatômicas e/ou funcionais do trato urinário devem ser descartadas. Com esta finalidade, convém proceder à avaliação nefrourológica por meio de exames de imagem, como ultrassonografia de vias urinárias e exames radiológicos ou nucleares que podem acessar o trato urinário anatômica e funcionalmente. Sabe-se que 99% das mulheres portadoras de ITU de repetição não apresentam nenhum fator anatômico ou funcional que explique o quadro. Descartar o hipoestrogenismo em mulheres pós-menopausadas é também prática eficaz.

O tratamento clássico da ITU de repetição consiste na utilização dos regimes antibióticos com duração superior a 3 dias até 14 dias, seguida de quimioprofilaxia com duração de 6 meses a 1 ano (sempre escolher um quimioterápico sensível na última urocultura). A antibioticoprofilaxia é iniciada após tratamento da infecção aguda com intervalo não inferior a 10 dias para a realização de urocultura de controle de cura, sendo recomendada monodose do antibiótico profilático à noite.

A quimioprofilaxia é o tratamento mais estudado e conhecido da ITU de repetição e diminui a recorrência em até 95% dos casos. São vários os regimes com comprovada eficácia, os quais devem ser escolhidos de acordo com as particularidades de cada paciente. Os problemas relacionados com o uso da quimioprofilaxia seriam os efeitos colaterais dos medicamentos, a indução de resistência bacteriana e o retorno do padrão de recorrência 6 meses após a suspensão da quimioprofilaxia. O princípio básico da quimioprofilaxia consiste no uso de um antibiótico com sensibilidade no último exame de cultura na dose de um quarto da dose terapêutica. Estudos compararam o uso contínuo e o uso pós-coito (na mesma dose de profilaxia) e demonstraram a mesma eficácia em mulheres cujos episódios de ITU estavam associadas à atividade sexual.

Os esquemas mais utilizados são:[42,43]

- Profilaxia a longo prazo diária com duração de 6 meses a 1 ano.
- Autotratamento.
- Profilaxia pós-coito.

Algumas opções de quimioprofilaxia:

- Nitrofurantoína – 100mg via oral à noite diariamente.
- Cefalexina – 250mg via oral à noite diariamente.
- Ciprofloxacino – 250mg via oral à noite diariamente.

Estudos recentes demonstraram alguma eficácia do autotratamento – as mulheres se tratariam no início do episódio de infecção com as mesmas doses prescritas habitualmente pelo médico. O autotratamento é sempre discutível. Em pacientes muito ansiosas, pode ocorrer excesso de uso de antibióticos, quando a indicação correta seria o uso de dose profilática apenas.[42] De qualquer modo, hoje, no Brasil, é impossível comprar um antibiótico sem receita médica, devido à legislação vigente no país.

Além das medidas higiênico-dietéticas e da antibioticoprofilaxia, outras medidas devem ser consideradas; alguns métodos contraceptivos têm sido associados à ITU de repetição, como diafragma e/ou espermecidas, além do uso de tampão vaginal. Esses métodos podem ser trocados em caso de ITU de repetição.

Os compostos à base de *cranberry* (fruta da família da amora muito comum no Hemisfério Norte) têm sido estudados desde 2000. Em 2008, uma revisão da Cochrane demonstrou existir alguma evidência de que o suco de *cranberry* diminui o número de recorrências em 1 ano.[38] Estudos randomizados comparando a eficácia da quimioprofilaxia e dos compostos de *cranberry* demonstraram a eficácia de ambos na diminuição da recorrência de ITU, tendo a quimioprofilaxia ação superior ao *cranberry*, porém com mais efeitos colaterais.[39] Atualmente, considera-se que os compostos à base de *cranberry* devam ser considerados na profilaxia da ITU, mas a dose não está bem estabelecida

A reposição de estrogênio baseia-se na restauração da microbiota vaginal com produção de glicogênio, favorecendo a colonização por lactobacilos, diminuindo o pH vaginal e inibindo a colonização por uropatógenos. Ainda são poucos os trabalhos que comparam a estrogenioterapia com a quimioprofilaxia.

Uso de vacinas

Levando-se em conta os efeitos colaterais e a indução de resistência por conta da quimioprofilaxia, tentativas são feitas na introdução de novas formas de prevenção. As vacinas contra *E. coli* têm sido estudadas e testadas há mais de 10 anos. Recentemente, foi lançada no mercado uma vacina de administração oral contra *E. coli*. A imunoterapia oral (extrato liofilizado de 18 uropatógenos) tem mostrado boa eficácia na diminuição dos episódios e/ou na diminuição da intensidade dos sintomas nos episódios de infecção, sem efeitos colaterais significativos.[40,41] Teoricamente, a imunoterapia seria uma ótima opção na prevenção da recorrência da ITU por meio da melhora da resposta humoral e celular.

O uso intravaginal de óvulos contendo lactobacilos vem sendo estudado com base na possibilidade de aumentar a colonização vaginal por estes lactobacilos e, assim, diminuir o pH vaginal e a colonização de uropatógenos. O grande problema parece ser a aderência dos lactobacilos ao epitélio vaginal e a determinação da espécie e dose adequadas. Novos estudos são necessários para avaliação de sua eficácia. Estudos recentes utilizando *Lactobacillus crispatus* demonstraram que este tipo parece aderir mais ao epitélio vaginal.[42]

CONSIDERAÇÕES FINAIS

A ITU de repetição é entidade muito comum na prática clínica, devendo ser tratada adequadamente e nunca dissociada da orientação plena às pacientes. Não há modalidade de tratamento única que seja 100% eficaz para todos os casos. Por vezes, é necessário associar tratamento antimicrobiano prolongado a tratamentos preventivos fundamentados em medidas higiênico-dietéticas e modalidades de profilaxia convencionais ou não. Reafirma-se que o entendimento da paciente quanto a seu

Infecções Genitais Recorrentes e Infecção do Trato Urinário de Repetição

processo nosológico e à possibilidade de recorrência e/ou cronicidade é essencial para a adesão e o sucesso do tratamento. A classe médica deve estar ciente da importância desta orientação e do baixo custo e benefício de se tratar a bacteriúria assintomática em casos selecionados.

Referências

1. Gardner, HL et al. Infectious vulvovaginitis. In: Monif GRG, Baker DA editors. Infectious diseases in obstetrics and gynecology. Florida: Informa Healthcare; 2008: 390-413.
2. Faro S. Vaginitis: diagnosis and management. Int J Fertil. 1996; 41:115-118.
3. Edwards L. Vaginitis and balanitis. In: Edwards L and Lynch PJ, editors. Genital Dermatology Atlas. Philadelphia: Lippincott Williams & Wilkins; 2011. P268-288.
4. Correa PR, David PR, Peres NP et al. Phenotypic characterizations of yeasts isolated from the vaginal mucosa of adult women. Rev Bras Ginecol Obst. 2009; 31:177-181
5. Vermitsky JP, Self MJ, Chadwick SG, and cols. Survey of vaginal flora Candida species isolates from women of different agegroups by use of species-specific PCR detection. J Clin Microbiol. 2008;46:1501-1503.
6. Ray D, Goswani R, Dadhwal V and cols. Prolonged (3-month) mycological cure rate after boric acid suppositories in diabetic women with vulvovaginal candidiases. J Infect. 2007; 55:374-377.
7 Val ICC, Ameida Filho GL. Abordagem atual da candidíase vulvovaginal. DST. J Bras Doenças Sex Transm. 2001;13(4): 3-5.
8 Shahid Z, Sobel JD. Redeced fluconazole susceptibility of Candida Albicans isolates in women with recurrent vulvovaginal candidiases: effects of of long-term fluconazole therapy. Diagn Microbiol Infect Dis. 2009; 64:354-356.
9 Abad CL, Safdar N. The role of lactobacillus probiotics in the treatment or prevention of urogenital infections – an systematic review. J Chemother. 2009; 21: 243-252.
10 Wolner-Hanssen P, Krieger JN, Stevens CE and cols. Clinical manifestations of vaginal trichomoniasis. J Am Med Assoc. 1989; 261:571-575.
11. Aslan DL, McKeon DM, Stelow EB and cols. The diagnosis of trichomonas vaginallis in liquid-based Pap tests: morphological characteristic. Diagn Cytopathol. 2005;32:253-259.
12. Goldman LM, Upcroft JA, Workowski K, and cols. Treatment of metronidazole-resistent Trichomonas vaginallis. Sex Health. 209; 6:345-347.
13. Chen JY, Tian H, Beigi RH. Treatment considerations for bacterial vaginosis and the risk of recurrence. J Womens Health. 2009;18:1997-2004.
14. Larsson PG, Stray-pedersen B, Ryttig KR and cols. Human lactobacilli as supplementation of clindamycin to patients with bacterial vaginosis reduce the recurrence rate: a 6-month, double-blind, randomized, placebo-controlled study. BMCWomens Health. 2008;8:3.
15. Shaw C, Mason M, Scoular A. Group B streptococcus carriage and vulvovaginal symptoms: causal or casual? A case-controll in a GUM clinic populations. Sex Transm Infect. 2003;79:246-248.
16. Sobel JD, Funaro D, Kaplan EL. Recurrent group A streptococcal vulvoginitis in adult women: family epidemiology. Clin Infect Dis. 2007; 44:e43-e45.
17. Donders GG, Vereecken A, Bosmans E and cols. Definition of a type of abnormal vaginal flora that distinct from bacterial vaginosis: anaerobic vaginitis. BJOG. 2002;109:34-43.
18. Cerikcioglu N, Beksac MS. Cytolitic Vaginosis: misdiagnosed as candidal vaginitis. Infect Dis Obst Gynecol. 2004; 12:13-16.
19. Demirezen S, Cytolytic vaginosis: examination of 2947 vaginal smears. Cent Eur J Public Health. 2003; 11:23-24.
20. Horowitz BJ, Mardh PA, Nagy E and cols. Vaginal Lactobacillosis. Am J Obst Gynecol. 1994; 170:857-861.
21. Nyirjesy P, Peyton C, Weitz MV and cols. Causes of chronic vaginitis: analysis of a prospective database of affected women. Obstet Gynecol. 2006; 108:1185-1191.
22. Nickel JC. Practical management of recurrent urinary tract infections in premenopausal women. Rev Urol 2005; 7 (1): 11-17
23. Dwyer PL, O'Reilly M. Recurrent urinary infection in the female. Curr Opin Obstet Gynecol 2002; 14: 537-543.
24. Lenz LL. Bacteriúria assintomática. Arquivos Catarinenses de Medicina. 2006; 35(4): 7-9.
25. Stamm, WE, Hooton, TM. Management of urinary tract infections in adults. N Engl J Med 1993; 329:1328.
26. Hooton, TM, Besser, R, Foxman, B, et al. Acute uncomplicated cystitis in an era of increasing antibiotic resistance: a proposed approach to empirical therapy. Clin Infect Dis 2004; 39:75.
27. Fihn, S.D., Boyko, E.J., & Normand, E.H., Chen, C.L., Grafton, J.R., Hunt, M., et al. (1996). Association between use of spermicide-coated condoms and Escherichia coli urinary tract infection in young women. American Journal of Epidemiology, 144, 512-520.
28. Jackson, S.L., Boyko, E.J., Scholes, D., Abraham, L., Gupta, K., & Fihn, S.D. (2004). Predictors of urinary tract infection after menopause: A prospective study. The American Journal of Medicine, 117(12), 903-911.
29. Karram, M., & Siddighi, S. (2008). Lower urinary tract infection. In A.E. Bent, G.W. Cundiff, & S.E. Swift (Eds.), Ostergards's urogynecology and pelvic floor dysfunction (pp. 148-169). Philadelphia: Lippincottt, Williams and Wilkins.
30. Roriz-Filho JS, Vilar FC, Mota LM, Leal CL, Pisi PCB. Infecção do trato urinário. Medicina (Ribeirão Preto). 2010; 43(2): 118-125.

31. Koch VH, Zuccolotto SMC. Infecção do trato urinário. Em busca das evidências. Jornal de Pediatria. 2003; 79(Supl.1): s97-s106.
32. Schaffer, J. Urinary infection em A.M. Weber, L. Brubaker, J. Schaffer, & MR Toglia (Eds.), Office Urogynecology (pp. 134-156). Nova York: McGraw-Hill, 2004.
33. Valdevenito JP. Infeccion urinaria recurrente en la mujer. Rev Chil Infect 2008; 25:268-276.
34. Johnston SL, Farrel SA. The detection and management of vaginal atrophy. J Obstet Gynecol.2004;26:503-8.
35. Chung A, Arianayagam M, Rashid P. Bacterial cystitis in women. Australian Family Physicioan, 39 (5): 295- 98.
36. Stamm, W.E. Measurement of pyuria and its relation to bacteriuria. The American Journal of Medicine1983, 75(18), 53-58.
37. Wilson, ML, Gaido, L. Laboratory diagnosis of urinary tract infections in adult patients. Clin Infect Dis 2004; 38:1150.
38. Gupta, K, Hooton, TM, Stamm, WE. Increasing antimicrobial resistance and the management of uncomplicated community-acquired urinary tract infections. Ann Intern Med 2001; 135:41.
39. Laurie Barclay, MD. New Guidelines for Management of Urinary Tract Infection in Nonpregnant Women.http://cme.medscape.com/viewarticle/571545. [Online]
40. Eriksen, B. (1999). A randomized, open, parallel-group study on the preventive effect of an estradiol-releasing vaginal ring (Estring®) on recurrent urinary tract infections in postmenopausal women. American Journal of Obstetrics and Gynecology, 184, 1072.
41. Eriksen, P., & Rasmussen, H. (1992). Low dose 17b-estradiol vaginal tablets in the treatment of vaginal atrophy: A double-blind placebo controlled study. European Journal of Obstetrics & Gynecology and Reproductive Biology, 44, 137-144 .
42. Jepson RG, Craig JC. Cranberries for preventing urinary tract infections. Cochrane Database Syst Rev 2008; CD001321.
43. McMurdo MET, Argo,I, Phillips G, Daly F, Davey P. Cranberry for the prevention of recurrent urinary tract infections? A randomized trial in older women. Journal of Antimicrobial Chemotherapy 2009; 63: 389-95.
44. Schneider HJ. New therapeutic approach for recurrent urinary tract infections, marked reduction in recurrence rate in women with uncomplicated cystitis – few side effects, high compliance. Der Allgemeinarzt 1990; 12:626
45. Kim KS, Kim JY, Jeong IG, Praik JS, Son H, Lim DJ, Shim HB, Park WH, Jung HC, Choo MS. A prospective multi-center trial of E.coli extract for the prophylactic treatment of patients with cronically recurrent cystitis. J Korean Med Sci 2010; 25: 435-39.
46. Antonio MAD, Meyn LA, Murray PJ, Busse B, Hillier SL. Vaginal colonization by probiotic lactobacilos crispatus CTV-05 is decreased by sexual activity and endogenous lactobacilli. The journal of infectious diseases 2009; 199:1506-13.
47. Sen A. Recurent cystitis in non-pregnant women. Clinical evidence 2008; 07: 801.

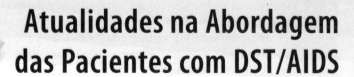

Atualidades na Abordagem das Pacientes com DST/AIDS

Juliana Barroso Zimmermmann
Adrianne Maria Berno de Rezende Duarte
Alexander Cangussu Silva
Monique Policiano Pereira

INTRODUÇÃO

O equilíbrio do ecossistema vaginal é mantido por complexas interações entre a microbiota vaginal normal, os produtos do metabolismo microbiano, o estado hormonal e a resposta imune do hospedeiro. A vagina é habitada por numerosas bactérias de espécies diferentes em harmonia, mas que podem, em situações especiais, tornar-se patogênicas.

A cavidade vaginal é fisiologicamente úmida, isto é, contém o produto de secreção das glândulas vestibulares e endocervicais, além da transudação da mucosa vaginal. Esse conteúdo vaginal se altera em decorrência de influências hormonais, estímulo sexual e até do psiquismo. Daí a natural variação individual na sua qualidade e na sua quantidade.

Além disso, apresenta pH ácido (4,0 a 4,5), é mais abundante no período ovulatório, na gestação, no puerpério e no pós-parto, ou quando há excitação sexual, com coloração clara ou ligeiramente castanha, aspecto flocular e pequena quantidade e ausência de cheiro ou odor. À bacterioscopia ou no exame a fresco, nota-se a predominância de lactobacilos (Döderlein), além de pequena quantidade de polimorfonucleares. Entretanto, outros fatores extrínsecos podem alterar o ecossistema vaginal. O uso de certos antibióticos, principalmente os de amplo espectro, imunossupressores, uso de duchas vaginais higiênicas, infecções vaginais com introdução de bactérias externas à vagina e até reações alérgicas locais são citados como fatores de desequilíbrio da microbiota vaginal.

As doenças sexualmente transmissíveis (DST) constituem um problema de saúde pública mundial e são consideradas endêmicas em muitos países. Milhões de pessoas estão infectadas e são reinfectadas a cada ano, o que torna as DST o grupo mais comum de doenças infecciosas, especialmente dos 15 aos 50 anos. O comportamento sexual de risco e a precocidade da atividade sexual são fatores determinantes na propagação das DST. Por isso, é desejável a adoção de métodos de diagnóstico precisos e rápidos, que permitam o tratamento precoce, para a redução de pacientes considerados fontes de contágio, especialmente durante a espera dos resultados. Assim, a adequada abordagem das pacientes com DST se faz necessária.

TRICOMONÍASE

Clínica

O *T. vaginalis* infecta, principalmente, o epitélio escamoso do trato genital e pode apresentar uma grande variabilidade de manifestações clínicas, desde a apresentação assintomática até um estado de vaginite e colpite. Esses casos poderão apresentar corrimento amarelo-esverdeado, abundante, espumoso e mucopurulento. Há também odor vaginal anormal e prurido vulvar. A vagina e a cérvice podem ser edematosas e eritematosas, com erosão e pontos hemorrágicos na parede cervical, conhecidos como cérvice com aspecto de morango ou framboesa. Embora essa aparência seja altamente específica para tricomoníase, é vista somente em poucas mulheres (2% a 5%). Um terço das pacientes assintomáticas pode tornar-se sintomático em até 6 meses.

Na gravidez, a tricomoníase tem sido associada a baixo peso em bebês, bem como a nascimentos prematuros, além de predispor a infecção pélvica e facilitar a infecção pelo vírus da imunodeficiência humana (HIV).

Diagnóstico complementar

Além dos dados clínicos, os exames disponíveis para o auxílio diagnóstico incluem o exame microscópico a fresco do conteúdo vaginal, que revela parasitas flagelados movimentando-se entre as células epiteliais e os leucócitos. O teste das aminas (KOH) é também positivo. As culturas em meios específicos são pouco utilizadas na prática.

Abordagem terapêutica

Para o tratamento específico, a medicação oral é o metronidazol que deverá ser utilizado na dosagem de 400mg a cada 12 horas por 10 dias, segundo o *Manual de Doenças Sexualmente Transmissíveis* da Federação Brasileira de Ginecologia e Obstetrícia – Febrasgo (2004). Nas gestantes, a medicação oral poderá ser utilizada após o primeiro trimestre gestacional. Entretanto, o *Manual Técnico de Pré-natal e Puerpério* do Ministério da Saúde (2005) orienta o tratamento da tricomoníase na gravidez, após o primeiro trimestre, com metronidazol 2g, VO, em dose única. Esta recomendação também foi estabelecida pelo Centers for Disease Control and Prevention (CDC) em 2006. Alguns autores acreditam que a opção por dose única seja, em saúde pública, uma escolha acertada. Todavia, quando o tratamento é efetuado de forma correta, o esquema de 7 a 10 dias é o que apresenta melhor taxa de sucesso clínico e microbiológico.

Com o objetivo de avaliar a eficácia do tratamento da tricomoníase em mulheres, a revisão sistemática da Cochrane realizada por Forna e cols. (2015)[3] verificou que o uso do metronidazol (quando comparado com o não tratamento) foi fator de proteção, evitando a persistência do parasita na microbiota vaginal (RR: 0,19; IC95%: 0,15-0,23) e não havendo diferença entre o tratamento em dose única e o tratamento convencional (RR: 1,12; IC95%: 0,58-2,16). Além disso, a partir da comparação do tratamento oral com o tratamento vaginal, verificou-se que o tratamento oral está associado à maior cura parasitológica (RR: 0,20; IC95%: 0,07-0,56). A comparação do metronidazol oral com metronidazol oral e vaginal, avaliados até 2 semanas após o tratamento, foi estatisticamente significativa para a associação oral e vaginal (RR: 3,00; IC95%: 1,10-8,16). O tratamento do parceiro deverá ser realizado, mesmo quando assintomático.

Com relação ao tratamento na gravidez, recente revisão sistemática da Cochrane realizada por Gülmezoglu (2015)[4] verificou que a cura parasitológica foi possível com o tratamento farmacológico, representada, neste caso, pelo metronidazol (2g, VO, dose única – RR: 0,11; IC95%: 0,08-0,17). Entretanto, não se observou efeito positivo desse tratamento com relação ao trabalho de parto prematuro (< 37 semanas; RR: 1,78; IC95%: 1,19-2,66) nem com relação ao baixo peso ao nascer (RR: 1,38; IC95%: 0,92-2,06).

Outros regimes de tratamento foram propostos utilizando-se o secnidazol (2g VO, dose única) e o tinidazol (2g, VO, dose única), especialmente nos casos de *Trichomonas* resistente ao metronidazol. Estudos clínicos randomizados com o uso de metronidazol mostram resultados de cura entre 90%

Atualidades na Abordagem das Pacientes com DST/AIDS

e 95% e de 86% a 100% para o tinidazol. O parceiro sexual deve ser sempre tratado. O uso do gel de metronidazol tem menor eficácia (< 50%) do que as preparações orais, pois não atinge nível terapêutico na uretra e nas glândulas perivaginais, não sendo, portanto, recomendado.

GONORREIA

Clínica

A gonorreia é uma infecção bacteriana frequente, causada pela *Neisseria gonorrhoeae*, um diplococo Gram-negativo. Sua transmissão é essencialmente sexual, devendo-se salientar, no entanto, a contaminação fetal através do canal de parto. Com base na frequência citada na literatura nacional, a gonorreia pode ser diagnosticada em 0,4% a 3,0% das gestantes. O *locus* primário da infecção genital situa-se na endocérvice, porém a *N. gonorrhoeae* é também frequentemente recuperada da uretra ou do reto e, ocasionalmente, das glândulas de Skene e dos ductos das glândulas de Bartholin. Entretanto, os sintomas predominantes são a cervicite e, às vezes, uretrite, corrimento vaginal, disúria e sangramento intermenstrual. Isso ocorre em qualquer combinação e varia em gravidade.

Mães infectadas podem transmitir a *N. gonorrhoeae* para o concepto intraútero, durante o parto ou no período pós-parto. A conjuntivite gonocócica do neonato representa a manifestação mais comumente reconhecida, mas pode associar-se a amnionite, rotura das membranas, prematuridade e sepse gonocócica do recém-nascido.

Diagnóstico complementar

O diagnóstico é estabelecido a partir do quadro clínico associado ao exame microscópico do conteúdo cervical corado pela técnica de Gram. Segundo o *Manual Técnico de Pré-natal e Puerpério* do Ministério da Saúde (2005), na gravidez deverá ser realizada a coleta de material para a pesquisa de gonococo e clamídia nos casos de corrimentos mucopurulentos à inspeção do colo uterino. As culturas são mais difíceis de serem empregadas na prática.

Abordagem terapêutica

Entre as cefalosporinas, a ceftriaxona (250mg , IM) e a cefotaxima (1g, IM) são as mais utilizadas. Segundo o *Manual de Doenças Sexualmente Transmissíveis* da Febrasgo, todas as cefalosporinas recentes apresentam bons resultados contra o gonococo, mas nenhuma apresenta resultados melhores do que aqueles obtidos com a ceftriaxona. Se a paciente apresenta algum tipo de intolerância às cefalosporinas, estará indicada a espectinomicina.

O *Manual Técnico de Pré-natal e Puerpério* do Ministério da Saúde (2005) recomenda também a utilização das cefalosporinas, entre elas a ceftriaxona (250mg, IM, dose única) ou a cefixima (400mg, VO, dose única), ou a espectinomicina (2g, IM, dose única).

Uma recente revisão sistemática publicada na Cochrane, descrita por Brocklehurst (2015),[8] comparou diferentes antibióticos para o tratamento da gonorreia. A comparação entre penicilina e outros antibióticos não se mostrou diferente quanto à cura microbiológica (OR= 2,49; IC95%: 0,88-7,02); o mesmo ocorreu com a comparação entre amoxilina/probenecida com ceftriaxona (OR=2,29; IC95%: 0,74-7,08) e com amoxicilina/probenecida e espectinomicina (OR=2,29; IC95%: 0,74-7,08). Desse modo, os efeitos foram similares para todos os antibióticos testados, não havendo superioridade da ceftriaxona, mencionada em outros estudos, embora a amostragem dessa revisão sistemática seja considerada pequena.

Para o tratamento das grávidas, opta-se pelos fármacos injetáveis e administrados em dose única, com base nos dados epidemiológicos da comunidade sobre a resistência do gonococo à penicilina. A profilaxia da oftalmia gonocócica mediante instilação de uma solução aquosa de nitrato de prata a 1% no saco conjuntival logo após o parto revelou-se altamente eficaz, embora falências ocasionais possam ocorrer. As principais medidas preventivas são a triagem de rotina e o tratamento pré-parto das mulheres grávidas infectadas. O diagnóstico da oftalmia gonocócica deve ser suspeitado clinicamente quando há conjuntivite aguda, geralmente com exsudato purulento, que se desenvolve dentro de 1 semana (habitualmente 2 a 3 dias) após o parto. Ela é confirmada pela identificação do gonococo nas secreções conjuntivais, obtida pelo Gram ou por cultura.

PAPILOMAVÍRUS HUMANO (HPV)

Epidemiologia

Os papilomavírus humanos (HPV) são vírus da família Papillomaviridae e são capazes de infectar células epiteliais, causando lesões na pele ou nas mucosas. O período de incubação é muito variável, mas a maior parte das mulheres infectadas pelo HPV não apresenta sintomas clínicos e, em geral, a infecção regride espontaneamente sem nenhum tipo de tratamento. A infecção por alguns genótipos considerados de alto risco oncogênico está relacionada com a transformação neoplásica de células epiteliais, sendo considerada um fator de risco importante para o desenvolvimento do câncer de colo uterino.

Dados atuais demonstram que o DNA do HPV do tipo oncogênico é prevalente em 99,7% dos casos de câncer cervical, o que sugere que o HPV esteja presente em todos os casos de câncer cervical. O potencial carcinogênico do HPV está relacionado com duas proteínas virais, E6 e E7, as quais são capazes de interagir com proteínas que regulam o ciclo celular e que atuam como supressoras de tumores, como a p53 e a pRb. Essa interação provoca a degradação e a inativação das proteínas celulares, o que conduziria à transformação, à imortalização celular e, posteriormente, à formação das neoplasias.

Estudos epidemiológicos têm evidenciado que nos grupos de mulheres HIV-soropositivas observa-se maior frequência de infecção do trato genital inferior pelo HPV, e acredita-se que a imunossupressão e a própria carga viral do HIV sejam fatores facilitadores da persistência do HPV no colo uterino. A literatura é unânime ao afirmar a importância dos genótipos do HPV como fator de risco para a neoplasia cervical, especialmente os tipos 16, 18, 33, 35, 51, 52, 58 e 83. Nas pacientes soropositivas para o HIV, a participação do HPV é também necessária, embora outros fatores sejam importantes na progressão da lesão intraepitelial cervical, como a carga viral do HIV, a imunossupressão sistêmica e até o mecanismo imunitário local, representado pelas células de Langerhans.

Clínica

A infecção pelo HPV pode apresentar-se clinicamente, quando se identificam lesões condilomatosas no trato genital, ou subclinicamente, quando essas lesões são identificadas com o auxílio de exames complementares, como a citologia e a colposcopia, e infecção latente. Neste último caso, identifica-se a infecção por meio do emprego de exames moleculares para o HPV, como a PCR (reação em cadeia de polimerase).

Ao exame clínico, o condiloma acuminado manifesta-se como lesão superficial, única ou múltipla, de crescimento exofítico, de aspecto papilar, frondoso e róseo, distribuído de forma isolada ou coalescente, formando uma massa semelhante à couve-flor. Geralmente, as lesões são assintomáticas e, às vezes, regridem espontaneamente e podem ou não apresentar recidiva. O diagnóstico é dado, principalmente, pela manifestação clínica. A citologia, a colposcopia e a biópsia são exames auxiliares.

Para as lesões subclínicas, o diagnóstico deve ser realizado com o auxílio da colposcopia e da biópsia, quando necessária. O teste de Schiller, o ácido acético a 5% e o bissulfito a 3% auxiliam no diagnóstico das lesões do colo uterino. A biópsia de colo uterino deve ser guiada pela colposcopia e realizada sempre que houver uma lesão colposcópica suspeita (epitélio acetobranco, pontilhado, mosaico, iodo parcialmente positivo, iodo negativo, vasos atípicos).

Durante a gestação, ocorre a expressão clínica máxima da infecção genital pelo HPV, com rápida regressão durante o puerpério, o que pode ser explicado pela modulação imunológica ou pela influência de fatores hormonais durante a gestação, já que os efeitos do estrogênio resultam no aumento de umidade genital da gestante, ambiente propício para a proliferação do HPV. Do ponto de vista obstétrico, ressalta-se a possibilidade de transmissão vertical do HPV, que pode ocorrer por via hematogênica transplacentária ou por contaminação ascendente através do canal do parto, podendo

Atualidades na Abordagem das Pacientes com DST/AIDS

311

causar a papilomatose de laringe. A detecção do HPV-DNA no líquido amniótico e a contaminação em casos de cesárea com bolsa íntegra sugerem a transmissão transplacentária. Como as lesões durante a gestação podem proliferar e se tornarem friáveis, muitos especialistas indicam sua remoção nessa fase. A cesariana não deve ser realizada baseando-se apenas na prevenção da transmissão do HPV para o recém-nascido, já que existe risco de transmissão por via transplacentária. Entretanto, nos casos de obstrução do canal do parto, a operação cesariana terá indicação.

Diagnóstico complementar

Os exames complementares mais comumente realizados são a citologia, a colposcopia e a biópsia. Para o diagnóstico da infecção pelo HPV, podem-se identificar na citologia critérios maiores e menores. Entre os critérios maiores, encontram-se coilócitos com halos citoplasmáticos perinucleares e displasias nucleares; como critérios menores, identificam-se disceratócitos, metaplasia, macrócitos e binucleação.

A biópsia possibilita o estudo histopatológico para confirmar e graduar a lesão, sendo eficaz para determinar a natureza da lesão intraepitelial e distinguir as lesões causadas por HPV das lesões de outra natureza, mas não é capaz de identificar os genótipos envolvidos. Isso se obtém apenas por meio das técnicas de biologia molecular, que são exames de custo mais elevado, devendo ser utilizados apenas em situações especiais. Histologicamente, as lesões ocasionadas pelo HPV podem ser assim graduadas:

1. **Neoplasia intraepitelial cervical grau I (NIC I):** apresentam histologicamente perda de polaridade celular, falta da estratificação epitelial normal e hiperplasia da camada basal que não excede em um terço a espessura do epitélio.
2. **Neoplasia intraepitelial cervical grau II (NIC II):** identificam-se perda de polaridade celular, falta da estratificação epitelial normal e hiperplasia da camada basal que não excede em dois terços a espessura do epitélio.
3. **Neoplasia intraepitelial cervical grau III (NIC III):** histologicamente, mais de dois terços do epitélio são acometidos por células com pleomorfismo acentuado, cromatina granulosa e nucleomegalia acentuada.
4. **Efeito citopático do HPV:** os critérios para diagnóstico histopatológico da infecção pelo HPV sem neoplasia intraepitelial cervical são: paraceratose, discariose, hiperceratose, núcleos atípicos bi e multinucleação, papilomatose e coilocitose.

Abordagem terapêutica

Pode-se afirmar que o tratamento do condiloma acuminado está associado ao tamanho e ao número de lesões. Desse modo, em lesões pequenas, isoladas e externas, pode optar-se pela cauterização das lesões (criocauterização, cauterização química ou elétrica). A cauterização química é realizada com agentes cáusticos, que produzem destruição tecidual. O mais usado é o ácido tricloroacético (50% a 90%) sobre a lesão, uma vez por semana, por 4 semanas. A podofilotoxina também pode ser utilizada, mas a podofilina está em desuso. Nas lesões grandes e externas, opta-se pela excisão. A excisão cirúrgica, elétrica ou a *laser*, tem a vantagem de preservar a amostra de tecido viável para estudo anatomopatológico.

Para as neoplasias cervicais grau I, recomendam-se controle clínico ou eletrocoagulação do colo uterino, dependendo do tempo de evolução da patologia. Entretanto, o controle deverá ser realizado quando a colposcopia for satisfatória e a biópsia, concordante. Nesse caso, espera-se regressão espontânea das lesões em mais de dois terços das mulheres. Qualquer tratamento não ablativo como cauterização elétrica, a *laser* ou por crioterapia é aceitável diante de uma NIC I persistente, com colposcopia satisfatória. Quando a zona de transformação não está totalmente visível, os tratamentos não ablativos são inaceitáveis e a exérese de toda a lesão será necessária.

Para os casos de lesão de alto grau, opta-se pela exérese da lesão, por meio da cirurgia de alta frequência, considerando a eficácia do procedimento e a mínima possibilidade de complicações. Uma metanálise recente comparou os tratamentos de conização a *laser*, excisão ampla de zona de transformação, conização à bisturi, ablação a *laser* e crioterapia e concluiu não haver uma técnica que supere a outra quando avaliadas a falha do tratamento a morbidade operatória.[14]

HERPES GENITAL

Epidemiologia

Entre as infecções virais sexualmente transmissíveis, destacam-se aquelas causadas pelos vírus da família Herpesviridae, em que se incluem os vírus herpes simples tipos 1 e 2 (HSV-1 e HSV-2). Embora o HSV-1 seja causador de lesões orolabiais, esses vírus estão presentes em até 10% das lesões herpéticas genitais. Por sua vez, o HSV-2 é responsável por até 90% das lesões genitais e pode estar presente em até 10% das lesões orolabiais.

A transmissão do HSV-2 ocorre pelo ato sexual e por transmissão vertical (transplacentária e contaminação no canal do parto). De forma prática, consideram-se como primoinfecção o primeiro episódio clinicamente evidenciado e como recorrência os episódios posteriores.

Acredita-se que a taxa de transmissão da infecção por HSV-2 aos recém-nascidos seja de 40% a 50% nas gestantes com infecção primária e de cerca de 3% a 5% naquelas com infecção recorrente, visto que existe relativa proteção fetal propiciada pelos anticorpos nesses casos, mas não isenção total de risco.

Clínica

A apresentação clínica da infecção herpética caracteriza-se por lesões que aparecem na vulva e são bilaterais; a cérvice uterina está, invariavelmente, envolvida. O herpes genital primário manifesta-se como máculas e pápulas, seguidas por vesículas, pústulas e úlceras. As lesões persistem por, aproximadamente, 3 semanas e a excreção viral pode acontecer ao longo de todo esse período. A frequência de infecção cervical primária, na ausência de infecção vulvar, é desconhecida. As lesões costumam ser extremamente dolorosas, associadas a adenopatia inguinal e disúria, podendo envolver a vulva, o períneo, as nádegas, a cérvice uterina e a vagina. Ocorre retenção urinária em 10% a 15% das pacientes do sexo feminino.

Do ponto de vista obstétrico, o HSV-2 pode causar aborto, microcefalia, restrição do crescimento intrauterino, óbito fetal, herpes congênito e herpes neonatal. A infecção pelo HSV em neonatos é quase que invariavelmente sintomática e frequentemente fatal. Esses recém-nascidos com infecção congênita devem ser identificados dentro de 48 horas após o nascimento.

Apesar da possibilidade de transmissão transplacentária, a forma mais frequente de contaminação desses fetos é ascendente ou no canal de parto, causando herpes neonatal, complicação de elevada morbimortalidade. Na infecção primária, os efeitos histotóxicos para o feto são mais acentuados. A idade gestacional em que ocorre a infecção herpética também é outro fator importante, pois, durante a organogênese, poderá determinar altas taxas de abortos espontâneos, defeitos congênitos e natimortos. Felizmente, os defeitos congênitos graves são raros, destacando-se, entre outros, a microcefalia, as calcificações intracranianas, a coriorretinite e a microftalmia, não estando clara a associação causa-efeito entre a infecção herpética e o trabalho de parto prematuro.

Diagnóstico

O diagnóstico do herpes genital é eminentemente clínico, fundamentado no tipo de lesão, na sua evolução e em sintomas associados.

Abordagem terapêutica

Segundo o manual da Febrasgo, o tratamento das ulcerações herpéticas consiste na utilização de analgésicos e anti-inflamatórios sistêmicos, associada à higiene local e ao tratamento específico para o herpes. Em caso de reação inflamatória pronunciada, podem ser utilizados os anti-inflamatórios

Atualidades na Abordagem das Pacientes com DST/AIDS

sistêmicos não hormonais. Nas grandes ulcerações, orienta-se limpeza com permanganato de potássio a 1/20.000, duas vezes ao dia. Para o tratamento específico, utiliza-se o aciclovir. Nas lesões isoladas ou em pequeno número, o creme de aciclovir deverá ser utilizado até o desaparecimento das lesões. Em lesões mais extensas utiliza-se o tratamento sistêmico. Para o aciclovir via oral, por questões de tolerância, prefere-se a dose de 200mg, cinco vezes ao dia, por 7 a 10 dias. Outro esquema consiste no uso desse fármaco na dose de 400mg, três vezes ao dia, por igual período de tempo. Em gestantes soropositivas para o HIV, poderá ser necessária a utilização da via parenteral.

Na gravidez, o tratamento deve ser feito com anti-inflamatórios orais, mas prefere-se o paracetamol. O uso de anti-inflamatórios sistêmicos, quando as lesões são extensas, não pode ser prolongado, considerando seu efeito sobre a diminuição de líquido amniótico e o fechamento do ducto arterioso do feto. Assim, não devem ser usados no primeiro trimestre e após 32 semanas de gestação. O tratamento oral com o aciclovir também pode ser realizado na mesma dosagem mencionada, já que seu uso não está associado a malformações fetais nem a partos prematuros. Com relação ao abortamento, os resultados foram inconclusivos, mas parece haver maior associação quando utilizado no primeiro trimestre de gravidez. O aciclovir tópico não parece estar envolvido em complicações para a gravidez. No parto, preconiza-se a cesariana nas infecções ativas, desde que não haja rotura prematura de membranas amnióticas por mais de 4 horas.

Atualmente, discute-se a profilaxia para mulheres com herpes recidivante, objetivando a redução da transmissão vertical. A metanálise da Cochrane verificou que a profilaxia antiviral foi capaz de reduzir a recorrência do herpes genital (OR: 0,28; IC95%: 0,18-0,43), o índice de cesarianas (OR: 0,30; IC95%: 0,20-0,45) e a detecção do herpes genital no momento do parto (OR: 0,14; IC95%: 0,05-0,39), mas não diminuiu a infecção neonatal (OR: 1,63; IC95%: 0,22-12,33).[17]

CANCRO MOLE

Epidemiologia

Trata-se de afecção de transmissão exclusivamente sexual, provocada pelo *Haemophilus ducreyi*. A mulher, frequentemente, é portadora assintomática. A doença acomete um homem a cada 10 a 20 mulheres, em geral, na faixa de 15 a 30 anos. A incidência é maior em regiões tropicais e em populações com baixo nível de higiene.

Clínica

Após o período de incubação, em torno de 1 a 4 dias, podendo se estender até 2 semanas, surge uma lesão inicial (mácula, pápula, vesícula ou pústula), que evolui para ulceração. As úlceras acometem lábios vaginais, fúrcula, introito vaginal, colo uterino ou períneo. Em geral, são dolorosas, com fundo sujo e odor fétido. O bubão inguinal, geralmente unilateral e doloroso, é raro no sexo feminino devido à drenagem regional, que não ocorre para os gânglios inguinais, mas para os ilíacos profundos ou pararretais.

Aparentemente, o cancro mole não apresenta riscos diretos para o feto ou o recém-nascido e as complicações relatadas (amniorrexe prematura e trabalho de parto pré-termo) dependem mais de sua associação ao gonococo, ao estreptococo do grupo B, à clamídia e à vaginose bacteriana. Durante a gravidez, a lesão primária da sífilis pode ser confundida com o cancro mole, devendo ser sempre lembrada como diagnóstico diferencial.

Diagnóstico

O diagnóstico baseia-se no quadro clínico. A bacterioscopia corada pela técnica de Gram a partir de esfregaços de exsudato da base da úlcera ou material aspirado do bubão pode ser realizada, e identificam-se estreptobacilos Gram-negativos com disposição em "cardume de peixe", com positividade de 50%. A cultura revela colônias arredondadas, acinzentadas, que se desprendem facilmente do meio. A biópsia é raramente empregada e tem utilidade, apenas, para afastar outros diagnósticos.

Abordagem terapêutica

As medidas higiênicas com substâncias degermantes evitam e controlam as infecções secundárias, tendo indicação precisa. Quanto ao tratamento antimicrobiano específico, a estratégia indicada consiste na administração de ceftriaxona (250mg, IM, dose única) ou eritromicina (2g/dia, VO, por 10 dias). A azitromicina (1g, VO, dose única) poderá ser um tratamento alternativo.

SÍFILIS

Epidemiologia

Embora a prevalência da infecção pelo *Treponema pallidum* (TP) tenha diminuído sensivelmente com a descoberta da penicilina tem-se observado, a partir da década de 1980, tendência mundial de recrudescimento da sífilis (SF), especialmente dos casos de sífilis congênita (SC). Entre os fatores de risco que contribuem para essa prevalência estão o baixo nível socioeconômico, a baixa escolaridade, a promiscuidade sexual e, sobretudo, a falta de assistência pré-natal adequada.

A sífilis congênita é o resultado da transmissão do *Treponema pallidum*, presente no sangue da gestante infectada, não tratada ou inadequadamente tratada, para seu bebê, por via transplacentária. Desde 1986, é uma doença de notificação compulsória em todo o território nacional, sendo notificados, de 1995 a 2009, 5.560 casos de sífilis congênita, dos quais 4.065 tiveram atendimento pré-natal. Além disso, o tratamento do parceiro foi ignorado em 1.101 casos e não realizado em 3.066 casos, o que reflete a baixa qualidade do pré-natal no país e/ou a pouca importância que os profissionais de saúde, sejam gestores ou diretamente envolvidos no atendimento, têm dado ao diagnóstico e ao tratamento da sífilis, principalmente na gravidez.

Clínica

Depois de um período de incubação que varia de 3 a 90 dias (em média, após 21 dias), ocorre o cancro duro, lesão característica da sífilis primária. Na mulher, dificilmente as lesões são detectadas nessa fase, pois, em razão da sua localização no interior do trato genital, passam despercebidas. As manifestações da fase secundária seguem-se ao desaparecimento do cancro e acometem a pele e as mucosas, principalmente na forma de roséolas sifilíticas.

As complicações obstétricas estão associadas a abortamento, óbito fetal, morte neonatal e recém-nascido com sífilis congênita. Baixo peso ao nascimento, trabalho de parto pré-termo e prematuridade são alterações também citadas. Na realidade, o embrião/feto pode ser acometido em qualquer fase da gestação, mas ele não exibe reação imunológica contra o TP antes da 15ª ou da 16ª semana de gestação e por isso não é reconhecido como sifilítico. Quando a infecção se instalar no último trimestre, a criança apresentará maior probabilidade de nascer assintomática. A sífilis congênita pode se apresentar com quadro clínico extremamente variável (rinite hemorrágica, erupção eritematopapulosa, placas mucosas, condiloma plano, fissuras periorificiais radiadas, pênfigo sifilítico, microadenopatia e hepatoesplenomegalia, choro intenso e plaquetopenia, entre outras manifestações possíveis na sífilis congênita recente, até ceratite intersticial, tíbia em sabre, gomas, hidrartose bilateral de Clutton) e ainda outras manifestações tardias. Estigmas, como os dentes de Hutchinson (incisivos menores, cônicos e com entalhe semilunar), nódulos de Parrot no crânio, nariz em sela, fronte olímpica a alterações no exame de fundo de olho, podem estar presentes.

Diagnóstico

Além dos dados clínicos, utilizam-se os testes sorológicos, especialmente nos casos de sífilis latente. A normatização para rastreio segue o *Manual Técnico de Pré-natal e Puerpério* do Ministério da Saúde (2005), que consiste na solicitação de um teste de VDRL (*Venereal Disease Research*) na primeira consulta de pré-natal. Se negativo, o exame deverá ser repetido na 30ª semana de gravidez. Por outro lado, em caso positivo, deve-se solicitar teste confirmatório FTA-Abs (*Fluorescent Treponema Antigen Absorbent*) ou MHATP (micro-hemoaglutinação para *Treponema pallidum*), sempre que

Atualidades na Abordagem das Pacientes com DST/AIDS

possível. Se o teste confirmatório for não reagente, convém considerar a possibilidade de reação cruzada ou infecção recente (muito inicial). Se o teste confirmatório for reagente, o diagnóstico de sífilis estará confirmado, devendo ser instituído o tratamento. No entanto, na impossibilidade de se realizar teste confirmatório em tempo hábil e se a história passada de tratamento não puder ser resgatada, deve-se considerar o resultado positivo em qualquer titulação como sífilis em atividade e instituir o tratamento. O acompanhamento será feito com VDRL mensal e os títulos tendem a decrescer gradativamente até a negativação, com a instituição do tratamento, a partir do primeiro ano de evolução da doença, podendo permanecer baixos por longos períodos ou por toda a vida (cicatriz sorológica). Assim, títulos baixos (tais como 1:2 ou 1:4) podem representar doença já tratada. O resgate da história prévia é fundamental, mas, em caso de dúvida, opta-se pelo tratamento. A redução da titulação do VDRL considerada ideal deverá ser de quatro vezes o título inicial em 3 meses.

Abordagem terapêutica

O tratamento da sífilis deve ser realizado com penicilina G benzatina, em dosagem que varia de 2,4 milhões de UI, IM, dose única, para sífilis primária, 4,8 milhões de UI, IM, divididas em 2 semanas (2,4 milhões de UI/semana, por 2 semanas) para sífilis secundária, e 7,2 milhões de UI, IM, divididas em três semanas (2,4 milhões de UI/semana, por 3 semanas) para a sífilis latente, terciária ou com evolução indeterminada. O parceiro sexual deverá ser sempre tratado. O seguimento pós-tratamento deve ser realizado, segundo o Ministério da Saúde, com repetição da sorologia em 3, 6, 9, 12 e 18 meses. Considera-se a ocorrência de cura quando há queda de 34 diluições no VDRL em relação à titulação inicial no prazo de 1 ano.

Recentemente, houve dificuldade na produção da penicilina benzatina, o que determinou o desabastecimento nos mercados nacional e internacional, considerando a complexidade na produção do fármaco. Nesse caso, recomenda-se o tratamento com estearato de eritromicina ou ceftriaxona, mas, em ambos os casos, o feto não deve ser considerado tratado.

INFECÇÕES POR CLAMÍDIA

Epidemiologia

A espécie *Chlamydia trachomatis* pertence à família Chlamydiaceae. É responsável pela etiogenia de patologias diferentes, associadas às biovariedades tracoma, linfogranuloma venéreo e infecções genitais. Os sorotipos podem ser classificados de acordo com as diferentes apresentações clínicas: os sorotipos A, B, C estão associados ao tracoma endêmico; os sorotipos L1, L2, L3, ao linfogranuloma venéreo; e os sorotipos D, E, F, G, H, I, J, K, às infecções genitais e de neonatos.

Linfogranuloma venéreo

Sua evolução clínica pode ser caracterizada em fases: inoculação, disseminação linfática regional e sequelas. Inicia-se com a formação de pápula, pústula ou exulceração indolor, que desaparece sem deixar sequela. Geralmente não é notada pelo paciente e raramente é observada pelo médico. Na mulher, localiza-se na parede vaginal posterior, no colo uterino, na fúrcula e em outras partes de genitália externa. A disseminação linfática desenvolve-se de 1 a 6 semanas após a lesão inicial e a adenopatia depende do local onde ocorreu a lesão de inoculação. Por exemplo, na genitália externa (linfonodos inguinais superficiais), no terço inferior da vagina (linfonodos pélvicos), ou nos terços médio e superior da vagina (linfonodos ilíacos). O comprometimento ganglionar evolui com supuração e fistulização por orifícios múltiplos, que correspondem a linfonodos individualizados, parcialmente fundidos em uma grande massa. Os sintomas gerais, como febre, mal-estar, anorexia, emagrecimento, artralgia, sudorese noturna e meningismo, podem estar presentes. As sequelas ocorrem devido ao acometimento de reto, obstrução linfática, com elefantíase genital e formação de fístulas (retais, vaginais, vesicais).

O diagnóstico é feito pela avaliação clínica. A sorologia auxilia o diagnóstico, mas o teste é grupo-específico e pode haver reação cruzada com uretrite, cervicite, conjuntivite, tracoma e psitacose.

O teste torna-se positivo após 4 semanas de infecção. Um aumento de quatro vezes nos títulos de anticorpos tem valor diagnóstico.

Para o tratamento, a doxiciclina tem sido a medicação mais utilizada (100mg, VO, a cada 12 horas, por 21 dias). Entretanto, o estearato de eritromicina (500mg, VO, a cada 6 horas, por 21 dias), o sulfametoxazol/trimetoprima (160mg e 800mg, VO, a cada 12 horas, por 21 dias) ou o tianfenicol (500mg, VO, a cada 8 horas, por 14 dias) são alternativas adequadas, mas o tratamento antibiótico não reduz as sequelas da doença. Para as grávidas, opta-se pelo estearato de eritromicina, na dosagem já mencionada.

CERVICITES

Cervicite, ou endocervicite, é a inflamação da mucosa endocervical (epitélio colunar do colo uterino), estando relacionada principalmente com *Neisseria gonorrhoeae* e *Chlamydia trachomatis*.

Em geral, são assintomáticas, mas podem apresentar sintomas genitais leves, como corrimento vaginal, dispareunia ou disúria, na presença de cervicite mucopurulenta. Ocasionalmente, o ducto de Bartholin é atingido, o que determina a formação de abscesso agudo e doloroso. O colo uterino está edemaciado e sangrante ao toque. A cervicite prolongada, sem o tratamento adequado, pode se estender ao endométrio e às trompas, causando doença inflamatória pélvica (DIP) e tendo como principal sequela a esterilidade.

Na gravidez, está associada a resultados adversos na gravidez, incluindo aborto, ruptura prematura de membranas, trabalho de parto prematuro, baixo peso ao nascimento, óbito fetal, infecção neonatal e endometrite pós-parto. O tratamento é feito com azitromicina (1g, VO, em dose única) ou doxiciclina (100mg a cada 12 horas por 7 dias). Outras opções estão disponíveis, como ciprofloxacino, ceftriaxona e tianfenicol. A ceftriaxona deve ser considerada uma boa alternativa para a gestante.

HIV/AIDS

O vírus da imunodeficiência humana (HIV) não é responsável exclusivamente pelas doenças e mortes associadas à síndrome da imunodeficiência adquirida (AIDS). Sabe-se que o vírus elimina o receptor T CD4+. Com tal perda, espera-se que ocorra debilidade imunológica, pois as células T CD4+ controlam a resposta imunológica humoral e celular.

O principal motivo para uma mulher infectada pelo HIV procurar assistência médica parece ser o desenvolvimento de infecção ginecológica. Candidíase recorrente, infecção genital crônica pelo vírus do herpes simples, doença inflamatória pélvica e sífilis podem ser manifestações iniciais em mulheres HIV-soropositivas, que justificam a pesquisa do vírus naquelas com *status* sorológico desconhecido.

Além disso, relata-se maior incidência de NIC em mulheres soropositivas para o vírus HIV quando comparadas com a população em geral, com estimativas de que tais pacientes têm dez vezes mais chance de desenvolver esse tipo de neoplasia do que aquelas não portadoras do vírus. Um estudo comparando pacientes soropositivas e negativas para o HIV verificou que as lesões intraepiteliais cervicais são significativamente mais frequentes e agressivas nas soropositivas (38%) do que nas soronegativas (12%) (p<0,001).[21] Há ainda estudos que evidenciaram associação entre o grau da lesão intraepitelial cervical e a imunossupressão induzida pelo HIV. Isso sugere que, quanto menor a contagem de linfócitos T CD4+, maior o risco de ocorrer lesão intraepitelial de alto grau. Por outro lado, outros estudos não identificaram essa associação, mas a carga viral do HIV > 400 cópias/mL demonstrou associação positiva, com chance 3,2 vezes maior de desencadear lesão intraepitelial cervical.[22-24]

O controle ginecológico das pacientes soropositivas para o HIV visa ao rastreio das principais infecções genitais e das neoplasias cervicais. Em nosso serviço, as pacientes HIV-soropositivas que apresentam contagem de linfócitos CD4+ > 200/mm^3 realizam teste de Papanicolaou e exame colposcópico a cada 6 meses. Naquelas com valores inferiores ao mencionado, o exame citológico é realizado a cada 3 meses e colposcopia, a cada 6 meses.

ABORDAGEM SINDRÔMICA DAS DST

Em Saúde Pública, a abordagem das DST de forma sindrômica é considerada eficaz porque possibilita o tratamento imediato e efetivo das doenças sexualmente transmissíveis. Permite, ainda, a prevenção de sequelas e complicações graves e reduz o risco de contágio de forma rápida, além de evitar os problemas relacionados com o não tratamento por falta de retorno do paciente à consulta. Os fluxogramas apresentados nas Figuras 22.1 e 22.2 detalham a abordagem dessas DST, considerando sua principal característica clínica: úlcera ou corrimento genital.

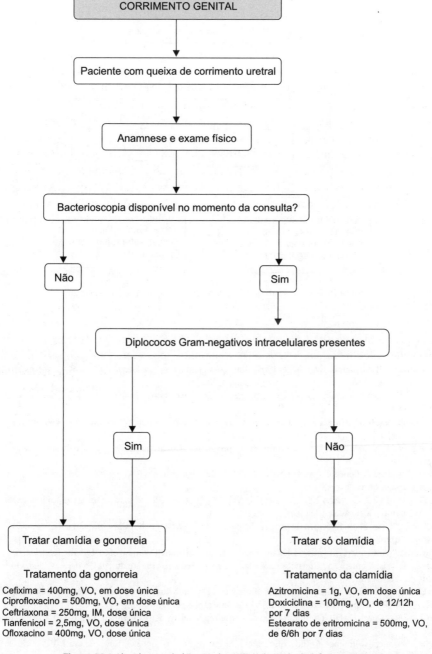

Figura 22.1 Abordagem síndrômica das DST. (Adaptada da referência 26.)

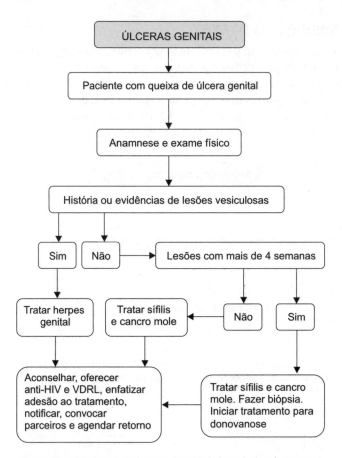

Figura 22.2 Abordagem sindrômica das DST. (Adaptada da referência 26.)

Referências

1. Zimmermmann JB, Filgueiras SMF, Bellei PMO. Infecções genitais na gravidez. In: Ginecologia e Obstetrícia, Manual para concursos/Tego. Rio de Janeiro: Guanabara Koogan, 2006. 835-841p.
2. Martinez GMJ. Diagnóstico microbiológico de infecciones de transmisión Sexual: Parte II. ITS virales. Rev. chil. infectol., 2010;27(1):60-4.
3. Forna F, Gülmezoglu AM. Interventions for treating trichomoniasis in women (Cochrane Review). In: Cochrane Database of Systematic Reviews, Issue 5, 2015.
4. Gülmezoglu AM. Interventions for trichomoniasis in pregnancy (Cochrane Review). In: Cochrane Database of Systematic Reviews, Issue 5, 2015.
5. Federação Brasileira de Ginecologia e Obstetrícia. Manual de orientação. DST/AIDS, 2004. On line << http://www.febrasgo.org.br/manuais.htm>>
6. Bravo RS, Giraldo PC, Carvalho NS, Giabiatti JRE, Val ICC, Giraldo HPD, Passos MDL. Tricomoníase vaginal: o que se passa? DST j. Bras. Doenças Sex. Transm. 2010; 22(2):73-80.
7. Ministério da Saúde. Manual técnico de pré-natal e puerpério. Atenção qualificada e humanizada. Manual técnico, 2005. On line << http://bvsms.saude.gov.br>>.
8. Brocklehurst P. Antibiotics for gonorrhoea in pregnancy. In: Cochrane Database of Systematic Reviews, Issue 5, 2015.
9. Centers for Disease Control and Prevention. Sexually Transmitted Disease. Treatment Guidelines 2006. On line <http://www.cdc.gov/std/treatment>.
10. Murta EFC, Souza MAH et al. Infecção pelo Papilomavírus Humano durante a Gravidez: Relação com Achados Citológicos. RBGO. 2001. <<http://www.scielo.br/pdf/rbgo/v23n6/11334.pdf>>.
11. Castro TMPPG, Duarte ML. Condiloma lingual: a case reportrelato de caso clínico. Rev Bras Otorrinolaringol. 2004; 70(4):565-8.
12. Velasquez-Marquez N, Jimenez Aranda LJ, Sanchez Alonso P, Santos Lopez G, Reyes Leyva J, Vallejo Ruiz, V. Human papillomavirus infection in women from Tlaxcala, Mexico. Braz J Microbiol 2010; 41(3):749-56.

Atualidades na Abordagem das Pacientes com DST/AIDS

13. Nakagawa JTT, Schirmer J, Barbieri M. Vírus HPV e câncer de colo de útero: revisão. Rev Bras Enferm. 2010; 63(2):307-11.
14. Martin-Hirsch Pierre PL, Paraskevaidis Evangelos, Bryant Andrew, Dickinson Heather O. Surgery for cervical intraepithelial neoplasia. In: Cochrane Database of Systematic Reviews, Issue 5, 2015.
15. Gomes CMM, Giraldo PC, Gomes FAM, Amaral R, Passos MRL, Gonçalves AKS. Genital ulcers in women: clinical, microbiologic and histopathologic characteristics. Braz J Infect Dis 2007; 11(2):254-60.
16. Ratanajamit C, Vinther SM, Jepsen P et al. Adverse pregnancy outcome in women exposed to acyclovir during pregnancy: a population-based observational study. Scand J Infect Dis. 2003; 35(4):255-9.
17. Hollier Lisa M, Wendel George D. Third trimester antiviral prophylaxis for preventing maternal genital herpes simplex virus (HSV) recurrences and neonatal infection. Cochrane Database of Systematic Reviews. In: The Cochrane Library, Issue 4, 2010.
18. Costa MC, Dermach, EBM, Azulay DR, Perisse ARS, Dias MFRG, Nery JAC. Doenças sexualmente transmissíveis na gestação: uma síntese de particularidades. An. Bras. Dermatol. 2010; 85(6):767-85.
19. Ministério da Saúde. Número de casos confirmados de sífilis congênita de 1995 a 2009. On line: <<http://www.saude.gov.br>>.
20. De Lorenzi DRS, Madi JM. Sífilis Congênita como Indicador de Assistência Pré-natal. Rev Bras Ginec Obstet 2001; 23(10):647-52.
21. Ministério da Saúde. Sífilis congênita. On line <<http://www.aids.gov.br>>.
22. Soncini E, Condemi V. Intraepithelial cervical carcinoma and HIV. Prevalence, risk factors and prevention strategies. Minerva Ginecologica. 2003; 55(1):51-5.
23. Zimmermmann JB, Melo VH, Castro LPF, Alves MJM, Zimmermmann SG, Castilho DM. Associação entre a contagem de linfócitos TCD4+ e a gravidade da neplasia intra-epitelial cervical diagnosticada pela histopatologia em mulheres infectadas pelo HIV. Revista Brasileira de Ginecologia e Obstetrícia. 2006: 28(6):345-51.
24. Zimmermmann JB, Melo VH, Zimmermmann SG. Resposta imune local nas lesões do colo uterino induzidas pelo HPV em mulheres soropositivas para o HIV. Femina. 2007; 35:771-6.
25. Araújo ACL, Melo VH, Castro LPF, Guimarães MDC, Aleixo AW, Silva ML. Associação entre a carga viral e os linfócitos TCD4+ com as lesões intra-epiteliais do colo uterino em mulheres infectadas pelo vírus da imunodeficiência humana. Revista Brasileira de Ginecologia e Obstetrícia. 2005; 27(3):106-11.
26. Brasil, Coordenação Nacional de DST/Aids. Manual de Bolso. Controle das Doenças Sexualmente Transmissíveis. DST. 2006. 111p.

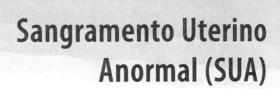

Sangramento Uterino Anormal (SUA)

Ana Gabriela Pontes Santos
Anaglória Pontes
Márcio Alexandre Hipólito Rodrigues

INTRODUÇÃO

Pode-se definir sangramento uterino anormal (SUA) como aquele decorrente de qualquer alteração relacionada com a frequência, a duração e/ou a quantidade do fluxo menstrual normal. O SUA é uma das queixas mais comuns relatadas em atendimentos nos consultórios de ginecologia. Aproximadamente 25% das cirurgias ginecológicas estão relacionadas com o SUA.[1] Um ciclo menstrual normal apresenta intervalo de 28 ± 7 dias (21 a 35 dias), duração de 4 ± 2 dias (2 a 6 dias) e quantidade de 20 ± 40mL (20 a 60mL).[2] Para que ocorra uma menstruação normal, é indispensável a integridade anatômica e funcional do eixo hipotálamo-hipófise-ovário e endométrio, assim como uma boa atividade das glândulas tireoidianas e suprarrenais.

CLASSIFICAÇÃO DO SANGRAMENTO UTERINO ANORMAL (SUA)

O SUA pode ser agudo ou crônico, de acordo com o tempo de ocorrência. O sangramento crônico caracteriza-se por evolução maior ou igual a 6 meses e o agudo, por tempo inferior a este.[3] A etiologia do SUA pode ser dividida em dois grandes grupos: orgânica ou disfuncional (SUD). No SUA de causa orgânica, geralmente ocorrem alterações na duração e na quantidade do sangramento menstrual, enquanto no SUD habitualmente ocorre alteração no intervalo da menstruação. O SUD pode ser definido como um sangramento uterino decorrente de anormalidade funcional do eixo hipotálamo-hipófise-ovário. Geralmente, este é de causa anovulatória e deve ser considerado como diagnóstico de exclusão, ou seja, quando não é possível identificar a causa do sangramento uterino anormal. A frequência de SUD varia conforme a idade. Por exemplo, o SUD é mais frequente nos extremos da vida reprodutiva (perimenarca e perimenopausa). Portanto, na avaliação inicial da paciente com SUA deve-se abordar o tempo de evolução do sangramento, se é agudo ou crônico e se existe alguma patologia orgânica, sistêmica e/ou obstétrica. Finalmente, convém correlacionar esses aspectos à faixa etária da paciente.

FISIOPATOLOGIA DO SANGRAMENTO UTERINO ANORMAL

Mecanismos envolvidos na menstruação normal

Quando a gestação não ocorre, os níveis circulantes de estradiol (E_2) e progesterona diminuem, o que resulta na desestabilização das membranas lisossomais endometriais e no aumento tecidual de precursores das prostaglandinas (PG) e da prostaglandina F2-alfa, que tem ação vasoconstritora e agregante plaquetária. Isso leva ao vasoespasmo das arteríolas espiraladas com consequentes isquemia e liberação de enzimas proteolíticas, como as colagenases e os ativadores do plasminogênio, que degradam o estroma endometrial. Os ativadores do plasminogênio previnem a coagulação do sangue menstrual, facilitando a sua saída pelo canal endocervical. A hemostasia, então, é resultado de um equilíbrio entre a agregação plaquetária, a formação de tampões de fibrina, a vasoconstrição das artérias basais, radiais e arqueadas do miométrio e a rápida regeneração das glândulas endometriais e do estroma da camada basal sob a influência dos estrogênios. Portanto, na menstruação normal, ocorre uma alteração universal e simultânea de todos os segmentos do endométrio, todos decorrentes de uma sequência adequada da produção de estrogênio e progesterona. Isso leva a uma estrutura endometrial estável, com vasoconstrição rítmica, com colapso estrutural e fatores de coagulação adequados. Assim, o primeiro efeito morfológico da privação hormonal é a redução do volume tecidual com redução do fluxo sanguíneo. O processo de vasoconstrição é predominantemente limitado às primeiras 24 horas.

Mecanismos envolvidos no sangramento uterino anormal

O SUD é diagnóstico de exclusão. Pode ser dividido em anovulatório e ovulatório.

Não se conhece o mecanismo exato do SUD anovulatório, porém se sabe que o estrogênio sem oposição da progesterona leva à proliferação excessiva do endométrio, com consequentes hiperplasia e efeito direto no suprimento sanguíneo ao útero, decorrente da redução do tônus vascular e, possivelmente, pelo efeito indireto dado pela inibição da liberação de vasopressina. A vasopressina conduz a vasodilatação e aumento do fluxo sanguíneo. O estrogênio sem a ação antagonista do progestogênio também estimula a expressão estromal de fatores angiogênicos (fator de crescimento do endotélio vascular), que podem contribuir para alterações da angiogênese. Sabe-se que o endométrio exposto ao estrogênio isolado sintetiza menos PG e uma maior proporção de PGE do que PGF.[4]

Um dos mecanismos envolvidos no SUD do tipo ovulatório está relacionado com a produção de prostaglandinas. Sabe-se que a PGF2-alfa induz vasoconstrição e que a PGE_2 e a prostaciclina (PGI_2) provocam vasodilatação. A PGI_2 tem ação na prevenção da agregação plaquetária. Parece haver aumento desproporcional na PGE_2 nas pacientes com SUD ovulatório. A combinação de aumento da PGI_2, fibrinólise, esta ocasionada pelo aumento do ativador do plasminogênio do tecido endometrial, e excessiva atividade endometrial heparina-símile resulta numa deficiência dos mecanismos hemostáticos que controlam a perda de sangue menstrual.[4]

Causas de sangramento uterino anormal

Sabe-se que o SUD, anovulatório ou ovulatório, é diagnosticado após a exclusão das causas orgânicas, doenças sistêmicas e causas obstétricas.

A Tabela 23.1 descreve os principais diagnósticos diferenciais que devem ser investigados em mulheres que apresentam queixa de sangramento anormal. Além das patologias citadas, não devemos deixar de avaliar medicações que podem determinar o SUA. Na Tabela 23.2, citamos os principais medicamentos que podem causar SUA.

É importante ressaltar as causas iatrogênicas que podem levar ao SUA: corpo estranho, violência sexual e uso do DIU não hormonal.

Sangramento Uterino Anormal (SUA)

Tabela 23.1 Diagnóstico diferencial de sangramento uterino anormal.[1,2,5]

Causas relacionadas com a gestação	Doenças sistêmicas	Patologias do trato genital
Descolamento prematuro de placenta Placenta prévia Gravidez ectópica Abortamento Doença trofoblástica gestacional	Hiperplasia adrenal Doença de Cushing Discrasias sanguíneas (leucemia e trombocitopenia) Coagulopatias (doença de von Willebrand, púrpura trombocitopênica idiopática) Doença hepática Disfunção hipotalâmica (p. ex., anorexia, estresse) Adenoma hipofisário (hiperprolactinemia) Doença tireoidiana Doença renal Síndrome dos ovários policísticos	Infecções: cervicites, endometrites, miometrites e salpingites (DIP) Doenças neoplásicas benignas: leiomiomas, adenomiose, pólipos Doenças neoplásicas malignas: hiperplasia e câncer de endométrio, câncer de colo uterino, tumores ovarianos produtores de hormônios Doença hemorroidária Ectrópio de uretra na pós-menopausa

Tabela 23.2 Medicações relacionadas como causa de SUA.[1,6]

Anticoagulantes
Antidepressivos (tricíclicos/inibidores seletivos da recaptação da serotonina)
Tamoxifeno
Antipsicóticos
Corticosteroides
Tiroxina
Contraceptivos hormonais
Terapia hormonal da pós-menopausa
Suplementos alimentares e outros: ginseng, ginkgo biloba, produtos derivados da soja

AVALIAÇÃO DIAGNÓSTICA DA PACIENTE COM SUA

No diagnóstico do SUA, os achados clínicos devem ser interpretados e correlacionados com os diferentes períodos etários da vida da mulher: infância, adolescência, menacme, peri e pós-menopausa. É importante obter uma história clínica minuciosa. Convém verificar a idade da paciente, a menarca e o tempo de ocorrência da menarca. Na avaliação inicial, deve-se proceder à investigação adequada do histórico do padrão menstrual. Convém avaliar a frequência, o intervalo e a quantidade do sangramento, se ocorreu mudança de padrão menstrual habitual e se este é cíclico ou acíclico, doloroso ou não. Em qualquer avaliação, sempre se deve perguntar sobre a data da última menstruação (DUM), o histórico sexual e o impacto do fluxo excessivo nas atividades diárias (escola, trabalho etc.). Convém pesquisar o tempo de evolução, a associação a outros sintomas, as medicações em uso e os tratamentos já realizados.

Na anamnese, principalmente em adolescentes, convém avaliar os seguintes fatores de riscos para distúrbios de coagulação: duração da menstruação ≥7 dias com relato de fluxo abundante ou impedimento das atividades rotineiras durante a menstruação, história de tratamento para anemia, história familiar de distúrbios de sangramento e história de sangramento excessivo em extração dentária, parto, aborto ou outras cirurgias.[7] Quando possível, e se houver dúvida quanto à estimativa da perda de sangue menstrual, devemos orientar a paciente a anotar as menstruações em calendário menstrual por, pelo menos, três ciclos consecutivos. No exame físico, incluindo o exame ginecológico, devem ser avaliados peso, estatura, índice de massa corpórea (IMC), presença de sinais de hiperandrogenismo clínico, tais como hirsutismo, acne, oleosidade da pele e do couro cabeludo, alopecia temporal e aumento de clitóris, presença de galactorreia, tireoide, e sinais e/ou sintomas clínicos sugestivos de distúrbio de coagulação, tais como sangramento fácil, gengivorragia, epistaxe, equimoses, petéquias e hematomas. A estabilidade hemodinâmica é avaliada clinicamente por meio de pressão arterial, pulso e frequência cardíacos, palidez cutaneomucosa e sudorese. Na inspeção da vulva e da vagina, convém verificar a presença de lesões traumáticas, infecções vaginais e corpo estranho. No exame especular, podemos visualizar pólipos cervicais, erosões e leiomioma parido. O toque bimanual poderá detectar massas pélvicas e sinais clínicos de DIP. Não esquecer de que o SUA relatado pela paciente pode se originar do trato urinário ou do trato gastrintestinal. Os exames complementares devem ser realizados de acordo com a necessidade clínica e a faixa etária da paciente. Devem ser solicitados teste de gravidez, hemograma completo, velocidade de hemossedimentação (VHS), função tireoidiana, avaliação hepática e renal e ultrassonografia transvaginal. O estudo da coagulação deve ser realizado em casos suspeitos de distúrbio hematológico e antes da terapêutica hormonal – esta pode interferir no coagulograma.

Na suspeita clínica de coagulopatias, convém solicitar, além do hemograma completo (que avalia anemia e afasta leucemias), a contagem de plaquetas, o tempo de protombina, o tempo de troboplastina parcial ativado, o tempo de trombina e o tempo de sangramento. As coagulopatias como a doença de von Willebrand nem sempre são fáceis de diagnosticar, por ser esta uma patologia altamente heterogênea e de diagnóstico laboratorial complexo, pois são necessárias a dosagem no plasma da atividade do fator de von Willebrand e a mensuração da atividade do cofator de ristocetina. Quando necessário, deve-se solicitar a avaliação do hematologista na suspeita de doença hematológica como causa do SUA.[1,5,6,8]

A biópsia de endométrio tem indicação precisa em mulheres acima de 35 anos com fatores de risco para carcinoma de endométrio (ciclos anovulatórios, obesidade, hipertensão arterial sistêmica, diabetes melito e nuliparidade). Pode ser realizada com *pipelle* de Cornier ou cureta de Novak. Toda mulher na pós-menopausa com SUA que não esteja em uso de terapia hormonal (TH) deve realizar a biópsia de endométrio para afastar ou detectar hiperplasia ou câncer de endométrio. A histeroscopia diagnóstica é considerada o padrão-ouro para a avaliação da cavidade uterina e deve ser realizada na suspeita de pólipo endometrial, leiomioma submucoso, hiperplasia endometrial e carcinoma de endométrio.[9] Vale lembrar que a histeroscopia deve ser realizada após a interrupção do sangramento agudo. As dosagens de testosterona total, DHEA-S, FSH e prolactina devem ser realizadas em pacientes com sinais clínicos de hiperandrogenismo clínico, falência ovariana e hiperprolactinemia, respectivamente.

Podemos dividir as pacientes em faixas etárias com a finalidade de facilitar a avaliação diagnóstica (Figura 23.1).

Pré-púberes

A recém-nascida pode ocasionalmente apresentar um discreto sangramento genital que tem como causa o estímulo endometrial estrogênico oriundo da placenta. Nesses casos, devemos tranquilizar a família de que a resolução será espontânea, caso não haja evidência de nenhum traumatismo ou presença de massa pélvica. Também devemos examinar a genitália à procura de lesões

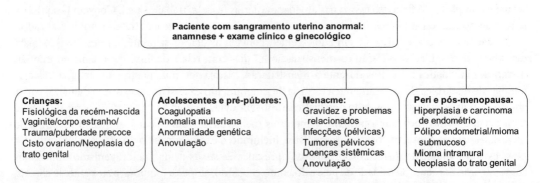

Figura 23.1 Avaliação do sangramento uterino anormal de acordo com o grupo etário.[2]

Sangramento Uterino Anormal (SUA)

traumáticas ou corpo estranho, situações frequentes em pré-púberes. Prolapso do meato uretral e tumores do trato genital, como o sarcoma botrioide, também devem ser levados em consideração no diagnóstico diferencial do SUA nessa faixa etária.[2] O sangramento uterino pode ocorrer em crianças pela ingestão acidental de fármacos contendo estrogênio, tipicamente o uso de anticoncepcionais orais. Há também que se considerar violência sexual em crianças que se apresentem com SUA.

Em crianças que apresentam crescimento mamário, aumento da estatura para a idade, o que denota atividade estrogênica, deve-se afastar a possibilidade de uma fonte externa de estrogênios, tais como neoplasias benignas ou malignas, e descartar puberdade precoce em meninas com idade inferior a 8 anos. Nos casos de massas pélvicas, uma avaliação ultrassonográfica pode ajudar a localizar a tumoração.[2] Portanto, fica claro que a maioria das causas de sangramento na pré-puberdade não é de origem uterina.

Adolescentes

A imaturidade do eixo hipotálamo-hipófise-gonadal é um processo fisiológico normal nos primeiros 2 anos da menarca e, como consequência, pode ocorrer um sangramento anormal do tipo anovulatório. Em algumas situações, o sangramento pode ser excessivo o suficiente para causar anemia.[8] Na adolescência, a maior prevalência dos sangramentos anormais está relacionada com o SUD de caráter anovulatório. Tais sangramentos são decorrentes da imaturidade do eixo hipotálamo-hipófise-ovário. O padrão menstrual normal é estabelecido em torno de 1 a 3 anos após a menarca.[2,8] A presença de sangramento genital no início ou antes da menarca, sem evidência de doença pélvica, deve chamar a atenção para possibilidade de discrasia sanguínea.[8] Normalmente, essas pacientes relatam sangramentos após procedimentos odontológicos, sangramentos mais intensos após pequenos cortes ou traumatismos, hematomas e/ou petéquias. Alguns estudos têm demonstrado incidência de algum distúrbio da coagulação entre adolescentes hospitalizadas, variando de 5% até 20%.[7] Entre as causas de distúrbios da coagulação, que são mais frequentes nas adolescentes, podemos citar a doença de Von Willebrand, a púrpura trombocitopênica idiopática (PTI), a talassemia maior, a doença de Fanconi e a deficiência de protrombina.[2] Além das causas citadas, deve-se pensar também nas leucemias, outra causa de sangramento uterino anormal em adolescentes.

Menacme

Em mulheres durante os anos reprodutivos e que já tenham iniciado atividade sexual, convém descartar gravidez e complicações obstétricas, como ameaça de aborto, abortamento e gestação ectópica. As infecções genitais são outra causa de SUA, principalmente em mulheres com risco de doenças sexualmente transmissíveis (DST).[2]

A síndrome dos ovários policísticos (SOP), endocrinopatia mais frequente na menacme, com prevalência estimada entre 5% e 10 %, leva à anovulação crônica hiperandrogênica e apresenta características clínicas como hirsutismo e obesidade.[10] A presença de acantose *nigricans* ao exame físico pode significar resistência periférica à insulina, sendo obrigatória a investigação de anormalidades do metabolismo dos carboidratos por meio do teste de tolerância oral à glicose (TTOG), curva de insulina e outros testes que auxiliem o diagnóstico.[10,11]

Em casos de hirsutismo rapidamente progressivo, com sinais de virilização, deve-se descartar a presença de tumor produtor de androgênios. Nesse caso, a dosagem sérica de testosterona total e sulfato de desidroepiandrosterona (DHEA-S) e a ultrassonografia transvaginal e/ou a tomografia de suprarrenais podem descartar a presença desses tumores.[8]

A história de galactorreia e/ou sua presença detectada no exame físico indicam a necessidade de investigação por meio da dosagem sérica dos valores de prolactina. A hiperprolactinemia pode causar oligo-ovulação ou mesmo amenorreia.[1] Nos casos em que se associam galactorreia, cefaleia e distúrbios visuais (hemianopsia bitemporal), a investigação com método de imagem, como a ressonância magnética ou a tomografia computadorizada, faz-se necessária com o intuito de descartar um tumor produtor de prolactina ou um tumor de sistema nervoso central comprimindo a haste hipofisária.[2]

Em pacientes com história de ganho de peso, fadiga, constipação intestinal, queda de cabelo e edema deve-se proceder à avaliação sérica dos níveis do hormônio tireoestimulante (TSH) para afastar o diagnóstico de hipotireoidismo.[1,6,8] Pacientes com transtornos alimentares (anorexia, bulimia), estresse ou exercícios físicos extenuantes podem apresentar quadro de anovulação (supressão hipotalâmica) que, às vezes, se manifestam como sangramento uterino irregular ou amenorreia.[8]

Finalmente, uma adequada avaliação pélvica deve ser obrigatória para descartar a presença de mioma (intramural, submucoso), pólipos endometriais, hiperplasia ou câncer de endométrio.[1,2,6] Um exame ultrassonográfico pode detectar o tamanho dos miomas e sua localização; para melhor avaliação da espessura endometrial, deve ser realizado por via vaginal. Vale lembrar que a histeroscopia diagnóstica é o exame padrão-ouro para a avaliação da cavidade endometrial.[1,5,9]

Peri e pós-menopausa

A incidência de sangramento uterino anovulatório aumenta à medida que as mulheres se aproximam do fim de seu período reprodutivo. Em mulheres na perimenopausa, o início dos ciclos anovulatórios representa o declínio da função ovariana.[8] O padrão habitual de sangramento na perimenopausa caracteriza-se inicialmente por encurtamento dos ciclos menstruais. Após, seguem-se períodos de amenorreia e/ou oligomenorreia. Estes podem, consequentemente, levar ao SUD do tipo anovulatório. Tais pacientes devem ser orientadas quanto aos cuidados que devem nortear esse período de suas vidas, os quais se encontram amplamente discutidos em outro capítulo desta obra.

Outras patologias merecem destaque durante o período peri e pós-menopausal, como as neoplasias malignas e benignas do útero. Os pólipos endometriais são proliferações do tecido epitelial, sendo seus componentes de origem vascular, glandular, fibromuscular e conjuntivo. São na maioria das vezes assintomáticos, mas podem se apresentar como causa de SUA.[3] Para o diagnóstico, uma combinação de ultrassonografia transvaginal (associada a infusão salina – histerossonografia) e histeroscopia, com ou sem histopatologia, faz-se necessária.[2,12] A adenomiose pode ser causa de SUA e tem diagnóstico com base no achado histopatológico de histerectomias que demonstram infiltração de tecido endometrial entre as fibras miometriais. Portanto, podemos ter o diagnóstico de presunção por meio da ultrassonografia (presença de tecido endometrial no miométrio e hipertrofia miometrial) ou da ressonância nuclear magnética (RNM).[3,12] Miomas e neoplasias benignas do útero, assim como pólipos, podem ser assintomáticos ou se apresentar como causa de SUA.[3] A avaliação diagnóstica complementar deve inicialmente ser realizada por meio de exame ultrassonográfico e, em casos excepcionais, pode ser utilizada a ressonância magnética.

Quanto à hiperplasia e ao carcinoma de endométrio, uma avaliação criteriosa dos fatores de risco para o desenvolvimento dessa neoplasia deve se constituir no primeiro passo, seguido da ultrassonografia e, finalmente, da histeroscopia diagnóstica com avaliação histopatológica do endométrio. Na Tabela 23.3, apresentamos os principais fatores de risco para câncer de endométrio.

Tabela 23.3 Fatores de risco para carcinoma de endométrio.[1,6]
Idade > 35 anos
Obesidade
Ciclos anovulatórios
Nuliparidade
Infertilidade
Terapia com tamoxifeno
História familiar de câncer endometrial ou de cólon

TRATAMENTO

A conduta no SUA requer individualização e identificação da causa do sangramento. No SUD, o tratamento depende da idade, da intensidade do sangramento, se os ciclos são ovulatórios ou anovulatórios, se a paciente apresenta desejo de gestação ou anticoncepção e se há fatores de risco para carcinoma de endométrio. Os objetivos são: controlar o sangramento, prevenir recorrências e corrigir condições associadas. Nos casos de sangramento uterino disfuncional intenso anovulatório (SUD grave), em geral com hemoglobina < 8g/dL e hematócrito < 25%, e sinais clínicos de instabilidade hemodinâmica evidenciada por taquicardia, hipotensão ortostática e hipovolemia, são necessárias a hospitalização e a reposição volêmica com cristalóides e/ou concentrado de hemácias. No SUD grave, são opções terapêuticas os estrogênios equinos conjugados (EEC) na dose de 2,5mg de 6/6 horas via oral, ou os anticoncepcionais orais combinados (ACO) na dose de 30 a 50mcg de 6/6 horas até cessar o sangramento. Após a interrupção do sangramento agudo, que em geral ocorre em 24 a 48 horas após o início do tratamento, diminui-se a dose de estrogênio e associa-se um progestogênio, no caso dos EEC, por no mínimo 12 dias. Os EEC são mais eficazes que os ACO, uma vez que os estrogênios sem oposição da progesterona proliferam no endométrio sem a diferenciação e a estabilização induzidas pela progesterona. Convém lembrar que altas doses de estrogênios estão associadas a náuseas e vômitos e medicações antieméticas devem ser prescritas.

Deve-se alertar também as pacientes de que o sangramento de privação ocorrerá 3 a 5 dias após a interrupção ou o término do tratamento com estrogênio e/ou progestogênio, e que o tratamento de manutenção por pelo menos quatro ciclos consecutivos é obrigatório, devido à elevada recorrência do SUD. O tratamento de manutenção pode ser realizado somente com progestogênios cíclicos, ACO em doses habituais, terapia hormonal, se a paciente apresentar ondas de calor, e indutores da ovulação, como o citrato de clomifeno (CC), se houver desejo de gestação. Os seguintes esquemas terapêuticos de manutenção podem ser realizados: di-hidrogesterona 20mg/dia (1 cápsula VO de 10mg de 12/12 horas) por 10 a 14 dias/mês; acetato de medroxiprogesterona (AMP) 10mg, VO, por 10 a 14 dias/mês; progesterona micronizada 200mg, VO, por 10 a 14 dias/mês; acetato de nomegestrol, 5mg, VO, por 12 dias/mês; ou acetato de noretisterona 10mg/dia por 20 dias/mês. O ACO contendo 30mcg de etinilestradiol por 21 dias também é uma boa opção terapêutica. O sistema intrauterino com levonorgestrel (Mirena®) também tem apresentado bons resultados no tratamento de manutenção do SUD.[13,14]

Quando o tratamento com estrogênios é contraindicado, pode-se utilizar o ácido tranexâmico na dose de 1g VO 4×/dia por 4 dias. Não esquecer de que o ácido tranexâmico é contraindicado na insuficiência renal crônica.[15] Os estrogênios e os ACO apresentam contraindicação absoluta nas seguintes situações clínicas: mulheres tabagistas com idade igual ou superior a 35 anos, histórico de doença tromboembólica, história de tumores estrogênio-dependentes, hipertrigliceridemia, hepatopatia ativa e grave, tumores do fígado, migrânea com sintomas neurológicos focais, hipertensão moderada e grave (PA > 160/100mmHg) e diabetes com complicações vasculares e/ou mais de 15 anos de evolução.

No SUD de moderada ou pequena quantidade, mas prolongado, com hemoglobina > 9g/dL e < 11g/dL e hematócrito > 25 e < 35%, podem ser utilizados os seguintes esquemas terapêuticos: EEC na dose de 1,5 a 2,5mg/dia por 21 dias associado à di-hidrogesterona ou ao acetato de medroxiprogesterona nos últimos 10 a 14 dias; valerato de estradiol 2mg VO de 6/6 horas e, após parar o sangramento, reduzir a dose gradativamente até 21 dias e associar um progestogênio nos últimos 12 a 14 dias, ACO contendo 30mcg de etinilestradiol, 1 comprimido VO de 6/6 horas até parar o sangramento e, em seguida, reduzir progresivamente até 21 dias. Também podem ser utilizados os progestogênios na segunda fase do ciclo, nas doses mencionadas e no tratamento de manutenção.

No SUD de pequena intensidade com hemoglobina > 11g/dL e hematócrito > 35%, basta tranquilizar a paciente, orientá-la quanto a uma alimentação rica em ferro e ao calendário menstrual (com orientação e registro prospectivo dos ciclos menstruais) e reavaliá-la periodicamente. Em todos os casos, se houver anemia, convém suplementar com ferro por 2 meses.

No SUD ovulatório (representado pela menorragia ou pela hipermenorreia), a primeira opção terapêutica é o sistema intrauterino com levonorgestrel (SIU), que libera 20mcg de levonorgestrel a cada 24 horas por 5 anos. O sangramento de escape pode ocorrer em 50% dos casos nos primeiros 3 meses. É mais efetivo que os outros tratamentos clínicos para menorragia. O tratamento com SIU reduz em 90% o sangramento.[13,14] Os anti-inflamatórios não esteroides podem ser utilizados do primeiro ao quinto dia do ciclo menstrual, como o ácido mefenâmico na dose de 500mg VO 3×/dia e com eficácia de 30% a 50%.[16] Os antifibrinolíticos, como o ácido tranexâmico, são utilizados na dose de 25 a 30mg/kg/dia VO ou injetável. Pode-se utilizar a dose de de 1,5g/dia (500mg VO 3×/ dia) ou 4g/dia por 4 dias. O ácido tranexâmico é mais eficaz que os anti-inflamatórios não esteroidais e reduz a perda menstrual em 50% dos casos. No SUD, se o sangramento não cessar com o tratamento adequado, a causa provavelmente não é disfuncional; assim, convém investigar causas orgânicas ou iatrogênicas. O tratamento cirúrgico do SUD está indicado em mulheres acima de 40 anos que não responderam ao tratamento clínico e inclui a ablação de endométrio ou histerectomia.

A curetagem uterina ainda é utilizada para redução temporária do sangramento profuso, apesar de suas limitações, como: a cavidade endometrial não é totalmente curetada, 50% dos pólipos endometriais persistem e outras lesões focais, como a hiperplasia e o câncer de endométrio, podem não ser detectadas em 10% a 20% das pacientes. Após a curetagem uterina, para cessar o sangramento agudo, estrogênios e progestogênios devem ser administrados em seguida para prevenir sua recorrência, que costuma ocorrer em até 60% dos casos.[17]

Nos casos de SUA de causa orgânica, a conduta na maioria das vezes é cirúrgica e realizada de acordo com a etiologia.

Referências

1. Albers JR, Hull SK, Wesley RM. Abnormal uterine bleeding. Am Fam Physician. 2004; 69(8):1915-26.
2. Shwayder JM. Pathophysiology of abnormal uterine bleeding. Obstet Gynecol Clin North Am. 2000; 27:219-34.
3. Munro MG, Critchley HOD, Broder MS, Fraser IS. FIGO classification system (PALM-COEIN) for causes of abnormal uterine bleeding in nongravid women of reproductive age. Int J Gynecol Obstet. 2011; doi:10.1016/j.jigo. 2010; 11011.
4. Livingstone M, Fraser I. Mechanisms of abnormal uterine bleeding. Hum Reprod Update. 2002; 8(1):60-7.
5. Casablanca Y. Management of dysfunctional uterine bleeding. Obstet Gynecol Clin N Am. 2008; 35:219-34.
6. Telner DE, Jakubovicz D. Approach to diagnosis and management of abnormal uterine bleeding. Can Fam Physician. 2007; 53:58-64.
7. Benjamins LJ, MD, MPH. Practice Guideline: Evaluation and Management of Abnormal Vaginal Bleeding in Adolescents. Journal of Pediatric Health Care 2009; 23:189-93.
8. ACOG Practice Bulletin. Management of anovulatory bleeding. Int Gynaecol Obstet. 2001; 73:263-71.
9. Pontes A, Franco M, Nahás EAP, Traiman P, Dias R, Abbade JF, De Luca LA. Sangramento na pós-menopausa: avaliação clínica e histopatológica. Reprod. Clin. 2000; 15(2):100-5.
10. Rotterdam ESHRE/ASRM-Sponsored PCOS Consensus Worshop Group Revised 2003 consensus on diagnostic criteria and long-term health risks related to polycystic ovary syndrome. Fertil Steril. 2004; 81:19-25.
11. Geloneze B, Tambascia MA. Avaliação laboratorial e diagnóstico da Resistência Insulínica. Arq Bras Endocrinol Metabol. 2006; 50:208-15.
12. Munro MG, Critchley HOD, Broder MS, Fraser IS. FIGO menstrual disorders working group. The FIGO classification system (PALM-COEIN) for causes of abnormal uterine bleeding in nongravid women of reproductive age. Fertil Steril. 2011; doi:10.1016/j.fertnstert.2011.03.079.
13. Dueholm M. Levonorgestrel-IUD should be offeres before hysterectomy for abnormal uterine bleding without uterine structural abnormalities:there are no more excuses! Acta Obstet Gynecol Scand, 2009; 88(12):1302-4.
14. Lethaby AE, Cooke I, ReesM. Progesterone or progestogen-releasing intrauterine systems for heavy menstrual bleeding (Cochrane Review). In: The Cochrane Library, issue 1, 2006. Oxford: Update Software.
15. Gultekin M, Diribas K, Buru E, Gökçeoglu MA. Role of a non-hormonal oral anti-fibrinolytic hemostatic agent (tranexamic acid) for management of patients with dysfunctional uterine bleeding. Clin Exp Obstet Gynecol. 2009; 36(3):163-5.
16. Lethaby A, Augood C, Duckitt K. Nonsterioidal anti-inflammatoy drugs for heavy menstrual bleeding (Cocrane Review). In: The Cocrane Library, Issue 1, 2006. Oxford: Update Softaware.
17. Pontes A, Sangramento Uterino Disfuncional. In: Oliveira HC; Lembruger I. (Org.). Tratado de Ginecologia da FEBRASGO. Revinter, 1999; I:249-54.

24

Atualidades em Climatério e Melhora da Qualidade de Vida da Paciente na Terceira Idade

Eliana Aguiar Petri Nahas
Jorge Nahas
Márcio Alexandre Hipólito Rodrigues

INTRODUÇÃO

O termo menopausa deriva do grego (*mens* = mês e; *pausis* = parada) e significa o fim dos fluxos menstruais ou a data da última menstruação (DUM) na vida da mulher, devido à perda da atividade folicular ovariana.[1,2] Para o estudo desse importante período, faz-se necessário que os termos conceituais sejam claros e que a nomenclatura esteja em acordo com a literatura internacional. Em 2001, foi realizado um *workshop* internacional com a finalidade de padronizar os estágios da vida reprodutiva da mulher e, por consequência, facilitar seu estudo, tendo sido atualizado recentemente.[3,4] Conceituaram-se três estágios durante a vida reprodutiva (–5,–4,–3b,–3a), dois durante a fase de transição menopausa (–2,–1) e, finalmente, outros dois no período pós-menopausa (+1a, +1b,+1c,+2), conforme demonstrado na Figura 24.1.

O ponto-chave desse esquema é o ponto zero, a data da última menstruação (DUM), em que cinco estágios ocorrem antes (três no período reprodutivo, de –5 a –3, e dois na transição menopausal, –2 a –1) e dois estágios após (pós-menopausa, +1 a +2). O diagnóstico de menopausa é realizado retrospectivamente, ou seja, 12 meses após a DUM. No estágio tardio do período reprodutivo (–3), ocorre diminuição da fecundabilidade e as mulheres podem apresentar queixas de mudanças nos ciclos menstruais. No estágio –3b, os ciclos menstruais permanecem regulares, sem mudanças nos níveis de FSH (fase folicular precoce); entretanto, o hormônio antimulleriano (HAM) e a contagem de folículos antrais estão baixos. A maioria dos estudos sugere que os níveis de inibina B estão baixos. No estágio –3a, mudanças sutis nos ciclos menstruais começam a surgir, especialmente seu encurtamento. Níveis de FSH (dias 2 a 5 do ciclo) aumentam e tornam-se mais variáveis e os outros três marcadores da reserva ovariana apresentam níveis reduzidos. A transição menopausal pode ser dividida em duas fases: precoce (estágio –2) e tardia (estágio –1) e é definida por mudanças endócrinas e no ciclo menstrual. Começa com mudanças na duração do ciclo (>7 dias em relação ao ciclo normal) em mulheres que apresentam elevação nos valores séricos do hormônio folículo-estimulante (FSH) na fase folicular precoce e redução nos níveis de HAM e na contagem de folículos antrais. Termina

Figura 24.1 Estágios da vida reprodutiva, transição menopausal e pós-menopausa de acordo com o *workshop* STRAW.[4]
(DUM: data da última menstruação; FSH: hormônio folículo-estimulante; HAM: hormônio antimulleriano.)

com o último período menstrual (ponto zero), diagnosticado após 12 meses de amenorreia. Estima--se que essa fase dure de 1 a 3 anos. A pós-menopausa compreende os estágios +1 (precoce) e +2 (tardio). Na fase pós-menopausa precoce (estágios +1a, +1b, +1c), os níveis de FSH continuam a aumentar e os de estradiol a reduzir até aproximadamente 2 anos após a DUM, quando os níveis de cada um desses hormônios se estabilizam. Os estágios +1a e +1b têm duração aproximada de 1 ano cada e terminam no ponto em que os níveis de FSH e estradiol se estabilizam. O estágio +1a marca o fim de 12 meses de amenorreia necessários para definir a DUM que corresponde ao final da perimenopausa, ou seja, o período de tempo em torno da menopausa que abrange a fase de transição menopausal, compreendendo os estágios −2 até o último período menstrual – 12 meses de amenorreia (ponto zero). Os estágios +1a e +1b têm duração média de 2 anos. Sintomas tais como os vasomotores têm maior probabilidade de ocorrer durante essa fase. O estágio +1c representa o período de estabilização dos níveis elevados de FSH e baixos de estradiol e tem duração estimada em 3 a 6 anos. Portanto, a fase precoce de pós-menopausa tem duração total aproximada de 5-8 anos. O estágio +2 representa o período em que as mudanças na função endocrinorreprodutivas são mais limitadas e os processos de envelhecimento somático tornam-se uma preocupação primordial. Sintomas de atrofia vulvovaginal e de ressecamento vaginal tornam-se prevalentes nessa fase.[4]

TRANSIÇÃO MENOPAUSAL: CONCEITO E ASPECTOS HORMONAIS

O período de transição menopausal ou perimenopausa pode ser definido, portanto, como aquele que compreende anos antes da menopausa e que inclui mudanças no ciclo ovulatório normal, sendo marcado por irregularidades menstruais.[5] O eixo hipotálamo-hipófise-ovariano é um sistema de alça de *feedback* no qual se regula a secreção das gonadotrofinas hipofisárias (FSH e LH) pelos esteroides ovarianos e pelas inibinas (Figura 24.2). Os esteroides ovarianos e a inibina B são secretados pelas células da granulosa advindos de folículos antrais na fase folicular do ciclo menstrual. A inibina B parece ser o principal regulador da secreção de FSH. O estradiol é o maior produto de secreção das células da granulosa do folículo maduro (dominante). O estradiol, a progesterona e a inibina A são produtos das células da granulosa luteinizadas do corpo lúteo na fase lútea do ciclo menstrual. Com a redução no número de células da granulosa e, portanto, na secreção de estradiol e inibina B, observa-se aumento na secreção de FSH, característico da perimenopausa. Esse aumento nos níveis de FSH é capaz de manter a produção de estradiol das células da granulosa durante esse período.[6]

Em torno de 2 a 8 anos antes da menopausa, pode ocorrer aumento na duração dos ciclos menstruais. Essa alteração é marcada por elevação nos níveis de FSH, decréscimo nos níveis de inibina B, níveis normais de LH e níveis ligeiramente elevados de estradiol, que podem ser explicados por uma resposta folicular ovariana maior em função dos níveis elevados do FSH.[5] Em estudo realizado em mulheres australianas, essas mudanças hormonais foram confirmadas. Os autores observaram, nos níveis de FSH, aumento de cinco vezes os valores normais, alcançando 48,4UI/L na data correspondente ao último período menstrual a 100,5UI/L 18 meses após essa data. Os níveis de estradiol apresentaram grande variabilidade durante o período de transição menopausal. Os valores encontrados nesse estudo foram de 287pmol/L, 4 anos antes da DUM, com redução aproximada de 60% (113pmol/L) na época da menopausa. Com relação aos níveis de inibina, verificaram que tanto a subunidade A quanto a B apresentaram diminuição nos seus valores.[7] A redução nos níveis de inibina ocorreu antes da diminuição nos níveis de estradiol. Isso está de acordo com o mecanismo proposto de que a redução da inibina eleva os níveis de FSH, os quais, por sua vez, mantêm relativamente normais os níveis de estradiol na fase folicular inicial.[7]

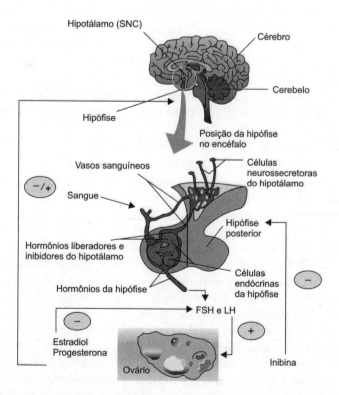

Figura 24.2 Esquema que demonstra o eixo hipotálamo-hipófise-ovariano. Nota-se o controle de *feedback* negativo da inibina e dos esteroides ovarianos sobre a secreção hipofisária.

Assim, o aumento dos níveis de FSH e a diminuição nos níveis de inibina correlacionam-se com a acelerada perda na população folicular ovariana, que para alguns começaria em torno de 37,5 anos, quando alcançariam o número crítico de 25 mil folículos.[8] Essa acelerada perda folicular é provavelmente secundária ao estímulo cada vez mais crescente do FSH. Além disso, a redução na qualidade desses folículos reflete, por sua vez, menos secreção de inibina, advinda das células da granulosa, que exerce efeito de *feedback* negativo sobre a secreção hipofisária do FSH. Os níveis de inibina (A e B) reduzem-se com o avançar da idade e podem anteceder a elevação nos níveis de FSH.[5] A inibina, em associação ao estradiol, atua no controle regulatório da secreção do FSH durante a fase folicular do ciclo menstrual. Com o envelhecimento, os níveis de FSH aumentam e os de inibina e estradiol reduzem-se.[6]

Essas mudanças hormonais durante essa fase da vida da mulher, ou seja, aumento nos níveis de FSH e diminuição nos níveis de inibina, em função da perda da população folicular ovariana, significam redução na taxa de fecundidade. Porém, ocasionalmente, podem ocorrer formação de corpo lúteo e produção hormonal, o que acarretaria uma gravidez inesperada. Recomenda-se, portanto, a utilização de algum método contraceptivo até que o estado de pós-menopausa esteja completamente estabelecido.[5,6] O valor de FSH igual ou acima de 40UI/L pode ser utilizado como marcador dessa fase de transição menopausal.[9,10] Um estudo realizado em mulheres entre 45 e 55 anos revelou que a média de idade para o começo da perimenopausa foi de 47,5 anos, e o tempo de duração aproximado da perimenopausa foi de 4 anos.[11]

IDADE DA MENOPAUSA

Designar a idade em que acontece a menopausa torna-se tarefa difícil em função da subjetividade e da memória dos pacientes entrevistados com essa finalidade. A média de idade encontrada em estudo recente foi de 47,2 anos.[10] Em outro estudo, os autores encontraram média de idade de menopausa de 51,3 anos.[11] Uma série de fatores pode influenciar a idade em que ocorre a menopausa. No estudo americano *Study of Women's Health Across the Nation* (SWAN), os autores encontraram a média de idade de 51,4 anos.[12] Entre os fatores associados à menopausa mais precoce, detectaram: tabagismo, baixo índice de massa corpórea, nuliparidade, nível baixo de educação e baixo nível socioeconômico,[13] e aqueles associados à menopausa mais tardia foram: paridade e uso de contraceptivo oral. Verificaram incidência de menopausa precoce (< 40 anos) em 1,1% das pacientes. Esses autores, portanto, concluíram que variáveis como idade, nível hormonal, regularidade menstrual e tabagismo podem ser usados para predizer quando irá ocorrer a menopausa.[12] No estudo de Massachusetts, foi registrada significativa redução na idade média de ocorrência da menopausa de 1,8 ano entre as mulheres tabagistas.[11]

PRODUÇÃO HORMONAL APÓS A MENOPAUSA

Os estrogênios naturais são esteroides compostos de 18 átomos de carbono (C18) derivados do colesterol (C27) e são representados por: 17-beta estradiol (E2), estrona (E1) e estriol (E3). A conversão do colesterol até os estrogênios passa por precursores constituídos de 19 átomos de carbono (C19), os androgênios. Um complexo enzimático denominado citocromo P450 catalisa a conversão dos C19 em C18 (Figura 24.3).[14,15]

As principais fonte de estradiol nas mulheres são as células foliculares ovarianas. De acordo com o mecanismo de "duas células", a síntese de estrogênio é feita a partir da produção de androgênios pelas células da teca, posteriormente transportados até as células da granulosa e convertidos em estrogênios num processo conhecido por aromatização.[12,15] Em mulheres na pré-menopausa, os ovários são a principal fonte de estradiol, o que não se observa na pós-menopausa. Durante esse período, ao contrário, a produção ovariana reduz-se até cessar e vários sítios extragonadais respondem pela produção de estrogênios. Esses sítios envolvem as células mesenquimais do tecido adiposo, como as do tecido mamário, os osteoblastos, o endotélio vascular, as células musculares lisas da aorta e vários sítios no cérebro.[15] Um aspecto fundamental na biossíntese extragonadal de estrogênios é que eles dependem de uma fonte extragonadal de precursores C19 (androgênios), já que os sítios extragonadais não são capazes de converter o colesterol em C19.[15]

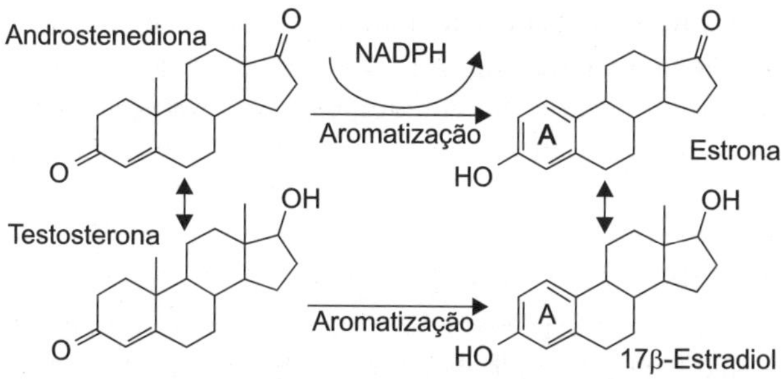

Figura 24.3 Estrutura e produção dos estrogênios endógenos. Androstenediona e testosterona são precursores obrigatórios dos estrogênios. O processo de aromatização é catalisado pelo complexo enzimático P-450.[14]

Fontes de precursores androgênios (C19) para produção extragonadal de estrogênios

Os ovários na pós-menopausa secretam, principalmente, androstenediona e testosterona. Nesse período, os valores de androstenediona são aproximadamente a metade do detectado antes da menopausa, sendo a maior parte proveniente da suprarrenal, com pequena quantidade secretada diretamente pelos ovários. A androstenediona é o principal esteroide secretado pelos ovários na pós-menopausa.[5,16]

Aproximadamente 25% da testosterona circulante em mulheres menopausadas deriva da secreção direta dos ovários. O restante é formado perifericamente pela conversão de precursores secretados pela suprarrenal ou pelos ovários, representados principalmente pela deidroepiandrosterona (DHEA) e seu sulfato (DHEA-S) e pela androstenediona. A secreção desses esteroides e suas concentrações plasmáticas, entretanto, reduzem-se bastante com o avançar da idade. Além disso, a DHEA precisa ser primeiramente convertida em androstenediona antes da aromatização e, posteriormente, transformada em estrogênio (Figura 24.4).[15] Estima-se que 90% do estrogênio em mulheres menopausadas sejam derivados da conversão periférica, tendo como precursores a DHEA, que tem sua produção reduzida a partir do 30 anos de idade, alcançando 60% de redução na época da menopausa.[17,18]

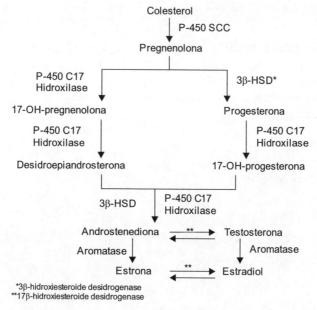

Figura 24.4 Esquema da esteroidogênese ovariana.[19]

Após a menopausa, a produção de testosterona diminui aproximadamente 25%, porém o ovário da maioria das mulheres menopausadas secreta mais esse esteroide que o das pré-menopausadas. Com a queda na população folicular, e por consequência na produção de estrogênios, a elevação das gonadotrofinas direciona o tecido estromal remanescente do ovário para aumento da secreção de testosterona.[5]

Produção de estrogênios

Os valores circulantes de estradiol na pós-menopausa devem-se, principalmente, à produção periférica de estrona, proveniente sobretudo da conversão periférica da androstenediona no tecido periférico. Os valores de estrona em mulheres menopausadas (30 a 70pg/mL) são mais altos que os de estradiol (10 a 20pg/mL). A taxa de produção média de estrogênio na pós-menopausa é de aproximadamente 45mcg em 24 horas, a maior parte dos quais, conforme relatado anteriormente, proveniente da conversão periférica de androstenediona (Tabela 24.1).[5]

O impacto clínico da produção de estrogênio apresenta ampla variação entre as mulheres na pós-menopausa, dependendo do grau de produção extraglandular e sendo modificado por uma série de fatores.[5,15] A porcentagem de conversão de androstenediona em estrogênio tem correlação direta com o peso corpóreo. Quanto à globulina transportadora de hormônios sexuais (SHBG), há relação inversa com a obesidade. Portanto, com o aumento do peso corpóreo, os níveis de SHBG sofrem redução e, consequentemente, a concentração de estrogênios livres aumenta, contribuindo, por sua vez, para a estabelecida relação entre obesidade e o desenvolvimento de câncer endometrial.[5] Em estudo publicado recentemente, realizado com mulheres menopausadas, o índice de massa corpórea (IMC) apresentou associação positiva aos níveis circulantes tanto de estrogênios quanto de androgênios e associação negativa à SHBG. Os autores observaram que a massa gordurosa foi responsável pela associação entre composição corpórea e níveis totais de estradiol. Portanto, conclui-se que, após a menopausa, o excesso de gordura corpórea aumenta a concentração de estrogênios a partir da aromatização periférica de androgênios no tecido adiposo.[20]

SINAIS E SINTOMAS DECORRENTES DA DEFICIENTE PRODUÇÃO HORMONAL

O decréscimo folicular ovariano e, por consequência, a perda estrogênica observada durante a peri e a pós-menopausa desencadeiam uma série de sinais e sintomas que podem ser assim divididos:

1. **Mudanças no padrão menstrual:**
   - Anovulação e redução da fertilidade.
   - Oligomenorreia ou hipermenorreia.
   - Irregularidades na frequência das menstruações: amenorreia.
2. **Instabilidade vasomotora:**
   - Fogachos e sudorese.
3. **Alterações atróficas:**
   - Atrofia do epitélio vaginal.
   - Formação de carúnculas uretrais.

Tabela 24.1 Níveis circulantes de esteroides na pré e pós-menopausa.[5]

	Pré-menopausa	Pós-menopausa
Estradiol	40 a 400pg/mL	10 a 20pg/mL
Estrona	30 a 200pg/mL	30 a 70pg/mL
Testosterona	20 a 80ng/mL	15 a 70ng/mL
Androstenediona	60 a 300ng/mL	30 a 150ng/mL

- Dispareunia e prurido causados pela atrofia do introito vulvar e vaginal.
- Atrofia da pele em geral.
- Alterações urinárias como urgência, urgeincontinência, cistites e uretrites.

4. **Problemas de saúde decorrentes da deficiência estrogênica em longo prazo:**
   - Osteoporose.
   - Doenças cardiovasculares.[5,13]

Ações fisiológicas dos estrogênios

Os estrogênios estimulam o crescimento e o fluxo sanguíneo nos órgãos sexuais. No fígado, aumentam o número de receptores das lipoproteínas, o que resulta em redução na concentração das lipoproteínas de baixa densidade (LDL) e produção de fatores de coagulação. Na pele, estimulam a produção de colágeno e aumentam o turgor. No trato gastrintestinal, protegem contra o câncer colorretal (Figura 24.5).[14]

Sintomatologia decorrente da deficiência na produção estrogênica

Pode-se didaticamente dividir a sintomatologia do período do climatério, definido como a fase de transição entre o período reprodutivo e o não reprodutivo, em três grupos (vasomotores, somáticos e psicológicos), de acordo com a Tabela 24.2.[21]

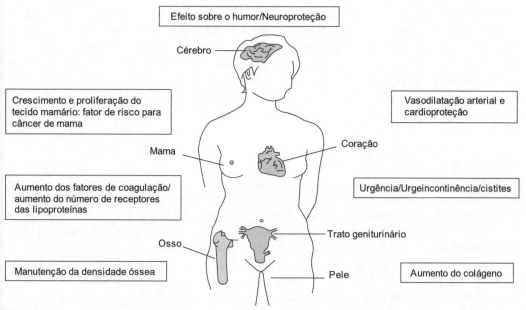

Figura 24.5 Efeitos dos estrogênios nos diferentes órgãos e sistemas.[14]

Tabela 24.2 Sintomatologia do período do climatério.[21]

Vasomotores	Somáticos	Psicológicos	
		Ansiedade	Depressão
Fogachos	Pressão/tensão na cabeça ou no corpo	Nervosismo	Tristeza ou depressão
Sudorese noturna	Dores musculares ou articulares	Ataques de pânico	Perda do interesse
	Sensação de parestesias	Palpitação	Irritabilidade
	Cefaleia	Irritabilidade	Choro fácil
	Vertigens	Transtornos do sono	Fadiga
	Dificuldades respiratórias	Dificuldade de concentração	Perda de energia

Sintomas vasomotores

A onda de calor, ou fogacho, é sintoma patognomônico experimentado em vários graus de intensidade pela maioria das mulheres na pós-menopausa. As mulheres experimentam ondas de calor como sensações espontâneas de calor, geralmente sentidas no peito, no pescoço e no rosto, muitas vezes associadas à transpiração e, em seguida, a um calafrio, às vezes com palpitações e ansiedade. São muitas vezes desencadeadas por ambientes quentes, estresse ou comida quente e bebidas. Variam de poucos segundos a 30 minutos. São mais frequentes e graves à noite e durante períodos de estresse, o que pode acarretar transtornos do sono. Embora possam ocorrer na pré-menopausa, são mais característicos da pós-menopausa (a intensidade e a frequência dos fogachos tem pico na fase tardia da perimenopausa e na fase precoce da pós-menopausa – Figura 24.1). Têm duração aproximada de 1 a 2 anos na maioria das mulheres e em torno de 25% delas persistem até 5 anos após a menopausa. A fisiopatologia das ondas de calor não é bem entendida, mas parece estar relacionada com níveis baixos de estrogênio (e, possivelmente, mudanças nos níveis de FSH e de inibina B), que afetam as concentrações de endorfina no hipotálamo. O centro termorregulador localizado no hipotálamo parece estar comprimido na menopausa, de modo que a vasodilatação e a transpiração são acionadas a uma temperatura inferior. A correlação entre o início da onda de calor e a queda nos níveis de estrogênios é clinicamente sustentada pela efetividade da terapia estrogênica e pela ausência de ondas de calor em estados hipoestrogênicos, como a disgenesia gonadal.[5,13,22] No estudo *The Women's Health in The Lund Area* (WHILA), a frequência de ondas de calor na pré-menopausa foi de 21% e 57% em mulheres nos primeiros anos pós-menopausa, e mais de 50% dessas mulheres relataram sintomas moderados a graves. Esse estudo apurou também que, 6 a 10 anos após a menopausa, mais de um terço das mulheres (37%) persistia com ondas de calor e sudorese.[23] Esses dados estão de acordo com várias outras pesquisas, em que o pico de prevalência de ondas de calor ocorreu durante a perimenopausa e no primeiro ano após a menopausa.[24] No estudo de Melbourne, os autores informaram que as ondas de calor começaram por volta de 2 anos antes da DUM e alcançaram o máximo 2 anos após. Aproximadamente 75% das pacientes relataram ondas de calor em algum momento durante a transição menopausal.[7]

Sintomas psicológicos

Várias queixas emocionais são descritas com frequência durante a perimenopausa, tais como irritação, alterações do humor, nervosismo, depressão, labilidade afetiva, dificuldade de concentração e perda de memória, entre outras. No estudo WHILA, que avaliou 2.380 mulheres na pós-menopausa, 85% das mulheres tinham problemas psicológicos, 50%, sensação de fadiga e depressão, e mais de 40% consideraram sua vida estressante. Irritabilidade, transtornos do sono e dificuldades de concentração foram mais frequentes em mulheres no primeiro ano após a menopausa.[23] Na pesquisa realizada na população de Melbourne, os autores, após os primeiros 4 anos de análise, ressaltaram que a sensação de bem-estar reduziu-se nos primeiros 2 anos após DUM.[7] Em outra investigação, que analisou a história natural da menopausa entre mulheres americanas, os principais sintomas psicológicos manifestados pelas pacientes foram: nervosismo, irritabilidade, depressão, tristeza, perda de memória e fadiga. Um aspecto interessante foi com relação ao número médio de sintomas apresentados: na pré-menopausa, 4,5; na perimenopausa, 7,1; na pós-menopausa, 6,6 sintomas.[25] Na compilação dos principais estudos longitudinais, foi constatado que para as mulheres na perimenopausa (fase tardia ou precoce) a prevalência de sintomas relacionados com a alteração do humor variou de 28% a 29% e para aquelas na pós-menopausa, de 23% a 34%.[24]

Transtornos do sono

A qualidade do sono parece diminuir com a idade, mas a transição menopausal parece contribuir para essa redução na mulher. Mulheres com queixas de fogachos têm maior probabilidade de apresentar transtornos do sono. O transtorno do sono é sintoma comum de depressão clínica que ocorre

Atualidades em Climatério e Melhora da Qualidade de Vida da Paciente na Terceira Idade

mais frequentemente durante a fase de transição da menopausa. Uma série de variáveis adicionais foi associada a esses transtornos, incluindo sintomas psicológicos (ansiedade e depressão), autopercepção da saúde, qualidade de vida, baixa atividade física, tabagismo e artrite em curso.[22,26]

Após a análise de dois grandes estudos longitudinais, detectou-se incidência de aproximadamente 31% de transtornos do sono na fase tardia da idade reprodutiva; na fase inicial da transição menopausal, variação de 32% a 39,6%; e na fase tardia, de 38% a 45,5%. Na fase pós-menopausa, a incidência foi em torno de 43% nos dois estudos.[24] Em outro estudo, os autores obtiveram incidência de insônia de 36% em mulheres na pré-menopausa e de 43,6% na pós-menopausa.[23]

Sintomas sexuais e geniturinários/síndrome geniturinária da menopausa

A síndrome geniturinária da menopausa é definida como um conjunto de sinais e sintomas associados à queda nos níveis de estrogênio e de outros esteroides sexuais, tendo como consequências mudanças nos grandes e pequenos lábios, no clitóris, no introito vaginal, na vagina, na uretra e na bexiga.[26] Engloba a atrofia vulvovaginal (AVV) e os sintomas do trato urinário inferior.[13]

As alterações urogenitais são mais frequentes na fase tardia de transição menopausal e na pós--menopausa. O processo atrófico pode ser verificado no epitélio e nos tecidos pélvicos de sustentação, tornando a mucosa mais delgada e propiciando prolapsos genitais, além de ocasionar sintomas vaginais, como ressecamento, prurido, sangramento e dispareunia, e urinários, como disúria, aumento da frequência, urgência miccional e infecção recorrente do trato urinário.[26,27] Ao exame genital, detectam-se petéquias e palidez da mucosa vaginal, com perda da elasticidade e da rugosidade e aumento no pH vaginal, predispondo a infecções como vaginose. Finalmente, com o avançar da idade e a falta de tratamento, há encurtamento e estreitamento do canal vaginal.[13,28] Em análise de dois estudos longitudinais, a incidência de ressecamento vaginal na fase tardia da idade reprodutiva variou de 3% a 7,1%, aumentando com o avançar da idade e alcançando 25% no primeiro ano pós--menopausa e 32% no segundo ano após a menopausa.[23] Quanto ao sintoma de dificuldade de controle da micção, nota-se incidência de 17% na fase tardia dos anos reprodutivos, de 12% na fase precoce de transição menopausal e de 14% na pós-menopausa.[24] Em estudo que analisou incontinência urinária em mulheres na perimenopausa, destacou-se prevalência de 57%, sendo 15% categorizados como moderados e 10% como graves. Entre os principais fatores de risco para a gravidade do sintoma, o IMC, o diabetes e o tabagismo foram os mais importantes relacionados.[29]

Dados do *Massachusetts Women's Health Study* demonstraram que o *status* menopausal foi significativamente relacionado com baixo desejo sexual. As mulheres da pesquisa apresentaram diminuição da excitação sexual quando comparadas com mulheres em torno dos 40 anos. Os autores concluíram que a menopausa, à exceção dos níveis de estradiol, está relacionada com alguns mas não todos os aspectos da função sexual.[30] No estudo longitudinal de Melbourne, foi avaliado um questionário em que foram pesquisados a resposta sexual, a frequência sexual, a libido e os problemas com parceiro, entre outros aspectos. Com o avançar da fase de transição menopausal, a porcentagem de mulheres com qualquer disfunção sexual aumentou de 42% para 88%. Na fase inicial de transição menopausal, as mulheres com disfunção sexual exibiram baixos níveis de estradiol, mas níveis de androgênios similares aos daquelas sem alterações.[7] De acordo com esses estudos, pode-se inferir que mulheres na peri e pós-menopausa podem manifestar queixas sexuais como diminuição da libido, da excitação sexual e da frequência sexual relacionadas com o estado menopausal e também com outros fatores, como a relação com o parceiro e aspectos próprios da personalidade da mulher nessa fase de vida.

Sintomas somáticos

Dados da coorte de Melbourne mostraram que 50% das mulheres apresentaram queixas de dores articulares ou enrijecimento. Após 8 anos de seguimento, essas eram ainda as mais comuns entre as queixas relatadas.[7] No estudo WHILA, os sintomas mais comuns foram dor (nas costas e nas pernas e cefaleia) e problemas articulares que independiam do estado hormonal. Salientaram que os sintomas somáticos, a cefaleia e os calafrios reduziram-se significativamente com o progredir da fase pré-menopausal para a fase pós-menopausal, enquanto os problemas articulares e as dores nas costas e pernas aumentaram.[23]

Sintomas cognitivos

Os sintomas de falta de concentração, falta de memória e problemas relacionados com a execução de multitarefas são comuns durante a transição da menopausa para a pós-menopausa precoce. O desempenho da memória e a velocidade de processamento diminuem ligeiramente durante a transição da menopausa, mas parecem retornar aos níveis pré-menopausa após a menopausa. Os sintomas cognitivos podem ser influenciados por transtornos do sono, humor deprimido, fogachos, fadiga, sintomas físicos, uso de medicamentos e uma série de fatores relacionados com o estresse da meia-idade.[26]

De acordo com as pesquisas, poucas mulheres relacionam sintomas cognitivos (perda de memória, baixa concentração e esquecimento, entre outros) com o estado de menopausa.[23] No *Study of Women's Health Across the Nation* (SWAN), a incidência de mulheres que se queixam de esquecimento aumentou de 33,1% entre 40 e 43 anos para 43,7% na faixa etária entre 48 e 51 anos de idade.[31]

Em outro estudo, porém, analisando especificamente a perda de memória, detectou-se incidência geral de 31,2% das mulheres, 19,8% na pré-menopausa, 47,1% na perimenopausa e 38,5% na pós-menopausa.[25]

OUTRAS ALTERAÇÕES DECORRENTES DO HIPOESTROGENISMO

Alterações tegumentares e mamárias

Com a redução nos níveis estrogênicos, há diminuição na produção de colágeno, em razão da alteração da polimerização dos mucopolissacarídios e da síntese de ácido hialurônico, reduzindo, por sua vez, o conteúdo de água e aumentando, por consequência, o ressecamento da pele. Ocorrem perda da elasticidade da pele, redução do coxim gorduroso subcutâneo e frouxidão, o que resulta no adelgaçamento da pele e no aparecimento de rugas. Um dos aspectos do envelhecimento é a invariável perda da força muscular, que pode ser influenciada por vários fatores, tais como a altura, o peso corpóreo e a atividade física. Em virtude da redução no número de melanócitos, podem surgir manchas hipocrômicas nas áreas expostas ao sol.[26,27,32]

Observa-se lipossubstituição das mamas em razão da involução dos componentes da glândula mamária após a menopausa, exceto o tecido adiposo. As mamas tendem a apresentar aumento da gordura, tornando-se mais pesadas e flácidas.[27]

Alterações do peso corpóreo

A quantidade média de ganho de peso durante a transição da menopausa é de 2,3kg. O ganho de peso é mais provavelmente relacionado com o envelhecimento e as mudanças no estilo de vida do que com a menopausa em si. A obesidade está associada a uma série de eventos adversos na saúde das mulheres e a sintomas vasomotores mais graves durante a transição da menopausa.[26]

Com relação ao ganho de peso, no estudo de Melbourne encontrou-se, após 5 anos de seguimento, aumento médio de peso corpóreo de 2,1kg. O ganho de peso não foi relacionado com a mudança no estado menopausal ou qualquer fator relacionado com o estilo de vida medido. Entretanto, a circunferência abdominal e a relação cintura/quadril aumentaram durante a fase de transição menopausal.[7] Em investigação realizada no nosso meio com mulheres na pós-menopausa, o IMC variou de 25 a 29,9kg/m², com aumento da circunferência abdominal (>88cm), o que caracteriza distribuição central de gordura.[33]

Alterações metabólicas: risco cardiovascular

A doença cardiovascular (DCV) é a principal causa de morte em mulheres em todo o mundo. Os principais fatores de risco para DCV em mulheres são idade, hipertensão arterial, dislipidemia, diabetes *mellitus* (DM), história familiar de DCV precoce, tabagismo, sedentarismo e má alimentação.

São novos fatores de risco para DCV: história de gravidez complicada por pré-eclâmpsia, diabetes gestacional ou hipertensão.[26]

Durante os anos reprodutivos, as mulheres estão protegidas da doença arterial coronariana (DAC), e uma das razões para essa significante proteção deve-se aos níveis mais elevados da lipoproteína de alta densidade (HDL-colesterol) na menacme, um efeito dos estrogênios sobre o fígado. Com relação às lipoproteínas de baixa densidade (LDL-colesterol), verificam-se valores mais baixos nas mulheres na pré-menopausa do que nos homens, embora aumentem rapidamente após a menopausa.[34] Os autores do estudo de Melbourne, após a análise de vários fatores de risco cardiovascular, informaram que o HDL-colesterol foi o único fator que mostrou mudança com relação à menopausa, com acentuada redução nos seus valores no fim do primeiro ano após a DUM. Mudanças em outras frações lipídicas, na pressão arterial e no IMC foram relacionadas com o aumento da idade.[7] Portanto, após a menopausa, os valores de LDL aumentam, com tendência a partículas menores, mais densas e potencialmente mais aterogênicas, enquanto os níveis de HDL diminuem.[27]

Para alguns, o fator preditivo mais forte para DAC em mulheres é o baixo nível de HDL-colesterol. O decréscimo de 10mg/dL dessa lipoproteína aumenta o risco de DCV em 40% a 50%.[34] Um estudo recente realizado em nosso meio demonstrou perfil lipídico desfavorável em mulheres na pós-menopausa. Os valores de LDL-colesterol e colesterol total estavam acima do normal, enquanto os níveis de HDL-colesterol e triglicerídios encontravam-se dentro da normalidade.[33] Essas alterações lipídicas desfavoráveis foram confirmadas em outro estudo realizado em mulheres na pós-menopausa. Os níveis médios plasmáticos de colesterol total, LDL-colesterol e triglicerídios estavam acima do recomendado em 57,2%, 79,2% e 45,1% das mulheres, respectivamente, enquanto os níveis de HDL-colesterol estavam baixos em 50,8%.[35]

A abordagem da síndrome metabólica é de grande importância quando se avalia o risco cardiovascular. É conceituada como um conjunto de alterações, como obesidade abdominal, dislipidemia, aumento nos níveis pressóricos, aumento da glicemia e hiperinsulinemia, que são considerados fatores de risco da DAC. Em estudo publicado recentemente, constatou-se que a síndrome metabólica aumentou significativamente o risco de mortalidade, em especial nas mulheres na pós-menopausa, o que não foi observado em mulheres na pré-menopausa.[36]

Alterações no metabolismo ósseo

A osteoporose pode ser definida como baixa massa óssea e deterioração da microarquitetura do tecido ósseo, com aumento da fragilidade óssea e consequente aumento do risco de fraturas.[37] O hipoestrogenismo da pós-menopausa está associado a aumento na remodelação óssea, predispondo ao aparecimento da osteoporose. Esse desequilíbrio entre a atividade osteoclástica e a osteoblástica resulta em maior reabsorção do que formação óssea, predispondo à redução da densidade mineral óssea (DMO).[27,38] A baixa DMO é considerada o maior fator de risco para fratura osteoporótica.[39]

Entre os possíveis sinais e sintomas decorrentes da osteoporose, incluem-se dor nas costas, diminuição da estatura e da mobilidade e fraturas de corpo vertebral, úmero, colo femoral, antebraço e costelas. Entre os fatores de risco associados à osteoporose, os mais importantes para as mulheres são: baixo peso corpóreo, história prévia de fratura por fragilidade, história familiar de fraturas por fragilidade, tabagismo, história familiar de osteoporose, amenorreia (hipoestrogenismo) antes da menopausa, deficiente ingestão de cálcio, uso de corticoides, sedentarismo e uso excessivo de álcool.[37] Na época da menopausa, há uma fase de rápida perda óssea por 5 a 7 anos, durante a qual a DMO da coluna pode reduzir-se em torno de 15% a 30%. A perda óssea continua com o avançar da idade, porém em menor proporção.[28] Em estudo longitudinal, a mudança do *status* menopausal, da fase inicial para a fase tardia esteve associada à mudança (anual) na DMO de –0,9% na coluna lombar e de –0,7% no colo femoral; e para a fase pós-menopausal, os valores encontrados foram de –2,5% para a coluna lombar e de –1,7% para o colo femoral. Todas essas variações foram estatisticamente significativas, quando comparadas com mulheres que estavam em fase inicial da transição menopausal ou na pré-menopausa.[7]

DIAGNÓSTICO E TESTES DE RASTREAMENTO

O diagnóstico de menopausa, conforme relatado previamente, é realizado retrospectivamente, ou seja, após 12 meses de amenorreia. O período em torno dessa data, ou DUM, é definido como perimenopausa e tem diagnóstico eminentemente clínico em mulheres acima dos 45 anos. Anamnese detalhada e exame físico minucioso são suficientes para o diagnóstico. Portanto, na visita anual ao ginecologista, além da história e do exame físico, devem-se incluir a avaliação das mamas, o exame pélvico e a colpocitologia oncótica.[5]

O perfil endócrino das mulheres durante o período perimenopausal, como visto anteriormente, é marcado por profundas oscilações hormonais. As gonadotrofinas (principalmente o FSH) começam a aumentar com a queda na produção estrogênica, não sendo necessária sua dosagem em paciente que apresente menopausa natural. Porém, em mulheres abaixo dos 40 anos e pacientes histerectomizadas, nas quais os parâmetros clínicos estão ausentes (menstruação), pode-se justificar sua dosagem.[4] Portanto, nos casos em que essa dosagem se faz necessária, valores séricos acima de 40mUI/mL podem ser usados como marcadores dessa fase de transição menopausal.[9,10]

Os níveis do hormônio antimulleriano (HAM) junto com os do FSH refletem a reserva ovariana e sua mensuração deve ser indicada se os sintomas da menopausa são atípicos ou ocorrem em idade precoce. A dosagem salivar dos hormônios reprodutivos tem baixa eficácia e não está indicada.[26]

A avaliação do sangramento uterino anormal pode ser realizada através de: ultrassonografia transvaginal (USTV), biópsia endometrial, ultrassonografia com infusão salina, histeroscopia ou dilatação e curetagem. A medida da espessura do endométrio pela USTV é o passo inicial. Valores acima de 5mm ou sangramento persistente independentemente da espessura indicam a avaliação anatomopatológica da amostra do tecido endometrial.[26]

Testes para infecções sexualmente transmissíveis devem ser realizados de acordo com a história clínica e o nível de risco da paciente. Não há indicação de rastreamento de rotina para câncer de ovário.[26]

ABORDAGEM CLÍNICA: PREVENÇÃO DE DOENÇAS CRÔNICAS

A avaliação durante esse período tão importante na vida das mulheres deve ser focada na atenção primária aos cuidados com a saúde. O ginecologista, como clínico, tem a oportunidade única de proporcionar a essas mulheres melhor qualidade de vida, oferecendo atendimento global, identificando riscos de doenças crônicas, como diabetes e hipertensão, tratando sintomas decorrentes do hipoestrogenismo, como sintomas vasomotores e atrofia genital, e identificando e prevenindo alterações visuais e auditivas e doenças dentárias.

Prevenção de doença cardiovascular

A prevenção de DCV é de grande importância em função da alta incidência na população, da sua relação direta com o envelhecimento e das repercussões advindas com seu diagnóstico. De acordo com os dados do Ministério da Saúde e a I Diretriz Brasileira sobre prevenção de DCV em mulheres climatéricas, o infarto e o acidente vascular cerebral (AVC) são as principais causas de morte em mulheres com mais de 50 anos no Brasil.[40] Vários fatores estão relacionados com o risco elevado de DCV e, quanto mais alto o número deles, mais chances há de a paciente em questão apresentar um evento cardíaco. Entre os fatores de risco considerados como modificáveis estão: tabagismo (o risco de morte por DCV aumenta em 31%); dislipidemia (níveis baixos de HDL e altos de triglicerídios e LDL); sedentarismo; sobrepeso (IMC ≥ 25) e obesidade (IMC > 30); síndrome metabólica; DM (risco três vezes mais alto de DAC que nas euglicêmicas); e hipertensão arterial (risco quatro vezes mais alto de DAC que nas normotensas).[27,40,41] Na abordagem da paciente na peri e pós-menopausa, quando se pensa em prevenção de risco cardiovascular, o ginecologista clínico deve solicitar avaliação laboratorial do perfil lipídico e glicêmico, não negligenciando a avaliação pressórica e da obesidade central e atentando para o diagnóstico da síndrome metabólica, que se correlaciona com maior risco de DCV.

Prevenção de osteoporose

Na abordagem da paciente, visando à prevenção de osteoporose, o ginecologista deve preocupar-se com a identificação dos fatores de risco. Após essa análise, ele poderá utilizar um método complementar de diagnóstico (a densitometria óssea) e estabelecer as estratégias terapêuticas. Entre os fatores de risco para osteoporose, incluem-se os descritos na Tabela 24.3.

Um estudo recente analisou fatores de risco para fratura de quadril. Foram encontrados os seguintes: osteoporose, marcha instável, tabagismo, desnutrição grave e diminuição cognitiva.[41] Em outra pesquisa, os fatores de risco identificados para fraturas foram: baixa DMO, idade avançada, queda durante os últimos 12 meses e história prévia de fraturas.[42] A densitometria óssea é utilizada para medir a DMO, diagnosticar a osteoporose e identificar mulheres que se beneficiarão com medidas terapêuticas. Exibe com boa precisão os sítios de fraturas osteoporóticas e com baixa dose de radiação, quando comparada com a radiografia de tórax, por exemplo. A classificação diagnóstica da DMO é realizada com base no T-escore, referente ao número de desvios padrões (DP) acima ou abaixo da média para adultos jovens, que estabelece três categorias: normal, T-escore $\geq$ –1,0DP; osteopenia, T-escore entre –1,0 e –2,5 DP; e osteoporose, T-escore $\leq$ –2,5.[27,28,37] A densitometria óssea é recomendada para mulheres $\geq$ 65 anos e para aquelas na pós-menopausa após análise clínica dos principais fatores de risco.[28] Contudo, o ginecologista clínico que não dispõe da densitometria óssea para avaliação do risco de fratura tem na abordagem dos fatores de risco importante meio de tomada de decisão para iniciar medidas profiláticas ou mesmo a terapêutica com finalidade de reduzir o risco de fratura osteoporótica.

Prevenção de outras comorbidades

Com relação ao hipotireoidismo, não é recomendada a dosagem do hormônio tireoestimulante (TSH) para rastreamento de rotina, mas mulheres de meia-idade com sintomas como fogachos, irregularidades menstruais, ganho de peso ou depressão são candidatas à realização de sua doagem.[26] O câncer colorretal é o segundo em frequência entre mulheres acima de 50 anos e, portanto, aconselha-se a pesquisa anual de sangue oculto nas fezes a partir dos 50 anos.[5,27] A avaliação anual da mama por meio da mamografia deve iniciar-se aos 40 anos.[5] No entanto, não se pode deixar de sinalizar a importância do autoexame das mamas e do exame periódico anual. O conhecimento dos fatores de risco para câncer de mama é também de suma importância. Assim, em caso de associação dos fatores de risco para câncer de mama (história familiar, menarca precoce, menopausa tardia, primeira gestação com mais de 30 anos, obesidade e terapia hormonal), o exame periódico com o ginecologista e a mamografia são estratégias que prestam adequada assistência à mulher e, em consequência, reduzem os índices de neoplasias da mama.[44]

Tabela 24.3 Fatores de risco para osteoporose.[27]

Primários ou idiopáticos	Secundários
Inevitáveis	*Condições médicas*
Etnias branca e oriental	Insuficiência renal crônica
História familiar	Gastrectomias
Menopausa natural ou cirúrgica	Anastomoses intestinais
Baixa estatura aceleradora	Síndrome de má-absorção
Fatores nutricionais (baixa ingestão de cálcio, deficiência de vitamina D)	Baixo peso
	Endocrinopatias
Roubadoras de osso	Hiperparatireoidismo
Cafeína, proteínas, fibras, sal, álcool	Hipotireoidismo
Inatividade física, tabagismo	Diabetes
	Medicações
	Anticonvulsivantes, antiácidos, glicocorticoides, heparina, hormônios tireoidianos

As diretrizes atuais costumam incluir a mamografia a cada um ou dois anos, começando entre 40 e 50 anos até os 70 anos de idade; colpocitologia oncótica a cada 3 ou 5 anos com teste para papilomavírus humano (HPV) até os 65 anos; e colonoscopia a cada 10 anos, começando aos 50 anos e indo até os 75 anos.[26]

TRATAMENTO

O tratamento da mulher que se encontra no período da pré-menopausa, perimenopausa ou pós-menopausa deve ter como objetivo primordial a preocupação com seu bem-estar físico, mental e social, conforme a OMS define o termo "saúde". Portanto, vários aspectos devem ser levados em consideração, ou seja, a idade, a etnia, o passado de doenças crônicas, o uso ou não de medicamentos, os dados provenientes do exame físico e principalmente suas queixas ou a ausência delas. Um ponto relevante, que não se pode deixar de lado, refere-se aos cuidados básicos de saúde. Convém esclarecer para essas mulheres que hábitos saudáveis de vida, como redução de peso, alimentação saudável (dieta pobre em gorduras e rica em grãos e em cálcio), supressão do tabagismo e do alcoolismo e prática regular de exercícios físicos são os pontos mais importantes para a qualidade de vida e para evitar o surgimento de doenças crônicas. Quanto ao tratamento propriamente dito, pode-se dividi-lo em dois, basicamente: o tratamento hormonal e o não hormonal.

Os objetivos da terapia hormonal (TH) são reduzir sintomas decorrentes da deficiência estrogênica (fogachos, insônia, letargia e alterações do humor, como depressão), tratar a atrofia urogenital e o ressecamento vaginal e minimizar os efeitos colaterais e as complicações relacionadas com a terapia hormonal.[45] A escolha da melhor opção para tratamento hormonal deve respeitar alguns aspectos que irão interferir nos resultados. Entre eles, incluem-se: (a) janela de oportunidade (*timing hypothesis*); (b) principais indicações; (c) escolha da via de administração; (d) escolha do esquema terapêutico; (e) contraindicações ao uso da TH; e (f) duração do tratamento. Uma recente publicação aponta para as seguintes considerações que afetam a razão risco/benefício da TH: tipo de TH (terapia estrogênica – TE × terapia estroprogestativa – TEP); tipo de progestogênio; terapia oral × transdérmica; e idade e tempo de menopausa.[46]

Janela de oportunidade

A expressão janela de oportunidade enfatiza que alguns riscos da TH (particularmente DCV) são reduzidos e os benefícios são potencialmente aumentados quando essa terapia é realizada nos primeiros anos pós-menopausa em mulheres mais jovens.[46] A TH passa por um momento ímpar em sua história. Um ponto marcante foi a publicação dos resultados do estudo *Women's Health Initiative* (WHI). Esse estudo tem sido considerado o ponto-chave de toda a história da TH pós-menopausa. Antes dele, vários outros, observacionais, demonstraram redução de 35% a 50% de DAC nas usuárias de TH, quando comparadas com as não usuárias. No *Nurse's Healthy Study*, em que mulheres saudáveis foram avaliadas por longo período de acompanhamento, o risco relativo de algum evento coronariano para as usuárias regulares de TH foi de 0,61 (IC95%: 0,52-0,71). Importante característica dos estudos observacionais consiste na seleção de participantes mais jovens e, no geral, sem fatores de risco para DCV, quando comparados com os grandes estudos randomizados e controlados, como o WHI e o *Heart and Estrogen/Progestin Replacement Study* (HERS).[47,48] Este foi delineado para avaliar a prevenção secundária em mulheres na pós-menopausa que tinham histórico de DAC, utilizando estrogênios equinos conjugados (EEC) na dose de 0,625mg/dia, associado a acetato de medroxiprogesterona (AMP) na dose de 2,5mg/dia.[49] Já o estudo WHI, com desenho diferente, analisou a prevenção primária de DCV em duas grandes pesquisas, uma em que se utilizaram EEC e AMP nas mesmas doses do HERS e outra constituída de mulheres histerectomizadas em que se empregou somente EEC.[50,51] Em ambos, constatou-se aumento do risco de DCV, diferentemente dos estudos observacionais.

Essa diferença entre os resultados benéficos da TH nos estudos observacionais e o risco elevado nos estudos randomizados intrigou vários autores e sociedades médicas. A partir desse questionamento, foi realizada uma reanálise do WHI, estratificando-se as pacientes por faixa etária e tempo de pós-menopausa. Verificou-se que a TH iniciada precocemente (com poucos anos de pós-meno-

Atualidades em Climatério e Melhora da Qualidade de Vida da Paciente na Terceira Idade

pausa) reduz a progressão da arteriosclerose, os eventos clínicos de DAC (infarto do miocárdio não fatal ou silencioso) e a taxa de mortalidade total.[52] Entre as mulheres com menos de 10 anos de pós- -menopausa, o RR para DCC foi de 0,76 (IC95%: 0,50-1,16) e para aquelas com mais de 20 anos de pós-menopausa foi de 1,28 (IC95%: 1,03-1,58). O excesso de risco absoluto para DAC estimado para mulheres com menos de 10 anos de pós-menopausa foi de 6 casos por 10.000 mulheres/ano, porém para aquelas com mais 20 anos de pós-menopausa foi de 17 novos casos por 10.000 mulheres/ano. Os autores concluíram que mulheres que iniciam a TH nos primeiros anos de pós-menopausa tendem a apresentar redução do risco de DCC quando comparadas com as que iniciam a TH vários anos após a menopausa,[53] que costumam apresentar aumento de risco.

No *Danish Osteoporosis Prevention Study* (DOPS), 1.006 mulheres entre 45 e 58 anos foram randomizadas e receberam placebo ou acetato de noretisterona associado a estradiol (não histerectomizadas) ou estradiol 2mg por dia (histerectomizadas). Após 10 anos de seguimento, mulheres (recentemente pós-menopausadas) sob TH apresentaram redução significativa no risco de mortalidade, insuficiência cardíaca, infarto agudo do miocárdio (IAM), sem qualquer aumento aparente no risco de câncer, tromboembolismo venoso ou acidente vascular cerebral (AVC).[54]

Em recente estudo delineado para testar especificamente a janela de oportunidade da TH pós- -menopausa, *Early versus Late Intervention Trial with Estradiol* (ELITE), os dados demonstraram que a TH reduz a incidência de doenças cardiovasculares e a mortalidade total em mulheres pós- -menopáusicas jovens (menores de 60 anos), as quais iniciaram a terapia próxima ao período em que ocorreu a menopausa. Esses resultados são consistentes com a redução da mortalidade total e de DCV relatada a partir de estudos observacionais, em que a maioria das mulheres iniciou a TH no prazo de 6 anos de menopausa.[55]

Principais indicações

Sintomas vasomotores

Várias mulheres na peri ou na pós-menopausa apresentam sintomas vasomotores (fogachos, sudorese noturna) que afetam a qualidade de vida. Esses sintomas são mais comuns e mais graves após a menopausa cirúrgica.[45] Várias são as opções de tratamento. Na Tabela 24.4 são apresentadas as principais opções terapêuticas indicadas para o alívio desses sintomas.

Tabela 24.4 Opções terapêuticas para o tratamento dos sintomas vasomotores.[13,22,28]

1. Mudanças no estilo de vida

- Redução da temperatura corpórea (uso de roupas leves)
- Manutenção de peso saudável
- Parada do tabagismo
- Técnicas de relaxamento
- Acupuntura

2. Medicações não prescritas normalmente

- Suplementos com isoflavona
- Produtos derivados da soja
- Vitamina E

3. Medicamentos não hormonais

- Clonidina (0,1mg/semana) – efeitos adversos: boca seca, sonolência, insônia
- Paroxetina (10 a 20mg/dia) – efeitos adversos: cefaleia, náusea, insônia, disfunção sexual, sonolência
- Venlafaxina (37,5 a 75mg/dia) – efeitos adversos: boca seca, náusea, insônia, constipação intestinal
- Gabapentina (300mg/dia até 3x/dia) – efeitos adversos: sonolência, fadiga, edema, palpitação, tontura

4. Medicações hormonais

- Terapia estrogênica
- Terapia progestogênica
- Terapia combinada: estrogênio e progestagênio
- Tibolona

A estrogenioterapia sistêmica, associada ou não a um progestogênio, é o mais efetivo tratamento para alívio dos sintomas vasomotores e suas potenciais consequências (diminuição da qualidade do sono, irritabilidade e redução da qualidade de vida). É a única terapia hormonal aprovada pela Food and Drug Administration (FDA) nos EUA para essa indicação. A maioria dos estudos baseia-se nas doses padrões ou convencionais de estrogênios (Tabela 24.6). Entretanto, a utilização de baixas doses tem apresentado resultados semelhantes e com baixos riscos em vários estudos observacionais e ensaios clínicos.[28,45,48,56,57]

Síndrome geniturinária da menopausa

A atrofia urogenital deve-se, principalmente, à deficiência estrogênica e resulta em uma série de sintomas, como ressecamento vaginal, dispareunia e prurido, entre outros. É geralmente progressiva na ausência de tratamento, ao contrário dos sintomas vasomotores, que têm tendência a reduzir-se com o avançar da idade.[28] A terapia estrogênica promove o crescimento e a maturação celular do epitélio vaginal, promove a recolonização com os lactobacilos, aumenta o fluxo sanguíneo vaginal, diminui o pH até os níveis da pré-menopausa e melhora a elasticidade vaginal e a resposta sexual.[56] É o tratamento mais eficaz para os sintomas da atrofia vulvar e vaginal. Quando se indica a terapia hormonal somente para essa finalidade, o uso tópico de estrogênios (à base de cremes vaginais) é preferível à terapia sistêmica. Podem ser utilizadas doses de cinco a três vezes por semana. Em função da mínima absorção sistêmica, a terapia tópica é uma excelente opção terapêutica para o tratamento dos sintomas da atrofia urogenital em mulheres que apresentam alguma contraindicação à terapia hormonal sistêmica.[28,48] A terapia estrogênica via vaginal também melhora os sintomas vesicais, como frequência e urgência, e reduz a probabilidade de recorrência de infecção urinária em mulheres na pós-menopausa. O estrogênio tópico tem efeito direto na uretra e no epitélio da bexiga, ajudando a restaurar a acidificação do ambiente vaginal e a presença de lactobacilos, o que impede a colonização da vagina por patógenos causadores de infecções urinárias.[28,48,56] Com relação à função sexual, a terapia com estrogênios via vaginal melhora a lubrificação e aumenta o fluxo sanguíneo local, o que possibilita melhor atividade sexual de mulheres na pós-menopausa.[48] Para as pacientes que apresentam contraindicação à utilização de estrogênios por via vaginal (p. ex., pacientes em tratamento de câncer de mama), pode-se optar pelo uso de hidrantes à base de ácido hialurônico ou lubrificantes.[13,5]

Prevenção da osteoporose

A perda estrogênica que se segue com os anos após a menopausa aumenta a probabilidade de desenvolvimento de osteoporose. Assim, a prevenção deve ser uma preocupação constante daquele que irá cuidar da saúde das mulheres. A redução nos fatores de risco modificáveis (Tabela 24.3) para osteoporose é um aspecto importante não somente para prevenção, mas também para o tratamento dessa doença, que atinge alto número de mulheres. A adequada ingestão de cálcio (entre 1.200 e 1.500mg/dia) e de vitamina D (800 a 1.000 UI/dia) pode reduzir a perda óssea e prevenir fraturas em mulheres idosas. Na Tabela 24.5 estão as principais opções de tratamento.[28]

A TH é efetiva tanto na prevenção quanto no tratamento da osteoporose. Em estudos observacionais, a redução na incidência de fratura osteoporótica foi de aproximadamente 50% em mulheres sob TH.[28] O estudo WHI revelou diminuição de 33% na incidência de fratura de quadril em mulheres que estavam fazendo uso de estrogênio isolado ou associado a progestogênio em doses convencionais. Outros autores revelaram que baixas doses de hormônios associados a cálcio e vitamina D produziram significativo aumento na DMO, comparados com o placebo.[28] Porém, os benefícios da TH na massa óssea são perdidos após a interrupção do tratamento.[28,45,48,56]

Doença cardiovascular

A posição da Sociedade Norte-americana de Menopausa (NAMS) é de que a TH não deve ser indicada para prevenção de DAC em mulheres de qualquer faixa etária. Entretanto, a TH iniciada em

Atualidades em Climatério e Melhora da Qualidade de Vida da Paciente na Terceira Idade

Tabela 24.5 Prevenção e tratamento da osteoporose.[28]

1. Bifosfonatos
Alendronato (70mg/semana via oral)
Risendronato (35mg/semana via oral)
Ibandronato (150mg/mês via oral)
2. Hormonioterapia
Estrogenioterapia isolada ou associada a progestogênio
SERMS*: raloxifeno (60mg/dia via oral)
3. Outros
Calcitonina
Teriparatide

* Receptor seletivo de estrogênio: tem ação agonista e antagonista.

mulheres mais jovens (50 a 59 anos) e com menos de 10 anos de pós-menopausa para tratamento da sintomatologia típica desse período parece não aumentar o risco de eventos cardíacos. Além disso, existem evidências científicas de que a estrogenioterapia iniciada na fase precoce (inicial) da pós-menopausa pode reduzir o risco de DAC.[45] Outros estudos estão em consonância com as afirmações da NAMS.[28,45,46,52-54,56]

Depressão e alteração do humor

Alguns estudos sugerem que a TH melhora o humor e os sintomas depressivos em mulheres no período de transição menopausal, quando estas apresentam vários sintomas considerados desagradáveis (vasomotores e transtornos do sono, entre outros).[28] Os progestogênios utilizados na TH podem piorar o humor em mulheres com história prévia de síndrome pré-menstrual e depressão.[47] A NAMS concluiu que, embora a TH possa ter efeito positivo no humor e no bem-estar, não deve ser considerada um antidepressivo. Portanto, não há evidência científica suficiente para indicar a TH para tratamento de depressão. [48]

Função cognitiva e demência

A TH não afeta substancialmente a memória, a atenção ou as habilidades cognitivas. A ooforectomia precoce está associada a aumento do risco de demência, o que pode ser compensado pela utilização de terapia estrogênica até a idade aproximada em que ocorreria a menopausa.[26]

A recomendação da NAMS é de que a TH seja indicada primariamente para prevenir a diminuição da função cognitiva e o risco de demência em mulheres de qualquer faixa etária. A TH parece aumentar a incidência de demência quando iniciada em mulheres acima de 65 anos. Não existe evidência científica para indicá-la no tratamento da doença de Alzheimer.[26,48]

Escolha da via de administração

A TH pode ser administrada por via oral ou parenteral. Por via oral, pode ser administrada na forma de drágeas ou comprimidos. A via parenteral está disponível nas formas de adesivos colocados sobre a superfície cutânea (transdérmicos); gel aplicado sobre a superfície cutânea; implante colocado na subderme; vaginal na forma de creme ou óvulos vaginais, e dispositivo intrauterino liberador de levonorgestrel. Na escolha da via de administração, uma importante questão está relacionada com a via oral e o fenômeno da "primeira passagem hepática". Quando o hormônio é administrado por via oral, ele é absorvido no tubo digestivo, alcança o sistema porta e chega ao fígado. No fígado, é metabolizado e, por conseguinte, exerce influência no metabolismo hepático. Somente após essa etapa chega à circulação sistêmica. Entre as influências no metabolismo hepático, citam-se aumento dos fatores de coagulação, alterações no metabolismo lipídico (aumento do HDL, diminuição do LDL-colesterol e aumento dos triglicerídios) e estímulo no sistema renina-angiotensina-aldosterona.[27]

Por via não oral, esse fenômeno não acontece e não ocorrem alterações nos níveis de triglicerídios, na proteína C reativa e na SHBG, havendo pouco efeito nos níveis pressóricos.[28,48]

Outra questão relacionada com a via de administração se refere à dose do hormônio. Por via transdérmica, a dose de estradiol é mais baixa do que por via oral. Por exemplo, 2mg/dia de estradiol ou 0,625mg/dia de EEC via oral equivalem a 50mcg/dia de estradiol transdérmico (0,05mg). Utiliza-se, assim, dose mais baixa de hormônio por via transdérmica do que por via oral.[27] O estudo *Estrogen and Thromboembolism Risk* (ESTHER) demonstrou que a via oral, e não a transdérmica, esteve associada a elevado risco de tromboembolismo venoso: risco relativo de 4,2 para via oral e de 0,9 para não oral.[58] Dessa forma, o clínico, ao optar pela prescrição da TH, deve ter conhecimento adequado para obter melhor resultado utilizando a via de administração de acordo com o perfil da paciente. Para pacientes hipertensas e com alto risco de eventos tromboembólicos, a via não oral é a melhor escolha. Para aquelas que tenham perfil lipídico desfavorável, a via oral parece ser melhor, porém não se deve esquecer de que essa via aumenta os níveis de triglicerídios.

Escolha do esquema terapêutico

Várias são as opções de esquemas terapêuticos utilizados na TH com várias dosagens de estrogênios e de progestogênios. Os mais comumente utilizados são: estrogênio isolado ou associado a progestagênio de modo contínuo ou cíclico; estrogênio contínuo associado a progestogênio a cada 2 ou 3 meses; e tibolona.

Terapia estrogênica isolada

Essa modalidade terapêutica tem indicação prioritária para mulheres histerectomizadas. Podem ser utilizados o estradiol por via oral ou via transdérmica (gel ou adesivo), os EEC vias oral e vaginal, o estriol e o promestrieno via vaginal. Quanto à via vaginal, sabe-se que a absorção sistêmica do estriol é reduzida e a do promestrieno é desprezível.[48] A recomendação da NAMS e de outras sociedades, como a Sociedade Brasileira de Climatério (SOBRAC), é de que se deve utilizar a dose mínima efetiva.[59] Na Tabela 24.6 estão apresentadas as doses de estrogênios utilizadas na TH na pós-menopausa.

Terapia estroprogestativa

A TH utilizando estrogênios associados aos progestogênios tem indicação em pacientes não histerectomizadas. A adição do progestogênio à terapia estrogênica visa a proteger o endométrio de lesões proliferativas, como hiperplasia e câncer. Não se recomenda a adição de progestogênio quando se utiliza estrogênio por via vaginal em baixas doses para tratamento da atrofia urogenital.[48] Os progestogênios utilizados em TH podem ser administrados de forma contínua ou cíclica. Na forma contínua, é usado durante todo o mês associado ao estrogênio; na cíclica, é usado durante 12 a 14 dias por mês com sangramento de privação. Existem vários tipos de progestogênios utilizados na TH. Na Tabela 24.7 encontram-se as doses e seus respectivos esquemas.[60]

As dosagens apresentadas na Tabela 24.7 referem-se ao esquema padrão. De acordo com a NAMS, a baixa dose seria equivalente a 1,5mg de AMP, 0,1mg de noretisterona e 50mg de progesterona micronizada. Outros derivados progestogênicos foram desenvolvidos. Entre eles, a drospire-

Tabela 24.6 Doses de estrogênios utilizadas na terapia hormonal pós-menopausa.[27,48]

	Dose	
Estrogênios	**Baixa**	**Padrão**
EEC (via oral)	0,3mg	0,625mg
Estradiol micronizado (via oral)	0,5mg	1 a 2mg
Estradiol adesivo	25mcg	50mcg
Estradiol gel	0,5 a 0,75mg	1 a 1,5mg

Atualidades em Climatério e Melhora da Qualidade de Vida da Paciente na Terceira Idade

Tabela 24.7 Tipo de progestogênio e dose utilizada nos regimes de TH.

Progestogênio	Dose utilizada (mg/dia)	
	Regime sequencial	Regime contínuo
Progesterona micronizada	200 a 300	100
Acetato de medroxiprogesterona	5 a 10	2,5
Acetato de ciproterona	1	–
Acetato de nomegestrol	5	2,5
Noretisterona	1	0,5
Levonorgestrel	0,75	–

nona, que tem leve efeito diurético (dose de 2 mg/dia), a di-hidrogesterona (dose de 5 a 10mg/dia) e a trimegestona (dose de 0,125 a 0,5mg/dia).[27] No estudo ESTHER,[58] os autores verificaram que a utilização da progesterona micronizada e dos progestogênios derivados do pregnanol foi mais segura com relação ao risco de trombose venosa do que a de derivados 19-norpregnanol. Para o clínico, é importante esse conhecimento do perfil do progestogênio utilizado, visando à redução dos seus possíveis efeitos indesejáveis.

Outras formulações

A tibolona é um esteroide sintético derivado da 19-nortestosterona aprovado para o tratamento dos sintomas menopausais na Austrália, na Europa e no Brasil. É metabolizada em dois metabólitos com afinidades pelo receptor de estrogênio, 3α e 3β, e um isômero $\Delta 4$ com afinidade pelos receptores de progesterona e de androgênio. A tibolona diminui os níveis de SHBG e aumenta os níveis circulantes de testosterona livre, uma outra ação androgênica.[56] É utilizada por via oral nas doses de 2,5mg/dia (padrão) e 1,25mg/dia (baixa dose). Alivia os sintomas vasomotores e melhora a atrofia urogenital; reduz significativamente a incidência de fraturas vertebrais e não vertebrais em mulheres acima de 60 anos; reduz o risco de câncer de mama em mulheres pós-menopausadas e de câncer de cólon; está associada a risco de AVC em mulheres idosas, mas não em mulheres jovens; não aumenta o risco de DAC ou tromboembolismo venoso; não induz hiperplasia ou carcinoma de endométrio; e melhora o bem-estar sexual em mulheres pós-menopausadas que se apresentam com baixa de libido.[56]

Contraindicações ao uso de TH

Entre as contraindicações ao uso da TH, incluem-se história de câncer de mama ou de endométrio, hiperplasia ductal atípica da mama, história de DAC ou AVC, hipertensão incontrolada, história de tromboembolismo venoso, porfiria e doença hepática ativa. Alternativas à TH devem ser recomendadas às mulheres com essas doenças ou com risco aumentado para seu desenvolvimento.[13,28]

Duração do tratamento

Não existem, até o presente, dados científicos claros que revelem que a TH utilizada por longos anos melhora ou piora a relação risco/benefício. Os dados advindos dos estudos WHI e HERS não podem ser extrapolados para mulheres mais jovens e sintomáticas, já que naqueles estudos as mulheres eram mais idosas e assintomáticas. Para a NAMS, o tratamento hormonal por longos anos poderia ser aceitável, desde que se utilizasse a dose efetiva mais baixa, os benefícios suplantassem os riscos, na recorrência de sintomatologia e na tentativa de interrupção da TH, e que houvesse adequada supervisão clínica.[48] Recentes publicações indicam que a interrupção da TH conduz a complicações tais como aumento da incidência de fratura óssea, incluindo fratura de quadril. Após vários anos de interrupção da TH, a DMO deve ser monitorada e iniciada terapia preventiva, caso seja necessária. As possíveis sequelas da atrofia urogenital devem ser tratadas com formulações para uso tópico.[48] Recomenda-se, caso a descontinuação da TH seja necessária, a redução das doses lentamente por vários meses, pois a interrupção abrupta pode resultar no retorno dos sintomas vasomotores.[28]

CONSIDERAÇÕES FINAIS

O período do climatério é uma fase ímpar na vida das mulheres. Trata-se do período de transição entre a fase reprodutiva e a fase de senectude, marcado por intensas modificações físicas, psicológicas, concomitantes a marcante labilidade emocional. Para prestar melhor assistência a essas mulheres, é necessário conhecimento de toda a fisiologia e da fisiopatologia dessa etapa de suas vidas, sempre acompanhadas por atendimento global e humanizado. As decisões terapêuticas deverão sempre ser pautadas em conhecimento teórico atualizado e, principalmente, na disponibilidade de escuta do profissional, para que as queixas e dúvidas dessas mulheres possam ser prontamente sanadas.

Referências

1. Hargrove, JT, Eisenberg E. Menopause. Med Clin North AM 1995; 79(6):1337-56.
2. Rodrigues de Lima G, Baracat EC. Síndrome do climatério – conceito, fisiopatologia, quadro clínico e diagnóstico. In: Ginecologia Endócrina. São Paulo: Atheneu, 1995:253-98.
3. Soules M R, Sherman S, Parrot E, Rebar R, Santoro N, Utian W et al. Executive summary: Stages of reproductive aging workshop (STRAW). Fertil Steril 2001; 76(5):874-8.
4. Harlow S D, Gass M, Hall J E, Lobo R, Maki P, Rebar R W et al. Executive summary of the Stages of Reproductive Aging Workshop + 10: addressing the unfinished agenda of staging Workshop + 10: addressing the unfinished agenda of staging. Menopause. 2012; 19(4):387-95.
5. Speroff L. The perimenopause. Definitions, demography, and physiology. Obstet Gynecol Clin North Am 2002; 29:397-410.
6. Burger H G, Hale G E, Dennerestein L, Robertson D M. Cycle and hormone changes during perimenopause: the key role of ovarian function. Menopause. 2008; 15(4):603-12.
7. Guthrie J R, Dennerstein L, Taffe J R, Lehert P and Burger H G. The menopausal transition: a 9-year prospective population-based study. The Melbourne women's midlife health project. Climateric. 2004; 7:375-89.
8. Faddy M J, Gosden R G, Gougeon A, Richardson S J and Nelson J F. Accelerated disappearance of ovarian follicles in mid-life: implications for forecasting menopause. Hum Reprod. 1992; 7:1342-6.
9. Randolph JR , Crawford S, Dennerstein L, Cain K, Harlow S D, Little R et al. The value of follicle-stimulattin hormone concentration and clinical findings as markers of the late menopausal transition. J Clin Endocrinol Metab 2006; 91:3034-40.
10. Randolph J R, Zheng H, Sowers M R, Crandall C, Crawford S, Gold EB and Vuga M. Change in follicle-stimulating hormone and estradiol across the menopausal transition: effect of age at the final menstrual period. J Clin Endocrinol Metab. 2011; 96(3):0000-0000.
11. Mckinlay S M, Brambilla D J, Posner J G. The normal menopause transition. Maturitas. 1992; 14:103-15.
12. Santoro N, Brockwell S, Johnston J, Crawford S L, Gold E B, Harlow S D, et al. Helping midlife women predict the onset of the final menses: SWAN, the study of women´s health across the nation. Menopause. 2007; 14(3):415-24.
13. Takahashi TA and Johnson KM. Menopause. Med Clin N Am. 2015; 99:521-34.
14. Gruber C J, Tschugguel W, Schneeberger C, Huber J C. Mechanisms of disease: production and actions of estrogens. N Engl J Med. 2002; 346:340-52.
15. Simpson E R. Sources of estrogen and their importance. J Steroid Biochem Mol Biol. 2003; 86:225-30.
16. Speroff L, Fritz M A (eds.) Clinical Gynecologic Endocrinology & Infertility. Lippincott: Williams & Wilkins, 2005:25-96.
17. Pru JK. A spectrum of serum dehydroepiandrosterone and sex steroid levels in postmenopausal women. Menopause. 2011; 18(1):11-2.
18. Labrie F, Martel C, Balser J. Wide distribution of the serum dehydroepiandrosterone and sex steroid levels in postmenopausal women: role of the ovary? Menopause. 2011; 18(1):30-43.
19. Speroff L, Fritz M A (edits.) Clinical Gynecologic Endocrinology & Infertility. Lippincott: Williams & Wilkins, 2005:33-6.
20. Baglietto L, English DR, Hopper JL, MacInnis RJ, Morris HA, Tilley WD et al. Circulating steroid hormone concentrations in postmenopausal women in relation to body size and composition. Breast Cancer Res Treat 2009; 115:171-9.
21. Greene J G. Constructing a standard climacteric scale. Maturitas. 1998; 29:25-31.
22. Al-Safi Z A and Santoro N. Menopausal hormone therapy and menopausal symptoms. Fertil Steril. 2014. Article in press (http://dx.doi.org/10.1016/j.fertnstert. 2014.02.032).
23. Li C, Wilawan K, Samsioe G, Lidfeldt J, Agardh C-D, Nerbrand C. Health profile of middle-aged women: The women's health in the Lund area (WHILA) study. Hum Reprod. 2002; 17(5):1379-85.
24. Wodds N F, Mitchell E S. Symptoms during the perimenopause: prevalence, severity, trajectory, and significance in women's lives. Am J Med. 2005; 118(12b):14S-24S.
25. Xu J, Bartoces M, Neale AV, Dailey RK, Northrup J, Schwartz KL. Natural history of menopause symptoms in primary care patients: a metronet study. J Am Board Fam Pract. 2005; 18:374-82.

Atualidades em Climatério e Melhora da Qualidade de Vida da Paciente na Terceira Idade

26. Shifren J L and Gass M L S. The North American Menopause Society Recommendations for Clinical Care of Midlife Women. Menopause. 2014: 21(10):1038-62.
27. Manual de orientação em climatério. Febrasgo. 2010; 1-220. www.febrasgo.org.br
28. Shifren J L, Schiff I. Role of hormone therapy in the management of menopause. Obstet Gynecol. 2010; 115:839-55.
29. Sampselle C M, Harlow S D, Skurnick J, Bubaker L, Bondarenko I. Urinary incontinence predictors and life impact in ethnically diverse perimenopausal women. Obstet Gynecol. 2002; 100:1230-8.
30. Avis NE, Stellato R, Crawford S, Johannes C, Longcope C. Is there an association between menopause status and sexual functioning? Menopause. 2000; 7:297-309.
31. Gold E B, Sternfeld B, Kelsey JL, Brown C, Mouton C, Reame N et al. Relation of demographic and lifestyle factors to symptoms in a multi-racial/ethinic population of women 40-55 years of age. Am J Epidemiol 2000; 152:463-73.
32. Speroff L, Fritz M A. In: Speroff L, Fritz M A, editors. Clinical Gynecologic Endocrinology & Infertility. Lippincott: Williams & Wilkins; 2005:641-6.
33. Nahas EAP, Padoani NP, Nahas-Neto J, Orsatti FL, Tardivo AP, Dias R. Metabólic Syndrome and its associated risk factors in Brazilian postmenopausal women. Climateric. 2009; 12:431-8.
34. Speroff L, Fritz MA. In: Speroff L, Fritz MA (eds.) Clinical Gynecologic Endocrinology & Infertility. Lippincott: Williams & Wilkins; 2005:646-52.
35. Tardivo AP, Nahas-Neto J, Nahas EAP, Maesta N, Rodrigues MAH, Orsatti FL. Associations between healthy eating patterns and indicators of metabolic risk in postmenopausal women. Nutrition Journal. 2010; 9:64.
36. Lin JW, Caffrey JL, Chang MH, Lin YS. Se, menopause, metabolic syndrome, and all-cause and cause-especific mortality--cohort analysis from the third national health and nutrition health and nutrition examination survey. J Clin Endocrinol Metab. 2010: 95:Ahead to print.
37. Speroff L, Fritz MA (eds.) Clinical Gynecologic Endocrinology & Infertility. Lippincott: Williams & Wilkins; 2005:652-74.
38. Nejat EJ, Chervenak JL. The continuum of ovarian aging and clinicopathologies associated with the menopausal transition. Maturitas. 2010; 66:187-90.
39. Bainbridge KE, Sowers MF, Crutchfield M, Lin X, Jannausch M, Harlow SD. Natural history of bone loss over 6 years among premenopausal and early postmenopausal women. Am J Epidemiol. 2002; 156(5):410-7.
40. Fernandes CE, Pinho-Neto JSL, Gebara OCE et al. I Diretriz Brasileira sobre Prevenção de Doenças Cardiovasculares em Mulheres Climatéricas e a Influência da Terapia de Reposição Hormonal (TRH) da Sociedade Brasileira de Cardiologia (SBC) e da Associação Brasileira do Climatério (SOBRAC). Arq Bras Cardiol. 2008; 91(supl. 1):1-23.
41. Obunai K, Jani S, Dangas GD. Cardiovascular morbidity and mortality of the metabolic syndrome. Med Clin N Am. 2007; 91:1169-84.
42. Stolee P, Poss J, Cook R J, Byrne K, Hirdes J P. Risk factors for hip fracture in older home care clients. J Gerontol A Biol Sci Med Sci. 2009; 64A(3):403-10.
43. Nguyen ND, Eisman JA, Center JR, Nguyen TV. Risk factors for fracture in nonosteoporotic men and women. J Clin Endocrinol Metab 2007; 92:955-62.
44. Veronesi U, Boyle P, Goldhirsch A, Orecchia R, Viale G. Breast câncer. Lancet 2005; 365:1727-41.
45. The American Society for Reproductive Medicine. Estrogen and progestogen therapy in postmenopausal women. Practice Committee of the American Society for Reproductive Medicine. Fertil Steril 2008; 90:S88-102.
46. Mirkin S, Archer DF, Pickar JH and Komm BS. Recent advances help understand and improve the safety of menopausal therapies. Menopause. 2014; 22(3):351-60.
47. Manson JE, Bassuk SS. Invited commentary: hormone therapy and risk of coronary heart disease – why renew the focus on the early years of menopause? Am J Epidemiol. 2007; 166:511-7.
48. Position Statement. The 2012 Hormone Therapy Position Statement of The North American Menopause Society. Menopause. 2012; 19(3):257-71.
49. Hulley S, Grady D, Bush T, Furberg C, Randomized trial of estrogen plus progestin for secondary prevention of coronary heart disease in postmenopausal women (Heart and Estrogen/Progestin Replacement Study (HERS) Research Group). JAMA. 1998; 280:605-13.
50. Writing Group for the Women's Health Initiative Investigators. Risks and benefits of estrogen plus progestin in healthy postmenopausal women: principal results from the women's health initiative randomized controlled trial. JAMA. 2002; 288:321-33.
51. The Women's Health Initiative Steering Committee. Effects of conjugated equine estrogen in postmenopausal women with hysterectomy: the women's health initiative randomized controlled trial. JAMA. 2004; 291:1701-12.
52. Brinton EA, Hodis HN, Merriam GR, Harman SM, Naftolin F. Can menopausal hormone therapy prevent coronary heart disease? Trends in Endocrinology and Metabolism. 2008; 19(6):206-12.
53. Rossouw JE, Prentice RL, Manson JE, Wu L, Barad D, Barnabei VM et al. Postmenopausal hormone therapy and risk of cardiovascular disease by age and years since menopause. JAMA. 2007; 297(13):1465-77.
54. Schierbeck LL, Rejnmark L, Tofteng CL, Stilgren L, Eiken P, Mosekilde L et al. Effect of hormone replacement therapy on cardiovascular events in recently postmenopausal women: randomized trial. BMJ. 2012; 345:e6409.
55. Hodis HN, Mack WJ, Shoupe D, Azen SP, Stanczyk FZ, Hwang-Levine J et al. Methods and baseline cardiovascular data from the Early versus Late Intervention Trial with Estradiol testing the menopausal hormone timing hypothesis. Menopause. 2014; 22(4):391-401.

56. Postmenopausal Hormone Therapy: An Endocrine Society Scientific statement. J Clin Endocrinol Metab. 2010; 95:S7-S66.
57. The American College of Obstetricians and Gynecologists. Management of Menopausal Symptoms. Practice Bulletin Número 141. Obstet Gynecol. 2014; 123:202-16.
58. Canonico M, Oger E, Plu-Bureau G, Conard J, Meyer G, Lévesque H et al. Hormone therapy and venous thromboembolism among postmenopausal women. Impacto f the route of estrogen administration and progestogens: The ESTHER Study. Circulation. 2007; 115:840-5.
59. Consenso Brasileiro de Terapêutica Hormonal da Menopausa. 2014. (http://www.menopausa.org.br/).
60. Rodrigues MAH. Progestagênios e terapia de reposição hormonal. Femina. 2005; 33:249-54.

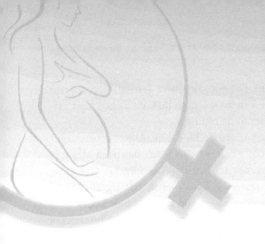

25

Dismenorreia Primária e Secundária

Eliana Aguiar Petri Nahas
Jorge Nahas-Neto
Márcio Alexandre Hipólito Rodrigues

INTRODUÇÃO

A dismenorreia caracteriza-se por menstruação difícil ou desconfortável. A dor uterina sob a forma de cólica manifesta-se no baixo ventre ou na região lombar, incidindo antes ou durante as menstruações. Esse quadro acomete aproximadamente 50% das mulheres na menacme, incapacitando 10% por 1 ou 2 dias.[1] Com frequência, as atividades diárias são negativamente afetadas pela dor. Na maior parte do mundo, bilhões de horas de trabalho são perdidas anualmente devido à dismenorreia. Classifica-se em dismenorreia primária, ou essencial, quando a manifestação surge sem evidência de estar relacionada com a doença orgânica genital. O diagnóstico baseia-se na história, no exame físico e nos exames complementares.[2] A dismenorreia primária acomete comumente pacientes com ciclos ovulatórios, 80% iniciando nos primeiros 2 anos pós-menarca, sendo fundamental o diagnóstico de exclusão de causa secundária. Alguns fatores foram relacionados com os desencadeantes dos fenômenos álgicos na menstruação, como fator obstrutivo, psicogênico, genético e endócrino, além da ação da vasopressina e das prostaglandinas.[3] Na dismenorreia primária, as prostaglandinas produzidas pelo endométrio provocam contratilidade miometrial anormal e modificações no fluxo sanguíneo local, causando isquemia uterina e dor.[1] Em virtude da estreita relação entre dismenorreia e prostaglandinas, medicamentos como os anti-inflamatórios não hormonais – bloqueadores da síntese das prostaglandinas – ganham destaque na terapêutica da dismenorreia primária.[4] A dismenorreia secundária ou adquirida aparece após a instalação de condição patogênica, como endometriose, doença inflamatória pélvica, adenomiose, mioma, estenose cervical, cistos ovarianos e uso de dispositivo intrauterino, entre outras.[1]

DISMENORREIA PRIMÁRIA

O termo dismenorreia é derivado de palavra grega que significa "fluxo mensal difícil". É usado para denominar a dor aguda cíclica que acomete as mulheres durante a menstruação ou algumas horas antes.[1] Classifica-se em dismenorreia primária (essencial, intrínseca ou idiopática) quando a manifestação surge sem evidência de estar relacionada com a doença orgânica genital.[3] Ocorre nos ciclos ovulatórios e geralmente inicia-se 6 a 12 meses após a menarca, com 80% delas nos dois primeiros anos da menacme e decrescendo com o envelhecimento da mulher.[1]

A incidência da dismenorreia, conforme antigos relatos, variava de 3% a 90%. A grande variabilidade de critérios usados para o diagnóstico, os fatores étnicos e culturais e a idade das pacientes tornam a incidência bastante ampla quando os dados dos diversos autores são comparados. Contudo, estima-se que pelo menos metade das mulheres jovens apresente cólicas menstruais significantes.[1] Banikarim e cols.[5] registraram prevalência de 85% de dismenorreia em 706 adolescentes hispânicas. As atividades afetadas incluíam falta de concentração (59%), exercício físico (36%), trabalho de casa (35%) e perda de aula (33%), entre outras. Burnett e cols.[6] interrogaram 1.546 mulheres canadenses com idade superior a 18 anos e com ciclos regulares; 60% delas relataram dismenorreia, limitante em 15% dos casos. A prevalência diminuiu com o avanço da idade e aumentou com o tabagismo. Em revisão sistemática, Latthe e cols.[7] avaliaram os fatores predisponentes à dismenorreia. Idade inferior a 30 anos, baixo peso, tabagismo, nuliparidade, fluxo menstrual intenso e transtornos psicológicos estavam associados ao distúrbio.

Claramente, o impacto da dismenorreia influencia negativamente a execução das atividades diárias das mulheres. Entre as mulheres na menacme, apenas 15% têm fluxos menstruais isentos de qualquer manifestação prévia. A incidência de dismenorreia primária é inversamente relacionada com a idade. Entre adolescentes e jovens, é queixa ginecológica comum, com prevalência de 80% a 90%.[8-10] É mais frequente entre as solteiras que entre as casadas (61% vs. 51%) e tende a melhorar e diminuir mais rapidamente de intensidade nas casadas, quando comparadas com as solteiras.[1] É forte a crença de que a dismenorreia é aliviada após a primeira gestação. Juang e cols.,[11] em estudo prospectivo observacional, investigaram o impacto da gravidez sobre a dismenorreia em 3.694 pacientes durante 8 anos. Mulheres com parto vaginal apresentaram significativa melhora da intensidade da dismenorreia, quando comparadas com aquelas submetidas à cesariana (51% vs. 33%, respectivamente). A influência genética, o estilo de vida (dieta e atividade física) e os fatores sociais, econômicos e culturais interferem nos sintomas.[3] Embora descrita e estudada desde a época hipocrática, a dismenorreia é fator de interesse nos dias atuais pelo fato de ser causa de absenteísmo e de redução da produtividade laboral e escolar, sendo motivo de prejuízos econômicos substanciais pela perda de horas de trabalho das mulheres acometidas.

O distúrbio caracteriza-se por dor, sob a forma de cólica, habitualmente na região do hipogástrio, podendo ocorrer irradiação para a região lombar ou a face anterior das coxas. Precede ou acompanha o início do fluxo menstrual e raramente ultrapassa 2 ou 3 dias de duração.[1] Pode ser classificada, de acordo com a intensidade da dor, em leve, moderada ou intensa[12] (Tabela 25.1). A dor uterina pode ser o centro de um conjunto de sintomas, como palidez, sudorese, cefaleias, náuseas, vômitos, aumento do número de evacuações e lipotimia, cabendo-lhe, dessa forma, a denominação de síndrome dismenorreica.[13] Em reduzida proporção de mulheres, há tendência ao alívio espontâneo da dismenorreia com o avançar da idade.[3]

Alguns fatores foram relacionados como possíveis desencadeantes dos fenômenos álgicos na menstruação, entre eles fator obstrutivo, psicogênico, genético e endócrino, além da ação da prostaglandinas e da vasopressina.[1] A atividade miometrial está aumentada na mulher dismenorreica. A alta atividade contrátil pode incrementar a pressão uterina e promover a redução do fluxo sanguíneo

Tabela 25.1 Classificação da dismenorreia segundo a intensidade.

Grau	Dor menstrual	Atividade diária	Sintomas sistêmicos	Analgésicos
Grau 0	Ausente	Não afetada	Nenhum	Não necessários
Grau 1	Leve	Raramente afetada	Nenhum	Raramente necessários
Grau 2	Moderada	Moderadamente afetada	Poucos	Necessários, propiciam alívio
Grau 3	Intensa	Inibida	Evidentes	Insuficientes

ao órgão com isquemia e dor.[12] A secreção de vasopressina e ocitocina é estimulada pelo estrogênio e antagonizada pela progesterona. A vasopressina é um estimulante uterino que causa contrações uterinas não rítmicas. A sensibilidade uterina a esse hormônio varia conforme o ciclo menstrual, sendo pronunciada na fase pré-menstrual. Níveis sanguíneos de vasopressina estão aumentados em mulheres com dismenorreia durante as menstruações, sem aumento proporcional da ocitocina.[1,14]

Na dismenorreia primária, prostaglandinas produzidas pelo endométrio levam a contratilidade miometrial anormal e modificações no fluxo sanguíneo local, causando isquemia perineural, sensibilizando as terminações nervosas uterina e provocando a dor.[15] A relação entre a elevação das prostaglandinas no endométrio e a existência de dismenorreia parece ter base genética. Fatores hereditários são significantes, pois há correlação entre esta e mães e filhas ou irmãs. As jovens cujas mães têm dismenorreia primária são significativamente mais propensas a cólicas.[16] Ocasionalmente, problemas psicossociais como fobia pela escola ou trabalho, história de violência sexual e outros transtornos pessoais ou familiares podem contribuir para baixo limiar de percepção à dor e aumento da ansiedade em torno das menstruações.[1]

As prostaglandinas (PG) parecem ter papel fundamental na gênese da dismenorreia.[9] Elas são encontradas em alta concentração na mucosa uterina humana, sobretudo no endométrio secretor e no tecido menstrual. Evidências baseadas na dosagem das PG no endométrio, por meio de estudos com lavado uterino e fluido menstrual, têm mostrado níveis significativamente elevados nas mulheres dismenorreicas quando comparadas com as não dismenorreicas.[1] Pickles e cols., acompanhando pacientes durante a puberdade, demonstraram que a quantidade de PG em pacientes com ciclo menstrual anovulatório correspondia a 20% da encontrada em mulheres com ciclo ovulatório.[17]

O aumento na produção e na secreção de prostanoides durante a menstruação causa atividade e contratilidade uterina anormais, resultando em cólicas dolorosas.[1,15] PG são hidrocarbonos com anel ciclopentano, produzidos a partir do ácido araquidônico, sob o controle de enzimas microssomais (isomerase e redutase). O ácido araquidônico derivado da hidrólise de fosfolípides das membranas pela enzima lisossomal fosfolipase A_2 é convertido em endoperóxidos cíclicos pela ação das enzimas cicloxigenases (COX-1, COX-2, COX-3). Considera-se que a COX-1 está envolvida nas funções fisiológicas normais, enquanto a COX-2 está mais relacionada com a inflamação e a dor; a função da COX-3 na espécie humana ainda está em investigação. Os endoperóxidos são então convertidos pela ação de enzimas microssomais em $PGF_{2\alpha}$, PGE_2, prostaciclina ou tromboxano A_2. Essa via de conversão do ácido araquidônico em prostaglandina é conhecida como via da cicloxigenase.[3] Com a diminuição de progesterona durante a luteólise, ocorrem instabilidade lisossomal e liberação da fosfolipase A_2, com geração de ácido araquidônico e ativação da via cicloxigenase e da lipoxigenase[8] (Figura 25.1).

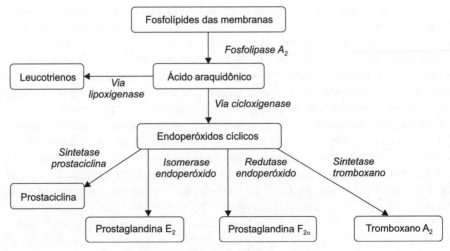

Figura 25.1 Biossíntese dos eicosanoides.[3]

São conhecidos dois principais tipos de prostaglandinas: $PGF_{2\alpha}$ e PGE_2. A prostaglandina $F_{2\alpha}$ predomina durante a fase lútea e no endométrio menstrual, sendo responsável pela contração uterina. Os efeitos da PGE_2 no miométrio são variáveis; em grande quantidade, causa inibição da atividade e relaxamento do miométrio.[17] Nas mulheres com dismenorreia primária, significativamente mais $PGF_{2\alpha}$ são produzidas e liberadas a cada menstruação, especialmente durante as primeiras 48 horas, e a razão $PGF_{2\alpha}$ /PGE_2 está aumentada.[1,3]

No miométrio, a $PGF_{2\alpha}$ estimula a musculatura lisa, produzindo contrações de alta frequência e não coordenadas.[3] Quando a atividade uterina é aumentada e anormal, o fluxo sanguíneo uterino é reduzido e a hipóxia se inicia. A isquemia uterina é importante componente no mecanismo da dor que surge na pelve. As contrações aumentadas constituem outro componente da dor em cólica. A PGE_2, os endoperóxidos cíclicos e, possivelmente, os leucotrienos hipersensibilizam as fibras sensoriais da dor no útero para a ação das bradicininas e outros estímulos físicos e químicos à dor. Mudanças nos prostanoides podem causar diretamente vasoconstrição, iniciando também a hipóxia uterina.[1]

É pouco conhecido o papel dos outros prostanoides – leucotrienos, prostaciclina e tromboxano – na dismenorreia primária. Estudos *in vitro* com cultura de células endometriais têm demonstrado que a biossíntese de leucotrienos em mulheres dismenorreicas é alta quando comparadas com mulheres sem dismenorreia.[18] Os leucotrienos estimulam as contrações uterinas e, por meio de ação vasoativa, podem controlar o sangramento. A produção uterina aumentada de leucotrienos pela enzima 5-lipoxigenase, mais do que pela via cicloxigenase, pode contribuir para algumas formas de dismenorreia não responsiva aos inibidores da síntese de prostaglandinas – aproximadamente 10% a 30% das pacientes com dismenorreia.[1,2]

O diagnóstico da dismenorreia primária baseia-se na história, no exame físico e em exames complementares.[2] Ao se caracterizar a dor, é importante determinar a gravidade, a duração, as características, a localização, a irradiação e sua relação com a menarca e as menstruações. A dismenorreia primária ocorre comumente nas pacientes com ciclos ovulatórios, iniciando-se nos primeiros 2 anos pós-menarca. É fundamental o diagnóstico de exclusão de causa secundária.[10] O exame físico deve excluir a presença de doenças orgânicas. Recomendam-se ultrassonografia pélvica e/ou transvaginal na impossibilidade de adequado exame ginecológico ou quando necessário para complementá-lo. Nos casos não responsivos ao tratamento medicamentoso, ou quando se suspeita de doença secundária, pode-se indicar a histeroscopia e/ou a videolaparoscopia.[2]

Na abordagem terapêutica da dismenorreia primária, algumas medidas gerais, como atividade física regular, alimentação leve e variada e suporte psicoterápico, são úteis para aliviar os quadros mais leves. Nas alterações do hábito intestinal concomitante, orienta-se dieta laxante ou constipante, adequada a cada caso. O tratamento é sintomático, de acordo com as necessidades de cada paciente. Banikarim e cols.[5] notaram que os métodos escolhidos para o alívio da dor foram: repouso (58%), fármacos (52%), compressas aquecidas (26%), chás (20%), exercícios (15%) e ervas (7%). A terapia medicamentosa consiste em analgésicos, relaxantes musculares, anticoncepcionais hormonais e anti-inflamatórios não esteroides (AINE).[3,4,19] Se após 3 a 6 meses de terapêutica apropriada não tiver ocorrido o alívio esperado, deve-se revisar o diagnóstico, investigando-se causas de dismenorreia secundária por meio de exames de imagens e/ou laparoscopia.[3,8,9]

Os AINE têm propriedades analgésicas, antitérmicas, anti-inflamatórias e antiagregantes plaquetárias. O principal efeito terapêutico dos AINE, descrito inicialmente em 1971 e aceito até hoje, é inibir a produção de prostaglandinas, mediadoras importantes da resposta inflamatória.[20] O ácido acetilsalicílico e os demais AINE convencionais têm essa ação mediante a inativação da cicloxigenase, acetilando ambas as isoenzimas (COX-1 e COX-2) covalentemente, inativando-as de forma reversível e não seletiva.[20] Recentemente, surgiram os AINE específicos, inibidores seletivos da COX-2, conhecidos como "coxibes" (Tabela 25.2). Todavia, todas as medicações desse tipo diminuem a quantidade de prostaglandinas no endométrio e no fluxo menstrual, por interferir na biossíntese destas. Os AINE reduzem a pressão intrauterina e a frequência das contrações uterinas por relaxamento da

Dismenorreia Primária e Secundária

Tabela 25.2 Grupos dos anti-inflamatórios não esteroides.

Salicilatos	Ácido acetilsalicílico, salicilato de sódio
Ácidos indolacéticos	Indometacina
Ácidos heteroarilacéticos	Diclofenaco, aceclofenaco
Ácidos arilpropiônicos	Naproxeno, ibuprofeno, cetoprofeno
Ácidos antranílicos	Ácido mefenâmico, ácido flufenâmico
Ácidos enólicos	Piroxicam, meloxicam
Sulfonanilidas	Nimesulida
Inibidores específicos da COX-2	1ª geração: rofecoxibe, celecoxibe 2ª geração: valdecoxibe, eforicoxibe, lumiracoxibe

musculatura lisa; ao mesmo tempo, a dor diminui pela redução da isquemia e do efeito analgésico. Geralmente, obtém-se alívio da dor em 80% a 85% das pacientes dismenorreicas.[1,3]

Uma revisão sistemática da Cochrane Library de 2003, que incluiu 63 estudos, confirmou a eficácia dos AINE no tratamento da dismenorreia de forma bastante significativa e concluiu haver pouca diferença entre os vários fármacos em termos de eficácia, ressalvando-se que os estudos que compararam as diversas substâncias eram de baixo poder para determinar tais diferenças.[4] Os AINE diferem entre si pela meia-vida plasmática, pelo pico de ação, pelos potenciais efeitos adversos e pelo custo. Embora sejam bem tolerados, estão associados a efeitos adversos principalmente sobre o trato gastrintestinal (dispepsia, úlcera e sangramento), que ocorrem em 1% a 2% dos casos, sendo dose e tempo-dependentes.[20] A seleção do mais apropriado AINE baseia-se na eficácia clínica comprovada, na rápida absorção para produzir início do alívio, na ampla margem de segurança, com baixo índice ulcerogênico, em efeitos colaterais mínimos e toleráveis e na meia-vida longa.[21] Os AINE devem ser administrados no início do fluxo menstrual e mantidos por 48 a 72 horas na dependência da adequação na posologia[3,12] (Tabela 25.3).

Os AINE convencionais constituíram-se em um grupo de fármacos inibidores tanto da COX-1 quanto da COX-2, o que justifica o paralelismo entre sua eficácia antálgica e anti-inflamatória e a ocorrência de efeitos adversos relacionados principalmente com o trato digestório, pela inibição da COX-1. Com o advento dos inibidores seletivos da COX-2, verifica-se maior tolerabilidade gástrica

Tabela 25.3 Posologia de alguns anti-inflamatórios não esteroides de uso corrente.

Fármaco	Dose em mg	Doses por dia
Ácido acetilsalicílico	500	4 a 6
Indometacina	25	3 a 6
Ácido mefenâmico	500	3
Ibuprofeno	200 a 400	2 a 4
Naproxeno	275	2 a 4
Cetoprofeno	100 a 150	2
Diclofenaco	50	2 a 3
Aceclofenaco	100	2
Piroxicam	20	1
Meloxicam	15	1
Nimesulida	100	2
Eforicoxibe	120	1
Celecoxibe	100 a 200	2
Lumiracoxibe	100 a 400	1 a 2

ao uso dos AINE.[3,22] Segundo Dawood,[3] a utilização de inibidores específicos da COX-2 melhora a dismenorreia, diminuindo a concentração de prostanoides no endométrio e, como consequência, a hipercontratilidade uterina. Apesar de ser válida a procura por substâncias mais específicas, deve-se ter em mente que o uso para dismenorreia primária é de curta duração, normalmente 1 a 3 dias em cada ciclo, e a incidência de efeitos colaterais costuma ser baixa com AINE. Assim também, em virtude de evidências de aumento do risco cardiovascular em usuários de algumas dessas substâncias por longo período, alguns "coxibes" foram retirados do mercado. Recentes estudos abertos comparativos mostram semelhante eficácia no alívio da dismenorreia primária entre os AINE convencionais e os inibidores seletivos da COX-2.[22,23] As contraindicações são úlceras pépticas, asma, hipersensibilidade aos AINE e doença hepática ou renal.[20]

Várias evidências indicam o endométrio como responsável pela dismenorreia, decorrente do aumento na produção e na secreção de prostanoides e também do desequilíbrio entre seus componentes (prostaglandinas, leucotrienos, tromboxanos e prostaciclinas).[20] Molnar e cols.[24] pesquisaram o efeito da ressecção endometrial por histeroscopia no tratamento da menorragia em 90 mulheres seguidas durante 12 meses. Os autores obtiveram melhora da dismenorreia preexistente na maioria dos casos, possivelmente relacionada com a sensível redução do endométrio. A dor pode ocorrer pela passagem de coágulos através do colo uterino. Por reduzir o sangramento menstrual, a ressecção pode levar à redução da dor. Assim também, a destruição do endométrio altera a produção de prostaglandinas, favorecendo o relaxamento uterino e o alívio da dismenorreia, além de maior efeito inibitório sobre a formação de leucotrienos que não são afetados pelos AINE (inibidores de prostaglandinas).[20]

Como a dismenorreia ocorre em ciclos ovulatórios, os contraceptivos hormonais constituem uma forma de tratamento da dismenorreia primária, sendo utilizados principalmente quando há necessidade de contracepção. O mecanismo de ação baseia-se na supressão da ovulação e na redução do volume menstrual e da espessura endometrial, e consequentemente das prostaglandinas, diminuindo a contratilidade uterina e a dor, além de um ambiente de anovulação desfavorável à formação dos prostanoides.[12,19] Administrados de forma contínua ou não, são efetivos em 70% das mulheres. Os contraceptivos hormonais parecem diminuir os valores de vasopressina encontrados em mulheres dismenorreicas. Assim, a redução das prostaglandinas e da vasopressina leva à diminuição da atividade uterina excessiva e desordenada.[1] O uso de contraceptivos hormonais também diminuiu a expressão da COX-2, melhorando o quadro clínico de dor.[25]

Recente revisão sistemática da Cochrane Library conclui haver evidência de que os anticoncepcionais hormonais orais (ACHO) de média dosagem que contêm progestogênios de primeira e segunda gerações sejam melhores do que o placebo. Nenhuma conclusão pode ser estabelecida sobre os ACHO de baixa dose em razão do menor número de estudos.[19] Em outra revisão sobre o uso dos ACHO na forma tradicional (21 dias com intervalo de 1 semana) ou estendido (28 dias ou mais sem pausa), os autores relatam que algumas pesquisas concluíram que o uso contínuo é igual ou pouco melhor que o uso com pausa para a dor menstrual. Contudo, os estudos randomizados são pequenos e de qualidade insuficiente.[26] Há indícios de que outros contraceptivos hormonais, como o acetato de medroxiprogesterona, o implante subdérmico de estonogestrel e o dispositivo intrauterino liberador de levonorgestrel, sejam efetivos no controle da dismenorreia, possivelmente por resultarem em redução do fluxo menstrual ou em amenorreia.[26,27] Todavia, esses métodos não são usados unicamente para controle da dismenorreia, mas escolhidos para as pacientes que desejam contracepção.

Se o alívio da dor é inadequado com o uso dos AINE e/ou anticoncepcionais hormonais, deve-se reavaliar doença pélvica; e a laparoscopia pode ser indicada. Se alguma doença pélvica causadora da dismenorreia é encontrada, a terapia apropriada deve ser instituída. Se nenhuma afecção for detectada, podem ser tentadas terapias alternativas, como os bloqueadores de canal de cálcio, os antagonistas do receptor de vasopressina, a estimulação elétrica transcutânea, a terapia térmica tópica, o magnésio, as vitaminas (E, B_1) e a acupuntura[3,8] (Figura 25.2).

Em aproximadamente 20% a 25% dos casos de dismenorreia, a terapêutica com AINE e/ou ACHO falha, havendo necessidade de formas alternativas de tratamento.[8] Pequenos estudos randomizados

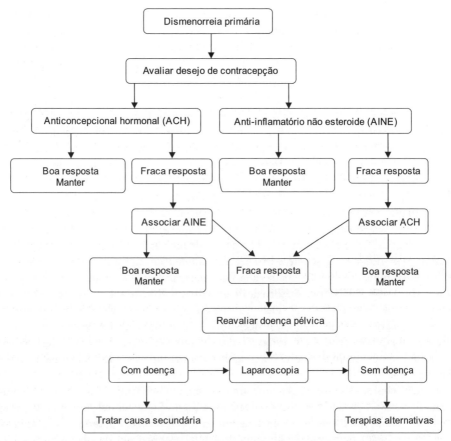

Figura 25.2 Conduta na dismenorreia primária.[3]

têm mostrado que a eletroestimulação nervosa transcutânea de alta frequência é eficaz para tratar a dor menstrual, ainda necessitando de mais investigações.[28] Em 2007, Tugay e cols.[29] avaliaram a eficácia da eletroestimulação em 34 mulheres (média de idade de 21,3 anos) com dismenorreia. Observaram que essa forma de terapia foi efetiva para o alívio da dor, não apresentando potenciais efeitos adversos. Do mesmo modo, a acupuntura parece ser eficaz para o alívio da dismenorreia em algumas pesquisas.[3,28] Em 2008, Witt e cols.[30] avaliaram 201 mulheres com dismenorreia submetidas a sessões de acupuntura. Após 3 meses, verificaram significante efeito terapêutico na dor menstrual e melhora na qualidade de vida em comparação com mulheres submetidas ao tratamento habitual.

Em 2008, Zhu e cols.[31] realizaram metanálise (Cochrane Library) para determinar a eficácia e a segurança das ervas medicinais chinesas no tratamento da dismenorreia primária. A revisão encontrou promissoras evidências a favor do uso dessa terapia; entretanto, os resultados são limitados pelos estudos com reduzido número de mulheres e baixa qualidade metodológica. Atualmente, não há evidências suficientes para recomendar terapêuticas dietéticas ou herbácias.[32] Outras medidas aplicáveis são tratamento psiquiátrico, apoio psicológico e uso de antidepressivos ou ansiolíticos, quando necessários.

A neurectomia pré-sacral era utilizada antigamente como último recurso, por estar associada a altas taxas de complicações. Recentemente, a denervação pélvica tem ressurgido com a introdução de técnicas minimamente invasivas como a videolaparoscopia, aparentemente mais segura. Mulheres com dismenorreia persistente e debilitante, nas quais a terapia medicamentosa falhou, podem se beneficiar da neurectomia pré-sacral.[33] Em recente metanálise, porém, concluiu-se que as evidências são insuficientes para recomendar a interrupção cirúrgica dos nervos pélvicos para tratar a dismenorreia, independentemente da causa.[34]

DISMENORREIA SECUNDÁRIA

A dismenorreia secundária, ou adquirida, aparece após instalação de condição patogênica como endometriose, doença inflamatória pélvica, adenomiose, mioma, pólipo endometrial, estenose cervical, malformações uterinas, cistos ovarianos e síndrome da congestão pélvica, entre outras.[1] A dor pode ser semelhante à da dismenorreia primária; no entanto, inicia-se 1 a 2 semanas antes da menstruação e persiste até o fim do sangramento. O início da dor tipo cólica menstrual após dois anos ou mais da menarca pode ser sinal de dismenorreia secundária. Esta pode ser subdividida em 2 grandes grupos, congestiva e espasmódica, conforme as doenças pélvicas subjacentes. O primeiro tipo (congestiva) normalmente é caracterizado pelo início da dor dias antes da menstruação, além de desconforto geral no abdome inferior, e inclui as seguintes causas: endometriose, adenomiose, doença inflamatória pélvica (DIP) e varizes pélvicas. O segundo tipo (espasmódica) caracteriza-se pelo início doloroso praticamente simultâneo ao início da menstruação e inclui mioma uterino, pólipo endometrial, malformação uterina, estenose cervical e dispositivo intrauterino (DIU).[35]

As manifestações da dismenorreia secundária costumam surgir alguns anos após a menarca, pois a maioria das doenças que a originam prevalece em idade mais tardia, diferentemente da dismenorreia primária. Além disso, a dor acontece não necessariamente em ciclos ovulatórios. O quadro álgico pode, inclusive, iniciar-se 1 ou 2 semanas antes da menstruação, no caso das causas congestivas, e persistir por alguns dias.[35] Histórico médico de doença inflamatória pélvica reincidente, menorragia, metrorragia, infertilidade, dor pélvica acíclica, dispareunia, infertilidade e cirurgia cervical prévia, entre outras, são características úteis da história, que podem indicar dismenorreia secundária ou mesmo causa subjacente desta. Na investigação das diferentes causas da dismenorreia secundária, são necessários exames complementares como a ultrassonografia pélvica transvaginal, a histeroscopia e a laparoscopia.[2,9,10]

A causa mais comum da dismenorreia secundária é a endometriose, que pode ser encontrada em aproximadamente 10% das jovens com dismenorreia grave que não respondem a tratamento.[10] A endometriose caracteriza-se pela presença de implante ectópico, extrauterino, de glândulas e/ou estroma endometriais.[36] Mulheres com endometriose têm sintomas que envolvem dismenorreia de caráter progressivo, dispareunia e infertilidade, reduzindo a qualidade de vida. Contudo, em pacientes com endometriose mínima, não palpável, a distinção entre dismenorreia primária e secundária pode ser difícil. O diagnóstico costuma ser firmado por meio da videolaparoscopia e biópsia das lesões.[37] As opções de tratamento são medidas terapêuticas medicamentosas (análogos do GnRH, progestogênios, ACHO, AINE) ou cirúrgicas.

A obstrução cervical com consequente estagnação do sangue menstrual é causa de dismenorreia secundária. A dilatação do canal cervical pode aliviar a dor por facilitar o fluxo menstrual, reduzir o contato das prostaglandinas menstruais com o miométrio e induzir parcial lesão da inervação paracervical.[3] Na miomatose uterina, a dismenorreia ocorre em 30% a 50% dos casos. O leiomioma pode determinar aumento da atividade muscular, demonstrável pelo registro da pressão intrauterina. Esse aumento contribui para dor em cólica referida pelas pacientes, podendo ser acompanhada por sensação de peso no hipogástrio com irradiação para a região lombossacra e os membros inferiores.[38] A adenomiose caracteriza-se pela invasão do miométrio pelo tecido endometrial. Em mulheres com adenomiose, as metaloproteinases causam angiogênese na musculatura lisa uterina, desencadeando a dismenorreia. Essa doença deve ser considerada em pacientes acima de 35 anos com dismenorreia de início tardio. Contudo, o diagnóstico pode ser realizado apenas no exame anatomopatológico do útero.[39] Nas mulheres usuárias de DIU, observa-se menorragia associada à dismenorreia secundária em aproximadamente 10% das usuárias no primeiro ano até 50% nos 5 anos de uso. Nesses casos, estudos revelam reação inflamatória na cavidade endometrial com aumento na produção e na liberação de prostaglandinas.[40]

Desse modo, a gênese da sintomatologia álgica na dismenorreia secundária está na dependência de sua causa, merecendo tratamento específico de acordo com a doença presente, cada uma se constituindo em um capítulo à parte (Tabela 25.4). Todavia, a dor da dismenorreia secundária pode

Dismenorreia Primária e Secundária

Tabela 25.4 Tratamento da dismenorreia secundária.

Endometriose	AINE, ACHO, progestogênios, análogos do GNRH
Mioma	AINE, agonista do GnRH, miomectomia, histerectomia
Pólipos	Ressecção por histeroscopia ou curetagem
Adenomiose	AINE, histerectomia
DIP	AINE, antibioticoterapia
Obstrução cervical	Dilatação cervical
DIU	AINE, remoção do DIU

também se associar ao aumento das prostaglandinas. Estas são mediadoras de reação inflamatória e, consequentemente, podem ter valores elevados em caso de doença inflamatória pélvica, condição em que a dor pélvica é frequente. As concentrações de $PGF_{2\alpha}$ são elevadas no endométrio de pacientes com endometriose, mioma, pólipo ou DIU, todas podendo ser acompanhadas de dismenorreia secundária.[21,36] Matsuazaki e cols.[41] avaliaram a expressão da COX-2 no endométrio tópico de pacientes portadoras de endometriose grave e dismenorreia. Encontraram que a expressão elevada da COX-2 nas células estromais do endométrio exerce importante papel na gênese da dismenorreia em pacientes com endometriose. Dessa forma, o bloqueio na biossíntese das prostaglandinas endometriais pode ser interessante na dismenorreia secundária, por meio da utilização dos AINE e anticoncepcionais hormonais, nem que seja apenas de forma paliativa e temporária.[35] Em alguns casos, o implante de etonogestrel e o DIU de levonorgestrel podem ser úteis, por reduzirem o fluxo menstrual.[19,27,40]

Referências

1. Dawood MY. Dysmenorrhoea. Infertil Reprod Med Clin North Am 1995; 6:363-77.
2. Dawood MY. Dysmenorrhoea: clinical evidence with piroxicam-beta-cyclodextrin. Clin Drug Invest 2000; 19(Suppl2): 37-40.
3. Dawood MY. Primary dysmenorrheal: advances in pathogenesis and management. Obstet Gynecol 2006; 108:428-41.
4. Marjoribanks J, Proctor ML, Farquhar C. Nonesteroidal anti-inflamatory drugs for primary dysmenorrhea. Cochrane database Syst Rev 2003; (4):CD001751.
5. Banikarim C, Chacko MR, Kelder SH. Prevalence and impact of dymenorrhea on hispanic female adolescents. Arch Pediatr Adolesc Med 2000;154:1226-9.
6. Burnett MA, Antão V, Black A et al. prevalence of primary dysmenorrheal in Canada. J Obstet Gynecol Can 2005; 27:765-70.
7. Latthe P, Mignini L, Gray R, Hills R, Khan K. Factors predisposing women to chronic pelvic pain: systematic review. BMJ 2006; 332:749-55.
8. Doty E, Attaran M. Manging primary dismenorrhea, J Pediatr Adolesc Gynecol 2006; 19:341-4.
9. French L. Dysmenorhea in adolescents: diagnosis and treatment. Pediatr Drugs 2008; 10:1-7.
10. Harel Z. Dysmenorhea in adolescents. Ann N Y Acad Sci 2008; 1135:185-95.
11. Juang CM, Yen MS, Twu NF, Horng HC, Yu HC, Chen CY. Impact of pregnancy on primary dysmenorrheal. In J Gynaecol Obstet 2006; 92:221-7.
12. Deligeoroglou E. Dysmenorrhea. Ann NY Acad Sci 2000; 900:237-44.
13. Coco AS. Primary dysmenorrheal. American Family Physician 1999; 60:489-96.
14. Akerlund M. Involvement of oxytocin and vasopressin in the pathophysiology of preterm labor and primary dysmenorrheal. Progress in Brain Research 2002; 139:359-63.
15. Jabour HN, Sales KJ. Prostaglandin receptor signaling and function in human endometrial pathology. Trends Endocrinol Metab 2004; 15:398-404.
16. Harlow AD, Park M. A longitudinal study of risk factors for the occurrence, duration and severity of menstrual cramps in a cohort of college women. Br J Obstet Gyencol 1996; 103:1134-2.
17. Pickles VR, Hall WJ, Best FA, Smith GN. Prostaglandins in endometrium and menstrual fluid from normal and dymenorrhoeic subjects. J Obstet Gynaecol Br Commonw 1965; 72:185-92.
18. Bieglmayer C, Hofer G, Kainz C et al. Concentrations of various arachidonic acid metabolites in menstrual fluid are associated with menstrual pain and are influenced by hormonal contraceptives. Gynecol Endocrinol 1995; 9:307-12.
19. Proctor ML, Roberts H, Farquhar C. Combined oral contracptive pill (OCP) as tretament for primay dysmenorrhoea (Cochrane Review). In: The Cochrane Library, 2003.
20. Brenol JCT, Xavier RM, Marasca J. Antiinflamatórios não hormonais (AINHs) convencionais. RBM 2000; 57:33-40.

21. Borges PCG, Ramos JFD, Depes DB et al. Dismenorreia e endométrio. Femina 2007; 35:789-95.
22. Ranong CN, Sukcharoen N. Analgesic effect of eterocoxib in secondary dysmenorhea: a randomized, double-blind, crossover, controlled trial. J Reprod Med 2007; 52:1023-9.
23. Chantler I, Mitchell D, Fuller A. the effect of three cyclo-oxygensase inhibitors on intensity of primary dysmenorrheal pain. Clin J Pain 2008; 24:39-44.
24. Molnar BG, Baumann R, Magos AL. Does endometrial resection help dysmenorrhea? Acta Obstet Gynecol Scand 1997; 76:261-5.
25. Maia H, Maltez A, Studard E, et al. Effect of the mesntrual cycle and oral contraceptives on cyclooxygenase-2 expression in the endometrium. Gyencol Endocrinol 2005; 21:57-61.
26. Edelman AB, Gallo MF, Jensen JT, Nichols MD, Schultz KF, Grimes DA. Continuous or extended cycle vs. cyclic use of combined oral contraceptives for contraception. Cochrane Database Syst Rev 2005; (3):CD004695.
27. Jensen JT. Noncontraceptive applications of the levonorgestrel intrauterine system. Curr Womens Health Rep 2002; 2:417-22.
28. Proctor ML, Smith CA, Farquhar CM, Stones RW. Transcutaneous electrical nerve stimulation and acupuncture for primary dysmenorrhea (Cochrane Review). In: The Cochrane Library, issue 2, 2005.
29. Tugay N, Akbayrak T, Demirtürk F et al. Effectiveness of transcutaneous electrical nerve stimulation and interferential current in primary dysmenorrheal. Pain Med 2007; 8:295-300.
30. Witt CM, Reinhold T, Brinkhaus B, Roll S, Jena S, Willich SN. Acupuntue in patients with dysmenorrhea: a randomized study on clinical effectiveness and cost-effectiveness in usual care. Am J Obstet Gyencol 2008; 198:166.e1-8.
31. Zhu X, Proctor M, Bensoussan A, Wu E, Smith CA. Chinese herbal medicine for primary dysmenorrhea. Cochrane Database Syst Rev 2008; (2):CD005288.
32. Proctor ML, Murphy PA. Herbal and dietary therapies for primary and secondary dysmenorrhea (Cochrane Review). In: The Cochrane Library, issue 2, 2005.
33. Lee TT, Yang LC. Pelvic denervation procedures: a current reappraisal. In J Gynaecol Obstet 2008; 101:304-8.
34. Proctor ML, Farquhar C, Sinclair OJ, Johnson NP. Surgical interruption of pelvic nerves pathways for primary and secondary dysmenorrhea (Cochrane Review). In: The Cochrane Library, issue 2, 2005.
35. Jolin JA, Rapkin. A pelvic pain and dysmenorrhea. In Berek JS (ed). Novak's Gynecology. Philadelphia: Lippincott Williams & Wilkins, 2002:421.
36. Wu MH, Shoji Y, Chuang PC, Tsai SJ. Endometriosis: disease pathophysiology and the role of prostaglandins. Expert Rev Mol Med 2007; 9:1-20.
37. Murphy AA. Clinical aspects of endometriosis. Ann N Y Acad Sci 2002; 955:1-10.
38. Benda JA. Pathology of smooth muscle tumors of the uterine corpus. Clin Obstet Gynecol 2001; 44:350-63.
39. Li T, Li YG, Pu DM. Matrix metalloproteinase-2 and 9 expression correlated wisth angiogenesis in human adenomyosis. Gynecol Obstet Invest 2006; 62:229-35.
40. ESHRE Capri Workshop Group. Intrauterine devices and intrauterine systems. Hum Reprod 2008; 14:197-208.
41. Matsuzaki S, Canis M, Pouly JL et al. Cyclooxygenase-2 expression in deep endometrioseis and matched eutopic endometrium. Fertil Steril 2004; 82:1309-15.

26

Transtornos Menstruais

Carolina Fernandes Guimarães
Márcio Alexandre Hipólito Rodrigues

TENSÃO PRÉ-MENSTRUAL (TPM) E TRANSTORNO DISFÓRICO PRÉ-MENSTRUAL (TDPM)

A tensão pré-menstrual (TPM) ou síndrome pré-menstrual (SPM) é a ocorrência cíclica de um conjunto de sintomas (alterações físicas, do humor, cognitivas e comportamentais) com início em torno de 2 semanas antes da menstruação e alívio rápido após o início do fluxo menstrual[1-5] São sintomas leves, podendo acometer até 80% das mulheres.[1,6]

A TPM deve ser distinguida do transtorno disfórico pré-menstrual (TDPM), que é mais intenso ou extremo, com prejuízos sociais, familiares ou profissionais, sendo a oscilação do humor o fator mais perturbador e debilitante entre os sintomas descritos.[1,7,8] Acomete cerca de 3% a 11% das mulheres, que irão necessitar de auxílio profissional.[1,6]

SINTOMAS DA TPM

A síndrome pré-menstrual foi caracterizada por mais de 100 sinais e sintomas físicos e psicológicos diferentes, como:[2,9]

- Distensão abdominal.
- Ansiedade.
- Mastalgia.
- Crises de choro.
- Depressão.
- Cansaço.
- Irritabilidade.
- Sede.
- Edema de membros inferiores.
- Alterações do apetite (compulsão por alimentos ricos em carboidratos e chocolate).

CRITÉRIOS UTILIZADOS PARA PESQUISAR TDPM

Os critérios seguem o *Manual de Diagnóstico e Estatística* da Associação Psiquiátrica Americana, atualizado em 2013.[6,10]

A. Os sintomas devem ocorrer durante a semana anterior à menstruação e remitir poucos dias após o início desta. Cinco dos seguintes sintomas devem estar presentes e, pelo menos, um deles deve ser o de número 1, 2, 3 ou 4:
   1. Humor deprimido, sentimentos de falta de esperança ou pensamentos autodepreciativos.
   2. Ansiedade acentuada, tensão, sentimento de estar com os "nervos à flor da pele".
   3. Significativa instabilidade afetiva.
   4. Raiva ou irritabilidde persistente e conflitos interpessoais aumentados.
   5. Interesse diminuído pelas atividades habituais.
   6. Sentimento subjetivo de dificuldade em se concentrar.
   7. Letargia, fadiga fácil ou acentuada falta de energia.
   8. Alteração representativa do apetite, excessos alimentares ou avidez por determinados alimentos.
   9. Hipersônia ou insônia.
   10. Sentimentos subjetivos de descontrole emocional.
   11. Outros sintomas físicos, como sensibilidade ou inchaço das mamas, dor de cabeça, dor articular ou muscular e sensação de inchaço geral – "ganho de peso".
B. Os sintomas devem interferir ou trazer prejuízo no trabalho, na escola, nas atividades cotidianas ou nos relacionamentos.
C. Os sintomas não devem ser apenas de exacerbação de outras doenças (p. ex., síndrome de fadiga crônica ou fibromialgia).
D. Os critérios A, B e C devem ser confirmados por anotações prospectivas em diário durante pelo menos dois ciclos consecutivos.[11]

DIAGNÓSTICO

O diagnóstico é clínico. Não há dosagem de hormônios ou marcadores circulantes específicos associados aos sintomas pré-menstruais.[8,12]

É importante que a mulher registre por pelo menos dois ciclos a intensidade dos sintomas diariamente e anote separadamente do registro das emoções e do comportamento para evitar confundir as percepções das pacientes. Isso porque qualquer fase do ciclo é vulnerável ao estresse da vida.[11,13]

ETIOLOGIA

Muitas teorias têm sido propostas, porém sem conclusão para que um único fator explique os sintomas e a fisiopatologia da TPM e da TDPM.[2,9] A expressão de sintomas durante fases específicas do ciclo menstrual leva os pesquisadores a formularem hipóteses do envolvimento dos hormônios gonadais na fisiopatologia dos distúrbios pré-menstruais.[14]

O estrogênio, por influência no sistema serotonina, é relacionado com o bem-estar e o bom humor.[14] Enquanto isso, o declínio da progesterona, característico da fase lútea, pode estar relacionado com o ácido gama-aminobutírico (GABA) e seus efeitos no sistema nervoso central (SNC).[15]

Por isso, fármacos que elevam a disponibilidade da substância reduzem a ansiedade e têm efeito antidepressivo. Ao contrário, dietas pobres em triptofano e antagonistas de recaptadores de serotonina podem despertar os sintomas.[16]

Estudos têm demonstrado significativa baixa de serotonina total em comparação com grupo-controle nos últimos 10 dias do ciclo e a exacerbação de sintomas, quando ocorre depleção de triptofano. Um possível aumento agudo no tônus serotoninérgico pode ser resultante da queda rápida dos esteroides gonadais, típica da fase lútea. Isso explica o início agudo dos sintomas e sugere uma etiologia diferente das doenças afetivas que ocorrem de maneira mais gradual.[16]

Quanto aos hormônios hipotalâmicos, a maioria dos estudos não identificou anormalidades específicas quando foram comparadas mulheres com TPM ou TDPM e mulheres do grupo-controle.[6,17] Supõe-se que os sintomas pré-menstruais possam ocorrer como resultado de diferença na sensibilidade aos efeitos da alteração do humor. A causa dessa diferença na sensibilidade é, provavelmente, multifatorial, sendo uma parte determinada geneticamente.[18,19]

Foram relatadas alterações do ritmo circadiano e anormalidades na secreção de melatonina, cortisol, prolactina e hormônios da tireoide.[20]

GABA, endorfinas e cálcio podem estar todos envolvidos na etiologia.[6] Diferenças no metabolismo do cálcio podem resultar na redução da responsividade ao metabolismo da vitamina D, que pode servir de gatilho para sintomas da TPM. Em mulheres com TPM, ocorrem elevação do GABA na fase lútea e diminuição da sensibilidade dos receptores GABA A.[6]

Mulheres com TDPM têm alterações no processamento e na regulação de informações de caráter afetivo durante a fase lútea, apresentando ativação anormal em regiões específicas do cérebro. Estudos de imagem demonstraram alterações em ressonância nuclear magnética (RNM) em áreas de cérebro de acordo com diferentes estímulos (positivos e negativos) no córtex e na amígdala, comparando mulheres com TDPM a controles.[21]

Diferenças nos níveis de betaendorfinas entre período periovulatório e pré-menstrual foram encontradas em mulheres com TPM. A hipótese proposta é de que há diminuição nos níveis de opioides endógenos, o que explica os sintomas de mais sensibilidade à dor.[6]

Em mulheres que se queixaram de sintomas de retenção hídrica e mastalgia, estudos não confirmaram se isso se deve a alterações na resposta dos tecidos aos hormônios periféricos ou se ao efeito de baixa tolerância à dor. Causas ambientais podem também estar relacionadas com a TPM. Entre elas, ressalta-se o papel da dieta. Alguns alimentos parecem ter importante implicação no desenvolvimento dos sintomas, como chocolate, cafeína, sucos de frutas e álcool.[13]

As deficiências de vitamina B_6 e de magnésio são consideradas. Porém, até o momento, não foi confirmado o papel desses nutrientes na causa ou no tratamento.[13] Os fatores sociais parecem exercer mais influência no agravamento de sintomas, não havendo estudos consistentes correlacionando-os etiologicamente com o TDPM.[13]

TRATAMENTO

Existem várias opções de tratamento para aliviar os sintomas da TPM e TDPM, porém poucos com boa evidência clínica. Melhores resultados têm sido observados em terapias combinadas, como uso de farmacoterapias, anticoncepcionais, atividade física, mudanças na alimentação, terapia cognitivo, antroposofia, homeopatia, massagens e acupuntura.[2,22,23]

Inibidores seletivos de recaptação de serotonina (ISRS)

São considerados a primeira opção de tratamento para mulheres com sintomas intensos de humor.[23,24] Demonstraram eficácia no tratamento, com melhora em 60 a 90% dos casos com relação ao placebo, este com 30 a 40%.[6,25,26]

O mecanismo de ação dos inibidores de recaptação de serotonina nos transtornos menstruais não é resultado de seu efeito antidepressivo. Ao contrário, sua ação é rápida na TPM e na TDPM, o que possibilita sua utilização apenas ao início dos sintomas (geralmente 7 dias antes da menstruação), suspendendo-se o uso quando cessar a menstruação ou 3 dias após o término desta.[27-29]

Quanto ao uso contínuo ou intermitente dos ISRS, o intermitente mostrou ser eficaz para sintomas como irritabilidade, labilidade e mudanças de humor. Porém, para sintomas somáticos, depressão e fadiga, o uso contínuo mostrou mais eficácia. O uso intermitente obteve como vantagem melhor aceitação das mulheres, principalmente quanto aos efeitos colaterais relacionados com o sexo (anorgasmia e diminuição da libido).[23,24,30]

O uso de recaptadores de serotonina promoveu alguns efeitos paliativos na melhora dos sintomas como retenção hídrica e mastalgia.[25] Com relação à mastalgia, a bromocriptina e a planta *Vitex agnus castus* (conhecida com os nomes populares de alecrim-de-angola, agno-casto, árvore-da-castidade, cordeiro-casto, flor-da-castidade e pimenteiro-silvestre) mostraram ser efetivas, assim como a administração de danazol e antagonistas de receptores de estrogênios.[27]

Outros antidepressivos

O lítio não exibiu eficácia nos distúrbios menstruais.[31,32] Benzodiazepínicos como alprazolam obtiveram melhora apenas no controle de insônia e de extrema ansiedade, além de exigirem melhor monitoração devido ao risco de dependência.

Hormônios

Contraceptivos orais

Há evidência sobre o uso de anticoncepcionais orais.

A associação da drospirenona ao etinilestradiol demonstrou benefícios em relação a outras drogas. Os efeitos da drospirenona estão ligados aos efeitos antialdosterona e antiandrogênico. Os androgênios estão relacionados com os sintomas de irritabilidade e agressividade.[33-35]

O tratamento com progesterona ou estrogênio não é promissor. Também não há estudos suficientes que mostrem que a deficiência de progesterona é a causa dos sintomas.[36]

Agonistas do GnRH

Ooforectomias clínica (agonistas do GnRH) e cirúrgica foram relatadas com alto grau de sucesso. Não é possível fazer um estudo duplo-cego e o mecanismo de ação é incerto.

Os agonistas do GnRH (p. ex., goserelina, Zoladex®) foram eficazes em suprimir o ciclo hormonal, porém podem induzir menopausa precoce e aumentar o risco de osteoporose. Assim, pode ser necessária suplementação com estrogênio e progesterona e provocar o retorno de alguns sintomas.[37-41]

Tratamento cirúrgico

A ooforectomia cirúrgica é um tratamento permanente, mas invasivo, e deve ser considerada apenas como última opção, quando os tratamentos conservadores falharam. Além disso, em pacientes jovens é recomendada a preservação dos ovários para que não haja menopausa precoce idiopática, a não ser em casos em que os sintomas da TPM e TDPM sejam tão intensos e debilitantes que provoquem a necessidade de ooforectomia bilateral.[42-44] Um primeiro tratamento por dois a três meses com agonistas do GnRH é um bom modo de simular o efeito da ooforectomia e se esse tratamento cirúrgico será realmente útil.[41]

Outros tratamentos

Alterações no estilo de vida e outras intervenções benignas são eficazes em algumas pacientes com TPM, como:

- Diminuição no consumo de cafeína, álcool e açúcar.
- Abandono do tabagismo.
- Exercício regular, como atividade aeróbica, aumenta o humor e a energia (exercícios como ioga aumentam o GABA).[4,5]
- Refeições regulares e alimentação nutritiva (elevar o consumo de carboidratos complexos – arroz, aveia, feijão, massas, batata, milho, pão).[13]
- Sono adequado.
- Redução do estresse.

Nenhum dos tratamentos descritos mostrou mais benefícios que o placebo:

- Vitamina B_6.
- Magnésio.
- Óleo de prímula – segundo a crença popular, alivia sintomas mamários, porém não há nenhuma evidência científica quanto aos demais sintomas.[46]

É importante que o médico conheça esse distúrbio para poder compreender a paciente, valorizando as principais queixas e, consequentemente, estabelecer o melhor tratamento para cada uma dessas mulheres.

Referências

1. Halbreich U, Backstrom T, Eriksson E, O'Brien S, Calil H, Ceskova E et al. Clinical diagnostic criteria for premenstrual syndrome and guidelines for their quantification for research studies. Gynecological Endocrinology 2007; 23(3):123-30.
2. Tolossa FW, Bekele ML. Prevalence, impacts and medical managements of premenstrual syndrome among female students:cross-sectional study in College of Health Sciences, mekelle University, Mekelle, northern Ethiopia. BMC Womens Health 2014; 14:52.
3. Freeman E, Sondheimer S. Premenstrual dysphoric disorder: recognition and treatment. Primary Care Companion J Clin Psychiatry 2003; 5:30-9.
4. Halbreich U. The diagnosis of premenstrual syndromes and premenstrual dysphoric disorder – clinical procedures and research perspectives. Gynecol Endocrinol. 2004; 19:320-34.
5. Johnson S. Premenstrual syndrome, premenstrual dysphoric disorder, and beyond: a clinical primer for practitioners. Obstet Gynecol. 2004; 104:845-59.
6. Pearlstein T, Steiner M, Premenstrual dysphoric disorder: burden of illness and treatment update. J Psychiatry Neuroscience. 2008; 33(4):291-301.
7. Frank B, Dixon D, Grosz H. Conjoint monitoring of symptoms of premenstrual syndrome: impact on marital satisfaction. J Couns Psychol. 1993; 40:109-14.
8. Borenstein J, Dean B, Endicott J, Wong J, Brown C, Dickerson V et al. Health and economic impact of the premenstrual syndrome. J Reprod Med. 2003; 48:515-24.
9. Cunningham J et al. Update on Research and Treatment of Premenstrual Dysphoric Disorder. Harvard Review of Psychiatry. 2009; 17(2):120-37.
10. Halbreich U et al. Clinical Diagnostic Criteria for Premenstrual Syndrome and Guidelines for Their Quantification for Research Studies. Gynecological Endocrinology. 2007; 23(3):123-30.
11. American Psychiatric Association. Diagnostic and statistical manual of mental disorders. 4th ed. 2000.
12. Yonkers K et al. Premenstrual Syndrome. Lancet 2008; 371 (9619):1200-10.
13. Dante G, Facchinetti F. Herbal treatments for alleviating premenstrual symptoms: a systematic review. J Psychosom Obstet Gynaecol. 2011; 32(1):42-51.
14. Valadares G, Ferreira L, Filho H, Silva M. Transtorno disfórico pré-menstrual revisão – conceito, história, epidemiologia e etiologia. Rev. Psiquiatr. Clín. 2006;33(3).
15. Speroff L, Endocrinologia Ginecológica Clínica e infertilidade – 5. ed. São Paulo. Editora Manole. 1995.
16. Lesch K, Bengel D, Heils A et al. Association of anxietyrelated traits with a polymorphism in the serotonin transporter gene regulatory region. Science. 1996; 274:1527-31.
17. Hariri A, Mattay V, Tessitore A et al. Serotonin transporter genetic variation and the response of the human amygdala. Science. 2002; 297:400-3.
18. Menkes D, Coates D, Fawcett J. Acute tryptophan depletion aggravates premenstrual syndrome. J Affect Disord. 1994; 32:37-44.
19. Eriksson O, Backstrom T, Stridsberg M et al. Differential response to estrogen challenge test in women with and without premenstrual dysphoria. Psychoneuroendocrinology. 2006; 31:415-27.
20. Schmidt P, Nieman L, Danaceau M et al. Differential behavioral effects of gonadal steroids in women with and in those without premenstrual syndrome. N Engl J Med. 1998 338:209-16.
21. Rubinow D, Schmidt P. Gonadal steroid regulation of mood: the lessons of premenstrual syndrome. Front Neuroendocrinol. 2006; 27:210-6.
22. Jang SH, Kim DI, Choi MS. Effects and treatment methods of acupuncture and herbal medicine for premenstrual syndrome-premenstrual dysforic disorder: systematic review.BMC Complement Altern Med 2014; 14:11.
23. Alba P, Rodriguez C. Premenstrual syndrome and dysphoric premenstrual syndrome.Vertex 2014 sep-oct; 25(117):370-6.
24. Lovick T. SSRIs and the female brain – potencial for utilizing steroid-stimulating properties to treatmenstrual cycle-linked dysphorias. Psychopharmacol. December 2013; 27:1180-5.
25. Lesch K, Bengel D, Heils A et al. Association of anxietyrelated traits with a polymorphism in the serotonin transporter gene regulatory region. Science. 1996; 274:1527-31.
26. Hariri A, Mattay V, Tessitore A et al. Serotonin transporter genetic variation and the response of the human amygdala. Science. 2002; 297:400-3.

27. Menkes D, Coates D, Fawcett J. Acute tryptophan depletion aggravates premenstrual syndrome. J Affect Disord. 1994; 32:37-44.
28. Parry B, Berga S, Kripke D et al. Altered waveform of plasma nocturnal melatonin secretion in premenstrual depression. Arch Gen Psychiatry. 1990; 47:1139-46.
29. Floody O, Pfaff D. Aggressive behaviour in female hamsters: the hormonal basis for fluctuations in female aggressiveness correlated with estrous state. J Comp Physiol Psychol. 1977; 91:443-64.
30. Wyatt K, Dimmock P, O'Brien P. Selective serotonin reuptake inhibitors for premenstrual syndrome. Cochrane Database Syst Rev. 2002; (4):CD001396.
31. Yonkers K, Clark R, Trivedi M. The psychopharmacological treatment of non major mood disorders. Basel: Karger, 1997.
32. Yonkers K, Holthausen G, Poschman K, Howell H. Symptomonset treatment for women with premenstrual dysphoric disorder. J Clin Psychopharmacol. 2006; 26:198-202.
33. Sundstrom I, Nyberg S, Bixo M, S H, Backstrom T. Treatment of premenstrual syndrome with gonadotropin-releasing hormone agonist in a low dose regimen. Acta Obstet Gynecol Scand. 1999; 78:891-9.
34. Wyatt K, Dimmock P, Ismail K, Jones P, O'Brien P. The effectiveness of GnRHa with and without 'add-back' therapy in treating premenstrual syndrome: a meta analysis. BJOG. 2004; 6:585-93.
35. Casper R, Hearn M. The effect of hysterectomy and bilateral oophorectomy in women with severe premenstrual syndrome. Am J Obstet Gynecol. 1990; 162:105-9.
36. Freeman E, Sondheimer S, Sammel M, Ferdousi T, Lin H. A preliminary study of luteal phase versus symptom-onset dosing with escitalopram for premenstrual dysphoric disorder. J Clin Psychiatry. 2005; 66:769-73.
37. Kornstein S, Pearlstein T, Fayyad R, Farfel G, Gillespie J. Low-dose sertraline in the treatment of moderate-tosevere premenstrual syndrome: efficacy of 3 dosing strategies. J Clin Psychiatry. 2006; 67:1624–32.
38. Sundblad C, Wikander I, Andersch B, Eriksson E. A naturalistic study of paroxetine in premenstrual syndrome: efficacy and side effects during ten cycles of treatment. Eur Neuropsychopharmacol. 1997; 7:201-6.
39. Freeman E, Rickels K, Sondheimer S, Polansky M. Differential response to antidepressants in women with premenstrual syndrome/premenstrual dysphoric disorder: a randomized controlled trial. Arch Gen Psychiatry. 1999; 56:932-9.
40. Eriksson E, Hedberg M, Andersch B, Sundblad C. The serotonin reuptake inhibitor paroxetine is superior to the noradrenaline reuptake inhibitor maprotiline in the treatment of premenstrual syndrome. Neuropsychopharmacology. 1995; 12:167-76.
41. Dhar V, Murphy B. Double-blind randomized crossover trial of luteal phase estrogens (Premarin) in the premenstrual syndrome (PMS). Psychoneuroendocrinology. 1990; 15:489-93.
42. Muse K, Cetel N, Futterman L, Yen S. The premenstrual syndrome: effects of "medical ovariectomy." N Engl J Med. 1984; 311:1345-9.
43. Bancroft J, Boyle H, Warner P, Fraser HM. The use of an LHRH agonist, buserelin, in the long-term management of premenstrual syndromes. Clin Endocrinol (Oxf). 1987; 27:171-82.
44. Hammarback S, Backstrom T. Induced anovulation as treatment of premenstrual tension syndrome. A double-blind crossover study with GnRH-agonist versus placebo. Acta Obstet Gynecol Scand. 1988; 67:159-66.
45. Casson P, Hahn P, Van Vugt D, Reid R. Lasting response to ovariectomy in severe intractable premenstrual syndrome. Am J Obstet Gynecol. 1990; 162:99-105.
46. Cronje W, Vashisht A, Studd J. Hysterectomy and bilateral oophorectomy for severe premenstrual syndrome. Hum Reprod 2004; 19:2152-5.

27

Amenorreia

Selmo Geber
Márcio Alexandre Hipólito Rodrigues
João Oscar de Almeida Falcão Júnior
Ricardo Leão Parreiras

INTRODUÇÃO

Amenorreia significa ausência de menstruação.[1] Pode ser dividida em primária e secundária. A primária é definida como ausência de menstruação até a idade de 14 anos, se não ocorreu o aparecimento das características sexuais secundárias, e/ou até a idade de 16 anos, quando ocorreu.[2] Conceitua-se amenorreia secundária como ausência de menstruação por 3 meses em mulheres que estavam menstruando regularmente ou 9 meses em mulheres com oligomenorreia previamente.[3-7] Pode-se definir a oligomenorreia como ciclos menstruais com intervalos acima de 35 dias.[8] A prevalência de amenorreia é de cerca de 3% e 4%, excluindo gravidez, lactação e menopausa.[3,9] A causa mais comum de amenorreia secundária é a gravidez. Embora existam inúmeras causas desse distúrbio, para alguns autores a maioria delas pode ser representada por quatro condições específicas: síndrome dos ovários policísticos ou anovulação crônica, amenorreia hipotalâmica, hiperprolactinemia e falência ovariana.[3,5] A amenorreia também pode estar associada a casos de genitália ambígua ou virilização, porém comumente não se apresenta como primeira queixa da paciente.[9] Para que se possa evidenciar o fluxo menstrual, é necessário que o trato de saída do sistema genital esteja intacto. Portanto, requer a continuidade e/ou a comunicação entre útero, colo uterino, canal vaginal e orifício vaginal. Além dos aspectos anatômicos descritos, é necessário que os tecidos, em especial o endometrial, que reveste a cavidade uterina, sejam estimulados pelos hormônios esteroides estrogênio e progesterona. Portanto, a avaliação da paciente com queixa de amenorreia exige que o clínico tenha conhecimento não só dos aspectos anatômicos, como do intrincado mecanismo hormonal que regula a função menstrual.

FUNÇÃO MENSTRUAL BÁSICA E DESENVOLVIMENTO SEXUAL

Uma complexa interação entre hormônios esteroides secretados pelo ovário, hipotálamo e hipófise é necessária para que ocorra a menstruação normal. O hipotálamo médio basal, na eminência mediana, contém células peptidérgicas que secretam de forma pulsátil o hormônio liberador das gonadotrofinas, o GnRH. Esse hormônio é transportado pelo sangue, através dos vasos portais, até a região anterior da hipófise. Sob estímulo do GnRH, a hipófise secreta as gonadotrofinas, ou seja, o hormônio folículo-estimulante (FSH) e o hormônio luteinizante (LH). As gonadotrofinas promovem, por sua vez, o desenvolvimento folicular ovariano e a ovulação por meio de um complexo mecanismo chamado de duas células. Um folículo ovariano normal secreta estrogênios; após a ovulação, o folículo é transformado em corpo lúteo que, além dos estrogênios, passa a secretar progesterona. Ambos, estrogênio e progesterona, estimulam o desenvolvimento endometrial. Caso não ocorra gravidez, os níveis dos esteroides ovarianos reduzem-se e, em seguida, observa-se sangramento de privação hormonal. O sistema inteiro é regulado por uma complexa interação entre esteroides ovarianos, gonadotrofinas, GnRH e mecanismos de *feedback*, além de neurotransmissores advindos do sistema nervoso central, como os opioides endógenos. Qualquer alteração em um dos componentes citados (hipotálamo, hipófise, ovários, útero, trato de saída e mecanismos de *feedback*) pode ocasionar falha na menstruação (Figura 27.1).

O desenvolvimento puberal foi tradicionalmente mensurado por meio dos estágios de Tanner (Figura 27.2).

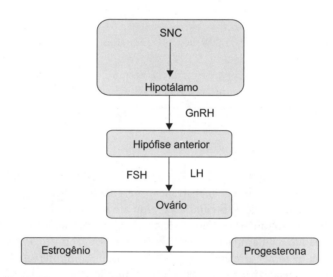

Figura 27.1 Representação esquemática do eixo hipotálamo-hipófise-ovário. (Adaptada da referência 7.)

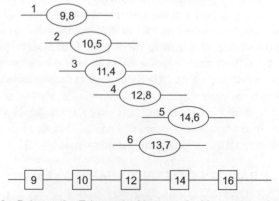

1 – Broto mamário; 2 – Pubarca; 3 – Telarca; 4 – Menarca; 5 – Mama adulta; 6 – Pelo pubiano adulto.

Figura 27.2 Média das idades de surgimento dos caracteres sexuais secundários. (Adaptada da referência 10.)

A puberdade inicia-se com o estímulo de crescimento entre os 6 e os 8 anos. Após estímulo do crescimento, verifica-se o desenvolvimento mamário (broto mamário). Posteriormente, a ativação da suprarrenal, produzindo androgênios, promove o desenvolvimento e o crescimento dos pelos pubianos e axilares (adrenarca). A partir desse momento de início da produção dos hormônios esteroides sexuais, há um crescimento longitudinal máximo e o tamanho do útero e da vagina passa a alcançar o de mulheres adultas. Finalmente, a menarca ocorre com idade média de 12,8 anos. O tempo médio esperado para todo esse desenvolvimento, incluindo a fase de aceleração do crescimento, é de aproximadamente 4,5 anos.[10] Qualquer desvio para mais ou para menos nessa progressão do desenvolvimento puberal pode desencadear puberdade retardada ou precoce, respectivamente. Para alguns, se a menarca não acontece dentro de 5 anos após a telarca, a amenorreia primária está configurada e investigação adequada deve ser realizada.[7,10]

AVALIAÇÃO DA PACIENTE

A avaliação de uma paciente que procura atendimento médico inicia-se por adequada e detalhada anamnese. Convém procurar identificar toda a cronologia do evento para o qual a paciente procura assistência, culminando por sua vez com exame físico completo não somente dos genitais externos, mas também com a avaliação global da paciente. Segundo alguns autores, história, exame físico e dosagem de FSH, prolactina e hormônio estimulador da tireotrofina (TSH) identificam a maioria dos casos de amenorreia (Figura 27.3).[3,5]

Para esses autores, o fluxograma apresentado na Figura 27.3 resolveria a maioria dos casos de amenorreia. Por exemplo, se o exame físico revela desenvolvimento mamário, denota-se que houve preparação estrogênica prévia para que ele ocorresse. Hirsutismo e/ou outros sinais de virilização comprovam a presença de secreção excessiva de testosterona. O exame da genitália externa pode estar anormal em até 15% das mulheres com amenorreia primária. Caso ele possa ser realizado, pode-se encontrar hímen imperfurado, septo vaginal ou até vagina em fundo cego. Se não for possível realizá-lo, um método de imagem, como a ultrassonografia abdominal, pode confirmar a presença ou a ausência de útero. O exame físico normal exclui possível gravidez. Ao contrário, uma dosagem simples de prolactina e FSH pode ajudar a elucidar o quadro clínico. Na vigência de hiperprolactinemia, uma avaliação por meio de um método de imagem, preferencialmente a ressonância nuclear magnética, pode diagnosticar alterações tumorais na hipófise; no entanto, não se deve deixar de pesquisar possíveis fármacos causadores de elevação nos níveis séricos de prolactina. Finalmente, recomenda-se avaliação de cariótipo em casos de falência ovariana (FSH elevado) em mulheres

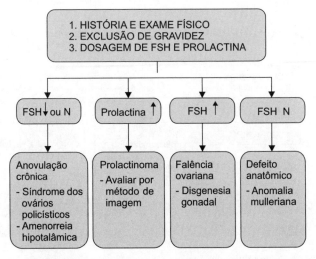

Figura 27.3 Fluxograma para avaliação de amenorreia.[3,5]

abaixo dos 30 anos.[3,5] Acredita-se que uma divisão entre amenorreia primária e secundária seja mais didática, o que facilitaria a primeira abordagem da paciente sem, contudo, prejudicar ou mesmo atrasar o diagnóstico, o que levaria a sérias consequências para seu futuro reprodutivo.

AMENORREIA PRIMÁRIA

Existem inúmeras causas de amenorreia primária. Para facilitar sua análise, o clínico deve focar sua avaliação a partir de anamnese detalhada e exame físico, tentando identificar o desenvolvimento das características sexuais secundárias. Essa divisão didática entre ter e não ter desenvolvimento sexual secundário auxilia bastante o diagnóstico final.

Alguns algoritmos foram desenvolvidos no intuito de auxiliar o clínico na condução dos casos, como apresentado na Figura 27.4.

Analisando o algoritmo da Figura 27.4, o passo seguinte à anamnese e ao exame físico é pesquisar possíveis causas. Na Tabela 27.1 apresentam-se as possíveis causas de amenorreia primária.

Na análise de 266 pacientes com amenorreia primária, os autores apuraram entre os diagnósticos mais prevalentes: síndrome de Turner (29,7%); disgenesia gonadal com 46, XX (15,4%) e com 46, XY (3,4%); doenças endócrinas e tumores hipofisários responderam por menos de 1%; distúrbios alimentares por 2,3%; ausência congênita de útero e vagina por 16,4%; e insensibilidade androgênica por 1,5%.[2] Seguindo o roteiro do algoritmo apresentado na Figura 27.4, o próximo passo, após a anamnese e o exame físico, é avaliar os caracteres sexuais secundários.

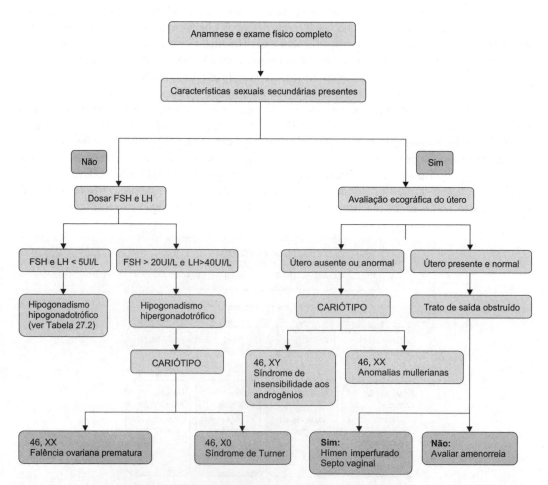

Figura 27.4 Fluxograma para abordagem da amenorreia primária.[4]

Amenorreia

Tabela 27.1 Causas de amenorreia primária.[2]

Hipogonadismo hipergonadotrófico	Hipogonadismo hipogonadotrófico	Eugonadismo
• Síndrome de Turner	• Anomalias congênitas (deficiência de GnRH)	• Hímen imperfurado
• Anormalidades anatômicas	• Disgenesia gonadal (46, XX e 46, XY)	• Septo vaginal transverso
• Atraso constitucional	• Intersexo	• Ausência congênita de útero e vagina
• Anormalidades adquiridas (doenças endócrinas, tumores hipofisários)	• Síndrome dos ovários policísticos	• Insensibilidade androgênica

Características sexuais secundárias

O desenvolvimento mamário em mulheres com pelos pubianos e axilares ausentes ou escassos pode sugerir síndrome de insensibilidade aos androgênios.[2-6] Essa síndrome, também conhecida como feminização testicular ou pseudo-hermafroditismo masculino, tem, portanto, sexo gonadal (cariótipo 46, XY) masculino e fenótipo feminino. Em função dos testículos, que podem ser intra-abdominais, uma vez ocorrido o desenvolvimento completo após a puberdade, as gônadas devem ser removidas, devido à alta incidência de neoplasia nelas. Após exérese gonadal, as pacientes deverão fazer terapia de reposição hormonal.[7,8,11]

Se a mulher apresenta os caracteres sexuais secundários, incluindo pelos pubianos e axilares, a próxima etapa é esclarecer se o útero está presente ou não, por meio de método de imagem.[4-6] A agenesia mulleriana, malformação congênita do trato genital, é a segunda causa mais comum de amenorreia primária, que responde por aproximadamente 15% dos casos, e a causa anatômica mais comum de amenorreia primária.[4-6,9] A agenesia mulleriana, ausência de vagina associada a útero anormal ou ausente, tem sido citada como síndrome de Mayer-Rokitansky-Küster-Hauser. A incidência varia de 1 para 4.000 a 1 para 5.000 recém-nascidos do sexo feminino. Acredita-se que a ativação do hormônio antimulleriano seja a causa da anormalidade que induz a malformação do trato genital feminino. Pode estar acompanhada de malformações renais e/ou ósseas.[9,12] Se a paciente apresenta útero rudimentar, porém com endométrio funcionante, a dor pélvica cíclica pode ser uma queixa apresentada, além da dor no período ovulatório (Mittelschmerz). Além disso, pode exibir mastalgia devido à função normal dos ovários.[3-7] Se a paciente com amenorreia primária tem útero normal, deve-se pensar na possibilidade de obstrução no trato de saída ao aparelho genital feminino. Se esse trato de saída do fluxo menstrual não tem obstrução, a investigação deve prosseguir para avaliação de amenorreia secundária. Entre as causas congênitas de obstrução do trato de saída, têm-se o hímen imperfurado e o septo transverso da vagina.[5,6] O hímen imperfurado apresenta incidência de 1 para 1.000 e pode se manifestar no período neonatal como hidrocolpos ou mucocolpos em função do estímulo no epitélio vaginal e, por consequência, acúmulo da secreção acima do ponto de obstrução. O septo vaginal transverso tem incidência aproximada de 1 para 80.000 recém-nascidas. Acredita-se que resulta de uma falha na fusão e/ou canalização no seio urogenital e no ducto de Müller. Ambos podem estar associados a quadros de dor pélvica cíclica em função do acúmulo de sangue no interior do útero e na vagina (Figura 27.5). O septo pode se localizar em vários níveis na vagina (porções superior, média e inferior).[13]

Ausência de características sexuais secundárias

O diagnóstico de pacientes com amenorreia primária sem o desenvolvimento dos caracteres sexuais secundários baseia-se na dosagem das gonadotrofinas (FSH e LH) e na análise do cariótipo.[4-6] Em mulheres com níveis séricos baixos de gonadotrofinas (hipogonadismo hipogonadotrófico), a causa mais comum de amenorreia primária é o atraso constitucional do crescimento e desenvolvimento puberal. É frequentemente familiar e a anamnese detalhada (histórico familiar) auxilia sobremaneira o diagnóstico etiológico. É indistinguível do hipogonadismo hipogonadotrófico decorrente de falência hipotalâmica

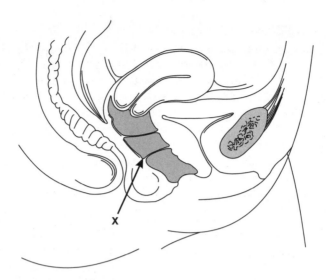

Figura 27.5 Septo vaginal transverso (X representa o local mais comum de ocorrência do septo).[13]

ou hipofisária. Outra causa congênita de hipogonadismo hipogonadotrófico é a síndrome de Kallmann, que está associada à anosmia.[4,6] Níveis séricos elevados de gonadotrofinas (hipogonadismo hipergonadotrófico) em pacientes com amenorreia primária leva a pensar em dois diagnósticos principais: disgenesia gonadal e falência ovariana precoce.[4,6] A disgenesia gonadal pode se apresentar com cariótipo normal (XX) ou uma variedade de cariótipos, sendo a síndrome de Turner (XO) o mais comum.[5] A síndrome de Turner é diagnosticada com frequência na infância precoce, em função das características fenotípicas bem conhecidas, tais como baixa estatura, pescoço alado, tórax em escudo e aumento do ângulo do cotovelo.[5-7,11] A falência ovariana precoce será discutida no item *Amenorreia Secundária*.

Tratamento

O tratamento da amenorreia primária depende estritamente da causa. O clínico deve garantir adequada avaliação e, por consequência, um diagnóstico correto. Um dos objetivos principais do tratamento é que se possa garantir o desenvolvimento puberal normal para as pacientes; em segundo lugar, que se tente minimizar repercussões no potencial reprodutivo delas. E, finalmente, evitar possíveis complicações do estado hipoestrogênico, como a redução na massa óssea. O tratamento do hímen imperfurado é eminentemente cirúrgico. A dúvida é sobre qual o período ideal para realizar a himenotomia. Infelizmente, o quadro clínico de apresentação do hímen imperfurado consiste em meninas que alcançaram a puberdade e cursaram com quadro de dor pélvica cíclica ou até mesmo apresentaram massa abdominal, em função do acúmulo de sangue na cavidade vaginal (hematocolpos) e/ou na cavidade uterina (hematometra). Essas pacientes necessitam de avaliação e tratamento adequados para que se evitem as complicações decorrentes do acúmulo de sangue, como endometriose e formação de aderências pélvicas, com consequências desastrosas para seu futuro reprodutivo. Nas pacientes assintomáticas, o período ideal para a realização do procedimento cirúrgico é após o início da puberdade (evidenciado pela telarca) e antes do aparecimento da menarca.[13] Com essa medida, evitam-se as complicações decorrentes do acúmulo de sangue acima do ponto de obstrução. O tratamento de escolha para pacientes com diagnóstico de septo vaginal transverso é a ressecção cirúrgica.[13] Porém, nesse caso, necessita-se de equipe cirúrgica com experiência na abordagem dessa doença, já que complicações como estenose vaginal pós-cirúrgica podem ocorrer.

Nos casos diagnosticados como aplasia mulleriana (agenesia de vagina), um suporte psicológico para a paciente e seus familiares constitui o primeiro passo para o sucesso do tratamento. O suporte psicoterapêutico, a cooperação e as atitudes positivas da paciente são de importância fundamental para o sucesso do tratamento final: a reconstrução cirúrgica do canal vaginal.[6,13] Por ser considerado procedimento eletivo, uma questão deve ser abordada: qual o período ideal para realizá-la? Alguns autores acreditam que a decisão cirúrgica deve ser adiada até que a jovem mulher tenha certeza, segurança e capacidade de decidir que o procedimento seja feito ou mesmo quando surgir o desejo de iniciar sua vida sexual. Um dos pontos a favor dessa decisão é que, após o procedimento cirúrgico, a paciente precisará manter o tratamento pós-operatório com dilatadores vaginais, o que seria inconcebível durante a infância.[6,13] Se um atraso constitucional do crescimento e desenvolvimento puberal é diagnosticado, o tratamento conservador com seguimento das pacientes é o mais indicado. Diante de doenças crônicas, o tratamento é dirigido para a causa etiológica, sem, contudo, se esquecer de que se deve permitir que a progressão da puberdade tenha seu curso normal. Nas meninas com falência gonadal, para iniciação do desenvolvimento puberal e da menstruação, baixas doses de estrogênio seguidas de estrogênio associado a progestogênio ou mesmo o uso de pílulas contraceptivas resultam em crescimento e desenvolvimento normais e previnem a osteoporose.[6]

AMENORREIA SECUNDÁRIA

Na avaliação inicial de paciente com quadro de amenorreia secundária, o primeiro passo é descartar gravidez, a causa mais comum. Em seguida, duas dosagens laboratoriais, do hormônio tireoestimulante (TSH) e da prolactina, devem ser realizadas. Após avaliar essas etapas, pode-se agora dividir as causas de amenorreia secundária em três grandes grupos: amenorreia normogonadotrófica, hipergonadotrófica e hipogonadotrófica[6] (Figura 27.6). Cada um dos grupos específicos descritos apresenta vários diagnósticos diferenciais. Na Tabela 27.2 são mostradas algumas dessas situações, as quais serão descritas em mais detalhes a seguir.

Diagnóstico diferencial

Hipotireoidismo

Um reduzido número de pacientes apresenta amenorreia em consequência de hipotireoidismo que não seja clinicamente evidente. Justifica-se sua dosagem em função do tratamento simples e com retorno rápido dos ciclos ovulatórios, além de resolver em alguns meses os quadros de galactorreia associados.[6,7]

Hiperprolactinemia

A hiperprolactinemia está associada à redução nas concentrações séricas de estradiol e amenorreia ou oligomenorreia.[5] Pacientes com níveis séricos elevados de prolactina ou evidência clínica de galactorreia ou cefaleia e distúrbios visuais devem ter a glândula hipofisária avaliada por método de imagem, preferencialmente a ressonância nuclear magnética (RNM), principalmente se os valores ultrapassam 100UI/L, no intuito de descartar a existência de tumorações.[6,7] Os adenomas são a causa mais comum de disfunção da hipófise anterior. Para alguns autores, em mulheres com hiperprolactinemia a prevalência de tumor hipofisário varia de 50% a 60%. Além disso, parece não haver correlação entre o tamanho tumoral e os níveis séricos de prolactina.[5,6] Alguns medicamentos também podem contribuir para aumentar os níveis de prolactina, porém seus valores não ultrapassam comumente 100UI/L. Entre eles, citam-se: antidepressivos tricíclicos, opioides, bloqueadores do canal de cálcio e estrogênios. Em raros casos, a fonte ectópica de prolactina pode advir de tumores como broncogênico, renal e gonadoblastoma.[6] Portanto, a causa mais provável de uma disfunção hipofisária são os adenomas, que podem ser classificados em micro (com diâmetro <10 mm) e macroadenomas. Outras causas mais raras são a síndrome de sela vazia (condição benigna que não progride para insuficiência hipofisária) e a síndrome de Sheehan (necrose aguda da hipófise em virtude de hemorragia e choque pós-parto que culmina com hipopituitarismo, queda de pelos e ausência de lactação).[7,11] O tratamento de escolha para os microadenomas em pacientes sintomáticas ou naquelas pacientes que desejam engravidar são os agonistas da dopamina, como a bromocriptina e a cabergo-

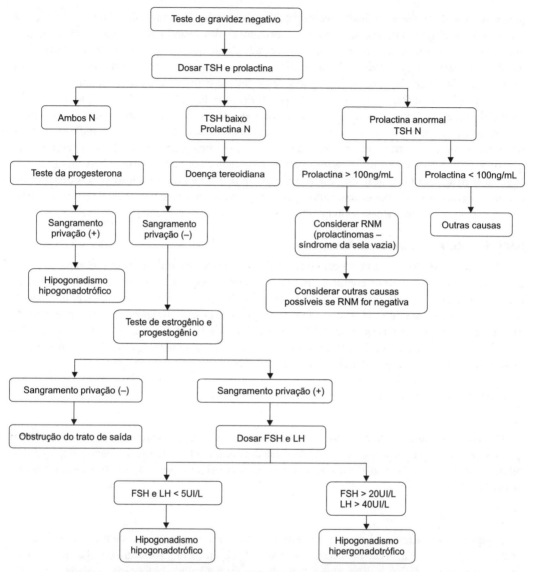

Figura 27.6 Fluxograma para avaliação de amenorreia secundária. (Adaptada da referência 6.)

lina. Ambas reduzem os sintomas e melhoram as taxas de fertilidade das pacientes.[6] Os macroadenomas podem, em determinadas situações, necessitar de abordagem cirúrgica, o que obriga o clínico a solicitar avaliação pelo especialista.

Amenorreia normogonadotrófica

As duas causas mais comuns de amenorreia normogonadotrófica são a obstrução do trato de saída genital e a anovulação crônica hiperandrogênica.[4] A causa mais frequente de amenorreia secundária por obstrução do trato de saída é a síndrome de Ascherman, uma condição que se segue à destruição do endométrio como resultado de curetagem uterina excessiva no período pós-parto, mas que também pode ocorrer após cirurgia ginecológica (p. ex., metroplastia e miomectomia). O diagnóstico é mais preciso pela histeroscopia, que pode detectar pequenas aderências não aparentes em outros métodos diagnósticos, como a histerossonosalpingografia.[4-7] A síndrome dos ovários policísticos (SOP), de acordo com o Colégio Americano de Ginecologistas e Obstetras, é condição clínica

Tabela 27.2 Causas mais comuns de amenorreia secundária (adaptada).[5,6]

Gonadotrofinas	Falência gonadal	Prolactina elevada	Anatômicas	Estado hiperandrogênico
Normais ou baixas	FSH alto			
Perda de peso/anorexia	46, XX	Tumor	Síndrome de Asherman	Tumores ovarianos
Anovulação crônica (SOP)	Cariótipo anormal			Forma não clássica de HCSR
Hipotireoidismo			Medicamentos	
Síndrome de Cushing				
Tumor hipofisário, síndrome de sela vazia, síndrome de Sheehan				

de anovulação crônica hiperandrogênica, que provavelmente representa um distúrbio heterogêneo. Atinge aproximadamente 6% das mulheres na menacme. De etiologia desconhecida, o tratamento é empírico e basicamente sintoma-dependente.[14] A SOP abrange amplo espectro de sinais e sintomas de uma disfunção ovariana. A partir de consensos e *workshops*, tentam-se definir possíveis critérios diagnósticos para essa síndrome. Em 2003, um *workshop* redefiniu critérios para o diagnóstico da síndrome, revisando outro realizado em 1990 (Tabela 27.3).[15]

A SOP pode manifestar-se clinicamente por: irregularidade menstrual (oligomenorreia), sinais de excesso de androgênios (hirsutismo, acne) e obesidade.[4-7,14-16] Em estudo realizado recentemente, utilizando os critérios de 1990 (Tabela 27.4), os autores ressaltaram que três quartos das mulheres com os critérios para SOP tinham evidência de hiperandrogenismo (60% das pacientes tinham dosagem sérica de testosterona livre acima dos valores normais).[17]

Pacientes com diagnóstico de SOP apresentam aumento de risco de resistência periférica à insulina (50% das pacientes) e, portanto, risco três a sete vezes mais alto de desenvolver diabetes melito tipo II. Além disso, resistência periférica à insulina, dislipidemia e aspectos clínicos como obesidade enquadram tais pacientes nos critérios diagnósticos de síndrome metabólica.[6,15-17] O *National Cholesterol Education Program Adult Panel III* (NCEP/ATPIII) propôs a presença de três ou mais dos fatores de risco relacionados a seguir para o diagnóstico em mulheres: circunferência abdominal >88cm; triglicerídios > 150mg/dL; HDL <50mg/dL; pressão arterial >130/85mmHg e glicose de jejum ≥ 100mg/dL.[18] Assim, em função da forte associação entre SOP e síndrome metabólica, essas pacientes devem ser avaliadas adequadamente para melhor planejamento terapêutico, devido ao elevado risco cardiovascular que podem apresentar. Exibem, ainda, maior risco de hiperplasia e câncer de endométrio, em função do estado de anovulação, ou seja, exposição do tecido endometrial ao estrogênio sem a oposição da progesterona.[6,7,15,16] No diagnóstico diferencial com hiperplasia congênita da suprarrenal, forma não clássica, outros sinais clínicos podem auxiliar, como hirsutismo grave, clitoromegalia, história familiar e baixa estatura. Além dos aspectos clínicos, a simples dosagem sérica de 17-hidroxiprogesterona com níveis > 2 a 3ng/mL pode concluir o diagnóstico.[6,15,16] A síndrome de Cushing, doença rara, deve ser avaliada apenas diante de outros sinais e sintomas clínicos a ela relacionados (estria, obesidade central, fácies em "lua cheia", hipertensão etc.). O nível de cortisol

Tabela 27.3 Critérios diagnósticos para a síndrome dos ovários policísticos.

Critérios 1999 (presença dos critérios 1 e 2)

Anovulação crônica
Sinais clínicos e/ou bioquímicos de hiperandrogenismo e exclusão de outras etiologias

Critérios revisados 2003 (presença de 2 dos 3)

Oligoamenorreia e/ou anovulação
Sinais clínicos e/ou bioquímicos de hiperandrogenismo
Ovários polimicrocísticos (exclusão de hiperplasia congênita da suprarrenal, síndrome de Cushing e tumores secretantes da suprarrenal)

pela manhã < 5µg/mL com o teste de supressão da dexametasona descarta essa doença.[6] A primeira estratégia de tratamento em pacientes com SOP consiste em perda de peso, dieta hipocalórica e exercício físico. Essas medidas parecem reduzir a hiperinsulinemia, melhorar o hiperandrogenismo e promover retorno da função ovulatória, principalmente naquelas com sobrepeso. Além dessas mudanças no estilo de vida, agentes farmacológicos, conhecidos como sensibilizadores da insulina, têm sido cada vez mais utilizados em pacientes com resistência periférica à insulina. Entre eles, estão a metformina e as tiazolinedionas. Esses agentes atuam aumentando a sensibilidade da insulina ao seu receptor que, por sua vez, reduz seus níveis séricos. Além da melhora do perfil metabólico dessas pacientes, alguns estudos demonstraram retorno da função ovulatória.[4,6,19,20] Na prevenção de hiperplasia e câncer de endométrio, pode ser usado um regime progestacional durante 10 a 14 dias por mês. Para aquelas que necessitam de contracepção, o regime com contraceptivo combinado é a melhor opção. Em casos de hirsutismo, dependendo do grau, contraceptivo oral associado ou não à espironolactona ou a antiandrogênio (acetato de ciproterona, flutamida) pode ser adotado, desde que com cautela.[4,6]

Hipogonadismo hipergonadotrófico

Falência ovariana precoce

Tradicionalmente, a amenorreia secundária que cursa com hipogonadismo hipergonadotrófico e se apresenta antes dos 40 anos de idade denomina-se falência ovariana prematura (FOP). Trata-se de situação clínica pleomórfica com largo espectro de etiologias e apresentações clínicas.

As causas mais importantes associadas à FOP são:

- Anormalidades cromossômicas numéricas e estruturais.
- Síndrome do X frágil.
- Alterações autoimunes.
- Radioterapia.
- Quimioterapia.

Deve-se ressaltar, no entanto, que a maioria das pacientes com FOP não exibe causa específica identificável. O processo fisiopatológico está basicamente associado à aceleração do processo de atresia folicular, bem como a alterações gênicas e/ou metabólicas estruturais que impedem ou alteram o desenvolvimento folicular e acabam por produzir falência funcional do ovário. Trata-se aparentemente de um processo de decréscimo funcional evolutivo e muitas pacientes apresentam função ovariana esporádica identificável ao longo do desenvolvimento clínico do caso, observando-se eventualmente até mesmo episódios de ovulação, o que se associa ao achado de 5% a 10% de gravidez nesse grupo.[21]

FOP e anormalidades cromossômicas numéricas e estruturais

Grande variedade de alterações cromossômicas está associada à FOP. Aproximadamente 50% dessas alterações estão relacionadas com os cromossomos X ou Y.

Pacientes com FOP devem ser submetidas a estudo de cariótipo sempre que possível.

FOP e síndrome do X frágil e pré-mutação do X frágil

A síndrome do X frágil é a causa genética mais comum de retardo mental e autismo. Está associada à forma completa da mutação do gene FMR1, localizado na porção terminal do braço longo do cromossomo X, que nessa doença apresenta repetições anômalas do trinucleotídio (CGG) no referido gene (mais de 200 repetições). A pré-mutação é situação clínica na qual o número de repetições do trinucleotídio é mais baixo (55 a 200 repetições) e associa-se à síndrome do tremor e à ataxia relacionada com o X frágil e a FOP.

Do ponto de vista clínico, um dos aspectos mais relevantes relacionados com esse grupo de doenças diz respeito a seu padrão de transmissão hereditária. Como se trata de uma doença genética ligada ao X, mulheres transmitem a doença para 50% de sua prole e os homens para todas as suas filhas. Além disso, existe tendência ao aumento do número de repetições mutantes na transmissão entre a mãe e sua prole, o que eleva o risco da expressão completa da doença nas proles subsequentes.

Assim, a todas as pacientes com FOP deve ser oferecido teste de *screening* para pré-mutação do gene FMR1 e, sempre que identificada a alteração, as pacientes devem ser encaminhadas para aconselhamento genético.[21]

FOP e alterações autoimunes

As alterações autoimunes correspondem a apenas 4% dos casos de FOP, e os mecanismos que determinam o surgimento do processo são desconhecidos. Está estabelecida a associação entre outras disfunções autoimunes, em especial falência da suprarrenal autoimune e tireoidite autoimune. A identificação de autoanticorpos relacionados com essas doenças deve levar à avaliação das demais e ao acompanhamento das pacientes para identificação de possíveis alterações funcionais futuras dessas glândulas.[21]

FOP e radioterapia e quimioterapia

A exposição à quimioterapia e à radioterapia associa-se à falência ovariana, e a extensão do dano depende basicamente de dois fatores: dose e idade da paciente. Assim, pode-se estabelecer que, quanto mais jovem a paciente e mais baixa a radiação, menor o dano. Pacientes mais velhas e submetidas a alta dose de radiação apresentarão mais danos.

Na radioterapia isolada, não existe risco significativo de dano permanente ao ovário quando ele é excluído do campo de radiação. Quando do restabelecimento da função ovariana e na eventualidade de gravidez, as pacientes tratadas com radioterapia têm maior risco de abortamento, baixo peso ao nascer e parto pré-termo, mas não apresentam risco elevado de malformações.

Tratamento

O principal aspecto do tratamento da paciente com FOP consiste em suporte emocional e acolhimento, com abertura de espaço adequado para que ela exponha suas angústias, dúvidas e medos. A FOP pode ter significância até mesmo em seu olhar sobre seu papel como mulher.

O adequado aconselhamento, direcionado por um diagnóstico preciso, possibilita a definição das implicações da doença para a saúde da paciente e de sua família.

Outro ponto essencial é a terapêutica hormonal com hormonioterapia baseada na reposição de estrogênio, com o objetivo de prevenir as consequências negativas do hipoestrogenismo, como osteoporose, ondas de calor e coronariopatias precoces. Nas pacientes com útero, a progesterona deve ser obrigatoriamente associada. As doses devem ser individualizadas de acordo com a sintomatologia e a resposta clínica de cada um. Em nosso meio, o esquema mais comumente usado é: estrogênios conjugados, 0,625 a 1,25mg uma vez ao dia, associados ao acetato de medroxiprogesterona, 10mg por 12 a 14 dias ao mês.[21]

A terapia hormonal deve ser mantida pelo menos até os 50 anos, idade média da menopausa. Para as pacientes que ainda não têm prole definida e desejam engravidar, a opção terapêutica viável é a ovodoação, uma vez que, estabelecida a falência ovariana, as demais técnicas de tratamento reprodutivo têm taxas de sucesso insatisfatórias.

Hipogonadismo hipogonadotrófico

As situações clínicas que levam à diminuição de esteroides sexuais e dos hormônios gonadotróficos estão essencialmente associadas a alterações em dois órgãos: hipófise anterior e hipotálamo.

Conforme já mencionado neste capítulo, os principais distúrbios associados à hipófise anterior são os tumores da glândula, a maioria benigna, e os adenomas. A malignidade é rara. Também é rara a invasão da região selar por alterações em estruturas adjacentes ou outras causas de lesão, como cirurgias, radiação, síndrome de Shehan e doenças infiltrativas, como hemocromatose (doença autossômica recessiva ligada ao cromossomo 6, que cursa com excessiva absorção do ferro alimentar) e hipofisite autoimune ou linfocítica (doença autoimune que ocorre mais frequentemente durante os primeiros 6 meses de gravidez ou paciente já com outra doença autoimune).[22] Os adenomas são classificados de acordo com o tipo de células e o tamanho, podendo também ser funcionais ou não funcionais. A maioria consiste em prolactinomas, secretores de prolactina e, por isso, já foram abordados anteriormente.

As alterações e disfunções do hipotálamo merecem atenção, uma vez que são mais prevalentes e representam uma das causas mais comuns de amenorreia secundária.

Identificados os níveis normais ou baixos de FSH associados a baixos níveis de estrogênio, sem alterações selares à RNM ou outras alterações clínicas que sugiram modificações hipofisárias específicas, pode-se definir a amenorreia hipotalâmica por exclusão. Essa situação clínica está associada a estresse físico ou emocional, transtornos alimentares e baixo peso. A intensidade dos exercícios e a magnitude da perda de peso responsáveis pelo desencadeamento dos sintomas não são claras e parecem variar individualmente. Também existem pacientes que não manifestam qualquer fator desencadeante identificável.[21,24]

Nessa situação clínica, na maioria dos casos o distúrbio endócrino de base é uma secreção anormal de GnRH pelo hipotálamo, alterando o padrão normal de secreção pulsátil desse hormônio. Alterações estruturais no GnRH que alteram sua bioatividade também podem estar associadas. O estresse pode atuar nesse contexto a partir do aumento na secreção do hormônio liberador de corticotrofina (CRH), o que levaria à elevação nas endorfinas e no cortisol, ambos ocasionando a redução na liberação do GnRH.

Amenorreia em atletas

A prática de atividade física em grande intensidade, em especial aquelas que exigem do praticante corpos esguios e consequentemente baixo peso, como corrida, dança e ginástica, entre outros, está fortemente associada a distúrbios menstruais e amenorreia, bem como atraso no início dos ciclos menstruais para aquelas que iniciaram a prática antes da menarca.[23] O mecanismo exato para o desenvolvimento desse quadro ainda não está estabelecido, mas é possível que as diferentes hipóteses sobre a fisiopatologia tenham papel sinérgico no processo.[21] São elas:

- Hipótese do peso crítico, que considera ser importante a manutenção de níveis mínimos de gordura corporal para o início das menstruações (17% de gordura corporal) e para a manutenção de ciclos regulares (22%). A leptina, produzida pelos adipócitos, tem receptores no hipotálamo e pode ser um mediador desse mecanismo.
- Exercícios físicos estão associados a aumento de endorfinas que atuam diretamente sobre o GnRH, inibindo sua secreção, conforme mencionado anteriormente.
- Gastos energéticos muito altos, levando a maior demanda de energia que o suprimento energético disponível, podem desequilibrar a secreção pulsátil do GnRH, interferindo na dinâmica normal do ciclo menstrual.

As principais consequências clínicas para as pacientes acometidas estão associadas à deficiência estrogênica, em especial baixa massa óssea com consequente aumento do risco de fraturas, atrofia geniturinária e atrofia das mamas.[21,23] Sempre que possível, o tratamento baseia-se na readequação da atividade física e da alimentação, podendo ser necessária a introdução de terapia com estrogênio e progesterona ou contracepção hormonal combinada, de acordo com as necessidades e características de cada paciente.

Anorexia nervosa

A anorexia é um quadro clínico complexo do grupo dos transtornos alimentares, que cursa essencialmente com distorção da autoimagem da paciente a qual, mesmo com reduções persistentes do peso, considera-se obesa, tendo medo da possibilidade de engordar e da obesidade. Nas pacientes em idade reprodutiva, a amenorreia é um dos critérios para a definição diagnóstica.

A disfunção hipotalâmica interfere na regulação do apetite, na sede, na temperatura e no sono, além de produzir o hipogonadismo hipogonadotrófico com suas consequências. Também estão diminuídas as concentrações de T3, IGF-1 e leptina. Todas essas alterações obtêm melhora com o ganho de peso.

O tratamento deve ter caráter multidisciplinar, buscando a reestruturação da autoimagem da paciente e o ganho de peso. É fundamental o aumento da qualidade da dieta dessas pacientes, com aumento da ingestão de proteínas e adequado suporte psicológico e psicoterapia.[24] Diferentemente de outras formas de amenorreia hipotalâmica, o tratamento hormonal não demonstra benefício significativo nesses casos e seu uso deve ser cuidadosamente individualizado.[21] Os distúrbios hipotalâmicos também podem estar associados a deficiências congênitas do GnRH. Essas alterações correlacionam-se com alterações na migração neuronal do GnRH durante a embriogênese ou com a mutação dos receptores de GnRH da hipófise. Tais situações são raras e o diagnóstico específico tem, no momento, pouco impacto na definição terapêutica. No entanto, a primeira situação leva ao desenvolvimento da síndrome de Kallmann, doença clássica relacionada inicialmente à mutação do gene KAL, localizado no braço curto do cromossomo X. Atualmente, seis genes estão comprovadamente associados: KAL1 (KS1), FGFR1 (KS2), PROKR2 (KS3), PROK2 (KS4), CHD7 (KS5) e FGF8 (KS6). O diagnóstico baseia-se nos achados compatíveis com hipogonadismo hipogonadotrófico e na clínica, que tem como características marcantes anosmia ou hiposmia.[25]

CONSIDERAÇÕES FINAIS

Conforme descrito neste capítulo, a amenorreia representa um grande desafio clínico para o ginecologista, que necessita de amplo conhecimento de endocrinologia ginecológica para sua adequada avaliação, além de cuidadosa avaliação da paciente, obrigando a análise de aspectos eminentemente clínicos, psicológicos e sociais. Sua abordagem também exigirá a compreensão do impacto da doença identificada no momento do diagnóstico e suas implicações futuras. Além disso, é fundamental o entendimento mais profundo possível do impacto da doença na vida das pacientes e de que maneira elas vivenciam seu problema, quais as expectativas diante de sua abordagem e em que momento da vida se encontram. Nesse contexto, a amenorreia é terreno a ser explorado por profissional qualificado, interessado e comprometido com sua paciente.

Referências

1. Stedman's Medical Dictionary. 27th ed. Philadelphia: Lippincott Williams & Wilkins, 2000:56.
2. Lorna S. Timmreck & Richard H. Reindollara. Contemporary issues in primary amenorrhea. Obstet Gynecol Clin N Am 30 2003; 30:287- 302.
3. The practice committee of American society of reproductive medicine. Current evaluation of amenorrhea. Fertil steril 2004; 82(1): S33-S39.
4. Master-Hunter T & Heiman D L. Amenorrhea: evaluation and treatment. Am Fam Physician 2006; 73(8):1374-82.
5. The practice committee of American society of reproductive medicine. Current evaluation of amenorrhea. Fertil steril 2008; 90: S219-25.
6. Heiman DL. Amenorrhea. Prim Care Clin Office Pract. 2009; 36:1-17.
7. Speroff L & Fritz MA. Amenorrhea. In: Speroff L, Fritz MA, editors. Clinical gynecologic endocrinology and infertility. 7th edition. Philadelphia: Lippincott Williams & Wilkins. 2005:401-64.
8. Speroff L & Fritz MA. Dysfunctional uterine bleeding. In: Speroff L, Fritz MA, editors. Clinical gynecologic endocrinology and infertility. 7th edition. Philadelphia: Lippincott Williams & Wilkins. 2005:531-46.
9. Folch M, Pigem I & Konje J C. Müllerian agenesis: etiology, diagnosis and management. Obstet Gynecol Surv. 2000; 55:644-9.
10. Speroff L & Fritz MA. Abnormal puberty and growth problems. In: Speroff L, Fritz MA, editors. Clinical gynecologic endocrinology and infertility. 7th edition. Philadelphia: Lippincott Williams & Wilkins. 2005:361-98.

11. Berek & Novak's. Amenorrhea. In: Berek & Novak's, editors. Gynecology.14th Edition. Lippincott Williams & Wilkins. 2007:1035-69.
12. Sultan C, Biason-Lauber A & Philibert P. Mayer- Rokitansky-Küster-Hauser syndrome: recent clinical and genetic findings. Gynecol Endocrinol 2009; 25:8-11.
13. Shulman L P. Müllerian anomalies. Clin Obstet Gynecol. 2008; 51: 214-22.
14. American college of obstetricians and gynecologists. ACOG. Practice bulletin. Clinical management guidelines for obstetrician-gynecologists: number 41, December 2002. Obstet Gynecol 2002; 100:1389-402.
15. The Rotterdam ESHRE/ASRM-sponsored PCOS consensus workshop group. Revised 2003 consensus on diagnostic criteria and long-term health risks related to polycystic ovary syndrome (PCOS). Hum Reprod. 2004; 19:41-7.
16. Chang R J. A practical approach to the diagnosis of polycystic ovary syndrome. Am J Obstet Gynecol. 2004; 191:713-7.
17. Goverd A J et al. Indicators for metabolic disturbances in anovulatory women with polycystic ovary syndrome diagnosed according to the Rotterdam consensus criteria. Hum Reprod. 2009; 1:1-8.
18. NCEP Expert Panel on the detection, evaluation, and treatment of high blood pressure in adults. Executive summary of the Third Report of the National Cholesterol Education Program (NCEP). Adult Treatment Panel III (ATP III). JAMA 2001; 285:2444-9.
19. The practice committee of American society of reproductive medicine. Use of insulin sensitizing agents in the treatment of polycystic ovary syndrome. Fertil Steril. 2004; 82(1):S181-S183.
20. Mathur R et al. Use of metformin In polycystic ovary syndrome. Am J Obstet Gynecol. 2008 Dec:596-609.
21. Fritz MA and Sperof L. Amenorrhea in Fritz MA and Sperof L. Clinical Gynecologic Endocrinology. 8th edition, Philadelphia: Lippincott Williams & Wilkins.2011:435-93
22. Paiva I et al. Hipofisite auto-immune ou linfocítica. Acta Médica Portuguesa 2003; 16:459-64.
23. De Souza MJ et al. High prevalence of subtle and severe menstrual disturbances in exercising women: confirmation use daily hormone measures.Human Reproduction, 2010; 25(2):491-503.
24. Genazzani AD et al. Hypothalamic amenorrhea: From diagnosis to therapeutical approach. Annales d'Endocrinologie 2010; 71:163-9.
25. Pallais JC et al. Kallmann Syndrome. Gene Reviews [Internet]. Seattle (WA): University of Washington, Seattle; 1993-2007 May 23 [updated 2011 Jan 04].

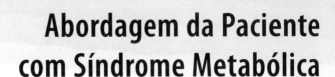

Abordagem da Paciente com Síndrome Metabólica

Márcio Alexandre Hipólito Rodrigues
Eliana Aguiar Petri Nahas

INTRODUÇÃO

O conceito de síndrome metabólica existe há quase um século[1] como uma associação de hipertensão, hiperglicemia e gota. Em 1947, Vague[2] acrescentou a obesidade abdominal à tríade. Reaven, em 1993, a descreveu inicialmente como síndrome X e, posteriormente, denominou-a síndrome metabólica, sugerindo que o aspecto central no desenvolvimento da doença cardiovascular e do diabetes *mellitus* tipo II estaria ligado à resistência periférica à insulina.[3] Entretanto, somente em 1998, quando um grupo de *experts* da Organização Mundial da Saúde (OMS) elaborou um estudo sobre diabetes *mellitus* é que sua definição foi largamente reconhecida. Modificações seguintes na definição ocorreram, como a proposta pelo European Group for Study of Insulin Resistance em 1999, pelo *National Cholesterol Education Program Adult Treatment Panel III* (ATP III) em 2001 e revisada em 2005, e pela International Diabetes Foundation (IDF) em 2005, e consolidaram o diagnóstico da síndrome metabólica.

CONCEITO

A síndrome metabólica (SM) representa uma constelação de fatores de risco de origem metabólica e outros inter-relacionados que podem promover o desenvolvimento de doença cardiovascular aterosclerótica e elevar o risco de diabetes *mellitus* (DM) tipo 2, doença hepática gordurosa e neoplasias.[4,5] Os fatores de risco metabólicos mais conhecidos são a dislipidemia, incluindo elevação de triglicerídios e apolipoproteína B (ApoB), além de redução do HDL colesterol (HDL-C), hipertensão arterial e hiperglicemia. Os principais fatores inter-relacionados são a obesidade abdominal[6-8] e a resistência insulínica,[9,10] além de inatividade física, envelhecimento e descontrole hormonal.

CLASSIFICAÇÃO

Várias entidades, como OMS, NCEP-ATP III e IDF, vêm tentando incorporar diferentes parâmetros para definir a SM. As duas principais classificações utilizadas encontram-se descritas na Tabela 28.1.

Tabela 28.1 Critérios para definição de síndrome metabólica de acordo com NCEP-ATP III[11] e IDF.[12]

	NCEP- ATP III	IDF
Circunferência abdominal	> 102cm (homens) > 88cm (mulheres)	> 80cm (mulheres)
Triglicerídios	≥ 150mg/dL	≥ 150mg/dL
HDL-colesterol	< 40mg/dL (homens) < 50mg/dL (mulheres)	< 40mg/dL (homens) < 50mg/dL (mulheres)
Pressão arterial	≥ 130/85mmHg	≥ 130/85mmHg
Glicemia de jejum	≥ 110mg/dL*	≥ 100mg/dL

*Em 2003, a Associação Americana de Diabetes (ADA) mudou os níveis de glicemia de jejum de 110 para 100mg/dL.

A NCEP-ATP III considera, para o diagnóstico de SM, a presença de três ou mais dos critérios relacionados na Tabela 28.1; já a IDF coloca a obesidade abdominal como um pré-requisito e utiliza diferentes pontos de corte da medida da circunferência abdominal entre as várias etnias (europeus: > 94cm em homens e > 80cm em mulheres; japoneses e chineses: > 90cm e > 80cm, respectivamente).[12]

O uso de medicamentos para hiperglicemia, hipertensão arterial, hipertrigliceridemia ou para a redução do HDL-C também é condição associada ao diagnóstico de SM.[13]

Portanto, a SM é diagnosticada na presença de três ou mais das seguintes condições:[4]

- Glicemia de jejum > 100mg/dL (ou em terapia para hiperglicemia).
- Pressão arterial em repouso ≥ 130/85mmHg (ou em terapia anti-hipertensiva).
- Triglicerídios ≥ 150mg/dL (ou em uso de medicamento para hipertrigliceridemia).
- HDL-C <40 mg/dL em homens ou <50mg/dL em mulheres.
- Circunferência abdominal ≥ 102cm em homens ou ≥ 88cm em mulheres.

EPIDEMIOLOGIA

Nas últimas décadas, testemunhou-se uma epidemia global de obesidade. Estilo de vida sedentário e dieta aterogênica associada à predisposição genética são aos prováveis causas desse fenômeno.[14] A SM tornou-se um problema de saúde pública nos Estados Unidos e em outros países, devido à crescente prevalência, alcançando um quarto da população norte-americana e variando de cerca de 7% na população entre 20 e 29 anos e 45% nos maiores de 60 anos.[11]

Aproximadamente um quarto da população europeia está afetado. É considerada epidemia emergente na Ásia. No Brasil, a prevalência é elevada, mesmo em regiões como o semiárido baiano, chegando a 57% em mulheres acima de 45 anos[15] e de quase 50% na população capixaba entre 55 e 64 anos.[16]

Em estudo realizado no Ambulatório de Climatério da Santa Casa de Belo Horizonte com mulheres na faixa etária de 32 a 66 anos, os autores encontraram prevalência de 65% utilizando os critérios da NCEP-ATP III.[17]

A prevalência de SM, de acordo com o *National Health and Examination Survey* (NHANES), aumentou de 29% (1988 a 1994) para 34,2% (1999 a 2006) quando ajustado para idade.[18] Nesse mesmo estudo, os autores observaram a prevalência de SM de 16% em mulheres abaixo de 40 anos, 37% entre 40 e 59 anos e de 54% naquelas com 60 anos ou mais.

FISIOPATOGENIA

Os principais fatores para o surgimento da SM são a obesidade abdominal e a resistência insulínica,[4] que predispõem ao diabetes *mellitus* tipo 2. Apesar de indivíduos com resistência insulínica não serem necessariamente obesos, frequentemente apresentam distribuição anormal de gordura, acumulada intraperitonealmente (obesidade visceral) e no subcutâneo.

Alterações no metabolismo dos ácidos graxos livres é provavelmente o principal fator envolvido na patogênese da hiperglicemia e da dislipidemia associada à síndrome cardiometabólica (Figura 28.1).[4,19]

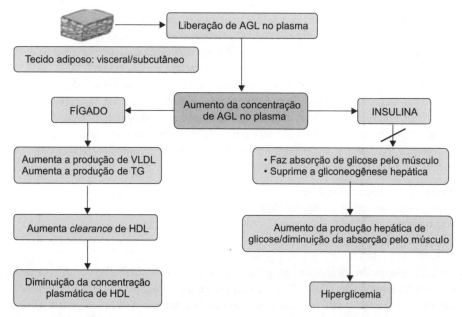

Figura 28.1 Mecanismos fisiopatológicos envolvidos na síndrome metabólica. (AGL: ácidos graxos livres; TG: triglicerídios.)

O excessivo fluxo de ácidos graxos livres para o fígado, provenientes do tecido adiposo, aumenta a produção hepática de triglicerídios, elevando seus níveis séricos (hipertrigliceridemia).[14]

O tecido adiposo disfuncional exerce outro papel fundamental na patogênese, com liberação de citocinas pró-inflamatórias, como fator de necrose tumoral, interleucina 6 (IL-6), leptina, resistina, proteína C-reativa e fator inibidor da ativação do plasminogênio, pelo aumento dos adipócitos e infiltrado inflamatório de macrófagos.[4,20] A inflamação presente na SM apresenta-se com uma característica toda especial, pois não está associada a um processo infeccioso ou fenômeno autoimune, assim como não há lesão tecidual maciça,[21] apresentando processo inflamatório crônico, mas de baixo grau. Enquanto isso, observa-se relativa deficiência nas citocinas anti-inflamatórias, como a adiponectina. Tudo isso é responsável pelo processo de disfunção endotelial observado nas pacientes com SM.[14]

A insulina é o principal regulador da atividade lipolítica basal do tecido adiposo. A resistência insulínica (RI) estimula a lipólise e a liberação de mais ácidos graxos livres na corrente sanguínea.[19] Assim, após uma refeição, ácidos graxos são armazenados pelos adipócitos e liberados no jejum por lipólise, como ácidos graxos livres e glicerol;[22] elevações agudas de ácidos graxos livres podem provocar resistência insulínica. Esse controle é exercido por hormônios, como as catecolaminas e a insulina, que também regulam o fluxo sanguíneo pelo tecido adiposo. O inadequado suprimento sanguíneo pode ocasionar hipóxia tecidual, levando a um processo inflamatório.[21]

A relação entre RI e hipertensão arterial decorre da liberação de ácidos graxos, que são vasoconstritores; a hiperinsulinemia aumenta a reabsorção renal de sódio e verifica-se redução no efeito vasodilatador da insulina.[19]

QUADRO CLÍNICO

Como as demais enfermidades, uma criteriosa anamnese é fundamental no paciente com SM, pois podem estar presentes sintomas como hiperfagia, sede e polaciúria. Hipertensão arterial, dislipidemia ou hiperglicemia devem ser investigadas, assim como ovários policísticos.[23] A dislipidemia aterogênica consiste na associação de anormalidades das lipoproteínas, o que inclui elevação sérica dos níveis de triglicerídios, apoproteína B e LDL e redução dos níveis de HDL.[4,11]

São frequentes no paciente com SM as doenças cardiovasculares, o que eleva em três vezes o risco de doença coronariana e acidente vascular cerebral e em seis vezes mortalidade por doença coronariana. Além dos efeitos cardiovasculares, a SM está associada ao desenvolvimento de diabetes, elevando o risco em 24 vezes diante de quatro dos cinco fatores da síndrome.[24]

Outro aspecto importante na avaliação dos pacientes diz respeito à obesidade, um dos critérios utilizados para o diagnóstico da SM. Para a maioria dos autores, valores $\geq$ 88cm (em mulheres) de circunferência do abdome constituem diagnóstico de obesidade abdominal. Entretanto, algumas pacientes podem apresentar aspectos da SM ou de resistência periférica à insulina, porém com limites de circunferência inferiores a 88cm (entre 80 e 87cm). Podem-se detectar, nesses casos, algumas outras condições associadas à SM, tais como:[4,14]

1. Síndrome dos ovários policísticos.
2. Doença gordurosa hepática não alcoólica.
3. Apneia do sono.
4. Doença renal crônica.

Na avaliação do quadro clínico das pacientes, não se devem considerar somente os critérios utilizados pelas diversas entidades (IDF, AHA, ATP III etc.) para o diagnóstico de SM. A análise criteriosa desses critérios e, principalmente, anamnese completa associada a adequado exame físico são as armas principais para se chegar ao diagnóstico correto. A partir desse ponto, podem-se estabelecer as medidas preventivas e terapêuticas necessárias a cada caso.

MEDIDAS TERAPÊUTICAS

O objetivo primordial na condução clínica de pacientes com SM é reduzir o risco de doença cardiovascular aterosclerótica. Para tal, é necessário atuar sobre todos os fatores de risco envolvidos no diagnóstico dessa síndrome.

Uma primeira linha de atuação refere-se aos fatores de risco modificáveis, como a obesidade, a inatividade física e a dieta aterogênica. Mudanças efetivas no estilo de vida, atuando diretamente nesses fatores, exercem importante impacto na redução do risco metabólico, ou seja, redução no risco de desenvolvimento de DM do tipo 2, melhora no controle dos níveis pressóricos e melhor controle da dislipidemia.

Quando se faz necessária a terapia medicamentosa, esta deve priorizar as elevações pressóricas, o controle dos níveis glicêmicos e, finalmente, as elevações dos níveis do LDL-colesterol, baseando-se na avaliação do risco de doença cardiovascular como o proposto pelo escore de Framingham, visto em detalhes a seguir.[4]

Avaliação do risco de doença cardiovascular aterosclerótica e de diabetes *mellitus*

A avaliação do risco cardiovascular é de grande importância para que as medidas terapêuticas sejam direcionadas e individualizadas e, em consequência, melhor resultado é obtido. Com o objetivo de identificar fatores de risco e quantificar a probabilidade de desenvolver doença cardiovascular, foi desenvolvido o escore de risco de Framingham, entre outros. Esse escore estima a probabilidade de infarto do miocárdio ou morte por doença coronária no período de 10 anos em indivíduos sem diagnóstico prévio de aterosclerose clínica. Além disso, identifica indivíduos de baixo risco (probabilidade < 10% de infarto ou morte por doença coronária no período de 10 anos) e alto risco (probabilidade > 20% de infarto ou morte por doença coronária no período de 10 anos) (Figura 28.2).

O diagnóstico de SM não possibilita a quantificação de risco cardiovascular do paciente e, para tal, o escore de Framingham é ferramenta adequada. Em pacientes com níveis glicêmicos limítrofes aos valores normais (p. ex., entre 100 e 110mg/dL) e com outros fatores de risco para desenvolvimento de diabetes (SM, histórico familiar etc.), o teste de tolerância oral à glicose com dextrosol pode diferenciar pacientes com resistência periférica à insulina daqueles com diagnóstico firmado de DM

Idade	Pontos	Colesterol					Tabagismo		Total de pontos (mulheres)	Risco absoluto 10 anos (%)
		< 160	160 a 199	200 a 239	240 a 279	= 280	Não	Sim	< 9	< 1
									9	1
20 a 34	–7	0	4	8	11	13	0	9	10	1
35 a 39	–3								11	1
40 a 44	0	0	3	6 8		10	0	7	12	1
45 a 49	3								13	1
50 a 54	6	0	3	6 8		10	0	4	14	2
55 a 59	8								15	3
60 a 64	10	0	1	2 3		4	0	2	16	4
65 a 69	12								17	5
70 a 74	14	0	1	1 2		2	0	1	18	6
75 a 79	16								19	8

PA Sistólica (mmHg)	Não tratada	Tratada	HDL-C (mg/dL)	Pontos	20	11
< 120	0	0	= 60	–1	21	14
120 a 129	1	3	50-59	0	22	17
130 a 139	2	4	4049	1	23	22
140 a 159	3	5	< 40	2	24	27
= 160	4	6			= 25	= 30

Figura 28.2 Escore de risco de Framingham para cálculo do risco de infarto do miocárdio ou morte em 10 anos em mulheres.[25]

tipo 2.[4] Além da glicemia de jejum e do teste de tolerância oral à glicose, a dosagem sérica dos níveis de glico-hemoglobina é outro teste laboratorial de importância que fornece informações sobre o controle glicêmico prévio.

Conduta terapêutica de acordo com o fator de risco identificado

Obesidade abdominal

A redução de peso e sua manutenção podem ser conseguidas com combinação de atividade física, redução da ingestão calórica e, sobretudo, mudança do comportamento, como a reeducação alimentar. O primeiro objetivo da perda de peso é alcançar redução de 7% a 10% do peso corpóreo prévio durante período de 6 a 12 meses. Para tal, deve-se reduzir a ingestão calórica para 500 a 1.000 calorias por dia, o que, que por sua vez, produz perda de peso de 0,5 a 1kg por semana.[4,26] A redução de peso nessas proporções diminui o risco de diabetes e doença cardiovascular, assim como melhora a dislipidemia e os níveis pressóricos.[14] Para alguns pacientes, esses objetivos somente serão alcançados utilizando-se outras ferramentas terapêuticas, tais como a cirurgia bariátrica e fármacos, que se mostraram ineficazes na maioria dos estudos.[26] A indicação de cirurgia bariátrica deve ser realizada por equipe multiprofissional e nunca como opção terapêutica para falhas nas etapas iniciais que têm como ponto principal a mudança de comportamento geral do paciente. Para a utilização de fármacos específicos deve-se contar com o acompanhamento do endocrinologista.

Inatividade física e tabagismo

A atividade física pode auxiliar a redução do peso corpóreo e, para tal, recomendam-se exercícios físicos de intensidade moderada (caminhada rápida) diariamente com duração de, no mínimo, 30 minutos. Já 60 minutos ou mais de atividade aeróbica contínua ou intermitente, diariamente, conduzirão à perda de peso ou à manutenção da perda de peso corpóreo. Além disso, recomenda-se a associação de exercícios moderados a outros de curta duração (10 a 15 minutos), como caminhada até o trabalho. Outras atividades recomendadas são a prática de exercícios em grupos, a natação e o ciclismo.[4,26] Portanto, as pacientes devem ser estimuladas à mudança no estilo de vida e à prática de atividade física, no intuito de diminuir o tempo gasto em atividades que não auxiliam a redução do peso, como assistir à televisão e, sobretudo, reduzir o tabagismo.

Dieta

A dieta adequada deve ser pobre em gorduras saturadas, gorduras trans, colesterol, sódio e açúcares. Associado a isso, recomenda-se o aumento do consumo de frutas, vegetais, grãos e peixe. [4,26]

Dislipidemia

A dislipidemia aterogênica consiste em níveis séricos elevados de triglicerídios, apoB e LDL-colesterol e baixos de HDL-colesterol. O objetivo deve ser a redução dos níveis de LDL-colesterol, principalmente nas pacientes com alto risco (avaliados pelo escore de Framingham) a partir da utilização das estatinas. Os níveis desejáveis para seus valores séricos são < 100mg/dL para a maioria das pacientes com SM e aquelas com DM tipo 2; para aquelas com baixo risco cardiovascular (escore de Framingham 10% a 20%) níveis < 130mg/dL são considerados adequados. Para pacientes com hipertrigliceridemia, recomenda-se o uso de fibratos (fenofibratos) ou ácido nicotínico. Quanto ao HDL-colesterol, não existe terapia específica para elevar seus níveis séricos. Nesse caso, deve-se estimular mais rigorosamente perda de peso e aumento da atividade física.[4,14,26]

Hipertensão

Se a elevação pressórica não pode ser controlada adequadamente com terapêutica não medicamentosa, como mudança no estilo de vida, redução do peso e atividade física, recomenda-se a utilização de fármacos hipotensores com o objetivo de evitar seus efeitos, como acidente vascular cerebral, infarto do miocárdio e doença renal crônica. Os níveis pressóricos desejados para pacientes sem diabetes ou doença renal devem ser < 135/85mmHg e para aquelas com diabetes ou doença renal, < 130/80mmHg.[4] Entre os fármacos de escolha para pacientes com SM, como para as diabéticas, devem-se preferir os inibidores da enzima de conversão da angiotensina e os bloqueadores dos receptores da angiotensina. Os diuréticos tiazídicos e os betabloqueadores devem ser evitados nas pacientes com SM, devido ao potencial risco de desenvolvimento de diabetes.[14, 26]

Hiperglicemia

O controle glicêmico de pacientes com SM é um dos objetivos principais no manejo terapêutico dessa síndrome. As mudanças no estilo de vida (dieta, perda de peso, atividade física etc.) têm, sabidamente, importante impacto na redução dos níveis séricos de glicose dessas pacientes.

Entre os casos em que se faz necessária a utilização de fármacos, citam-se os agentes sensibilizadores dos receptores da insulina, como a metformina (doses de 500 e 850mg) e as tiazolidinedionas (roziglitazona: 4 e 8mg; pioglitazona: 15, 30 e 45mg).[4,27]

A American Diabetes Association (ADA) recomenda tratar pacientes com glicose de jejum alterada, teste de tolerância oral à glicose alterado ou glico-hemoglobina de 5,7% a 6,4% por meio de perda de peso e de atividade física. Não recomenda o uso de antidiabéticos para pacientes diagnosticadas como pré-diabéticas, com exceção da metformina, para aquelas com alto risco de desenvolverem diabetes

Abordagem da Paciente com Síndrome Metabólica

(associação de glicose de jejum ou teste de tolerância alterado e outros fatores de risco, como glico--hemoglobina > 6%, hipertensão, HDL-colesterol baixo, triglicerídios elevados ou história de diabetes em parentes de primeiro grau), que são obesas e têm mais de 60 anos. Entretanto, para pacientes com DM do tipo 2, preconiza que os níveis de glico-hemoglobina estejam abaixo de 7%.[28]

Estado protrombótico

O risco protrombótico caracteriza-se pela elevação do fibrinogênio e do inibidor do ativador do plasminogênio (PAI-I). Para pacientes considerada de alto e até moderado risco cardiovascular (pelo escore de Framingham – ver Tabela 28.1), deve-se considerar a possibilidade de iniciar terapia com ácido acetilsalicílico (AAS) em baixas doses (100mg/dia).[26] Tais intervenções devem ser realizadas concomitantemente à avaliação do cardiologista.

CONSIDERAÇÕES FINAIS

A síndrome metabólica é uma constelação de fatores de risco metabólicos que predispõem ao desenvolvimento de doença cardiovascular aterosclerótica e risco de diabetes melito. Para tanto, faz--se necessária adequada investigação dos fatores de risco, quantificando-os quando possível e, finalmente, adequado diagnóstico será realizado. A partir do quadro clínico, medidas preventivas, como mudança no estilo de vida (cessação do hábito de fumar, prática de exercícios físicos, ingestão de dieta pobre em gorduras saturadas etc.), são consideradas a primeira linha de atuação e estão plenamente ao alcance de todo clínico ou ginecologista que realize o primeiro atendimento. A terapêutica medicamentosa se faz necessária em algumas situações e o auxílio de outras especialidades médicas (cardiologia e/ou endocrinologia, por exemplo,) contribui muito para os resultados finais.

Referências

1. Kylin E. Studien ueber das Hypertonie-Hyperglyka "mie-Hyperurika" miesyndrom. Zentralblatt fuer Innere Medizin. 1923; 44: 105–127,
2. Vague J. La differenciation sexuelle, facteur determinant des formes de l'obesite. Presse Med.1947; 55: 339
3. Reaven GM. Role of insuline resistance in human disease (Syndrome X) : an expanded definition. Annu Rev Med. 1993; 44: 121-131.
4. Grundy SM, Cleeman JI, Daniels SR, et al. Diagnosis and Management of the Metabolic Syndrome: An American Heart Association/National Heart, Lung, and Blood Institute Scientific Statement. Circulation. 2005; 112: 2735-2752
5. Pais R, Silaghi H, Silaghi AC, et al. Metabolic syndrome and risk of subsequent colorectal cancer. World J Gastroenterol. 2009; 15(41): 5141-5148
6. Lemieux I, Pascot A, Couillard C, et al. Hypertriglyceridemic waist: a marker of the atherogenic metabolic triad (hyper-insulinemia; hyperapolipoprotein B; small, dense LDL) in men? Circulation. 2000;102:179 –184.
7. Park YW, Zhu S, Palaniappan L, et al. The metabolic syndrome: prevalence and associated risk factor findings in the US population from the Third National Health and Nutrition Examination Survey, 1988–1994. Arch Intern Med. 2003;163: 427–436.
8. Carr DB, Utzschneider KM, Hull RL, et al. Intra-abdominal fat is a major determinant of the National Cholesterol Education Program Adult Treatment Panel III criteria for the metabolic syndrome. Diabetes. 2004;53:2087–2094.
9. Reaven GM. Banting lecture 1988. Role of insulin resistance in human disease. Diabetes. 1988;37:1595–1607.
10. Ferrannini E, Haffner SM, Mitchell BD, Stern MP. Hyperinsulinemia: the key feature of a cardiovascular and metabolic syndrome. Diabetologia.1991;34:416–422.
11. Executive Summary of The Third Report of The National Cholesterol Education Program (NCEP) Expert Panel on Detection, Evaluation And Treatment of High Blood Cholesterol In Adults (Adult Treatment Panel III). Jama 2001;285:2486–97.
12. Alberti K G, Zimmet P, ShawJ. The metabolic syndrome – a new worldwide definition. Lancet. 2005; 366: 1059-62.
13. Alberti K G M M, Eckel R H, Grundy S M, Zimmet P Z, Cleeman J I, Donato K A et al. Harmonizing the metabolic syndrome. A joint interim statement of the International diabetes federation task force on epidemiology and prevention; National heart, lung, and blood institute; American heart association; World heart federation; International atherosclerosis society; and international association for the study of obesity. Circulation. 2009;120: 1640-45.
14. Raimundo M, Lopes JA. Metabolic Syndrome, Chronic Kidney Disease, and Cardiovascular Disease: A Dynamic and Life-Threatening Triad. Cardiology Research and Practice, vol. 2011, 16 pages, 2011
15. Oliveira EP de; Souza MLA de; Lima MDA de. Prevalência de síndrome metabólica em uma área rural do semi-árido baiano. Arq. bras. endocrinol. metab;50(3):456-465, jun. 2006.
16. Salaroli LB; Barbosa GC; Mill JG; Molina MCB. Prevalência de síndrome metabólica em estudo de base populacional, Vitória, ES – Brasil Arq. bras. endocrinol. metab;51(7):1143-1152, out. 2007.

17. Rodrigues M A H, Lima L M, Bruno A S, Werneck R, Nahás E P. Prevalência de síndrome metabólica em mulheres atendidas no ambulatório de Climatério da Santa Casa de belo Horizonte. Anais 4º Congresso Mineiro de Ginecologia e Obstetrícia. Belo Horizonte, maio 2011.
18. Kassi E, Pernavidou P, Kaltsas G, Chrousos. Metabolic syndrome: definitions and controversies. BMC Medicine. 2011; 9:48.
19. Kirk EP e Klein S. Pathogenesis and Pathophysiology of the Cardiometabolic Syndrome. J Clin Hypertens (Greenwich). 2009 December ; 11(12): 761–765.
20. Gustafson B, Hammarstedt A, Andersson CX, et al. Inflamed adipose tissue: a culprit underlying the metabolic syndrome and atherosclerosis. Arterioscler Thromb Vasc Biol. Nov 2007;27(11):2276-83.
21. Monteiro R e Azevedo I. Chronic Inflammation in Obesity and theMetabolic Syndrome. Mediators of Inflammation. 2010; 1-10.
22. Tarantino G, Savastano S, Colao A. Hepatic steatosis, low-grade chronic inflammation and hormone/growth factor/adipokine imbalance. World J Gastroenterol 2010; 16(38): 4773-478
23. Cheang KI, Huszar JM, Best Al M, et al. Long-Term Effect of Metformin on Metabolic Parameters in the Polycystic Ovary Syndrome. Diab Vasc Dis Res. 2009 April ; 6(2): 110–119.
24. Devaraj S, Valleggi S, Siegel D, Jialal I. Role of C-Reactive Protein in Contributing to Increased Cardiovascular Risk in Metabolic Syndrome. Curr Atheroscler Rep (2010) 12:110–118.
25. I Diretriz Brasileira sobre Prevenção das Doenças Cardiovasculares em Mulheres Climatéricas e a Influência da Terapia de Reposição Hormonal. SOBRAC. Agosto. 2007.
26. Eckel R H, Grundy S M, Zimmet P Z. The metabolic syndrome. Lancet. 2005; 365: 1415-28.
27. Araujo L M B, Britto M M dos Santos, Cruz T R P. Tratamento do Diabetes Mellitus do tipo 2: novas opções. Arq Bras Endocrinol Metab. 2000; 44/6: 509-18.
28. American Diabetes Association, " Standards of medical care in diabetes 2010". Diabetes care. 2010; 33 (supplement 1): S11-S61.

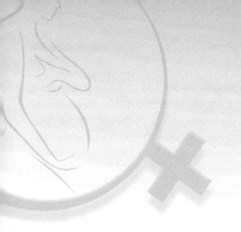

29

Abordagem Prática da Dor Pélvica Aguda

Francisco de Assis Nunes Pereira
João Oscar de Almeida Falcão Júnior

INTRODUÇÃO

A dor pélvica aguda é a dor de início rápido normalmente associada a sinais vitais instáveis e anormalidades óbvias no exame físico e em exames laboratoriais. O diagnóstico incorreto pode resultar em morbidade e mortalidade significativas.[1] A investigação deve ser rápida e precisa, guiada pelos sistemas (reprodutivo, gastrintestinal, urinário) e pelo tipo de patologia (infecção, obstrução, torção, rotura, neoplasias e gestacionais), a fim de possibilitar diagnóstico e tratamento adequados. A dor pélvica é motivo de queixas frequentes, podendo ser encontrada em cerca de 11,8% das pacientes atendidas por pronto-atendimentos de ginecologia.[2]

A dor abdominal pode ser de natureza somática ou visceral. Já a dor somática é bem localizada e expressa comprometimento de pele, subcutâneo, músculos ou fáscias ou peritônio parietal. A dor visceral tem origem em qualquer víscera do abdome, nas estruturas musculares, nervosas e linfoides e no tecido conjuntivo de sustentação. Pode ser desencadeada por:[3]

- Distensão ou contração anormal de víscera oca.
- Súbita distensão da cápsula de órgãos sólidos.
- Hipóxia ou necrose de víscera.
- Liberação de substâncias algésicas (p. ex., prostanoides).
- Irritação química de terminações nervosas viscerais.
- Rápida compressão de ligamentos ou vasos.
- Inflamação.

DEFINIÇÃO

A dor aguda é intensa e caracterizada por início súbito, aumento progressivo da intensidade e curta duração. A dor cíclica é aquela associada a determinada fase do ciclo menstrual. A dismenorreia, ou menstruação dolorosa, é a dor cíclica mais comum e pode ser dividida em primária (sem causa aparente) ou secundária à patologia anatômica conhecida.

A dor pélvica crônica é aquela com mais de 6 meses de duração, localizada na pelve anatômica e com intensidade suficiente para causar prejuízo funcional ou demandar atendimento médico.[1] Enquanto a dor aguda costuma ser associada a respostas reflexas autonômicas profundas, como náuseas, vômitos, sudorese e apreensão, tais fenômenos normalmente não estão presentes na dor crônica. Além disso, a dor aguda costuma estar associada a sinais de inflamação ou infecção, como febre e leucocitose, que normalmente estão ausentes na crônica.

CAUSAS GINECOLÓGICAS DE DOR PÉLVICA AGUDA

Dismenorreia

A dor caracteristicamente localiza-se no baixo ventre, tem caráter de cólica, recorre de modo intermitente e correlaciona-se com contrações uterinas. Pode estar localizada na região lombossacra, à semelhança da dor de parto, havendo também irradiação para as coxas. Em geral, ocorre pouco antes ou no momento do início do fluxo menstrual e prolonga-se por algumas horas. Posteriormente, diminui ou desaparece.[3]

Náuseas ocorrem em cerca de 50% dos casos e vômitos, em 25%. Há aumento da frequência de evacuação em 35%. Outros sintomas podem estar presentes, como tonturas, desmaios e palidez cutânea.

Gravidez ectópica

Devemos sempre suspeitar de gravidez e suas complicações em pacientes com dor em idade fértil. As principais causas de dor pélvica e sangramento no primeiro trimestre da gestação são a gravidez ectópica, o abortamento e a neoplasia trofoblástica gestacional. Dessas, a mais grave é a gravidez ectópica, que sempre deve ser descartada em casos de dor pélvica aguda. Na gravidez ectópica, a dor é um sintoma bastante prevalente, mas de pequena ou moderada intensidade se não houver rotura. Inicia-se como dor difusa em baixo ventre, progredindo para uma dor mais localizada na região da gestação ectópica. Podem estar presentes sangramento irregular, assim como outros sinais de gravidez, como náuseas e vômitos. O diagnóstico diferencial deve ser feito com abortamento, doença inflamatória pélvica, rotura de cisto ovariano ou folículo na ovulação, entre outros.

Abortamento

Na ameaça de aborto, o que chama a atenção é o sangramento. A dor não é uma característica importante, podendo haver algumas cólicas. Se houver cólicas de grande intensidade, o quadro provavelmente se trata de um abortamento em evolução, com provável dilatação cervical.

Neoplasia trofoblástica gestacional

É causa menos comum de dor pélvica, sendo o sangramento indolor seu sintoma mais comum, acompanhado de útero maior do que o esperado para a idade gestacional.

Malformações genitais

Malformações que causam alguma obstrução ao fluxo menstrual, como hímen imperfurado, atresia cervical, septo vaginal transverso e útero bicorno com corno isolado funcionante, levam a hematocolpo, hematométrio, hematossalpinge e até peritonite pelo refluxo de sangue menstrual. A dor pélvica é cíclica e progressiva, conforme o sangue vai se acumulando.

Tumores

Podem causar dor por torção, se forem pediculados ou se houver rotura ou compressão de vísceras vizinhas. Os tumores moles costumam ser cistos ovarianos ou massas inflamatórias, enquanto os tumores sólidos são mais frequentemente uterinos ou ovarianos malignos.

Infecções

Cervicites e vaginites

São causas menos comuns de dor pélvica aguda, sendo mais comum a presença de corrimento com características infecciosas. Em alguns casos, podem cursar com dor em baixo ventre, acompanhada ou não de sintomas urinários, como disúria e/ou polaciúria.

Doença inflamatória pélvica

A doença inflamatória pélvica ocorre quando há ascensão de microrganismos do trato genital inferior para útero e tubas, podendo atingir os ovários e a cavidade peritoneal. Pode ser causada por microrganismos patogênicos, como gonococos e clamídia, mas também por microrganismos da microbiota vaginal normal. De início insidioso, a dor é localizada no baixo ventre, podendo irradiar-se para coxas, região lombossacra e ânus. A dor é constante, com períodos de agravamento associados a movimentos, micção ou evacuação. Outros sinais e sintomas, como febre, náuseas, prostração, corrimento vaginal, distensão abdominal e dor à mobilização do colo e anexos, podem estar presentes. São quadros possíveis: endometrite, salpingite e peritonite, além da formação de abscessos tubários, tubovarianos ou peritoneais.

Dor de ovulação

A ovulação dolorosa, também chamada Mittelschmerz, acomete na maioria das vezes adolescentes, tem caráter cíclico, sempre no meio do ciclo menstrual e, também na maioria dos casos, possibilita a determinação da lateralidade. Frequentemente é autolimitada, durando apenas algumas horas. Raras vezes pode ser causa de dor acentuada, quadro geralmente causado por sangramento pelo folículo rompido e irritação peritoneal.

CAUSAS NÃO GINECOLÓGICAS DE DOR PÉLVICA AGUDA

Sistema gastrintestinal

Várias afecções do sistema gastrintestinal podem ser causa de dor pélvica aguda. Na maioria das vezes, sinais e sintomas de alterações de funcionamento desse sistema, como obstipação intestinal, parada de eliminação de fezes e flatos, diarreia, distensão abdominal, náuseas e vômitos, estão presentes de forma mais pronunciada do que nas afecções ginecológicas. Os quadros mais comuns são apendicite, colecistite, pancreatite, úlceras pépticas, obstrução intestinal, diverticulite etc.

Sistema urinário

O sistema urinário é fonte frequente de dores pélvicas. Os quadros mais comuns são infecções urinárias baixas (cistite), cálculos renais ou infecções urinárias altas (pielonefrite). As alterações da micção, como disúria, algúria e polaciúria, além de alterações nas características da urina, como mudança na cor e odor, são características.

INVESTIGAÇÃO CLÍNICA

Diante de uma paciente com dor pélvica aguda, a anamnese e o exame físico são fundamentais para o direcionamento da propedêutica. Devem ser investigados o início da dor, sua evolução, a localização, a irradiação, o tipo de dor, os fatores precipitantes, os atenuantes e agravantes, a resposta a medicamentos utilizados e os episódios anteriores. Devem ser pesquisados ainda todos os possíveis sintomas associados, como alterações dos hábitos urinário e intestinal, presença de febre e corrimento vaginal, uso de métodos contraceptivos, regularidade do ciclo menstrual, data da última menstruação, histórico de cirurgias abdominais e pélvicas e comorbidades, entre outros.

No exame físico, convém iniciar pelos sinais vitais, avaliando pressão arterial e frequências cardíaca e respiratória, passando ao exame do abdome. Avaliam-se o grau de distensão abdominal, a presença de peristaltismo intestinal, dor à palpação superficial e profunda, sinais de defesa voluntária ou involuntária, sinais de irritação peritoneal e presença de massas palpáveis, assim como localização, tamanho, consistência, mobilidade e sensibilidade. Prossegue-se com o exame ginecológico, com a avaliação de presença de corrimentos anormais ou sangramentos no exame especular e, a seguir, com o exame pélvico bimanual, pesquisando tamanho, forma, mobilidade, sensibilidade dos órgãos pélvicos e existência de massas anormais.

Nessa etapa da avaliação do quadro, será de fundamental importância a definição da gravidade da situação clínica encontrada. A magnitude das repercussões clínicas poderá ajudar a definir em que direção deve seguir a investigação. Além disso, devem ser avaliados não só os possíveis diagnósticos, bem como a disponibilidade de recursos para efetivos diagnóstico e tratamento, em tempo hábil, para cada caso. Entender a dinâmica do serviço pode ser tão importante quanto entender a fisiopatologia dos processos envolvidos. Para algumas pacientes, aguardar a definição diagnóstica pode implicar maior risco que a realização de um procedimento invasivo ou efetuar um encaminhamento. Por outro lado, nunca se deve perder de perspectiva a responsabilidade do médico quanto aos custos gerados e à otimização de recursos disponíveis na assistência da paciente e de toda a população. O equilíbrio dessa complexa equação é um grande desafio.

A propedêutica complementar de uma paciente com dor pélvica aguda deve ser iniciada pela realização de uma dosagem sérica de β-HCG (importantíssimo, independentemente do relato da paciente sobre relações sexuais), ou pelo menos detecção urinária de HCG, exame de urina rotina, Gram de gota de urina não centrifugada, hemograma e provas de inflamação, como VHS ou PCR. Esses exames são suficientes para confirmar ou afastar a maior parte das causas graves mais comuns de dor pélvica aguda.

A importância já ressaltada da β-HCG na abordagem da dor aguda da mulher justifica-se na medida em que o diagnóstico de presença ou ausência de gravidez direciona o raciocínio clinico para um grupo de patologias distintas, com abordagens completamente diversas. A solicitação do exame exemplifica o conceito básico da indicação de exames complementares, quando define que análises complementares só devem ser indicadas se tiverem o potencial de mudar a conduta. A patologia a ser descartada, ou o mais precocemente possível identificada, é a gravidez ectópica (GE), a qual, das patologias de origem ginecológica, é a que apresenta maior potencial de rápidas e graves repercussões. Na GE, o estudo da gonadotrofina coriônica humana pode ser necessário, também, para o acompanhamento de resultados terapêuticos (ver capítulo específico). Outro aspecto relevante é que a possibilidade de gravidez pode ter repercussões e interpretações muito diversas para cada paciente em situações de vida igualmente variadas, envolvendo diversos aspectos da vida do indivíduo, como amorosos, religiosos, sociais e familiares. Tudo isso transforma os relatos referentes às questões associadas à gestação em passíveis de imprecisão involuntária ou voluntária, o que obriga a utilização de instrumento confirmatório confiável. A β-HCG deve ser pedido obrigatório para todas as pacientes com dor pélvica aguda.

Se necessário, pode-se lançar mão de outros testes diagnósticos, como ultrassonografia, de preferência pela via endovaginal, radiografia simples de abdome e videolaparoscopia.

O uso da laparoscopia precoce foi comparado com observação clínica em revisão sistemática que incluiu quatro estudos randomizados controlados, num total de 395 pacientes. Os resultados mostraram que a laparoscopia favoreceu uma maior taxa de diagnósticos específicos (OR: 6,07; IC95%: 1,85 a 29,88), com menor permanência hospitalar, mas sem diferenças na taxa de efeitos adversos (OR: 0,87; IC95%: 0,45 a 1,67).[4]

Não menos importante é a definição clínica de ausência de patologias. Os riscos envolvidos com a progressão de uma patologia insuspeita podem ser literalmente fatais. Nesse contexto, a decisão de parar a investigação e liberar a paciente pode ter uma carga de responsabilidade maior que a de uma indicação cirúrgica. Essa característica acaba por ressaltar a força de um dos mais valiosos instrumentos do arsenal médico, o retorno. Este pode e deve ser entendido de forma ampla, variando desde a manutenção da paciente em observação clínica na unidade de urgência, para reavaliação nos próximos momentos, até o retorno no dia seguinte ou em 1 semana, ou no período de tempo que o julgamento médico indicar como capaz de permitir uma evolução clínica e a consequente elucidação

Abordagem Prática da Dor Pélvica Aguda

do caso. Sua utilização também deve ser ampla e sem restrições, o que possibilita maior segurança ao médico e à paciente, que se sentirá mais acolhida e mais bem vista e atendida.

ABORDAGEM TERAPÊUTICA DA DOR PÉLVICA AGUDA

A terapêutica da dor pélvica aguda deve ser direcionada para sua causa-base, após investigação cuidadosa.

Dismenorreia

A dismenorreia tem como primeira linha de tratamento o uso de anti-inflamatórios não esteroides. Os mais utilizados são: diclofenaco 50mg a cada 8 horas, ácido mefenâmico 500mg a cada 8 horas e ibuprofeno 400 a 600mg a cada 8 horas. Podem ser utilizados ainda antiespasmódicos, como escopolamina, e analgésicos comuns, como a dipirona e o paracetamol.

Abortamento

A dor relacionada com o abortamento só será interrompida quando o material gestacional tiver sido expurgado da cavidade uterina. Se as contrações uterinas não foram suficientes para a expulsão de todo o material, a paciente deve ser submetida a curetagem ou aspiração manual intrauterina para o esvaziamento da cavidade uterina.

Gravidez ectópica

A gravidez ectópica pode ser tratada de forma expectante, com medicamentos ou através de cirurgia.[5,6] Pacientes com quadro hemodinâmico estável e, principalmente, com níveis baixos e decrescentes de β-HCG. Excepcionalmente, podem ser acompanhadas clinicamente sem qualquer intervenção. Nesta situação, o acompanhamento deve ser estreito, permitindo uma grande proximidade entre a paciente e seu médico, bem como um fácil acesso à unidade médica hospitalar na eventualidade de uma mudança da evolução do processo. Pacientes com níveis séricos de β-HCG < 3.000UI/dL, com massa anexial < 5cm à ultrassonografia, estáveis hemodinamicamente e sem evidências de rotura podem ser candidatas ao uso de metrotrexato, um antagonista do ácido fólico que ajuda na interrupção e reabsorção do material gestacional. Essas pacientes devem ser acompanhadas por meio da dosagem seriada da β-HCG, ultrassonografias endovaginais e exames clínicos. Pacientes com níveis mais altos de β-HCG, grandes massas anexiais ou com sinais de rotura devem ser abordadas cirurgicamente, por videolaparoscopia ou laparotomia, dependendo da disponibilidade de equipamento, do treinamento do cirurgião e da estabilidade hemodinâmica da paciente.

O uso do contraceptivo intrauterino hormonal é associado a uma redução absoluta no número de gravidezes ectópicas para cerca de 1 por 1.000, durante um período de 5 anos.[7] Como comparação, a taxa de gravidezes ectópicas em não usuárias de contraceptivos é de 1,4 por 100, pelo período de 5 anos. Essa diferença é suficiente para recomendar o contraceptivo intrauterino hormonal para paciente com história prévia de gravidez ectópica.[8]

Neoplasia trofoblástica gestacional

A neoplasia trofoblástica gestacional é tratada com o esvaziamento da cavidade uterina, de preferência por aspiração ou então por curetagem, seguido do acompanhamento dos níveis séricos de β-HCG até sua negativação e, então, até 1 ano, devido ao risco de malignização em coriocarcinoma.

Malformações genitais

As malformações genitais obstrutivas são de tratamento cirúrgico. Sempre que possível, o objetivo da cirurgia deve ser estabelecer passagem adequada ao fluxo menstrual, preservando os órgãos genitais e o futuro reprodutivo da paciente. Quando isso não é possível, realiza-se a ressecção do órgão afetado.

Tumores

Os tumores benignos, como os miomas uterinos, só devem ser retirados cirurgicamente se associados a dor pélvica importante, não responsiva a tratamentos clínicos e que não possa ser atribuída a outra causa. Os tumores malignos devem receber tratamento oncológico apropriado, seja por cirurgia, seja por outras técnicas, como a químio e a radioterapia.

Cervicites e vaginites

As cervicites e vaginites devem receber tratamento antibiótico apropriado de acordo com o diagnóstico. A candidíase vaginal pode ser tratada via oral com derivados triazólicos, como o fluconazol 150mg em dose única ou o itraconazol 100mg, em duas tomadas de 200mg com intervalo de 12 horas, ou ainda por via vaginal, com o uso de cremes à base de derivados imidazólicos, como o clotrimazol, o miconazol, o fenticonazol, o erconazol, o terconazol, o isoconazol e o cetoconazol, durante 7 dias. Recomenda-se que os cremes vaginais sejam utilizados com o auxílio de aplicadores vaginais para a deposição do creme no fundo vaginal, à noite. Pode ser utilizado ainda o creme à base de nistatina, também com o uso de aplicadores, por 7 a 14 dias. Existe uma apresentação de creme vaginal à base de butoconazol para aplicação em dose única. Outra forma de apresentação disponível para uso vaginal é a de óvulos vaginais, geralmente disponíveis para aplicação em dose única, como o fenticonazol, o isoconazol e o tioconazol.

A vaginose bacteriana pode ser tratada com metronidazol via oral, 250mg a cada 8 horas ou 400mg a 500mg a cada 12 horas, por 7 dias. O metronidazol pode ser usado em dose única de 2g. Outras opções para tratamento via oral são: secnidazol 2g, em dose única; clindamicina 300mg a cada 12 horas, por 7 dias; tinidazol 2g, em dose única; e tianfenicol 2,5g/dia, por 2 dias. Outra via possível de tratamento é a vaginal, por meio de metronidazol creme ou gel ou clindamicina creme vaginal, por 7 dias.

Demais vaginites e cervicites (ver capítulo específico)

A doença inflamatória pélvica tem seu tratamento diferenciado de acordo com o estadiamento da infecção.[9]

Estádio I – salpingite aguda, sem peritonite

O tratamento pode ser em nível ambulatorial. Os esquemas mais utilizados são ceftriaxona 250mg IM, em dose única, associada à doxiciclina 100mg a cada 12 horas por 14 dias; ou cefoxitina 2g intramuscular em dose única, associada à probenecida 1g em dose única e à doxiciclina 100mg a cada 12 horas, por 14 dias. Outras cefalosporinas de terceira geração (p. ex., ceftizoxima ou cefotaxima) também podem ser utilizadas em associação à doxiciclina. A azitromicina 1g via oral em dose única, ou com repetição da dose em 7 dias, associada à ceftrixona 250mg IM também foi eficaz em alguns trabalhos, mas, nesse caso, recomenda-se associar também metronidazol 500mg a cada 12 horas, por 14 dias.

Estádio II – salpingite aguda com peritonite – e estádio III – salpingite aguda com sinais de abscesso tubovariano

Recomenda-se tratamento sob internação hospitalar com o uso de antibióticos endovenosos. Os esquemas recomendados são: cefotetano 2g EV a cada 12 horas ou cefoxitina 2g a cada 6 horas, associado à doxiciclina 100mg oral ou venosa a cada 12 horas. Após melhora clínica, o antibiótico venoso pode ser suspenso e a doxiciclina mantida até 14 dias de tratamento. Outro esquema proposto consiste na associação de clindamicina 900mg EV a cada 8 horas à gentamicina na dose de 1,5mg/kg a cada 8 horas, ou 3 a 5mg/kg a cada 24 horas. Após melhora clínica, os antibióticos venosos devem ser suspensos e a terapia deve ser continuada via oral com doxiciclina 100mg a cada 12 horas ou clindamicina 450mg a cada 6 horas até completar 14 dias de tratamento. Recomenda-se tratar o parceiro para gonococos e clamídia.

Estádio IV – sinais clínicos de rotura de abscesso tubovariano (queda acentuada do estado geral, refratariedade ao tratamento clínico, febre persistente, comprovação ultrassonográfica) e abscesso > 10cm

O tratamento deve ser hospitalar, com o uso de antibióticos de largo espectro e remoção cirúrgica do abscesso, preservando os ovários sempre que possível, sendo a extensão da cirurgia determinada pelos achados peroperatórios. Um estudo avaliou o risco de doença inflamatória pélvica em usuárias de DIU e descobriu uma redução do risco nas usuárias de contraceptivo intrauterino hormonal comparadas com as usuárias de DIU de cobre (0,5 × 2,0, p<0,013).[10]

Dor de ovulação

A dor de ovulação pode ser tratada apenas com orientação e tranquilização da paciente, nos casos mais leves. Se necessário, pode-se usar analgésicos comuns, como paracetamol ou dipirona, nas doses habituais, ou anti-inflamatórios não esteroides, como diclofenaco 50mg a cada 8 horas, ibuprofeno 400 a 600mg a cada 8 horas ou ácido mefenâmico 500mg a cada 8 horas. Nas pacientes que não desejam engravidar, uma boa opção é o uso de anticoncepcionais orais com o intuito de evitar recidivas.

Infecção urinária aguda não complicada

O tratamento empírico da infecção urinária aguda não complicada pode ser iniciado em uma paciente que apresenta sintomas típicos e piúria no exame de urina rotina, sem necessidade de realização de urocultura, se for o primeiro episódio da paciente ou se esta apresentar casos muito esporádicos. Convém escolher fármacos que exerçam efeito mínimo na microbiota intestinal e vaginal para evitar resistência bacteriana e vaginites. O esquema mais utilizado consiste na associação de sulfametoxazol e trimetoprima (SMZ-TMP), na dose de 800+160mg a cada 12 horas, por 7 a 10 dias. Outras alternativas são: nitrofurantoína 100mg a cada 6 horas por 7 dias, além das quinolonas, como a norfloxacina 400mg a cada 12 horas, por 7 dias, e a ciprofloxacina 250 a 500mg a cada 12 horas, por 3 a 7 dias. Tratamentos por apenas 3 dias podem ser empregados nos casos mais simples, mas sua eficácia pode ser menor.

CONSIDERAÇÕES FINAIS

A dor pélvica aguda é situação clínica absolutamente rotineira no dia a dia da Ginecologia. Como todo processo álgico, em especial o agudo, traz consigo grande carga emocional e habitualmente associa-se a sensações de medo e apreensão quanto à evolução da possível patologia. Pacientes e seus acompanhantes costumam encontrar-se emocionalmente estressados e podem criar situações de grande pressão nas unidades de atendimento. Nessas situações, a atuação do profissional pautada em intervenções ágeis, sistematizadas e baseadas nas melhores evidências científicas dará a todos os envolvidos, incluindo o próprio profissional médico, a segurança necessária para conduzir a situação. Não menos importante é acolher e oferecer uma escuta atenta às pacientes. Não se deve esquecer que a dor é sempre um pedido de ajuda e atenção, e pode representar questões concretas, clinicamente justificáveis ou não, como pode ser uma forma de apresentação de angústias pessoais ou ser apenas uma expressão da insatisfação da paciente com seu trabalho, funcionando como justificativa momentânea para que ela se afaste de suas atividades profissionais. Em qualquer cenário, a atitude correta e o envolvimento do profissional médico serão instrumentos fundamentais na resolução da questão, atenuação do sofrimento dessas pacientes ou até mesmo, quem sabe, poderão ajudar o indivíduo a encontrar instrumentos mais sofisticados e mais adequados para expressar suas insatisfações e frustrações.

Referências

1. Rapkin AJ, Howe CN. Pelvic Pain and Dysmenorrhea. In: Berek JS, ed. Berek & Novak's Gynecology: Lippincott Williams & Wilkins 2007.
2. Zimmermmann JB, Zimmermmann S, Bellei P. Dor Pélvica Aguda. In: Camargos AF, Melo VH, Carneiro MM, Reis FM (eds.) Ginecologia Ambulatorial Baseada em Evidências Científicas. Belo Horizonte: Coopmed 2008.

3. Nogueira CWM, Halbe HW. Dor Abdominal e Pélvica em Ginecologia. In: Halbe HW, ed. Tratado de Ginecologia. São Paulo: Editora Roca 2000:587-99.
4. Gaitan HG, Reveiz L, Farquhar C. Laparoscopy for the management of acute lower abdominal pain in women of childbearing age. Cochrane database of systematic reviews (Online). (1):CD007683.
5. Mol F, Mol BW, Ankum WM, van der Veen F, Hajenius PJ. Current evidence on surgery, systemic methotrexate and expectant management in the treatment of tubal ectopic pregnancy: a systematic review and meta-analysis. Human reproduction update. 2008 Jul-Aug; 14(4):309-19.
6. Hajenius Petra J, Mol Femke, Mol Ben Willem J, Bossuyt Patrick MM, Ankum Willem M, Van der Veen Fulco. Interventions for tubal ectopic pregnancy. Cochrane Database of Systematic Reviews. In: The Cochrane Library, Issue 3, 2015. Art. Nº CD000324. DOI: 10.1002/14651858. CD000324. pub1.
7. Long-acting reversible contraception. In: Excellence NIfHaC, ed. 2005.
8. Fraser IS. Non-contraceptive health benefits of intrauterine hormonal systems. Contraception. Nov; 82(5):396-403.
9. Pelvic Inflammatory Disease. Sexually Transmitted Diseases Treatment Guidelines 2010 [cited 2011 25/07/2011]; Available from: http://www.cdc.gov/std/treatment/2010/pid.htm.
10. Toivonen J, Luukkainen T, Allonen H. Protective effect of intrauterine release of levonorgestrel on pelvic infection: three years' comparative experience of levonorgestrel- and copper-releasing intrauterine devices. Obstetrics and gynecology. 1991 Feb; 77(2):261-4.

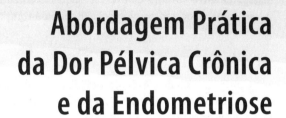

30

Abordagem Prática da Dor Pélvica Crônica e da Endometriose

João Oscar de Almeida Falcão Júnior
Francisco de Assis Nunes Pereira
Adriana Coelho da Silveira Resende

INTRODUÇÃO

A dor pélvica crônica (DPC) talvez seja um dos maiores desafios da prática ginecológica. Encontra-se entre as queixas mais comuns em consultórios e ambulatórios de ginecologia. Aproximadamente 5% a 15% das mulheres apresentarão queixas compatíveis com DPC em algum momento de suas vidas, sendo esta mais prevalente no período da menacme.[1] Trata-se, portanto, de um problema comum na vivência diária de todo profissional que lida com o atendimento médico à mulher.

O quadro tem definição simples: dor intermitente ou contínua que persista por 6 meses ou mais e que interfira na qualidade de vida da paciente. Apesar disso, ou também em função disso, abrange uma série de possibilidades diagnósticas, com o potencial envolvimento de diversos órgãos e sistemas. O diagnóstico etiológico pode envolver alterações do sistema reprodutivo, urinário, gastrintestinal e/ou musculoesquelético.

Existem vários aspectos envolvidos na apresentação da DPC com interfaces em aspectos clínicos, emocionais e psíquicos complexos, relacionados com a própria personalidade do indivíduo e seu histórico de vivências da sua sexualidade com a apresentação do quadro álgico. Estudos demonstraram maior prevalência de abuso físico e sexual na infância em paciente com dor crônica.[2,3]

Soma-se a isso a dificuldade relacionada com a subjetividade do sintoma dor, muitas vezes de difíceis mensuração e interpretação, mesmo com base em avaliações individuais. Lesões ou disfunções de um órgão podem levar à percepção dolorosa em um órgão adjacente, devido à origem semelhante das vias de inervação desses órgãos. O estímulo doloroso prolongado pode levar à desestabilização das vias neurológicas, produzindo uma doença pela própria dor e, até mesmo, potencializar a percepção do estímulo.

Todos esses aspectos contribuem para a observação frequente de que a extensão ou a gravidade das alterações orgânicas identificadas não têm necessariamente correlação com a intensidade do sintoma dor e com as disfunções causadas por ela na vida das pacientes. O processo doloroso pode levar a limitações físicas e instabilidade psicológica e interferir no trabalho e nas relações pessoais e afetivas das pacientes. Eventualmente, patologias orgânicas diagnosticadas durante a abordagem das pacientes podem ser achados incidentais e não ter qualquer relação com o quadro clínico.

Dessa maneira, a dor pélvica crônica desafia o médico a ir além do entendimento dos processos fisiopatológicos comuns e buscar a escuta e o entendimento do indivíduo como um todo e sua interação com o processo patológico, evitando ou rompendo um ciclo vicioso perpetuador da patologia (Figura 30.1).

ETIOLOGIA

Como vimos anteriormente, devido à complexidade do quadro, muitas vezes não é possível definir qual patologia ou quando uma patologia está diretamente associada à DPC. Várias condições clínicas ginecológicas e não ginecológicas podem ser identificadas como causas de dor pélvica crônica (Figura 30.2). Discutiremos as situações clínicas mais frequentemente associadas.

Endometriose

Considera-se a endometriose uma patologia benigna, crônica e progressiva, definida como a presença de tecido semelhante ao endométrio, apresentando glândulas funcionantes e/ou estroma fora da cavidade uterina.[4] Tem apresentado relevância crescente no dia a dia da ginecologia moderna com prevalência demonstrando larga variação de acordo com a população estudada (2% a 51% das pacientes). Em mulheres com DPC submetidas à videolaparoscopia, foram identificadas até 41% de pacientes acometidas.[5-7]

Várias hipóteses têm sido propostas para justificar o desenvolvimento da patologia no entanto, ainda não são completamente estabelecidos os mecanismos responsáveis por sua origem. As quatro principais teorias são apresentadas na Tabela 30.1.

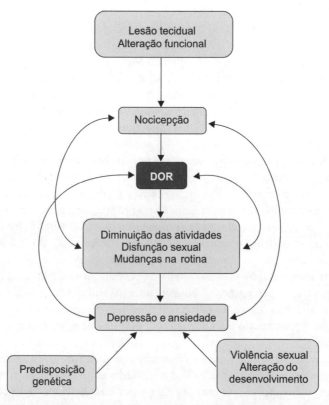

Figura 30.1 Teoria do modelo integrado para dor pélvica crônica. (Adaptada da referência 1.)

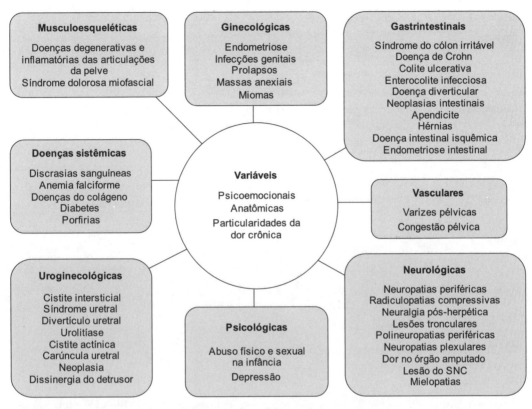

Figura 30.2 Causas de dor pélvica crônica.

Tabela 30.1 Teorias para o desenvolvimento da endometriose.	
Refluxo tubário	Sugere que células endometriais refluem pelas trompas durante a menstruação e se implantam nas estruturas adjacentes
Metaplasia celômica	Sugere que células multipotentes do epitélio celômico podem ser estimuladas para se transformar em células semelhantes a endometriais
Disseminação vascular ou linfática	Sugere que células endometriais entram no sistema vascular e linfático durante a menstruação e são transportadas para outros órgãos e tecidos
Autoimune	Sugere que a endometriose é um distúrbio imunológico relacionado com uma falha no sistema imune que não é capaz de impedir o crescimento de implantes ectópicos de tecido endometrial

Podemos atualmente afirmar que uma teoria apenas não explicará todos os casos de endometriose e é razoável supor que um somatório delas possa estar na origem da patologia e suas diversas formas de apresentação. Também estão associados ao desenvolvimento do quadro vários fatores promotores, como o estrogênio, que está associado à sobrevivência e à manutenção da endometriose. A supressão desse hormônio ou a contraposição de seus efeitos aos da progesterona tem importante papel terapêutico. Fatores hereditários são outra possibilidade levantada, uma vez que a prevalência dos casos é maior em parentes de primeiro grau de pacientes acometidas, conforme já demonstrado por Simpson e cols.[8]

A apresentação clínica da endometriose é amplamente variável e a dor, componente importante de seu quadro clínico (Tabela 30.2). A tríade sintomática clássica consiste em dismenorreia, dispareunia e infertilidade. A gravidade dos sintomas tem pouca correlação com a extensão pelvicoperitoneal das lesões, mas a dor tem maior correlação com a profundidade da infiltração tecidual da endometriose profunda do septo retovaginal e outras estruturas ligamentares (Tabela 30.2).

Tabela 30.2	Sintomas associados à endometriose.
Pélvicos	Dismenorreia
	Dispareunia
	Dor pélvica crônica
	Sangramento pré-menstrual irregular (*spotting*)
Gastrintestinais	Constipação intestinal
	Diarreia
	Disquesia
	Tenesmo
	Hematoquesia
Urinários	Dor nos flancos e/ou lombar
	Dor abdominal
	Urgência
	Frequência
	Hematúria
Pulmonares	Hemoptise
	Dor torácica catamenial
	Pneumotórax
Infertilidade	

Adaptada de Te Linde's Operative Gynecology, 2008.[1]

Como não poderia deixar de ser, o diagnóstico da endometriose tem como base anamnese e exame físico detalhados. Este último, em especial nos casos de dor, obtém mais informações se realizado no período menstrual, quando habitualmente a sintomatologia é mais importante, podendo ser associado ao toque retal, o que permitiria uma melhor avaliação da região do septo retovaginal. A propedêutica pode incluir ainda estudo de marcadores tumorais, como CA-125, e interleucinas, como IL-1 e IL-6, ultrassonografia (US), tomografia computadorizada (TC) ou ressonância nuclear magnética (RNM). Os marcadores tumorais têm importância limitada no diagnóstico diferencial, devido à possibilidade de outras patologias também cursarem com aumento de suas concentrações séricas. Contudo, podem ser úteis no acompanhamento da evolução e dos resultados terapêuticos. Os exames de imagem não invasivos (US, TC, e RNM) têm importante papel no estudo das massas pélvicas, como os endometriomas, sendo mais acurados no diagnóstico da endometriose. Os implantes endometrióticos e os processos de aderência associados são difíceis de identificar através desses métodos. A laparoscopia é considerada até o momento o exame diagnóstico padrão-ouro para investigação de todos os tipos e estágios de endometriose. No entanto, como procedimento cirúrgico, deve-se sempre considerar que sua realização está associada a um risco de complicações maiores, como perfuração intestinal, o qual varia entre 0,06% e 1,3%.[9]

Habitualmente, o tratamento da dor associada à endometriose inicia-se com a supressão do estímulo estrogênico às células endometriais, o que pode ser obtido com a supressão ovariana. A forma mais simples de fazê-lo consiste na utilização de anticoncepcionais orais. As formulações com agente progestogênico isolado são preferíveis, mas os contraceptivos orais combinados também podem ser utilizados. Para essa abordagem inicial, não é necessária a confirmação diagnóstica com laparoscopia. Quando o diagnóstico clínico é bastante suspeito, essa medicação pode ser iniciada e a resposta inadequada deve reforçar a indicação do prosseguimento da propedêutica com a realização da laparoscopia. Outros medicamentos, como o danazol e os análogos de GnRH, também podem ser utilizados, assegurando-se a devida atenção a seus efeitos colaterais.[10] Os análogos de GnRH não devem ser utilizados por períodos de tempo superiores a 6 meses, devido a seu efeito negativo no metabolismo ósseo, o que pode predispor à osteoporose. Caso seja indicado por períodos prolongados, deve ser associado a estrogênios para evitar essas complicações (*add back therapy*). Além desses problemas, em nosso meio esse grupo de medicamentos tem custo muito elevado, o que limita seu uso. Ainda com relação aos análogos de GnRH, o alívio da dor associado ao seu uso não está restrito aos casos de endometriose, pois outras patologias, mesmo não ginecológicas, podem ter seus sintomas amenizados com a supressão ovariana. Deve-se considerar que a sensibilidade dolorosa nas mulheres está aumentada no período menstrual e a supressão da menstruação poderia, assim, aliviar outros distúrbios dolorosos.

A ausência de resposta ao tratamento clínico da dor associada à endometriose indica, consequentemente, o tratamento cirúrgico, que consiste na excisão das lesões endometrióticas identificadas. A melhor abordagem é a cirurgia laparoscópica, sendo a laparotomia reservada para aquelas situações em que a abordagem laparoscópica for impossível. No tratamento cirúrgico, é de fundamental importância realizar o tratamento mais amplo com a maior preservação possível de órgãos e funções da mulher, reduzindo ao máximo a morbimortalidade associada ao ato cirúrgico, em especial para aquelas sem prole definida. Também, especificamente quando ao quadro álgico é a principal queixa da paciente em tratamento de endometriose, a supressão ovariana de forma adjuvante à cirurgia está associada a maior tempo livre de doença após o tratamento cirúrgico e deve ser recomendada. O tratamento radical com histerectomia e ooforectomia deve ser reservado a casos extremos e está associado a melhora da dor em mais de 90% dos casos, mas, mesmo nessas situações, a recorrência da patologia pode ser identificada em 3% a 5% dos casos (Figura 30.3).[11]

Aderências pélvicas

As aderências pélvicas estão presentes em 6% a 55% das pacientes submetidas a laparoscopia por dor pélvica.[12] Seu diagnóstico é eminentemente cirúrgico e, preferencialmente, via laparoscopia – também a melhor opção terapêutica. Tem boa correlação entre sua localização e o local onde se relata a dor. As aderências podem ser assintomáticas e, quando são dolorosas, sua extensão não tem boa correlação com a intensidade da dor. Normalmente, têm origem em um traumatismo tecidual e a maioria se estabiliza anatomicamente após alguns meses. Entretanto, a intensidade da dor associada pode aumentar progressivamente, o que pode se relacionar com as complexas interferências da própria dor em aspectos físicos, emocionais e cognitivos do indivíduo, conforme já mencionado (Figura 30.4).

O tratamento das aderências consiste na lise do tecido fibroso que distorce a anatomia da pelve com o intuito de restabelecer seus padrões anatômicos normais. A laparoscopia é o tratamento de escolha, uma vez que proporciona menor traumatismo cirúrgico e menor índice de recidivas. Além disso, de forma geral, as abordagens endoscópicas, quando comparadas com a abordagem laparotômica convencional, possibilitam menor custo, menor tempo de internação, menor tempo de recuperação, menor incômodo pós-operatório e, consequentemente, maior satisfação da paciente.

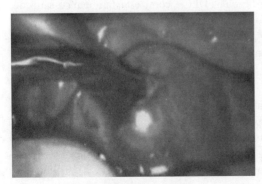

Figura 30.3 Endometrioma.

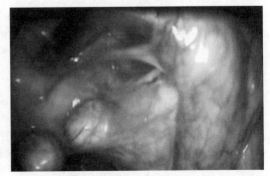

Figura 30.4 Aderências e miomas.

Prolapsos genitais

Ocasionalmente, os prolapsos genitais podem ser associados à dor pélvica, mas a queixa mais comumente associada ao quadro é uma sensação de peso, pressão ou desconforto pélvico inespecífico. A tentativa de conter os órgãos prolapsados pode levar à contração e ao aumento da tensão da musculatura pélvica, ocasionando dor, mais frequentemente no fim do dia ou durante as relações sexuais. Estas também podem estar associadas a desconforto emocional, devido à insatisfação pessoal com o quadro e mesmo ao medo de episódios de incontinência urinária no intercurso sexual. O tratamento dos prolapsos deve consistir preferencialmente na correção cirúrgica sítio-específica das lesões encontradas.

Varizes e congestão pélvica

A congestão pélvica e as varizes pélvicas têm sido correlacionadas com dor pélvica constante e pouco definida, que piora ao final do dia após longos períodos de ortostatismo, no período pré--menstrual ou após relação sexual anorgástica. As alterações vasculares podem ser identificadas pela ultrassonografia pélvica com Doppler ou laparoscopia, porém a real relação desses achados com o quadro clínico nem sempre é fácil de se estabelecer. O diagnóstico deve ser feito por exclusão na eventualidade desses achados serem os únicos correlacionáveis com a queixa álgica. Os tratamentos propostos são: tratamento clínico com progesterona e ligadura das veias pélvicas insuficientes, que pode ser realizada por via laparoscopia ou com embolização dos vasos. Devido à identificação frequente de transtornos psicológicos nesse grupo de pacientes, é importante associar o tratamento à psicoterapia, sempre que possível.

Patologias não ginecológicas

Como demonstrado na Figura 30.2, as patologias não ginecológicas podem ser responsáveis pela dor pélvica crônica e a investigação desse grupo de pacientes deve ser abrangente, merecendo destaque especial os sistemas musculoesqueléticos, gastrintestinais e urológicos.

A musculatura lombar pode tornar-se dolorosa devido a lesões diretas ou a vícios posturais, bem como à movimentação repetitiva ou irregular. Quando o grupamento muscular da região lombar inferior (p. ex., músculos elevadores, piriforme, obturador interno) ou a região glútea são acometidos, relata-se a sintomatologia na pelve. Assim, o exame pélvico possibilita uma adequada avaliação. Por isso, o excesso de peso, os vícios de postura, o tipo de atividade laboral e as eventuais práticas esportivas devem ser valorizados na abordagem da dor pélvica crônica.

As alterações do sistema gastrintestinal estão entre as alterações não ginecológicas mais comuns nas pacientes com DPC. A constipação intestinal e a síndrome do cólon irritável são as patologias mais frequentemente envolvidas e devem sempre fazer parte do diagnóstico diferencial desses casos.

O sistema urinário, apesar da proximidade anatômica com as estruturas ginecológicas, comumente apresenta quadros clínicos cuja sintomatologia não oferece dificuldades para sua diferenciação das patologias ginecológicas. No entanto, situações clínicas como síndrome uretral, cistite intersticial e espasmos vesicais têm sintomatologia muito parecida com a verificada na DPC e, como esta, também cursam com importante componente psicológico. Este é associado muito frequentemente a quadros de ansiedade e depressão. Exame físico minucioso com palpação cuidadosa e rotineira da uretra e bexiga pode ser instrumento fundamental na diferenciação de qual sistema se encontra acometido em cada caso.[13]

INVESTIGAÇÃO DA PACIENTE COM DPC

A adequada investigação médica de qualquer patologia tem como elementos essenciais uma boa anamnese e um adequado exame físico. Como não poderia deixar de ser, em vista de todos os aspectos e da complexidade das inter-relações de fatores associados, na DPC essa premissa é o fundamento de toda a abordagem da paciente. É essencial uma escuta atenta da mulher, buscando-se a formação de um vínculo consistente, de modo a possibilitar que todos os aspectos relacionados com a questão sejam levantados e adequadamente abordados.

Abordagem Prática da Dor Pélvica Crônica e da Endometriose

Sendo a dor o aspecto preponderante do quadro, suas características devem ser detalhadas. O questionamento deve incluir ao menos:

- **Localização:** onde a dor se inicia e o ponto onde é mais intensa.
- **Irradiação:** verificar se a dor compromete estruturas adjacentes ou se prolonga por áreas específicas do corpo (p. ex., região lombar, membros inferiores etc.).
- **Intensidade:** avaliar se a dor está ou não associada a limitações funcionais e se produz ou se associa a outros sintomas como náuseas, vômitos ou outras disautonomias. Para a caracterização da intensidade, são de grande valia as escalas analógicas ou visuais de dor, o que ajuda a mensurar o desconforto percebido pela paciente.
- **Qualidade:** pontadas ou fincadas; aperto ou constrições, cólica, queimação e formigamento.
- **Início e duração:** a cronologia da dor deve ser estudada, avaliando se apresenta estabilidade de sintomas, caráter progressivo ou mesmo períodos de remissão.
- **Fatores desencadeantes e fatores atenuantes.**
- **Impacto funcional e caracterização de limitações associadas.**

Os demais aspectos da anamnese não são menos importantes e devem igualmente ser valorizados: história pregressa e passado mórbido-cirúrgico, história familiar, atividade sexual, parceiros e atitude preventiva diante das doenças sexualmente transmissíveis. A DPC reconhecidamente tem grande correlação com alterações psicológicas e depressão. São comuns alterações do sono, ansiedade, perda de concentração, perda ou ganho de peso, alterações do apetite e desproporção da dor com a patologia. Esses aspectos, somados às limitações impostas pela própria dor, são só determinantes do impacto do quadro na dinâmica do dia a dia da paciente. É importante o entendimento do contexto psicossocial em que a paciente se encontra. Situações de isolamento, mudança de responsabilidades na estrutura familiar e problemas conjugais são frequentes e podem resultar em importante diminuição da autoestima da paciente. Em algumas situações, a paciente acaba por utilizar a dor como única forma de interação com seus próximos, o que dá "valor" à dor e funciona como mecanismo perpetuador da patologia. Assim, é importante que a abordagem seja multiprofissional, envolvendo acompanhamento médico e psicológico. Não cabe ao médico desempenhar o papel de psicólogo. No entanto, a compreensão desses aspectos e a comunicação à paciente da imprecisa conexão entre aspectos físicos e psicológicos podem ser instrumentos terapêuticos úteis, conduzindo a um envolvimento maior e compartilhado entre médico e paciente e diminuindo a possibilidade de simplificações, como imputar apenas às questões psicológicas toda a sintomatologia.

O exame físico deve ser detalhado e completo, incluindo especialmente peso, postura, adequado exame abdominal e completa exploração da pelve. O exame pélvico com exploração digital delicada da musculatura pélvica, elevador do ânus, piriforme e músculos obturadores, além da avaliação de colo, útero, anexos e bexiga, deve buscar a identificação de pontos de gatilho e o estudo da anatomia. Os corrimentos vaginais e as distopias genitais são de grande relevância. O exame durante o período menstrual pode ser útil nas pacientes em que há a suspeita de endometriose.

A propedêutica complementar na dor pélvica crônica será definida conforme as hipóteses diagnósticas levantadas na avaliação inicial. Hemograma, análise urinária com urina de rotina e urocultura e exame parasitológico de fezes são habitualmente solicitados em uma abordagem inicial, o que auxilia a análise das principais patologias associadas. O estudo ecográfico da pelve e, eventualmente, das vias urinárias pode fazer parte dessa primeira abordagem, pois possibilita o estudo anatômico dos órgãos mais frequentemente envolvidos. A laparoscopia é o procedimento que melhor avalia a pelve e contribui no tratamento de grande número das patologias associadas à DPC. Sua limitação refere-se ao fato de ser procedimento invasivo, com custo elevado e disponibilidade muitas vezes insatisfatória para alguns grupos populacionais. Deve-se sempre nortear a utilização propedêutica da laparoscopia com base no seguinte questionamento: a dor é intensa o suficiente para justificar um procedimento cirúrgico a fim de diagnosticar sua origem?

TRATAMENTO

A multiplicidade de fatores e suas diversas interações em cada caso tornam muitas vezes necessárias avaliações multiprofissionais dos pacientes. Avaliações seriadas e acompanhamentos sistemáticos engajam as pacientes e também contribuem na abordagem. Apoio, psicoterapia, medicação sintomática e tratamento etiológico, em que muitas vezes se usa a abordagem cirúrgica, são os principais instrumentos terapêuticos.

Analgésicos

As medicações analgésicas devem ser introduzidas de forma gradual, de acordo com a intensidade da sintomatologia e o histórico de respostas terapêuticas. Os medicamentos que podem ser utilizados variam desde analgésicos mais comuns, como acetoaminofeno, dipirona e escopolamina, medicamentos habitualmente bem tolerados com baixa incidência de efeitos colaterais, passando pelos anti-inflamatórios não esteroides (AINE) e os narcóticos, como codeína.[13] Vale lembrar que os AINE e os medicamentos do grupo da codeína devem ser utilizados com extrema cautela se o uso for indicado por longos períodos de tempo, pois ambos têm efeitos colaterais importantes. Os primeiros estão associados a irritação gástrica e lesão renal, e os narcóticos podem desencadear quadros de dependência e apresentam tolerância. Além disso, a própria sedação pode ser limitante para algumas pacientes ou grupos específicos de pacientes que exerçam atividades profissionais de risco.

Antidepressivos e ansiolíticos

Os ansiolíticos e os antidepressivos podem ser indicados de acordo com a presença de achados clínicos compatíveis com o transtorno depressivo do humor, fazendo parte do processo de tratamento global do indivíduo. Além desse aspecto, parece existir um efeito potencializador dos antidepressivos tricíclicos com os analgésicos em pacientes com DPC. Por isso, sua utilização em baixas doses pode ser indicada nas pacientes com DPC, mesmo que a depressão não esteja efetivamente diagnosticada.

Outros medicamentos, como os progestogênios e os análogos de GnRH, têm papel mais bem definido na endometriose e na congestão pélvica. Contudo, devemos ressaltar que podem ter efeito positivo em situações não ginecológicas, conforme mencionamos anteriormente neste capítulo.

Tratamento cirúrgico

A abordagem cirúrgica da dor pélvica tem papel na remoção de possíveis fatores etiológicos, como as aderências pélvicas, a endometriose ou mesmo os prolapsos genitais. Exceto nas distopias, a laparoscopia é a via de eleição, devido aos já mencionados benefícios quanto à recuperação, ao tempo de internação e ao custo. É também conhecido o efeito benéfico desse procedimento em algumas pacientes sem patologia pélvico-abdominal identificável, o que pode se dever a um efeito tranquilizador para a paciente de um "diagnóstico de normalidade".

Cirurgias radicais com remoções de órgãos pélvicos, como as histerectomias e as ooforectomias, são ocasionalmente utilizadas. No entanto, apresentam índices de falha próximos a 20%, muito altos com relação à radicalidade e às potenciais repercurssões desse tipo de abordagem.[1]

CONSIDERAÇÕES FINAIS

Como procuramos demonstrar, a DCP deve ser encarada de modo a abordar muito além de sua localização ou mesmo etiologia identificável. Seus múltiplos aspectos obrigam o médico-assistente a estudar e interagir com o indivíduo como um todo e sua inserção na comunidade. Entender essa dinâmica está no cerne do desafio médico que a patologia impõe e é fundamental para o adequado direcionamento terapêutico, que deve ter a seguinte premissa: as terapias não podem ser mais agressivas que a própria patologia a ser abordada.

Referências

1. Steege JF. Persistent or Chronic Pelvic Pain in Rock JA and Jones III HW. Te lindes's Operative Gynecology 10th ed. Philadelphia. Lippincott Williams & Wilkins. 2008:648-59.
2. Jamieson DJ, Steege JF. The association of sexual abuse with pelvic pain complaints in a primary care population. Am J Obstet Gynecol. 1997; 177:1408.
3. Rapkin AJ, Kames LD, Darke LL et al. History of physical and sexual abuse in women with chronic pain. Obstetric Gynecol 1990; 76:92.
4. Helsa JS, Rock JA. Endometriosis in Rock JA and Jones III HW. Te lindes's Operative Gynecology 10th ed. Philadelphia. Lippincott Williams & Wilkins. 2008:648-59.
5. Kresch AJ, Sheifer DB, Sachs LB et al. Laparoscopy in 100 women with chronic pelvic pain. Obstet Gynecol 1984; 64:672.
6. Lee RB, Stone K, Magelssen D et al. Presacral neurectomy for chronic pelvic pain. Obstet Gynecol 1986; 68:517.
7. Sutton CJ, Ewen SP, Whitelaw N et al. Prospective, randomized, double blind controlled Trial of laser laparoscopy in the treatment of pelvic pain associated with minimal, mild and moderate endometriosis. Fertil Steril 1994; 62:696.
8. Simpson JL, Elias S, Malinak LR et al. Heritable aspects of endometriosis. Genetic studies. Am J Obstet Gynecol 1980; 137:325.
9. Royal College of Obstetricians and Gynecologists. The investigation and manegament of endometriosis. Green Top Guidelines nº 24 October 2006 minor revisions October 2008.
10. Brown Julie, Pan Alice, Hart Roger J. Gonadotrophin-releasing hormone analogues for pain associated with endometriosis. Cochrane Database of Systematic Reviews. In: The Cochrane Library, Issue 03, 2009 Art. Nº CD008475. DOI: 10.1002/14651858.CD 008475.pub12.
11. Stovall TG, Ling FW, Crawford DA. Hysterectomy for chronic pelvic pain of presumed uterine etiology. Obstet Gynecol 1990; 75:6676.
12. Steege JF, Stout AL. Resolution of chronic pelvic pain following laparoscopic adhesiolysis. Am J Obstet Gynecol 1991; 165:278.
13. Royal College of Obstetricians and Gynecologists. The inicial manegament of chronic pelvic pain. Green Top Guidelines nº 41 April 2005.

31

Oncologia Ginecológica

Leonardo Magalhães Ferraz
Luciano Fernandes Loures
Agnaldo Lopes da Silva Filho

INTRODUÇÃO

Segundo dados da Organização Mundial da Saúde (OMS), a cada ano o câncer atinge pelo menos 9 milhões de pessoas e mata cerca de 5 milhões, sendo atualmente a segunda causa de morte por doença no Brasil. As neoplasias ginecológicas, tema que será abordado neste capítulo, representam grande número dos cânceres no Brasil e no mundo, sendo causa importante de morbidade e mortalidade.

CÂNCER DE COLO UTERINO

O carcinoma de colo uterino representa um grande problema de saúde pública mundial, com incidência anual de 471.000 casos e 233.000 mortes. A maioria dos casos está presente nos países em desenvolvimento, devido à precariedade dos programas de rastreamento.

Etiopatogenia

O HPV exerce um papel fundamental na carcinogênese do colo uterino, relacionando-se tanto à neoplasia intraepitelial cervical (NIC) quanto ao carcinoma invasor. Existem mais de 100 subtipos de HPV, dos quais 40 podem infectar o trato genital. De acordo com o risco de progressão para o câncer de colo, os HPV oncogênicos podem ser classificados em baixo risco (6, 11, 40, 42, 43, 44, 54, 61, 70, 72, 81 e CP6108), provável alto risco (26, 53 e 66) e alto risco (16, 18, 31, 33, 35, 39, 45, 51, 52, 56, 58, 59, 68, 73, e 82).

Classificação histológica

Histologicamente, 90% a 95% das neoplasias cervicais invasivas que se originam do colo uterino são carcinomas de células escamosas (CCE) e 10% a 15% são adenocarcinomas. Os carcinomas adenoescamoso e de células pequenas são relativamente raros.

Manifestações clínicas

Nos seus estágios iniciais, o câncer de colo tende a ser assintomático. Dessa forma, é de grande importância o rastreamento pela citologia oncótica para o diagnóstico precoce.

O câncer de colo invasor pode manifestar-se por meio de sangramentos vaginais, como menorragias, metrorragias e sangramentos pós-coito ou pós-menopausa. Na doença avançada, podem ocorrer perdas vaginais com odor fétido. Assim, qualquer paciente com algum desses sinais deve ser submetida a um exame pélvico completo, com exame especular e visualização do colo.

A dor não é uma queixa frequente nas pacientes com carcinoma do colo, a não ser tardiamente. Nos estágios avançados, pode haver sintomas relacionados com a bexiga e o reto, edema unilateral de membros inferiores, insuficiência renal e perda de peso. A ocorrência de ascite é incomum.

Deve-se considerar a possibilidade de câncer em caso de qualquer lesão grosseira no colo, sendo indicada a biópsia. A colposcopia pode ajudar na escolha da região a ser biopsiada. Caso a biópsia não propicie um diagnóstico conclusivo, a conização pode ser necessária.

Estadiamento

O estadiamento é definido pela Federação Internacional de Ginecologia e Obstetrícia (FIGO) (Tabela 31.1).

O câncer de colo, ao contrário das outras neoplasias malignas ginecológicas, apresenta um estadiamento clínico, levando-se em consideração qualquer método de imagem disponível, assim como os resultados anatomopatológicos de amostras de tecido biopsiadas. A avaliação pélvica, sobretudo o exame retovaginal, é importante na determinação do tamanho da lesão e da presença de disseminação vaginal ou parametrial. Deve ser realizada uma radiografia de tórax, e a urografia excretora pode ajudar, já que a detecção de um hidroureter ou uma hidronefrose muda o estadiamento e o prognóstico. O estadiamento da FIGO possibilita o uso da cistoscopia ou retossigmoidoscopia para

Tabela 31.1 Estadiamento do câncer de colo uterino (FIGO).

Estádio I		O carcinoma está restrito ao colo do útero
	IA	Câncer invasor identificado apenas microscopicamente. A invasão é limitada ao estroma com profundidade ≤ 5mm e diâmetro ≤ 7mm
	IA1	Invasão do estroma ≤ 3mm em profundidade e ≤ 7mm em diâmetro
	IA2	Invasão do estroma > 3mm e < 5mm em profundidade, diâmetro < 7mm
	IB	Lesões clínicas confinadas ao colo ou lesões pré-clínicas maiores que estádio IA
	IB1	Lesões clínicas ≤ 4cm
	IB2	Lesões clínicas > 4 cm
Estádio II		O carcinoma ultrapassa o colo, mas não se estende à parede pélvica. O tumor envolve a vagina, não o terço inferior
	IIA	Sem óbvio acometimento parametrial. Envolve os dois terços superiores da vagina
	IIA1	Lesões clínicas < 4cm no maior diâmetro
	IIA2	Lesões clínicas > 4cm no maior diâmetro
	IIB	Acometimento parametrial óbvio, não da parede pélvica
Estádio III		O carcinoma estende-se à parede pélvica (no toque retal, não se evidencia espaço livre de neoplasia entre o tumor e a parede lateral da pelve) e/ou o terço inferior da vagina é acometido e/ou casos com hidronefrose ou insuficiência renal (exceto se atribuídas a outras causas)
	IIIA	O tumor envolve o terço inferior da vagina, sem extensão à parede pélvica
	IIIB	O tumor se estende à parede pélvica e/ou causa hidronefrose ou insuficiência renal
Estádio IV		O tumor invade a mucosa da bexiga ou reto e/ou ultrapassa a pelve verdadeira
	IVA	Disseminação tumoral aos órgãos pélvicos adjacentes
	IVB	Disseminação tumoral a distância

Oncologia Ginecológica

avaliação da bexiga e do reto, e o comprometimento desses órgãos deve ser afastado antes de se instituir a terapia. Todas as pacientes, exceto aquelas com estádios muito precoces, devem ser submetidas a esses procedimentos. Outros métodos, como a tomografia computadorizada, a linfoangiografia, a ultrassonografia, a ressonância nuclear magnética, a cintilografia e a laparoscopia, podem também ser usados, porém não mudam o estadiamento proposto pela FIGO.

Fatores prognósticos

A sobrevida em 5 anos de pacientes com câncer de colo uterino estádio IB varia de 65% a 95%. Isso motivou a pesquisa de fatores prognósticos que justificassem essa variação. A taxa de sobrevida em 5 anos nos estádios I e II é de 85%, sendo de 89,1%, 90,7% e 78,4% para IB1, IB2 e IIA, respectivamente. O prognóstico da paciente com câncer de colo uterino depende de vários fatores, entre eles o estadiamento clínico, o tamanho tumoral, o tipo histológico, a invasão do corpo uterino, a profundidade da invasão estromal, o grau de diferenciação, a invasão linfovascular (ILV), a presença de metástases linfonodais e o acometimento vaginal.

Tratamento

Tratado corretamente, o controle tumoral do carcinoma *in situ* é de aproximadamente 100%. O estabelecimento de uma correlação entre a citologia e a biópsia é também de importância antes que a terapia seja instituída, já que a doença invasora não reconhecida, e tratada inadequadamente, é a causa a mais comum de falha terapêutica.

A cirurgia de alta frequência (CAF) pode ser uma alternativa aceitável à conização clássica por "bisturi frio". Esse rápido procedimento pode ser feito ambulatorialmente e requer apenas anestesia local.

O tratamento proposto para o carcinoma invasor do colo uterino está demostrado na Figura 31.1. A histerectomia radical consiste na remoção do útero e do tecido peritumoral, constituído por paramétrio, paracolpos e margens vaginais. Essa é a base do tratamento cirúrgico para o câncer do colo uterino nos estádios IA2 a IIA. A expressão histerectomia radical é genérica e inadequada para descrever a extensão do procedimento realizado. Piver e cols. (1974) descreveram cinco classes de histerectomias que diferem quanto ao local das ligaduras nas artérias uterinas e vesicais superiores, à dissecção ureteral e à extensão da ressecção parametrial e vaginal. A ressecção vaginal é variável, podendo ser retirado apenas seu terço superior (Piver II), sua metade superior (Piver III) ou os três quartos superiores (Piver IV).

Durante a última década, a utilização da laparoscopia teve um crescimento exponencial. No entanto, seu emprego na oncologia ginecológica está apenas começando. Atualmente, existem duas abordagens laparoscópicas para o tratamento precoce do câncer de colo. A primeira abordagem combina a linfadenectomia laparoscópica com a histerectomia vaginal radical modificada (histerectomia vaginal radical videoassistida). O outro método consiste em histerectomia radical e linfadenectomia pélvica, ambas laparoscópicas. A videocirurgia também pode ser empregada para estadiamento laparoscópico nos estágios avançados, parecendo ter como vantagem a formação de menos aderências que a laparotomia.

Na radioterapia do câncer de colo, são empregados dois tipos de irradiação: a externa (teleterapia), que é feita a distância, e a interna (braquiterapia), em que os isótopos radioativos são colocados junto ao tumor e aos tecidos adjacentes. Este último método é a principal modalidade de tratamento radioterápico utilizado nessa neoplasia, com a vantagem de levar altas doses de irradiação à zona tumoral central com doses significativamente menores nos tecidos subjacentes normais.

O tamanho tumoral é um fator prognóstico importante e deve ser cuidadosamente avaliado para a escolha terapêutica. Para os adenocarcinomas que se estendem por mais de 3cm no colo, o tratamento primário deve ser a radioterapia. Pacientes cujo estadiamento cirúrgico mostra acometimento ganglionar para-aórtico discreto e doença pélvica controlável devem ser tratadas através de irradia-

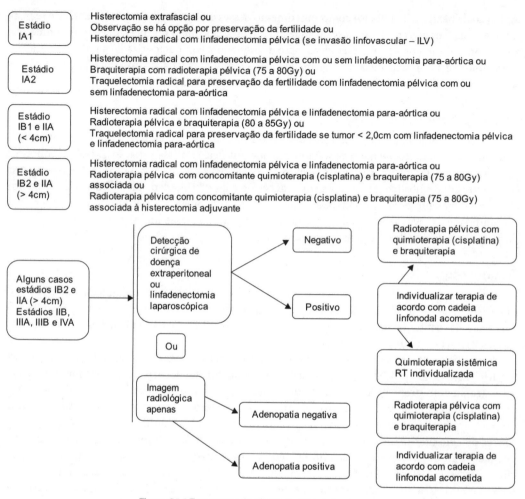

Figura 31.1 Tratamento do câncer de colo uterino invasor.

ção pélvica e para-aórtica. A ressecção de linfonodos pélvicos acometidos pode favorecer um melhor controle local por meio da radioterapia pós-operatória. Estudos mostraram resultados idênticos, com 5 anos livres de doença, ao se comparar a radioterapia à histerectomia radical.

A quimioterapia pode ser adjuvante, quando empregada logo após o tratamento primário do tumor por cirurgia ou radioterapia, e neoadjuvante, quando realizada antes do tratamento local, com o objetivo de reduzir o tamanho tumoral e propiciar condições adequadas para o tratamento cirúrgico e/ou radioterapêutico subsequente. Resultados recentes de estudos randomizados mostraram maior sobrevida em pacientes que se submeteram à quimioterapia com cisplatina e radioterapia concomitante. O risco de morte por câncer de colo diminuiu de 50% para 30% com a quimiorradioterapia.

Considera-se recidiva do câncer de colo seu reaparecimento após remoção completa da lesão inicial por cirurgia ou radioterapia. Nas pacientes com recidivas pélvicas, tratadas exclusivamente com cirurgia radical, indica-se a braquiterapia associada à teleterapia. Nas pacientes tratadas inicialmente com radioterapia e que apresentam recidiva pélvica, indica-se a exenteração pélvica naquelas com recorrência central de pequeno volume, com comprovada ausência de outras lesões a distância, podendo promover uma sobrevida em 5 anos de 32% a 62%. A Figura 31.2 mostra a abordagem de pacientes com carcinoma recidivado do colo uterino.

Oncologia Ginecológica

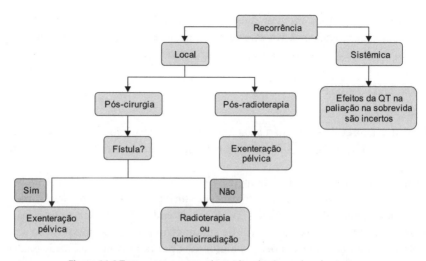

Figura 31.2 Tratamento em caso de recidiva de câncer de colo uterino.

Câncer de colo e gravidez

A abordagem do carcinoma (Figura 31.3) invasor do colo uterino na gravidez vai depender da idade gestacional e do estadiamento ao diagnóstico, além do desejo da paciente quanto à gravidez e à manutenção do futuro reprodutivo. Um ponto de corte aceitável são 20 semanas de gestação, apesar de já existirem alguns estudos sugerindo atraso no tratamento para aguardar viabilidade fetal em pacientes com tumores IB1 diagnosticados no primeiro trimestre.

No que se refere à via de parto, um estudo mostrou maior sobrevida das pacientes com carcinoma de colo submetidas à cesariana em comparação com aquelas submetidas ao parto normal. O parto normal apresenta riscos como disseminação tumoral e maior risco de laceração do colo e hemorragia, além de implantação tumoral no local da episiotomia.

Seguimento

As pacientes beneficiam-se de um seguimento sistemático após tratamento por meio de exame clínico e citologia oncótica. Radiografias de tórax, ultrassonografias ou tomografias computadorizadas podem ser solicitadas em caso de suspeita de recidivas. Nas lesões pré-invasivas, preconiza-se a

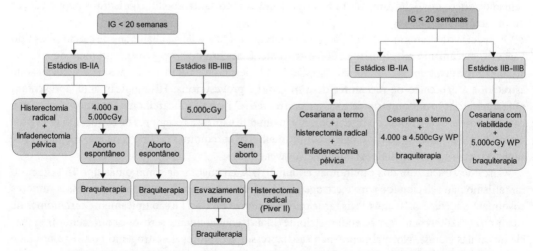

Figura 31.3 Abordagem de pacientes com carcinoma invasor do colo uterino durante a gestação.

realização de citologia oncótica em intervalos de 4 a 6 meses por 2 anos e, a partir de então, anualmente. Após terapia de doença invasiva do colo, o exame deve ser feito a intervalos de 3 meses por 2 anos, semestralmente de 2 a 5 anos e, a partir de então, anualmente.

CÂNCER DE ENDOMÉTRIO

Fatores de risco

A maioria dos fatores de risco está ligada à hipótese de exposição estrogênica sem oposição da progesterona. Entretanto, pouco se sabe a respeito dos fatores de risco dos tumores não relacionados com a exposição estrogênica.

A maioria dos casos de câncer de endométrio é esporádica e sua forma familiar mais bem documentada é parte da síndrome hereditária do câncer colorretal não polipoide (síndrome de Lynch). A média de idade quando do diagnóstico do câncer de endométrio é de 62 anos. Fatores reprodutivos podem influenciar o risco de câncer de endométrio por alterar a exposição ao estrogênio e à progesterona. Condições que expõem as mulheres a períodos prolongados de ovulação, como menarca precoce, menopausa tardia e nuliparidade, aumentam o risco de câncer de endométrio. O uso prolongado (mais de 1 ano) de contraceptivos diminui significativamente o risco de câncer de endométrio e essa redução mantém-se por muitos anos, mesmo após a interrupção do uso. Estudos epidemiológicos mostram um aumento do risco de câncer de endométrio associado ao uso de terapia de reposição hormonal (TRH) apenas com estrogênios (RR: 2,3; IC95%: 2,1 a 2,5). O tamoxifeno, um antagonista do estrogênio utilizado no tratamento do câncer de mama, tem um efeito estrogênico no endométrio e está associado ao aumento do risco de câncer de endométrio (RR: 3,28; IC95%; 1,87 a 6,03). Esse aumento pode persistir mesmo após a interrupção do seu uso.

O índice de massa corpórea é um dos principais fatores de risco para o câncer de endométrio, podendo metade de todos os casos em mulheres na pós-menopausa ser atribuída ao sobrepeso e à obesidade (RR: 2 a 10). O diabetes *mellitus* e a hipertensão são duas condições frequentemente ligadas ao câncer de endométrio. Entretanto, como são comumente associadas à obesidade, os dados na literatura são discordantes.

Etiopatogenia

O modelo de dois subtipos de câncer de endométrio (tipos I e II) é sustentado por análise molecular. Atualmente, são reconhecidos dois mecanismos de tumorigênese no câncer de endométrio esporádico, um relacionado com o estrogênio e o outro não relacionado com o estrogênio. Esses mecanismos diferentes determinam um fenótipo e um comportamento clínico distintos para o câncer de endométrio.

A maioria dos carcinomas endometriais esporádicos (70% a 80%) chamados de carcinomas tipo I segue o mecanismo relacionado com o estrogênio. Esses tumores surgem em um meio de estimulação estrogênica sem oposição e são associados à hiperplasia endometrial e aos níveis elevados de estradiol e à expressão de receptores de estrogênio e progesterona. Histologicamente, apresentam uma diferenciação endometrioide e são de baixo grau. O raro adenocarcinoma mucinoso também é considerado um carcinoma do tipo I, pois normalmente expressa receptores de estrogênio e/ou progesterona e é de baixo grau histológico. Clinicamente, os carcinomas do tipo I, na maioria das vezes, caracterizam-se por um comportamento favorável.

Cerca de 10% a 20% dos carcinomas endometriais, chamados de carcinomas tipo II, seguem o mecanismo não relacionado com o estrogênio e surgem em um endométrio atrófico. Esses tumores costumam ocorrer 5 a 10 anos mais tarde que os tumores do tipo I e são tipicamente carcinomas de alto grau com diferenciação não endometrioide (mais frequentemente serosos e com menor frequência de células claras). Normalmente, não são expressos receptores de estrogênio ou progesterona e os níveis de estradiol não estão elevados. O carcinoma seroso, o protótipo dos carcinomas tipo II,

Oncologia Ginecológica

está frequentemente associado ao carcinoma intraepitelial endometrial (CIE), que é considerado seu precursor. Os tumores do tipo II apresentam curso clínico agressivo e pior prognóstico.

Classificação histológica

Todos os tumores de endométrio devem ser classificados segundo as classificações da Organização Mundial da Saúde e da Sociedade Internacional de Patologia Ginecológica (Tabela 31.2).

Manifestações clínicas

O sangramento uterino anormal é o principal sintoma do câncer de endométrio. Este, porém, pode não ocorrer devido à estenose cervical, principalmente em mulheres idosas, a qual provoca hematométrio ou piométrio, que leva a um corrimento purulento. Algumas mulheres apresentam desconforto pélvico, indicativo de aumento uterino ou doença extrauterina e menos de 5% das pacientes são assintomáticas.

Diagnóstico

Atualmente, existe um consenso entre órgãos e entidades especializadas no manejo dos cânceres genitais femininos de que não há evidências suficientes para se recomendar o rastreamento para o câncer de endométrio mesmo nas pacientes com risco aumentado devido a uma história de terapia estrogênica, uso de tamoxifeno, menopausa tardia, nuliparidade, infertilidade ou anovulação, obesidade, diabetes ou hipertensão. Entretanto, aquelas de risco muito elevado, como as sabidamente portadoras de síndrome hereditária de câncer colorretal não polipoide ou com história familiar dessa síndrome, ou pacientes com suspeita familiar de predisposição autossômica dominante de câncer do cólon mesmo na ausência de teste genético, devem ser consideradas para rastreamento anual a partir dos 35 anos de idade. A avaliação histológica do endométrio através de biópsia é o padrão para se determinar o *status* endometrial.

Como a maioria das mulheres com câncer de endométrio apresenta sangramento uterino anormal no início da doença, toda mulher com sangramento na pós-menopausa e aquelas na menacme com sangramento uterino anormal e fatores de risco para câncer de endométrio devem ser avaliadas para essa doença, objetivando diagnóstico precoce, tratamento adequado e altas taxas de cura. A avaliação inicial deve incluir exame pélvico e biópsia endometrial. A citologia cervical não é um bom método para diagnóstico de câncer de endométrio, pois apenas um terço a metade das pacientes com câncer de endométrio tem uma citologia cervical anormal, sendo esta frequentemente indicadora de doença avançada. A biópsia endometrial ambulatorial feita com dispositivos finos costuma ser bem tolerada, é de custo relativamente baixo e obtém amostra tecidual adequada em mais de 95% dos casos, apresentando uma sensibilidade de 81% a 99% e uma especificidade de 98% no diagnóstico de câncer de endométrio e hiperplasia atípica.

Tabela 31.2 Tipos histológicos de tumores endometriais.

Carcinoma endometrioide:
• Adenocarcinoma
• Adenoacantoma
• Carcinoma adenoescamoso
Adenocarcinoma mucinoso
Adenocarcinoma papilífero seroso
Adenocarcinoma de células claras
Carcinoma indiferenciado
Adenocarcinoma misto

A ultrassonografia pode ser útil na avaliação de pacientes com sangramento uterino anormal. Entretanto, mais estudos são necessários antes que os achados ultrassonográficos sejam utilizados para descartar a necessidade de biópsia endometrial em pacientes sintomáticas. A histeroscopia e a curetagem devem ser reservadas para os casos de estenose cervical ou intolerância da paciente à biópsia endometrial, recorrência do sangramento após uma biópsia negativa ou material inadequado para explicar o sangramento anormal.

Estadiamento

Desde 1988 o comitê de oncologia ginecológica FIGO recomenda que o câncer de endométrio seja estadiado cirurgicamente (Tabela 31.3). O procedimento cirúrgico inclui amostra de fluido peritoneal para avaliação citológica, exploração do abdome superior e da pelve com biópsia ou excisão de qualquer lesão sugestiva de metástase, histerectomia extrafascial e salpingo-ooforectomia bilateral. Linfonodos pélvicos ou para-aórticos suspeitos devem ser removidos para exame anatomopatológico. O útero deve ser aberto para avaliação do tamanho tumoral, da profundidade de invasão e da extensão cervical. Amostras de linfonodos retroperitoneais clinicamente negativos devem ser retiradas de pacientes com um ou mais fatores de risco para metástase linfonodal (tumor de células claras, seroso, escamoso ou endometrioide graus 2 e 3, invasão miometrial maior que 50%, extensão cervical ou anexial, tumor maior que 2cm e doença extrauterina).

Os casos de carcinoma de endométrio devem ser agrupados com relação ao grau de diferenciação do adenocarcinoma:

- Gx (o grau não pode ser definido).
- G1 (bem diferenciado): < 5% do tumor com crescimento sólido do tipo não escamoso e não morular.
- G2 (moderadamente diferenciado): 6% a 50% do tumor com crescimento sólido do tipo não escamoso e não morular.
- G3 (mau diferenciado): > 50% do tumor com crescimento sólido do tipo não escamoso e não morular.

Fatores prognósticos

Muitos estudos do Grupo de Ginecologia Oncológica têm demonstrado que os fatores prognósticos do câncer de endométrio podem ser divididos em fatores uterinos e extrauterinos (Tabelas 31.4 e 31.5).

Tabela 31.3 Estadiamento do câncer de endométrio.

Estádio I		Tumor limitado ao corpo do útero, com ou sem envolvimento glandular cervical
	IA	Sem invasão miometrial ou invasão menor que metade do miométrio
	IB	Invasão igual ou maior que metade do miométrio
Estádio II		Invasão do estroma cervical, mas que não se estende além do corpo uterino (sem envolvimento glandular endocervical)
Estádio III		O tumor invade serosa do corpo uterino e/ou anexos (a citologia positiva deve ser descrita separadamente, sem alterar o estadiamento)
	IIIA	O tumor invade a serosa do útero e/ou anexos
	IIIB	Envolvimento vaginal e/ou parametrial
	IIIC1	Metástase para linfonodo pélvico
	IIIC2	Metástase para linfonodo para-aórtico, com ou sem metástase em linfonodo pélvico
Estádio IV		Invasão tumoral em bexiga e/ou mucosa intestinal e/ou metástase a distância
	IVA	Tumor invade bexiga e/ou mucosa intestinal
	IVB	Metástases a distância, incluindo metástase intra-abdominal e/ou em linfonodo inguinal

Tabela 31.4 Fatores prognósticos do câncer de endométrio.

Fatores uterinos	Fatores extrauterinos
Tipo histológico Grau de diferenciação Profundidade de invasão miometrial Invasão vascular Presença de hiperplasia atípica Envolvimento cervical Ploidia de DNA Receptor hormonal	Citologia peritoneal positiva Envolvimento anexial Metástase linfonodal Metástase peritoneal

Tabela 31.5 Sobrevida em 5 anos no câncer de endométrio.

Estádio	Sobrevida em 5 anos
I	90% a 95%
II	75%
III	30%
IV	5%

Tratamento

O fluxograma apresentado na Figura 31.4 esquematiza o tratamento do carcinoma de endométrio.

Após o estadiamento cirúrgico e a avaliação dos fatores prognósticos, as pacientes são classificadas quanto ao risco de recorrência e então submetidas à terapia adjuvante apropriada (Tabela 31.6).

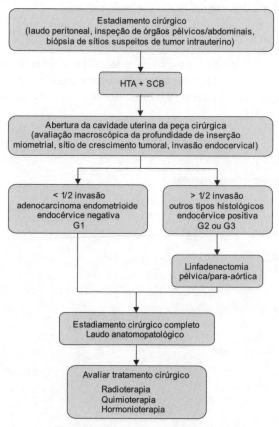

Figura 31.4 Tratamento do câncer de endométrio.

Tabela 31.6 Terapia adjuvante no câncer de endométrio.

Estádio	Tratamento adjuvante
Ia G1/G2	Nenhum
Ia G3	Nenhum ou braquiterapia
Ib G1/G2/G3	Radioterapia pélvica +/– braquiterapia
II G1/G2/G3	Radioterapia pélvica + braquiterapia
IIIa G1/G2/G3	Quimioterapia +/– radioterapia ou radioterapia + braquiterapia
IIIb e IIIc	Quimioterapia + radioterapia de campo estendido
IV	Quimioterapia +/– radioterapia ou radioterapia + braquiterapia

SARCOMA UTERINO

Fatores de risco

Os principais fatores de risco são nuliparidade, obesidade, história de irradiação pélvica prévia e uso de tamoxifeno. A raça negra parece ser um fator de risco para incidência de leiomiossarcoma, com risco relativo de duas a três vezes maior.

Sintomatologia

Como as outras neoplasias ginecológicas, os sintomas são inespecíficos, sendo sua principal manifestação clínica o sangramento vaginal irregular, que ocorre em 80% dos casos. Esse sintoma pode estar acompanhado de dor, odor vaginal fétido e pressão pélvica.

Classificação

Os sarcomas podem ser divididos em puros ou mistos, de acordo com sua origem embriológica, ou em homólogos ou heterólogos, conforme a presença ou não de elementos mesodérmicos próprios do útero. O tipo histológico mais frequente é o carcinossarcoma (45%), seguido pelo leiomiossarcoma (30%) (Tabelas 31.7 e 31.8).

Tabela 31.7 Classificação histopatológica dos tumores ovarianos baseada em sua histogênese.

a. Tumores derivados do epitélio celômico (epitelial)
Seroso (40%)
Mucinoso (12%)
Endometrioide (15%)
Indiferenciado
Células claras

b. Tumores derivados de células germinativas
Teratoma
Disgerminoma
Carcinoma embrionário
Tumor de seio endodérmico
Coriocarcinoma
Gonodoblastoma

c. Tumores derivados do estroma gonadal
Tecagranulosa
Células de Sertoli-Leydig
Ginandroblastoma
Células lipídicas

d. Neoplasia ovariana metastática
Tumor de Krukenberg

Oncologia Ginecológica

Tabela 31.8 Critérios ultrassonográficos para caracterização da suspeita de malignidade de massas anexiais.

Parâmetros ultrassonográficos		
Potencial de malignidade	Baixo	Alto
Tamanho tumoral	< 10cm	≥ 10cm
Septações	Ausentes ou finas (1 a 2mm)	Grosseiras
Número de lóculos	Uniloculada	Multiloculada
Densidade	Hipoecogênica/homogênea	Hiperecogênica e/ou mista e/ou com componente sólido
Excrescências papilares	Ausentes	Presentes

Extraída e adaptada de Stephen A. Cancer of the Ovary. N Engl J Med 2004; 351:2519-29.

Estadiamento

Segundo a FIGO, os carcinossarcomas devem ser estadiados da mesma maneira que o carcinoma endometrial. Os estadiamentos dos demais tipos são apresentados nas Tabelas 31.9 e 31.10.

Tabela 31.9 Estadiamento dos leiomiossarcomas e sarcomas estromais endometriais.

Estádio I	Tumor limitado ao útero	
	IA	< 5cm
	IB	> 5cm
Estádio II	Tumor estende-se além do útero, dentro da pelve	
	IIA	Envolvimento anexial
	IIB	Envolvimento de outras estruturas pélvicas
Estádio III	Tumor invade estruturas abdominais	
	IIIA	Invasão de uma estrutura
	IIIB	Invasão de mais de uma estrutura
	IIIC	Metástase para linfonodo pélvico ou para-aórtico
Estádio IV	IVA	Tumor invade a bexiga ou o reto
	IVB	Metástase a distância

Tabela 31.10 Estadiamento do adenossarcoma.

Estádio I	Tumor limitado ao útero	
	IA	Tumor limitado ao endométrio/endocérvice sem invasão miometrial
	IB	Invasão de metade ou menos da metade do miométrio
	IC	Invasão de mais da metade do miométrio
Estádio II	Tumor estende-se além do útero, dentro da pelve	
	IIA	Envolvimento de anexos
	IIB	Envolvimento de outras estruturas pélvicas
Estádio III	Tumor invade estruturas abdominais	
	IIIA	Invasão de uma estrutura
	IIIB	Invasão de mais de uma estrutura
	IIIC	Metástase para linfonodo pélvico ou para-aórtico
Estádio IV	IVA	Invasão de bexiga ou reto
	IVB	Metástase a distância

Tratamento

O tratamento de escolha consiste na histerectomia total com salpingo-ooforectomia bilateral. A radioterapia adjuvante parece aumentar o controle locorregional da doença, sem afetar a sobrevida, mesmo em estádios iniciais. Não há suficientes evidências científicas para se indicar quimioterapia até o momento.

Prognóstico

Trata-se de tumores de péssimo prognóstico e rápida progressão, com sobrevida de 50% em pacientes do estádio I e de 20% para pacientes com doença além-útero. As recorrências desenvolvem-se em mais da metade dos casos, mesmo quando a doença é aparentemente localizada no momento do diagnóstico.

CÂNCER DE OVÁRIO

Fatores de risco

Embora fatores como a vida reprodutiva, os aspectos demográficos e o estilo de vida tenham relação com o câncer ovariano, a história familiar se configura como o mais importante fator de risco para essa doença. Encontra-se bem documentada a transmissão autossômica dominante do câncer epitelial dos ovários em algumas famílias. Assim, são classificadas três síndromes de cânceres hereditários: famílias com câncer ovariano; famílias com associação de cânceres de mama e ovário; e famílias com risco de adenocarcinoma de cólon, ovário, mama e endométrio.

O risco para o desenvolvimento do câncer de ovário relaciona-se com a paridade, pois mulheres com três filhos ou mais apresentam um risco 1,3 a 2,2 vezes menor quando comparadas com aquelas com menor paridade e 1,7 a 5 vezes menor quando comparadas com as nulíparas. O uso de contraceptivos hormonais representa um fator de proteção contra as neoplasias malignas do ovário. Essa relação pode ser explicada pela teoria da "ovulação incessante" na carcinogênese de tumores epiteliais do ovário.

A incidência de tumores epiteliais ovarianos eleva-se também com a idade e é maior entre mulheres brancas, quando comparadas com as negras.

Etiopatogenia

A etiopatogenia dos tumores epiteliais do ovário permanece desconhecida, tendo sido apontada a rotina ovulatória, por meio de traumatismos repetidos no ovário, como causa de inclusões epiteliais. A transformação em neoplasia seria favorecida por caracteres genéticos e exposição a carcinógenos e pelo ambiente hormonal.

Classificação histológica

As neoplasias malignas dos ovários são classificadas de acordo com a linhagem das células de origem. Os tumores primários podem ser classificados em três categorias: neoplasias epiteliais, neoplasias germinativas e neoplasias do estroma e cordões sexuais. A maioria dos cânceres ovarianos é de origem epitelial (65% a 70%).

Tumores serosos

Apresentam-se macroscopicamente como cistos cuja complexidade tende a aumentar de acordo com o grau de malignidade. As formas malignas de alto grau podem ser inteiramente sólidas, podendo cursar com bilateralidade em até 60% das vezes.

Tumores mucinosos

Caracterizam-se pelo grande volume e pela multiloculação. A incidência de bilateralidade é inferior à dos serosos, ocorrendo em 10% a 20% dos casos.

Tumores endometrioides

São compostos por epitélio similar ao do endométrio associado a estroma, cuja diferenciação com endometrioma é feita pelas características anatomoclínicas. Os tumores endometrioides são altamente agressivos.

Carcinomas indiferenciados

Caracterizam-se por células epiteliais dispostas em arranjo sólido, sem evidências de diferenciação mulleriana.

Tumores de células claras

Apresentam-se macroscopicamente como cistos uni ou multiloculares com variável componente de área sólida. A bilateralidade é baixa.

Neoplasias malignas germinativas do ovário

São neoplasias raras, de origem embriológica, e correspondem a apenas 3% a 5% dos cânceres de ovário. São classificadas de acordo com a linhagem celular que compõe o tumor.

Disgerminoma

É o tipo mais frequente de tumor germinativo do ovário, correspondendo a mais de 50% dos casos. Acomete, sobretudo, pacientes jovens (90% abaixo de 30 anos) e caracteristicamente são muito sensíveis à quimioterapia e à radioterapia. Cerca de 70% a 80% dos disgerminomas são diagnosticados no estádio I, recebendo tratamento cirúrgico nesse estádio, conservador quando se objetiva a preservação da fertilidade. O prognóstico é geralmente bom, com recidivas em cerca de 20% das pacientes, sendo que, mesmo nesses casos, as pacientes são geralmente curáveis com cirurgia, quimioterapia e radioterapia em situações especiais.

Outros tumores germinativos

O tumor de seio endodérmico, o carcinoma embrionário, o coriocarcinoma e o teratoma imaturo são raros, incidindo também em pacientes jovens. Caracterizam-se geralmente por apresentar marcadores tumorais positivos (alfetoproteína ou β-HCG). O prognóstico atualmente é de 80% de sobrevida em 5 anos.

Neoplasias malignas do estroma e dos cordões sexuais do ovário

Esses tumores, em sua maioria benignos, têm a característica de derivarem de células com capacidade de produção de hormônios femininos ou masculinos, podendo ser divididos em tumores de células da granulosa, tumores de células de Sertoli-Leydig, entre outros tumores mais raros, como os tumores puros (de Sertoli ou Leydig apenas).

Os fibromas são os tumores do cordão sexual mais comuns. A ascite está presente em 10% a 15% dos casos e hidrotórax em 1%, o que caracteriza a síndrome de Meigs. Os tumores de cordões sexuais com túbulos anulares são extremamente raros, porém se destacam por sua associação à síndrome de Peutz-Jeghers (polipose gastrintestinal e pigmentação mucocutânea).

Tumores metastáticos do ovário

Devido à sua estrutura anatômica, o ovário é o órgão que mais emana metástases, da mesma maneira que as recebe. Alguns autores afirmam que os tumores metastáticos representam 10% dos tumores do ovário. Para muitos autores, o tumor de Krukenberg seria sinônimo de qualquer câncer secundário no ovário. São considerados critérios histológicos para identificar o tumor como de Krukenberg: tumor de ovário, produção de mucina intracelular com quadro microscópico de células em anel de sinete e infiltração sarcomatoide difusa ao estroma do ovário. As fontes mais frequentes de metástases para os ovários são: tubo digestivo, mama e órgãos pélvicos. Entretanto, estes dois últimos raramente produzem metástases ovarianas clinicamente significativas. Em 75% das metástases do ovário, pelo menos um ovário está macroscopicamente comprometido.

Diagnóstico

Os sintomas do câncer dos ovários são inespecíficos e sugerem frequentemente a presença da doença em abdome superior. As pacientes podem relatar sensação de plenitude gástrica, dispepsia, saciedade precoce ou distensão abdominal como resultado do aumento da pressão por ascite ou formação do bolo omental (as primeiras manifestações costumam ser vagas, sendo atribuíveis ao tubo digestivo em até 70% dos casos). Ocasionalmente, as pacientes com doença nos estádios iniciais apresentam-se com dor pélvica devido à torção ovariana, embora a maioria seja assintomática.

Os sinais apresentam-se de forma variada, com típica massa ovariana palpável. Outros achados no exame físico podem ser ascite, derrame pleural e massa umbilical conhecida como nódulo de Irmã Maria José. Essas são raras e inespecíficas, podendo estar associadas às neoplasias gástricas, pancreáticas ou da vesícula biliar e aos tumores intestinais. O local mais comum de acometimento da doença fora do abdome é o espaço pleural, não raramente com comprometimento do parênquima pulmonar nessa fase. As síndromes paraneoplásicas envolvem a hipercalcemia, assim como a degeneração cerebelar subaguda. A síndrome de Trousseau (tromboflebite superficial migratória), a fasciite palmar, as dermatomiosites e as poliartrites também são observadas.

Técnicas de rastreamento não se têm mostrado efetivas em reduzir a morbidade ou a mortalidade de malignidades ovarianas. Os casos de diagnóstico realmente precoce se devem mais a uma descoberta incidental que à ação programada de rastreamento. Ultrassonografia e/ou dosagem sérica do marcador CA-125 alteradas frequentemente levam a intervenções desnecessárias, tais como laparoscopia ou salpingo-ooforectomia. A sensibilidade e especificidade do exame pélvico para o diagnóstico do câncer de ovário são desconhecidas e, geralmente, a doença detectada por esse método já se apresenta em estádio mais avançado.

Diante da suspeita de um câncer ovariano com base nos sintomas e exame físico, deve-se solicitar uma ultrassonografia pélvica transvaginal (USTV). Esse exame é mais sensível que a investigação pela tomografia computadorizada (TC) para a detecção de massas pélvicas. A USTV possibilita a definição de características morfológicas das massas anexiais, úteis para estabelecimento de diagnóstico e conduta adequados. A TC com opacificação intestinal e urinária tem valor no pré-operatório, na avaliação de acometimento intestinal e na detecção das linfadenomegalias, das metástases hepáticas e das obstruções ureterais.

O CA-125 é uma glicoproteína usada extensamente como marcador dos tumores epiteliais dos ovários, não sendo expressado exclusivamente pelas células tumorais ovarianas, mas também por um grande número de tipos celulares derivados do epitélio celômico, como a pleura, o pericárdio, o peritônio e o epitélio mulleriano. O valor de corte do CA-125, determinado por técnicas de radioimunoensaio, é de 35U/mL. Os níveis séricos elevados do CA-125 podem ser detectados em até 52% das pacientes com doenças hepáticas, em 100% das pacientes com o carcinomatose peritoneal de origem tumoral não ginecológica e em 87% dos pacientes com derrame pleural. Níveis elevados de CA-125 são encontrados em 1% da população normal, em 6% das pacientes com doença benigna e em 28% daquelas com neoplasias malignas não ginecológicas. Níveis séricos anormais do CA-125 são evidenciados em até 76% das pacientes com câncer ovariano e em 96% daquelas com ascite associada. Mais da metade das pacientes com câncer ovariano nos estádios avançados não exibe níveis elevados de CA-125, estando correlacionada com o estádio clínico da doença. Esse marcador, portanto, não se constitui em ferramenta útil como critério diagnóstico isolado. Porém, muitas vezes, é utilizado em associação a achados ultrassonográficos para determinação dos critérios de malignidade.

O nível sérico do CA-125 não tem significado prognóstico quando mensurado no diagnóstico. Entretanto, apresenta uma correlação estreita com a sobrevida 1 mês após o terceiro ciclo de quimioterapia nas pacientes com doença no estádio III ou IV. Valores acima de 586UI no pré-operatório

Oncologia Ginecológica

de pacientes com neoplasia ovariana associam-se a alta probabilidade de citorredução insatisfatória, com sensibilidade de 80%, especificidade de 88,5% e valor preditivo positivo de 85,7%. Apenas a partir da quarta semana após realização de laparotomia, podem-se considerar os níveis de CA-125 como normais ou não. O CA-125 também é útil para monitorar a resposta à quimioterapia após o tratamento cirúrgico. Em pacientes cujos valores do CA-125 se normalizam com a quimioterapia, sua elevação em mais de uma medida subsequente é altamente preditiva de doença ativa. No acompanhamento das pacientes após o tratamento, um nível de CA-125 elevado corresponde à presença do tumor no *second-look* em aproximadamente 90% das pacientes, mesmo com uma resposta clínica adequada. Entretanto, 40% das pacientes com remissão clínica completa e um valor de CA-125 normal apresentam acometimento tumoral no *second look*.

Estadiamento

O estadiamento é cirúrgico, por meio de laparotomia ou por biópsia de sítios distantes, e inclui também as neoplasias não epiteliais (Tabela 31.11).

Fatores prognósticos

Considerando-se as pacientes com câncer de ovário de modo geral, a sobrevida em 5 anos é de 5%. Assim, trata-se do tumor ginecológico de maior letalidade. Este fato está diretamente relacionado com a dificuldade diagnóstica do tumor nas fases iniciais, estando nos estádios III e IV a maioria das pacientes acometidas pelo câncer dos ovários encaminhadas aos serviços especializados. Seu prognóstico depende de vários fatores.

A taxa de sobrevida em 5 anos no estádio I é de 85,7%; no II, de 51,4%; no III, de 29,9%; e de 6,2%, no IV. O tamanho tumoral e sua bilateralidade não têm significado para a sobrevida. O tipo histológico atua como fator isolado e tem valor prognóstico relativo. Tumores mucinosos e de células claras estão associados a um prognóstico menos favorável.

O grau de diferenciação tumoral é fator prognóstico importante. Desse modo, convém identificar nos estádios iniciais as pacientes que irão requerer quimioterapia adjuvante. Pacientes com neoplasias aneuploides têm, em média, sobrevida de 4 meses contra 22 meses para aquelas que têm tumores diploides.

Tabela 31.11 Estadiamento do câncer de ovário.

Estádio I	Tumor limitado aos ovários	
	Ia	Limitado a um ovário; ausência de ascite; cápsula intacta; ausência de tumor na superfície externa ovariana
	Ib	Comprometimento ovariano bilateral; ausência de ascite; cápsula intacta; ausência de tumor na superfície externa ovariana
	Ic*	Comprometimento ovariano uni ou bilateral acompanhado de um ou mais dos seguintes fatores: tumor na superfície ovariana, cápsula rota, ascite ou lavado peritoneal positivo
Estádio II	Extensão pélvica da doença	
	IIa	Envolvimento de útero e/ou das trompas
	IIb	Envolvimento de outros tecidos pélvicos
	IIc*	IIA ou IIB associado a células neoplásicas em líquido ascítico ou lavado peritoneal positivo
Estádio III	Presença de implantes peritoneais fora da pelve e/ou comprometimento de linfonodos retroperitoneais. Inclui o comprometimento de superfície hepática, intestino delgado e omento	
	IIIa	Grosseiramente limitada à pelve verdadeira; linfonodos negativos; comprometimento microscópico do peritônio
	IIIb	Implantes macroscópicos no peritônio, nenhum com diâmetro > 2cm; linfonodos negativos
	IIIc	Implantes peritoneais com diâmetro > 2cm e/ou comprometimento de linfonodos retroperitoneais ou inguinais. Metástase superficial hepática
Estádio IV	Metástases a distância; inclui comprometimento parenquimatoso do fígado e derrame pleural com citologia positiva	

Extraída e adaptada do Manual de Sobrevivência – Terapêutica Ginecológica e Obstétrica (Coopmed/2004).

O volume de doença residual é um fator prognóstico importante nos casos avançados, estando relacionada tanto à resposta à quimioterapia quanto à sobrevida. A citorredução descrita por Meigs em 1935 constitui um dos princípios do tratamento cirúrgico do câncer de ovário. Considera-se uma citorredução satisfatória quando persiste doença residual com diâmetro < 1cm. Também foi demonstrado que a sobrevida de pacientes com câncer de ovário operadas por profissionais especializados em oncologia ginecológica é superior à daquelas operadas por outro especialista.

O avanço da biologia molecular muito tem contribuído para a elucidação do câncer do ovário. A pesquisa no campo da genética molecular tem sido voltada para caracterizar os genes responsáveis pela transformação maligna dos tumores. O oncogene Her-2-neu está fortemente relacionado com o prognóstico, sendo tanto pior quanto maior o número de cópias desse gene.

Tratamento

O tratamento das neoplasias malignas do ovário deve ser individualizado e baseia-se em duas modalidades: cirurgia e quimioterapia.

Tratamento cirúrgico

Antes da indicação do tratamento cirúrgico, é importante definir se a paciente se beneficiará mais da cirurgia como primeira etapa no tratamento ou da quimioterapia para redução tumoral (quimioterapia neoadjuvante). Os cuidados pré-operatórios envolvem exame clínico, avaliação pré-operatória com exames complementares, determinação dos níveis dos marcadores tumorais e avaliação da extensão da neoplasia por meio de métodos de imagem.

A cirurgia para o câncer de ovário tem como principais objetivos o estadiamento da neoplasia e a citorredução, que é a ressecção máxima do tumor mesmo que seja incompleta, visando a obter melhores resultados no tratamento quimioterápico adjuvante. A cirurgia também é indicada para as complicações do câncer de ovário, como obstrução intestinal, e para paliação por meio da realização de derivações intestinais.

Pacientes jovens com neoplasia maligna epitelial do ovário e sem prole definida, em situações excepcionais, podem se beneficiar de um tratamento mais conservador. A manutenção do futuro reprodutivo pode ser uma alternativa em casos selecionados.[62] Nessas pacientes, é aceitável a realização de anexectomia unilateral e estadiamento da cavidade conforme descrito anteriormente. Ao término da vida reprodutiva, realiza-se o tratamento tradicional.

Tratamento quimioterápico

Os tumores ovarianos são considerados heterogeneamente sensíveis à quimioterapia, com a eficácia terapêutica dependendo diretamente do tamanho do tumor residual após a cirurgia. Quanto maior o tumor residual, menor a possibilidade de que a quimioterapia elimine a doença completamente. Isto se deve ao maior número de células na fase G0 e, portanto, fora do espectro de ação dos citotóxicos. Além disso, também é maior a chance de desenvolvimento de linhagem de células resistentes à quimioterapia.

A quimioterapia geralmente estará indicada a partir do estadiamento Ic e deverá ser iniciada dentro de 14 dias após a cirurgia. A quimioterapia primária atualmente se baseia na associação cisplatina/paclitaxel (ou decetaxel). Essa associação é também considerada uma alternativa de primeira linha na quimioterapia primária, com as vantagens de melhor tolerabilidade e melhor qualidade de vida da paciente. As pacientes que não respondem à quimioterapia primária têm prognóstico muito ruim, mesmo utilizando fármacos de segunda linha. As que inicialmente respondem à quimioterapia primária mas recidivam menos de 6 meses após o seu término devem receber tratamento com fármacos de segunda linha. Já aquelas que recidivam após 6 meses podem ser tratadas com outro curso de agentes de primeira linha ou, alternativamente, com agentes de segunda linha. São considerados aceitáveis como segunda linha os seguintes agentes: altretamina, topotecano, tamoxifeno, etoposide, vinorelbina, doxorrubicina lipossomal, gemcitabina e ifosfamida, além da radioterapia.

Oncologia Ginecológica

Pacientes com as mesmas características, apresentando apenas a rotura da cápsula como fator de diferenciação, terão uma sobrevida média em torno de 70%. Enquanto isso, se não houvesse rotura, a sobrevida seria de 85%.

Quimioterapia neoadjuvante e cirurgia de intervalo

A quimioterapia neoadjuvante consiste na inversão das formas de tratamento para o câncer de ovário. Ou seja, preconiza-se o emprego do tratamento quimioterápico prévio à cirurgia citorredutora, sobretudo em pacientes portadoras de patologias diversas (cardiopatias, pneumopatias etc.) que contraindiquem um ato operatório extenso ou que tenham doença avançada, comprometendo a citorredução.

Em determinadas pacientes cuja citorredução à primeira cirurgia é tida como insatisfatória, pode-se considerar a realização de três ciclos de quimioterapia prévios a uma próxima abordagem cirúrgica, visando a uma citorredução adequada. Tal processo é denominado cirurgia de intervalo.

Cirurgia de second look

Conceitualmente, trata-se da reexploração cirúrgica limitada às pacientes que, após o término da quimioterapia, não apresentem qualquer evidência de câncer por outros métodos que não o cirúrgico. Portanto, não se aplica aos casos em que se deseje realizar nova citorredução de massas tumorais, sendo esta situação denominada mais apropriadamente cirurgia para citorredução secundária. O valor da cirurgia de *second look*, quanto ao benefício final para a paciente, tem sido questionado nos últimos anos. Assim, essa cirurgia tem sido considerada apenas em casos especiais ou no estudo do efeito de fármacos, não tendo indicação rotineira.

Cirurgia de citorredução secundária

Cirurgia de citorredução secundária é qualquer nova cirurgia realizada após a primeira operação com o propósito de uma outra citorredução de tumor sabidamente recidivado ou persistente. Geralmente, quanto mais localizada for a recidiva ou persistência tumoral, melhores serão os resultados da citorredução secundária. Na vigência de recidiva difusa, pouco se pode fazer cirurgicamente, sendo a paciente mais bem tratada com quimioterapia.

Prevenção

A evidência atual do potencial para a prevenção do câncer ovariano encontra-se em dados epidemiológicos. Esses dados atestam fortemente o papel protetor dos contraceptivos orais contra o desenvolvimento do carcinoma ovariano.

A profilaxia de cânceres ovarianos, ou seja, evitar o desenvolvimento da neoplasia, poderá ser considerada em pacientes com história familiar, principalmente se portadoras de mutações nos genes BRCA1 ou BRCA2 e que já tenham concluído a vida reprodutiva. Além disso, na oportunidade de qualquer cirurgia a partir da perimenopausa, a realização de ooforectomia profilática poderá ser oferecida às pacientes. A ooforectomia profilática, entretanto, não impedirá o desenvolvimento de carcinomas primários do peritônio que, felizmente, são raros, tendo sido descritos poucos casos na literatura mundial.

CÂNCER DE VULVA

Classificação das lesões pré-invasoras

A nomenclatura definida pela ISSVD em 2004 e utilizada atualmente é a seguinte:

I.   NIV, tipo usual (II e III)
   a.   NIV, tipo verrucoso
   b.   NIV, tipo basaloide
   c.   NIV, tipo mista
II. NIV, tipo diferenciada (II e III)
III. NIV, tipo não classificável (II e III)

Lesões precursoras

NIV

Existem somente dois tipos de NIV e que são de alto grau. A NIV tipo usual está relacionada com infecção pelos HPV, principalmente os de alto risco (16 e 18), e apresenta-se de forma multifocal. A NIV tipo diferenciada não está relacionada com infecção pelo HPV.

A NIV de tipo usual basaloide acomete, principalmente, mulheres mais velhas e apresenta uma grande propensão para se transformar em câncer invasivo. As células envolvidas apresentam características semelhantes às células da neoplasia intraepitelial cervical.

A NIV de tipo usual verrucosa acomete pacientes mais novas e suas células apresentam maior pleomorfismo. Apresenta uma camada granular distinta e associação a hiperceratose, disceratose ou paraceratose.

A NIV de tipo diferenciado geralmente não está associada a infecção pelo HPV. Apresenta aumento significativo do volume das células escamosas, levando a espessamento da epiderme. Identificam-se alterações na quantidade de cromossomos e alterações gênicas tais quais as observadas no carcinoma escamocelular (CEC) invasivo.

Líquen escleroso

O líquen escleroso (LE) é a dermatose de origem incerta mais comum em pacientes na pós--menopausa. Considera-se também uma predisposição genética, principalmente nos pares mãe/filha. A relação com CEC ainda não é unanimemente aceita, porém há fortes indícios de que esta associação seja verdadeira, pois 50% das mulheres com CEC de vulva também apresentam LE. Foi determinada progressão do LE ao líquen simples crônico, deste último ao líquen escleroso com hiperplasia de células escamosas e deste à NIV de tipo diferenciada.

Fatores de risco para progressão

A NIV III é a lesão precursora imediata para o CEC invasivo e apresenta maior tendência para progressão para este. Para a NIV de tipo usual (relacionada com o HPV), existem vários fatores de risco para progressão. São eles:

- Idade > 40 anos.
- Imunodeficiência.
- Proximidade da borda anal e da junção escamocolunar.
- Neoplasia prévia do trato genital inferior com tratamento radioterápico adjuvante.
- Soropositividade para HIV.

O fator de risco para progressão do LE mais importante é a idade. Mulheres portadoras de LE e CEC apresentam em média 75 anos, em comparação com portadoras de LE somente, as quais têm 63 anos de idade, em média. Áreas de pele espessada que não respondem aos tratamentos com esteroides tópicos devem ser biopsiadas. Áreas que progridem para hiperplasia celular escamosa ou NIV de tipo diferenciado merecem atenção especial.

Diagnóstico

As lesões pré-invasivas e as invasivas iniciais compartilham praticamente os mesmos sintomas (apesar de a maioria das pacientes ser assintomática), como prurido crônico, queimação, eritema, dispareunia, edema e dor local. Na lesão invasiva em estádio avançado (geralmente ulcerada), podem aparecer sangramentos e/ou drenagem espontânea. As regiões vulvares mais comprometidas são a vulva posterior e a área periclitoriana. Em sua evolução natural, as lesões invasivas se estendem para estruturas adjacentes (clitóris, uretra, vagina e ânus).

A aplicação de corante sobre a região suspeita identifica em azul as áreas com provável presença de atipias celulares. Alguns trabalhos mostraram que o azul de toluidina impregnou-se em todas as

Oncologia Ginecológica

lesões com atipias celulares, não produzindo resultados falso-negativos, embora a ceratinização da lesão possa diminuir o efeito de impregnação do corante, reduzindo a intensidade do azul, o que dificultaria a leitura do teste. Na prática, o azul de toluidina é um bom método para a orientação de biópsia, que é o método padrão-ouro para o diagnóstico.

O diagnóstico das lesões pré-invasivas e das lesões invasivas baseia-se em inspeção e biópsia. Estes são os pilares para o diagnóstico precoce, que é fundamental no tratamento de qualquer neoplasia maligna.

Tratamento das lesões pré-invasoras

Nas lesões pré-invasivas, o tratamento deve equilibrar segurança e efeito cosmético, principalmente hoje em dia, quando se detecta nítido aumento do acometimento de pacientes mais novas. As ressecções cirúrgicas devem ser as menos profundas e mais exíguas possíveis. Para tanto, desenvolvem-se técnicas terapêuticas menos agressivas, como a ablação por *laser*, a quimioterapia tópica, a imunoterapia tópica, a excisão alargada, a vulvectomia cutânea e a vulvectomia simples.

Tratamento tópico

Dos tratamentos tópicos, a quimioterapia com 5-fluoracila (5-FU) é a mais utilizada. A 5-FU é um antagonista da pirimidina que inibe a síntese de DNA, bloqueando diretamente a replicação celular.

O tratamento primário com 5-FU dura de 6 a 10 semanas e cursa com alterações inflamatórias importantes nas primeiras 2 semanas de tratamento. A cicatrização completa da área tratada ocorre entre 4 e 6 semanas após o fim do tratamento com ausência ou mínima cicatriz. Existem evidências de que também o tratamento adjuvante com 5-FU protege contra recorrência de NIV do tipo usual quando estas lesões foram tratadas inicialmente por outro método.

A imunoterapia tópica baseia-se no uso de imiquimode, um imunomodulador utilizado principalmente no tratamento de verrugas e condilomas vulvares. Le e cols., ao tratarem lesões pré-invasivas com imiquimode, obtiveram resposta parcial ou total em 14 pacientes de um grupo de 23 pacientes com NIV (II ou III). Esse trabalho aponta para um futuro promissor no estabelecimento definitivo da imunoterapia tópica no controle das lesões pré-malignas.

Laser

A ablação com *laser* é considerada por muitos o tratamento de escolha para as lesões pré-invasivas, principalmente as multicêntricas. A taxa de sucesso excede 90%.

Tratamento cirúrgico

Entre os tratamentos cirúrgicos, a excisão local ampliada é o menos agressivo. Possibilita uma avaliação histológica completa, apresentando custo menor que a ablação a *laser* e recuperação mais rápida. Não há evidências definitivas sobre a margem de segurança, apenas opinião de autoridades que recomendam uma margem de 5mm de epitélio normal. A excisão local ampliada deve ser realizada para lesões isoladas. Uma pequena porção do tecido subcutâneo deve ser retirada para a avaliação adequada das margens.

A vulvectomia cutânea deve ser empregada quando há lesões múltiplas. Preserva-se parte do tecido subcutâneo da vulva, e a área descoberta deve ser coberta por enxerto cutâneo do tipo *split-thickness*. Para que haja integração tecidual satisfatória do enxerto cutâneo, é necessário repouso de pelo menos 7 dias com a paciente restrita à cama.

Quando o resultado estético não é um dos principais objetivos, deve-se proceder à vulvectomia simples, que retira parte do tecido subcutâneo de toda a vulva, preservando a fáscia perineal (que é ressecada na vulvectomia radical). Os resultados da vulvectomia simples são superiores aos obtidos com ablação por *laser*, porém menos estéticos.

Tratamento da doença invasiva

O tratamento da doença invasiva (CEC) é preferencialmente cirúrgico, com ou sem complementação radioterápica. Atualmente, consiste em excisão local ampliada da lesão primária com linfadenectomia inguinal para todas as lesões com invasão estromal acima de 1,0mm.

A doença invasora apresenta três vias para disseminação: linfática, hematogênica e invasão direta. A via linfática é a mais comum. A disseminação por via hematogênica e invasão direta das estruturas adjacentes é rara nos estágios iniciais. A disseminação linfática consiste na principal via para a produção do mais importante fator prognóstico no câncer de vulva, o acometimento linfonodal inguinofemoral, contemplado no estadiamento determinado pela FIGO, o qual é cirúrgico (Tabela 31.12).

Os tumores com menos de 2cm de diâmetro e menos de 1mm de invasão estromal (estádio IA) apresentam um risco quase nulo de metástase linfonodal. Portanto, essa é uma condição em que a linfadenectomia pode ser dispensada. Entende-se por profundidade de invasão estromal a distância entre a última célula neoplásica identificada no estroma e a papila dérmica mais profunda do segmento tecidual examinado.

A profundidade de invasão estromal deve ser determinada já na biópsia, para que no momento do tratamento/estadiamento cirúrgico seja estabelecida a necessidade ou não de linfadenectomia. Havendo necessidade de linfadenectomia inguinofemoral, deve-se determinar se esta será unilateral ou bilateral. A dissecção unilateral será realizada quando a lesão primária for lateralizada (mais de 1cm da linha média vulvar). Caso os linfonodos ipsolaterais de uma lesão lateralizada estejam acometidos, obrigatoriamente deve-se realizar linfadenectomia contralateral, portanto bilateral. As lesões medianas levam à necessidade de linfadenectomia bilateral invariavelmente. Nos casos de linfonodos comprometidos, torna-se necessário o tratamento adjuvante radioterápico.

CÂNCER DE VAGINA

Dos cânceres de vagina, 80% a 90% são carcinomas escamocelulares e 8% a 10% são adenocarcinomas, os quais são decorrentes em grande parte da exposição intraútero ao dietilestilbestrol (DES). Outros tumores menos comuns são os sarcomas, os melanomas, os linfomas e os rabdomiossarcomas embrionários.

Assim como a vulva, a vagina apresenta lesões consideradas precursoras para o CEC. A NIVA 1 é considerada uma lesão intraepitelial de baixo grau, enquanto as NIVA 2 e 3 são consideradas lesões de moderado e alto graus, respectivamente.

Tabela 31.12 Estadiamento câncer de vulva.		
Estádio I	Tumor confinado à vulva	
	IA	Lesão de 2cm ou menos, confinada à vulva ou ao períneo, limitando a invasão do estroma em 1mm de profundidade e sem metástase linfonodal
	IB	Lesão de 2cm ou menos, confinada à vulva ou ao períneo, com mais de 1mm de profundidade na invasão estromal, sem metástase linfonodal
Estádio II	Tumor de qualquer tamanho com extensão para estruturas pélvicas adjacentes (uretra terminal, terço inferior da vagina e ânus) e ausência de metástase linfonodal	
Estádio III	Tumor de qualquer tamanho com ou sem extensão a estruturas pélvicas adjacentes (uretra terminal e/ou vagina e/ou ânus) com metástase em linfonodos inguinofemorais	
	IIIA	Metástase em 1 linfonodo ≥ 5mm ou em 1 ou 2 linfonodos < 5mm
	IIIB	Metástases em 2 ou mais linfonodos > 5mm ou 3 ou mais metástases linfonodais > 5mm
	IIIC	Metástases linfonodais extracapsulares
Estádio IV	Invasão tumoral de outras regiões (uretra proximal, dois terços superiores da vagina) ou estruturas a distância	
	IVA	Tumor que invada uretra proximal e/ou mucosa vaginal e/ou mucosa vesical e/ou mucosa retal e/ou osso pélvico ou linfonodo inguinofemoral fixo ou ulcerado
	IVB	Presença de qualquer metástase a distância, incluindo linfonodos pélvicos

Oncologia Ginecológica

A evolução das lesões precursoras em geral avaliadas em estudo de 3 anos de seguimento mostrou regressão em 78% dos casos, comparada com 13% de persistência e 9% de progressão ao câncer invasivo.

Fatores de risco

Os fatores de risco para o CEC de vagina são em sua maioria os mesmos para o CEC de colo uterino, com a ressalva de que a progressão das lesões intraepiteliais vaginais para o CEC é mais lenta que a progressão do NIC para o CEC de colo uterino. O DNA de HPV é encontrado em 60% dos tumores escamocelulares da vagina, ao passo que a presença desse material genético é detectada em 90% dos casos de carcinoma *in situ* da vagina.

As mulheres jovens que foram expostas na vida intrauterina ao estrogênio sintético DES encontram-se sob risco de desenvolvimento de adenocarcinoma vaginal de células claras e displasia das células escamosas do colo uterino e da vagina, principalmente se as mães dessas mulheres usaram DES antes da 12ª semana de gestação. O achado clínico mais comum é adenose vaginal, seguida pela presença de septo vaginal transverso.

Tratamento da doença pré-invasora

Tratamento tópico

Assim como o tratamento das lesões vulvares, a 5-FU e o imiquimode são alvo de estudos no tratamento da NIVA. Há evidências de sucesso no tratamento com 5-FU, em que se usa a substância na forma de óvulo vaginal com 5-FU a 5%, o qual é colocado diariamente na vagina por um período de 7 a 10 dias. Intercalam-se 2 a 3 semanas entre os períodos de aplicação para recuperação das lesões inflamatórias induzidas. A análise do uso de imiquimode ainda fornece dados limitados.

Laser

O tratamento das NIVA com *laser* mostra boa tolerabilidade e bons resultados, apesar de alguns trabalhos apresentarem recorrência em até 57% dos casos.

Tratamento cirúrgico

A ressecção cirúrgica da porção acometida por NIVA é o tratamento de escolha. Em geral, lesões isoladas podem ser tratadas ambulatorialmente com anestesia local. Lesões mais extensas requerem ressecções mais extensas, sendo recomendada sua realização em regime hospitalar. Usa-se ácido acético para identificação e delineamento das lesões no pré-operatório imediato. Os resultados a longo prazo são muito bons com baixas taxas de recidiva.

Estadiamento

A doença invasora deve ser estadiada conforme orientação da FIGO (Tabela 31.13).

Tabela 31.13 Estadiamento do câncer de vagina.		
Estádio 0	Carcinoma *in situ* (NIVA 3)	
Estádio I	Carcinoma limitado à parede vaginal	
Estádio II	O carcinoma envolve o tecido subvaginal, mas não se estende à parede pélvica	
Estádio III	O carcinoma se estende à parede pélvica	
Estadio IV	O carcinoma se estende além da pelve verdadeira ou apresenta envolvimento da mucosa retal ou retal	
	IVA	O tumor invade mucosa vesical ou retal
	IVB	O tumor acomete órgãos a distância

Tratamento da doença invasora

A maioria das pacientes apresenta-se com sangramento vaginal não doloroso e corrimento. A biópsia é indispensável para o diagnóstico, o que pode ser realizado ambulatorialmente.

As pacientes devem ser encaminhadas para unidades terciárias de referência, devido à limitada experiência com esse tipo de lesão. Os casos devem ser individualizados e o tratamento variará conforme a localização da doença e o estadiamento.

Algumas situações apresentam recomendações especiais, como:

1. Estádio I, com envolvimento do terço superior e posterior da vagina:
   - Se o útero estiver presente, deve-se proceder a:
     - Histerectomia radical.
     - Vaginectomia apical com margem livre de 1cm.
     - Linfadenectomia pélvica.
   - Se o útero já tiver sido ressecado (histerectomia prévia), deve-se proceder a:
     - Vaginectomia apical radical.
     - Linfadenectomia pélvica.
2. Pacientes com estádio IVA na presença de fístulas retovaginal ou vesicovaginal:
   - A exenteração pélvica primária torna-se uma opção de tratamento, combinada ou não com radioterapia pré-operatória. A radioterapia exclusiva não deve ser realizada devido ao agravamento do quadro de fístula.
   - A linfadenectomia inguinal bilateral deve ser considerada nas pacientes com envolvimento do terço inferior da vagina.

Em pacientes com recorrência central após radioterapia primária, deve-se realizar um dos tipos de exenteração pélvica, observando a capacidade de resposta da paciente.

Radioterapia

É o tratamento de escolha para a maioria das pacientes. Compreende a associação entre teleterapia e braquiterapia (intracavitária). Casos selecionados de pacientes com doença em estádios I e II poderão ser tratados com braquiterapia isolada. Caso haja envolvimento do terço inferior da vagina, os linfonodos inguinais também devem ser tratados.

SARCOMA BOTRIOIDE

Trata-se de um tumor altamente agressivo derivado dos rabdomioblastos. Acomete principalmente crianças. As manifestações são corrimento vaginal, sangramento e massa visível no introito vaginal.

Antigamente, era tratado com a realização de exenteração pélvica. No entanto, esse tratamento não teve impacto na sobrevida, além de aumentar muito a morbidade do tratamento. Atualmente, costuma-se associar tratamento cirúrgico conservador a quimioterapia pré ou pós-operatória e radioterapia, o que aumenta a sobrevida. Para as lesões pequenas com possibilidade de ressecção com preservação dos órgãos adjacentes, a cirurgia pode ser o tratamento inicial. Para as lesões maiores, convém realizar quimioterapia pré-operatória ou radioterapia pré-operatória. Esta última não deve ser realizada com campo estendido, devido a complicações ósseas por destruição ou interferência nos núcleos de crescimento.

Bibliografia

ACOG Practice Bulletin. Diagnosis and treatment of Cervical Carcinomas Am J Obstet Gynecol 2002; 99:855-67.

American Cancer Society. Cancer Facts and Figures 2005. Atlanta, Ga: American Cancer Society, 2005.Also available online. Last accessed November 05, 2005.

Duong T H, Flowers L C. Vulvo-Vaginal Cancers: Risks, Evaluation, Prevention and Early Detection. Obstet Gynecol Clin N Am 2007; 34:783-802.

Oncologia Ginecológica

Hampl M Sarajuuri H, Wentzensen N et al. Effect of human papillomavirus vaccines on vulvar, vaginal, and anal intraepithelial lesions and vulvar cancer. Obstet Gynecol 2006; 108:1361-8.

Ministério da Saúde. Estimativa de incidência e mortalidade por câncer no Brasil. Disponível em URL: http://www.inca.gov.br. Acesso em: 19 jun. 2005.

NCCN Clinical Practice Guidelines in Oncology. Uterine Neoplasms. V.1.2008. www.nccn.org

Parkin DM, Bray FI, Devesa SS (editor.) Cancer burden in the year 2000. The global picture. Eur J Cancer 2001; 37 Suppl:S4-S66.

Prat J. Prognostic parameters of endometrial carcinoma. Hum Pathol. 2004 Jun; 35(6):649-62.

Reis FM, Silva-Filho AL, Sérgio A. Triginelli SA, Camargos AF. Biochemical markers of ovarian cancer: diagnostic and prognostic value.

Silva-Filho AL, Reis FM, Traiman P et al. Clinicopathologic features influencing pelvic lymph node metastasis, vaginal and parametrium involvement in patients with carcinoma of the cervix. Gynecologic And Obstetric Investigation 2005; 59:92-6.

Sonoda Y, Barakat RR. Screening and the prevention of gynecologic cancer: endometrial cancer. Best Pract Res Clin Obstet Gynaecol. 2006 Apr; 20(2):363-77.

Waggoner SE. Cervical cancer. Lancet 2003; 361:2217-25.

32

Rastreamento do Câncer Ginecológico

João Oscar de Almeida Falcão Júnior
Sálua Oliveira Calil de Paula
Paulo Traiman

INTRODUÇÃO

O termo rastreamento deriva de "rastrear", definido como "seguir o rastro, a pista de; caçar, rastejar".[1] Na rotina médica, o rastreamento é termo comum e também tem conotação de busca. Associa-se à identificação de "pistas" que podem identificar a presença ou o possível desenvolvimento de doenças de grande morbiletalidade e/ou sofrimento, como o câncer (Ca). Na prática, consiste essencialmente na realização de exame ou teste, aplicado em indivíduos assintomáticos, de forma sistemática, durante a fase pré-clínica da neoplasia maligna a ser investigada, buscando sinais ou marcadores que indiquem maior probabilidade de desenvolvimento da doença no paciente submetido à análise.[2]

Além do impacto clínico potencial do câncer ou da patologia que serão investigados, outros aspectos devem ser levantados para que se estabeleça uma rotina de rastreamento: a incidência e/ou prevalência, bem como o impacto socioeconômico, devem ser de tal ordem que permitam caracterizar a doença como problema importante de saúde pública; o método de rastreamento deve identificar pacientes de risco com excelente validade e preditividade; esse método deve preferencialmente ser de baixo custo e não invasivo; e a doença deve ter história natural com fase pré-clínica bem-definida.[2-4]

Estabelecido o rastreamento, é importante que sejam disponibilizados recursos para confirmação diagnóstica e adequado tratamento dos pacientes identificados como suspeitos no rastreio. A realização de exames para identificação de risco, sem a possibilidade de diagnóstico e tratamento adequados, fica absolutamente sem sentido, cria uma demanda e um *status* de patologia em indivíduo assintomático com impactos psicológico e social desproporcionais, uma vez que não exista perspectiva de solução. Além disso, é desejável que o rastreamento seja acessível a todos os indivíduos com risco potencial de desenvolvimento da patologia.[2-4]

Habitualmente, a medida do benefício do rastreio baseia-se no efeito da realização do exame nas taxas de mortalidade da neoplasia.[2] No entanto, uma adequada análise do custo-benefício desse tipo de intervenção deve considerar os demais aspectos dessa complexa questão. Convém considerar que atividades de promoção de saúde podem causar e habitualmente causam prejuízo. No mínimo, custam dinheiro e tempo às pacientes, além de causarem desconforto físico e/ou constrangimento. Também, em pacientes com resultados falso-positivos, podem levar a sérios prejuízos físicos com realização de procedimentos e cirurgias, ocasionalmente até mutiladoras, o que pode acarretar diferentes graus de danos psicológicos.[4] Ademais, existem benefícios além da diminuição da mortalidade. A detecção precoce pode propiciar cirurgias menos mutiladoras, maior tempo de vida produtiva, manutenção da perspectiva de prole e constituição de descendência e menor tempo de afastamento de atividades profissionais para efetivação de um tratamento. Estes são apenas exemplos de alguns aspectos que devem ser considerados. Assim, pensar em nossas pacientes apenas sob a perspectiva de aumentar sua expectativa de vida é desconsiderar as grandes mudanças de anseios que os novos paradigmas de nosso tempo trouxeram à mulher do século XXI. Nossas pacientes anseiam por longevidade, mas com qualidade de vida, identidade corporal e autoestima preservadas, além de produtividade e interação social.

As neoplasias malignas podem incidir em qualquer órgão do sistema reprodutor feminino, acometendo a mulher em praticamente todas as etapas de sua vida. O diagnóstico diferencial com câncer ginecológico deve ser preocupação constante no dia a dia da ginecologia. Nos Estados Unidos, estima-se que, entre os dez tipos de cânceres mais comuns na mulher em 2015, dois deles serão ginecológicos, e avaliando a estimativa de novos casos, três, considerando-se estimativa de mortes provocadas por estas neoplasias. Na estimativa da American Cancer Society, entre os novos casos, o câncer de mama figura em primeiro lugar, com 29% dos novos casos – aproximadamente 231.840 pacientes. O câncer de corpo uterino, no endométrio, encontra-se em quarto lugar, com 7% dos casos estimados e a expectativa de identificação de 54.870 novas pacientes para 2015. A mesma publicação aponta que, no que se refere à estimativa de mortes por neoplasia em mulheres, o câncer de mama encontra-se na segunda posição (15% das mortes causadas por neoplasias em mulheres), o de ovário na quinta posição (5%) e o de corpo do útero na sétima (4%).[5]

No Brasil, o panorama é um pouco diferente, mas a neoplasia maligna ginecológica também consiste em um grande desafio de saúde pública. O Instituto Nacional do Câncer (INCA) estima que, para as mulheres de nosso país, o câncer com maior número de casos novos em 2014/2015 foi o de mama (20,8%), com 57.120 novos casos, seguido pelo de·cólon e reto e posteriormente o de colo uterino (5,7%); na sétima posição, o de corpo uterino (2,2%) e, na oitava, o câncer de ovário (2,1%) (ver Tabela 32.1).[6]

Os dados demonstram a dimensão da questão de saúde pública que envolve as neoplasias ginecológicas. Há uma significativa diferença nas incidências dos diferentes tipos de câncer entre os dois países. Nesse aspecto, deve-se destacar a grande incidência de câncer de colo de útero no Brasil,

Tabela 32.1 Estimativa de incidência de neoplasias malignas em mulheres para 2014/2015 – Brasil e Estados Unidos[5,6] (na estimativa Brasileira foi excluído câncer de pele não melanoma)

BRASIL			EUA		
Neoplasia	Novos casos	%	Neoplasia	Novos casos	%
Mama	57.120	20,8	Mama	223.840	29
Cólon e reto	17.530	6,4	Pulmão e brônquio	105.590	13
Colo uterino	15.590	5,7	Cólon e reto	63.610	8
Traqueia, brônquio e pulmão	10.930	4,0	Corpo uterino	54.870	7
Tireoide	8.050	2,9	G. tireoide	47.230	6
Estômago	7.520	2,7	Linfoma não Hodgkin	32.000	4
Corpo uterino	5.900	2,2	Melanoma de pele	31.200	4
Ovários	5.680	2,1	Pâncreas	24.120	3
Linfoma não Hodgkin	4.850	1,8	Leucemia	23.370	3
Leucemias	4.320	1,6	Rim e pelve renal	23.290	3

o que se contrapõe bastante à situação dos Estados Unidos, onde a neoplasia não figura na lista de estimativa dos dez mais frequentes. Este achado pode ser considerado um marcador de qualidade de assistência e em especial dos programas de rastreamento. O Ca de colo uterino é um modelo praticamente ideal de patologia a ser incluída em programas de rastreamento. O colo uterino apresenta lesão tecidual pré-neoplásica identificada e com diferentes estágios de evolução; o exame que identifica as lesões é de baixo custo, não invasivo e tem boa reprodutividade; a doença tem longo tempo de evolução desde a apresentação das primeiras alterações celulares e teciduais identificáveis até sua caracterização como neoplasia maligna. Todos esses aspectos permitem que, na vigência de uma assistência básica de saúde de qualidade e um programa de rastreamento bem estabelecido, o surgimento da neoplasia seja efetivamente evitado.

No Brasil, a atenção primária à saúde é atualmente definida como um "conjunto de ações de promoção e proteção à saúde, prevenção de agravos, diagnóstico, tratamento, reabilitação e manutenção da saúde nas dimensões coletiva e individual, por meio de ações gerenciais e sanitárias participativas e democráticas, trabalho em equipe, responsabilização sanitária, base territorial e resolução dos problemas de saúde mais frequentes e relevantes em determinado contexto (MS/SAS/DAB, 2006)". O rastreamento das neoplasias ginecológicas enquadra-se na atenção primária de saúde à mulher e deve ser realizado em conjunto por todos os profissionais da área de saúde pública.

RASTREAMENTO DO CÂNCER DE MAMA

Conforme já demonstrado, o câncer de mama é uma das principais causas de morte por neoplasia. Apresenta-se de forma silenciosa em sua fase inicial e, apesar de não ter lesão pré-maligna claramente definida, o diagnóstico precoce da doença é reconhecidamente associado à melhora na morbidade e na mortalidade relacionadas com a doença. Segundo a OMS (Organização Mundial da Saúde), o câncer de mama apresenta condições de ser rastreado.[7]

Atualmente, a mamografia é considerada o exame mais sensível para a detecção do câncer de mama, o único capaz de detectar o Ca *in situ*, método não invasivo de imagem. Ela busca alterações radiológicas que podem estar associadas à neoplasia, entre elas nodulações, irregularidade do parênquima e sua arquitetura, microcalcificações e dilatação de ductos. Os achados devem ser avaliados e interpretados, preferencialmente, por profissional especialista e capacitado para essa análise, que, de acordo com suas características específicas, pode indicar o grau de suspeita de malignidade associado a essas lesões e, assim, recomendar propedêutica complementar adequada para a confirmação diagnóstica. Esta se dá através da obtenção de material para estudo anatomopatológico das lesões identificadas.

Recomendadas pela Sociedade Brasileira de Mastologia e pela Febrasgo e adotadas pelo Ministério da Saúde, a padronização da descrição e a formatação de laudos mais comumente utilizadas em nosso meio consistem na classificação "BI-RADS" (*Breast Imaging Reporting and Data System*). A padronização tem a intenção de favorecer a interlocução entre os agentes promotores de saúde envolvidos no atendimento das pacientes e ainda facilitar trocas de experiências e criação e compartilhamento de bancos de dados para posterior estudo e ampliação do conhecimento da patologia. A classificação de "BI-RADS", além disso, propõe-se a estabelecer recomendações para o adequado seguimento das lesões identificadas (Tabela 32.2).

Como ocorre de forma geral nas padronizações e classificações, há sempre um risco de empobrecimento do estudo da mamografia e sua interpretação na busca de um enquadramento de cada caso em critérios preestabelecidos. Isso por vezes produz um viés de classificação que tende a supervalorizar os achados ou mesmo sobrecarregar as classificações que agrupam achados indeterminados, ambas as situações acarretando realização de grande número de exames e até mesmo intervenções desnecessárias. Em condições ideais, deve-se sempre valorizar a caracterização detalhadas dos achados radiológicos, transmitindo ao especialista o maior número de informações. Assim, possibilita-se uma tomada de decisão e acompanhamento individualizado com base em todos os aspectos que envolvam o caso, radiológicos, história clínica e pregressa e história familiar, bem como de que modo cada paciente vivencia sua situação médica.

Tabela 32.2 Classificação de "BI-RADS".

Categoria	Achados	Recomendação
0 **Avaliação adicional**	Utilizada apenas em exames de rastreamento Indicação de incidências adicionais, manobras e outros exames (ultrassonografia, ressonância); indicação de comparar com exame anterior, se houver achado e se a comparação for imprescindível para a avaliação final	Realizar a ação necessária e classificar de acordo com as demais categorias
1 **Negativo**	Sem dados mamográficos, sem sinais de malignidade	Repetir exame de acordo com a faixa etária
2 **Achados benignos**	Calcificações vasculares, cutâneas, com centro lucente, de doença secretória, tipo "leite de cálcio", redondas (> 1mm) e não agrupadas; fios de sutura calcificados; nódulo calcificado (fibroadenoma típico); nódulo com densidade de gordura (lipoma, fibroadenolipoma); cisto oleoso (esteatonecrose); linfonodo intramamário; alterações pós-cirúrgicas e/ou radioterapia	Repetir exame de acordo com a faixa etária
3 **Achado provavelmente benigno**	Nódulo não palpável, não calcificado, redondo ou oval, regular ou levemente lobulado, com limites parcialmente definidos, sólidos; assimetria focal ou difusa sugerindo parênquima mamário; microcalcificações arredondadas, isodensas, agrupadas; calcificação recente sugerindo esteatonecrose; dilatação ductal isolada sem associação com descarga papilar	Controle radiológico por 3 anos (6 em 6 meses no primeiro ano; em seguida anual) para confirmar estabilidade da lesão. Pode ser considerado histopatológico para a lesão se houver: Indicação de TRH Lesão encontrada junto com lesão suspeita ou altamente suspeita, homo ou contralateral Existência de condição que impossibilite o controle
4A **Achado suspeito – suspeita baixa**	Nódulo lobulado; nódulo com características morfológicas de Categoria 3, porém palpável; dilatação ductal isolada (associada a descarga papilar tipo "água de rocha" ou sangue); microcalcificações arredondadas, não isodensas, agrupadas	Histopatológico
4B **Achado suspeito – suspeita intermediária**	Nódulo microlobulado; distorção focal da arquitetura (lesões espiculadas); assimetria focal ou difusa, sem sugerir parênquima mamário; microcalcificação puntiforme, "poeira", agrupadas	Histopatológico
4C **Achado suspeito – suspeição alta, mas não tão alta como Categoria 5**	Nódulo irregular; neodensidade; microcalcificações irregulares, "grãos de sal", agrupadas; microcalcificações arredondadas dispostas em trajeto ductal	Histopatológico
5 **Achado altamente suspeito**	Nódulo denso espiculado; microcalcificações irregulares, lineares, ocupando seguimento mamário ou dispostas em trajeto ductal; microcalcificação ramificada com qualquer tipo de distribuição	Histopatológico
6 **Achado já com diagnóstico de câncer**	Casos em que o diagnóstico de câncer já foi realizado por *core biopsy*, mamotomia ou biópsia cirúrgica incisional; casos de avaliação após quimioterapia neoadjuvante.	Terapêutica específica.

Adaptada de Brasil. Ministério da Saúde. Instituto Nacional de Câncer. Mamografia: da prática ao controle. Ministério da Saúde. Instituto Nacional de Câncer. – Rio de Janeiro: INCA, 2007.109p.

Segundo a recomendação do Ministério da Saúde, são recomendados exames de mamografia para rastreamento nas seguintes situações:

- Todas as mulheres entre 50 e 69 anos, com intervalo máximo de 2 anos entre os exames.
- Mulheres do grupo de risco para Ca de mama (exame anual após os 35 anos).
- Antes de iniciar terapia hormonal com a finalidade de estabelecer o padrão mamário e detectar lesões não palpáveis. Qualquer alteração deve ser esclarecida antes do início da medicação. Nas pacientes já em tratamento hormonal, a mamografia também deve ser feita anualmente.
- No pré-operatório de cirurgias plásticas na mama, principalmente em pacientes acima da quinta década ou naquelas que nunca realizaram o exame.[8]

Essa recomendação é motivo de grandes controvérsias. A Sociedade Brasileira de Mastologia propõe esquema diferente para a rotina de rastreio, considerando em especial que o pico de incidência do Ca de mama ocorre entre 45 e 55 anos e que intervalos longos podem impedir o diagnóstico precoce de neoplasias de crescimento rápido. Assim, recomenda:

- Realização de mamografia anual em todas as mulheres após os 40 anos.
- Mamografia anual após os 35 anos em pacientes do grupo de risco.
- Mamografia anual após os 25 anos em pacientes com predisposição genética.
- Manutenção do rastreamento em pacientes idosas enquanto mantiverem condições de locomoção e tratamento.[7]

Deve-se ter em mente que os aspectos responsáveis pela determinação de padrões de rastreamento ultrapassam apenas as questões fisiopatológicas e que situações como disponibilidade irregular do método de rastreio e qualidade de exame muitas vezes inadequado, além da disponibilidade de tratamento adequado, interferem nessa análise. Desse modo, enfoques diferentes sobre essas questões acabam por determinar divergências sobre a questão. Cabe ao médico determinar, dentro de uma visão ampla da questão e de forma individualizada para cada paciente e situação clínica, qual a melhor abordagem.

RASTREAMENTO DO CÂNCER DE COLO UTERINO

O câncer cervical é uma neoplasia comum entre mulheres de todo o mundo. A relação entre o câncer cervical e a infecção pelo papilomavírus humano (HPV) de alto risco é bem estabelecida. Em geral, afeta mulheres jovens, com vida sexual ativa, podendo ser um processo transitório em 80% dos casos. A infecção é mais prevalente abaixo de 25 anos e declina progressivamente, chegando a 5% aos 55 anos. A lesão causada pelo HPV apresenta longo estágio pré-invasivo, que pode ser diagnosticado e tratado, o que torna o tumor do colo uterino patologia ideal para exame e prevenção.

Em 1924, George Papanicolaou observou acidentalmente que as células tumorais do colo do útero poderiam ser detectadas nos esfregaços vaginais. A partir daí, a realização periódica do exame citopatológico vem sendo a estratégia mais adotada para o rastreamento do câncer do colo do útero. Alcançar grande cobertura da população definida como alvo é o componente mais importante no âmbito da atenção primária para que se obtenha significativa redução da incidência e da mortalidade pelo câncer cervical. O grau de proteção é proporcional ao número de exames que a mulher realiza durante sua vida. No Brasil, segundo dados do INCA, são estimadas 17 mortes por câncer de colo para cada 100 mil mulheres em 2012. Países com cobertura superior a 50% do exame citopatológico realizado a cada 3 a 5 anos apresentam taxas inferiores a 3 mortes por 100 mil mulheres por ano e, para aqueles com cobertura superior a 70%, essa taxa é igual ou menor que 2 mortes por 100 mil mulheres por ano.

O exame deve conter amostra do canal cervical, preferencialmente coletada com escova apropriada, e da ectocérvice, coletada com espátula tipo ponta longa (espátula de Ayre), além da fixação imediata do material após a coleta, para que haja boa representação e leitura da amostra. Existe uma preocupação cada vez maior com a taxa de resultados falso-negativos na citologia cervical. Esses resultados podem ser causados por erros na manipulação da amostra ou na interpretação. Os erros na amostra podem ser corrigidos com o treinamento adequado do pessoal que realiza o esfregaço, evitando-se o uso de duchas vaginais e exame digital antes da coleta. Os erros na interpretação dos esfregaços foram atribuídos a diversos fatores, inclusive à qualidade do esfregaço, assim como ao erro humano causado por falta de treinamento.

Outras tecnologias foram desenvolvidas visando a melhorar a sensibilidade do teste de rastreio. Uma delas é a citologia em base líquida, em que as células coletadas do colo uterino são transferidas na própria escova de coleta para um frasco contendo um líquido fixador, que é processado no laboratório para a obtenção de um esfregaço em camada única de células, dispostas de maneira uniforme. As vantagens dessa técnica são a interpretação mais rápida e menos exames insatisfatórios. Outra questão importante é a possibilidade de teste para detecção de DNA-HPV no líquido remanescente. Entretanto, essa técnica, além de mais cara, não é mais sensível ou mais específica que a citologia convencional para lesões de alto grau.

No Brasil, o rastreamento para o câncer do colo uterino deve ser iniciado aos 25 anos de idade para mulheres que já tiveram atividade sexual. Não há indicação para rastreio em mulheres sem história de atividade sexual. O intervalo entre os exames deve ser de 3 anos, após dois exames anuais consecutivos negativos. O rastreio deve ser interrompido quando a mulher, aos 64 anos, apresentar dois exames negativos consecutivos nos últimos 5 anos. Após essa idade, a mulher, que nunca tenha se submetido ao rastreio para câncer de colo deve realizar dois exames com intervalo de 1 a 3 anos, não havendo necessidade de manter rastreio se ambos os exames estiverem negativos.

É importante ressaltar que as gestantes devem seguir as mesmas recomendações que as demais mulheres. Outra situação relevante é que o rastreamento pode ser interrompido em mulheres submetidas à histerectomia total por lesões benignas desde que não haja história de diagnóstico prévio de lesão cervical de alto grau.

O exame também deve ser iniciado nas imunossuprimidas após o início da atividade sexual. O intervalo deve ser semestral no primeiro ano e, se os resultados forem normais, convém manter seguimento anual enquanto houver imunossupressão, exceto para as HIV+ com CD4 < 200 células/mm³. Estas últimas devem manter rastreio a cada 6 meses.

Também para o câncer de colo uterino pode-se estabelecer um protocolo de ações de acordo com os achados da colpocitologia, apesar das limitações já discutidas com relação ao estabelecimento de protocolos. A nomenclatura recomendada pelo Ministério da Saúde para os achados citológicos baseia-se na classificação de Bethesda (Tabela 32.3).

Deve-se considerar, ainda, que os achados citológicos, bem como a avaliação vulvovaginal implícita na coleta do exame, vão muito além da análise de apenas um marcador de neoplasia. Convém entender o exame citológico do colo como uma oportunidade de acesso à paciente, complementando a análise de rastreio com avaliação ginecológica e adequada abordagem de possíveis achados, como úlceras vaginais, secreções vaginais patológicas, alterações uterinas, vaginais, vulvares ou anexiais que porventura surjam como achados do exame físico realizado. O adequado encaminhamento e a abordagem desses aspectos, em especial no que se refere às DST (doenças sexualmente transmissíveis) e quanto a aspectos relacionados com a anticoncepção, são muitas vezes determinantes na saúde da comunidade assistida por um programa de rastreamento dessa natureza.

Os demais tipos de câncer ginecológico, vulva, vagina, endométrio e ovário não têm as características necessárias para que se estabeleçam uma rotina de rastreio e um acompanhamento adequado da paciente ginecológica com valorização, atenção e cuidado com as queixas associadas a essas lesões. Assim, uma busca ativa de fatores de risco associados às demais neoplasias deve ser fortemente recomendada e é fundamental para o diagnóstico adequado dessas patologias.

RASTREAMENTO DO CÂNCER DE ENDOMÉTRIO

O carcinoma endometrial é a neoplasia maligna mais comum do trato genital inferior das mulheres nos países desenvolvidos e tem crescente prevalência em nosso meio. Estimaram-se 4.520 casos novos de câncer do corpo do útero para o Brasil em 2012, com um risco de 4 casos a cada 100 mil mulheres; sua incidência aumenta com o aumento da expectativa de vida populacional. Mais de 90% dos casos ocorrem em mulheres acima de 50 anos, alcançando seu pico aos 65 anos, sendo a idade o fator de risco mais importante para o câncer de endométrio.[5,6]

Assim, como preocupação crescente na abordagem da mulher, e tendo em vista a já demonstrada boa sobrevida das pacientes acometidas quando seu diagnóstico se faz de forma precoce, justifica-se a busca pela identificação de um método de rastreamento para essa neoplasia. No entanto, à luz do conhecimento atual, não existe qualquer método estabelecido para o rastreamento do câncer de endométrio. A maioria dos casos (68%) é diagnosticada nos estádios iniciais, principalmente devido

Rastreamento do Câncer Ginecológico

Tabela 32.3 Resultados citológicos apresentando alterações pré-malignas e malignas e recomendações para a bordagem inicial.

Células escamosas atípicas de significado indeterminado possivelmente não neoplásicas	Repetir citologia em 6 meses na Unidade Básica de Saúde Se 2 exames citopatológicos subsequentes semestrais, na Unidade Básica de Saúde, forem negativos, a mulher deverá retornar à rotina de rastreamento citológico. Porém, se o resultado de alguma citologia de repetição for maior ou igual à atipia de células escamosas de significado indeterminado possivelmente não neoplásico, a mulher deverá ser encaminhada à Unidade Secundária de Média Complexidade para colposcopia imediata
Células escamosas atípicas de significado indeterminado quando não se pode excluir lesão intraepitelial de alto grau	Encaminhar à Unidade Secundária de Média Complexidade para colposcopia
Células glandulares atípicas de significado indeterminado tanto para as possivelmente não neoplásicas quanto para aquelas em que não se pode descartar lesão intraepitelial de alto grau	Encaminhar à Unidade Secundária de Média Complexidade para colposcopia imediata e acompanhamento
Células atípicas de origem indefinida, possivelmente não neoplásicas, em que não se pode afastar lesão de alto grau	Encaminhar à Unidade Secundária de Média Complexidade para colposcopia imediata e acompanhamento
Lesão intraepitelial de baixo grau	A conduta preconizada consiste na repetição do exame citopatológico em 6 meses na Unidade Básica de Saúde, já que os estudos demonstram que na maioria das pacientes portadoras de lesão de baixo grau há regressão espontânea Se dois exames citopatológicos subsequentes semestrais na Unidade Básica de Saúde forem negativos, a mulher deverá retornar à rotina de rastreamento citológico Se a citologia de repetição for positiva, com qualquer atipia celular, encaminhar à Unidade Secundária de Média Complexidade para colposcopia imediata
Lesão intraepitelial de alto grau	Encaminhar à Unidade Secundária de Média Complexidade para colposcopia imediata e acompanhamento
Adenocarcinoma *in situ*/invasor	Encaminhar à Unidade Secundária de Média Complexidade para colposcopia imediata e acompanhamento
Lesão de alto grau, não sendo possível excluir microinvasão ou carcinoma epidermoide invasor	Encaminhar à Unidade Secundária de Média Complexidade para colposcopia imediata e acompanhamento

Adaptada de: Controle dos cânceres do colo do útero e da mama/Secretaria de Atenção à Saúde, Departamento de Atenção Básica. – Brasília: Ministério da Saúde, 2006.

ao sangramento uterino na pós-menopausa, que se apresenta como sinal precoce da patologia. As taxas de sobrevida em 1 e 5 anos são de 92% e 82%, respectivamente.

Os programas de rastreamento não demonstram impacto relevante nesses números até o momento. A ultrassonografia com medida da espessura de endométrio tem uso rotineiro muitas vezes observado na prática diária. Utilizando como ponto de referência para pacientes pós-menopausadas, sem terapia hormonal, endométrio < 4mm de espessura, temos sensibilidade (S) de 90%, especificidade (E) de 48%, valor preditivo positivo (VPN) de 99% e valor preditivo positivo (VPP) de 9% para hiperplasia de endométrio e câncer de endométrio.[10]

Contudo, esse uso não tem respaldo em evidência como forma de rastreio do câncer de endométrio na população geral. Mais recentemente, tem sido explorada a possibilidade de estabelecer protocolos de rastreio para pacientes com maior risco para câncer de endométrio. Os fatores de risco mais importantes, além da idade, estão associados a maior exposição ao estrogênio, como uso de terapia hormonal após a menopausa, história de anovulação crônica, ausência de filhos e obesidade, que também está relacionada com aumento de estrogênio devido à conversão periférica de hormônios. Outros fatores associados ao Ca de endométrio são o uso de tamoxifeno e condições médicas como síndrome de Lynch (câncer de cólon hereditário não polipoide) e diabetes. Havrilesky, Maxwell e Myers (2009)[11] apresentaram estudo no qual sugerem que, para pacientes acima de 45 anos, obesas ou em uso de tamoxifeno, o teste de rastreamento para o Ca de endométrio pode ser custo-efetivo. Estas conclusões baseiam-se nos achados de Yurkovetsky e cols.,[12] que demonstraram sensibilidade de 93% a 98% e especificidade de 98% a 99% na discriminação de pacientes saudáveis daquelas com câncer de endométrio, utilizando-se um painel de biomarcadores séricos. No entanto, mais estudos são necessários para uma adequada validação desse painel e, consequentemente, de sua custo-efetividade.

RASTREAMENTO DE CÂNCER DE OVÁRIO

O câncer de ovário tem como características principais seu comportamento insidioso e sua alta letalidade; corresponde a aproximadamente 3% dos novos casos estimados de neoplasia em mulheres. Nos Estados Unidos, estima-se que será o maior responsável por mortes dentre as neoplasias do trato genital feminino, mesmo apresentando índices de mortalidade decrescentes. No período entre 2004 e 2008, observou-se uma queda de 1,9% por ano na taxa de mortalidade por câncer de ovário. Aparentemente, essa queda está relacionada com os avanços obtidos no tratamento da neoplasia, uma vez que seu diagnóstico precoce em estádios iniciais, com neoplasia restrita ao ovário, só ocorre em 15% dos casos, nos quais as taxas de sobrevida chegam a aproximadamente 95%.[5]

A identificação de um método de rastreamento capaz de identificar o câncer de ovário em seus estádios iniciais pode representar um grande aumento nas taxas de sobrevida das pacientes acometidas. No entanto, até o momento os exames utilizados com esse fim, como ultrassonografia, ultrassonografia com Doppler, dosagem de CA-125, ou mesmo alguns painéis de marcadores já estudados, ainda não se mostraram adequados para utilização como instrumentos de rastreamento populacional.[13] Estudos estatísticos, considerando uma incidência do câncer de ovário de 50 casos por 100 mil pessoas, estimam que, para se obter um teste de rastreamento populacional adequado, seria necessário um método capaz de obter um valor preditivo positivo (VPP) de no mínimo 10% e uma especificidade superior a 99%, o que dificilmente será obtido através de um teste único.[14] Assim, observa-se crescente interesse no desenvolvimento de painéis de biomarcadores. Com os avanços nas técnicas de biologia molecular e de instrumentos de análise, eles seriam capazes de realizar análises de múltiplos elementos, com a identificação de proetinas, moléculas ou mesmo metabólitos. Estes, dosados e analisados em conjunto, são ferramentas capazes de cumprir os requisitos desejáveis para sua aplicação como método de rastreamento para o câncer de ovário.

RASTREAMENTO DE CÂNCER DE VULVA E VAGINA

O carcinoma de vulva é uma doença que ocorre mais comumente em mulheres idosas, sendo a infecção pelo HPV o fator de risco mais importante. Outros fatores, como líquen escleroso, tabagismo, imunodeficiência e doenças granulomatosas, também são considerados de risco. Há dois grupos epidemiológicos distintos de carcinoma vulvar com diferenças morfológicas entre as lesões pré-neoplásicas.

O primeiro grupo está relacionado com a infecção pelo HPV de alto grau e ocorre em mulheres mais jovens. A lesão precursora é denominada neoplasia intraepitelial vulvar (NIV) de padrão clássico, usual ou basaloide.

O segundo grupo, que não tem correlação com a infecção pelo vírus HPV, ocorre em mulheres mais idosas e é responsável pela maioria dos casos. A lesão precursora é chamada de NIV simples ou diferenciada.

Devido à baixa frequência do câncer de vulva, não há programa de rastreio para tal patologia. O mesmo ocorre para os tumores de vagina.

CONSIDERAÇÕES FINAIS

Considerados simples e muitas vezes pouco valorizados na rotina de atendimento assistencial, os exames de rastreamento devem ser tratados com atenção especial. O entendimento de sua dimensão e o domínio de seus possíveis achados, bem como uma adequada indicação desses exames,

Rastreamento do Câncer Ginecológico

são aspectos essenciais para um atendimento médico de qualidade. Conforme já discutido, esses exames, indicados de forma correta, podem ter impacto significativo na saúde de cada indivíduo e das populações em que são aplicados de forma sistemática. No entanto, é necessário considerar que programas de rastreamento representam grande investimento de recursos e que sua aplicação tem uma significativa contribuição dos médicos. Estes, em última análise, são aqueles que determinam seus beneficiários finais. Equacionar a necessidade de oferecer às pacientes todos os meios disponíveis para garantir sua saúde com uma atitude responsável do médico na definição do custo para a sociedade só é possível através do conhecimento e do entendimento do real papel dos testes de rastreamento disponíveis.

Referências

1. Houuaiss A, Villar MS. Novo Dicionário Houaiss da Língua Portuguesa. Objetiva, 2008.
2. Ricci MD, Piato JBM, Filassi JR. Programas de Rastreamento do Câncer Ginecológico in: Ricci MD, Piato JR, Piato S Pinoti JA. Oncologia Ginecologica. Manole, 2008:3-9.
3. Schottenfeld D, Follen Mitchell M, Hong WK. Screening and chemoprevention of gynecologic tumors. Obstet Gynecol Clin North Am. 1996 Jun; 23(2):285-94.
4. Fletcher RH, Fletcher SW, Wagner EH. Prevenção in Epidemiologia Clínica: elementos essenciais, 2003:174-94.
5. American Cancer Society. Cancer Facts & Figures 2015. Atlanta: American Cancer Society, 2015.
6. Estimativa 2014: Incidência de câncer no Brasil / Instituto Nacional de Câncer José Alencar Gomes da Silva, Coordenação de Prevenção e Vigilância. – Rio de Janeiro: INCA, 2014.
7. Recomendações da X Reunião Nacional de Consenso. Sociedade Brasileira de mastologia. Rastreamento do Câncer de Mama na Mulher Brasileira. São Paulo, 28 de novembro de 2008.
8. Mamografia: da prática ao controle. Ministério da Saúde. Instituto Nacional de Câncer. – Rio de Janeiro: INCA, 2007. 109p.
9. Controle dos cânceres do colo do útero e da mama / Secretaria de Atenção à Saúde, Departamento de Atenção Básica. – Brasília: Ministério da Saúde, 2006.
10. Trimble EL, Davis J, Disaia P, Fujiwara K, Gaffney D, Kristensen G, Ledermann J, Pfisterer J, Quinn M, Reed N, Schoenfeldt M, Thigpen JT. Gynecologic Cancer Intergroup. Clinical trials in gynecological cancer. Int J Gynecol Cancer. 2007 May-Jun; 17(3):547-56. Review.
11. Havrilesky, Maxwelle Meyers. Cost-effectiveness analysis of annual screening strategies for endometrial câncer. Am J Obstet Gynecol 2009; 200:640.
12. Yurkovetsky Z, Ta'asan S, Skates S, Rand A, Lomakin A, Linkov F, Marrangoni A, Velikokhatnaya L, Winans M, Gorelik E, Maxwell GL, Lu K, Lokshin A. Development of multimarker panel for early detection of endometrial cancer. High diagnostic power of prolactin. Gynecol Oncol. 2007 Oct; 107(1):58-65. Epub 2007 Jul 19. Landen et al. J Clin Oncol, 2008; 26(6):995-1005.
13. Nossov et al. The early detection of ovarian cancer: from traditional methods to proteomics. Can we really do better than serum CA-125? Am J Obst Gynecol 2008 Sep; 199(3):215-23. Epub 2008 May 12.
14. Jacobs IJ, Menon U. Progress and challenges in screening for early detection of ovarian cancer. Moll Cell Proteomics 2004; 3:355-66.

33

Atualidades em Rastreamento, Diagnóstico e Tratamento do Câncer de Mama

Alexandre de Almeida Barra
Clécio Ênio Murta de Lucena
Leandro Alves Gomes Ramos
Felipe Reis de Souza Maia

RASTREAMENTO E DIAGNÓSTICO

Anamnese

A anamnese e o exame físico das mamas permanecem como procedimentos básicos para o diagnóstico das doenças mamárias, podendo ser complementados com outros recursos subsidiários, conforme cada indicação. A partir da anamnese, definimos o perfil de risco de uma paciente, caracterizamos as queixas específicas e estabelecemos uma série investigativa de procedimentos subsequentes.

A anamnese constitui-se na primeira oportunidade de contato interpessoal da relação médico--paciente, tornando-se a ocasião primária para estabelecer uma relação de confiança e cumplicidade, coletar informações de importância, e também para tranquilização. Isso porque, na maioria das vezes, as pacientes chegam à consulta preocupadas com a presença ou não de sinais da evidência de um câncer.[1] Durante a anamnese, é fundamental a valorização de todas as queixas das pacientes, caracterizando-as quanto a surgimento, evolução, duração e sintomas associados. As queixas mamárias específicas podem ser separadas de acordo com a faixa etária das pacientes. Durante a infância e a adolescência, as principais são as anormalidades de desenvolvimento mamário, as malformações congênitas e os nódulos representados, principalmente, pelos fibroadenomas. Entre os 15 e os 25 anos, os fibroadenomas são as alterações mais frequentes. Na faixa etária dos 25 aos 40 anos, as alterações funcionais benignas das mamas, representadas por dor mamária, derrames papilares e condensações glandulares, são predominantes. Além disso, podemos observar os processos inflamatórios agudos ou crônicos, além das alterações da pele que recobre a glândula mamária. As alterações secundárias à involução do parênquima mamário, representadas por cistos e ectasia ductal, são mais frequentes entre os 35 e os 60 anos. Nessa idade, a preocupação com a possibilidade do câncer de mama torna-se obrigatória.[2,3]

O câncer de mama é a neoplasia maligna responsável pela principal causa de morte por câncer no sexo feminino. Acredita-se que na sua etiologia estejam envolvidos fatores genéticos, dietéticos, hormonais, emocionais e outros ainda não estabelecidos. Entretanto, a compreensão exata da etiologia da doença ainda não foi determinada e menos de 50% dos casos de câncer de mama podem estar associados aos principais fatores de risco descritos. As ações de prevenção primária estão em fase de estudo, e sua aplicabilidade clínica ainda não está disponível. Dentro desse contexto, deve-se priorizar a detecção precoce. A prevenção secundária, por meio de programas de rastreamento para a detecção precoce, proporciona melhora na sobrevida e possibilita tratamentos conservadores menos agressivos e menos mutiladores.[4]

Durante a anamnese, é importante registrar subsídios relacionados com os fatores de risco e de proteção individuais para o câncer de mama. Devem ser destacados faixa etária, história familiar, história gineco-obstétrica, presença de doenças benignas prévias, uso de manipulações hormonais (contraceptivos e terapias hormonais da pós-menopausa), nutrição, obesidade, sedentarismo, fatores socioeconômicos e avaliação da vida emocional da paciente.[1,5]

A idade é reconhecida como um dos principais parâmetros de definição do risco de uma paciente. O câncer de mama é extremamente raro nas mulheres com idade abaixo de 20 anos e incomum até os 30 anos. Essa tendência aumenta gradativa e continuamente a partir dessa faixa etária, tendo maior incremento nas curvas de incidência na faixa etária entre 50 e 70 anos.[6] Na interpretação desses dados, fica evidente que, quanto maior a idade de uma mulher, maior o risco de desenvolvimento do câncer de mama.[6]

Ao avaliar a história familiar, é importante considerar que a maioria dos tumores, cerca de 70%, é esporádica, sem apresentar antecedentes familiares. Apenas 30% dos tumores ocorrem em pacientes com história familiar positiva, sendo 10% destes ligados à heredietariedade.[7] Observa-se maior risco em mulheres com casos da doença em parentes de primeiro grau, como irmã, mãe ou filha. Nesses casos, deve-se levar em conta se o câncer foi diagnosticado na pré-menopausa e se ocorreu em uma ou ambas as mamas, características que possibilitam avaliar o risco relativo em cada caso. Este risco é especialmente elevado quando o familiar tem câncer bilateral na pré-menopausa (RR = 9), diminuindo para cerca da metade se o diagnóstico foi feito na pós-menopausa (RR = 5). O diagnóstico unilateral em parente de primeiro grau na pré-menopausa apresenta um risco relativo de 3,0 e de 1,5 na pós-menopausa.[8] É necessária uma avaliação criteriosa para definir o risco familiar, o que possibilita informação adequada a respeito da necessidade de intensificar os exames para detecção precoce, evitando, muitas vezes, gerar ansiedade em pacientes com risco para neoplasia sem diferença significativa em relação ao da população geral.[9]

A idade precoce da menarca, antes dos 11 anos, tem sido consistentemente associada a aumento no risco de desenvolvimento do câncer de mama. Esse início precoce dos ciclos ovulatórios mensais representa maior exposição aos hormônios endógenos ao longo da vida.[10] Diversos estudos têm sugerido que a idade precoce da menarca está relacionada tanto ao aumento desta doença na pré quanto na pós-menopausa, embora a magnitude deste impacto seja maior na pré-menopausa.[11] Avaliando-se ambos os grupos populacionais, observou-se que cada ano adicional de atraso na idade na menarca esteve associado a uma redução de 9% no câncer de mama na pré-menopausa e de 4% na pós-menopausa.[12]

A redução no risco do câncer de mama com a menopausa precoce deve-se à diminuição da divisão celular mamária decorrente da interrupção dos ciclos menstruais e da gradativa diminuição nos níveis de estrogênio endógeno.[13] Em geral, o risco de câncer de mama aumenta 3% para cada ano de retardo na idade da menopausa. Comparando-se mulheres com menopausa aos 45 anos com aquelas com menopausa aos 55 anos, o risco relativo (RR = 1,44; IC95%: 1,26 a 1,64) para o câncer de mama esteve aumentado naquelas com menopausa tardia.[14]

As multíparas e as mulheres com o primeiro parto a termo em idade precoce têm menor risco de desenvolvimento futuro do câncer de mama a ser detectado na menopausa. Entretanto, esse risco não é observado com relação ao câncer de mama nas mulheres jovens. O impacto na redução desse risco não é imediato, sendo demonstrado 10 a 15 anos após a história obstétrica.[15]

Tanto em estudos de caso-controle quanto em estudos prospectivos, existem evidências abundantes respaldando um efeito benéfico de dose-resposta entre amamentação e risco de câncer de mama. Dessa maneira, os dados atuais sugerem redução significativa do risco de desenvolvimento de câncer de mama associado à lactação, tanto em mulheres na pré quanto na pós-menopausa.[16]

Desde a década de 1960, quando foram inicialmente introduzidos, os contraceptivos hormonais vêm sendo utilizados por milhões de mulheres. A partir de então, mais de 50 estudos epidemiológicos vêm avaliando a relação entre essas substâncias e o desenvolvimento futuro de câncer de mama. Os dados da literatura apresentam resultados controversos. Numa avaliação agrupada dos dados referentes às mulheres na pós-menopausa e também naquelas com mais de 45 anos de idade, não foi observada uma associação positiva entre o uso dos contraceptivos hormonais e o risco de desenvolvimento de câncer de mama. Para mulheres jovens, usuárias de longa duração dessas substâncias, os dados não foram conclusivos.[17] Avaliando-se as novas formulações dos contraceptivos hormonais, não se observou aumento no risco de câncer de mama em usuárias correntes ou ex-usuárias, independentemente da dose de estrogênio.[18] Ao avaliar o risco-benefício do contraceptivo hormonal, acredita-se que o benefício relacionado com o planejamento familiar, evitando-se uma gravidez não desejada, é infinitamente maior que os possíveis riscos para o desenvolvimento do câncer de mama.

Tema de grande destaque e repercussão, a relação entre a terapia hormonal da pós-menopausa e o risco de câncer de mama representa um grande desafio, principalmente pela grande variabilidade das diversas formulações e os tipos de utilização que têm sido propostos ao longo do tempo. O risco de associação entre essas substâncias e câncer de mama tem sido estudado em diversas publicações ao longo dos últimos 30 anos. Por meio de uma avaliação em seis metanálises e uma grande análise combinada,[19] confirmou-se uma efetiva correlação entre a terapia hormonal da pós-menopausa e o aumento do risco de câncer de mama. De acordo com a duração do uso da terapia hormonal, o risco relativo foi de 1,08 para aquelas com 1 a 4 anos de uso, 1,31 para 5 a 9 anos de uso, 1,24 para 10 a 14 anos de uso e de 1,56 para aquelas que utilizaram a terapia hormonal (TH) por mais de 15 anos.[20] A associação estrogênio mais progesterona determina maior risco de desenvolvimento de câncer de mama do que o uso isolado de estrogênio.[21]

As doenças benignas das mamas representam um conjunto intrigante de fatores de risco tardio para câncer de mama, agrupando um espectro de entidades histológicas habitualmente subdivididas em lesões não proliferativas, lesões proliferativas sem atipias e lesões proliferativas com atipias. Entre estas, as lesões proliferativas apresentam aumento no risco de desenvolvimento dessa doença, com uma magnitude de impacto diferenciado, sendo mais significativo na presença de atipias.[22,23]

Ao considerar os fatores socioeconômicos, é interessante destacar que no Brasil há maior incidência do câncer de mama nas regiões mais desenvolvidas, como Sul e Sudeste, comparáveis com as taxas de incidência norte-americanas e da Europa ocidental, e taxas de incidência baixas nas regiões Norte e Nordeste, comparáveis com as taxas encontradas na maioria dos países da África e da Ásia.[24]

Evidências consistentes têm reforçado a existência de uma associação positiva entre ingesta alcoólica e risco de câncer de mama.[25] Seis grandes estudos de coorte demonstram aumento considerável desse risco, proporcional ao aumento do consumo diário de álcool. O consumo atual de três ou mais drinques diários ao dia representou um risco relativo equivalente a 2,2. Observou-se que a ingesta alcoólica atual ou recente na vida adulta foi mais impactante que a história de ingesta alcoólica em idades jovens. Além disso, medidas de conscientização para a redução da ingesta dessas bebidas na meia-idade são efetivamente capazes de reduzir o risco de desenvolvimento de câncer de mama.[26]

Os dados atuais da literatura reforçam uma importante contribuição entre ganho de peso na vida adulta e câncer de mama, principalmente no período da pós-menopausa, tanto nos estudos de caso-controle quanto nos estudos prospectivos.[27,28]

As evidências encontradas entre a associação do câncer de mama e atividade física podem ser classificadas como convincentes, uma vez que mais de 20 estudos conduzidos em todo o mundo demonstram uma associação, e a redução desse risco é considerável. Dos 44 estudos encontrados, 32 revelaram redução desse risco nas mulheres com atividade física regular mais intensa. Em média, a redução encontrada foi de 30% a 40%, demonstrando-se ainda um efeito dose-resposta, em que a maior atividade física esteve relacionada com maior impacto estatístico.[29]

Fatores emocionais, como estresse, perda de uma pessoa querida e próxima, separações ou problemas financeiros, afetam de maneira importante a saúde física, agravando certos estados mórbidos ou criando outros tantos. Sobre as bases de uma observação bem controlada, tem-se que a mente e o corpo, longe de constituírem dimensões distintas do ser humano, estão em constante interação, provocando mutuamente ações que podem ser tanto benéficas como maléficas. Com o início do século XX, o espetacular progresso das técnicas de investigação e intervenção médicas diminuiu a preocupação dos profissionais com a interferência dos fatores pscicológicos na gênese das doenças. A cirurgia passou a focalizar a atenção no câncer como uma doença situada numa parte específica do corpo, deixando de considerá-la como um aspecto do funcionamento do ser humano como um todo. Contudo, a partir da década de 1960, começaram a aparecer estudos e trabalhos científicos mostrando que uma vida emocional saudável constitui um fator protetor contra a doença e desempenha um importante papel na evolução favorável do câncer após o tratamento.[5]

A coleta atenta da história médica faz mais do que acrescentar detalhes. É o aspecto mais importante da profissão médica. Conquanto a obtenção de dados demande tempo, não há período em que possa ser usado mais proveitosamente. Em última análise, nela reside o alicerce do relacionamento humano entre paciente e médico, com base no respeito mútuo. A necessidade de complexo envolvimento com o paciente jamais é mencionada nos compêndios médicos ou citada no treinamento de profissionais, mas é essencial para se estabelecer uma relação de confiança, que já produz um efeito terapêutico.[30]

Exame físico das mamas

O tempo de duplicação celular do câncer de mama é variável, em geral em torno de 100 dias. Dessa maneira, para que uma célula cancerosa se torne um tumor de 1mm são necessários cerca de 6 a 7 anos (Figura 33.1). Entre 1mm e 1cm, o tumor está no período mamográfico. Por meio da mamografia, tumores malignos e afecções pré-malignas podem ser diagnosticados quando inexistem quaisquer sintomas. Após esse período pré-clínico, sucede-se o período clínico. Acredita-se que da primeira divisão celular até o diagnóstico clínico de uma lesão com 1cm, pelo menos 10 anos se passaram.[4] Certos tumores, menos diferenciados, apresentam uma taxa de replicação mais acelerada com crescimento mais rápido. A sensibilidade da palpação para a detecção dos tumores malignos da mama varia de 94% para nódulos com diâmetro de 2cm a 17% para aqueles com diâmetro de 5mm.[1] Ocasionalmente, lesões menores que 1cm podem ser palpadas, principalmente

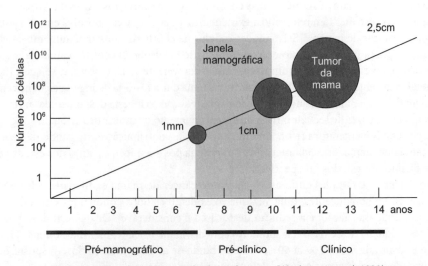

Figura 33.1 Taxa de crescimento do câncer de mama. (Wertheimeier et al., 1986.)

Atualidades em Rastreamento, Diagnóstico e Tratamento do Câncer de Mama

quando localizadas superficialmente em mamas com padrão menos heterogêneo que apresentam maior substituição adiposa.

O exame físico das mamas é parte indispensável da propedêutica mamária e, infelizmente, muitas vezes negligenciado. É importante salientar que cerca de 10% dos cânceres palpáveis não são vistos à mamografia. O exame físico e a mamografia avaliam características diferentes do tecido mamário e são fontes de informação separadas e únicas. Todos os programas de rastreamento do câncer de mama recomendam o exame clínico das mamas, anualmente, a partir dos 40 anos de idade. Nos países desenvolvidos, não há dificuldade de acesso ao exame, entretanto, nos países em desenvolvimento, como o Brasil, considera-se um erro considerar que o exame clínico das mamas é sempre acessível. Além disso, assim como acontece com a mamografia, grande parte das mulheres com idade superior a 50 anos nunca foi submetida ao exame clínico das mamas.[4]

As técnicas de realização do exame físico das mamas têm sido descritas e ilustradas em diversos livros-textos específicos de mastologia. Embora possa haver alguma pequena variação na forma como realizar o exame clínico das mamas, todos geralmente são categóricos em sistematizar a necessidade de realização da inspeção mamária e da palpação das cadeias linfáticas relacionadas com as mamas, bem como a palpação das mamas, como elementos centrais desse exame.[1]

Características tumorais influenciam a efetividade do exame físico das mamas. Os tumores mais facilmente palpáveis são os maiores, firmes e localizados mais superficialmente. A densidade mamária também é outro fator que influencia a detecção, a qual, por sua vez, está relacionada com a idade das pacientes, o *status* menopausal, o peso corporal, o uso de hormônios e a etnia, interferindo na maior ou na menor probabilidade de detecção das anormalidades mamárias.[1] O fibroadenoma é uma lesão benigna comum que se apresenta como um nódulo firme, indolor e extremamente móvel. Diferentemente das alterações funcionais benignas da mama, os fibroadenomas não se alteram no período pré-menstrual. O nódulo maligno costuma ser de consistência firme e dura, de limites imprecisos, muitas vezes aderente aos tecidos vizinhos e frequentemente fixado aos ligamentos suspensores de Cooper.[31]

A expressão papilar bilateral também é uma etapa integrante do exame físico das mamas. Esse procedimento está especialmente indicado nos casos em que há queixa de derrame papilar espontâneo, a fim de se confirmar o problema citado e verificar a origem ductal do qual provém a secreção. Dessa maneira, é possível constatar o derrame papilar, ao mesmo tempo que se estabelece o(s) ducto(s) acometido(s), identificando-se o chamado "ponto de gatilho".[1] Os derrames uniductais, espontâneos e sanguinolentos, na maioria das vezes indicam um papiloma intraductal que representa um tumor benigno da mama. Entretanto, é necessário afastar a possibilidade de ser uma manifestação do carcinoma.[31] A descarga papilar, uniductal e espontânea mais relacionada com o câncer de mama tem coloração clara, como água de cachoeira. Na presença de derrame espontâneo, é necessário prosseguir com a propedêutica. As descargas lácteas indicam a necessidade de investigação adicional por meio da dosagem da prolactina. A descarga papilar pode estar relacionada com o uso de medicamentos, inclusive contraceptivos hormonais. Os derrames bilaterais, não espontâneos, multiductais, de coloração amarronzada, esverdeada ou serosa, geralmente são manifestações de alterações funcionais benignas das mamas, dsecartando a necessidade de prosseguimento da investigação.[31]

Ao finalizar a abordagem clínica, é muito importante definir a necessidade de investigação adicional. Não há dúvida que, quando aplicada respeitando-se os critérios de indicação, a propedêutica complementar é essencial para o diagnóstico. O paciente do século XXI está mais informado sobre as doenças e exige do médico precisão diagnóstica e exame complementar que comprovem o diagnóstico estabelecido. A tecnologia disponibiliza recursos diagnósticos sofisticados para a equipe médica, mas a utilização inadequada desses recursos pode dificultar a conduta, prejudicando a paciente e, eventualmente, até elevando a morbidade à custa da sofisticação da abordagem. Devemos lutar pela valorização adequada e não prioritária da propedêutica complementar. O exame está substituindo o diálogo; a clínica tem deixado de ser soberana. Entretanto, vale sempre lembrar que tratamos de gente e não de exames.

Exames complementares

As técnicas disponíveis para detecção das doenças mamárias podem ser divididas em clínicas (exame clínico e autoexame) e instrumentais (mamografia, ecografia e ressonância nuclear magnética), confirmadas por diagnóstico cito-histológico. O mais importante papel da propedêutica disponível está em definir se uma anormalidade está presente ou não e qual a probabilidade de malignidade. Os métodos de avaliação têm suas limitações, sendo importante a combinação de todos para uma avaliação mais adequada e eficaz.[4] A mamografia é a investigação inicial de escolha para a abordagem de lesões palpáveis e não palpáveis e, entre as medidas disponíveis para o controle do câncer de mama, somente esse método foi considerado eficaz para reduzir a mortalidade. Apesar das controvérsias, a mamografia é sem dúvida o melhor método de rastreamento para câncer de mama em mulheres assintomáticas. O Colégio Americano de Radiologia e a Sociedade Americana de Câncer recomendam mamografia anual a partir dos 40 anos. O Colégio Brasileiro de Radiologia, a Federação Brasileira das Sociedades de Ginecologia e Obstetrícia e a Sociedade Brasileira de Mastologia vêm desenvolvendo estratégias para estimular a realização do rastreamento mamográfico, mas apenas uma pequena parcela da população, cerca de 15%, tem acesso ao exame. Essa realidade nos leva a crer que necessitamos urgentemente de ações políticas eficazes para a instalação de um programa oficial de rastreamento do câncer de mama no Brasil.

Vários aspectos devem ser considerados para a adoção dos métodos de rastreamento. Convém encará-los como intervenção de saúde pública de grande porte, envolvendo análise dos benefícios proporcionados e disponibilidade dos recursos para sua aplicação. A mamografia é universalmente empregada como a principal ferramenta no rastreamento, pois há evidências de seu benefício na redução da mortalidade por câncer de mama. Entretanto, um fato muito importante, muitas vezes ignorado, consiste em sua baixa disponibilidade, principalmente nos países em desenvolvimento. Ser disponível é um pré-requisito básico na instalação de um teste de rastreamento. A conduta médica de solicitar a mamografia, e a partir de quando ela deve ser solicitada, depara-se no momento com vários questionamentos. No Brasil, deparamo-nos com uma ambiguidade de conduta: a Sociedade Brasileira de Mastologia recomenda o exame a partir dos 40 anos com intervalo anual e o Instituto Nacional do Câncer (INCA) preconiza a mamografia a partir dos 50 anos com intervalo bianual. O ideal é que tivéssemos recursos disponíveis para oferecer um método de rastreamento eficaz e com efeitos adversos mínimos. Numa tentativa de padronização das condutas, sugerimos que esta deva ser ditada por protocolos dos institutos que regulamentam as ações de saúde, a partir dos recursos disponíveis nas diferentes localidades. [4,24]

A ultrassonografia tem se tornado um método estabelecido para o estudo das diversas anormalidades mamárias, há muito tempo deixando de representar uma tecnologia utilizada apenas para a diferenciação entre nódulos císticos e sólidos. É importante destacar que a ultrassonografia e a mamografia não são métodos concorrentes, e sim complementares, o que aumenta nossa capacidade propedêutica. Uma etapa fundamental consiste na correta análise da indicação do exame, estabelecendo-se uma adequada correlação entre achados clínicos, mamográficos e ecográficos. Para complementação de mamografias duvidosas, torna-se imprescindível a avaliação mamográfica prévia, com análise detalhada da morfologia mamográfica da lesão, bem como a disposição topográfica desses achados. Fundamental é assegurarmos que a lesão evidenciada à ultrassonografia corresponde à imagem identificada pela mamografia.[32]

Poucas são as indicações absolutas ou consensuais para a ultrassonografia mamária. Na verdade, observamos várias sugestões de uso desse método, destacando-se:

- Estudo de massas palpáveis – para diagnóstico diferencial entre cisto e massa sólida, permitindo-nos ainda a caracterização morfológica desta, bem como sua relação com as estruturas anatômicas de interesse.
- Diferenciação entre nódulos sólidos e císticos.
- Caracterização dos cistos mamários.

Atualidades em Rastreamento, Diagnóstico e Tratamento do Câncer de Mama

- Acompanhamento de nódulos benignos.
- Monitorização de procedimentos invasivos.
- Complementação de mamografias duvidosas.
- Monitorização de resposta terapêutica em quimioterapia de indução.
- Processos infecciosos mamários – permite a detecção de coleções purulentas profundas, bem como a monitorização da resposta à antibioticoterapia, além da drenagem ecoguiada dessas coleções.
- Detecção e acompanhamento de hematomas e seromas.
- Dor mamária – aplicação apenas para efeito de tranquilização do profissional e da paciente.
- Avaliação de mamas densas – indicação discutível, mas com algumas evidências razoáveis em pacientes de risco elevado.
- Avaliação de próteses mamárias.
- Diagnóstico ecográfico diferencial entre nódulos sólidos benignos e malignos.

A ultrassonografia não deve ser empregada para o rastreamento do câncer de mama em pacientes com exame clínico e/ou mamografia sem alterações. A falta de comprovações de benefícios concretos, as limitações do método e também os resultados falso-positivos potenciais constituem uma grande barreira à aceitação da ultrassonografia como método adicional para o rastreamento do câncer de mama.[32]

A ressonância nuclear magnética (RNM) das mamas vem sendo incorporada com maior frequência à propedêutica mamária. É o método de escolha para avaliação de próteses de silicone. A RNM com contraste desponta como um método complementar promissor no estudo dos tumores mamários, sendo suas principais indicações a pesquisa de tumores ocultos, para detecção de recidivas após cirurgias conservadoras; a avaliação pré-operatória quando há multicentricidade; a avaliação pré e pós-quimioterapia; e a caracterização de lesões mamárias indefinidas pela mamografia e pela ultrassonografia. No rastreamento de pacientes de alto risco e com mamas densas, a RNM tem valor preditivo positivo superior ao da mamografia e da ultrassonografia.[33]

Após a utilização dos métodos de detecção citados anteriormente, o diagnóstico de lesões mamárias pode ser feito por procedimentos invasivos, punção aspirativa por agulha fina (PAAF), *core biopsy*, mamotomia ou biópsias abertas, na impossibilidade de realizar punções-biópsia. A *core biopsy* e a mamotomia fornecem amostra para análise histológica, o que possibilita a identificação da arquitetura do tecido mamário com maior probabilidade de um diagnóstico preciso, diminuindo a taxa de material insuficiente, frequente no estudo citológico, quando a PAAF é utilizada. Barra e cols. (2003) desenvolveram na Universidade Federal de Minas Gerais um estudo comparativo entre a PAAF e a *core biopsy*, realizando uma avaliação prospectiva dos dois métodos de uma maneira homogênea.[34,35] A *core biopsy* apresentou resultados estatisticamente superiores aos da PAAF. A utilidade de um método diagnóstico depende do contexto em que ele é empregado. Se a PAAF for utilizada como teste diagnóstico definitivo para emprego clínico, a experiência dos profissionais que executam e analisam o procedimento deve ser inquestionável. A PAAF tem limitações para estabelecer invasão e definir o tipo histológico da lesão pesquisada, além da maior taxa de material insuficiente, quando comparada com a *core biopsy*.[35]

TRATAMENTO LOCORREGIONAL

Tratamento cirúrgico

Junto com a radioterapia, a cirurgia tem como fundamento primário o controle locorregional do câncer de mama. Aspecto relevante e preponderante desse tratamento é o diagnóstico precoce, culminando num procedimento menos agressivo e menos mutilador, o que contribui para o sucesso final.

Durante muitos anos, a cirurgia radical representou o tratamento padrão dessa doença. A partir dos trabalhos publicados pelo professor Umberto Veronesi (1981), houve uma mudança substancial nesse paradigma, passando a representar a cirurgia conservadora como a opção primária em situações indicadas. Do ponto de vista didático, subdividiremos esta abordagem em cirurgia radical, cirurgia conservadora, esvaziamento axilar, biópsia de linfonodo sentinela e oncoplastia mamária.[36-38]

São objetivos primários do tratamento cirúrgico:

- Controle locorregional da doença.
- Estadiamento cirúrgico.
- Orientar terapêutica sistêmica.
- Proporcionar aumento da sobrevida.
- Identificar grupos de risco para metástases.
- Minimizar a mutilação.

Cirurgia radical

Inicialmente, a cirurgia proposta consistia na retirada integral da glândula mamária, além da remoção dos músculos peitorais maior e menor, bem como no esvaziamento axilar (mastectomia a Halsted). Posteriormente, passou-se a realizar a mastectomia à Pattey, na qual não se fazia a retirada do músculo peitoral maior. Atualmente, tem sido dada preferência, quando indicado, à realização da mastectomia à Madden, em que não se removem os músculos peitorais. Quando não é necessária abordagem axilar, realizamos a mastectomia simples, havendo apenas a retirada da glândula mamária.

Técnica

Estando a paciente em decúbito dorsal e com os braços livres, realiza-se a incisão transversal à Stewart ou ligeiramente oblíqua em direção à axila. Com movimentos uniformes e delicados, realiza-se a confecção de retalhos dermoglandulares com espessura fina (0,5 a 1,0cm). Em seguida, procede-se à retirada da glândula, incluindo a fáscia superficial do músculo peitoral maior. Após a execução da abordagem axilar, quando indicada, são realizados hemostasia rigorosa, colocação do dreno de sucção contínua, sutura e curativos.

Indicações

- Carcinoma *in situ* e invasor.
- Tumor *phyllodes* volumoso ou recidivado.
- Controle local em pacientes com doença sistêmica.
- Tumores ulcerados.
- Recidiva local após tratamento conservador.
- Doença multicêntrica.
- Microcalcificações suspeitas difusas em casos de câncer de mama.
- Relação tumor/mama desfavorável.
- Contraindicações à radioterapia.
- Cirurgia redutora de risco (mastectomia profilática).
- Desejo da paciente.

Cirurgia conservadora

Consiste na ressecção da lesão tumoral primária com margens de tecido mamário normal circundando-a, histologicamente negativas para malignidade, associada à abordagem axilar e à radioterapia complementar na mama operada, para controle da doença microscópica subclínica, com um resultado cosmético aceitável. Tem como vantagem a conservação da mama, o que proporciona maior bem-estar psicológico à paciente, com adequado controle oncológico.

Atualidades em Rastreamento, Diagnóstico e Tratamento do Câncer de Mama

Modalidades

- Segmentectomia: retirada do tumor primário com margens livres.
- Quadrantectomia: retirada do quadrante mamário representante da topografia do tumor primário, com amplas margens cirúrgicas.
- Centralectomia: retirada do quadrante central da mama acometida, compreendendo a excisão tumoral com margens livres e também o complexo areolopapilar.

Técnica

Estando a paciente posicionada em decúbito dorsal e com o braço livre, a incisão cirúrgica será realizada de acordo com a definição da opção cirúrgica determinada. É importante basear todo o planejamento cirúrgico na análise dos dados clínicos e radiológicos da mama, lembrando-se que, para as lesões não palpáveis, torna-se fundamental a marcação pré-cirúrgica da mama. Deve ser retirado o tumor primário circundado por tecido mamário normal, a fim de se atingir a margem cirúrgica livre que é necessária. Nas lesões próximas à superfície cutânea, é recomendada a retirada de pele adjacente, bem como a retirada da fáscia do músculo peitoral maior, em caso de lesões profundas e na realização das quadrantectomias tradicionais. Após a execução da abordagem axilar nos casos de doença invasiva, realizam-se hemostasia rigorosa, colocação do dreno de sucção contínua, sutura e curativos.

Indicações gerais

- Desejo da paciente quando preenchidos os critérios eletivos.
- Tumor primário único com até 3cm de diâmetro (variável).
- Relação de volume tumor/mama satisfatória.
- Acesso à radioterapia complementar para doença invasora ou *in situ*.

Esvaziamento axilar

A presença de metástase axilar ainda representa o principal fator prognóstico do câncer de mama, mesmo com a descoberta de novos marcadores tumorais, o que possibilita estimar índices de recidiva e sobrevida dessas pacientes. Dessa maneira, o conhecimento do estado dos linfonodos axilares torna-se fundamental no planejamento terapêutico.

Indicações gerais

- Axila clinicamente suspeita.
- Linfonodos axilares comprometidos.
- Falha na localização do linfonodo sentinela.
- Recorrência axilar em pacientes previamente tratadas.

Técnica e revisão da anatomia axilar

Em geral, esse procedimento é realizado na mesma posição em que são realizadas as cirurgias oncológicas do câncer de mama. Torna-se fundamental o adequado conhecimento das estruturas anatômicas de referência na cirurgia axilar, sobretudo a veia axilar (cranialmente), a borda lateral do músculo peitoral menor (anteriormente), a borda anterior do músculo grande dorsal (limite posterior), a musculatura da parede torácica e o músculo serrátil (limite medial), além do feixe vasculonervoso do grande dorsal e do nervo torácico longo. Tendo como referência essas estruturas, o esvaziamento axilar é realizado a partir da dissecção da borda do músculo peitoral maior, seguida de abertura da fáscia clavicoracopeitoral, identificação e descolamento da veia axilar. Na sequência, procede-se à dissecção do músculo grande dorsal, à liberação do seu feixe vasculonervoso, à identificação e ao isolamento do nervo torácico longo, com subsequente liberação caudal de todo o conteúdo gorduroso dentro dos limites anatômicos descritos. Como regra geral, atualmente executa-se a dissecção dos níveis I e II de Berg. Após o procedimento, são feitos rigorosa revisão da hemostasia, colocação do dreno de sucção contínua e fechamento da loja cirúrgica.

Complicações

Muitas são as complicações com esse procedimento, o que levou os cirurgiões a buscarem alternativa menos agressiva. Entre as complicações potenciais, destacam-se: lesão ou trombose da veia axilar, lesão do nervo torácico longo ou do grande dorsal, linfedema do membro superior, limitação funcional do membro superior homolateral e dor crônica do ombro e braço homolaterais, além das complicações agudas, como hemorragias, infecções, seromas e deiscência de sutura.

Biópsia do linfonodo sentinela

Conceito

Consiste na identificação do primeiro linfonodo a receber a drenagem linfática da mama ou do território de drenagem da área tumoral, predizendo o estado dos linfonodos regionais com relação à doença de base.

Injeção e tipos de contraste

Existem duas técnicas dominantes hoje em dia: a técnica empregada pela injeção de um marcador radioativo (tecnécio – Tc 99) ou a técnica da injeção do corante (azul patente V). Quanto à injeção do contraste, pode-se realizá-la de modo peritumoral, intradérmico, subdérmico ou até mesmo periareolar, obtendo-se sucesso semelhante na identificação do linfonodo sentinela com qualquer técnica empregada.

Técnica cirúrgica

Pode ser utilizada a técnica do corante azul isolado, do marcador radioativo isolado ou a associação de ambas. Após a injeção do marcador, que pode ser realizada no dia anterior à intervenção cirúrgica no caso do tecnécio ou 5 a 10 minutos antes da intervenção, quando se emprega o azul patente V, é feita a marcação cutânea da projeção topográfica do linfonodo, seguida de uma incisão cirúrgica, que pode ser axilar ou mamária, aproveitando-se a mesma incisão da ressecção tumoral. Depois da abordagem inicial, o cirurgião deve fazer a identificação e a dissecção da borda lateral dos músculos peitorais maior e menor, abrindo a fáscia clavicoracopeitoral e, com auxílio da sonda/*gama probe*, para identificação do ponto de maior captação e a subsequente localização do linfonodo sentinela, ou mesmo pela localização visual direta no caso da técnica com o corante azul patente V, executa-se a ressecção do linfonodo sentinela. Na maioria dos casos, o linfonodo sentinela será identificado entre os linfonodos do primeiro nível de Berg. Após a identificação do linfonodo sentinela, deve-se verificar a presença de outros linfonodos corados ou radioativos mais distalmente ao primeiro, caracterizados como linfonodos parassentinelas, os quais também devem ser retirados. Se no momento da cirurgia o profissional palpar algum linfonodo suspeito, deve também ressecá-lo e encaminhar para estudo anatomopatológico.

Indicações gerais[36-38]
- Axila clinicamente negativa.
- Tumores com até 3cm de diâmetro (a literatura tem ampliado esse limite).
- Equipe capacitada.
- Disponibilidade do método.

Indicações controversas[36-38]
- Gestantes.
- Quimioterapia neoadjuvante.

Atualidades em Rastreamento, Diagnóstico e Tratamento do Câncer de Mama

- Câncer de mama masculino.
- Carcinoma ductal *in situ*.
- Tumores multicêntricos ou multifocais.

Oncoplastia mamária

Consiste num conjunto de procedimentos cirúrgicos aliados ao tratamento primário do câncer de mama, que têm por finalidade minimizar os efeitos mutiladores desse tratamento. Ao longo dos últimos anos, diversas foram as técnicas e as possibilidades de aplicação, o que permitiu amplas alternativas para corrigir, minimizar ou reparar os defeitos provocados nessas pacientes, consequentemente, repercutindo em melhores satisfação e condição psicossocial e, sobretudo, melhorando a qualidade de vida dessas pacientes.[39] Entre esses procedimentos, destacam-se:

- **Retalhos pediculados da mama:** permitem reparação de perdas parciais de áreas ou segmentos importantes das mamas operadas, incluindo um conjunto de possibilidades, como retalhos de pedículo superior, pedículo inferior ou pedículo central.
- **Reconstrução parcial da mama após quadrantectomia:** realização de técnicas tradicionais da cirurgia plástica, aplicadas na remodelação das mamas operadas de pacientes com câncer de mama.
- **Mastoplastia após reconstrução contralateral:** semelhante ao anteriormente descrito, visa a tornar simétrica a mama oposta com relação à mama operada conservadoramente de câncer de mama através das tradicionais técnicas de mastoplastia, de acordo com características anatômicas, sempre empregando a mesma técnica utilizada para reparação da mama contralateral.
- **Reconstrução mamária com retalhos miocutâneos:** consiste num grupo de procedimentos reparadores com o objetivo de preservar o volume, a forma e as características anatômicas básicas de uma mama. Tem como principais sítios doadores a musculatura do grande dorsal e os músculos retoabdominais.
- **Reconstrução mamária com implantes de silicone:** consiste na colocação de um implante mamário de silicone, na loja cirúrgica confeccionada após a retirada da glândula mamária, executada durante o tratamento radical do câncer de mama, devendo o implante ser recoberto pela musculatura peitoral maior e, quando necessário, também por parte do músculo serrátil.
- **Rotação de retalhos para fechamento de grandes feridas operatórias:** trata-se de diversos procedimentos unicamente paliativos, sem finalidade estética, os quais são empregados nas grandes ressecções cirúrgicas de tumores avançados, em que há a necessidade de ressecção de grandes segmentos cutâneos, não permitindo o fechamento primário da loja cirúrgica com os retalhos cutâneos originais. Há a necessidade de deslocamentos dermolipocutâneos de parede abdominal ou toracodorsal para cobertura de ferida operatória.
- *Lipofilling*: a partir da retirada de gordura de áreas doadoras específicas, como abdome, coxa ou região dorsal da própria paciente, por meio da lipoaspiração, é feita a reinjeção dessa gordura coletada e preparada (decantação, remoção de seroma e sangue) em sítios mamários previamente tratados de maneira conservadora, permitindo a reparação de pequenas deformidades ou afundamentos secundários.[39]

Radioterapia

Essa modalidade de tratamento se utiliza de radiação ionizante como forma de combate ao câncer. Desde a descoberta dos raios X, em 1895 por Wilhelm Röntgen, são vários os relatos na literatura médica do seu emprego para fins terapêuticos. Porém, até os anos 1950 seu uso era muito limitado devido aos efeitos tóxicos principalmente na pele da região irradiada. Nas décadas seguintes, houve um grande avanço nas técnicas de imagem, de forma a preservar melhor os tecidos sadios.

Atualmente, a radioterapia, além de fontes de alta energia (raios X ou gama), também utiliza partículas carregadas eletricamente como forma de destruir células cancerosas. O dano ao DNA provocado pela radiação pode ser letal, causando a morte celular por apoptose, ou pode ser subletal.

Neste último caso, o DNA lesado pode ser parcial ou totalmente corrigido. Dessa forma, o grau de radiossensibilidade de determinado tumor depende não só da sua vulnerabilidade à radiação, mas também da sua capacidade de reparar os danos celulares causados.

Para que a radioterapia tenha a maior eficácia possível, a dose total de radiação não é aplicada de uma só vez, mas fracionada. Isso aumenta a chance de que ocorram lesões letais no DNA da célula tumoral e diminui a chance de que o DNA lesado seja corrigido. Outra vantagem é que o fracionamento da radiação acarreta menor toxicidade e melhor tolerância ao tratamento. Apesar dos benefícios citados, o fracionamento aumenta o tempo para a conclusão do tratamento. Além disso, nesse período pode haver uma repopulação tumoral com novas células neoplásicas. Por isso tem aumentado o interesse pela radioterapia hiperfracionada, que utiliza duas ou três frações de doses diariamente. Apesar do interesse, ainda não há evidências científicas de que o hiperfracionamento seja superior em termos de eficácia e sobrevida à radioterapia convencional.

Estima-se que 50% de todos os tipos de câncer serão tratados, em algum momento de sua evolução, com radioterapia. Desses, 50% serão tratados com intuito curativo e os outros 50% com intuito paliativo (alívio de sintomas).

A radioterapia tem cada vez mais se fundamentado como parte essencial da abordagem multidisciplinar do câncer de mama. É muito utilizada no tratamento com intuito curativo (associada à cirurgia, à quimioterapia e à hormonioterapia), tanto na doença localizada (estádios I e II) quanto na localmente avançada (estádio III). Também é empregada com frequência na paliação de sintomas na doença avançada (estádio IV); por exemplo, no alívio das dores causadas por metástases ósseas, na síndrome de compressão medular e com finalidade hemostática nos sangramentos tumorais.

A taxa de recorrência local do câncer de mama varia de 7% a 30% quando este é tratado com cirurgia exclusiva. Isso ocorre com maior frequência em pacientes com axila positiva e com tumores maiores do que 5cm. A radioterapia pós-operatória, chamada de "adjuvante", reduz de maneira significativa os índices de recidiva locorregional.[40] A atualização após 20 anos de seguimento do clássico estudo NSABP B-06 demonstrou uma taxa de recorrência local de 39,2% após cirurgia isolada *versus* 14,3% após cirurgia seguida de radioterapia.

A cirurgia conservadora seguida de radioterapia tem sido cada vez mais utilizada, devido a seus melhores resultados estéticos com relação à mastectomia total. Isso só foi possível após a demonstração, por vários estudos randomizados, de que a taxa de mortalidade é semelhante para os dois tratamentos.[41,42] Hoje em dia, está claro que a cirurgia conservadora seguida de radioterapia adjuvante e a mastectomia total são tratamentos comparáveis em termos de eficácia.

Tem se tentado identificar subgrupos de pacientes nos quais o risco de recidiva locorregional é tão pequeno que não justifica o uso de radioterapia após a cirurgia conservadora da mama. Um estudo sueco[43] demonstrou uma redução de apenas 5% no risco de recidiva local com o uso de radioterapia após cirurgia conservadora em mulheres com mais de 55 anos e tumores com menos de 2cm, talvez justificando a omissão da irradiação nesse subgrupo de pacientes.

O risco de recidiva locorregional após a mastectomia total está diretamente relacionado com o número de linfonodos axilares comprometidos. A radioterapia pós-mastectomia reduz o risco de falha local em cerca de 65%. O mais surpreendente é que, apesar de melhorar muito o controle local, os estudos até o momento não têm demonstrado de maneira consistente aumento na sobrevida. As diretrizes da American Society of Clinical Oncology (ASCO)[44] recomendam o uso da radioterapia pós-mastectomia total quando há quatro ou mais linfonodos axilares positivos e quando o estádio é III (exceto T3N0M0). O benefício da radioterapia adjuvante é menos certo na presença de um a três linfonodos axilares comprometidos, nos tumores T3N0M0, nos tumores ressecados com margens livres, mas exíguas, e na presença de linfonodo positivo com extravasamento extracapsular.

Após a cirurgia conservadora, o alvo inicial do tratamento é a mama remanescente, que é tratada utilizando-se de campos tangenciais. Toda a mama conservada deve ser tratada. Convém ter cuidado na proteção cardíaca (principalmente em tumores da mama esquerda) e pulmonar, de modo a minimizar os efeitos colaterais. Pequenas tatuagens permanentes são posicionadas para marcar

Atualidades em Rastreamento, Diagnóstico e Tratamento do Câncer de Mama

os campos a serem irradiados. De maneira geral, na irradiação da mama são utilizadas doses de 45 a 50Gy, utilizando-se frações diárias de 1,8 ou 2Gy. A radioterapia costuma ser iniciada 4 semanas após a conclusão da quimioterapia adjuvante (se utilizada) ou 2 a 4 semanas após a cirurgia. O tratamento é realizado diariamente nos 5 dias úteis da semana. Pode-se realizar um *boost* no sítio do tumor primário, chegando-se a uma dose total de 60 a 66Gy, geralmente utilizando-se de uma fonte de elétrons, porém existem outras técnicas. Dois estudos randomizados mostram uma pequena mas estatisticamente significativa redução na taxa de falha local com o uso do *boost*.[45,46] A irradiação dos linfonodos regionais é um tópico extremamente controverso. Geralmente não está indicada quando a axila é negativa. É bastante recomendável quando não foi realizada abordagem axilar (*status* axilar desconhecido). No caso das pacientes com linfonodo sentinela positivo, a irradiação axilar tem surgido como uma alternativa ao esvaziamento axilar. [47,48] Tal conduta se justifica apenas caso a escolha do tratamento sistêmico adjuvante não seja prejudicada, pois a paciente poderá estar sendo subestadiada. Alguns autores não aconselham a irradiação da cadeia mamária interna, enquanto outros a recomendam caso a paciente seja axilo-positiva ou tenha um tumor primário nos quadrantes internos da mama.

Além das indicações após tratamento cirúrgico no câncer de mama invasivo, conforme já discutido, a radioterapia também está indicada associada à cirurgia nas pacientes com câncer de mama *in situ*. Estudos randomizados têm demonstrado com consistência que a radioterapia é efetiva em reduzir pela metade o risco de recidiva local após a cirurgia conservadora.[49-53] Apesar da evidente redução no risco de recidiva local, não foi demonstrado ganho em sobrevida e, como já discutido, deve-se pesar o risco *versus* benefício do tratamento.

Por fim, sempre que formos indicar a radioterapia, precisamos ter em mente os efeitos adversos potencialmente decorrentes do tratamento. Fadiga, hiperemia e edema cutâneos locais são comuns, mas geralmente têm resolução rápida.[54] Dor na mama irradiada e na parede torácica também são frequentes e podem persistir por 6 a 18 meses após o término do tratamento. A irradiação axilar pode resultar em restrição motora no ombro e nos membros ipsilaterais, mas isso tem diminuído com o uso de campos tangenciais. Sarcomas de mama e de parede torácica são extremamente raros; leucemia e toxicidades cardiovasculares também são descritas, mas a quimioterapia geralmente utilizada no tratamento combinado confunde sua etiologia.[55]

TRATAMENTO SISTÊMICO

Princípios gerais

Para melhor compreensão do tratamento do câncer de mama, é fundamental conhecer alguns conceitos. Tais conceitos servirão como parâmetros para o raciocínio clínico que irá guiar o tratamento. O primeiro passo é conhecer a extensão da doença naquele determinado paciente, processo chamado de estadiamento. Saber o estádio da paciente é primordial para se estabelecer qual ou quais tratamentos serão necessários e qual a melhor sequência. Vale a pena salientar que o câncer de mama, cada vez mais, tem sido reconhecido como uma doença que requer tratamento multidisciplinar, em que são necessários vários profissionais e várias modalidades de tratamento. O estádio também se presta para padronizar o tratamento realizado em diferentes partes do mundo. O sistema de estadiamento mais utilizado e aceito internacionalmente é o da sétima edição do TNM da AJCC (American Joint Committee on Cancer).[56]

Além do estádio, é fundamental que sejam avaliados os chamados fatores prognósticos e preditivos. Fatores prognósticos são parâmetros clínicos, histopatológicos e moleculares que nos fornecem informações a respeito da agressividade e do desfecho esperados para o tumor no paciente no momento do seu diagnóstico. São exemplos de fatores prognósticos importantes:[57]

- *Status* axilar.
- Tamanho tumoral.
- Metástases a distância.

- Grau de diferenciação tumoral.
- Idade.
- *Status* menopausal.
- Receptores hormonais.
- HER-2.

Já os fatores preditivos nos informam sobre a probabilidade de resposta ou ausência de resposta a determinado tratamento.[58] São eles:

- Receptores hormonais.
- HER-2.

Alguns fatores são ao mesmo tempo prognósticos e preditivos. Quanto mais fatores de mau prognóstico estão associados, maior é o risco de recorrência e morte relacionados com o tumor e mais agressivamente devemos tratar essa paciente. Para a escolha do tratamento adjuvante e suas combinações, devemos estimar os riscos de recidiva e morte relacionados com o câncer de mama para aquela determinada paciente. Para esse fim, atualmente, utilizamo-nos de parâmetros clínicos e patológicos. Um programa disponível na internet (www.adjuvantonline.com) pode ser útil. Com os avanços nas técnicas de genética e biologia molecular, temos compreendido cada vez mais que o câncer de mama compõe uma série de doenças biológica e geneticamente distintas e que devem ser tratadas como tais.

Outra questão importante é conceituar os termos "adjuvante" e "neoadjuvante". O primeiro se refere ao(s) tratamento(s) complementar(es) (quimioterapia, radioterapia, hormonioterapia ou combinações) realizado(s) após o tratamento cirúrgico. O segundo se refere às mesmas modalidades de tratamentos precedendo a cirurgia.

Modalidades de tratamento sistêmico

Denominamos "tratamento sistêmico" a modalidade de tratamento na qual são utilizadas medicações, administradas via oral ou parenteral, que, via sanguínea, atingem seu sítio/alvo de ação específico nas células tumorais. No caso do câncer de mama, o tratamento sistêmico pode ser utilizado isolada ou conjuntamente com os tratamentos cirúrgico e radioterápico de modo a melhorar as taxas de cura, sobrevida e de qualidade de vida.

Atualmente, o arsenal terapêutico do oncologista clínico conta com diversas classes de agentes quimioterápicos, os quais podem ser utilizados como fármacos únicos ou associando-se antiblásticos com efeitos sinérgicos. Além da quimioterapia, também faz parte da terapia sistêmica a hormonioterapia, que consiste no uso de fármacos que, de modo geral, agem inibindo algum receptor ou enzima responsável pelo metabolismo hormonal. Mais recentemente, foram incorporadas ao arsenal terapêutico do oncologista clínico os chamados fármacos-alvo, sendo o trastuzumabe o primeiro anticorpo monoclonal com atividade clínica demonstrada em tumores sólidos. Esse anticorpo liga-se a um receptor celular chamado HER-2, que se encontra em quantidades aumentadas em cerca de 20% dos tumores da mama. Esse receptor celular é responsável pelo aumento da proliferação celular tumoral e o trastuzumabe age bloqueando tal estímulo de hiperproliferação. Além do trastuzumabe, mais fármacos-alvo têm sido gradualmente incorporadas na prática clínica e várias outras moléculas encontram-se em fase de desenvolvimento e testes clínicos.

O câncer de mama é classificado em não invasivo ou *in situ*, em que as células neoplásicas estão limitadas aos ductos mamários e não invadem o estroma circunjacente, e invasivo. Para fins didáticos, o câncer de mama invasivo pode ser dividido em doença localizada (estádios I e II), doença localmente avançada (estádio III) e doença metastática (estádio IV). A doença localizada é aquela diagnosticada precocemente, em que o volume tumoral é pequeno. Nesse estágio, em geral, o tumor é abordado com tratamento cirúrgico inicialmente. O tratamento sistêmico, quando indicado, é uti-

Atualidades em Rastreamento, Diagnóstico e Tratamento do Câncer de Mama

lizado após a recuperação cirúrgica. Nesse caso, ele é denominado tratamento sistêmico adjuvante. O objetivo do tratamento adjuvante é erradicar a doença micrometastática clinicamente oculta e aumentar as chances de cura. A redução da mortalidade causa-específica do câncer de mama observada nos últimos anos tem sido atribuída, pelo menos em parte, ao uso mais frequente do tratamento sistêmico adjuvante.[59] A metanálise do EBCTCG[60] (The Early Breast Cancer Trialists' Collaborative Group) corrobora tais dados.

A doença localmente avançada é aquela diagnosticada mais tardiamente, onde o tumor apresenta um grande volume local, mas ainda não há indícios de que ele tenha se espalhado para sítios a distância. Neste cenário, tem sido cada vez mais utilizado o tratamento neoadjuvante em que a terapia sistêmica é administrada antes da realização do tratamento cirúrgico. As vantagens dessa abordagem são: a avaliação *in vivo* da sensibilidade do tumor ao tratamento sistêmico e a redução do volume tumoral, permitindo cirurgias mais conservadoras e com melhores resultados estéticos, além da erradicação de doença micrometastática oculta, conforme já mencionado no tratamento adjuvante.

Quando é diagnosticado câncer de mama presente em órgãos a distância (mais frequentemente em ossos, fígado e pulmões), estamos lidando com a doença metastática. Nesse estádio, os objetivos principais fogem ao escopo curativo. Os focos principais são o alívio de sintomas causados pelo tumor e o aumento da sobrevida.

No câncer de mama não invasivo ou *in situ*, a principal modalidade de terapia é o tratamento local (cirúrgico e/ou radioterápico), sendo pequeno o papel do tratamento sistêmico. Nesse cenário, tem-se estudado o uso da hormonioterapia profilática.

A seguir, vamos descrever mais detalhadamente as peculiaridades do tratamento sistêmico no câncer de mama. Para facilitar a compreensão e reproduzindo o que ocorre na prática clínica, vamos dividir o tratamento nas seguintes categorias: tratamento sistêmico profilático no carcinoma *in situ*, tratamento sistêmico adjuvante, tratamento sistêmico neoadjuvante e tratamento sistêmico paliativo (metastático). Ainda dentro de cada categoria, vamos subdividir as pacientes em: pré-menopausa, pós-menopausa, receptores hormonal-positivas e negativas e HER-2-positivas e negativas. Veremos como o tratamento varia de acordo com tais características clínicas.

Objetivos em oncologia

Antes da discussão acerca do tratamento sistêmico, daremos uma breve noção de *end-points* em oncologia. Para se avaliar a eficácia e o grau de benefício com determinado tratamento oncológico, é de fundamental importância que se conheçam os seguintes conceitos: sobrevida global, sobrevida livre de doença, taxa de resposta, sobrevida livre de progressão, tempo para progressão e qualidade de vida. Esses são os *end-points* ou objetivos que desejamos alcançar quando iniciamos um tratamento oncológico. Os estudos clínicos que avaliam a eficácia de uma nova medicação ou esquema terapêutico utilizam essas classificações para avaliar se há ou não superioridade do esquema estudado com relação ao esquema considerado "padrão".

Sobrevida global é o tempo de vida que o paciente apresenta desde o momento do diagnóstico até o momento do óbito, independentemente de sua causa. Aumentar a sobrevida global é o mais importante e o principal objetivo de qualquer tratamento oncológico. Sua desvantagem é que, dependendo da neoplasia avaliada, esse objetivo demora muito tempo para ser alcançado.

A sobrevida livre de doença reflete o intervalo de tempo em que o paciente fica livre da neoplasia (entre o momento em que ela é eliminada pelo tratamento cirúrgico e/ou radioterápico e/ou quimioterápico até recorrer e ser diagnosticada novamente).

A taxa de resposta reflete o grau de atividade antitumoral de determinado fármaco. Ela expressa o número, em percentagem, de pacientes que irão apresentar redução do volume tumoral com o tratamento empregado.

Sobrevida livre de progressão é o intervalo de tempo em que a paciente permanece com a neoplasia, mas esta se mostra estabilizada dentro de determinados critérios preestabelecidos, até o momento em que cresce e ultrapassa tais critérios ou até o momento do óbito.

A qualidade de vida é algo subjetivo e de difícil mensuração. Existem escalas para se avaliar a qualidade de vida e este é um objetivo muito importante quando se avalia determinado tratamento oncológico, pois ele pode resultar em aumento do tempo de vida, mas com considerável piora da sua qualidade.

Tratamento sistêmico no carcinoma *in situ*

Como já foi comentado, o carcinoma *in situ* não invade o estroma mamário. Sua incidência aumentou vertiginosamente nas últimas décadas, após a introdução do uso da mamografia como rastreamento populacional do câncer de mama.[61]Ainda é discutível se tal entidade representa uma lesão pré-maligna ou se é apenas um marcador de risco aumentado para câncer de mama. Aqui, o objetivo do tratamento é evitar o desenvolvimento de um câncer de mama invasivo. Para tal, é fundamental o tratamento locorregional de maneira eficaz.

O papel do tratamento sistêmico no carcinoma *in situ* de mama ainda não está bem definido. O tamoxifeno é um modulador seletivo dos receptores de estrogênio e tem sido o fármaco mais estudado para a prevenção da recidiva do câncer de mama *in situ* após a terapia local. O raloxifeno e os inibidores da aromatase também já foram avaliados para tal indicação.

O estudo NSABP-B24 randomizou 1.804 mulheres com carcinoma ductal *in situ* após mastectomia para receberem tamoxifeno ou placebo. Houve uma pequena redução de 2,4% do risco de câncer de mama invasivo ipsilateral, porém esse benefício não se traduziu em aumento da sobrevida global nem câncer-específica.[62]

Um segundo estudo inglês, UK/ANZ, com 1.701 pacientes, randomizou as pacientes para quatro braços: mastectomia isolada, mastectomia seguida de radioterapia, mastectomia seguida de radioterapia e tamoxifeno e mastectomia seguida de tamoxifeno. Após acompanhamento de mais de 12 anos, não foi observada redução da incidência de câncer de mama ipsilateral com o uso do tamoxifeno.[63]

Um grupo italiano realizou uma metanálise com os dois estudos e demonstrou de maneira definitiva que o uso do tamoxifeno após a terapia local não reduz a mortalidade global nem a mortalidade câncer-específica.[64] Além da ausência de benefício demonstrada pelos estudos citados e do custo do fármaco, há de se levar em consideração que o tamoxifeno está associado a um número significativo de efeitos adversos, como fogachos, hiperplasia endometrial, eventos tromboembólicos, sarcomas uterinos e câncer de endométrio. Levando em consideração todos os aspectos mencionados e pesando os riscos e benefícios, podemos concluir que, de modo geral, deve-se evitar o uso do tratamento hormonal sistêmico após a terapia local do carcinoma de mama *in situ*.

Tratamento sistêmico adjuvante

O maior benefício do tratamento sistêmico adjuvante é aumentar a sobrevida das mulheres com câncer de mama, conforme a metanálise[60] discutida anteriormente. A referida metanálise demonstra que o tratamento adjuvante provoca uma redução proporcional no risco de recidiva que é fixa, ou seja, não depende do risco de recidiva da paciente em questão, mas sim do tipo de tratamento sistêmico que está sendo administrado. Esse é o chamado benefício relativo do tratamento adjuvante. Sabemos que quanto maior o risco de recidiva de determinada paciente, mais ela vai se beneficiar do tratamento adjuvante. Esse é o chamado benefício absoluto. Ele aumenta conforme o risco de recidiva da paciente aumenta. Como exemplo, imaginemos um tratamento adjuvante que produza uma redução relativa de 30% no risco de recidiva comparado com nenhum tratamento adjuvante. Agora, consideremos uma paciente que tenha um risco de recidiva de 10% em 10 anos de seguimento. Caso ela receba o tratamento adjuvante citado vamos provocar uma redução de 30% no risco de recidiva dessa paciente, ou seja, uma redução no risco de recidiva de 10% em 10 anos para 7% em 10 anos

Atualidades em Rastreamento, Diagnóstico e Tratamento do Câncer de Mama

(redução absoluta de 3%). Caso consideremos outra paciente com um risco de recidiva de 50% em 10 anos, o mesmo tratamento adjuvante vai provocar uma redução relativa de 30% no risco de recidiva, ou seja, redução de 50% em 10 anos para 35% em 10 anos (redução absoluta de 15%). Portanto, é importante ter em mente que quanto maior o risco de recidiva de determinada paciente, maior será o benefício com o tratamento sistêmico adjuvante.

Hormonioterapia em mulheres na pré-menopausa

A hormonioterapia é um tratamento sistêmico efetivo apenas para os tumores que tenham receptores de estrogênio e/ou progesterona positivos. Mesmo que o tumor expresse apenas mínima porcentagem de receptores hormonais em sua superfície celular, a terapia endócrina pode diminuir significativamente o risco de recidiva.[65]

Além da quantidade de receptores hormonais positivos, a qualidade dos receptores também é importante para a resposta, conforme evidenciado por estudo.[66] Pacientes com receptores de estrogênio e progesterona positivos usufruem de maior benefício da terapia endócrina do que aquelas com apenas um dos receptores positivo.

Tamoxifeno

O tratamento com tamoxifeno é efetivo e consistentemente acompanhado de ganho de sobrevida livre de doença, mas os estudos ainda são conflitantes com relação ao ganho de sobrevida global.[67-70] A metanálise[60] do EBCTCG demonstra que o tratamento adjuvante durante 5 anos com tamoxifeno reduz a recidiva anual de câncer de mama em 41% e a mortalidade em 34%. A redução absoluta de recidiva em 5 anos é de 10% e é idêntica tanto para pacientes na pré quanto na pós-menopausa. A redução do risco também é evidente tanto nas pacientes axilo-positivas quanto nas axilo-negativas e independentemente de terem feito ou não a quimioterapia adjuvante.

A recomendação atual é para que a terapia hormonal com tamoxifeno se inicie logo após o término da quimioterapia adjuvante e da radioterapia (quando forem realizados tais tratamentos), utilizando-se a dose de 20mg ao dia. A duração do tratamento deve ser de 5 anos. Vários estudos randomizados avaliaram o benefício de se estender a duração da hormonioterapia adjuvante por mais de 5 anos, mas não houve ganho adicional de benefício, com alguns estudos demonstrando sobrevida livre de doença inferior e piores desfechos.[71-75] Dados preliminares de dois estudos sugerem que a duração da adjuvância além de 5 anos com tamoxifeno aumente a incidência de câncer do endométrio.[74,75]

O uso do tamoxifeno deve ser evitado durante a gestação e a lactação. Deve-se aconselhar a paciente a utilizar algum método contraceptivo de barreira durante o tratamento a até 2 meses após sua interrupção. Vale lembrar que o tamoxifeno não causa infertilidade.

Supressão e ablação ovariana

Seus benefícios são de magnitude similar à do uso de tamoxifeno em termos de redução de recidiva e de mortalidade. Pode ser obtida por diferentes métodos. Por via cirúrgica (ooforectomia), a redução na produção endógena de esteroides ovarianos é imediata e permanente. Com o uso da radioterapia, essa redução é mais lenta e sempre deve ser confirmada por meio das dosagens hormonais séricas. A dose de radioterapia necessária é variável, sendo geralmente usados de 4,5 a 20Gy. A via farmacológica tem se tornado cada vez mais popular nos últimos anos por seu efeito ser reversível. Nela, são usados os agonistas LHRH, medicações aplicadas via subcutânea ou intramuscular a cada 28 dias. Essas medicações causam uma profunda inibição no eixo pituitário-ovariano, com redução dos níveis hormonais em 2 a 4 semanas.

A supressão ovariana é um método de tratamento adjuvante efetivo, mesmo que usado de maneira isolada. Na metanálise do EBCTCG já citada,[60] a redução no risco de recidiva de câncer de mama em 15 anos variou de 47% a 51% e no risco de morte de 40% a 43%. A magnitude do benefício é comparável com a de um tratamento quimioterápico com regimes mais antigos, como o CMF (ciclofosfamida, metotrexato e fluorouracila). Acredita-se, inclusive, que parte do benefício do tratamento quimioterápico adjuvante com CMF nas mulheres na pré-menopausa ocorre justamente por induzir um grau de falência ovariana nessas pacientes. Porém, não se sabe se a ablação ovariana acrescenta benefício adicional à quimioterapia com regimes mais modernos como os contendo antraciclinas sem e com taxanos. Portanto, somente pacientes com grande chance de permanecerem com função ovariana intacta após o término da quimioterapia seriam as que mais poderiam se beneficiar da ablação ovariana associada.

Ainda não há, de acordo com a literatura médica atual, nível de evidência forte que embase a associação da ablação ovariana de rotina para as pacientes que receberão quimioterapia e/ou hormonioterapia. A maior parte dos oncologistas não usa essa estratégia de tratamento com frequência na adjuvância.

Além de sua associação à quimioterapia, também foi avaliada a associação da ablação ovariana adjuvante ao tamoxifeno adjuvante, mas ainda não se sabe quais pacientes se beneficiariam disso. Vários estudos demonstraram que a associação dos dois tratamentos não foi superior a cada tratamento isoladamente.[76-78] Vale lembrar que os efeitos colaterais da ablação ovariana (fogachos, ganho ponderal e diminuição da libido) podem piorar a qualidade de vida de um número significativo de pacientes.

Os inibidores da aromatase impedem de maneira reversível ou irreversível a função das aromatases, que são enzimas que convertem perifericamente no tecido adiposo os androgênios em estrogênios. Não devem ser usados em pacientes na pré-menopausa. Isso porque eles têm o potencial de induzir o retorno da função ovariana, reativando a produção hormonal nessas pacientes. Para que não ocorra tal efeito indesejável, o uso dos inibidores da aromatase deve ser combinado com a ablação ovariana nessa faixa etária. A grande questão é que não há evidências de que a combinação desses tratamentos seja superior ao uso isolado de tamoxifeno. O custo, no entanto, é muito superior, o que não torna tal tratamento atrativo.

Hormonioterapia em mulheres na pós-menopausa

Tamoxifeno

Conforme a metanálise do EBCTCG, o uso adjuvante de tamoxifeno durante 5 anos reduz o risco anual de recidiva de câncer de mama em 15 anos em 41% e o risco de morte em 34%,[60] benefício idêntico ao das mulheres na pré-menopausa. Além disso, reduz em 39% o risco anual de câncer de mama na mama contralateral. A metanálise incluiu apenas estudos mais antigos, de modo que contêm dados referentes apenas ao uso de tamoxifeno adjuvante.[60]

Atualmente, existem outras opções de tratamento endócrino para essa população de pacientes, as quais serão discutidas a seguir. O risco de morte não relacionada com o câncer de mama (eventos tromboembólicos e câncer de endométrio) é de 0,2% em 10 anos para o uso de tamoxifeno, mas seu benefício absoluto em reduzir o risco de morte por câncer de mama em 15 anos é de 9,2%. Portanto, o tratamento se justifica.

A posologia e a duração do tratamento adjuvante são as mesmas para a população na pré-menopausa. A metanálise do EBCTCG mostra que o uso sequencial de quimioterapia seguida de tamoxifeno ocasiona uma redução adicional de 16% na sobrevida livre de doença e de 10% na sobrevida global, quando comparado com o uso concomitante de quimioterapia e tamoxifeno. Por isso, o tamoxifeno somente deve ser iniciado após a conclusão da quimioterapia adjuvante (caso ela seja realizada). O tamoxifeno é um modulador seletivo dos receptores de estrogênio e, nas células do câncer de mama, age inibindo o estímulo proliferativo do estrogênio nos seus receptores. Ele tem efeito agonista nos ossos, preservando a massa óssea. Porém, seu efeito agonista no endométrio produz os indesejados eventos relacionados com a hiperplasia e o câncer do endométrio, embora raros.

Sabe-se que a eficácia do tamoxifeno adjuvante está diretamente relacionada com a adesão da paciente. Um estudo[79] mostra que 22% das pacientes descontinuam o uso de tamoxifeno após 1 ano de terapia e 35% após 3 anos e meio.

Atualidades em Rastreamento, Diagnóstico e Tratamento do Câncer de Mama

Inibidores da aromatase

Os inibidores da aromatase inibem a função da aromatase e, como não apresentam nenhum efeito agonista, não estão associados a eventos tromboembólicos nem a hiperplasia ou câncer do endométrio. Porém, estão relacionados com a perda da massa óssea, além de dores osteomusculares em até 45% das pacientes, o que faz com que 10% a 15% parem de tomar a medicação. Essa classe de medicamentos também tem sido associada a alterações nos níveis séricos de lipídios e pequeno risco de eventos cardíacos isquêmicos.

Os estudos têm demonstrado de modo consistente que o uso de inibidores de aromatase tem aumentado a sobrevida livre de doença quando comparado com o de tamoxifeno como adjuvante. Porém, quando se analisa a redução de mortalidade, o uso de inibidores de aromatase não se mostrou superior.[80,81]

Outra estratégia que vem sido estudada consiste no uso sequencial de tamoxifeno e inibidores de aromatase (anastrozol, letrozol e exemestano). Com tal estratégia, todos os estudos também são consistentes em demonstrar um ganho de sobrevida livre de doença para o grupo que usou a combinação de fármacos quando comparado com o tamoxifeno isolado,[82-83] embora os dados de sobrevida global sejam conflitantes.

Em síntese, o uso de inibidores da aromatase, quando comparado com o de tamoxifeno na adjuvância, traz claro benefício em aumentar a sobrevida livre de doença e reduzir o risco de câncer de mama contralateral. O benefício de aumento da sobrevida global ainda não foi demonstrado com consistência. Não se sabe ainda se a melhor estratégia seria seu uso isolado ou sequencial associado ao tamoxifeno. Também não está bem estabelecida a duração ideal do tratamento, havendo estudos que mostram aumento de benefício para cada ano adicional de adjuvância além dos 5 anos preconizados.[83,84] Na prática, ainda tem prevalecido a manutenção da adjuvância por 5 anos.

Quimioterapia em mulheres HER-2-positivas

O HER-2 é uma glicoproteína que pertence à família dos receptores celulares de crescimento epidermal. Esse receptor celular está hiperexpresso em cerca de 20% das neoplasias malignas da mama e seu estímulo provoca um sinal para a replicação celular exacerbada. Dessa forma, o HER-2 confere maior agressividade e pior prognóstico aos tumores que têm essa via hiperexpressa.

O trastuzumabe é um anticorpo monoclonal humanizado que se liga ao HER-2 e inibe o estímulo para replicação celular desgovernada. Outro efeito biológico potencial do trastuzumabe é estimular uma resposta imunológica humoral e celular contra as células neoplásicas. Ele foi o primeiro anticorpo monoclonal com atividade clínica em tumores sólidos. No início, foi testado em mulheres com câncer de mama metastático, demonstrando taxas de resposta objetiva de até 35%.[85,86] A hiperexpressão de HER-2 é um forte preditor de resposta ao trastuzumabe, de modo que apenas as pacientes que tenham tumores com imuno-histoquímica fortemente positiva (+++/3) ou que apresentem o exame de hibridização *in situ* (FISH) positivo para o HER-2 se beneficiam do uso do fármaco.

Após os resultados animadores com o uso de trastuzumabe no câncer de mama metastático, foram iniciados os estudos para avaliar sua eficácia no tratamento adjuvante. Há seis estudos grandes e randomizados, dos quais quatro já foram publicados, avaliando-se o uso de quimioterapia adjuvante isolada *versus* quimioterapia adjuvante associada ao trastuzumabe durante 1 ano.[87-92] Com exceção de um estudo, os demais demonstraram benefício com ganho de sobrevida livre de doença para o grupo que usou trastuzumabe adjuvante. A redução no risco de recidiva por câncer de mama foi de 35% a 50%. Quando analisamos o benefício em termos de sobrevida global, os resultados são mais conflitantes. Dos estudos mencionados, três já estão publicados. Dois dos estudos foram analisados em conjunto e demonstraram uma redução no risco de morte de 37% (ganho absoluto de 4%). O terceiro estudo não demonstrou ganho de sobrevida global.

Além dos benefícios, devemos levar em consideração, ao indicar o uso de trastuzumabe adjuvante, que o fármaco, embora seja muito bem tolerado de forma geral, também tem efeitos colaterais. O mais temível é a cardiotoxicidade, que varia de acordo com idade da paciente, as co-morbidades e os regimes de quimioterapia usados previamente. Os estudos iniciais realizados em pacientes com câncer de mama metastático demonstraram que as taxas de insuficiência cardíaca sintomática para as pacientes que fizeram uso de trastuzumabe isolado são da ordem de 3% a 7%; para as que usaram trastuzumabe associado a taxanos, 13%, e para as que usaram trastuzumabe associado a antraciclinas, 27%.[93] Para minimizar tais riscos, estudos atualmente avaliam a associação de trastuzumabe a esquemas quimioterápicos que não contenham antraciclinas. Há também um estudo que avalia a adjuvância com trastuzumabe por um período mais curto. Em vez de 12 meses, conforme realizado pelos estudos anteriores, esse estudo utilizou uma "adjuvância curta" com trastuzumabe por apenas 9 semanas. Na análise dos resultados desse estudo, observou-se coerência com os demais estudos, com um ganho absoluto de sobrevida livre de doença de 9%. Porém, os pacientes que receberam trastuzumabe adjuvante não apresentaram maior sobrevida global. Vale lembrar que nenhuma paciente apresentou redução da fração de ejeção nem insuficiência cardíaca no estudo.[93]

Para se indicar o trastuzumabe na adjuvância, como é feito para qualquer outro tratamento sistêmico, não basta que a paciente tenha hiperexpressão do HER-2. Também devemos estimar o risco de recidiva/morte relacionado com o câncer de mama e pesar a relação risco *versus* benefício do uso do fármaco. De forma geral, tendemos a usá-lo nas pacientes com risco elevado de recidiva e/ou morte por câncer de mama, nas pacientes axilo-positivas ou em pacientes jovens que apresentem vários fatores de mau prognóstico associados. As indicações, porém, ainda são tema de grande debate, isso porque, além do risco de recidiva, e levando em conta que vivemos em um país com total escassez de recursos para a área da saúde, devemos levar em consideração a questão custo.

Quimioterapia em mulheres HER-2-negativas

Nas mulheres com imuno-histoquímica ++/3 deve ser realizado o FISH, pois 24% delas contêm amplificação do gene HER-2 e se beneficiam do uso do trastuzumabe. As pacientes com imuno-histoquímica 0 ou +/3 ou FISH negativo não apresentam amplificação do gene HER-2 e são consideradas HER-2-negativas, não se beneficiando do uso do trastuzumabe. Nesses casos, é utilizada hormonioterapia, conforme já discutido anteriormente, se os receptores hormonais forem positivos, ou a quimioterapia, caso o risco de recidiva seja grande e os receptores hormonais negativos. Pode-se utilizar a combinação dos dois tratamentos caso o risco de recidiva seja significativo e os receptores hormonais positivos, lembrando que sempre combinamos os dois tratamentos de forma sequencial, sendo a quimioterapia o tratamento inicial.

Grande parte das informações acerca dos benefícios do tratamento adjuvante é produzida por um grupo colaborativo denominado EBCTCG (Early Breast Cancer Trialists' Collaborative Group)[94] e formado por um conjunto de especialistas que se reúne a cada 5 anos para debater, atualizar e criar um consenso acerca do tratamento adjuvante do câncer de mama. Na última análise, foram avaliadas 28.764 pacientes que receberam quimioterapia *versus* observação em 60 estudos diferentes. As mulheres que receberam quimioterapia obtiveram um ganho absoluto de sobrevida global de 4,7% em 5 anos de seguimento. Com um seguimento mais prolongado, após 15 anos, o ganho absoluto foi ainda mais expressivo – de 10%.

Além de diminuir o índice de mortes por câncer de mama, a quimioterapia adjuvante também reduz a incidência de câncer de mama contralateral e tal benefício é mais evidente nas mulheres com menos de 50 anos e nas que entram em menopausa dentro do primeiro ano após a conclusão da quimioterapia. A magnitude da redução da mortalidade por câncer de mama é similar tanto para as mulheres mais jovens quanto para as mais idosas. No entanto, o ganho absoluto é maior para as mulheres mais jovens (lembrando que, quanto maior o risco de recidiva, maior o benefício absoluto com o tratamento adjuvante).

Para as mulheres com menos de 50 anos, a redução do risco de recidiva com quimioterapia adjuvante é de 37% e a redução do risco de morte por câncer de mama é de 30%. A sobrevida em 15 anos sobe de 32% para 42% (ganho absoluto de 10%). Para as mulheres de 50 a 69 anos, a redução do risco de recidiva é de 19% e a de morte, 12%. A sobrevida em 15 anos sobe de 47% para 50% (benefício menor do que o observado para as mulheres mais jovens, pois o risco de estas últimas recidivarem é maior). Não podemos tirar maiores conclusões sobre o benefício para as pacientes com mais de 70 anos, pois o número de pacientes incluídas nos estudos foi muito pequeno.

É importante mencionar que os estudos incluídos para a análise do EBCTCG são na sua maioria estudos antigos. Em muitos deles, não estava disponível o *status* hormonal de várias pacientes. Além disso, muitas pacientes receberam regimes antigos de quimioterapia, como CMF, e um número pequeno recebeu regimes mais modernos contendo taxanos. Dessa forma, com os regimes mais modernos de quimioterapia, provavelmente os benefícios são maiores do que os mencionados.

Foge do escopo deste texto discutir agentes quimioterápicos e seus mecanismos de ação. Assim, vamos apenas descrever algumas noções gerais, para mais fácil entendimento.

Um dos primeiros esquemas utilizados de forma mais ampla para o tratamento do câncer de mama foi o CMF (ciclofosfamida, metotrexato e fluorouracila) que, na verdade, é uma combinação de três quimioterápicos que agem de maneira sinérgica, inibindo diferentes enzimas nas células tumorais e provocando a morte celular.

Outra classe de fármacos muito utilizada ainda nos dias atuais é a das antraciclinas. Elas inibem a enzima topoisomerase 2, que é importante para a duplicação do DNA celular. Com essa enzima inibida, a célula tumoral não consegue se duplicar de maneira eficaz e acaba por entrar em apoptose. As antraciclinas mais utilizadas no nosso meio são a adriamicina (ou doxorrubicina) e a epirrubicina. São vários os regimes que contêm antraciclinas, como a AC ou a EC (adriamicina ou epirrubicina mais ciclofosfamida), e a FAC ou a FEC (os mesmos fármacos com fluorouracila). As antraciclinas permanecem como os fármacos com maior grau de atividade tumoral no câncer de mama. O problema é que, apesar de sua eficácia, a droga também é muito tóxica, sendo responsável pela alopecia (queda capilar) e pela maior parte dos registros de mielotoxicidade, mucosite e êmese. Além dessas, a toxicidade mais preocupante é a cardiotoxicidade, que pode ser aguda ou tardia, podendo ser grave em cerca de 17% das pacientes e em sua maioria irreversível.

Outra classe de fármacos importantes no tratamento do câncer de mama é a dos taxanos, que agem inibindo as atividades dos microtúbulos, os quais por sua vez são importantes na formação do fuso mitótico e na divisão celular. Com essa via alterada, a célula tumoral tem dificuldades para sua duplicação. Junto com as antraciclinas, é a classe de fármacos mais ativa contra o câncer de mama e é associada às antraciclinas nos esquemas quimioterápicos mais modernos. Os taxanos disponíveis no nosso meio são o paclitaxel e o docetaxel. São fármacos de modo geral bem tolerados, mas associados às seguintes toxicidades: êmese moderada em 30% a 40% das pacientes, reações cutâneas, mielotoxicidade, mialgia, neuropatia periférica e retenção de líquidos.

Comparados com o CMF, os esquemas contendo antraciclinas oferecem um ganho adicional de 11% na redução de risco de recidiva de câncer de mama e de 16% de redução no risco de morte. Após 10 anos, 4% a mais das pacientes que usaram antraciclinas estão vivas com relação às que usaram CMF, segundo os dados do EBCTCG.[94]

Com relação ao uso de taxanos, uma metanálise de 13 estudos randomizados[95] demonstrou que o acréscimo de um taxano a um regime contendo antraciclina aumenta a sobrevida livre de doença em 17% e a sobrevida global em 15%. Em termos absolutos, isso significa que, após 5 anos de seguimento, 5% a mais de pacientes estarão livres de recidiva de câncer de mama e 3% a mais de pacientes estarão vivas com o uso de taxanos, independentemente do tipo de taxano utilizado e da forma como ele foi combinado com as antraciclinas.

Nas mulheres com elevado risco de insuficiência cardíaca (mulheres que já apresentam redução na função cardíaca basal, independentemente de sua causa), deve-se utilizar algum esquema quimioterápico que não contenha antraciclinas. Como salientado anteriormente, a decisão de se indicar um tratamento quimioterápico adjuvante é complexa e devem-se levar em conta o risco de recidiva, os riscos de toxicidade, as comorbidades e os custos. Atualmente, tem se tentado cada vez mais identificar melhor as pacientes que mais se beneficiariam da quimioterapia adjuvante, de forma a evitar excesso de tratamento naquelas que terão menor benefício.

Além dos fatores clinicopatológicos que são utilizados na prática para seleção das candidatas à adjuvância, os estudos e avanços na área da biologia molecular têm permitido a identificação de genes que, quando presentes no tumor, conferem a ele um pior prognóstico. Identificando-se as mulheres que contêm esses genes em seus tumores, poderíamos selecionar melhor as que deveriam ser tratadas de maneira mais agressiva. Há dois painéis genéticos, Oncotype DX® e Mammaprint®, desenvolvidos para tal finalidade, mas os dois ainda precisam ser validados por estudos prospectivos para poderem ser aplicados na prática clínica.

Tratamento sistêmico neoadjuvante

É o tratamento sistêmico empregado antes da realização do tratamento cirúrgico. Essa modalidade terapêutica começou a ser utilizada na década de 1970 com o objetivo de melhorar os desfechos no tratamento do câncer de mama localmente avançado, que é aquele com doença volumosa, mas que ainda está locorregionalmente confinada, sem evidências de doença a distância.

O maior benefício com tal estratégia é provocar uma redução de volume tumoral, permitindo melhor controle local da doença. Além disso, consegue-se uma taxa maior de cirurgias conservadoras, em que, de outra forma, seria necessária a mastectomia radical.

Indicações

Atualmente, é o tratamento padrão para todas as pacientes com câncer de mama inflamatório ou localmente avançado irressecável. Pode ser utilizado também para mulheres com câncer de mama ressecável, mas que necessitariam de mastectomia radical para se alcançar um controle local ideal.

Antes do início do tratamento neoadjuvante, é necessária confirmação diagnóstica por meio de realização de uma *core biopsy*. Isso porque ela possibilita que seja realizada imuno-histoquímica para pesquisa de receptores hormonais e HER-2. Devem ser realizados exame físico completo, mamografia bilateral, ultrassonografia mamária e axilar, tomografias computadorizadas, cintilografia óssea, PET-TC e exames laboratoriais, conforme indicação, para estadiamento apropriado da paciente e exclusão de doença metastática.

Após estadiamento adequado, é usado o prefixo "c" para indicar que a paciente foi estadiada clinicamente e, mesmo após o tratamento neoadjuvante, o estádio clínico inicial permanece. A quimioterapia neoadjuvante tem sido comparada em estudos clínicos com a quimioterapia adjuvante utilizando-se os mesmos regimes quimioterápicos. Os estudos demonstram que não há diferença em termos de sobrevida livre de doença nem de sobrevida global quando se utiliza a quimioterapia de forma neoadjuvante ou adjuvante.[96-101]

A escolha do regime quimioterápico é feita de maneira análoga à que é realizada para o tratamento adjuvante, sendo antraciclinas e taxanos os fármacos mais ativos e utilizados.[102-104] Há poucos estudos disponíveis a respeito do uso de esquemas que não contenham antraciclinas (para pacientes cardiopatas).

Pelo menos três estudos e uma metanálise demonstram o benefício com o uso do trastuzumabe na neoadjuvância, embora seu uso ainda não esteja tão bem estabelecido como na adjuvância. Embora os estudos com o trastuzumabe na neoadjuvância mostrem um aumento na taxa de resposta patológica completa da ordem de 15% a 20% e um ganho na sobrevida livre de doença, ainda não foi observado que seu uso aumente a sobrevida global das pacientes.

O *timing* e a duração ideal do tratamento ainda não estão bem sedimentados, mas geralmente são administrados quatro a seis ciclos além da quimioterapia (contando-se que não haja progressão da doença), completando-se todo o tratamento antes da realização da cirurgia. No caso de ausência de resposta a determinado esquema, deve-se trocar por um esquema em que não haja resistência cruzada. Caso seja utilizado o trastuzumabe, este deve ser usado de maneira semelhante à realizada na adjuvância, após a conclusão do uso da antraciclina e concomitante ao uso do taxano.

Após a conclusão do taxano, interrompe-se o uso do trastuzumabe para a realização do tratamento cirúrgico e, no pós-operatório, conclui-se 1 ano de tratamento com o trastuzumabe.[102-104]

Hormonioterapia neoadjuvante

O racional e os benefícios são os mesmos já citados para a quimioterapia neoadjuvante. A maioria dos estudos que avaliaram o papel da terapia sistêmica neoadjuvante usou tratamento quimioterápico. Mais recentemente, aumentou o número de publicações avaliando o papel da hormonioterapia neoadjuvante. Quase todas incluíram apenas pacientes idosas com tumores localmente avançados, apresentando comorbidades ou condições clínicas impeditivas para a realização tanto de mastectomia quanto de quimioterapia neoadjuvante. O fármaco mais estudado para esse fim foi o tamoxifeno, mas há alguns estudos avaliando o papel dos inibidores da aromatase.[105,106]

Na época em que foram desenhados, os estudos citados, na realidade, tinham o objetivo de comparar a mastectomia *versus* o tamoxifeno isolado, já que o objetivo era avaliar a possibilidade de se evitar um tratamento cirúrgico agressivo em pacientes frágeis. Porém, a maioria das pacientes que não respondiam à hormonioterapia era resgatada com cirurgia, de modo que os estudos servem para se avaliar o efeito da hormonioterapia na "neoadjuvância".

Estudos comparando tamoxifeno *versus* letrozol (um inibidor da aromatase) na neoadjuvância mostram taxas de resposta ainda mais expressivas, com 55% de resposta no grupo do letrozol *versus* 36% no grupo do tamoxifeno. Nesses mesmos estudos, a taxa de cirurgias conservadoras foi maior no grupo que usou letrozol.[107,108]

Já com outro inibidor da aromatase, o anastrozol, dois estudos randomizados falharam em demonstrar qualquer tipo de benefício quando comparado com o tamoxifeno na neoadjuvância.[109,110] Dois estudos randomizados pequenos compararam tamoxifeno isolado *versus* mastectomia isolada, chegando à conclusão de que a taxa de metástases e a sobrevida global foram idênticas. Apesar de o estudo ter demonstrado maior taxa de falha local no braço que usou tamoxifeno, as pacientes puderam ser resgatadas com mastectomia, não prejudicando a sobrevida.[111,112]

Dois outros estudos randomizaram as pacientes para receber tamoxifeno isolado *versus* mastectomia seguida de tamoxifeno. A conclusão foi que, apesar de o grupo que usou tamoxifeno isolado ter apresentado maior taxa de falha local, a sobrevida global foi idêntica. Isso demonstrou que as pacientes que não respondem ao tamoxifeno podem ser resgatadas com tratamento local.[113,114]

Apesar de ainda existirem poucos estudos comparativos, a sobrevida com hormonioterapia neoadjuvante parece ser similar à obtida com o uso de quimioterapia neoadjuvante. Porém, uma das desvantagens teóricas de se utilizar a hormonioterapia em vez de quimioterapia na neoadjuvância seria que o tempo para se obter a máxima resposta, muitas vezes, é longo. A hormonioterapia neoadjuvante ainda necessita ser mais bem estudada, mas vem sendo cada vez mais utilizada para o nicho de pacientes já citado.[115]

CÂNCER DE MAMA METASTÁTICO

Nos últimos anos, o oncologista clínico, cada vez mais, tem ganhado novas tecnologias no seu arsenal terapêutico para combate ao câncer de mama. Com o surgimento dos anticorpos monoclonais e dos chamados "fármacos-alvo", é maior a tendência atual de incorporação dessas moléculas ao tratamento sistêmico do câncer de mama. Apesar de todo o avanço, o impacto no aumento da sobrevida das pacientes com câncer de mama metastático ainda é pequeno. A sobrevida mediana dessas pacientes gira em torno de 18 a 24 meses. Antigamente, cerca de 2% das pacientes com câncer de mama metastático estavam vivas após 10 anos de seguimento;[116] hoje em dia, após a introdução das terapias novas, estima-se que 10% das pacientes estarão vivas após 10 anos de seguimento.

Nesse tópico, iremos discutir os princípios gerais que regem o tratamento sistêmico do câncer de mama metastático, incluindo como é feita a seleção da terapia de acordo com as características da paciente e da doença e como combinar as terapias disponíveis atualmente. A discussão sobre cada fármaco especificamente e seus mecanismos de ação foge do escopo deste texto.

Avaliação inicial da paciente

Sempre que possível, principalmente naquelas pacientes com baixo risco inicial de doença metastática, naquelas com metástase isolada em que não se pode excluir um segundo tumor primário (p. ex., nódulo pulmonar isolado em paciente fumante) ou naquelas com achado de possível metástase 5 anos após o diagnóstico inicial, é recomendável que seja realizada biópsia da lesão, caso ela seja acessível. Além de servir como confirmação histológica de doença metastática, o material serve para pesquisa de receptores hormonais e HER-2 e para melhor seleção da terapia. Mesmo que a doença metastática seja passível de tratamento local (p. ex., metástase óssea localizada em que pode ser feita radioterapia local), a paciente deve ser reestadiada em busca de possível doença metastática visceral associada.

É importante salientar que, na doença metastática, o objetivo principal do tratamento é a paliação dos sintomas. Isso porque a doença é considerada incurável. Dessa forma, a toxicidade do tratamento jamais pode exceder os sintomas causados pela doença em si.

As pacientes que se apresentam com doença metastática isolada, após se excluir doença em outros sítios, podem ser manejadas, a princípio, apenas com tratamento local. Nas pacientes com doença amplamente disseminada, o tratamento sistêmico está indicado, embora alguma forma de tratamento local, seja cirúrgico ou radioterápico, possa ser utilizada para alívio rápido dos sintomas (p. ex., no tratamento da síndrome de compressão da medula óssea).

Nas pacientes com doença disseminada, a escolha do tratamento sistêmico a ser utilizado depende de uma série de fatores clínicos e moleculares. Entre os fatores clínicos, alguns estão relacionados com a paciente e outros relacionados com o tumor. Cada vez mais, temos reconhecido o câncer de mama como um conjunto de doenças distintas com uma classificação comum. Algumas pacientes se apresentam com doença metastática de crescimento indolente e sobrevivem muitos anos, mesmo sem receberem nenhum tratamento. Já outras pacientes têm doença de comportamento biológico extremamente agressivo e vêm a falecer em poucos meses, mesmo recebendo tratamento sistêmico adequado. Assim, além das características relacionadas com a paciente, é fundamental que se conheçam alguns marcadores biológicos relacionados com o tumor. Dessa forma, poderemos escolher se a paciente deve ser tratada com maior ou menor agressividade.

Entre as características que devem ser avaliadas na escolha do tratamento sistêmico, estão *status* dos receptores de estrogênio e progesterona; *status* do HER-2; idade da paciente; *performance* de *status*; comorbidades; presença ou ausência de metástases viscerais; volume tumoral; intensidade dos sintomas; e intervalo de tempo entre o tratamento local e o surgimento da doença metastática. Para melhor compreensão e didática, vamos dividir o tratamento sistêmico de acordo com o *status* dos receptores hormonais e do HER-2.

Receptores hormonais negativos e HER-2-negativos

Os tumores com essa assinatura genética são conhecidos como triplo-negativos. As pacientes com esse tipo de tumor não respondem nem à terapia hormonal nem à terapia direcionada contra o HER-2. Esses tumores têm um comportamento biológico agressivo e frequentemente acometem pacientes jovens. A quimioterapia é a única modalidade de tratamento efetiva para essas pacientes. A escolha do agente baseia-se na ausência ou presença de sintomas, na extensão da doença e nas comorbidades da paciente. Em pacientes assintomáticas ou com comorbidades significativas, a quimioterapia com fármaco único geralmente é preferível. Nas pacientes com crise visceral e sem disfunções orgânicas, a poliquimioterapia é recomendada em razão da maior taxa de resposta e do alívio mais rápido dos sintomas. Não há um esquema quimioterápico que seja claramente superior aos demais.

Ainda não existem fármacos-alvo com atividade demonstrada nos tumores triplo-negativos. Alguns desses agentes biológicos vêm sendo testados, como as terapias antiangiogênese (bevacizumabe);[117,118] os inibidores da poli-ADP ribose polimerase (PARP), como o iniparib; e o veliparibe[119] e os inibidores da histona-desacetilase (vorinostate), mas os estudos ainda são pequenos e não definitivos.

Receptores hormonais negativos e HER-2-positivos

Esses tumores são identificados através do exame de imuno-histoquímica. Os tumores que expressam +++/3 são considerados positivos. Os tumores que possuem 0/3 ou +/3 são considerados HER-2-negativos e os tumores ++/3 devem ser encaminhados para realização do exame de FISH.

Cerca de 20% dos cânceres de mama têm hiperexpressão do HER-2, o que confere um comportamento biológico mais agressivo e de pior prognóstico para esses tumores. O trastuzumabe é um anticorpo monoclonal administrado via endovenosa e o lapatinibe é um inibidor da tirosina quinase administrado via oral. Ambos são fármacos direcionados contra o alvo celular HER-2 (o lapatinibe também age no HER-1). Esses fármacos causaram um importante impacto na sobrevida das pacientes. Dessa forma, os tumores que hiperexpressam o HER-2 devem ter essa via inibida.[120,121]

Caso a paciente seja assintomática ou oligossintomática e tenha doença de pequeno volume e exclusivamente óssea e/ou de partes moles, ela pode, a princípio, ser tratada com terapia anti-HER-2 isoladamente. Já as pacientes muito sintomáticas ou com extenso comprometimento visceral devem receber quimioterapia associada à terapia anti-HER-2 até o controle dos sintomas e a estabilização da doença (convém ter cautela com a sobreposição de cardiotoxicidade na associação dos fármacos). A partir de então, uma boa opção consiste em manter apenas a terapia anti-HER-2 isoladamente por ser uma terapia, de modo geral, muito bem tolerada, evitando-se a toxicidade da quimioterapia. Nas pacientes em uso de terapia anti-HER-2 (principalmente o trastuzumabe), vale lembrar de monitorar a função cardíaca devido ao risco de cardiotoxicidade da ordem de 3% a 7%, quando o fármaco é utilizado isoladamente, chegando até 27% ao ser usado em pacientes previamente tratadas com ciclofosfamida, taxanos e antraciclinas.[122]

Receptores hormonais positivos e HER-2-negativos

A hormonioterapia apresenta um melhor perfil de toxicidade e melhor tolerância em relação à quimioterapia. Entretanto, embora o nível de evidência seja limitado, os dados sugerem que a quimioterapia apresenta maior taxa de velocidade de resposta em relação à terapia hormonal. Dessa forma, para as pacientes com doença em rápida progressão, em crise visceral ou com doença muito sintomática, a poliquimioterapia seria a terapia inicial mais adequada. Após controle dos sintomas, uma estratégia muito utilizada consiste em interromper a quimioterapia e iniciar hormonioterapia.

Nas pacientes que se apresentam com doença assintomática, oligossintomática, de partes moles ou óssea exclusiva, a terapia inicial com hormônios é apropriada, devido à boa tolerância e ao melhor perfil de toxicidade quando comparada com a quimioterapia. Na ausência de resposta inicial, caso a paciente se mantenha oligossintomática ou com doença óssea ou de partes moles, é apropriada a troca da hormionioterapia. No caso de progressão sintomática ou rápida, deve-se entrar com a quimioterapia.

Cabe aqui uma breve relação das opções de hormonioterapia:

- O tamoxifeno pode ser utilizado tanto na pré quanto na pós-menopausa. A dose preconizada é 20mg ao dia, via oral. A taxa de resposta gira em torno de 30% a 60%.
- Os inibidores da aromatase somente são utilizados nas mulheres na pós-menopausa Nessa faixa etária, há estudos que demonstram ser o fármaco de escolha com relação ao tamoxifeno.[123] Na prática clínica, são utilizados os inibidores da aromatase de terceira geração, sendo eles o anastrozol, o letrozol e o exemestano. Não há evidências suficientes de que algum seja superior aos demais.
- O fulvestranto é um antagonista do receptor do estrogênio, sem nenhum efeito agonista. É utilizado via intramuscular na dose de 250mg a cada 28 dias. Apesar de a maior parte dos estudos ter avaliado o uso do fármaco na pós-menopausa, não há uma clara contraindicação para seu uso na pré-menopausa. Esse fármaco não se mostrou superior ao tamoxifeno na primeira linha de tratamento. Por isso, é usado além da segunda linha.

A ablação ou supressão ovariana tem como objetivo inibir a função ovariana. Por isso, é eficaz apenas nas mulheres na pré-menopausa. A ablação ovariana pode ser obtida via cirúrgica ou radioterápica. Já a supressão ovariana é realizada utilizando-se os agonistas dos hormônios que liberam o hormônio luteinizante (agonistas LHRH). Essa modalidade de tratamento não é utilizada com frequência no nosso meio, embora haja estudos demonstrando que a combinação de inibição ovariana com tamoxifeno seja superior em termos de sobrevida a cada modalidade de hormonioterapia isoladamente em mulheres na pré-menopausa.[124,125] Os esteroides sexuais hormonais (acetato de megestrol, acetato de medroxiprogesterona, testosterona) são utilizados com pouca frequência, sendo opções para as pacientes refratárias às outras linhas hormonais em que se queira evitar a quimioterapia.

Receptores hormonais positivos e HER-2-positivos

Essas pacientes têm como opção de tratamento a hormonioterapia, a quimioterapia e a terapia anti-HER-2. A escolha da melhor terapia inicial vai depender da extensão da doença e da sintomatologia da paciente. A terapia anti-HER-2 resulta em significativo impacto em termos de sobrevida, conforme já discutido anteriormente, sendo recomendado seu início imediato salvo em caso de alguma contraindicação (insuficiência cardíaca congestiva, por exemplo). Nas pacientes assintomáticas, oligossintomáticas ou com doença óssea ou de partes moles exclusiva, poderia ser iniciada a terapia anti-HER-2 associada à hormonioterapia em primeira linha. Nas pacientes em crise visceral ou com doença extensa e muito sintomáticas, seria uma melhor opção iniciar o tratamento com quimioterapia associada à terapia anti-HER-2. Quando o objetivo é o rápido alívio de sintomas, podemos iniciar o tratamento com uma combinação sinérgica de fármacos, de forma que a taxa de resposta será maior e o alívio dos sintomas obtido mais rapidamente. Vale ressaltar que a toxicidade do tratamento também será maior.

Dessa maneira, a abordagem inicial da paciente com câncer de mama metastático deve seguir as premissas discutidas. O primeiro passo é avaliar a extensão da doença na paciente e a sintomatologia que a doença vem causando. A partir dessa avaliação inicial, vamos avaliar com quais intensidade e agressividade o tratamento será iniciado. Além da avaliação das características clínicas da paciente e da doença, é importante que se conheça o perfil genético do tumor, para saber quais fármacos são ativos ou não naquela determinada paciente. O foco principal do tratamento está em proporcionar a melhor qualidade de vida possível, já que a doença é considerada incurável. Assim, o tratamento jamais pode causar mais sintomas do que a doença em si. Além do controle sintomático, o tratamento sistêmico também resulta em maior sobrevida.

Conforme citado anteriormente, a sobrevida mediana das pacientes com câncer de mama metastático gira em torno de 2 anos. Durante esse período, o tratamento deve ser muito dinâmico e modificado segundo a presença de maior ou menor sintomatologia. Isso faz com que o acompanhamento dessas pacientes seja parte fundamental no processo. Ainda não há consenso sobre como deve ser a forma ideal de acompanhamento dessas pacientes. A cada visita, deve ser realizada anamnese em busca de sinais ou sintomas de progressão da doença. Além da entrevista, o exame físico pode evidenciar sinais de progressão ou piora da doença (surgimento de linfonodomegalias, hepatomegalia etc.).

Em cerca de 50% das pacientes, a doença pode não ser mensurável pelo exame físico (p. ex., nódulos pulmonares) e, nesses casos, é importante que sejam realizados exames de imagem e marcadores séricos. Vale lembrar que os marcadores séricos (CA 15-3, CEA, CA 27-29) devem sempre ser interpretados em conjunto com o contexto clínico. Isoladamente, não têm nenhum papel e não servem para se estabelecer o diagnóstico.

A maioria das pacientes com câncer de mama metastático acaba recebendo tratamento quimioterápico ao longo da evolução da doença. Mesmo que se opte por iniciar o tratamento com a hormonioterapia e/ou a terapia anti-HER2, em algum momento a doença irá progredir, sendo necessária a instituição de tratamento quimioterápico.

Ao se indicar a quimioterapia, não há uma regra para a escolha do(s) fármaco(s) inicial(is). A literatura médica é enfática em demonstrar uma maior taxa de resposta quando são utilizadas combi-

Atualidades em Rastreamento, Diagnóstico e Tratamento do Câncer de Mama

nações de fármacos, mas ainda não está totalmente claro se o tratamento inicial com uma combinação de fármacos traz ganho em sobrevida global quando comparado com o uso isolado e sequencial dos fármacos combinados. Apesar de uma metanálise publicada em 2005 ter demonstrado que a poliquimioterapia resultou em maior sobrevida global com relação à monoquimioterapia,[126] o ganho foi extremamente modesto, e muitas pacientes receberam esquemas mais antigos de quimioterapia. Estudos mais recentes com capecitabina, docetaxel, vinorelbina e gemcitabina não têm evidenciado maior sobrevida com a poliquimioterapia em relação à monoquimioterapia.[127,128] Uma crítica importante ao ganho de sobrevida com a poliquimioterapia é que, se os estudos tivessem permitido o *crossover* no braço que recebeu monoquimioterapia (ou seja, o grupo que iniciou o tratamento com monoquimioterapia pudesse usar outro fármaco em sequência), não haveria ganho de sobrevida para a poliquimioterapia. Um estudo do ECOG comparou três grupos de pacientes que receberam quimioterapia com doxorrubicina isolada *versus* paclitaxel isolado *versus* a combinação dos fármacos. Esse estudo possibilitou que o grupo que iniciou com doxorrubicina recebesse paclitaxel após a progressão da doença e o grupo que iniciou com paclitaxel recebesse doxorrubicina após a progressão da doença. Embora a taxa de resposta tenha sido maior no braço que iniciou com a poliquimioterapia (47% *versus* 34%), a sobrevida global foi idêntica (22 meses).[129] Isso demonstra que o uso sequencial de quimioterapia com fármaco único tem o mesmo impacto em termos de sobrevida global quando comparado com a poliquimioterapia de imediato, com a vantagem de apresentar menor toxicidade para a paciente e, possivelmente, melhor qualidade de vida. Apesar dessas vantagens, na paciente que se apresenta em crise visceral ou com doença extremamente sintomática, o início imediato com poliquimioterapia seria uma melhor estratégia para o controle mais rápido dos sintomas. Dessa forma, a programação de quimioterapia depende da apresentação clínica da doença e do estado geral e das comorbidades da paciente.

A primeira linha de quimioterapia resulta numa taxa de resposta de cerca de 30% a 60%, independentemente do(s) fármaco(s) selecionado(s). A escolha da primeira linha depende de a paciente ter recebido quimioterapia adjuvante ou não, qual regime foi utilizado e há quanto tempo. Nas pacientes virgens de tratamento, geralmente os fármacos de escolha para a terapia inicial são as antraciclinas e os taxanos, considerados os agentes quimioterápicos mais ativos no câncer de mama. Além desses agentes, também são utilizados com frequência, isoladamente ou em combinações, os seguintes fármacos: capecitabina, gemcitabina, metotrexato, 5-fluorouracila, epirrubicina, mitoxantrona, doxorrubicina lipossomal, ciclofosfamida, cisplatina, ixabepilona e vinorelbina. A escolha do agente também depende se ele será utilizado isoladamente ou em combinação com fármacos-alvo.

NOVAS TERAPIAS

Os avanços do conhecimento do câncer de mama têm acompanhado os progressos nas técnicas de biologia molecular. Dessa forma, têm sido descobertas proteínas e moléculas fundamentais no processo de crescimento e disseminação do câncer.

A partir desse conhecimento, cada vez mais tem emergido uma nova classe de fármacos chamados de fármacos-alvo ou agentes biológicos, que têm como mecanismo de ação o bloqueio de determinada molécula fundamental no metabolismo tumoral. A vantagem teórica desses fármacos com relação à quimioterapia convencional seria otimizar e eficácia e minimizar os efeitos colaterais.

Os inibidores da angiogênese e dos fatores de crescimento são exemplos dessas terapias novas. O HER-2 é uma glicoproteína transmembrana e os tumores que possuem maior expressão desse receptor apresentam um comportamento biológico mais agressivo e um pior prognóstico. O trastuzumabe é um anticorpo monoclonal que se liga a esse receptor, inibindo seu efeito. O lapatinibe é uma molécula que age na porção intracelular dos receptores HER-1 e HER-2 e que exerce atividade tirosina quinase, inibindo assim sua função.

O fator de crescimento vascular endotelial (VEGF) estimula a angiogênese tumoral. O anticorpo monoclonal bevacizumabe age como um inibidor da angiogênese, bloqueando esse mecanismo tumoral. Apesar desse efeito, apresenta baixa atividade quando utilizado isoladamente (taxa de resposta de 9%).[130] Dessa forma, esse fármaco vem sendo estudado associado à quimioterapia. O receptor do VEGF também pode ser inibido na sua porção intracelular com atividade tirosina quinase com os inibidores de tirosina quinase sunitinibe, sorafenibe, axitinibe e pazopanibe. Apesar desses agentes terem sido descobertos com grande entusiasmo e terem demonstrado atividade em outros tipos de tumor, no câncer de mama metastático não foi registrada nenhuma atividade.

O fator de crescimento epidermal (EGF) é responsável por proliferação celular exacerbada e maior agressividade tumoral. Os inibidores do receptor do fator de crescimento epidermal (EGFR) inibem essa via. Essa classe de fármacos inclui o gefitinibe, o erlotinibe e o cetuximabe. Nenhum deles demonstrou atividade significativa quando utilizados isoladamente. Atualmente, seu uso vem sendo estudado associado a um agente quimioterápico.

A poli-ADP polimerase 1 (PARP-1) é uma proteína responsável pela identificação e pelo reparo de quebras nas fitas do DNA. Os inibidores dessa proteína poderiam, em teoria, impedir que as lesões no DNA tumoral fossem reparadas. Os inibidores da PARP-1 vêm sendo estudados em associação à quimioterapia no tratamento do câncer de mama metastático.[131]

A história natural do câncer de mama indica que o curso clínico da doença e a sobrevida variam de paciente para paciente. Essa variação é determinada por uma série complexa de fatores, tais como a diferença na velocidade de duplicação tumoral, o potencial de metastização do tumor e outros mecanismos ainda não completamente compreendidos, relacionados com a condição imunológica e nutricional da paciente. Avaliar a qualidade de vida, assim como valorizar a percepção da paciente, possibilita a criação de indicadores de saúde para um atendimento mais qualificado e humanizado, pois essa forma de abordagem abrange várias dimensões da doença.[132] Os profissionais da saúde devem estar sempre atentos para abordar os aspectos psíquicos das pacientes. Para tanto, é necessário consolidar novas atitudes que transformem a avaliação que prioriza os aspectos biológicos para uma abordagem mais ampla com ênfase nos aspectos biomédicos, psicossociais e na qualidade de vida da paciente.[133]

Mais do que ostentar ciência ou habilidade técnica, é preciso inocular confiança nas pacientes acometidas pelo câncer de mama e mostrar que elas próprias são o fator básico para a eficiência de toda ajuda e desenvolvimento. A arte de ouvir é o núcleo da arte de ajudar, enquanto envolve o terapeuta com o paciente na complexidade das relações. E o remédio mais adequado, não raro, é antes uma palavra com afeto do que um fármaco utilizado com perícia, antes uma porta entreaberta do que um quadro ameaçador. [134] Esta perspectiva positiva deve fazer parte da abordagem dos profissionais que trabalham com oncologia, tendo como objetivo principal revigorar a paciente em sua condição de vida.

Referências

1 Lucena CEM, Barra AA. Exame Físico das Mamas. In: Chagas CR, Menke CH, Vieira RJS, Boff RA. Tratado de Mastologia da SBM. Rio de Janeiro: Ed Revinter, 2010; 12:70-6.

2. Silva Júnior GA, Chaves IG, Costa e Silva SZ. Propedêutica Clínica das Mamas. In: Lucena CEM, Silva Júnior GA, Barra AA. Propedêutica em Mastologia. Rio de Janeiro: Ed. MEDSI & Guanabara Koogan, 2005; 3:25-41.

3. Morrow M. Physical examination of the breast. In: Harris JR et al. Diseases of the breast. 2nd ed. Philadelphia: Ed. Lippincott Williams & Wilkins, 2000; 3:33-6.

4. Barra AA, Lucena CEM, Lages AF et al. Controvérsias no Rastreamento do Câncer de Mama. Femina, 2004; 32:751-7.

5. Reis AOA. Câncer de mama e vida emocional. In: Boff RA. Wisintainer F, Amorim G. Manual de Diagnóstico e Terapêutica em Mastologia. Caxias do Sul: Ed Mesa Redonda, 2008; 67:275-90.

6. Jemal A, Siegel R, Ward E et al. Cancer Statistics. CA Cancer J Clin 2007; 57:43-66.

7. Micheli A, Verdecchia A. Epidemiologia do carcinoma de mama. In: Veronesi U. Mastologia Oncológica. 2nd ed. Rio de Janeiro: Ed. MEDSI, 2002:19-23.

8. Reis JHP, Avelar JTC. Genética e Câncer de Mama. In: Lucena CEM, Silva Junior GA, Barra AA. Propedêutica em Mastologia. Rio de Janeiro: Ed. MEDSI & Guanabara Koogan, 2005:425-40.

9. Hoskins KF, Stopfer JE, Calzone KA et al. Assesment and counseling for women with a family history of breast cancer: a guide for clinicians. JAMA 1995; 273:577-85.

10. Kelsey JL, Gammon MD, John EM. Reproductive factors and breast cancer. Epidemiol Rev 1993; 15:36-47.

11. Clavel-Chapelon F. Differential effects of reproductive factors on the risk of pre and postmenopausal breast cancer. Results from a large cohort of French women. Br J Cancer 2002; 86:723-7.

Atualidades em Rastreamento, Diagnóstico e Tratamento do Câncer de Mama

12. Clavel-Chapelon F, Gerber M. Reproductive factors and breast cancer risk. Do they differ according to age at diagnosis? Breast Cancer Res Treat 2002; 72:107-15.
13. Garland M, Hunter DJ, Colditz GA et al. Menstrual cycle characteristics and history of ovulatory infertility in relation to breast cancer risk in a large cohort of US women. Am J Epidemiol 1998; 147:636-43.
14. Colditz GA, Rosner B. Cumulative risk of breast cancer to age 70 years according to risk factor status: data from the Nurses' Health Study. Am J Epidemiol 2000; 152:950-64.
15. Bruzzi P, Negri E, La Vecchia C et al. Short term increase in risk of breast cancer after full term pregnancy. BMJ 1998; 297:1096-8.
16. Ventura S, Taffel S. Collaborative Group on Hormonal Factors in Breast Cancer and Breastfeeding: collaborative reanalysis of individual data from 47 epidemiological studies in 30 countries, including 50302 women with breast cancer and 96973 women without the disease. Lancet 2002; 360:187-95.
17. Romieu I, Berlin JA, Colditz G. Oral contraceptives and breast cancer. Review and meta-analysis. Cancer 1990; 66:2253-63.
18. Breast cancer and hormonal contraceptives: collaborative reanalysis of individual data on 53,297 women with breast cancer and 100,239 women without breast cancer from 54 epidemiological studies. Collaborative Group on Hormonal Factors in Breast Cancer. Lancet 1996; 347:1713-27.
19. Collaborative Group on Hormonal Factors in Breast Cancer. Breast cancer and hormone replacement therapy: collaborative reanalysis of data from 51 epidemiological studies of 52,705 women with breast cancer and 108,411 women without breast cancer. Lancet 1997; 350: 1047-59.
20 Rockhill B, Colditz GA, Rosner B. Bias in breast cancer analyses due to error in age at menopause. Am J Epidemiol 2000; 151:404-8.
21. Schairer C, Lubin J, Troisi R et al. Menopausal estrogen and estrogen-progestin replacement therapy and breast cancer risk. JAMA 2000; 283:485-91.
22. Dupont WD, Page DL. Risk factors for breast cancer in women with proliferative breast disease. N Engl J Med. 1985; 312(3):146-51.
23. Hartmann LC, Sellers TA, Frost MH et al. Benign breast disease and the risk of breast cancer. N Engl J Med 2005; 353:229-37.
24. http://www.inca.gov.br/estimativa/2010/estimativa 2009:1201. pdf <acesso em 15/06/2010>.
25. Smith-Warner SA, Spiegelman D, Yaun SS et al. Alcohol and breast cancer in women: a pooled analysis of cohort studies. JAMA 1998; 279:535-40.
26. Tjonneland A, Christensen J, Olsen A et al. Alcohol intake and breast cancer risk: the European Prospective Investigation into Cancer and Nutrition (EPIC). Cancer Causes Control 2007; 18:361-73.
27. Trentham-Dietz A, Newcomb PA, Egan KM et al. Weight change and risk of postmenopausal breast cancer (United States). Cancer Causes Control 2000; 11:533-42.
28. Morimoto LM, White E, Chen Z et al. Obesity, body size, and risk of postmenopausal breast cancer: the Women's Health Initiative (United States). Cancer Causes Control 2002; 13:741-51.
29. Friedenreich CM, Orenstein MR. Physical activity and cancer prevention: etiologic evidence and biological mechanisms. J Nutr 2002; 132:3456S-64S.
30. Lown Bernard. A ciência de tirar uma história clínica e arte de ouvir. In: Lown Bernard. A arte perdida de curar. São Paulo: Ed Fundação Peirópolis, 1996; 1:21-40.
31. Bland KI & Coopeland EM. The breast. 3nd ed., Saunders Company, 2004.
32. Lucena CEM. Ultrassonografia das mamas. In: Lucena CEM, Silva Júnior GA, Barra AA. Propedêutica em Mastologia. 1ª ed. Rio de Janeiro: Ed. MEDSI-Guanabara-Koogan, 2005; 11:153-88.
33. Kim JK, Endo E, Chala LF, Barros N. Ressonância Magnética das Mamas. In: Lucena CEM, Silva Júnior GA, Barra AA. Propedêutica em Mastologia. 1ª Ed. Rio de Janeiro: Ed. MEDSI-Guanabara-Koogan, 2005; 26:471-85.
34. Barra AA. Avaliação da acurácia dos métodos de Punção Aspirativa por Agulha Fina e Core Biopsy guiadas por ultra-som de acordo com o tamanho da lesão mamária suspeita de malignidade. Belo Horizonte: Faculdade de Medicina UFMG, 2003. (Tese de Doutorado em Ginecologia e Obstetrícia).
35. Barra AA, Gobbi H, Rezende CAL et al. A comparision of aspiration cytology and core needle biopsy according to tumor size of suspicious breast lesions. Diagnostic Cytopathology 2008; 36:26-31.
36. Bland KI & Klimberg VS. Breast surgery. Philadelphia, PA: Ed. Lippincott Williams & Wilkins, a Wolters Kluwer. 2011:555p.
37. Chagas CR et al. Tratado de Mastologia da SBM. Rio de Janeiro-RJ: Ed. Revinter. 2011:1491p.
38. Harris JR et al. Diseases of the Breast. 4ª. ed. Philadelphia, PA: Ed. Lippincott Williams & Wilkins, a Wolters Kluwer. 2010:1174p.
39. Rietjens M & Urban CA. Cirurgia da Mama – Estética e reconstrutora. Rio de Janeiro-RJ: Ed. Revinter. 2007:612p.
40. Fisher B, Bauer M, Margolese R et al. Five years' results of a randomized clinical trial comparing total mastectomy and segmental mastectomy with or without radiation in the treatment of breast cancer. N Engl J Med 1985; 312:665-73.
41. Fisher B, Bauer M, Margolese R et al. Five-year results of a randomised clinical trial comparing total mastectomy and segmented mastectomy with or without radiation in the treatment of breast cancer. N Engl J Med 1985; 312:665-73.
42. Jacobsen JA, Danforth DN, Cowan KH et al. Ten-year results of a comparison of conservation with mastectomy in the treatment of stage I and II breast cancer. N Engl J Med 1995; 332:907-11.
43. Liljegren G, Holmberg L, Bergh J et al. 10-year results after sector resection with or without post operative radiotherapy for stage I breast cancer: A randomised trial. J Clin Oncol 1999; 17:2326-33.
44. Recht A, Edge SB, Solin LJ et al. Postmastectomy radiotherapy: clinical practice guidelines of the American Society of Clinical Oncology. J Clin Oncol 2001; 19:1539.
45. Bartelink H, Horiot JC, Poortmans P et al. Recurrence rates after treatment of breast cancer with standard radiotherapy with or without additional radiation. N Engl J Med 2001; 345:1378.

46. Romestaing P, Lehingue Y, Carrie C et al. Role of a 10-Gy boost in the conservative treatment of early breast cancer: results of a randomized clinical trial in Lyon, France. J Clin Oncol 1997; 15:963.
47. Schwartz GF, Giuliano AE, Veronesi U. Consensus conference on sentinel lymph node biopsy. Cancer 2002; 94:2542.
48. Louise-Sylvestre C, Clough K, Asselain B et al. Axillary treatment in conservative management of operable breast cancer: dissection or radiotherapy? Results of a randomized study with 15 years of follow-up. J Clin Oncol 2004; 22:97.
49. Fisher B, Land S, Mamounas E et al. Prevention of invasive breast cancer in women with ductal carcinoma in situ: an update of the National Surgical Adjuvant Breast and Bowel Project Experience. Semin Oncol 2001; 28:400.
50. Julien J, Bijker N, Fentiman IS et al. Radiotherapy in breast-conserving treatment for ductal carcinoma in situ: first results of the EORTC randomized phase III trial 10853. Lancet 2000; 355:528.
51. Houghton J, George WD, Cuzick J et al. Radiotherapy and tamoxifen in women with completely excised ductal carcinoma in situ of the breast in the UK, Australia, and New Zealand: randomized controlled trial. Lancet 2003; 362:95.
52. Fisher B, Dignam J, Wolmark N et al. Lumpectomy and radiation therapy for the treatment of intraductal breast cancer: findings from National Surgical Adjuvant Breast and Bowel Project B-17. J Clin Oncol 1998; 16:441.
53. Fisher ER, Dignam J, Tan-Chiu E et al. Pathologic findings from the National Surgical Adjuvant Breast Project (NSABP) eight-year update of Protocol B-17: intraductal carcinoma. Cancer 1999; 86:429.
54. Morrow M, Harris JR. Local management of invasive breast cancer. In: Diseases of the breast. Harris JR, Lippman ME, Morrow M, Osborne CK, eds. Philadelphia: Lippincott-Raven, 2000.
55. Shapiro CL, Harrigan Hardenbergh P, Gelman R et al. Cardiac effects of adjuvant doxorubicin and radiation therapy in breast cancer patients. J Clin Oncol 1998; 16:3493-501.
56. Edge SB, Byrd DR, Compton CC et al. AJCC (American Joint Committee on Cancer). Cancer Staging Manual, 7th edition, New York 2010:347.
57. NIH consensus conference. Treatment of early-stage breast cancer. JAMA. 1991; 265(3):391.
58. Harris L, Fritsche H, Mennel R et al. Update of recommendations for the use of tumor markers in breast cancer. American Society of Clinical Oncology. J Clin Oncol 2007; 25(33):5287.
59. Berry DA, Cronin KA, Plevritis SK et al. Effect of screening and adjuvant therapy on mortality from breast cancer. N Engl J Med. 2005; 353(17):1784.
60. Early Breast Cancer Trialists' Collaborative Group (EBCTCG). Effects of chemotherapy and hormonal therapy for early breast cancer on recurrence and 15-year survival: an overview of the randomised trials. Lancet. 2005; 365(9472):1687.
61. National Institutes of Health State-of-the-Science Conference Statement: Diagnosis and Management of Ductal Carcinoma In Situ (DCIS). (Available online at http://consensus.nih.gov/2009/dcis.htm, accessed April 6, 2010).
62. Fisher B, Land S, Mamounas E et al. Prevention of invasive breast cancer in women with ductal carcinoma in situ: Update of the National Surgical Adjuvant. Semin Oncol. 2001; 28(4):400.
63. Cuzick J, Sestak I, Pinder SE et al. Effect of tamoxifen and radiotherapy in women with locally excised ductal carcinoma in situ: long-term results from the UK/ANZ DCIS trial. Lancet Oncol. 2011; 12(1):21.
64. Petrelli F, Barni S. Tamoxifen added to radiotherapy and surgery for the treatment of ductal carcinoma in situ of the breast: A meta-analysis of 2 randomized trials. Radiother Oncol. 2011; 56:1038.
65. Harvey JM, Clark GM, Osborne CK, Allred DC. Estrogen receptor status by immunohistochemistry is superior to the ligand-binding assay for predicting response to adjuvant endocrine therapy in breast cancer. J Clin Oncol 1999; 17:1474.
66. Bardou VJ, Arpino G, Elledge RM et al. Progesterone receptor status significantly improves outcome prediction over estrogen receptor status alone for adjuvant endocrine therapy in two large breast cancer databases. J Clin Oncol 2003; 21:1973.
67. Bramwell VH, Pritchard KI, Tu D et al. A randomized placebo-controlled study of tamoxifen after adjuvant chemotherapy in premenopausal women with early breast cancer (National Cancer Institute of Canada – Clinical Trials Group Trial, MA.12). L Ann Oncol. 2010; 21(2):283.
68. Colleoni M, Gelber S, Goldhirsch A et al. Tamoxifen after adjuvant chemotherapy for premenopausal women with lymph node-positive breast cancer: International Breast Cancer Study Group Trial 13-93. J Clin Oncol. 2006; 24(9):1332.
69. Hutchins LF, Green SJ, Ravdin PM et al. Randomized, controlled trial of cyclophosphamide, methotrexate, and fluorouracil versus cyclophosphamide, doxorubicin, and fluorouracil with and without tamoxifen for high-risk, node-negative breast cancer: treatment results of Intergroup Protocol INT-0102. Clin Oncol. 2005; 23(33):8313.
70. Morales L, Canney P, Dyczka J et al. Postoperative adjuvant chemotherapy followed by adjuvant tamoxifen versus nil for patients with operable breast cancer: a randomised phase III trial of the European Organisation for Research and Treatment of Cancer Breast Group. Eur J Cancer. 2007; 43(2):331.
71. Fisher B, Dignam J, Bryant J et al. Five versus more than five years of tamoxifen for lymph node-negative breast cancer: updated findings from the National Surgical Adjuvant Breast and Bowel Project B-14 randomized trial. N J Natl Cancer Inst. 2001; 93(9):684.
72. Randomised comparison of 5 years of adjuvant tamoxifen with continuous therapy for operable breast cancer. The Scottish Cancer Trials Breast Group. Stewart HJ, Forrest AP, Everington D, McDonald CC, Dewar JA, Hawkins RA, Prescott RJ, George WD Br J Cancer. 1996; 74(2):297.
73. Postchemotherapy adjuvant tamoxifen therapy beyond five years in patients with lymph node-positive breast cancer. Eastern Cooperative Oncology Group. Tormey DC, Gray R, Falkson HJ. J Natl Cancer Inst. 1996; 88(24):1828.
74. Peto R, Davies C et al. ATLAS (Adjuvant Tamoxifen, Longer Against Shorter): International randomized trial of 10 versus 5 years of adjuvant tamoxifen among 11,5000 women- preliminary results (abstract 48). Data presented at the 30th annual San Antonio Breast Cancer Symposium, December 14, 2007. (Abstract available online at www.abstracts2view.com/sabcs/ (accessed May 13, 2008).

Atualidades em Rastreamento, Diagnóstico e Tratamento do Câncer de Mama

75. Gray RG, Rea DW, Handley K et al. Randomized trial of 10 versus 5 years of adjuvant tamoxicen among 6,934 women with estrogen receptor-positive (ER+) or ER untested breast cancer-Preliminary report (abstract). J Clin Oncol 2008; 26:10s.
76. Robert NJ, Wang M, Cella D et al. Phase III comparison of tamoxifen versus tamoxifen with ovarian ablation in premenopausal women with axillary node-negative receptor-positive breast cancer ≤3 cm (abstract). Proc Am Soc Clin Oncol 2003; 22:5a.
77. Baum M, Hackshaw A, Houghton J et al. Adjuvant goserelin in pre-menopausal patients with early breast cancer: Results from the ZIPP study. Eur J Cancer. 2006; 42(7):895.
78. Hackshaw A, Baum M, Fornander T et al. Long-term effectiveness of adjuvant goserelin in premenopausal women with early breast cancer. R J Natl Cancer Inst. 2009; 101(5):341.
79. Partridge AH, Wang PS, Winer EP, Avorn J. Nonadherence to adjuvant tamoxifen therapy in women with primary breast cancer. J Clin Oncol. 2003; 21(4):602.
80. Colleoni M, Giobbie-Hurder A, Regan MM, Thürlimann B, Mouridsen H, Mauriac L et al. Analyses Adjusting for Selective Crossover Show Improved Overall Survival With Adjuvant Letrozole Compared With Tamoxifen in the BIG 1-98 Study. J Clin Oncol. 2011; 29(9):1117.
81. Goss PE, Ingle JN, Martino S, Robert NJ, Muss HB, Piccart MJ. A randomized trial of letrozole in postmenopausal women after five years of tamoxifen therapy for early-stage breast cancer. N Engl J Med. 2003; 349(19):1793.
82. Coombes RC, Kilburn LS, Snowdon CF, Paridaens R, Coleman RE, Jones SE et al. Survival and safety of after 2-3 exemestane versus tamoxifen years' tamoxifen treatment: a randomised controlled trial. Intergroup Exemestane Study Lancet. 2007; 369(9561):559.
83. Jonat W, Gnant M, Boccardo F, Kaufmann M, Rubagotti A, Zuna I, Jonat W, Gnant M, Boccardo F, Kaufmann M, Rubagotti A, Zuna I. et al. Effectiveness of switching from adjuvant tamoxifen to anastrozole in postmenopausal women with hormone-sensitive early-stage breast cancer: a meta-analysis. Lancet Oncol. 2006; 7(12):991.
84. Dowsett M, Cuzick J, Ingle J, Coates A, Forbes J, Bliss J et al. Meta-Analysis of Breast Cancer Outcomes in Adjuvant Trials of Aromatase Inhibitors Versus Tamoxifen. J Clin Oncol. 2010; 28:509-18.
85. Vogel CL, Cobleigh MA, Tripathy D et al. Efficacy and safety of trastuzumab as a single agent in first-line treatment of HER2-overexpressing metastatic breast cancer. J Clin Oncol. 2002; 20:719-26.
86. Romond EH, Perez EA, Bryant J, Suman VJ, Geyer CE Jr, Davidson NE. Trastuzumab plus adjuvant chemotherapy for operable HER2-positive breast cancer. N Engl J Med. 2005; 353(16):1673.
87. Piccart-Gebhart MJ, Procter M, Leyland-Jones B, Goldhirsch A, Untch M, Smith I et al. Trastuzumab after adjuvant chemotherapy in HER2-positive breast cancer. Herceptin Adjuvant (HERA) Trial Study Team N Engl J Med. 2005; 353(16):1659.
88. Smith I, Procter M, Gelber RD, Guillaume S, Feyereislova A, Dowsett M et al. 2-year follow-up of trastuzumab after adjuvant chemotherapy in HER2-positive breast cancer: a randomised controlled trial. HERA study team Lancet. 2007; 369(9555):29.
89. Slamon D, Eiermann W, Robert N et al. Phase III Randomized Trial Comparing Doxorubicin and Cyclophosphamide Followed by Docetaxel (ACT) with Doxorubicin and Cyclophosphamide Followed by Docetaxel and Trastuzumab (ACTH) with Docetaxel, Carboplatin and Trastuzumab (TCH) in Her2neu Positive Early Breast Cancer Patients: BCIRG 006 Study. Cancer Res 2009; 69:500s.
90. Mackey J, McLeod D, Ragaz J, Gelmon K, Verma S, Pritchard K. Adjuvant targeted therapy in early breast cancer. Cancer. 2009; 115(6):1154.
91. Joensuu H, Kellokumpu-Lehtinen PL, Bono P, Alanko T, Kataja V, Asola R et al. Adjuvant docetaxel or vinorelbine with or without trastuzumab for breast cancer. FinHer Study Investigators N Engl J Med. 2006; 354(8):809.
92. Slamon DJ, Leyland-Jones B, Shak S, Fuchs H, Paton V, Bajamonde A.Use of chemotherapy plus a monoclonal antibody against HER2 for metastatic breast cancer that overexpresses HER2. Engl J Med. 2001; 344(11):783.
93. Murphy M, Stewart SJ, Keefe D et al. Cardiac dysfunction in the trastuzumab clinical trials experience. J Clin Oncol. 2002; 20(5):1215.
94. Early Breast Cancer Trialists' Collaborative Group (EBCTCG) Effects of chemotherapy and hormonal therapy for early breast cancer on recurrence and 15-year survival: an overview of the randomised trials. Lancet. 2005; 365(9472):1687.
95. De Laurentiis M, Cancello G, D'Agostino D, Giuliano M, Giordano A, Montagna E et al. Taxane-based combinations as adjuvant chemotherapy of early breast cancer: a meta-analysis of randomized trials. J Clin Oncol. 2008; 26(1):44.
96. Mauriac L, MacGrogan G, Avril A, Durand M, Floquet A, Debled M et al. Neoadjuvant chemotherapy for operable breast carcinoma larger than 3 cm: a unicentre randomized trial with a 124-month median follow-up. Institut BergoniéBordeaux Groupe Sein (IBBGS). Ann Oncol. 1999; 10(1):47.
97. Scholl SM, Fourquet A, Asselain B, Pierga JY, Vilcoq JR, Durand JC et al. Neoadjuvant versus adjuvant chemotherapy in premenopausal patients with tumours considered too large for breast conserving surgery: preliminary results of a randomised trial: S6. Eur J Cancer. 1994; 30A(5):645.
98. Makris A, Powles TJ, Ashley SE, Chang J, Hickish T, Tidy VA et al. A reduction in the requirements for mastectomy in a randomized trial of neoadjuvant chemoendocrine therapy in primary breast cancer. Ann Oncol. 1998; 9(11):1179.
99. van der Hage JA, van de Velde CJ, Julien JP, Tubiana-Hulin M, Vandervelden C, Duchateau L. Preoperative chemotherapy in primary operable breast cancer: results from the European Organization for Research and Treatment of Cancer trial 10902. J Clin Oncol. 2001; 19(22):4224.

100. Wolmark N, Wang J, Mamounas E, Bryant J, Fisher B Preoperative chemotherapy in patients with operable breast cancer: nine-year results from National Surgical Adjuvant Breast and Bowel Project B-18. J Natl Cancer Inst Monogr. 2001.

101. Rastogi P, Anderson SJ, Bear HD, Geyer CE, Kahlenberg MS, Robidoux A. Preoperative chemotherapy: updates of National Surgical Adjuvant Breast and Bowel Project Protocols B-18 and B-27. J Clin Oncol. 2008; 26(5):778.

102. Gianni L, Baselga J, Eiermann W, Guillem Porta V, Semiglazov V, Lluch A, Feasibility and tolerability of sequential doxorubicin/paclitaxel followed by cyclophosphamide, methotrexate, and fluorouracil and its effects on tumor response as preoperative European Cooperative Trial in Operable Breast Cancer Study Group Clin Cancer Res. 2005; 11(24 Pt 1):8715.

103. Gianni L, Baselga J, Eiermann W, Porta VG, Semiglazov V, Lluch A et al. Phase III trial evaluating the addition of paclitaxel to doxorubicin followed by cyclophosphamide, methotrexate, and fluorouracil, as adjuvant or primary systemic therapy: European Cooperative Trial in Operable Breast Cancer. J Clin Oncol. 2009; 27(15):2474.

104. Mano MS, Awada A. Primary chemotherapy for breast cancer: the evidence and the future. Ann Oncol. 2004; 15(8):1161.

105. Gralow JR, Burstein HJ, Wood W, Hortobagyi GN, Gianni L, von Minckwitz G, Buzdar AU, Smith IE, Symmans WF, Singh B, Winer EP Preoperative therapy in invasive breast cancer: pathologic assessment and systemic therapy issues in operable disease. J Clin Oncol. 2008; 26(5):814.

106. Semiglazov VF, Semiglazov VV, Dashyan GA, Ziltsova EK, Ivanov VG, Bozhok AA, Melnikova OA, Paltuev RM, Kletzel A, Berstein LM. Phase 2 randomized trial of primary endocrine therapy versus chemotherapy in postmenopausal patients with estrogen receptor-positive breast cancer. Cancer. 2007; 110(2):244.

107. Ellis MJ, Ma C Letrozole in the neoadjuvant setting: the P024 trial. Breast Cancer Res Treat. 2007; 105 Suppl 1:33.

108. Eiermann W, Paepke S, Appfelstaedt J, Llombart-Cussac A, Eremin J, Vinholes J, Mauriac L, Ellis M, Lassus M, Chaudri-Ross HA, Dugan M, Borgs M .Preoperative treatment of postmenopausal breast cancer patients with letrozole: A randomized double-blind multicenter study. Letrozole Neo-Adjuvant Breast Cancer Study Group Ann Oncol. 2001; 12(11):1527.

109. Smith IE, Dowsett M, Ebbs SR, Dixon JM, Skene A, Blohmer JU, Ashley SE, Francis S, Boeddinghaus I, Walsh G. Neoadjuvant treatment of postmenopausal breast cancer with anastrozole, tamoxifen, or both in combination: the Immediate Preoperative Anastrozole, Tamoxifen, or Combined with Tamoxifen (IMPACT) multicenter double-blind randomized trial. IMPACT Trialists Group J Clin Oncol. 2005; 23(22):5108.

110. Cataliotti L, Buzdar AU, Noguchi S, Bines J, Takatsuka Y, Petrakova K, Dube P, de Oliveira CT. Comparison of anastrozole versus tamoxifen as preoperative therapy in postmenopausal women with hormone receptor-positive breast cancer: the Pre-Operative "Arimidex" Compared to Tamoxifen (PROACT) trial. Cancer. 2006; 106(10):2095.

111. Gazet JC, Markopoulos C, Ford HT, Coombes RC, Bland JM, Dixon RC.Prospective randomised trial of tamoxifen versus surgery in elderly patients with breast cancer. Lancet. 1988; 1(8587):679.

112. Robertson JF, Todd JH, Ellis IO, Elston CW, Blamey RW. Comparison of mastectomy with tamoxifen for treating elderly patients with operable breast cancer. BMJ. 1988; 297(6647):511.

113. M, Bates T, MacRae K, Riley D, Houghton J, Baum M. Late follow-up of a randomized trial of surgery plus tamoxifen versus tamoxifen alone in women aged over 70 years with operable breast cancer. Fennessy Br J Surg. 2004; 91(6):699.

114. Mustacchi G, Ceccherini R, Milani S, Pluchinotta A, De Matteis A, Maiorino L, Farris A, Scanni A, Sasso F. Tamoxifen alone versus adjuvant tamoxifen for operable breast cancer of the elderly: long-term results of the phase III randomized controlled multicenter GRETA trial. Italian Cooperative Group GRETA Ann Oncol. 2003; 14(3):414.

115. Alba E, Calvo L, Albanell J et al. Chemotherapy (CT) versus hormone therapy (HT) as neoadjuvant treatment in luminal breast cancer: A multicenter, randomized phase II study (GEICAM/2006-03). J Clin Oncol 2010; 28:15s (abstr 500).

116. Bloom HJG, Richardson WW, Harries EJ. Natural history of untreated breast cancer (1805-1933): comparison of untreated and treated cases according to histological grade of malignancy. BMJ 1962; 2:213.

117. Miller K, Wang M, Gralow J, Dickler M, Cobleigh M, Perez EA, Shenkier T, Cella D, Davidson N Paclitaxel plus bevacizumab versus paclitaxel alone for metastatic breast cancer. Engl J Med 2007; 357(26):2666.

118. Miles DW, Chan A, Dirix LY, Cortés J, Pivot X, Tomczak P, Delozier T, Sohn JH, Provencher L, Puglisi F, Harbeck N, Steger GG, Schneeweiss A, Wardley AM, Chlistalla A, Romieu G. Phase III study of bevacizumab plus docetaxel compared with placebo plus docetaxel for the first-line treatment of human epidermal growth factor receptor 2-negative metastatic breast cancer. J Clin Oncol. 2010; 28(20):3239.

119. Tentori L, Graziani G. Chemopotentiation by PARP inhibitors in cancer therapy. Pharmacol Res. 2005; 52(1):25.

120. Dawood S, Broglio K, Buzdar AU, Hortobagyi GN, Giordano SH. Prognosis of women with metastatic breast cancer by HER2 status and trastuzumab treatment: an institutional-based review. J Clin Oncol. 2010; 28(1):92.

121. Yip AY, Tse LA, Ong EY, Chow LW. Survival benefits from lapatinib therapy in women with HER2-overexpressing breast cancer: a systematic review. Anticancer Drugs. 2010; 21(5):487.

122. Seidman A, Hudis C, Pierri MK, Shak S, Paton V, Ashby M, Murphy M, Stewart SJ, Keefe D. Cardiac dysfunction in the trastuzumab clinical trials experience. J Clin Oncol. 2002; 20(5):1215.

123. Mauri D, Pavlidis N, Polyzos NP, Ioannidis JP. Survival with aromatase inhibitors and inactivators versus standard hormonal therapy in advanced breast cancer: meta-analysis. J Natl Cancer Inst. 2006; 98(18):1285.

124. Klijn JG, Blamey RW, Boccardo F, Tominaga T, Duchateau L, Sylvester R. Combined tamoxifen and luteinizing hormone--releasing hormone (LHRH) agonist versus LHRH agonist alone in premenopausal advanced breast cancer: a meta--analysis of four randomized trials. Combined Hormone Agents Trialists' Group and the European Organization for Research and Treatment of Cancer J Clin Oncol. 2001; 19(2):343.

Atualidades em Rastreamento, Diagnóstico e Tratamento do Câncer de Mama

125. Klijn JG, Beex LV, Mauriac L, van Zijl JA, Veyret C, Wildiers J, Jassem J, Piccart M, Burghouts J, Becquart D, Seynaeve C, Mignolet F, Duchateau LJ. Combined treatment with buserelin and tamoxifen in premenopausal metastatic breast cancer: a randomized study. Natl Cancer Inst. 2000; 92(11):903.
126. Carrick S, Parker S, Wilcken N, Ghersi D, Marzo M, Simes J. Single agent versus combination chemotherapy for metastatic breast cancer. Cochrane Database Syst Rev. 2005.
127. O'Shaughnessy J, Miles D, Vukelja S, Moiseyenko V, Ayoub JP, Cervantes G, Fumoleau P, Jones S, Lui WY, Mauriac L, Twelves C, Van Hazel G, Verma S, Leonard RJ. Superior survival with capecitabine plus docetaxel combination therapy in anthracycline-pretreated patients with advanced breast cancer: phase III trial results. Clin Oncol. 2002; 20(12):2812.
128. Martín M, Ruiz A, Muñoz M, Balil A, García-Mata J, Calvo L, Carrasco E, Mahillo E, Casado A, García-Saenz JA, Escudero MJ, Guillem V, Jara C, Ribelles N, Salas F, Soto C, Morales-Vasquez F, Rodríguez CA, Adrover E, Mel JR. Gemcitabine plus vinorelbine versus vinorelbine monotherapy in patients with metastatic breast cancer previously treated with anthracyclines and taxanes: final results of the phase III Spanish Breast Cancer Research Group (GEICAM) trial. Spanish Breast Cancer Research Group (GEICAM) trial Lancet Oncol. 2007; 8(3):219.
129. Sledge GW, Neuberg D, Bernardo P, Ingle JN, Martino S, Rowinsky EK, Phase III trial of doxorubicin, paclitaxel, and the combination of doxorubicin and paclitaxel as front-line chemotherapy for metastatic breast cancer: an intergroup trial (E1193). Wood WC J Clin Oncol. 2003; 21(4):588.
130. Cobleigh MA, Langmuir VK, Sledge GW, Miller KD, Haney L, Novotny WF, Reimann JD, Vassel A. A phase I/II dose-escalation trial of bevacizumab in previously treated metastatic breast cancer. Semin Oncol. 2003; 30(5 Suppl 16):117.
131. Lord CJ, Ashworth A. Targeted therapy for cancer using PARP inhibitors. Curr Opin Pharmacol. 2008; 8(4):363.
132. Makluf ASD, Dias RC, Barra AA. Avaliação da qualidade de vida em mulheres com câncer de mama Rev Bras de Cancerol 2006; 52(1):49-58.
133. Cangussu RO, Soares TBC, Barra AA, Nicolato R. Sintomas depressivos no câncer de mama: Inventário de Depressão de Beck – Short Form. Jornal Brasileiro de Psiquiatria. 2010; 59:106-10.
134. Salgado MI, Freire G. Saúde e Espiritualidade. Uma nova visão da Medicina. Belo Horizonte – MG: Editora INEDE, 2008. 475p.

34

Incontinência Urinária

João Fernando Motta dos Santos
Anderson de Souza Bruno
Luiz Guilherme Neves Caldeira
Rogéria Andrade Werneck

DEFINIÇÃO

A Sociedade Internacional de Continência (ICS) define incontinência urinária como qualquer perda involuntária de urina.[1] Constitui uma entidade multifatorial que engloba desde crianças até idosos.

PREVALÊNCIA

A prevalência da incontinência urinária em mulheres varia de 10% a 25%, com idade entre 15 e 64 anos. Quinze a 40% das mulheres acima de 60 anos e mais de 50% das mulheres em asilos relatam incontinência urinária. Somente 10% a 20% procuram cuidados médicos.[2] A Organização Mundial da Saúde (OMS) reconhece a incontinência urinária como um problema de saúde pública.[2]

FATORES DE RISCO

São fatores de risco para a incontinência urinária na mulher: idade avançada, gravidez, obesidade, atividades físicas de alto impacto, diabetes, depleção de estrogênio, cirurgia no aparelho geniturinário e radiação, entre outros.

FISIOLOGIA DA MICÇÃO

Para o estudo dos fatores envolvidos na incontinência urinária é preciso compreender a fisiologia do trato urinário baixo e o mecanismo da continência urinária. O conhecimento da fisiologia é importante para o tratamento das disfunções urinárias, o que possibilita a atuação terapêutica. As pacientes podem se beneficiar com o uso de medicamentos fundamentados nos mecanismos de ação neurofisiológicos.

Nas pacientes que não apresentam patologias urinárias, a pressão uretral deve ser maior que a pressão vesical, exceto durante a micção. Essa diferença de pressão possibilita o armazenamento de urina em volumes adequados e sua posterior eliminação em local e hora apropriados. Para o funcionamento do trato urinário baixo é necessária a integridade dos elementos anatômicos e estruturais da bexiga, da uretra, das estruturas de sustentação da pelve, sob a coordenação de uma rede de reflexos neurológicos autônomos simpáticos e parassimpáticos, circuitos somáticos de controle voluntário e fibras sensoriais aferentes da bexiga e da uretra[3] (Figura 34.1).

A bexiga é um órgão ímpar, com epitélio de células transicionais formada por fibras musculares, que constituem o detrusor, com vasta inervação. Tem a função de armazenar a urina, que é recebida de forma constante pela filtração glomerular (10 a 70mL/h), para posteriormente eliminá-la. Sua parede tem elementos viscoelásticos e inervação que permitem acomodar um volume elevado de urina sem grandes alterações na sua pressão.

A uretra feminina tem cerca de 4 a 6cm de extensão e não possibilita a passagem de urina durante a fase de enchimento vesical.[4] Esse mecanismo se deve, principalmente, ao tônus da musculatura uretral, que mantém uma pressão intraluminal adequada, combinado com fatores extrínsecos e intrínsecos da uretra, com inervação sensorial, autônomica e somática.[5,6]

Os fatores extrínsecos são os músculos de sustentação da pelve e a fáscia endopélvica, com suas fixações às paredes laterais e à uretra. Essas estruturas formam uma rede de sustentação da uretra que possibilita a elevação compensatória da pressão intrauretral durante um aumento da pressão abdominal (tosse, espirro, manobra de Valsalva). Mantêm-se, assim, o fechamento da uretra e a continência urinária.

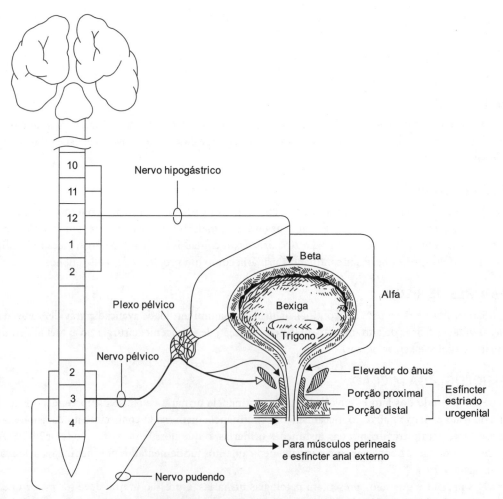

Figura 34.1 Inervação do trato urinário baixo.

Os fatores intrínsecos são o músculo liso e o músculo estriado da parede uretral, os vasos sanguíneos (como o plexo venoso submucoso), a elasticidade da mucosa uretral e o tônus da uretra relacionado com a atividade dos receptores alfa-adrenérgicos do sistema nervoso simpático.

A ICS define micção como o fenômeno da eliminação da urina estocada na bexiga através da uretra, com base em variações no gradiente de pressão existente entre estas duas estruturas. Essa variação no gradiente de pressão é obtida pela atuação de sinergismos e antagonismos do sistema nervoso autônomo com neurotransmissores centrais, periféricos e diferentes receptores. Os receptores mais conhecidos e de maior aplicação clínica são os colinérgicos muscarínicos (M2), os alfa-adrenérgicos (α) e os beta-adrenérgicos (β) (Figura 34.2). Nos circuitos do trato urinário baixo são encontrados, além da acetilcolina e da noradrenalina, a serotonina, a dopamina, os peptídios não opioides, o GABA, a substância P e o peptídeo vasoativo intestinal.

A micção é controlada por uma série de reflexos autônomos e uma parte voluntária. As áreas no lobo frontal do córtex cerebral são responsáveis pelo controle voluntário da micção, passando por ponte, bulbo, mesencéfalo, medula e cerebelo até os nervos periféricos. Três locais têm maior importância nesse circuito: o lobo frontal, o centro pontinomesencefálico e o núcleo sacral da micção[7,8] (Figura 34.3).

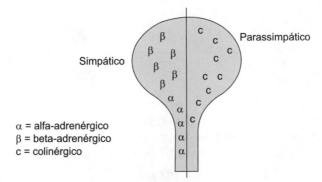

Figura 34.2 Distribuição dos receptores SNA.

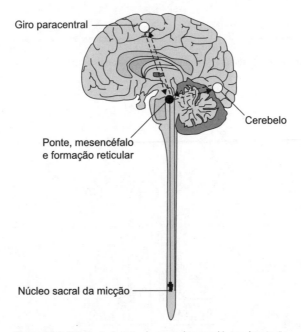

Figura 34.3 Principais centros de controle neurológico da micção.

Os componentes mais importantes na fisiologia da micção são o sistema nervoso autônomo (SNA) simpático e o parassimpático. As fibras aferentes sensoriais e o sistema somático completam esse complexo mecanismo[7,9] (Figura 34.4).

No SNA simpático, as fibras originam-se de T11 a L2 e formam o tronco simpático, seguindo através do nervo hipogástrico, que tem fibras pós-ganglionares adrenérgicas para a bexiga e a uretra. É o responsável pela fase de armazenamento de urina, inibindo o detrusor e aumentando o tônus da uretra.

Os receptores pós-ganglionares do sistema simpático são adrenérgicos, sendo predominante o beta-adrenérgico, que origina o relaxamento no detrusor. O alfa-adrenérgico causa contração e aumento do tônus na uretra e no colo vesical (Figura 34.5).

No SNA parassimpático, as fibras pré-ganglionares originam-se no núcleo sacral da micção (S2 a S4) e seguem junto ao nervo pudendo até os gânglios próximos à bexiga. As fibras pós-ganglionares são colinérgicas e responsáveis pela fase de esvaziamento da bexiga, causando a contração do detrusor. Os fármacos com ação anticolinérgica nos receptores muscarínicos, principalmente M2 e M3, bloqueiam essa ação.

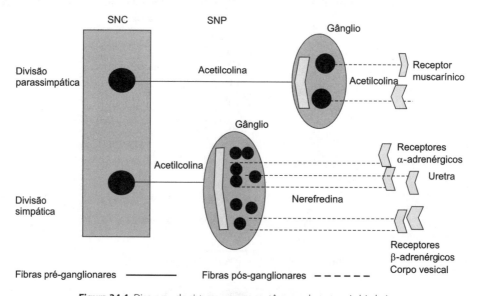

Figura 34.4 Diagrama do sistema nervoso autônomo do trato urinário baixo.

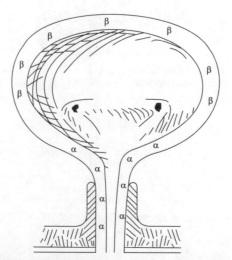

Figura 34.5 Distribuição dos receptores simpáticos na bexiga e na uretra.

No sistema nervoso somático, os neurônios somáticos motores, com os núcleos em S2 a S4, têm fibras seguindo do nervo pudendo e inervando os músculos estriados do "esfíncter" externo da uretra e os músculos pélvicos. Essa via é importantes no controle voluntário da micção.[7,9]

Os mecanismos envolvidos na função do trato urinário têm dois momentos distintos de ação, a fase de armazenamento e a eliminação da urina. A fase de enchimento vesical ocorre com o predomínio do SNA simpático. Ele aumenta o tônus uretral progressivamente para acompanhar o aumento da pressão vesical, com seu enchimento contínuo, além de bloquear a atividade do detrusor. O bloqueio do detrusor é obtido por estímulos diretos dos receptores beta-adrenérgicos na parede vesical, o que causa o relaxamento por meio do bloqueio do SNA parassimpático (Figura 34.6).

A micção é iniciada após a distensão da parede vesical atingir um limiar, causando o desejo de urinar. Há uma liberação voluntária do sistema nervoso central (SNC), com diminuição na atividade elétrica da pelve, o que culmina em um relaxamento da musculatura estriada. Leva-se, assim, o colo vesical a uma posição infrapúbica e, com o bloqueio do SNA simpático, ocorrem o relaxamento da musculatura da uretra e a liberação da atividade do SNA parassimpático. O parassimpático estimula uma contração simultânea do detrusor até a eliminação completa da urina. Esse reflexo pode ser inibido voluntariamente através da atividade do lobo central a qualquer momento.

Os reflexos da micção foram estudados por Bradley,[10] que os dividiu em reflexos voluntários e involuntários que controlam a micção normal em quatro "ASAS" (termo sem tradução, o qual se refere a circuitos neurológicos). Por meio de alguns exemplos, podem-se observar algumas patologias que causam sintomas urinários através de lesões em cada ASA.

ASA I

Envolve o controle cortical voluntário da micção, com participação do lobo frontal e do centro pontino mesencefálico. Acometimentos nessas áreas levam à perda do controle voluntário da função urinária, com surgimento de contrações involuntárias do detrusor (hiper-reflexia), acompanhada de relaxamento da uretra. As patologias associadas à disfunção são doença de Parkinson, tumores cerebrais, traumatismo cerebral, acidente vascular cerebral e esclerose múltipla.

ASA II

Coordena a contração "completa" do detrusor até o total esvaziamento da bexiga. Conecta as fibras aferentes sensoriais e as fibras eferentes motoras até o núcleo sacral da micção. Seu acometi-

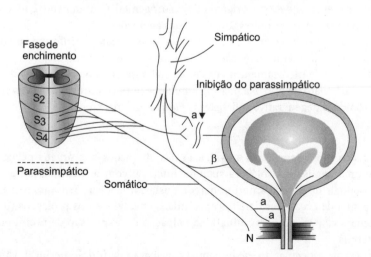

Figura 34.6 Fase de enchimento vesical (*a*: receptor alfa-adrenérgico ativado pelo SN simpático, produzindo aumento de tônus da uretra e do colo vesical durante a fase de enchimento vesical e inibindo o parassimpático; *N*: nervo pudendo; S_2 a S_4: medula espinhal sacra).

mento leva a um esvaziamento incompleto da bexiga durante a micção, o que configura uma retenção urinária. As principais patologias associadas à disfunção são traumatismo raquimedular (fase de choque espinhal), tumores da medula e esclerose múltipla.

ASA III

Coordena a contração do detrusor de modo que ela ocorra concomitantemente à abertura da uretra. Seu acometimento leva a uma contração do detrusor não associada ao relaxamento da uretra. As principais patologias associadas à disfunção são patologias do trato urinário baixo, traumatismo raquimedular, neuropatias periféricas e esclerose múltipla, entre outras.

ASA IV

Envolve o controle voluntário do "esfíncter" uretral através de fibras do nervo pudendo, com um componente suprassacral e um sacral. O acometimento desta área leva à perda da capacidade de interromper voluntariamente o jato urinário após tê-lo iniciado. As principais patologias associadas à disfunção são traumatismos e/ou tumores do SNC, traumatismos e/ou tumores raquimedulares, acidente vascular cerebral e esclerose múltipla.

DIAGNÓSTICO

Anamnese

O diagnóstico da incontinência urinária baseia-se em anamnese, exame físico dirigido e exames complementares, que devem ser minuciosos, orientados e sistematizados. Todos os sinais e sintomas são abordados para o diagnóstico e sua evolução. Precisam ser avaliados a presença de fatores de risco, comorbidades, uso de medicamentos, cirurgias prévias, história familiar, partos e gravidez. Diante da suspeita de envolvimento de patologias neurológicas e/ou sistêmicas, as pacientes necessitam de avaliação especializada.

A história obstétrica contempla os fatores de risco: números e tipos de partos, utilização de analgesia, uso de fórceps e outras ocorrências ao final do trabalho de parto. O parto cesariano por desproporção cefalopélvica tem maior potencial de levar a lesões pélvicas que a cesariana fora do trabalho de parto.

No período pós-menopausa tardio, a atrofia uretral é acentuada e leva a alterações estruturais, principalmente no *turnover* do colágeno, alterando sua composição. As estruturas apresentam receptores estrogênicos em razão de sua origem no seio urogenital. O tratamento com estrogênio local pode ser indicado na tentativa de regressão parcial das alterações.

As cirurgias prévias do trato urinário ou da pelve não costumam ser informadas adequadamente pela paciente. Devem-se buscar informações detalhadas sobre o ato cirúrgico.

Cabe apontar o uso de medicamentos com potencial para ocasionar sintomas de incontinência urinária, como o carbonato de lítio. Na história familiar, é importante avaliar a presença de doenças neurológicas, crônicas e degenerativas, diabetes *mellitus* e esclerose múltipla, entre outras.

Exame físico

No exame físico são importantes a avaliação das alterações nos órgãos pélvicos e da dinâmica pélvica e uma análise neurológica sucinta. Inicia-se com a identificação e a classificação dos prolapsos vaginais de parede anterior, parede posterior e apical. Durante o exame, realizam-se manobras para a detecção dos defeitos anatômicos envolvidos nos prolapsos (p. ex., prolapso anterior por defeito central ou paravaginal) e a palpação e a expressão da uretra para identificar divertículos uretrais.

Realizam-se exame especular, toque bimanual e avaliação da função perineal. Uma das classificações utilizadas para a força muscular do períneo é a de Contreras Ortiz e cols. e/ou seu teste dos dispositivos intravaginais (Tabela 34.1).

Incontinência Urinária

Tabela 34.1 Classificação funcional do períneo (Contreras Ortiz e cols.[11])

00 – Sem função perineal objetiva, nem à palpação
01 – Função perineal ausente, reconhecível somente à palpação
02 – Função perineal objetiva débil, reconhecível à palpação
03 – Função perineal objetiva, sem resistência opositora à palpação
04 – Função perineal objetiva e resistência opositora não mantida à palpação
05 – Função perineal objetiva e resistência opositora mantida à palpação > 5 segundos

TESTE DO DISPOSITIVO INTRAVAGINAL (CONTRERAS ORTIZ E COLS.[11])

O teste do dispositivo intravaginal (DIV) consiste na colocação de elementos ovoides na vagina, de medidas iguais e pesos diferentes (25, 35, 45, 55, 65 e 75g), numerados de 1 a 6, respectivamente. Com a paciente de pé, observa-se por 1 minuto se o dispositivo é eliminado sem esforço (prova passiva). Posteriormente, ela é submetida a provas de esforço (prova ativa). O escore do teste corresponde ao número do dispositivo que é mantido em ambas as provas:

Escore prova passiva: ( ) 25 ( ) 35 ( ) 45 ( ) 55 ( ) 65 ( ) 75
Escore prova ativa: ( ) 25 ( ) 35 ( ) 45 ( ) 55 ( ) 65 ( ) 75

O exame neurológico inicia-se com observação e avaliação do estado mental da paciente, avaliação da marcha (testes cerebelares), reflexos clitorianos, bulbocavernoso e perianal e testes específicos de sensibilidade da região vulvar, perineal e face interna proximal da coxa, dos dermátomos associados ao núcleo sacral da micção (Figura 34.7). Devem-se avaliar a força muscular dos membros inferiores e os reflexos profundos: patelar e aquiliano (Figura 34.8).

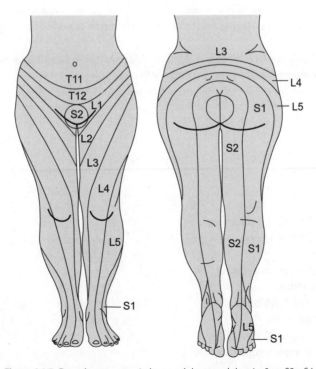

Figura 34.7 Dermátomos associados ao núcleo sacral da micção – S2 a S4.

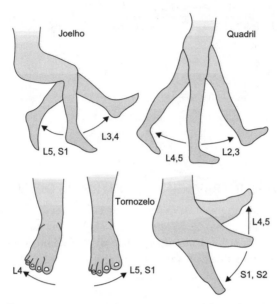

Figura 34.8 Avaliação de força muscular dos membros inferiores.

Alguns procedimentos complementares podem ser aplicados, como o *pad test* e o diário miccional.

PAD test

Consiste em pesar um absorvente íntimo antes e após uma série definida de atividades físicas, para quantificar a perda de urina.[12]

Diário miccional

Consiste em relato de frequência e volume de urina, com observações nas ocasiões de perda ou sintomas de urgência urinária. Registra-se também o volume de líquido ingerido durante 3 a 5 dias[13] (Figura 34.9).

A anamnese e o exame físico dirigidos têm um valor preditivo positivo de 60% a 65%, e são necessários exames complementares para um diagnóstico completo.

Exames complementares

- **Exames laboratoriais:**
  - Urina rotina.
  - Urocultura.
  - Glicemia de jejum.
  - Entre outros.
- **Endoscopia:**
  - Uretroscopia (estática e dinâmica).
  - Cistoscopia (Figura 34.10).
- **Imagens:**
  - Radiografia simples do abdome.
  - Urografia excretora.
  - Uretrocistografia miccional.
  - Ultrassonografia.
  - Tomografia computadorizada.
  - Ressonância nuclear magnética.
- **Urodinâmica.**

Incontinência Urinária

NOME:							DATA:							
RELATÓRIO FREQUÊNCIA / VOLUME														
HORA	SEGUNDA		TERÇA		QUARTA		QUINTA		SEXTA		SÁBADO		DOMINGO	
	To	Ur	To	Ur	To	Ur	To	Ur	To	Ur	To	Ur	To	Ur
8:00														
9:00														
10:00														
11:00														
12:00														
13:00														
14:00														
15:00														
16:00														
17:00														
18:00														
19:00														
20:00														
21:00														
22:00														
23:00														
0:00														
1:00														
2:00														
3:00														
4:00														
5:00														
6:00														
7:00														
Vol. T														
HORA	SEGUNDA		TERÇA		QUARTA		QUINTA		SEXTA		SABADO		DOMINGO	
Acorda														
Deita														

Figura 34.9 Diário miccional.

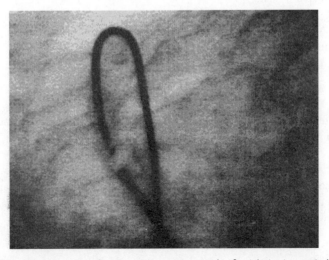

Figura 34.10 Imagem de cistoscopia – corpo estranho: fio cirúrgico intravesical.

Urodinâmica

A urodinâmica é um método que avalia as alterações da função de enchimento e esvaziamento do trato urinário baixo.[14] Tem alta acurácia, o que a torna imprescindível para a indicação de tratamentos cirúrgicos em casos de recidiva ou na falha de tratamentos conservadores.[26] Os procedimentos que fazem parte do exame são:

- **Urofluxometria:** é o estudo do volume de urina expelido pela uretra, avaliando-se o volume urinado por unidade de tempo (mL/s), podendo apresentar um padrão contínuo ou intermitente.
- **Cistomanometria:** avalia a relação volume/pressão da bexiga durante a fase de enchimento. Com as medidas das pressões intravesical (Pves), intra-abdominal (Pabd) e intrauretral (Pura) e com base nessas medidas, calculam-se as pressões do detrusor (Pdet = Pves − Pabd) e a pressão máxima de fechamento da uretra (Pfmax = Pura − Pves).

Durante o exame, são fornecidos dados importantes sobre a função do músculo detrusor que, quando está normal, possibilita o enchimento vesical com pouca alteração na sua pressão (P_{det}). Quando ocorre a hiperatividade do detrusor, define-se como a presença de uma contração involuntária do detrusor durante a fase de enchimento, que pode ser espontânea ou provocada. Ainda com relação à função do detrusor, classificam-se as alterações em hiperatividade idiopática ou neurogênica. Esta última é definida quando há uma patologia neurológica como causa das contrações não inibidas.

O mecanismo normal do fechamento da uretra é o que mantém a pressão uretral durante o enchimento vesical, mesmo quando há elevação da pressão intra-abdominal. Quando esse mecanismo está incompetente, possibilita a perda de urina na ausência de contração do detrusor, o que diagnostica a incontinência urinária aos esforços urodinâmicos.

A relação fluxo-pressão avalia a relação entre a pressão vesical e o fluxo urinário. Realizam-se medidas durante o esvaziamento vesical, as quais avaliam a função do detrusor durante a micção, o que leva ao diagnóstico de contração anormal do detrusor. Também são detectados casos de obstrução infravesical e micção disfuncional.

O perfil uretral consiste na medida da pressão uretral. Representa a habilidade da uretra em evitar a perda urinária.

Os diagnósticos diferenciais mais importantes são:

- Incontinência urinária de esforço urodinâmico.
- Hiperatividade do detrusor.
- Síndrome da hiperatividade do detrusor.
- Incontinência urinária mista:
  - Motora.
  - Sensorial.
- Incontinência urinária por transbordamento.

TRATAMENTO

Introdução

A abordagem terapêutica é indicada após o diagnóstico, dividindo-se em tratamento conservador e/ou cirúrgico.[16]

Tratamento conservador

O tratamento conservador ou não cirúrgico envolve métodos comportamentais, reabilitação pélvica e o uso de medicamentos, indicados conforme o diagnóstico[17] e o estudo da pelve e da função do assoalho pélvico. Esses tratamentos são:

- Cones vaginais.
- Eletroestimulação.

Incontinência Urinária

- *Biofeedback.*
- Exercícios pélvicos.
- Retreinamento vesical.
- Medicamentoso.

Medidas gerais

Convém analisar os hábitos das pacientes. Em alguns casos, deve-se readaptar a ingestão de líquidos e minimizá-la à noite. Convém observar mudanças de estilo de vida que envolvem perda de peso e aumento da atividade física.

Reabilitação pélvica

Os métodos de reabilitação pélvica podem ser:

- **Cones vaginais:** a paciente é orientada a manter um cone na vagina, de pé e por um período determinado.[18] O peso dos cones é aumentado progressivamente, conforme a paciente obtém sucesso no exercício proposto. Isso é obtido pela contração dos músculos que circundam a vagina, recrutando tanto fibras do tipo I (tônus) quanto do tipo II (contração rápida), estimulando os músculos elevadores do ânus, do diafragma urogenital e do períneo.
- **Eletroestimulação:** através de estímulos elétricos aplicados via vaginal ou retal, incentivam-se contrações sustentadas dos músculos do assoalho pélvico, conforme o grupo muscular que se quer selecionar para alcançar uma resposta específica no tratamento da urgência, da incontinência mista e da incontinência de esforço. É realizada por meio de estímulos intermitentes, à frequência de 10 a 50 Hertz, em torno de 20 sessões de 20 a 30 minutos, duas a três vezes por semana, podendo o tratamento ser repetido conforme a avaliação médica.
- **Biofeedback:** a paciente recebe um treinamento através de estímulos sonoros ou luminosos para perceber eventos urinários e pélvicos. Trata-se de uma reeducação das funções pélvicas para controle dos sintomas. O monitoramento é realizado com aparelhagem adequada, observando eventos fisiológicos. Esse treinamento visa a aumentar a percepção da musculatura pélvica, de modo a melhorar a execução dos exercícios pélvicos.
- **Exercícios pélvicos:** os principais e mais conhecidos são os exercícios de Kègel, que são exercícios fundamentados na contração voluntária da musculatura pélvica e que contam com várias adaptações em diferentes protocolos de serviços especializados. São iniciados com monitoração até que a paciente os esteja realizando de maneira correta e efetiva para serem continuados no domicílio.[19] A paciente deve ter uma função perineal mínima para iniciar esses exercícios, além de estar motivada a manter o tratamento e o acompanhamento pelo período indicado.[20] Ela deve ser orientada quanto à variação da resposta.
- **Retreinamento vesical:** baseia-se no estudo da quantidade de ingestão de líquidos e da frequência de micção, tentando criar um novo hábito para a paciente.[21]

Tratamento medicamentoso

Há vários fármacos para o tratamento das incontinências urinárias. Tais fármacos podem ter ação no sistema nervoso central, periférico ou em ambos.

O uso de estrogênio por via vaginal aumenta o trofismo e a sensibilidade do receptor alfa-adrenérgico, aumentando a coaptação da uretra e a pressão de fechamento e podendo melhorar os sintomas em pacientes que já se encontram com atrofia importante. As formulações disponíveis no mercado contêm estrogênio conjugado, estriol ou promestriene, com uso diário por 2 a 4 semanas e, a seguir, duas noites por semana.

Fármacos para tratamento da urgeincontinência

A urgência urinária é definida como "um forte desejo de urinar", que vai desde um incômodo suportável até a perda de urina antes da micção. Está presente na hiperatividade do detrusor ou associada nos casos de incontinência mista.

O objetivo do tratamento farmacológico é diminuir a atividade do músculo detrusor e aumentar o tempo entre as micções. As medicações utilizadas têm ação primária do tipo antimuscarínica ou anticolinérgicas. As substâncias bloqueiam a união da acetilcolina aos receptores muscarínicos, mantendo o detrusor relaxado e inibindo a contração involuntária.

Os agentes anticolinérgicos são os principais fármacos utilizados para tratamento da urgência. Atuam por antagonismo competitivo com a acetilcolina em receptores muscarínicos. São divididos em compostos de amônio terciários ou quaternários. Os compostos terciários sintéticos, quando administrados por via oral, apresentam biodisponibilidade uniforme. Seus efeitos sobre o SNC são pouco acentuados.

Os anticolinérgicos podem apresentar efeitos adversos, como xerostomia, anidrose, cicloplegia, midríase, visão turva, taquicardia, palpitações agitação ou sonolência, vertigens, constipação intestinal, vômitos, retenção urinária aguda e reações alérgicas, entre outros. Os agentes anticolinérgicos são contraindicados em pacientes com glaucoma de ângulo fechado, obstrução vesical ou miastenia grave, além de gestantes, lactantes e crianças com menos de 5 anos. Precauções devem ser tomadas diante de associações a bebidas alcoólicas, afecções hepáticas, renais e hipertireoidismo, entre outras. Atualmente, foram introduzidos novos antimuscarínicos M3 seletivos, como a solifenacina e a darifenacina, trazendo como principal vantagem o menor potencial de efeito colateral, especialmente os centrais.

Os mais usados são a oxibutinina, a tolterodina e a darifenacina.

Oxibutinina

Apresenta propriedades anticolinérgicas e relaxantes da musculatura lisa. Tem algum grau de seletividade para receptores M3 e M4. A oxibutinina apresenta afinidade pelas glândulas parótidas e o SNC. Os efeitos anticolinérgicos e antiespasmódicos do fármaco fazem com que haja relaxamento do músculo detrusor, controlando a hiperatividade vesical. Administrado por via oral, tem início de ação em 30 minutos e vida média de 8 horas. A dose é de 2,5mg (meio comprimido) a cada 12 horas, inicialmente, com dose máxima de 5mg a cada 8 horas. A dose é aumentada progressivamente conforme a ocorrência de efeitos colaterais.

Tartarato de tolterodina

É antagonista dos receptores muscarínicos, com maior seletividade pelo receptor vesical, causando menos efeito nas glândulas salivares.[22] Após administração oral, é absorvido e biotransformado pelo fígado, alcançando concentração plasmática máxima em 1 a 2 horas. Setenta e sete por cento são eliminados pela urina e 17% pelas fezes, com meia-vida de 6 a 12 horas. O tratamento é iniciado com doses baixas, com meio comprimido de 1mg de 12 em 12 horas, com dose máxima de 4mg ao dia. A dose é aumentada progressivamente a cada 1 ou 2 semanas, conforme a ocorrência de efeitos colaterais. Atualmente, encontra-se disponível a tolterodina com uma dose diária de 4mg.

Darifenacina

Esse potente antagonista seletivo do receptor muscarínico M3 apresenta seletividade 9 a 59 vezes maior pelo receptor M3 que os outros receptores muscarínicos. O metabolismo da darifenacina é mediado, principalmente, pelas enzimas do citocromo P450. São usados via oral na dose de 7,5 a 15mg por dia. Não há estudos que comprovem a segurança para utilização em crianças e gestantes, e sua principal vantagem é a menor descontinuação do uso por causa dos efeitos colaterais anticolinérgicos.

Antidepressivos tricíclicos

Podem ser utilizados em pacientes selecionados por sua tripla ação: sedativo central, anticolinérgico e agonista alfa-adrenérgico (este somente no caso da imipramina). São importantes para o tratamento de incontinência urinária por urgência, mista e secundária e da incontinência aos es-

Incontinência Urinária

forços. Devem ser administrados com cautela em pacientes idosos, com epilepsia (abaixo do limiar de convulsão), cardiopatias, hipertireoidismo, hipotensão postural, glaucoma de ângulo fechado e insuficiência hepática ou renal. Estão contraindicados nas pacientes com histórico de infarto agudo do miocárdio, na gravidez e na lactação. Os mais usados são imipramina e amitriptlina.

Imipramina

É um fármaco muito estudado e indicado no tratamento da incontinência urinária. Pode apresentar efeitos colaterais relacionados com sua ação anticolinérgica. A dose de efeito no trato urinário deve ser de 20 a 300mg/dia. A introdução do medicamento deve ser gradual e progressiva. Usam-se comprimidos de 10 e 25mg. Os efeitos colaterais decorrem do bloqueio muscarínico: excitação maníaca, sonolência, fadiga, inquietação, delírios, tremores, aumento do apetite e ganho de peso.

Amitriptilina

Tem efeitos anticolinérgicos, com maior aplicação em síndromes dolorosas. A dose recomendada é de 25 a 300mg por dia.

Fármacos para tratamento da incontinência urinária de esforço

O tratamento medicamentoso na incontinência de esforço tem resultados limitados quando comparado com os tratamentos cirúrgicos. Entretanto, em pacientes com contraindicação para o tratamento cirúrgico, pode-se obter melhora dos sintomas com o uso de anticolinérgicos e estrogênios.

Tratamento cirúrgico

Tratamento da incontinência urinária de esforço

O tratamento da incontinência urinária de esforço (IUE) apresenta melhores resultados com a cirurgia. Com o advento das técnicas minimamente invasivas, estas têm se tornado um procedimento comumente adotado.

Na consulta pré-operatória, deve-se discutir com a paciente o tratamento proposto, explicando a indicação, a técnica, as possíveis complicações e os resultados esperados. Recomenda-se a obtenção do consentimento pós-informado, principalmente nos casos de uso de próteses.

O tratamento cirúrgico da IUE vem sendo estudado há vários anos. Kelly & Kenedy estiveram entre os primeiros autores a descrever uma técnica com o seguimento.

As principais cirurgias foram baseadas nas teorias sobre a continência urinária e a dinâmica pélvica. A teoria da rede (Hammock) e os estudos anatômicos de DeLancey deram subsídios para as cirurgias de *slings*. O desenvolvimento da Teoria Integral por Ulmsten[23] originou a cirurgia de tela sem tensão (*Tension Free Vaginal Tape* – TVT). Entre as mais de 200 cirurgias descritas, as de melhores resultados, e por isso as mais utilizadas hoje, são a colpossuspensão pela técnica de Burch e o TVT.

A cirurgia de Burch, considerada padrão-ouro para os casos de hipermobilidade do colo vesical, originalmente descrita para tratamento de cistocele por defeito paravaginal, provou ser um tratamento eficaz para a incontinência urinária de esforço. Descrita na década de 1960, apresenta bons resultados com taxas de cura em torno de 85% em 5 anos.[24]

O intuito dessa técnica é restabelecer a posição intra-abdominal da junção uretrovesical e da uretra proximal. A localização anatômica dessas estruturas do aparelho urinário é importante para a transmissão da pressão abdominal, fazendo com que a pressão intrauretral exceda a pressão intravesical e evite a perda de urina durante os esforços. Com a experiência com as cirurgias minimamente invasivas, ela é realizada principalmente quando há a indicação de outra cirurgia abdominal associada.

Sua técnica baseia-se em:

- Paciente anestesiada na posição semiginecológica, com sonda vesical de demora e incisão de Pfannenstiel (Figuras 34.11 e 34.12).

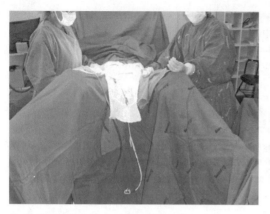

Figura 34.11 Posição semiginecológica da paciente anestesiada e com sonda vesical de demora.

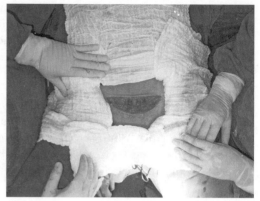

Figura 34.12 Incisão de Pfannenstiel.

- Incisão da fáscia do reto abdominal, dissecção do espaço de Retzius e identificação do ligamento de Cooper.
- Exposição do colo vesical e do segmento superior da uretra.
- Elevação do fundo de saco lateral da vagina através de toque digital para fixação dos pontos (Figura 34.13).
- Aplicam-se três pontos na fáscia endopélvica, lateral à uretra e ao colo vesical de cada lado, com fios inabsorvíveis (Figura 34.14).
- Fixação destes pontos no ligamento de Cooper com folga de 1cm (Figura 34.15).
- Elevação das paredes vaginais laterais, reposicionando o colo vesical e a uretra (Figura 34.16).
- Suturas da parede abdominal.

As principais complicações da técnica são: urgência urinária, transfixação da bexiga ou da uretra (pode ser identificada e corrigida no intraoperatório com a instilação intravesical de azul de metileno), retenção urinária por hipercorreção, distopia da parede vaginal posterior, sangramento no espaço de Retzius e infecção urinária, além das inerentes a qualquer laparotomia. O TVT, técnica desenvolvida em 1996, utiliza uma faixa de polipropileno sob a uretra média fixada sem tensão através de agulhas-guias passadas no espaço periuretral até atingir a parede abdominal logo acima do púbis. Por isto, é chamado de TVT suprapúblico.

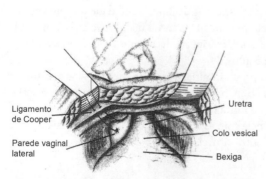

Figura 34.13 Elevação do fundo de saco lateral da vagina para fixação dos pontos.

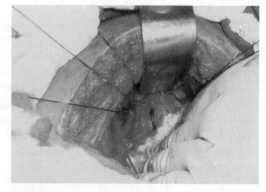

Figura 34.14 Pontos de fio inabsorvível na fáscia endopélvica perivaginal.

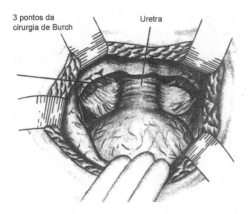
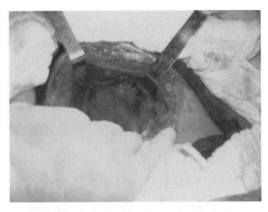

Figura 34.15 Pontos de fixação no ligamento de Cooper com folga de 1cm.

Figura 34.16 Pontos fixados ao ligamento de Cooper, elevando a parede vaginal lateral.

Em 2001, uma modificação do TVT foi desenvolvida por Delorme,[25] que propôs a transfixação das agulhas pelo espaço do forame obturatório por meio da via transobturatória (TOT). A indicação dessa técnica cirúrgica superou a do TVT suprapúbico, por apresentar menor risco de lesão vesical e prescindir de cistoscopia intraoperatória (Figura 34.17).[24]

Essa técnica se baseia em:

- Paciente anestesiada na posição ginecológica.
- Sondagem vesical de demora.
- Incisão da mucosa vaginal suburetral e dissecção do espaço periuretral (Figura 34.18).
- Marcação e incisão do ponto na vulva, na altura do clitóris, para a passagem da agulha-guia pelo forame obturatório (Figura 34.19).
- Transfixação da agulha-guia nesse espaço em direção ao espaço suburetral, parte do trajeto guiada por um dedo do cirurgião, até atingir o espaço suburetral dissecado (Figuras 34.20 e 34.21).
- Essa agulha serve de guia para a faixa de polipropileno que, após a realização do mesmo procedimento do outro lado, formará uma alça suburetral (Figura 34.22).
- Ajuste suburetral da faixa para que fique sem tensão, deixando um espaço suficiente para a interposição da tesoura cirúrgica (Figura 34.23).
- Corte do excesso de faixa e sutura dos pequenos pontos na pele da vulva se for necessário; a seguir, sutura da mucosa vaginal.

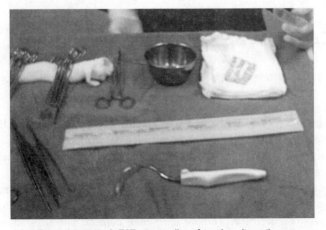

Figura 34.17 *Kit* de TOT com agulha e faixa de polipropileno.

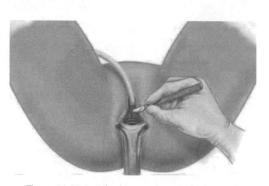

Figura 34.18 Incisão da mucosa vaginal suburetral.

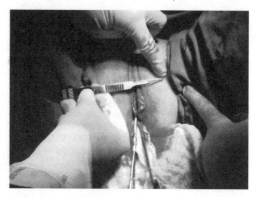

Figura 34.19 Marcação do ponto de incisão na vulva para transfixação da agulha-guia.

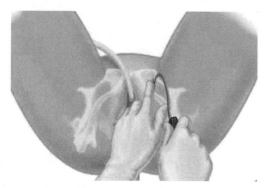

Figura 34.20 Transfixação da agulha-guia pelo forame obturatório.

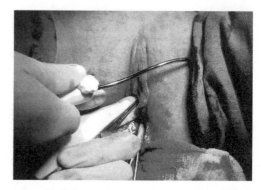

Figura 34.21 Transfixação da agulha-guia pelo forame obturatório com parte do trajeto guiada pelo dedo do cirurgião.

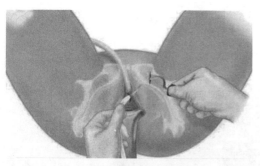

Figura 34.22 Agulha guiando a transfixação da faixa via transobturatória.

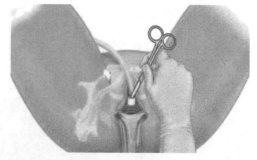

Figura 34.23 Ajuste da faixa suburetral para ficar sem tensão.

As principais complicações do TVT são: lesões vasculares ou perfurações na bexiga (bem menores na via transobturatória), extrusão, erosão ou rejeição da tela, retenção urinária, hematoma, desenvolvimento de urgência no pós-operatório, dor pélvica persistente ou dor irritativa ao movimento dos membros inferiores. Uma limitação ao uso desta técnica ainda é o custo.

Técnicas usadas em alguns serviços incluem outros *slings* e as injeções periuretrais. A técnica de *sling* suburetral consiste na colocação de uma faixa de fáscia muscular ou sintética, elevando o colo vesical com compressão da uretra. As complicações mais comuns são: sangramento vaginal, erosão da fáscia, disfunção miccional, urgência urinária e infecção da ferida operatória.

As injeções periuretrais apresentam resultados temporários e as recidivas são frequentes. Podem ser utilizados materiais absorvíveis ou não absorvíveis, injetados entre a uretra média e a uretra proximal, com o intuito de diminuir a luz e aumentar a pressão intrauretral. O procedimento é realizado sob avaliação cistoscópica. As principais complicações são os distúrbios miccionais com aumento do volume urinário residual e as infecções do trato urinário. Apresenta a vantagem de ser ambulatorial e pouco invasivo e a desvantagem da baixa durabilidade. O controle de melhora ou de cura desses tratamentos ainda é controverso, sendo o mais utilizado o relato da paciente associado a questionários de qualidade de vida.

Referências

1. Mary P. Fitzgerald an sd Elizabeth Mueller-Physiology of the Urinary Tract .Clinical Obstetrics and Gynecology. volume 47 Number. 1 March 2004; 47(1):18-27.
2. Hu. National Multi-specialty N. Conference on Urinary Incontinence, 1994. Hu. J. Am. Geriatric. Soc. 1990; 38:292-5.
3. Nygaard I, Barber MD, Burgio KL et al. Prevalence of symptomatic pelvic floor disorders in US women. JAMA 2008; 300:1311.
4. Enhorning G. Simultaneous recording of intravesical and intraurethral pressure. Acta Chir Scand. 1961; 276(Suppl):1-68.
5. Huisman AB. Aspects on the anatomy of the urethra of the female urethra with special relation to urinary continence. Contrib Gynecol Obstet. 1983; 10:1-31.
6. Hrantz KE. The anatomy of urethra and anterior vagina wall. Am J Obstet Gynecol. 1951; 62:374-86.
7. Mallory BS, Roppolo JR, de Groat WC. Pharmacological modulation of the pontine micturition center. Brain Res. 1991; 546:310-20.
8. Holstege G, Griffiths D, DeWall H et al. Anatomical and physiological observations on supraspinal control of bladder and urethral sphincter muscles in the cat. J Comp Neurol. 1986; 250:449-61.
9. Athwal BS, Berkley KJ, Hussain I, et al. Brain responses to changes in bladder volume and urge to void in healthy men. Brain. 2001; 124:369-77.
10. Bradley WE, Rockswold GL, Timm GW, Scott FB. Neurology of micturition. J Urol. 1976; 115:481-6.
11. Contreras Ortiz O, Coya Nuñez F, Ibañez G. Evaluación funcional del piso pelviano femenino (classificación funcional). Bol Soc Latinoam Uroginecol Cir Vaginal. 1994; 1:5-9.
12. Dumoulin C, Hay-Smith J. Pelvic floor muscle training versus no treatment, or inactive control treatments, for urinary incontinence in women. Cochrane Database Syst Rev. 2010; 20:(1):CD005654.
13. Avery, K, Donovan, J, Peters, TJ et al. ICIQ: a brief and robust measure for evaluating the symptoms and impact of urinary incontinence. Neurourol Urodyn 2004; 23:322. Available at www.iciq.net (Accessed on October 31, 2007).
14. Hu. National Multi-specialty N. Conference on Urinary Incontinence, 1994. Hu. J. Am. Geriatric. Soc. 1990; 38:292-5.
15. Martin JL, Williams KS, Abrams KR et al. Systematic review and evaluation of methods of assessing urinary incontinence. Health Technol Assess. 2006; 10:1.
16. DuBeau CE, Kuchel GA, Johnson T et al. Incontinence in the frail elderly. In: Abrams P, Cardozo L, Khoury S, Wein A. Incontinence, 4th ed. 4th International Consultation on Incontinence. Paris: Editions 21, for Health Publications Ltd, 2009; 961.
17. Wall LL, Davidson TG. The role of muscular re-education by physical therapy in the treatment of genuine stress incontinence. Ob Gynecol Surv. 1992; 47:322-30.
18. Cundiff GW, Weidner A, Visco AG et al. A survey of pessary use by the membership of the American Urogynecology Society. Obstet Gynecol. 2000; 95:931-5.
19. Kolcaba K et al. Kegel exercises. Strengthening the weak pelvic floor muscles that cause urinary incontinence. Am J Nurs. 2000; 100:59.
20. Marques A, Stothers L, Macnab A. The status of pelvic floor muscle training for women. Can Urol Assoc J. 2010; 4:419-24.
21. Fantl JA, Wyman JF, McClish DK, et al. Efficacy of bladder training inolder women with urinary incontinence. JAMA 1991; 265:609.
22. Harvey MA, Baker K, Wells GA. Tolterodine versus oxybutynin in the treatment of urge urinary incontinence: a meta-analysis. Am J Obstet Gynecol. 2001; 185:56.
23. Ulmsten U, Henricksson L, Johnson P et al. An ambulatory surgical procedure under local anesthesia for treatment of female urinary incontinence. Int Urogynecol J. 1996; 7:81.
24. John A. Rock, John D. Thompson. Te Linde's Operative Gynecology 10th Edition – 2008 – Philadelphia, PA. USA – Lippincott – Raven
25. DeLorme E. Transobturator urethral suspension: mini-invasive procedure in the treatment of stress urinary incontinence in women. Prog Urol2001; 11:1306.
26. Mallah MA, Al-Shaiji TF. Pharmacological treatment of pure stress urinary incontinence: a narrative review. In Urogynecolol J 2015; 26:477.
27. Shamliyan T, Wyman JF, Ramakrishnan R, et al. Benefits and harms of pharmacologic treatment for urinary incontince I nwomen: a systematic review. Ann Intern Med 2012; 156:861.
28. Layton D, Pearce GL, Shakir SA. Safety profile of tolteridone as used in general practice in England: results of prescription-event monitoring. Drug Saf 2001; 24:703.
29. Wagg A, Cardozo L, Nitti VW et al. The efficacy and tolerability of the β3-adrenoceptor agonist mirabegron for the treatment of symptonsof overatctive bladder in older patients. Age Ageing 2014; 43:666.

35

Aplicabilidade dos Métodos de Diagnóstico por Imagem na Ginecologia: Tomografia Computadorizada e Ressonância Magnética

Ivie Braga de Paula
Fabiana de Paiva Martins
Gustavo Cambraia Garcia

INTRODUÇÃO

A tomografia computadorizada (TC) e a ressonância magnética (RM) são métodos de imagem que possibilitam a avaliação da pelve por meio de cortes com espessura e orientação variáveis, de acordo com a necessidade do examinador. São exames de custo mais elevado que a ultrassonografia (US); por isso, não fazem parte da avaliação ginecológica de rotina, porém têm indicações específicas e bem estabelecidas. Tais exames têm muita importância em Ginecologia, pois proporcionam uma visão mais panorâmica da pelve, quando comparados com a ultrassonografia, permitindo a visualização dos órgãos e dos planos gordurosos pélvicos, das estruturas vasculares, das cadeias linfonodais, da musculatura e dos ossos.

A TC utiliza radiação ionizante para aquisição das imagens; por isso, não deve ser solicitada na abordagem a pacientes com suspeita de gravidez. Na urgência, como nos casos de dor pélvica aguda, deve ser realizada a dosagem de gonadotrofina coriônica humana beta (β-HCG) antes da solicitação do exame tomográfico. Durante a tomografia, pode ser necessária a administração endovenosa de meio de contraste iodado, com a finalidade de diferenciar as estruturas anatômicas, avaliar as estruturas vasculares e caracterizar melhor as lesões. O meio de contraste iodado também pode ser diluído e administrado por via oral, visando a preencher as alças intestinais, o que facilita sua diferenciação das demais estruturas pélvicas. A análise do exame tomográfico sem contraste venoso é limitada pela dificuldade de diferenciação entre as estruturas anatômicas, uma vez que o útero, as alças intestinais vazias, os ovários, os linfonodos e as estruturas da parede pélvica têm a mesma densidade radiológica. No entanto, é possível identificar com segurança estruturas com a densidade de cálcio, gordura, líquido e gás, o que torna a TC uma ferramenta útil na pesquisa de coleções pélvicas e na avaliação dos tumores dermoides. Na TC, a aquisição das imagens é feita apenas no plano transversal, mas os tomógrafos com multidetectores são capazes de produzir cortes tão finos que a reconstrução da imagem em outros planos, como o sagital e o coronal, e as reconstruções 3D podem ser feitas sem prejuízo de sua resolução.

A RM não utiliza radiação para aquisição das imagens. As imagens são formadas a partir do movimento dos átomos de hidrogênio quando submetidos a um campo magnético muito superior ao campo magnético da Terra e a pulsos de radiofrequência. Por isso, existem algumas contraindicações à sua realização, como pacientes portadoras de marca-passo, implantes cocleares e clipes ferromagnéticos de aneurisma cerebral. Como a quantidade de hidrogênio é variável entre os diferentes tecidos do organismo, a RM possibilita excelente diferenciação entre as estruturas anatômicas, fornecendo mais informações sobre a composição das lesões pélvicas quando comparada com a US e a TC. O meio de contraste utilizado é o gadolínio, que apresenta menos risco de reações alérgicas do que o iodo. As imagens podem ser adquiridas nos três planos – axial, sagital e coronal –, sendo realizadas várias sequências de pulso, o que torna o exame mais demorado que a tomografia. Como o exame é muito sensível ao movimento, costuma ser administrado um antiespasmódico por via endovenosa antes da sua realização, com a finalidade de diminuir os artefatos decorrentes do movimento peristáltico das alças abdominais. Próteses metálicas na pelve e nos quadris podem provocar artefatos que prejudicam a qualidade do exame.

ANATOMIA SECCIONAL

A pelve é uma estrutura anatômica complexa composta de um anel ósseo formado pelos ossos ilíacos e o sacro, onde se inserem numerosos músculos com função de suporte e de deambulação. Os órgãos internos, os vasos sanguíneos, linfáticos e os nervos se encontram na linha mediana ou apresentam distribuição bilateral e simétrica.

No plano axial (transversal), a bexiga apresenta-se como uma estrutura homogênea, de contornos regulares, localizada na linha mediana, cuja configuração depende da sua repleção hídrica (B). Na metade superior da pelve, o útero pode ser visto como uma estrutura oval ou triangular, localizada na linha mediana, posteriormente à bexiga, com densidade semelhante à musculatura e realce pelo meio de contraste (U). No seu interior, pode ser identificada a cavidade endometrial, que é hipodensa com relação ao miométrio nos exames de TC e com hipersinal em T2 nos exames de RM (E). No terço inferior da pelve, a uretra é vista como uma estrutura arredondada, com aspecto em alvo na ressonância magnética (UR). Posteriormente a ela, a vagina pode ser identificada pela forma em H da mucosa após o realce pelo meio de contraste ou nas sequências de RM ponderadas em T2. Os ovários costumam ter localização parauterina, realçando-se pelo meio de contraste, contendo pequenas formações arredondadas com densidade de líquido compatíveis com folículos (O). Lateralmente a eles encontram-se os vasos ilíacos e obturatórios (AV) e as cadeias linfonodais correspondentes (Figura 35.1).

PRINCIPAIS INDICAÇÕES DOS EXAMES DE TOMOGRAFIA COMPUTADORIZADA E RESSONÂNCIA MAGNÉTICA DA PELVE EM GINECOLOGIA

Avaliação de massas pélvicas

As grandes massas pélvicas são de difícil avaliação pela US, em razão da limitação da penetração do feixe sonoro, o que torna sua caracterização e sua mensuração menos precisas. A determinação do seu órgão de origem e a avaliação da sua relação com os órgãos vizinhos, tais como reto, bexiga e ureteres, também é mais bem realizada pela TC/RM, o que permite melhor planejamento cirúrgico.

Tais massas podem ter origem ginecológica, no trato gastrintestinal, no trato urinário, nas estruturas vasculares e linfonodais, no peritônio e na parede pélvica. A maior parte das massas pélvicas origina-se de miomas uterinos e tumores ovarianos, porém lesões mais raras, como leiomiossarcomas e tumores dermoides, podem ser identificadas. A RM pode fornecer informações sobre as características da massa, como conteúdo hemorrágico, que é visualizado com frequência nos endometriomas. Ela também pode ser útil na diferenciação entre tumores ovarianos sólidos e miomas pediculados.

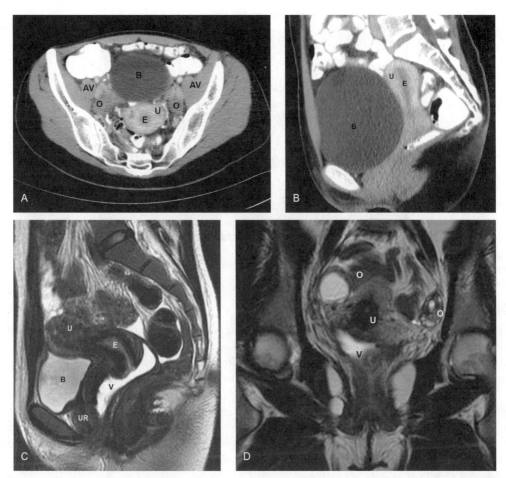

Figura 35.1 A. Corte axial de tomografia após a administração endovenosa de contraste. **B.** Reconstrução sagital de tomografia. **C.** Corte sagital de ressonância ponderado em T2 após a colocação de gel vaginal. **D.** Corte coronal de ressonância ponderado em T2 após a colocação de gel vaginal.

Esclarecimento diagnóstico de sangramento uterino anormal

As pacientes com hipermenorreia/menometrorragia são inicialmente avaliadas com base na história clínica e na US. A tomografia tem valor limitado na avaliação de doenças da parede uterina, porque habitualmente o tecido patogênico e o miométrio normal têm a mesma densidade tomográfica, sendo diferenciados apenas após a administração do meio de contraste endovenoso, de acordo com sua vascularização.

Na ressonância, as lesões miometriais são bem caracterizadas, tais como miomas, adenomiose e as malformações vasculares. Apesar de a US ser o método de rotina para avaliação dos miomas, a RM tem mais precisão na detecção do número de miomas, na avaliação do seu tamanho, na determinação da situação do mioma com relação aos órgãos vizinhos e na avaliação dos anexos em útero polimiomatoso.[1] A RM está indicada para estudo dos miomas em úteros muito volumosos (> 375cm³) e na avaliação pré-cirúrgica em casos de miomectomia, com a finalidade de determinar a distância dos miomas da cavidade endometrial e a espessura do miométrio após a miomectomia. Ela também desempenha importante papel antes do tratamento com análogos e de procedimentos de embolização, uma vez que a localização e a vascularização do mioma estão diretamente relacionadas com a resposta terapêutica.[2] Pode também ser realizado o estudo arteriográfico, importante para o planejamento das embolizações (Figura 35.2).

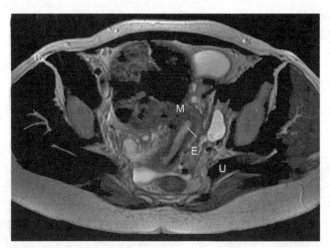

Figura 35.2 Corte axial de RM ponderado em T2 mostrando mioma uterino subseroso (M) e sua distância da cavidade endometrial (E).

Abordagem diagnóstica da infertilidade

As principais causas de infertilidade feminina são: anovulação, distúrbios tubários, alterações uterinas (malformação mulleriana, miomas, adenomiose) e endometriose. A RM e a US 3D são os melhores métodos de imagem para avaliação das malformações mullerianas porque possibilitam a visualização dos contornos internos e externos do útero e a avaliação do colo uterino.

A videolaparoscopia ainda é o método padrão-ouro para diagnóstico e estadiamento da endometriose, pois é o mais sensível na identificação dos implantes peritoneais. A ultrassonografia é o método de escolha para a avaliação dos endometriomas. A RM é importante na avaliação da endometriose profunda, mal visualizada na videolaparoscopia e que se caracteriza pelo acometimento das estruturas subperitoneais, como fundo de saco posterior, ligamentos uterossacros e septo retovaginal (Figuras 35.3 e 35.4).[3]

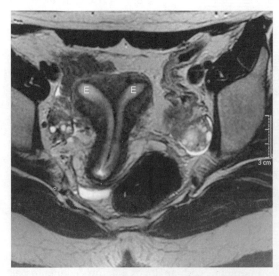

Figura 35.3 Corte axial de RM ponderado em T2 mostrando útero com duas cavidades endometriais (E) distintas e colo uterino caracterizando útero bicorno unicolo.

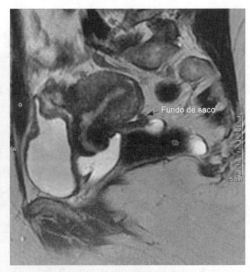

Figura 35.4 Corte sagital de RM ponderado em T2 mostrando paciente portadora de endometriose pélvica profunda com útero em retroversoflexão e obliteração do fundo de saco posterior por tecido fibrocicatricial.

Estadiamento de tumores

O estadiamento acurado dos tumores ginecológicos é fundamental para a definição da abordagem terapêutica apropriada. Com esse objetivo, a Federação Internacional de Ginecologia e Obstetrícia (FIGO) estabeleceu um sistema de estadiamento utilizado no planejamento cirúrgico com base no exame clínico associado a exames complementares, como radiografia de tórax, urografia excretora, enema opaco, cistoscopia e retossigmoidoscopia. No entanto, tal sistema apresenta falhas, com taxa de erro do exame ginecológico entre 25% e 40%. Além disso, o volume tumoral e a presença de linfonodos não são avaliados.

Na última década, os avanços tecnológicos observados na TC e na RM, aliados à maior disponibilidade e à redução relativa dos custos desses exames, fizeram com que conquistassem papel de destaque na avaliação dos tumores ginecológicos. Atualmente, a TC é útil na identificação de disseminação linfonodal e peritoneal, na determinação do tamanho da lesão e na identificação de resposta ao tratamento. A RM, por apresentar mais contraste tecidual, oferece mais acurácia na detecção, na caracterização, na mensuração das lesões e em seu estadiamento local. A RM também é útil no controle de tratamento, sendo capaz de diferenciar a recorrência tumoral de tecido cicatricial.[4,5]

Estadiamento local

Colo uterino

O diagnóstico de carcinoma de colo uterino é feito durante o exame ginecológico e com a coleta do exame citológico. O papel dos exames de imagem na avaliação desses pacientes é selecionar os candidatos a tratamento cirúrgico e possibilitar estadiamento mais acurado.

A RM, por sua melhor definição de contraste entre tecidos moles, possibilita a definição precisa da profundidade de invasão tumoral e do tamanho da lesão, características fundamentais na escolha do tipo de tratamento. A investigação de invasão parametrial, de estruturas adjacentes e da parede pélvica pode ser feita tanto por TC quanto por RM, com resultados semelhantes. Em geral, metástases a distância ou invasão parametrial excluem a possibilidade de tratamento cirúrgico. A TC também é comumente utilizada para planejamento de radioterapia (Figura 35.5).

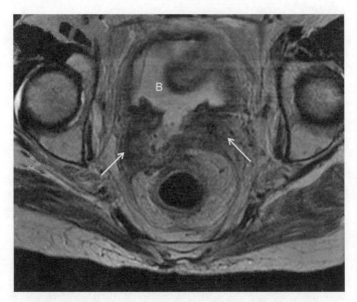

Figura 35.5 Corte axial de RM ponderado em T2 mostrando invasão da parede posterior da bexiga (B) por carcinoma do colo uterino (setas).

Endométrio

O rastreamento dos tumores de endométrio, tanto em mulheres sintomáticas quanto naquelas assintomáticas, é feito por meio da ultrassonografia transvaginal e o diagnóstico é obtido por biópsia do endométrio. Os principais fatores prognósticos do carcinoma endometrial são o tipo histológico, a profundidade de invasão miometrial, a extensão cervical e a linfonodomegalia; entre estes, apenas o tipo histológico não pode ser avaliado por TC e/ou RM. A probabilidade de disseminação linfonodal e de doença extrauterina aumenta com a profundidade de invasão miometrial; e a extensão para a parede pélvica significa irressecabilidade da lesão.

O estadiamento radiológico pré-operatório do carcinoma endometrial costuma ser reservado para pacientes nas quais o diagnóstico clínico é difícil em razão da presença de lesões concomitantes, como miomas ou adenomiose, e para aquelas com doença avançada ou subtipos histológicos agressivos. Nesses casos, a RM é o método de escolha. Isso porque a acurácia da TC para avaliação da invasão miometrial é significativamente inferior. A TC pode ser utilizada para avaliação da doença extrauterina, bem como para o planejamento de radioterapia.

Vagina

O carcinoma primário da vagina é incomum, acometendo quase sempre mulheres na pós-menopausa. A disseminação tumoral ocorre por contiguidade para as estruturas adjacentes ou por via linfática. A RM é o método de escolha para o estadiamento da lesão e para a detecção de recorrência, sendo a TC reservada para pacientes com doença avançada ou com contraindicações à realização da RM (Figura 35.6).

Ovários

Os tumores malignos ovarianos constituem um grupo heterogêneo de neoplasias, com vários tipos histológicos distintos, mas quase todos com a combinação de componentes sólidos e císticos. Sua disseminação se dá pelas vias linfática e hematogênica e por meio de implantes peritoneais. Em mais de dois terços dos casos, as pacientes já apresentam metástases no momento do diagnóstico.

O exame pélvico e a US transvaginal são os exames fundamentais para o diagnóstico do câncer de ovário. O tratamento cirúrgico está sempre indicado, mesmo em pacientes com doença avançada. A TC e a RM são úteis no planejamento cirúrgico, notadamente nas pacientes com doença avançada, e para a identificação de metástases.[6]

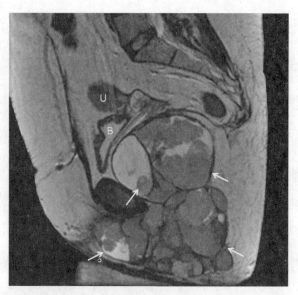

Figura 35.6 Corte sagital de RM ponderado em T2 mostrando sarcoma de vagina (*setas*). (U: útero; B: bexiga.)

Linfonodos

O estadiamento acurado e a definição da melhor conduta terapêutica para os tumores pélvicos ginecológicos dependem não só da avaliação do tumor primário, mas também do estadiamento linfonodal, que consiste na detecção, na localização e na caracterização dos linfonodos acometidos. As metástases linfonodais não só afetam a abordagem do paciente, como também têm significativo impacto em seu prognóstico.

Os avanços nos métodos de diagnóstico por imagem, notadamente nos métodos seccionais, como a TC e a RM, contribuíram significativamente para a análise adequada desses tumores. Os linfonodos normais têm forma elíptica, com seu eixo longo paralelo às estruturas vasculares adjacentes. Na TC, os linfonodos têm densidade semelhante à dos tecidos moles e realçam pelo meio de contraste. Às vezes, o hilo pode ser individualizado, por apresentar pequena quantidade de gordura. À RM, os linfonodos mostram intensidade de sinal intermediária nas sequências ponderadas em T1 e hipersinal nas sequências ponderadas em T2.

Uma vez detectados, os linfonodos devem ser avaliados quanto à presença ou não de acometimento tumoral. O critério mais utilizado é o tamanho do linfonodo. Habitualmente, linfonodos medindo mais de 10mm em seu eixo curto são considerados patogênicos. No entanto, tal critério não pode ser considerado de forma absoluta, pois linfonodos menores podem abrigar metástases microscópicas e linfonodos maiores podem ser reativos. A morfologia, a necrose central e o realce pelo meio de contraste endovenoso dos linfonodos são outros critérios avaliados, mas, isoladamente, têm menos acurácia que o critério tamanho.[7]

Avaliação pós-cirurgia e radioterapia

A TC e a RM são utilizadas rotineiramente para a avaliação da pelve em pacientes submetidas a tratamento cirúrgico ou radioterápico. Ambos os exames são igualmente úteis para a investigação de complicações pós-operatórias, como hematomas, abscessos e fístulas, mas a RM tem mais acurácia na avaliação de doença residual/recidivada, devido à sua capacidade de diferenciar tecido tumoral de fibrose (Figura 35.7).[8]

Processos infecciosos

Os processos infecciosos agudos da pelve são diagnosticados por anamnese, exame ginecológico, testes laboratoriais e estudos bacteriológicos. A US transvaginal também pode ser usada para detec-

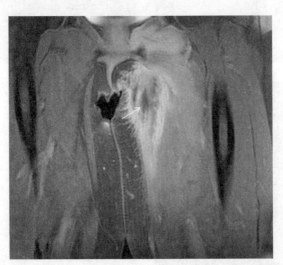

Figura 35.7 Corte sagital de RM ponderado em T1 com supressão de gordura após a administração de gadolínio, mostrando coleção na musculatura adutor após cirurgia para colocação de *sling* transobturatório.

tar anexite, salpingite e endometrite e possíveis complicações, como abscessos e hidronefrose. A TC e a RM, embora apresentem achados característicos, são reservadas para casos duvidosos ou para a avaliação de complicações em pacientes selecionadas.[9]

RESSONÂNCIA MAGNÉTICA DAS MAMAS

O uso da RM para exame das mamas como estudo complementar à mamografia e à ultrassonografia vem aumentando nos últimos anos. A RM é um método de imagem altamente sensível para o diagnóstico de câncer de mama, pois possibilita a avaliação morfológica e funcional da lesão, a partir do seu padrão de realce pelo meio de contraste. As lesões são categorizadas de 0 a 6, segundo a categoria de BIRADS, de acordo com o grau de suspeição de malignidade, com a finalidade de orientar a sua abordagem, evitando-se biópsias desnecessárias.

As principais indicações são: pacientes de alto risco, com mamografia e US inconclusivas; diferenciação entre fibrose cicatricial e recidiva tumoral; avaliação pré-operatória da extensão local; multifocalidade e multicentricidade do tumor em pacientes candidatas à quadrantectomia; análise de resposta à quimioterapia neoadjuvante; exame da mama reconstruída; pesquisa de carcinoma oculto da mama; suspeita da invasão tumoral da parede torácica anterior; exame da mama contralateral; e investigação de tumor residual nos casos de margens comprometidas no estudo anatomopatológico. A RM é o método mais sensível na pesquisa de roturas e de extravasamento de silicone para os tecidos adjacentes em pacientes portadoras de implantes mamários de silicone (Figura 35.8).[10,11]

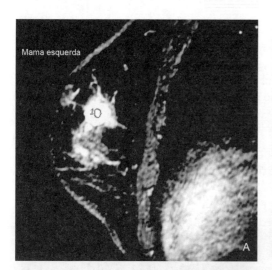

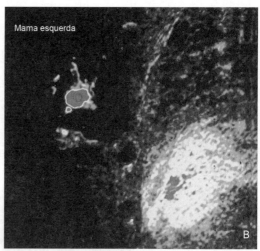

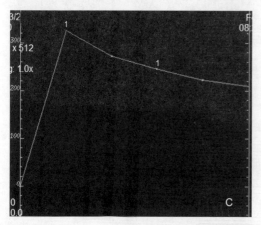

Figura 35.8 A. Corte sagital de RM ponderado em T1 com supressão de gordura após a administração de gadolínio, mostrando carcinoma na metade superior da mama esquerda. **B.** Reconstrução perfusional colorida, mostrando o intenso realce pelo meio de contraste. **C.** Curva de cinética de realce mostrando realce intenso nos primeiros minutos e *wash-out* nos cortes tardios, indicando lesão maligna.

Referências

1. Levens ED, Wesley R, Premkumar A, Blocker W, Nieman LK. Am J Obstet Gynecol 2009; 200:537.e1-537.e7.
2. Dueholm M, Lundorf E, Hansen ES, Ledertoug S, Olesen F. Am J Obst Gynecol 2002; 186:409-15.
3. Chiara Del Frate, Rossano Girometti, Marco Pittino, Giovanni Del Frate, Massimo Bazzocchi, Chiara Zuiani. Deep Retroperitoneal Pelvic Endometriosis: MR Imaging Appearance with Laparoscopic CorrelationRadioGraphics 2006; 26:1705-18.
4. Kennedy AM, Gilfeather MR, Woodward PJ. MRI of the Female Pelvis. Semin Ultrasound CT MR. 1999; 20(4)214-30.
5. Devine C, Szklaruk J, Tamm EP. Magnetic Resonance Imaging in the Characterization of Pelvic Masses. Semin Ultrasound CT MR. 2005; 26(3):172-204.
6. Prokop M, Galanski M, editors. Spiral and Multslice Computed Tomography of the Body. New York: Thieme, 2003 – Wener Jr H, Brandão A, Daltro P (edits.) Ressonância Magnética em Obstetrícia e Ginecologia. Rio de Janeiro: Revinter, 2003.
7. Kim JY, Harisinghani MG. MR Imaging Staging of Pelvic Lymph Nodes. Magn Reson Imaging Clin N Am. 2004; 12(3):581-6.
8. Sugimura K, Okizuka H. Postsurgical Pelvis: Treatment Follow-up. Radiol Clin N Am. 2002; 40(3):659-80.
9. Dohke M, Watanabe Y, Okumura A, Amoh Y, Hayashy T, Yoshizako T et al. Comprehensive MR Imaging of Acute Gynecologic Diseases. Radiographics 2000; 20(6):1551-66.
10. Kuhl Christiane K. Current Status of Breast MRI Imaging. Part 1 Choice for Technique, Image Interpretation, Diagnostic Accuracy and Transfer to Clinical Practice. Radiology 2007; 244:356-78.
11. Kuhl Christiane K. Current Status of Breast MRI Imaging. Part 2 Clinical Applications. Radiology 2007; 244:672-91.

36

Ultrassonografia em Ginecologia: Quando Pedir/Interpretação de Alerta e Anormalidades para o Médico da Família

Maria de Fátima Lobato Vilaça
Antônio Vieira Machado
Renato Franco Ciodaro

INTRODUÇÃO

A ultrassonografia é uma ferramenta de auxílio ao diagnóstico e ao tratamento. Em ginecologia, presta-se à avaliação do útero, dos ovários, dos fundos de saco, das regiões anexiais, da porção terminal do sigmoide e do reto (com preparo e equipamento específicos), da parede abdominal, da bexiga, da vagina, da vulva, da uretra, do assoalho pélvico e das massas pélvicas.

É possível proceder à avaliação do aspecto funcional dos órgãos conforme a fase do ciclo e a idade da paciente. A dopplervelocimetria, a tecnologia tridimensional e o uso de contrastes complementam o estudo das estruturas em seus aspectos anatômicos e funcionais. No estudo de cada estrutura são usados transdutores ou sondas específicos, que variam na forma, na via de acesso e na frequência das ondas emitidas. Por tudo isso, é um método versátil, não invasivo e de baixo custo.

A ultrassonografia apresenta limitações que precisam ser levadas em consideração e respeitadas. A capacidade de penetração das ondas sonoras no tecido depende das leis da Física; portanto, o biótipo da paciente e o equipamento disponível são fatores limitantes. Cabe salientar que se trata de um exame operador-dependente. Assim, a experiência e o conhecimento científico do profissional são fundamentais. Também as informações clínicas que acompanham a solicitação do exame podem e devem fazer a diferença durante a sua realização. Por fim, sua realização consiste em um ato médico com todas as suas responsabilidades.

Quando e como pedir

Na solicitação de uma ultrassonografia, é fundamental fornecer a idade da paciente, os dados clínicos básicos, a data da última menstruação e a hipótese clínica.

Avaliação do útero

O útero pode ser avaliado por via transvaginal, transperineal, transretal ou transabdominal. É possível estudar: posição, forma, contornos e volume do útero, bem como a textura miometrial. Nas pacientes sem atividade sexual, crianças e pacientes com sinéquia ou estenose de vagina, a via indicada é a transabdominal, com a bexiga cheia. Na infância, na puberdade e na pós-menopausa, há variações específicas de acordo com a idade.

Avaliação da cavidade uterina

A cavidade uterina pode ser avaliada por via transvaginal, transperineal, transretal ou transabdominal, com ou sem injeção de contraste (histerossonografia). Na avaliação do endométrio, é possível estudar o crescimento e suas variações de acordo com a fase do ciclo menstrual. Na suspeita de vegetação ou irregularidade na cavidade, a fase do ciclo mais indicada para a realização do exame é o período menstrual, quando o sangue faz o papel de contraste natural. O sangramento uterino anormal e a avaliação de dispositivo intrauterino (DIU) complementam as indicações.

Avaliação dos ovários

Os ovários na idade fértil variam de forma, volume e aspecto de acordo com a fase do ciclo menstrual. Na infância, na puberdade e na pós-menopausa há variações específicas de acordo com a idade. Assim como na avaliação do útero nas pacientes sem atividade sexual, em crianças e em pacientes com sinéquia ou estenose de vagina, a via indicada é a transabdominal, com a bexiga cheia.

Fundo de saco

O fundo de saco abaulado ou doloroso à palpação é indicação para a solicitação de ecografia. As vias utilizadas são a transabdominal ou a transperineal, nas pacientes nas quais não é possível usar a sonda transvaginal, sendo a escolha preferencial na virtude da proximidade da área a ser estudada com o transdutor.

Regiões anexiais

Coleções ou alterações no volume e na forma das trompas e dos ligamentos podem ocasionar dor e alteração da consistência ao toque. Nessas situações, deve-se solicitar avaliação ecográfica. As trompas normais não são visibilizadas na ultrassonografia, exceto em caso de ascite importante. As vias de acesso indicadas são a transabdominal, a transperineal e a transvaginal, sendo a última a preferencial, sempre que possível.

Massas pélvicas

Essas estruturas precisam ser muito bem caracterizadas quanto a seu volume, localização, forma, limites, estruturas adjacentes, mobilidade, dor à mobilização e vascularização. Nas grandes massas, é necessário avaliar por via transabdominal e transvaginal, quando possível. O preparo intestinal prévio pode ser necessário.

Porções terminais do sigmoide e do reto

São bem visibilizadas à ultrassonografia, com preparo específico. As camadas mucosa, muscular e serosa podem ser individualizadas. Essa avaliação é de grande importância na pesquisa de endometriose profunda (Figura 36.1).

Parede abdominal

Com o emprego de sondas específicas, é possível avaliar estruturas superficiais, como pele, subcutâneo, músculos e peritônio parietal. Massas superficiais ou suspeita de coleções na parede abdominal são indicações importantes.

Bexiga e uretra

A parede vesical, seu conteúdo e contornos são avaliados com a bexiga cheia, por via abdominal. A suspeita de resíduo vesical pós-miccional (que na mulher deve ser zero) é bem avaliada pela ecografia. As vias utilizadas são a transvaginal, a transperineal ou a transabdominal.[1]

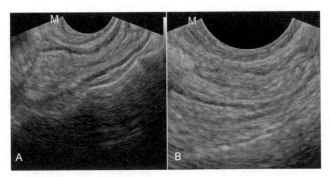

Figura 36.1 Reto e sigmoide após preparo intestinal, sendo possível individualizar as camadas mucosa, muscular e serosa.

Vagina

É uma cavidade virtual. Coleções, massas ou corpos estranhos são visualizados à ecografia. A parede vaginal também pode ser estudada e suas camadas muscular e mucosa individualizadas por vias abdominal, transvaginal e/ou transperineal. A Figura 36.2 mostra bexiga, uretra, útero, vagina e reto.

Vulva e assoalho pélvico

O estudo realizado com sondas específicas para a avaliação de estruturas superficiais possibilita diferenciar massas sólidas e císticas, bem como definir contornos e medidas. A avaliação funcional do clitóris e das alterações uroginecológicas tem sido estudada e, apesar do grande número de trabalhos publicados, não há consenso a respeito da técnica mais adequada e das medidas a serem usadas. A pesquisa de focos de endometriose no assoalho pélvico pode ser feita com sonda endovaginal ou sondas de alta frequência.[2] A Figura 36.3 mostra foco de endometriose em região perianal.

Dopplervelocimetria/*Power Doppler*

Essa é uma ferramenta valiosa no estudo dos fluxos sanguíneos em determinada estrutura. O *Power Doppler* ou Doppler de amplitude identifica a existência de fluxo, sem definir sua direção. Existem "padrões" predeterminados para cada estrutura a ser avaliada, de acordo com a idade, a fase do ciclo, a neoangiogênese e o uso de medicamentos. As variações desses "padrões" podem indicar alterações funcionais e/ou tumores naquela área, bem como sua possibilidade de crescimento.[3]

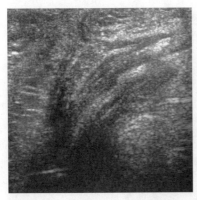

Figura 36.2 Bexiga, uretra, útero, vagina e reto por via transabdominal com bexiga vazia.

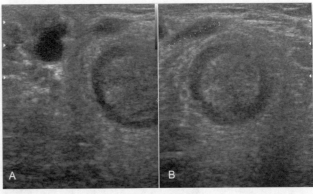

Figura 36.3 Foco de endometriose profunda (perianal). Avaliação transperineal.

Ultrassonografia tridimensional

Trata-se de uma nova forma de avaliação de estruturas já visualizadas pela ultrassonografia bidimensional, na qual as informações capturadas são processadas, formando um "bloco" ou "cubo" em que as imagens são sobrepostas e podem ser avaliadas quadro a quadro como foram capturadas inicialmente ou em cortes diferenciados. Dessa maneira, é possível processar a imagem a partir da renderização ou estudando cada plano individualmente (modo multiplanar), em que podem ser feitas medidas.

A associação ao Doppler também é importante, sendo possível fazer o estudo usando apenas a vascularização, com exclusão dos outros tecidos onde a vascularização aparece em destaque (Figura 36.4).

Suas principais aplicações em Ginecologia são no estudo dos contornos da cavidade uterina, malformações uterinas, infertilidade e pacientes com incontinência urinária. A tecnologia conhecida como 4D consiste no estudo tridimensional em tempo real.[4]

Histerossonografia

É uma complementação da ultrassonografia transvaginal, na qual é feita a infusão de solução líquida (mais frequentemente soro fisiológico) através do colo do útero, com o objetivo de distender e criar um meio de contraste na cavidade uterina, facilitando o estudo do seu contorno interno e das trompas. As principais complicações são o risco de infecção ascendente, hidrossalpinge e disseminação de células endometriais na cavidade pélvica, dor e espasmos.[5]

ÚTERO

O útero é um órgão muscular com uma cavidade virtual revestida pelo endométrio. Apresenta formato tubular e localiza-se na região central da pelve, posterior à bexiga e anterior ao reto. Divide-se em fundo, corpo, região ístmica e colo (Figura 36.5).

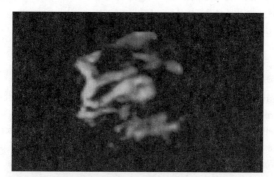

Figura 36.4 Vascularização de mioma em 3D.

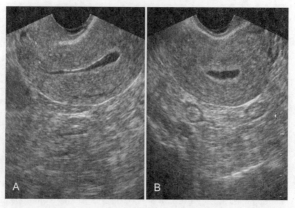

Figura 36.5 Útero retrovertido em corte longitudinal (**A**) e transversal (**B**) com conteúdo anecoico na cavidade.

A transição corpo-colo (istmo) não é nitidamente definida pela diferença de ecogenicidade, e a melhor forma de definir a transição é identificando o espaço vesicouterino. O contorno do útero normal é liso, regular, bem definido por uma linha hiperecogênica que corresponde à serosa.

O tamanho, a forma e a textura variam de acordo com a idade e a paridade (Tabela 36.1). O colo tem formato cilíndrico e mede 2 a 4cm, com um canal central. A mucosa endocervical é mais bem visualizada no período periovulatório, quando pode haver muco que se mostra hipoecogênico. O colo uterino é menos móvel que o corpo. O corpo pode apresentar angulações no plano longitudinal, com relação à vagina (versão) e ao colo (flexão), e no plano coronal para a direita e a esquerda. O endométrio tem espessura e ecogenicidade variáveis de acordo com a fase do ciclo menstrual, a idade e o uso de hormônios, podendo ser considerado um espelho da função ovariana. Durante o ciclo menstrual, sua espessura varia de 1 a 18mm e seu aspecto e ecogenicidade também:

- **Fase proliferativa:** hipoecoico, com aspecto trilaminar.
- **Periovulatório:** isoecoico, com aspecto trilaminar.
- **Secretor:** hiperecogênico, homogêneo na fase inicial e heterogêneo na fase tardia.
- **Menstrual:** ecogênico, fino e heterogêneo.

Na pós-menopausa, a espessura e o aspecto do endométrio dependem do tempo de menopausa e do uso de terapias hormonais (TH). A avaliação de rotina do endométrio sem sangramento na pós-menopausa tem sido questionada por trabalhos atuais.[8,9] Os valores considerados normais variam entre 4 e 5mm sem TH e até 8mm com TH. Nessa fase, o Doppler não deve acusar vasos na paciente normal. Na infância, normalmente não é visibilizado (Tabela 36.1).

Na infância, o miométrio apresenta textura homogênea, forma tubular e relação corpo/colo de 1:2 (Figura 36.6). Na puberdade, há mais crescimento do corpo, passando a relação corpo/colo a 1:1. Após a menacme, o útero mostra relação corpo/colo de 2:1, podendo ser maior nas multíparas. Do ponto de vista prático, podem-se adotar as seguintes medidas como limites superiores de normalidade para meninas pré-púberes: comprimento uterino <4,5cm, espessura uterina <1cm e volume ovariano <3cm.[3,8]

O estudo dopplervelocimétrico das artérias uterinas em meninas pré-puberes revela fluxo sistólico com diástole ausente e alto índice de pulsatilidade (IP): média de 6,27, variando de 3,5 a 8,0. No fim da puberdade a onda sistólica é mais larga, com sinal Doppler contínuo durante a diástole e IP <3: média de 2,06, variando de 1,1 a 2,96.[6]

Na menopausa ocorre atrofia do útero e algumas vezes é possível identificar áreas hiperecoicas no miométrio, que correspondem à calcificação dos vasos arqueados (Figura 36.7).

Tabela 36.1 Variação de volume, relação corpo/colo do útero e espessura do endométrio segundo a faixa etária.[6,7]

	Volume (cm³)	Relação corpo/colo	Endométrio (mm)
Infância	< 10	1:2	Não visibilizado
Puberdade	10 a 40	1:1	Não visibilizado/linear
Menacme Paridade 0 Paridade 1 Paridade 2 Paridade 3 Paridade ≥4	90 até 120 até 140 até 160 até 180	2:1 >2:1	1,0 a 18,0
Menopausa sem TH com TH	até 70	1:1	até 5 até 8

TH: terapia hormonal.

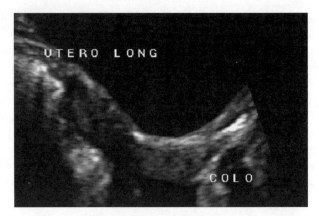

Figura 36.6 Útero na infância.

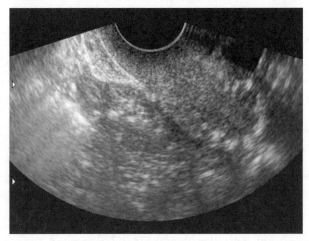

Figura 36.7 Útero na pós-menopausa com calcificações vasculares e endométrio atrófico.

A avaliação do endométrio na presença de sangramento uterino anormal é uma das principais indicações da ultrassonografia. Vários estudos demonstram que o aumento da espessura do endométrio identificado na ultrassonografia tem sensibilidade de 83% e especificidade de 56% na detecção de alterações histopatológicas.[10] O aumento da espessura do endométrio em pacientes na idade fértil com sangramento indica absoluta necessidade de diagnóstico diferencial com gestação inicial ou interrompida. A melhor época para a avaliação do endométrio, na maioria das vezes, é a segunda fase do ciclo menstrual.

Na pós-menopausa, o endométrio espessado, heterogêneo ou irregular é sinal de alerta e indica a necessidade de avaliação mais cuidadosa. Nas pacientes tratadas com tamoxifeno, é comum identificar endométrio espessado, heterogêneo e com áreas anecoicas.[11]

Malformações uterinas

As malformações uterinas são secundárias a erros na fusão ou na reabsorção dos ductos mullerianos. São achados relativamente comuns e diagnosticados, geralmente, após abortamentos ou na investigação de infertilidade. A maioria das pacientes é assintomática.

O estudo dessas alterações pode ser facilitado com o uso da ultrassonografia 3D, no modo volumétrico e multiplanar[4] (Figura 36.8).

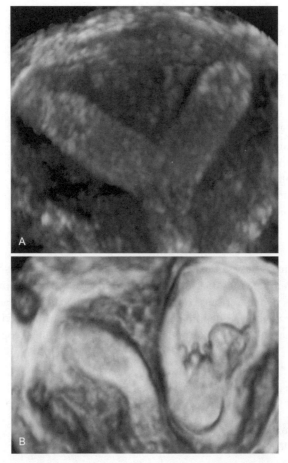

Figura 36.8 Útero malformado em 3D. **A.** Útero septado. **B.** Útero didelfo com gestação em um corno.

Várias classificações já foram feitas e a atualmente adotada pela Sociedade Americana de Infertilidade é a de Buttran & Gibsson.[12] As principais alterações do desenvolvimento inadequado dos ductos de Müller são septos longitudinais na cavidade uterina, podendo envolver colo e vagina, útero bicorno, didelfo, unicorno, hipoplasia e agenesia de útero e vagina. A associação a malformações renais deve ser sempre considerada.

Sinais ultrassonográficos

- Alargamento do diâmetro transversal do útero.
- Contorno irregular do fundo uterino.
- Endométrio "duplo" no corte transversal.
- Linha vaginal "dupla" no corte transversal.
- Volume uterino reduzido.

Principais doenças não neoplásicas do miométrio
Adenomiose

Trata-se da presença de tecido endometrial no miométrio. Pode ser difusa ou nodular. Sua incidência é de 10% a 20% na população feminina em geral, podendo atingir 60% das mulheres na faixa de 40 a 50 anos. Pode associar-se à endometriose em até 15% dos casos.[7]

As causas mais prováveis são: gestações múltiplas, infiltração do miométrio por contiguidade e disseminação vascular e/ou linfática. O estudo com Doppler pode ajudar no diagnóstico diferencial entre vasos e cistos. Os vasos nutridores podem ser identificados nas bordas.

Características ecográficas
- Volume uterino aumentado.
- Forma globosa.
- Miométrio heterogêneo.
- Assimetria entre parede anterior e posterior.
- Perda de limites entre endométrio e miométrio.
- Estrias lineares centrífugas.
- Cistos no miométrio.
- Dor durante o exame.

Cicatrizes

Nas cicatrizes anômalas de cesariana, inicialmente podem ser observados hematomas e deiscências. Tardiamente, podem ser vistas imagens de retração em vários níveis, até mesmo fístulas vesicouterinas. Essas cicatrizes podem ser causa de sangramento uterino anormal e aumentado.[13]

Quanto às cicatrizes anômalas de miomectomia, no pós-operatório imediato, podem ser vistos hematomas ou deiscências. Tardiamente, podem ser vistas imagens hiperecogênicas.

Infecções

São pouco comuns e, em geral, secundárias à endometrite. As principais características ecográficas são:

- Aumento da ecogenicidade.
- Focos hiperecogênicos com sombra acústica posterior periendometrial.
- Abscessos.

Principais doenças não neoplásicas do colo

Cistos de Naboth/cistos de retenção endocervicais

São formados por criptas endocervicais obstruídas e dilatadas. Quando identificados na ectocérvice, são chamados cistos de Naboth e, quando junto ao endocérvice, são chamados de cistos de retenção.

Características ecográficas
- Contornos bem definidos.
- Limites precisos.
- Conteúdo variável, porém homogêneo.
- Tamanho variável.

Pólipos endocervicais

São projeções do tecido colunar para o canal endocervical.

Características ecográficas
- Imagens ecogênicas na cavidade.
- Pedículo vascularizado ou não.

Principais doenças não neoplásicas do endométrio

Hiperplasia do endométrio

É uma proliferação glandular difusa que histologicamente pode apresentar atipias celulares. Pode ser dividida em simples ou cística e adenomatosa ou complexa.

Características ecográficas (Figura 36.9)
- Espessamento endometrial.
- Aumento da ecogenicidade.
- Margens bem definidas.
- Áreas anecoicas de permeio.

Atrofia do endométrio

Causa importante de sangramento pós-menopausa, pode ser cística ou não.

Características ecográficas (Figura 36.7)
- Endométrio < 5mm.
- Presença ou não de cistos.
- Margens bem definidas.

Sinéquias

Podem ser secundárias a curetagens uterinas, sobretudo aquelas relacionadas com os processos infecciosos.

Características ecográficas
- Áreas lineares e ecogênicas na cavidade.
- Imagens hiperecogênicas.

Coleções na cavidade uterina

A obstrução ou estenose do colo ou vagina, secundários a malformações, fibroses, tumores e processos infecciosos, podem levar ao acúmulo de secreção intrauterina.

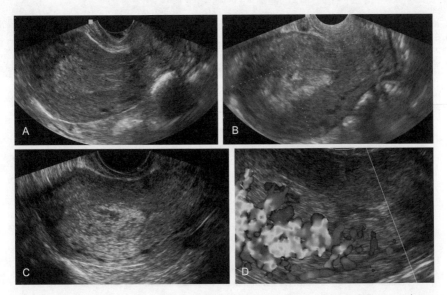

Figura 36.9 Espessamento de endométrio. **A.** Hiperplasia. **B.** Gestação ectópica. **C.** Restos ovulares.

Características ecográficas
- Podem ser anecoicas ou com conteúdo em suspensão (Figura 36.5).

Principais doenças neoplásicas do endométrio
Benignas

Pólipos

Crescimento focal e exagerado do tecido endometrial, revestido por epitélio, com glândulas, estroma e vasos. Podem ser sésseis ou pediculados. A existência de líquido na cavidade uterina facilita sua identificação.

Características ecográficas (Figura 36.10)
- Imagem ovalada ecogênica na cavidade uterina.
- Origem endometrial.
- Presença ou não de áreas císticas.
- Pedículo vascular.

Leiomiomas

Quando submucosos, aparecem deformando ou ocupando a cavidade.

Características ecográficas (Figura 36.11)
- Origem no miométrio.
- Revestido por camada de endométrio.
- Fluxo sanguíneo em "coroa".

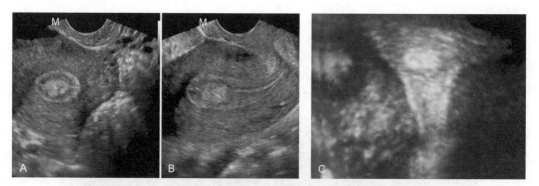

Figura 36.10 Pólipo endometrial. **A e B.** Pólipo endometrial em 2D. **B.** Pólipo endometrial em 3D.

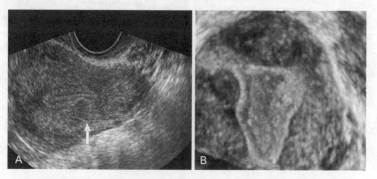

Figura 36.11 Mioma uterino submucoso. **A.** Imagem em 2D. **B.** Imagem em 3D.

Malignas

Carcinoma do endométrio

Os fatores de risco são obesidade, diabetes, hipertensão arterial e antecedentes familiares.

Características ecográficas

- Perda da interface endométrio/miométrio.
- Espessamento endometrial.
- Aspecto heterogêneo.
- Vascularização exuberante.

Principais doenças neoplásicas do miométrio

Benignas

Leiomiomas

São originários da proliferação desordenada de células musculares lisas. Consistem nos tumores benignos mais frequentes do útero, chegando a 25% nas mulheres até 40 anos e a 50% naquelas acima dos 40 anos, e pode ser até 10 vezes maior nas mulheres negras.[7] Podem ser únicos ou múltiplos, sendo estes últimos mais comuns e eventualmente com áreas de degeneração. A sintomatologia depende de localização, do número, do tamanho, do crescimento e da presença ou não de degeneração.[14,15]

São classificados de acordo com sua localização no útero e com sua profundidade em:

- Cervical, corporal, ístmico, fúndico, laterais.
- Subseroso, intramural e submucoso.

Os subserosos e submucosos podem ser sésseis ou pediculados. A descrição cuidadosa e individual dos nódulos pode definir a conduta, bem como a via de acesso e a técnica cirúrgica. A avaliação pode ser feita por via abdominal ou transvaginal; em caso de nódulos muito grandes, a via abdominal pode ser a melhor opção, e em nódulos múltiplos a melhor opção seria a associação das duas vias.

O estudo com Doppler pode facilitar a delimitação, a localização e o diagnóstico diferencial, principalmente nos nódulos pediculados. O estudo em 3D é útil para avaliar as deformações dos contornos, principalmente do endométrio com o corte coronal.

Características ecográficas (Figura 36.11)

- Imagens nodulares com contornos bem definidos.
- Deformam ou não os contornos externos e a cavidade.
- Ecogenicidade variável.
- Textura homogênea ou heterogênea (nas degenerações).
- Vascularização predominantemente periférica, formando "anel vascular".
- Fluxos de resistência variáveis de acordo com a fase hormonal.

Malignas

Leiomiossarcomas

São tumores malignos do mesênquima miometrial. Apresentam crescimento rápido, com tendência à invasão por contiguidade. As metástases mais comuns são no pulmão. Eventualmente, podem se originar de degeneração maligna de mioma.

Características ecográficas

- Imagens similares às dos miomas.
- Crescimento rápido.
- Vascularização aumentada.
- Fluxos de baixa resistência.

Carcinoma do colo uterino

A ultrassonografia apresenta baixas sensibilidade e especificidade para diagnóstico do câncer de colo uterino. Pode ser útil na avaliação da extensão e no estadiamento da doença. A avaliação por via vaginal e transretal possibilita boa visão do colo, da parede do reto e dos paramétrios.

Características ecográficas
- Área hipo ou isoecoica de contornos mal definidos ou com crescimento lateral em direção aos paramétrios.
- Áreas difusamente heterogêneas no colo.
- Perda da interface.
- Paramétrios com ecogenicidade similar à do tumor.
- Aumento do número de vasos na região.

DISPOSITIVO INTRAUTERINO (DIU)

A avaliação do DIU na cavidade uterina é uma solicitação frequente. É identificado como estrutura hiperecogênica, na maioria das vezes com sombra acústica posterior.

O sangramento uterino anormal, as dores pélvicas, a doença inflamatória pélvica (DIP), a colocação inadequada e a perfuração uterina são as complicações mais frequentes do método.

A avaliação e a medida do endométrio na presença de DIU normoposicionado são extremamente difíceis e, às vezes, impossíveis.

A avaliação da posição do DIU na cavidade uterina deve ser feita levando-se em consideração sua posição com relação aos eixos longitudinal e transversal do útero, a distância entre sua extremidade cefálica e a mucosa ou serosa e a extremidade caudal acima do orifício interno do colo.[10] Os valores da distância entre a extremidade cranial do DIU e a mucosa e serosa variam entre 20 e 25mm da serosa e 2 e 6mm da mucosa (Figura 36.12).

A avaliação 3D em modo volumétrico possibilita excelente observação do DIU com relação aos limites da cavidade.[16-18] O DIU hormonal (Mirena®) apresenta dificuldade técnica para identificação à ecografia bidimensional, sendo considerado normoposicionado se visualizado dentro da cavidade uterina (Figura 36.13).

DIU inadequadamente localizado
- Distância entre a mucosa e a extremidade > 6mm.
- Distância entre a serosa e a extremidade > 25mm.
- DIU penetrando o endométrio.
- Extremidade caudal do DIU no colo uterino.
- Sinais de perfuração uterina.

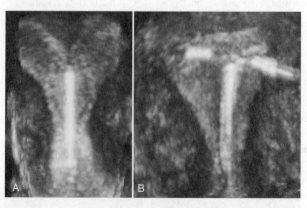

Figura 36.12 A. DIU em útero bicorno. **B.** DIU com haste transversal penetrando o miométrio.

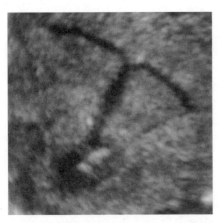

Figura 36.13 DIU Mirena®.

A colocação do DIU guiada por ultrassom é uma ferramenta cada vez mais utilizada pelos ginecologistas, a fim de minimizar a incidência de complicações.

BEXIGA

A bexiga encontra-se atrás da sínfise púbica e na frente da parede anterior da vagina. É mais bem avaliada pela ultrassonografia transabdominal quando está repleta, observando-se, então, a espessura e o aspecto das paredes, o volume intravesical, seu conteúdo e os meatos ureterais e identificando-se divertículos, pólipos, endometriose, cálculos e tumores. A parede vesical posterior, o trígono e o ureter são bem avaliados pela ultrassonografia transvaginal. A bexiga pode ser dividida em base ou fundo, corpo e ápice. A base, ou fundo, é voltada para baixo e é onde se inserem os ureteres (Figura 36.14).

A via perineal é usada no estudo do colo vesical em mulheres portadoras de incontinência urinária de esforço.[19]

OVÁRIOS

Os ovários costumam localizar-se lateralmente ao útero e anteriormente aos vasos ilíacos internos e ao ureter. Sua posição varia com a paridade, a idade, a repleção da bexiga e a posição e o tamanho do útero, bem como na presença de tumores uterinos e anexiais.

O volume e o aspecto ovariano variam segundo a faixa etária (Tabela 36.2) e a fase do ciclo menstrual.

A constatação de pequenos folículos (até 1cm de diâmetro) em recém-nascidas é normal (84%) e deve-se à estimulação de seus ovários pelos hormônios maternos (gonadotrofinas).[20] Na fase pré-puberal, podem-se encontrar pequenos cistos (<4cm de diâmetro) em 68% das meninas entre

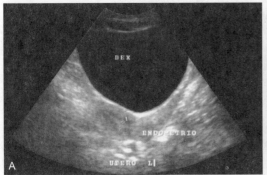 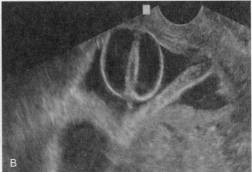

Figura 36.14 A. Imagem ecográfica da bexiga urinária através da via transabdominal. **B.** Sonda vesical no interior da bexiga.

Tabela 36.2 Volume ovariano segundo a faixa etária.

Faixa etária	Volume (cm³)
Neonato	± 1,0
Até 2 anos de idade	< 0,7 a 1,0
2 a 5 anos de idade	< 2,0
Puberdade	> 4,0
Menacme	3,0 a 9,0
Pós-menopausa	1,0 a 5,0

Modificada de Garel et al., 2001.[22]

2 e 6 anos.[21] A ultrassonografia transabdominal e, às vezes, a transperineal são de grande valia na avaliação ovariana nessa fase da vida.

Durante a puberdade, e especialmente nos 2 anos que antecedem a menacme, os ovários sofrem ação hormonal, adquirem formato ovoide e apresentam pequenos folículos (< 9mm), provocando o aumento de seu volume.[22]

No início da puberdade, o sinal Doppler é predominantemente sistólico e com os anos esse sinal se alarga e aparece finalmente o sinal diastólico.[23] Os ovários durante a menacme sofrem variações segundo a fase do ciclo menstrual (maturação do folículo/ovulação/formação do corpo lúteo) (Figura 36.15).

Rastreamento da ovulação

A ecografia é excelente instrumento na monitoração do desenvolvimento folicular. Inicialmente, ocorre o recrutamento de folículos antrais e, por volta do sétimo ou do oitavo dia do ciclo, o folículo dominante encontra-se com 8 a 10mm de diâmetro (Figura 36.16). A partir daí, esse folículo dominante cresce rapidamente (1,4 a 2,2mm/dia) até a rotura entre 18 e 26mm de diâmetro. Folículos maiores que

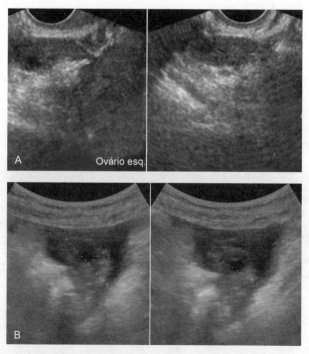

Figura 36.15 A. Ovário esquerdo, via endovaginal, mulher de 24 anos. **B.** Ovário esquerdo em mulher com ascite.

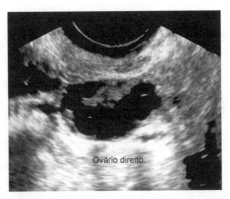

Figura 36.16 Ovário direito: oitavo dia do ciclo, via endovaginal.

28mm de diâmetro têm baixa probabilidade de ovulação. Na fase pré-ovulatória, o folículo dominante apresenta duplo contorno (edema), imagem ecogênica em sua superfície interna (*cumulus oophorus*), evidenciação da granulosa e exuberante vascularização de baixa resistência na periferia do folículo. O *cumulus oophorus* é sinal de iminente ovulação, ou seja, nas próximas 24 horas (Figura 36.17). Após a ovulação, forma-se o corpo lúteo – cisto de paredes irregulares e conteúdo ecogênico (*finos debris*) e vascularização periférica de baixa resistência (Figura 36.18). Sua involução acontece antes da menstruação. Pode-se observar também pequena quantidade de líquido livre em fundo de saco posterior.

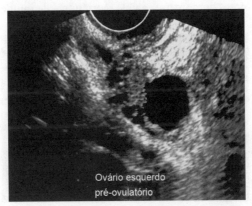

Figura 36.17 Ovário esquerdo pré-ovulatório, 13º dia do ciclo. Convém observar o duplo contorno e a presença de *cumulus oophorus*, via endovaginal.

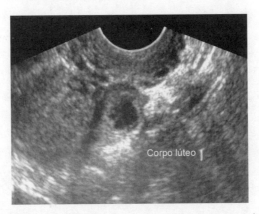

Figura 36.18 Cisto de corpo lúteo com conteúdo ecogênico, via endovaginal.

A dopplerfluxometria do ovário varia também segundo a fase do ciclo menstrual, ou seja, fluxo de alta resistência durante a menstruação e a fase proliferativa e de baixa resistência no período pré-ovulatório e de desenvolvimento do corpo lúteo. Na menopausa, verifica-se atrofia dos ovários, e sua textura torna-se mais ecogênica. Cerca de 30% dos ovários, nessa fase, não são identificados à ecografia. O volume ovariano diminui após a menopausa e volumes superiores a 8cm^3 são anormais. Podem-se identificar cistos de conteúdos anecoicos, geralmente menores que 5mm, e fluxo sanguíneo de alta resistência. Essas inclusões foliculares devem ser monitoradas e apresentam fraco potencial de malignidade (Figura 36.19).

Focos ecogênicos, sem sombra acústica e menores que 3mm podem ocorrer em ovários normais, mas convém ter atenção, pois calcificações podem representar neoplasia em fase inicial. No ciclo ovariano anormal, constatam-se a disovulia e a anovulação. No distúrbio de desenvolvimento folicular, encontram-se o folículo hidrópico, retido ou atrésico precoce, a síndrome de ovários policísticos (SOP) e a luteinização de folículo não roto (LUF). Nos distúrbios do corpo lúteo, têm-se o corpo lúteo insuficiente, o cisto de corpo lúteo, a atrofia precoce, o corpo lúteo hemorrágico e o persistente.

Como visto, o estudo ecográfico do ovário depende da idade da mulher, do período menstrual e da vigência de TH. Orienta-se também pela morfologia dos tumores e a análise dopperfluxométrica de sua vascularização (Tabela 36.3).

Lesões benignas do ovário
Cistos funcionais

Os cistos foliculares, os de corpo lúteo e os tecaluteínicos são os representantes de cistos funcionais do ovário e estão presentes durante toda a vida reprodutiva da mulher.

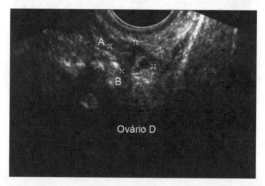

Figura 36.19 Ovário direito de mulher de 69 anos, sem TH, com cisto < 5mm de diâmetro, via endovaginal.

Tabela 36.3 Características ecográficas dos tumores ovarianos.

Características ecográficas	Benigno	Maligno
Tamanho	< 5cm	>10cm
Paredes	Lisas e regulares	Maldefinidas, irregulares, papilas e vegetações
Septações	Ausentes ou finas	Grosseiras (>3mm)
Ecos ecogênicos (sólidos)	Ausentes	Presentes
Ecogenicidade	Baixa	Alta
Líquido livre em fundo de saco posterior	Ausente ou discreto	Presente, às vezes ascite
Dopplerfluxometria	IR > 0,40 IP > 0,80	IR < 0,40 IP < 0,80
Padrão vascular	Simples e linear	Complexo e anárquico

IR: índice de resistência; IP: índice de pulsatilidade.

Cistos foliculares

Os cistos foliculares são geralmente unilaterais, assintomáticos, têm diâmetro de 1 a 20mm, conteúdo anecoico e paredes lisas e normalmente regridem espontaneamente (Figura 36.20).

Cisto folicular hemorrágico

Apresenta-se de várias maneiras à ecografia. Geralmente, tem paredes finas e regulares, reforço acústico posterior e ecos difusos em seu interior (aspecto de favo de mel). Ao Doppler, percebe-se pouca vascularização na periferia do cisto. Pode romper-se ou sofrer torção (Figura 36.21).

Cistos tecaluteínicos

Os cistos tecaluteínicos são, geralmente, bilaterais, grandes, multiloculares, e a vascularização entre os cistos mostra IR e IP baixos. Podem apresentar hemorragia, rotura ou torção. São encontrados na doença trofoblástica gestacional e na síndrome de hiperestimulação medicamentosa dos ovários.

Os cistos de corpo lúteo são, geralmente, unilaterais, sintomáticos e podem evoluir com hemorragia e rotura, causando quadro de dor abdominal aguda. Ecograficamente, apresentam-se como massa complexa de tamanho variável e com vascularização periférica em anel de baixa resistência. Regridem habitualmente em dois ciclos. O corpo lúteo da gravidez aumenta progressivamente entre 8 e 10 semanas de gestação, regredindo por volta da 16ª semana.

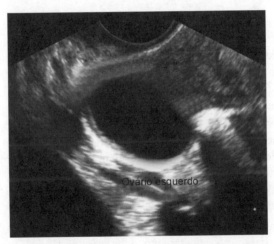

Figura 36. 20 Cisto folicular de ovário esquerdo com diâmetro de 24mm, via endovaginal.

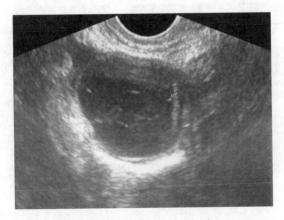

Figura 36.21 Cisto folicular hemorrágico.

O corpo lúteo insuficiente tem paredes finas e pobre vascularização e é frequente no abortamento habitual.

Cisto do folículo luteinizado não roto (LUF)

Pode alcançar grande volume. À ecografia, tem-se a formação de anel ecogênico ao redor do folículo (proliferação da granulosa), finos debris em seu interior e vasos sanguíneos periféricos com IR variado. Associa-se à endometriose.

Ovários policísticos

Segundo o Consenso Internacional de Rotterdan (2003),[24] no diagnóstico da SOP são necessárias duas ou mais das condições a seguir:

- Oligomenorreia ou anovulação crônica.
- Hiperandrogenismo clínico ou bioquímico.
- Ovários policísticos à ecografia.
- Doze ou mais folículos medindo entre 2 e 9 mm de diâmetro.
- Volume ovariano > 10cm^3.

A Figura 36.22 demonstra o aumento dos ovários e a existência de folículos entre 2 e 9mm de diâmetro.

A dopplerfluxometria apresenta aumento da vascularização no estroma e pequena vascularização perifolicular de IR alto.[25] A SOP, por suas alterações hormonais, implica o rastreamento da hiperplasia endometrial, independentemente da idade da mulher.[26] O diagnóstico diferencial é com os ovários com vários folículos retidos que se apresentam no início da menacme, no climatério, no pós-parto e na lactação.[27]

Cistoadenoma seroso

Trata-se de cisto geralmente unilocular e unilateral, de conteúdo anecoico e que raramente exibe septações finas. Pode alcançar grande volume (Figura 36.23). Ao estudo dopplerfluxométrico, identifica-se pobre vascularização.

Cistoadenoma mucinoso

Cisto menos frequente que o seroso, unilateral, conteúdo mais ecogênico, às vezes com múltiplas septações e paredes regulares. Apresenta também pobre vascularização.

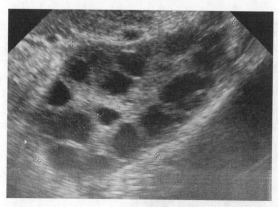

Figura 36.22 Ovário policístico. Convém observar a presença dos folículos e o aumento de volume do ovário.

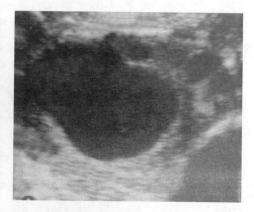

Figura 36.23 Cistoadenoma seroso.

Endometrioma

O endometrioma ovariano tem aspecto ecográfico variável. Inicialmente, surge como pequenas áreas hiperecogênicas e irregulares (pequenos implantes) na periferia do ovário. Pode evoluir para cisto unilocular, de paredes espessas, conteúdo hipoecoico e uniforme. Pode ser único ou múltiplo (Figuras 36.3 e 36.24) com reforço acústico posterior na dependência do componente sólido e vasos periféricos peri-hilares, sem vascularização interna. Convém fazer diagnóstico diferencial com fibromas, teratomas, cistos hemorrágicos e carcinoma.

Cistos paraovarianos

Os cistos paraovarianos, também chamados de cistos paratubários, têm origem paramesonéfrica ou mesotelial. Localizam-se no ligamento largo, têm tamanho variável e aspecto de cisto folicular e não regridem como este último. Podem sofrer torção e rotura.

Cisto de inclusão peritoneal

A inflamação e a aderência do peritônio pélvico podem envolver o ovário normal. Esse cisto geralmente é multilocular, septado e com finas aderências ao ovário normal. Pode ser confundido com cistos hemorrágicos, hidrossalpinge, piossalpinge, cistoadenoma mucinoso ou seroso, cisto dermoide e lesões malignas.

Teratoma ou cisto dermoide

É o tumor de células germinativas mais comum nos ovários de mulheres com menos de 30 anos de idade. Somente 2% a 3% são malignos. É dividido em teratoma maduro – bem diferenciado, unilateral e normalmente benigno – e teratoma imaturo – pouco diferenciado e habitualmente maligno. Ecograficamente, apresenta-se como massa cística e/ou sólida, de vários aspectos, dependendo do tecido predominante, e não tem vascularização no interior da massa (Figura 36.25).

Tecoma

Apresenta-se com massa sólida, regular, unilateral e vascularização importante em seu interior. Tem incidência mais alta em mulheres na pós-menopausa.

Fibroma

É tumor sólido, heterogêneo, regular, com aumento da vascularização regular periférica e pouca no interior da massa. É geralmente unilateral, mais frequente na quinta e sexta décadas da vida, de crescimento lento e de baixo potencial maligno. Pode-se detectar ascite.

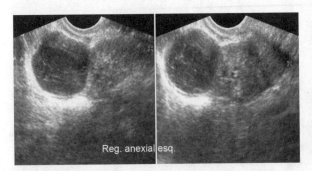

Figura 36.24 Endometrioma, cisto unilocular, de paredes espessas, conteúdo hipoecoico uniforme.

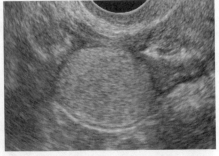

Figura 36.25 Teratoma.

Torção de ovário

Tem importância na emergência ginecológica e deve ser considerada no diagnóstico diferencial de quadros de abdome agudo em mulheres. É encontrado desde a vida intrauterina até a pós-menopausa. Cerca de 70% acontecem na menacme, à direita, e estão associados a aumento volumétrico do ovário por cisto ou tumor.

À ultrassonografia, o aumento volumétrico do ovário (>15cm³) de morfologia sólida com pequenas áreas anecoicas na periferia, associado à dor aguda no baixo ventre, é fortemente indicativo de torção anexial (ovário/trompa). O estudo Doppler identifica redução acentuada ou supressão total do suprimento sanguíneo venoso e arterial ao ovário.

O risco de necrose aumenta com o tempo de torção, ou seja, risco baixo em menos de 24 horas e risco elevado acima de 36 horas de duração.[28] A dopplerfluxometria é importante no planejamento e no controle de tratamento conservador.

Doença inflamatória pélvica

A doença inflamatória pélvica (DIP) tem quadro clínico de dor pélvica, febre, dor à mobilização cervical e hipersensibilidade anexial. Inicialmente, têm-se endometrite e secreção no fundo de saco posterior. As complicações como abscesso tubovariano, hidrossalpinge e piossalpinge são facilmente detectadas à ultrassonografia (Figura 36.26).

Os ovários têm limites mal definidos e com aumento do volume e da ecogenicidade. O abscesso tubovariano é uma massa multilocular com margens ecogênicas e irregulares e ecos internos dispersos (debris) (Figura 36.27).

A DIP crônica cursa com fibrose e aderências de formas variadas.

A ultrassonografia pélvica abdominal avalia o grau da doença e a ultrassonografia transvaginal avalia as alterações das tubas uterinas e as alterações inflamatórias periovarianas.

Massas ovarianas complexas

São massas com componentes sólidos/císticos observados nos endometrioma, teratomas e abscessos tubovarianos (Figura 36.28).

Câncer de ovário

A história familiar de câncer de ovário, a menopausa, a nuliparidade e o antecedente de câncer de mama, endométrio e cólon são fatores que se associam a elevado risco de câncer de ovário.

Entre os exames de imagem para o estudo do ovário, a ultrassonografia endovaginal é o mais efetivo e o de custo mais baixo. A partir do estudo da morfologia do estroma, das septações, da eco-

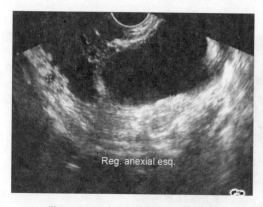

Figura 36.26 Hidrossalpinge à esquerda.

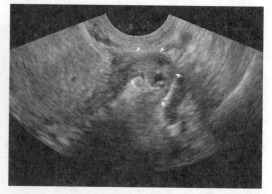

Figura 36.27 Abscesso tubovariano em trompa esquerda.

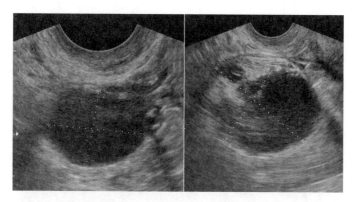

Figura 36.28 Massa complexa em região anexial direita.

genicidade e do volume, é possível diferenciar massas ovarianas benignas de malignas (sensibilidade de 82% a 91% e especificidade de 68% a 81%). Esse desempenho é melhorado com o emprego do efeito Doppler (sensibilidade de 72% a 88% e especificidade de 73% a 90%).[29,30] Os tumores malignos apresentam neoangiogênese interna (vasos sanguíneos tumorais anormais) com IR e IP baixos (<0,40 e <1,0).

Vários critérios morfológicos de malignidade e sistemas de pontuações para a classificação dos tumores ovarianos têm sido propostos, mas o melhor parece ser o que reúne dados clínicos e os achados morfológicos e dopplerfluxométricos da lesão em estudo.

Critérios morfológicos de malignidade (Figura 36.29)
- Massa sólida ou parcialmente sólida > 10cm.
- Vegetações intracísticas.
- Septações espessas e irregulares.

A avaliação ecográfica da morfologia do estroma com o Doppler é superior à dosagem de CA-125 na diferenciação entre benigno e maligno de massas anexiais.[31,32] O risco de malignidade de um cisto unilocular é baixo, independentemente do tamanho.[33] O risco de malignidade em cisto com formações papilares ou com partes sólidas é três a seis vezes mais alto que o dos cistos uniloculares.[34]

A ultrassonografia pélvica pode ser um método de rastreamento de câncer de ovário em populações de risco, mas não na população em geral.[35] As metástases sólidas em ovários derivam principalmente de linfomas, tumores gástricos, mama e útero e as com padrão morfológico heterogêneo derivam do cólon, do reto e das vias biliares (Figura 36.30).

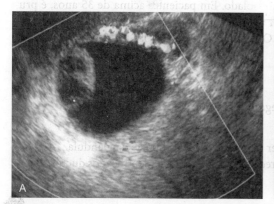
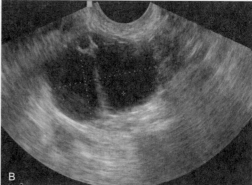

Figura 36.29 A. Cisto de ovário com vegetações e exuberante vascularização. B. Cisto de ovário com septações grosseiras.

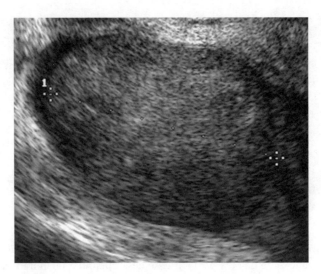

Figura 36.30 Metástase em ovário.

Tubas uterinas

As tubas uterinas são de difícil identificação à ultrassonografia, exceto quando há líquido em seu interior ou na vigência de ascite importante. O câncer de tuba uterina é raro e mais frequente na pós-menopausa. Apresenta-se como massa alongada, sólida/cística, com projeções papilares que acometem seu terço distal. [36]

ULTRASSONOGRAFIA MAMÁRIA

Importância

A ultrassonografia mamária tem grande importância na propedêutica e tem evoluído bastante nos últimos anos, em virtude da melhor qualidade dos equipamentos. Isoladamente ou associada à mamografia, possibilita melhor definição diagnóstica. Como todo exame de ecografia, trata-se de método operador-dependente.

Técnica

São utilizados preferencialmente transdutores lineares de alta frequência, com 7,5 MHZ ou mais. Antes do exame, convém fazer breve anamnese com ênfase em antecedentes, paridade e lactação, além da idade. A ultrassonografia mamária é método de escolha em pacientes abaixo dos 30 anos, podendo, nesses casos, ser utilizada como método isolado. Em pacientes acima de 35 anos, é prudente realizar previamente à mamografia. Deve ser realizado rastreamento longitudinal e transversal em ambas as mamas, incluindo sempre as axilas. O detalhamento das lesões, em geral, é registrado no esquema horário.

Detalhes anatômicos

Na sequência do exame são identificados os seguintes planos:

- Pele.
- Lóbulos de gordura com ligamentos de Cooper responsáveis pelo suporte da glândula.
- Parênquima fibroglandular de densidade hiperecogênica, no qual são identificados ductos, alvéolos e gordura intramamária.
- Músculo peitoral.
- Gordura retromamária.

Variações da anatomia de acordo com a idade

Em pacientes jovens, o parênquima mamário predomina com muito pouca substituição adiposa (Figura 36.31). Pouco a pouco, a gordura intramamária vai aumentando, o que caracteriza moderada substituição na idade adulta (Figura 36.32). Em pacientes já na menopausa, o tecido fibroglandular fica restrito a pequenas faixas com acentuada substituição adiposa (Figura 36.33). Deve-se ressaltar que em pacientes obesas ou com sobrepeso a substituição adiposa pode ocorrer mais precocemente.

Indicações da ultrassonografia mamária

É método de primeira escolha em pacientes jovens (abaixo de 35 anos). As principais indicações nessa faixa etária são:

A1 – Nódulos palpáveis.
A2 – Mastalgia.
A3 – Assimetria mamária.
A4 – Pré-operatório.
A5 – Outras.

Em pacientes acima de 35 anos, a ultrassonografia complementa a mamografia, que deve sempre preceder essa técnica. As principais indicações, além das anteriormente descritas para pacientes jovens, são:

B1 – Densidades assimétricas.
B2 – Nódulos.
B3 – Rastreamento prévio para procedimentos invasivos.
B4 – Mamas densas à mamografia.
B5 – Mamografias categoria 0 (BIRADS).

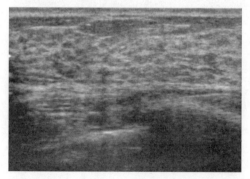

Figura 36.31 Substituição adiposa escassa.

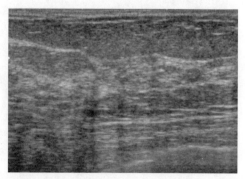

Figura 36.32 Substituição adiposa moderada.

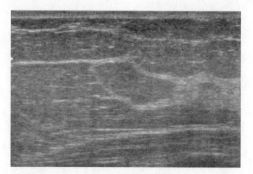

Figura 36.33 Substituição adiposa acentuada.

Nódulos mamários

Características ecográficas

Diante de nódulos sólidos, é fundamental observar as características ecográficas que podem diferenciar os vários tipos de doenças. As mais frequentes são:

Nódulos benignos (Figura 36.34)
- Bordas regulares.
- Aspecto ovalado, com maior eixo paralelo à pele.
- Leve reforço acústico periférico.
- Textura homogênea.

Nódulos malignos (Figuras 36.35 e 36.36)
- Sombra acústica posterior.
- Bordas irregulares, não bem definidas.
- Diâmetro anteroposterior maior que o transversal.
- Textura hipoecoica.

A maioria dos nódulos malignos apresenta textura hipoecoica[37] com relação ao tecido gorduroso; porém, convém prestar atenção a nódulos isoecogênicos, que também podem estar associados à malignidade. A maioria dos nódulos malignos tem diâmetro anteroposterior maior que o transversal.

Grande parte dos nódulos malignos apresenta sombra acústica posterior (devido à reação chamada desmoplásica no tecido em torno do nódulo) é hipoecoica.[1] Deve-se ressaltar que certas alterações também exibem sombra acústica (cicatrizes de cirurgias anteriores, calcificações maiores, necrose gordurosa etc.).

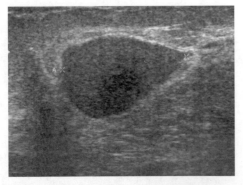

Figura 36.34 Nódulo sólido (características benignas).

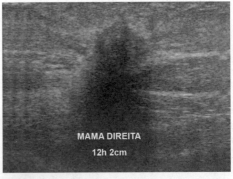

Figura 36.35 Nódulo sólido (características ecográficas suspeitas de malignidade).

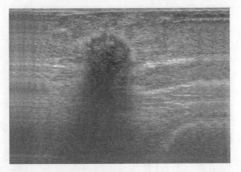

Figura 36.36 Nódulo sólido (características ecográficas suspeitas de malignidade).

Os nódulos malignos também podem se estender em direção à papila (extensão intraductal) e apresentar espessamento da pele, dilatação ductal assimétrica e calcificações (macro e micro). Quanto ao tamanho do nódulo, também não há relação com a natureza benigna ou maligna. O tipo mais comum de câncer mamário é o carcinoma ductal infiltrativo.[38]

Implantes e próteses mamárias (Figuras 36.37 e 36.38)

Os implantes mais comuns são os de silicone com cavidade única. Os implantes mais frequentes são os retromamários (colocados entre a mama e o músculo peitoral). São visualizados, pela ordem:

- Pele.
- Tecido subcutâneo.
- Parênquima fibroglandular.
- Prótese.

As roturas são as complicações mais comuns das próteses, podendo ser intracapsulares e extracapsulares. Na rotura intracapsular, não há extravasamento da cápsula fibrosa, que permanece íntegra. Os achados ultrassonográficos mais comuns são:

- Aparecimento de ecos irregulares dentro da prótese.
- Linhas sinuosas e ecogênicas no interior da prótese.

Na rotura extracapsular, o sinal mais característico é o ruído ecogênico. Dobras nas bordas da prótese podem estar presentes sem que haja relação com roturas.

Cistos

Uma das principais indicações de ultrassonografia mamária é o rastreamento de cistos, que podem ser:

Cistos simples

- Bordas regulares.
- Conteúdo anecoico.
- Contorno bem definido (oval ou redondo).
- Quase sempre apresentam reforço acústico posterior (Figura 36.39).

Cistos complexos

Apresentam conteúdo espesso, e, às vezes, áreas sólidas no interior ou septações.

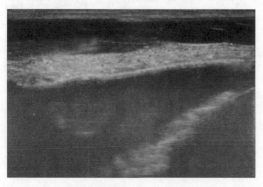

Figura 36.37 Prótese mamária.

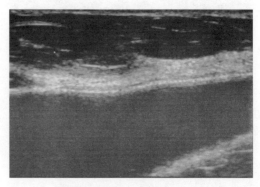

Figura 36.38 Prótese mamária.

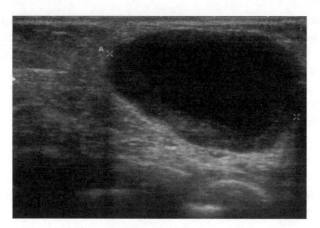

Figura 36.39 Cisto simples.

Alterações funcionais benignas das mamas (AFBM)

Anteriormente chamadas de displasia, nem sempre recebem o diagnóstico de certeza com a ultrassonografia, sendo o diagnóstico essencialmente clínico.

Fibroadenoma

Trata-se de tumor benigno bastante frequente, principalmente em pacientes jovens, pois quase sempre é estrogênio-dependente. Caracteriza-se clinicamente por ser um nódulo isolado, bem definido e móvel. Às vezes, é lobulado. As características ultrassonográficas são aquelas comuns aos nódulos benignos (Figuras 36.40 e 36.41):

- Bordas bem definidas.
- Leve sombra acústica periférica.
- Diâmetro transverso maior que o anteroposterior.
- Textura homogênea.

Outros tumores benignos

- **Lipomas:** têm aspecto característico dos tumores benignos, porém as bordas não são tão bem definidas. Costumam estar relacionados com assimetrias mamárias observadas na mamografia.

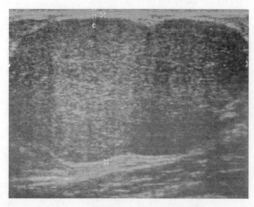

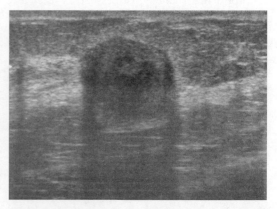

Figura 36.40 Fibroadenoma mamário.   **Figura 36.41** Nódulo benigno com reforço acústico periférico.

- **Ectasia ductal:** a dilatação dos ductos com conteúdo líquido é entidade de origem não bem definida, sendo mais frequente em mulheres mais idosas, podendo estar relacionada com atrofia da glândula.
- **Tumor *phyllodes*:** é um tumor fibroepitelial caracterizado por estroma hipercelular que acomete mulheres mais idosas (acima de 50 anos) e apresenta crescimento rápido. Tem bordas bem definidas, é hipoecogênico e pode apresentar cistos no interior.

Processos inflamatórios

- **Abscesso:** bordas definidas com textura heterogênea. Deve ser correlacionado com a clínica.
- **Mastites:** o diagnóstico é essencialmente clínico. A ultrassonografia mostra espessamento da pele e abscessos quando estiverem presentes.

Lesões menos frequentes

Existem lesões mamárias menos frequentes que afetam a mama e podem causar dificuldades diagnósticas (angiomas, mixomas, metástases de lesões originárias de outros órgãos).

Traumatismos

- **Hematomas:** em geral, são caracterizados por imagens predominantemente anecoicas, porém com conteúdo denso e debris relacionados com coágulos.
- **Edema de tecidos:** em casos mais leves, observa-se apenas edema de tecidos, que desaparece com a resolução do processo.
- **Seromas pós-operatórios:** quando presentes, apresentam área anecoica de bordas ovaladas, próximo à região cirúrgica.

PROCEDIMENTOS INVASIVOS

Os mais frequentemente realizados são:

- **Punção com agulha fina (PAAF):** em geral, indicada nos casos de nódulos com características ecográficas de benignidade (bordas regulares, homogêneos, leve reforço acústico posterior e orientação paralela à pele).
- **Biópsia percutânea (*core biopsy*):** realizada com pistola adequada, que procede à retirada de pequenos fragmentos para estudo anatomopatológico, indicada em nódulos suspeitos ou com características indefinidas.
- **Agulhamento pré-cirúrgico:** realizado a partir de controle ultrassonográfico para colocação de guia próprio para posterior retirada de nódulos em procedimento cirúrgico.
- **Aspiração de cistos:** indicada em casos de cistos de maior volume.

MAMA MASCULINA

A mama masculina apresenta, em geral, tecido fibroglandular e tecido adiposo escassos. Pode ser sede das mesmas doenças comuns à mama feminina e também apresentar:

- **Ginecomastia:** caracteriza-se por crescimento excessivo do tecido fibroglandular com pouco tecido adiposo;
- **Excesso de tecido adiposo:** causa aumento do volume mamário com tecido fibroglandular normal.

CLASSIFICAÇÃO BIRADS

Essa classificação segue as mesmas diretrizes utilizadas na mamografia e também é adotada na ultrassonografia:[3,4]

- **Categoria 1** – Tecidos normais.

- **Categoria 2** – Doenças benignas:
  - Linfonodos intramamários.
  - Cistos.
  - Nódulos sólidos com características ecográficas de benignidade.
  - Ectasia ductal.
  - Outros.
- **Categoria 3** – Lesões provavelmente benignas.
- **Categoria 4** – Lesões suspeitas de malignidade (bordas irregulares, textura heterogênea, sombra acústica posterior, aspecto hipoecogênico).
- **Categoria 5** – Malignidade.
- **Categoria 6** – Para controle de lesões já biopsiadas e nas quais a malignidade foi confirmada.

Referências

1. Ying T; Li Q; Shao C; Zhu Z; Feng L; Hu B. Value of transrectal ultrasonography in female traumatic urethral injuries. Urology. 2010;76(2):319-22.
2. Kruger JA; Heap SW; Murphy BA; Dietz HP. How best to measure the levator hiatus: evidence for the non-Euclidean nature of the 'plane of minimal dimensions'. Ultrasound Obstet Gynecol. 2010;36(6):755-8.
3. Chen L; Quan S; Li H; Chen C; Xing F; Yu Y. A comparison of endometrial and subendometrial vascularity assessed by three-dimensional ultrasonography and power Doppler angiography between healthy fertile women and women with unexplained primary recurrent miscarriage. Fertil Steril. 2011;95(3):1127-9.
4. Ghi, T, Casadio, P, Kuleva, M, Perrone, AM, Savelli, L, Giunchi, S, et al. Accuracy of three-dimensional ultrasound in diagnosis and classification of congenital uterine anomalies. Fertil Steril. 2009;92(2) 808-13.
5. Choudry A, Shukr I, Khan S, Hafeez H, Jamal S, Anwer A. Acceptability and accuracy of saline infusion sonohysterography in women with postmenopausal bleeding. J Coll Physicians Surg Pak. 2010 Sep;20(9):571-5.
6. Martins, WP, Leite, SP, Nastri, CO. Ultrassonografia pélvica em crianças e adolescentes. Radiol Brás. 2009;42 (6):395-401.
7. Rizzi, MCS, Pastore, AR. Miométrio In Pastore AR, editores. Ultrassonografia em ginecologia e obstetrícia. Rio de Janeiro: Revinter,2010. p.903-17.
8. Wolfman W, Leyland N, Heywood M, Singh SS, Rittenberg DA, Soucy R, et al. Asymptomatic endometrial thickening. J Obstet Gynaecol Can. 2010 Oct;32(10):990-9.
9. Vergote I, Amant F, Timmerman D. Should we screen for endometrial cancer? Lancet Oncol. 2011 Jan;12(1):4-5.
10. Gonçalves, JW, Bartololetto, CCR, Bacarat,EC, Lima, GR, Pastore, AR.Ultrassonografia e Doppler do endométrio. In Pastore, AR, editores. Ultrassonografia em ginecologia e obstetrícia. Rio de Janeiro: Revinter, 2010. p.918-935.
11. Sinawat S; Chiyabutra. Endometrial thickening in postmenopausal breast cancer patients taking tamoxifen: a cross-sectional study. J Med Assoc Thai. 2004;87 Suppl 3:S59-63.
12. Ferreira, AC; Mauad Filho, F; Oliani, DCMV; Jordão, JF. Malformações Uterinas. In Pastore AR, editores. Ultrassonografia em ginecologia e obstetrícia. Rio de Janeiro: Revinter, 2010.p.887-892.
13. Wang, CJ; Huang, HJ; Chao, A; Lin, YP; Pan, YJ; Horng. Challenges in the transvaginal management of abnormal uterine bleeding secondary to cesarean section scar defect. Eur J Obstet Gynecol Reprod Biol. 2011;154(2):218-22.
14. Fasih N; Prasad Shanbhogue AK; Macdonald DB; Fraser-Hill MA; Papadatos D; Kielar AZ, et al. Leiomyomas beyond the uterus: unusual locations, rare manifestations. Radiographics. 2008;28(7):1931-48.
15. Selo-Ojeme D, Lawal O, Shah J, Mandal R, Pathak S, Selo-Ojeme U, Samuel D..The incidence of uterine leiomyoma and other pelvic ultrasonographic findings in 2.034 consecutive women in a north London hospital. J Obstet Gynaecol. 2008,May;28(4):421-3.
16. Shipp TD; Bromley B; Benacerraf BR The width of the uterine cavity is narrower in patients with an embedded intrauterine device (IUD) compared to a normally positioned IUD. J Ultrasound Med. 2010;29(10):1453-6.
17. Balci O, Mahmoud AS, Capar M, Colakoglu MC. Diagnosis and management of intra-abdominal, mislocated intrauterine devices.Arch Gynecol Obstet. 2010 Jun;281(6):1019-22.
18. Bahamondes MV, Monteiro I, Canteiro R, Fernandes AD, Bahamondes L. Length of the endometrial cavity and intrauterine contraceptive device expulsion. Int J Gynaecol Obstet. 2011;113(1):50-3.
19. Pizzoferrato AC, Fauconnier A, Bader G. Value of ultrasonographic measurement of bladder neck mobility in the management of female stress urinary incontinence. Gynecol Obstet Fertil. 2011 Jan;39(1): 42-48.
20. Cohen HL, Shapiro MA, Mandel FS, et al. Normal ovaries in neonates and infants: a sonographic study of 77 patients 1 day to 24 months old. Am J Roentgenol. 1993;160:583-6.
21. Cohen HL, Eisenberg P, Mandel FS, et al. Ovary cystic are common in premenarchal gilrs: a sonographic study of 101 children 2-12 years old. . Am J Roentgenol. 1992;159:89-91.
22. Garel L, Dubois J, Grignon A, et al. US of the pediatric female pélvis: a clinical prespective. Radiographics. 2001; 21:1393-407.
23. Golestani R, Sheikhvatan M, Behpour AM, et al. Relationship between uterine and ovarian arterial blood flow measured bu Doppler sonography at different stages od puberty. Taiwan J Obstet Gynecol. 2008;47:62-5.

24. Balen AH, Laven JS, Tan SL, Dewaily D. Ultrasound assessment of the polycystic ovary: international consensus. Hum Reprod Update. 2003 Nov-Dec; 9(6):505-14.
25. Tena G, Moran C, Romero R, Moran S. Ovarian morphology and endocrine function in polycystic ovary syndrome. Archn Gynecol Obstet, 2011 jan; 18 (Epub ahead of print).
26. Merino P, Schulin-Zeuthen C, Codner E. Current diagnosis of polycystic ovary syndrome: Current diagnosis of polycystic ovary syndrome: expanding the phenotype but generating new questions. Rev Med Chil. 2009 Aug;137(8):1071-80. Epub 2009 Nov 4. Review Spanish.
27. Porter MB. Polycystic ovary syndrome: the controversy of diagnosis by ultrasound. Semin Reprod Med. 2008 May; 26(3):241-51.
28. Fei Ngu S, Lok Tiffany Wan H, Tam YS, Cheumg VY. Torsion of a tumor within an accessory ovary. Obstet Gynecol, 2011 Feb;117(2Pt2):477-8.
29. Myers ER, Bastain LA, Havrilesky LJ, et al. Management of Adnexal Mass. Evidence Report/Technology Assessment. Number 130. Prepared by the Duke Evidence-based Practice Center, Durham, NC, under Contract No. 290-02-0025. AHRQ Publication No. 06-E004. Rockville, MD: Agency for Healthcare Research and Quality. US Dept of Health and Human Services; 2006. http://www.ahrq.gov/downloads/pub/evidence/pdf/adnexal/adnexal.pdf. Accessed September 1, 2010.
30. Cragun JM. Screening for ovarian câncer. Cancer Control. 2011 Jan;18(1):16-21.
31. Van Calster B, Timmerman D, Bourne T, Testa AC, Van Holsbeke C, Domali E, et al. Discrimination between benign and malignant adnexal masses by specialist ultrasound examination versus serum CA-125. J Nati Cancer Inst. 2007 Nov21;99(22):1706-14.
32. Guerriero S, Alcazar JL, Ajossa S, Galvlan R, Laparte C, Garcia-Manero M, et al. Transvaginal color Doppler imaging in the detection of ovarian câncer in a large study population. Int J Gynecol Cancer. 2010 Jul;20(5):781-6.
33. Davidsen MB, Nielsen SP, Sele V. Differentiation of benign and malignant ovarian tumors by transluminal ultrasound scanning. Ugeskr Laeger. 1994 Nov 14;156(46):6861-4.
34. Ekerhovd E, Wienerroith H, Staudach A, Granberg S. Preoperative assessment of unilocular adnexal cysts by transvaginal ultrasonography: a comparasion between ultrasonographic morphologic imaging and histopathologic diagnosis. Am J Obstet Gynecol. 2001 Jan;184(2):48-54.
35. Varras M. Benefits and limitations of ultrasonographic evaluation of uterine adnexal lesions in early detection of ovarian cancer. Clin Exp Obstet Gynecol. 2004;31(2):85-98.
36. Ajjimakorn S, Bhamarapravati Y. transvaginal ultrasound and the diagnosis of fallopian tubal carcinoma. J Clin Ultrasound 1991;19:116-119.
37. Stavros AT. A Mama. In: Rumack CM e cols. Tratado de Ultrassonografia Diagnóstica. 3ª ed. Mosby Elsevier, 2006.
38. Mendonça MHS & Tajara, LM. Ultrassonografia Mamária. In: Pastore AR & Cerri GG: Ultrassonografia em Ginecologia e Obstetrícia. 2ª ed. Ed. Revinter 2010:1195-221.

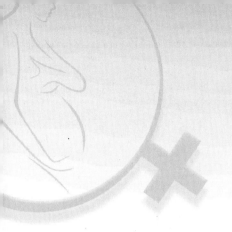

37

Abordagem Prática da Paciente Infértil

Inês Katerina Damasceno Cavallo Cruzeiro
Francisco de Assis Nunes Pereira
Aroldo Fernando Camargos

INTRODUÇÃO

A inabilidade em conceber atinge cerca de 80 milhões de pessoas em todo o mundo, e para muitos casais isso é uma tragédia. As relações entre o casal podem ficar comprometidas, com um parceiro culpando o outro pelo problema. Casais sem filhos têm risco maior de separação que casais com filhos; na América Latina a chance de divórcio aumenta 21% entre as mulheres sem filhos.[1,2]

Define-se infertilidade como a incapacidade em alcançar gravidez clínica após 12 meses ou mais de intercurso sexual desprotegido e regular.[3] Para os casais e os médicos, o diagnóstico da infertilidade assinala o início da investigação e a possibilidade de tratamento. Conhecimento adequado da prevalência da infertilidade, da tendência secular e das diferenças geográficas é essencial para a política adequada de saúde reprodutiva.[4]

A prevalência da infertilidade parece estar aumentando. Isso porque o modo de vida das mulheres na sociedade atual mudou bastante nos últimos 30 anos. O interesse na carreira profissional e a independência feminina aumentaram muito, levando a casamentos tardios e, consequentemente, à gravidez em idade mais avançada. O desenvolvimento dos métodos contraceptivos teve um papel importante em ajudar as mulheres a planejar gestações mais tardias. Entretanto, a liberdade sexual levou ao aumento no número de infecções sexualmente transmissíveis, contribuindo para o declínio na fertilidade dessas mulheres.[5]

A fertilidade varia entre as populações e declina com a idade tanto entre os homens como entre as mulheres, porém a queda é mais pronunciada nas mulheres, principalmente após 35 anos. (Figura 37.1) Um estudo realizado pela Organização Mundial da Saúde (OMS) mostrou que 3,4% das mulheres brasileiras entre 25 e 50 anos não conseguiram ter um filho vivo. A taxa de infertilidade entre mulheres de 25 a 49 anos no Brasil foi de 15%, sendo 2,9% infertilidade primária e 12,6% secundária. A OMS estimou que em 2002 existiam mais de 186 milhões de mulheres inférteis entre 15 e 49 anos nos países em desenvolvimento (excluindo-se a China).[2]

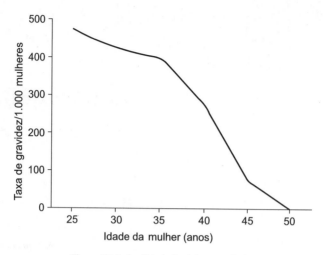

Figura 37.1 Fertilidade feminina por idade.

ABORDAGEM INICIAL

Embora a infertilidade estresse muitos casais, eles diferem quanto ao desejo de se submeterem a investigações e tratamentos agressivos. Inicialmente, muitas mulheres discutem suas dúvidas sobre a fertilidade com o médico da família. Os médicos da família têm um papel importante na avaliação inicial da fertilidade, principalmente aconselhando pacientes, antes de engravidarem, sobre as formas de otimizar os resultados gestacionais e a relação entre idade e infertilidade. Às vezes, uma simples anamnese identifica pequenos problemas e fornece soluções para melhorar a fertilidade. Além disso, pode incentivar uma investigação mais precoce ou encaminhar o casal a um especialista. O suporte e o aconselhamento sobre o estresse causado pela infertilidade também são muito importantes.[6]

O médico deve orientar todas as mulheres que desejam engravidar sobre medidas preconcepcionais para promover uma gestação saudável. Deve-se orientar sobre vacinação contra rubéola, tétano e hepatite B e uso de ácido fólico periconcepcional para prevenir defeitos de tubo neural fetais (0,4mg/dia), entre outros. É importante também o aconselhamento sobre parar de fumar e controle de peso, além de evitar bebidas alcoólicas e drogas ilícitas. O tabagismo tem sido associado a infertilidade, abortamento e piores resultados perinatais. O excesso de peso também está associado a infertilidade, disfunções ovulatórias e piores resultados gestacionais. O uso de alguns medicamentos também deve ser evitado, como anti-inflamatórios não esteroides (AINE), que podem interferir com a ovulação.[6]

Orientações sobre como identificar a ovulação, o período ideal para o intercurso sexual e o tempo considerado normal para tentar engravidar (1 ano) são fundamentais para diminuir a ansiedade dos casais. A fecundidade mensal (probabilidade de engravidar em 1 mês) da espécie humana é de 20% a 25%. Após 6 meses, 60% dos casais conceberão; após 1 ano, 80%, e após 18 meses, 90%. A idade ideal para concepção também deve ser abordada nas consultas, pois muitas mulheres acreditam que as novas técnicas de reprodução assistida (TRA) irão superar os problemas causados pela idade avançada, porém o sucesso das TRA reduz-se bastante com o aumento da idade materna. É muito importante que as mulheres tenham consciência disso.[6] O tratamento da infertilidade causa estresse físico, psicológico e financeiro. Assim, o médico de família pode contribuir muito, dando suporte e aconselhamento aos casais que desejam engravidar.[6]

A infertilidade pode ser dividida em:

- **Primária:** se o casal nunca conseguiu uma gestação.
- **Secundária:** se o casal teve gestação anterior, independentemente do resultado desta.

Abordagem Prática da Paciente Infértil

Tabela 37.1 Causas de infertilidade.[7]

	ASRM	RCOG
Fator tuboperitoneal	35%	14%
Fator masculino	35%	19%
Disfunção ovulatóra	15%	27%
Inexplicada	10%	30%
Problemas incomuns (miomas, pólipos etc.)	5%	10%

ASRM: American Society of Reproductive Medicine; RCOG: Royal College of Obstetricians and Gynaecologists.

As causas de infertilidade variam de acordo com a população estudada e podem ser divididas em cinco categorias: fator masculino, fator tuboperitoneal, fator ovulatório, infertilidade inexplicada e problemas incomuns (Tabela 37.1). Não existe uma avaliação adequada da prevalência desses problemas na população brasileira.[7]

PROPEDÊUTICA INICIAL

A avaliação da fertilidade está indicada em toda mulher que está tentando engravidar após 1 ano ou mais de coitos desprotegidos e regulares. Já a avaliação mais precoce (6 meses) está indicada nas pacientes com idade acima de 35 anos, história de oligo/amenorreia, portadoras de doença tubária conhecida ou endometriose e parceiros sabidamente subférteis.[8] Entretanto, estudos têm mostrado que os métodos diagnósticos disponíveis até o momento são muito limitados em diferenciar uma mulher fértil de uma infértil. Autores realizaram testes em mulheres comprovadamente férteis e encontraram algum teste alterado em 64% dos casais férteis.[9]

A anamnese e o exame físico da mulher são fundamentais em todos os casais. O exame físico do parceiro só está indicado quando o sêmen se encontra alterado. Para haver gravidez, alguns pré-requisitos devem ser preenchidos: não pode haver problema no coito, a mulher deve ovular regularmente e ter tubas patentes, e o homem deve ter sêmen normal. Esses elementos serão o objeto dos demais testes diagnósticos.[9] Não se deve iniciar o tratamento do casal, mesmo diante de uma patologia evidente em algum dos parceiros, sem antes avaliar adequadamente o outro parceiro.[8] Uma avaliação inicial adequada deve avaliar a ovulação, a patência tubária e a cavidade uterina, e se o homem produz espermatozoides suficientes para permitir a fertilização do oócito.[10]

A anamnese deve incluir historia de disfunção ovulatória, fatores de risco para fator tubário, fatores sexuais e informações do parceiro. O exame físico deve avaliar índice de massa corporal (IMC), mamas, sinais de hiperandrogenismo (acne, hirsutismo, oleosidade de pele e cabelos) e tireoide. Convém realizar exame bimanual para avaliar útero e ovários e procurar sinais de endometriose ou aderências pélvicas, como útero fixo, retrovertido, massas anexiais, espessamento do ligamento uterossacro e nódulos.[6]

FATOR OVULATÓRIO

A avaliação da ovulação é parte importante da investigação básica da infertilidade. Corresponde a 40% das causas de infertilidade feminina e geralmente está associada a distúrbios menstruais. Já a avaliação da reserva ovariana deve ser oferecida para pacientes com mais de 35 anos; com história familiar de menopausa prematura; que tenham apenas um ovário ou histórico de cirurgia ovariana, quimioterapia ou irradiação pélvica; que tenham infertilidade sem causa aparente; que tenham apresentado baixa resposta à indução de ovulação com gonadotrofinas; ou que estejam em preparação para se submeter a técnicas de reprodução assistida.[8]

A reserva ovariana representa a população remanescente de folículos primordiais e folículos em repouso. É geralmente definida pela quantidade e pela qualidade dos folículos presentes no ovário. Para fins práticos, a reserva ovariana pode ser definida como o número de folículos antrais presentes no ovário em uma dada época que pode ser estimulado em folículos dominantes através do estímulo endógeno ou exógeno do hormônio FSH. Embora a idade cronológica seja o principal fator determinante dessa reserva, existe uma considerável variabilidade individual na idade ovariana.[11]

A OMS classifica os distúrbios de ovulação em:

- **Grupo 1 – Hipogonadismo hipogonadotrófico:** caracterizado por falência hipofisária em produzir FSH e LH, o que leva a falha de desenvolvimento folicular com baixa produção de estrogênio e prolactina normal. Acontece em 10% dos casos de anovulação.[12,13] As amenorreias hipotalâmicas são um exemplo desse grupo.
- **Grupo 2 – Normogonadismo normogonadotrófico:** caracterizado por uma disfunção no eixo hipotálamo-hipófise-ovariano. Os níveis de estrogênio e gonadotrofinas são normais, porém ocorre anovulação, com oligo/amenorreia. Cerca de 80% a 90% dos casos estão relacionados com a síndrome dos ovários policísticos (SOP).[13] Esse grupo é responsável por 85% dos casos de distúrbios de ovulação.
- **Grupo 3 – Hipogonadismo hipergonadotrófico:** caracterizado pela falência ovariana, com baixa produção de estrogênio e inibina pelos ovários com consequente elevação de FSH. Ocorre em 4% a 5% dos casos.[13]

A hiperprolactinemia é um distúrbio endocrinológico causado pelo aumento da secreção de prolactina pela hipófise, podendo resultar em galactorreia, irregularidades menstruais e infertilidade. A dosagem do nível sérico de prolactina deve ser reservada para mulheres com sintomas de anovulação, galactorreia ou tumor hipofisário (grau de recomendação C).[13]

A disfunção tireoidiana também pode levar a distúrbios menstruais e/ou ovulatórios. Entretanto, mulheres com problemas de infertilidade têm o mesmo risco que a população geral da mesma idade de ter doença tireoidiana. Logo, a dosagem rotineira de TSH não deve ser oferecida. Ela deve ser reservada a mulheres com sintomas de disfunção tireoidiana (grau de recomendação C).[13]

Sabe-se que mulheres obesas, com IMC > 30, demoram mais tempo para engravidar, devido a uma disfunção endocrinológica que leva a anovulação e irregularidades menstruais. Existem evidências de que a perda de peso promova o retorno da ovulação e melhore as taxas de gravidez (grau de recomendação A).[13]

De modo geral, mulheres com ciclos regulares (entre 25 e 35 dias) com fluxo normal, que geralmente apresentam sintomas pré-menstruais, provavelmente estão ovulando normalmente e não requerem outros métodos de avaliação. História de puberdade tardia, ciclos de duração anormal, exercícios físicos extenuantes e ganho excessivo de peso podem estar relacionados com distúrbios da ovulação. Existem várias formas para se avaliar a ovulação, mas não existe método ideal.[7,8]

Em mulheres oligo/amenorreicas, o TSH, a prolactina, o FSH, a progesterona, a 17-OH progesterona (para afastar hiperplasia congênita de suprarrenal forma não clássica) e os androgênios devem ser avaliados para diferenciação de amenorreia hipotalâmica e SOP.[9]

Os métodos indicados para avaliação do fator ovulatório são:[8,10]

- **História menstrual:** pode ser o único método necessário para avaliar a ovulação. Pacientes com histórias bem documentadas de sangramento uterino disfuncional e/ou oligo/amenorreia não necessitam de avaliação diagnóstica sofisticada. Se a mulher tiver ciclos regulares, ela tem mais de 95% de chance de estar ovulando normalmente.[8,14]
- **Temperatura corporal basal:** simples e barato. Apesar do padrão bifásico ser característico de mulheres ovulatórias, alguns ciclos ovulatórios podem ter padrão monofásico. Tem sensibilidade e especificidade muito baixas; portanto, esse teste não é confiável para definir a época da ovulação (grau de recomendação B).

Abordagem Prática da Paciente Infértil

- **Dosagem de progesterona sérica:** a ovulação pode ser confirmada retrospectivamente por meio da dosagem de progesterona sérica no meio da fase lútea (aproximadamente no 21º dia, em um ciclo de 28 dias). Valores > 5ng/mL (ou 18nmol/L) indicam ovulação (grau de recomendação B).
- **Dosagem do hormônio luteinizante (LH) urinário:** fornece evidência indireta de ovulação. A acurácia, a eficácia e a facilidade de uso variam entre os produtos. Tem especificidade e sensibilidade muito baixas para avaliar ovulação.[14]
- **Biópsia endometrial:** demonstra a presença de endométrio secretor, o que indica ovulação. Datação do endométrio usando critérios histológicos estabelecidos com a demonstração de atraso (> 2dias) de maturação é o método tradicional de diagnóstico de insuficiência de fase lútea. Entretanto, a acurácia desse método para esse diagnóstico e o papel da insuficiência de fase lútea na infertilidade ainda são controversos, não sendo a biópsia recomendada para avaliar a ovulação rotineiramente.[15]
- **Ultrassonografia transvaginal (USTV):** fornece evidência presuntiva de ovulação por meio da visualização do crescimento folicular, do colapso do folículo ovulatório e da presença de líquido livre na pelve. Permite avaliar também o aspecto do endométrio e a presença de muco cervical; é um bom método para avaliar o dia em que a ovulação irá ocorrer.

Outros métodos são indicados para mulheres que têm função ovulatória ausente ou diminuída, como as dosagens séricas de TSH e da prolactina, já citados anteriormente (grau de recomendação C). Em pacientes amenorreicas, o valor da dosagem sérica de FSH vai diferenciar entre falência ovariana e distúrbios hipotálamo-hipofisários.[8]

Com relação à reserva ovariana, ainda não existe um método padrão-ouro para predizer boa resposta ovariana a um ciclo de estimulação, e nenhum teste é recomendado rotineiramente em mulheres com ciclos regulares para predizer a ovulação (grau de recomendação B). Porém, em mulheres com ciclos irregulares que serão submetidas à fertilização *in vitro* (FIV), a avaliação da reserva ovariana pode ajudar a identificar um prognóstico pior quanto à gravidez, permitindo aconselhamento adequado dos casais. O melhor método atualmente é a história prévia de resposta a um ciclo anterior, nem sempre disponível. A dosagem sérica de FSH basal e a contagem de folículos antrais feita através de USTV mostraram melhorar a predição de gravidez em mulheres submetidas à FIV e são os métodos mais utilizados atualmente (Tabela 37.2).

Tabela 37.2 Parâmetros para avaliação da reserva ovariana e resultados esperados após fertilização *in vitro*.

Parâmetros	Resultados	
	Favoráveis	**Desfavoráveis**
Idade (anos)	< 35	> 35
FSH 3º dia (UI/L)	<10	≥ 10
Estradiol 3º dia (pg/mL)	< 75	≥ 75
HAM (pmol/L)	15,7 a 45,8	<15,7
Inibina B 3º dia (pg/mL)	> 45	≤ 45
Teste do clomifeno (FSH isolado 10º dia UI/mL) (teste do clomifeno: uso de citrato de clomifeno do 3º ao 7º dia do ciclo e dosagem de FSH no 3º e 10º dias do ciclo)	< 12	≥ 12
Contagem de folículos antrais	≥ 5	< 5
Volume ovariano (cm³)	≥ 3	< 3
Ciclo anterior de estimulação ovariana	Parto	Ausência de gravidez

HAM: hormônio antimulleriano.
Fonte: adaptada de Sills, 2009.[16]

FATOR TUBÁRIO E UTERINO

A doença tubária envolve obstrução e adesões pélvicas em virtude de infecções, endometriose ou cirurgias prévias. O agente etiológico mais comum entre as mulheres brasileiras é a *Neisseria gonorroheae*. A *Chlamydia trachomatis* é mais prevalente em países desenvolvidos, estando presente em 11% da população sexualmente ativa com menos de 19 anos.[17] A doença inflamatória pélvica (DIP) pode ter como sequelas dor pélvica crônica, gestação ectópica ou infertilidade tubária.[18,19]

O exame clínico da paciente é insuficiente para descartar alterações tubárias. Por outro lado, cicatrizes de laparotomias prévias ou alterações na avaliação pélvica através do toque vaginal bimanual, como massas ou dolorimentos anexiais, podem aumentar a suspeita de doenças tubárias. São importantes do ponto de vista tubário: história de DIP, endometriose, cirurgias pélvicas (ginecológicas: sobre útero, tubas, ovários; ou não ginecológicas: sobre intestino, aparelho urinário), história de apendicite etc.

A histerossalpingografia (HSG), realizada geralmente logo após o término do fluxo menstrual, é o teste inicial de escolha para a avaliação das doenças tubárias, pois é um método confiável quando evidencia perviedade tubária, sendo mais barato e menos invasivo que a laparoscopia[20] (Figura 37.2).

As principais contraindicações à realização da histerossalpingografia são:

- Infecção (cervicite, endometrite, salpingite).
- Hemorragia uterina grave.
- Gravidez.

A hemorragia uterina grave é contraindicação em razão do risco de extravasamento do meio de contraste para os vasos uterinos e da possibilidade de existirem coágulos sanguíneos simulando doenças intrauterinas. As tubas uterinas mostram-se à HSG com quatro segmentos: a porção inicial ou intersticial localiza-se na espessura do miométrio, correspondendo a cada um dos cornos uterinos; a porção ístmica que é contígua à porção intersticial tem calibre igual ao da porção intersticial ou maior, sendo mais sinuosa e mais longa; a porção ampolar é mais larga, mais longa e mais sinuosa; a região do pavilhão e do óstio tubário não é tão nítida nem tão evidente como a junção uterotubária. As oclusões tubárias distais são lesões mais frequentes; elas aparecem sob a forma de uma dilatação ampolar, associada à ausência de passagem do meio de contraste para a cavidade peritoneal (hidrossalpinge), sem contudo dilatar a porção ístmica (Figura 37.3). A dilatação da porção ístmica é incomum.[21]

A direção das tubas, por vezes diferente de um lado e do outro, e a existência de eventuais aderências peritubárias são também fatores a ser considerados. Entretanto, a HSG não é método adequado para o diagnóstico dessas aderências.[22]

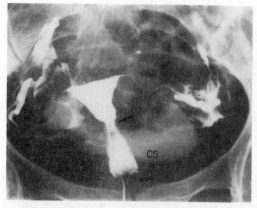

Figura 37.2 Histerossalpingografia normal.

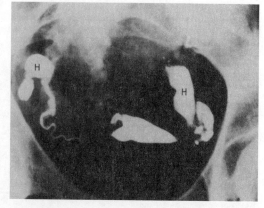

Figura 37.3 Obstrução tubária bilateral com hidrossalpinge.

Abordagem Prática da Paciente Infértil

A videolaparoscopia (VLP) deve ser realizada para confirmar o diagnóstico de alterações tubárias, sendo considerada padrão-ouro na investigação tuboperitoneal. A VLP é indicada quando há evidências ou fortes suspeitas de endometriose, aderências pélvicas/anexiais ou doença tubária. A VLP também deve ser considerada antes de tratamentos empíricos agressivos envolvendo altos custos ou riscos potenciais. As contraindicações absolutas são peritonite generalizada, choque hipovolêmico, obstrução intestinal e doença cardíaca classe IV; e as relativas são: grande massa abdominal ou pélvica, gravidez intrauterina maior que 16 semanas, abscesso pélvico, vários procedimentos cirúrgicos abdominais prévios, hérnia diafragmática, doença pulmonar crônica e peso corpóreo excessivo.

A HSG e a VLP com cromotubagem são os dois métodos mais utilizados na avaliação do fator tubário. Ambas são métodos invasivos, mas a HSG é bem menos invasiva que a VLP. Um estudo avaliou mulheres que apresentavam tubas pérvias à HSG e descobriu que 18% delas apresentavam obstrução tubária ou aderências peritubárias e outras 34% exibiam endometriose ou miomas. Entretanto, o tratamento dessas alterações não melhorou as taxas de gravidez.[23]

Uma revisão sistemática encontrou 20 estudos comparando a acurária diagnóstica da HSG com a VLP, mas apenas em três deles a laparoscopia era cega com relação aos resultados da HSG. A análise desses três estudos determinou a sensibilidade da HSG em 0,65 (IC95%: 0,50 a 0,78) e a especificidade em 0,83 (IC95%: 0,77 a 0,88). A partir desses dados, considerando uma prevalência de fator tubário de infertilidade de 14% (dados de países desenvolvidos), estima-se que, quando a HSG detectar a presença de obstrução tubária, isso será confirmado pela VLP em apenas 38% dos casos. Ao contrário, quando a HSG evidenciar perviedade tubária, isso será confirmado pela VLP em 94% dos casos. Conclui-se que a HSG seria um bom marcador de perviedade tubária, mas não de obstrução tubária.[13]

Resultados de outro estudo de revisão sugerem que a HSG pode ser usada como um teste de rastreamento em casais sem história de infecção pélvica e, se indicar anormalidades, a VLP deve ser indicada para confirmação.[24]

A permeabilidade tubária pode também ser avaliada através da histerossonografia (HSNG) contrastada com Echovist®. O meio de contraste é o SHU 454 (Echovist®), um composto de microbolhas estabilizado em uma matriz de galactose apropriadamente elaborado para ser utilizado em ultrassonografia, o que proporciona um aumento de ecorrefringência do meio perfundido. Essa técnica deve ser realizada na primeira fase do ciclo, para se garantir ausência de gravidez, como também para diminuir possíveis queixas de dor.[25,26]

Os critérios de permeabilidade a ser utilizados são:[25-27] visualização do meio de contraste por todo o trajeto da trompa até a saída deste; visualização do acúmulo do meio de contraste na região perianexial e/ou fundo de saco; visualização do fluxo do meio de contraste em um segmento da tuba por um período mínimo de 10 segundos sem a formação de hidrossalpinge. Estudos comparativos da HSNG mostraram boa comparabilidade estatística e concordância com a HSG e a VLP.[28] A HSNG é bem tolerada e pode ser uma alternativa propedêutica.

São recomendações do RCOG para avaliação do fator tubário:[13]

- Mulheres sem história de infecções pélvicas, cirurgias, gravidez ectópica ou endometriose devem ser submetidas à HSG para avaliação inicial da presença do fator tubário de infertilidade, pois é um teste confiável para afastar doenças tubárias, menos invasivo e mais barato do que a VLP (grau de recomendação B).
- Quando estiver disponível, a HSNG pode ser utilizada no rastreamento inicial da doença tubária (grau de recomendação A).

Mulheres com suspeita de terem doenças pélvicas devem ser submetidas à VLP com cromotubagem, para que a avaliação tubária e do restante da pelve possa ser feita no mesmo momento (grau de recomendação B).

FATOR UTERINO

O diagnóstico de infertilidade relacionado com anormalidades uterinas é de exclusão. Com exceção da agenesia/hipoplasia uterina, a relação de defeitos uterinos congênitos ou adquiridos com a infertilidade é questionável. Entretanto, algumas alterações uterinas estão comprovadamente relacionadas com o abortamento.

Sinéquias uterinas, aderências, pólipos, leiomiomas submucosos e septos intrauterinos podem ser encontrados em 5% a 10% das mulheres com infertilidade. A HSG define a forma e o tamanho da cavidade uterina, podendo revelar malformações congênitas (como útero unicorno, septado, bicorno) ou alterações adquiridas (como pólipos endometriais, miomas submucosos e sinéquias).

A USTV pode detectar a presença de lesões intracavitárias, assim como de outras lesões miometriais ou mesmo adjacentes ao útero. Em virtude de seu baixo custo e baixa invasividade, deve fazer parte da investigação básica da infertilidade.

A histeroscopia é considerada atualmente o padrão-ouro na avaliação das doenças da cavidade uterina. Realiza-se a distensão da cavidade uterina e imagens são obtidas através de um sistema óptico, permitindo o estudo pormenorizado das lesões intracavitárias, além do tamanho e da forma da cavidade uterina e de alterações endometriais. Na propedêutica da infertilidade, a histeroscopia é indicada nos casos de alterações suspeitadas pelos outros exames de imagem, como USTV, HSG e HSNG. Não há trabalhos na literatura que justifiquem a realização da histeroscopia de rotina em todas as pacientes inférteis, existindo controvérsias quanto ao emprego da histeroscopia na presença de exame USTV normal.

Comparada com a HSG, define-se a histeroscopia como o padrão-ouro na identificação das anormalidades da cavidade uterina, pois ela permite a visualização direta.[29] A HSNG não contrastada consiste na infusão salina estéril dentro da cavidade uterina, sob a monitoração contínua da USTV . A interface fluido/endométrio possibilita uma excelente visualização das condições patológicas do endométrio e da submucosa miometrial. As indicações clínicas para a HSNG estão aumentando. Estas envolvem a avaliação das pacientes com infertilidade inexplicada, espessamento do eco endometrial incompatível com a fase do ciclo menstrual, indefinição do eco endometrial na USTV e abortamentos repetidos, a localização exata de determinada lesão uterina e a avaliação da permeabilidade tubária. A distensão uterina com soro fisiológico estéril permite imagem incomparável do endométrio e do miométrio subjacente. Inicialmente, uma pequena quantidade de ar pode assemelhar-se a um foco ecogênico transitório dentro do líquido intrauterino. O endométrio é ecogênico, se comparado ao fluido anecoico e ao miométrio hipoecoico.[30]

Anormalidades na produção de muco cervical ou na interação muco/espermatozoides são raramente identificadas como causas isoladas de infertilidade. O teste pós-coito, no qual uma amostra do muco cervical é obtida dentro de poucas horas após o intercurso sexual e avaliada para a presença de espermatozoides móveis, é o teste normalmente utilizado na pesquisa do fator cervical. Entretanto, existem controvérsias a respeito da melhor técnica e do melhor momento para se realizar o exame, havendo ainda muita subjetividade nos resultados e alta variação inter e intraobservador, o que torna o teste de pouca utilidade clínica, não sendo, portanto, recomendado rotineiramente.[31]

FATOR MASCULINO

O fator masculino isolado é responsável por aproximadamente 20% da infertilidade dos casais e pode também estar associado a fatores femininos em outros 30% a 40%. Todo casal que não consegue conceber no intervalo de 1 ano deve ter seu parceiro avaliado paralelamente à avaliação feminina. A avaliação poderá ser antecipada se o homem tiver algum fator de risco conhecido para infertilidade (como criptorquidia bilateral).[32]

A análise seminal é o teste inicial para avaliar a infertilidade masculina; a tendência atual é iniciar através da história reprodutiva e duas análises seminais adequadas, separadas por pelo menos 1 mês. Sempre que valores anormais forem encontrados, indica-se avaliação complementar do parceiro,

Abordagem Prática da Paciente Infértil

incluindo anamnese e exame físico detalhados, para tentar definir a causa da infertilidade[10,32-34] Vale lembrar que, mesmo se a análise seminal estiver normal, outros fatores masculinos poderão estar presentes.[32]

A análise seminal inclui a avaliação da concentração espermática, da motilidade e da morfologia dos espermatozoides. Nenhuma avaliação seminal isolada mostrou ser diagnóstica de infertilidade em grandes estudos clínicos. [35] As alterações podem estar associadas a baixa produção de espermatozoides (oligozoospermia), baixa motilidade espermática (astenozoospermia) ou anormalidades morfológicas (teratozoospermia), mas se considera uma combinação desses três aspectos (oligoastenoteratozoospermia) como a causa mais comum de infertilidade masculina.[33]

A OMS define o fator masculino como a presença de uma ou mais anormalidade na análise seminal ou a presença de função sexual inadequada ou disfunção ejaculatória. Em estudo envolvendo 8.500 casais em 25 países, o problema no parceiro masculino foi diagnosticado em 51,2% dos casais. A maioria dos homens que apresentam alterações na fecundidade tem oligoastenoteratozoospermia e é considerada infértil.[34]

Uma avaliação detalhada pelo urologista ou outro especialista deve ser feita sempre que o rastreamento inicial demonstrar história reprodutiva masculina anormal ou análise seminal anormal. A anamnese e o exame físico, quando indicado, devem incluir:[32,33,36] frequência de intercurso sexual, duração da infertilidade, prole anterior, volume do ejaculado, libido, história de traumatismo ou inflamação testicular, doenças infecciosas, caxumba, varicocele, criptorquidia, outras doenças sistêmicas, uso de álcool e drogas, exposição ocupacional (arsênico, chumbo), uso de medicações (anabolizantes, quimioterápicos), tamanho e formato testicular, palpação do deferente e do epidídimo, caracteres sexuais secundários, presença de pelos, ginecomastia, varicocele, hipospádia, avaliação das alterações penianas diversas e toque retal. Uma anamnese e um exame físico cuidadosos podem identificar sinais e sintomas sugestivos de uma causa específica de infertilidade, como virilização, massa corporal e ginecomastia e, assim, ajudar na avaliação diagnóstica e no tratamento do casal. Convém lembrar que homens com filhos anteriores podem ter adquirido um fator novo de infertilidade e devem ser avaliados da mesma maneira que aqueles que nunca tiveram filhos.

Os objetivos da avaliação masculina são: identificar causas corrigíveis de infertilidade, categorizar as chances de obter espermatozoide (para homens que não têm espermatozoides no ejaculado) e identificar problemas médicos significantemente associados à infertilidade que necessitam de atenção médica e avaliar anormalidades genéticas que possam afetar a saúde da prole nascida através de técnica de reprodução assistida (TRA).[32,37] A identificação e o tratamento de condições reversíveis podem melhorar a fertilidade masculina e possibilitar a concepção através de intercurso sexual. A identificação de causas irreversíveis poupa os casais de tratamentos ineficazes. A avaliação genética permite o aconselhamento dos casais sobre o potencial de transmissão para a prole. Finalmente, a infertilidade masculina pode ser a manifestação clínica de uma condição ameaçadora à vida, como tumor testicular ou hipofisário.[32] Infelizmente, muitas vezes não é possível encontrar uma causa evidente e a maioria dos casos de infertilidade masculina permanece idiopática.[33]

Os problemas de infertilidade relacionados com o homem são evidenciados principalmente através de alterações seminais. Não se trata de uma avaliação direta da fertilidade do homem, fato constatado apenas diante de uma gravidez clinicamente comprovada da parceira. Trata-se apenas da avaliação de características objetivas avaliadas em uma amostra de esperma, comparadas com os valores de referência definidos pela OMS (Tabela 37.3).

Existe uma variação intraindivíduo da análise seminal dependente de vários fatores. A OMS recomenda que a coleta seja feita em quarto privado, próximo ao laboratório, para limitar a exposição do sêmen às alterações de temperatura e para controlar o tempo entre a coleta e a análise. A amostra deve ser coletada após um período de abstinência sexual de, no mínimo, 2 e no máximo 7 dias. Convém coletar todo o volume ejaculado através de masturbação. A coleta em casa e por meio de relação sexual com condom especial (não tóxico para o espermatozoide) pode ser feita apenas em situações especiais, como na incapacidade de coleta por masturbação.[32,38]

Tabela 37.3 Limites inferiores de referência (percentil 5 e seus intervalos de confiança de 95%) para características seminais, segundo a OMS (2010).

Parâmetros	Limite inferior de referência
Volume seminal (mL)	1,5 (1,4 a 1,7)
Numero total de espermatozoides (10^6 por ejaculado)	39 (33 a 46)
Concentração de espermatozoides (10^6/mL)	15 (12 a 16)
Motilidade total (PR + NP %)	40 (38 a 42)
Motilidade progressiva (PR %)	32 (31 a 34)
Vitalidade (espermatozoides vivos %)	58 (55 a 63)
Morfologia dos espermatozoides (formas normais %)	4 (3 a 4)

PR: motilidade progressiva: A ou B; NP: motilidade não progressiva: C.

Há uma necessidade de padronização da análise seminal pelos laboratórios, e a literatura não oferece dados confiáveis sobre o valor da análise seminal rotineira nem sobre a interpretação dos resultados anormais.[9,34] Um estudo publicado em dezembro de 2009, realizado pela OMS, incluiu mais de 4.500 homens em 14 países e propôs uma alteração dos valores de referência para análise seminal. Ele foi incluído na quinta edição do *Manual de Laboratório da OMS para Análise e Processamento do Sêmen*, publicado em 2010 (Tabela 37.3).

Pelo menos duas amostras seminais normais são necessárias para descartar a infertilidade masculina com alta probabilidade, mas, se a análise estiver anormal, ela deve ser somada a outros fatores antes de se decidir pelo prognóstico e tratamento indicados para o casal.[9] É importante lembrar que o ciclo completo da espermatogênese dura 3 meses; portanto, o ideal é que o exame seja repetido após esse período. Em caso de disparidade entre as duas primeiras amostras, uma terceira pode ser solicitada, de modo a estabelecer a média ou a tendência das amostras.

O espermograma pode ser classificado, segundo os critérios da OMS, em:

- **Normozoospermia:** ejaculado normal.
- **Oligospermia:** baixo volume de esperma.
- **Aspermia:** ausência de ejaculado.
- **Oligozoospermia:** baixa concentração de espermatozoides.
- **Astenozoospermia:** baixa motilidade dos espermatozoides.
- **Teratozoospermia:** alteração morfológica dos espermatozoides.
- **Oligoastenoteratozoospermia:** alterações nas três variáveis (combinações de dois prefixos também podem ser usadas).
- **Azoospermia:** ausência de espermatozóide no ejaculado.

Em caso de problemas na produção de espermatozoides (azoospermia não obstrutiva), o paciente deve passar por uma avaliação detalhada, que deve incluir, segundo a ASRM: anamnese, exame físico, análise hormonal (testosterona, FSH, estradiol, prolactina) e avaliação genética (pesquisa de microdeleções do cromossomo Y e cariótipo).[37] Azoospermia e oligozoospermia grave também podem estar associadas a anormalidades genéticas. Estas podem causar infertilidade, afetando tanto a produção quanto o transporte dos espermatozoides. As três anormalidades genéticas mais comumente associadas à infertilidade masculina são: mutação do gene da fibrose cística associada a agenesia congênita do deferente, anormalidades cromossômicas que resultam em disfunções testiculares e microdeleções no cromossomo Y associadas a defeitos isolados na espematogênese.[32]

Exames hormonais são desnecessários em caso de espermograma normal. Homens com falência da espermatogênese devem ser avaliados, além da anamnese e do exame físico, por meio de dosagens séricas de FSH, LH, testosterona e prolactina, hormônios intrinsecamente ligados à espermatogê-

Abordagem Prática da Paciente Infértil

nese e à fisiologia testicular.[37] A biópsia testicular está indicada nos casos de azoospermia, para que se possam diferenciar quadros de azoospermia obstrutiva de quadros de azoospermia secretora. A maioria dos homens com azoospermia secretora terá FSH aumentados, porém a testosterona poderá estar normal ou quase normal.[37]

A presença de espermatozoides na urina de homens com azoospermia ou aspermia sugere ejaculação retrógrada. Além disso, a ejaculação anterógrada pode ser de baixo volume ou ausente, devido a ausência completa da emissão, obstrução do ducto ejaculatório, hipogonadismo ou agenesia congênita bilateral do deferente. Nesses casos, convém fazer a pesquisa da urinálise pós-ejaculatória.[32]

A ultrassonografia (US) escrotal não está indicada de rotina.[34] Está indicada em pacientes com achados inconclusivos ao exame físico, bolsa escrotal pequena ou outra alteração anatômica que dificulte o exame físico do escroto e dos cordões espermáticos. Também está indicada na suspeita de massa testicular. A maioria das anormalidades escrotais, incluindo varicocele, espermatocele, ausência de ductos, enduração do epidídimo e massas testiculares, é palpável ao exame físico. Varicoceles não palpáveis, vistas através da US de escroto, não se mostraram clinicamente significativas até o momento.[32]

Testes seminais específicos não são indicados para o diagnóstico inicial da infertilidade masculina, mas podem ser úteis em casos de esterilidade sem causa aparente (ESCA) ou para casos selecionados. Estes são: quantificação de leucócitos no sêmen, testes para anticorpos antiespermatozoides e interação muco-espermatozoide (teste pós-coito), entre outros.[32] O teste MAR (*mixed antiglobulin reaction*) indica a presença de anticorpos antiespermatozoides. Embora não haja valores de referência definidos, a OMS considera como limite a presença de 50% ou mais de espermatozoides móveis com anticorpos ligados a ele;[38] esse teste é usado por alguns autores para identificar uma possível causa (imunológica) de infertilidade. Um estudo criticou a validade desse teste,[39] mas a real importância da presença desses anticorpos não está bem estabelecida. A United Kingdom National Health não recomenda o uso do teste MAR. O teste pós-coito possibilita uma avaliação da quantidade e da qualidade do muco cervical, da interação espermatozoide-muco e da presença de anticorpos antiespermatozoides. O teste envolve o exame do muco cervical extraído da paciente na fase pré-ovulatória e 8 a 12 horas após o intercurso sexual. Um teste positivo é definido como a presença de, pelo menos, um espermatozoide progressivo em mais da metade dos cinco campos microscópicos analisados (aumento de 400×). Entretanto, esse teste tem se mostrado eficaz em predizer gravidez apenas em metade dos casais inférteis (com mulheres com ciclos regulares). Além disso, existe uma grande variabilidade intra e interobservador. Portanto, esse teste não é recomendado rotineiramente pela ESHERE, pela ASRM e pela American Urology Association.[35]

Referências

1. Camargos AF, Pereira FAN, Cruzeiro IKDC, Bonassi R. Anticoncepção, Endocrinologia Ginecológica e Infertilidade. Belo Horizonte: Coopmed 2012.
2. Rutstein SO, Shah IH. Infecundity, Infertility, and Childlessness in Developing Countries. Calverton, Maryland, USA: ORC Macro and the World Health Organization, 2004.
3. Zegers-Hochschild F, Adamson GD, de Mouzon J, Ishihara O, Mansour R, Nygren K, et al. The International Committee for Monitoring Assisted Reproductive Technology (ICMART) and the World Health Organization (WHO) Revised Glossary on ART Terminology, 2009. Human reproduction (Oxford, England). 2009 Nov; 24(11):2683-7.
4. Gurunath S, Pandian Z, Anderson RA, Bhattacharya S. Defining infertility – a systematic review of prevalence studies. Hum Reprod Update. Apr 14.
5. Speroff L GR, Kase NG. Clinical gynecologic endocrinology and infertility. Philadelphia:: Williams & Williams 2005.
6. Case AM. Infertility evaluation and management. Strategies for family physicians. Can Fam Physician. 2003 Nov; 49:1465-72.
7. Camargos AFC MV, Carneiro MM, Reis FM. Ginecologia Ambulatorial: Baseada em evidências científicas. 2ª ed. Belo Horizonte: Coopmed 2008.
8. ASRM. Diagnostic evaluation of the infertile female: a committee opinion. Fertil Steril. 2015 Apr 30.
9. Sutter PD. Rational diagnosis and treatment in infertility. Best Practice & Research Clinical Obstetrics and Gynaecology. 2006; 20(5):647-64.

10. ESHERE. Optimal use of infertility diagnostic tests and treatments. Human Reproduction. 2000; 15(3):723-32.
11. Devroey PFB, Diedrich K on behalf of the Evian Annual Reproduction (EVAR) Workshop Group. Approaches to improve the diagnosis and management of infertility. Human Reproduction Update. 2009; 15(4):391-408.
12. Hamilton-Fairley D. TA. Anovulation. BMJ. 2003; 327:546-9.
13. RCOG. Fertility assessment and treatment for people with fertility problems (update). London 2013.
14. Behre HM, Kuhlage J, Gassner C, Sonntag B, Schem C, Schneider HP, et al. Prediction of ovulation by urinary hormone measurements with the home use ClearPlan Fertility Monitor: comparison with transvaginal ultrasound scans and serum hormone measurements. Hum Reprod. 2000 Dec; 15(12):2478-82.
15. Lamb EJ. Looking at the endometrial biopsy with evidence-based medicine. Fertil Steril. 2004 Nov; 82(5):1283-5; discussion 301-2.
16. Sills ES, Alper MM, Walsh AP. Ovarian reserve screening in infertility: practical applications and theoretical directions for research. Eur J Obstet Gynecol Reprod Biol. 2009 Sep; 146(1):30-6.
17. Macmillan S, McKenzie H, Flett G, Templeton A. Which women should be tested for Chlamydia trachomatis? Bjog. 2000 Sep; 107(9):1088-93.
18. Westrom L, Wolner-Hanssen P. Pathogenesis of pelvic inflammatory disease. Genitourinary medicine. 1993 Feb; 69(1):9-17.
19. Paavonen J, Eggert-Kruse W. Chlamydia trachomatis: impact on human reproduction. Human reproduction update. 1999 Sep-Oct; 5(5):433-47.
20. Lamaita RM, Martello R, Vieira MAF, Cavallo IKD, Pereira FAN, Fonseca MAA. Propedêutica Básica da Infertilidade Conjugal. In: Camargos AF, Melo VH, Reis FM, Carneiro MM (eds.) Ginecologia Ambulatorial Baseada em Evidências. 2 ed. Belo Horizonte: Coopmed 2008:741-51.
21. Aubeny E. Técnica de Histerossalpingografia. In: Masset R, Netter A, Poitout P, Rioux JE, Santos AA (eds.) Atlas de Histerossalpingografia. Lisboa: Calouste Gulbenkian 1977:7-14.
22. Boudghene BM, Bigot JM. Imagerie de l'hypofertilité de la femme. 10 ed. Paris: Elseevier 1999.
23. Belisle S, Collins JA, Burrows EA, Willan AR. The value of laparoscopy among infertile womenwith tubal patency. J Soc Obstet Gynaecol Can. 1996; 18:326-36.
24. Opsahl MS, Miller B, Klein TA. The predictive value of hysterosalpingography for tubal and peritoneal infertility factors. Fertil Steril. 1993; 60:444-8.
25. Sohaey R, Woodward P. Sonohysterography: technique, endometrial findings, and clinical applications. Seminars in ultrasound, CT, and MR. 1999 Aug;20(4):250-8.
26. Campbell S, Bourne TH, Tan SL, Collins WP. Hysterosalpingo contrast sonography (HyCoSy) and its future role within the investigation of infertility in Europe. Ultrasound Obstet Gynecol. 1994; 4(245-53).
27. Reis MMBB. Avaliação da permeabilidade tubária através da sonohisterossalpingografia contrastada (dissertação). Belo Horizonte: Universidade Federal de Minas Gerais, 1997.
28. Dijkman AB, Mol BWJ, van der Veen F, Bossuyt PM, Hogerzeil HV. Can hysterosalpingocontrast-sonography replace hysterosalpingography in the assessment of tubal subfertility? Eur J Radiol. 2000; 35:44-8.
29. Golan A, Eilat E, Ron-El R, Herman A, Soffer Y, Bukovsky I. Hysteroscopy is superior to hysterosalpingography in infertility investigation. Acta Obstet Gynecol Scand. 1996 Aug; 75(7):654-6.
30. Camargos AFC, Pereira FAN, Cavallo IKD, RB M. Anticoncepçao, Endocrinologia e Infertilidade Soluções para as questões da ciclicidade feminina. Belo Horizonte: Coopmed 2011.
31. Optimal evaluation of the infertile female. Fertil Steril. 2006 Nov; 86(5 Suppl 1):S264-7.
32. Sharlip ID, Jarow JP, Belker AM, Lipshultz LI, Sigman M, Thomas AJ, et al. Best practice policies for male infertility. Fertil Steril. 2002 May; 77(5):873-82.
33. Isidori A, Latini M, Romanelli F. Treatment of male infertility. Contraception. 2005 Oct; 72(4):314-8.
34. Tournaye. H. Evidence-based management of male subfertility. Curr Opin Obstet Gynecol. 2006; 18(3):253-9.
35. Devroey P, Fauser B, Diedrich K. Approaches to improve the diagnosis and management of infertility. Human reproduction update. 2009; 15(4):391-408.
36. Forti G, Krausz C. Evaluation and Treatment of the Infertile Couple. Journal of Clinical Endocrinology and Metabolism. 1998; 83(12):4177-88.
37. Schlegel PN. Male infertility: evaluation and sperm retrieval. Clin Obstet Gynecol. 2006 Mar; 49(1):55-72.
38. WHO laboratory manual for the Examination and processing of human semen. 5 ed. WHO 2010.
39. Bohring C, Krause W. The intra- and inter-assay variation of the indirect mixed antiglobulin reaction test: is a quality control suitable? Hum Reprod. 1999 Jul; 14(7):1802-5.

38

Ginecologia e Obstetrícia Baseadas em Evidências Científicas

Fernando Marcos dos Reis

Zilma Silveira Nogueira Reis

INTRODUÇÃO

O uso de evidências científicas na prática clínica é parte de um movimento de abrangência global voltado ao aperfeiçoamento da tomada de decisão pelos profissionais de saúde por meio da aplicação do método científico. Na prática, implica a integração da *expertise* clínica e de valores relacionados com a paciente ao melhor conhecimento científico disponível.[1] Compreende desde o cuidado direto ou indireto à saúde individual das pessoas até a definição de condutas institucionais, públicas e privadas, balizando inclusive as melhores políticas em saúde. Dessa maneira, a produção de diretrizes, políticas públicas e protocolos amplia o uso de evidências científicas bem fundamentadas na medicina.

Há pelo menos 200 anos, a evolução da medicina está intimamente ligada ao desenvolvimento das ciências e à sua aplicação clínica.[2] No entanto, o conhecimento científico tem avançado com tamanha rapidez e produzido um volume tão grande de informações, nem sempre de grande valor, que se torna imperativo selecionar a melhor evidência que se aplica a cada problema e traduzir o conhecimento científico em recomendações para a prática profissional. Não é tarefa fácil, mas traz inúmeras vantagens ao ser incorporada à rotina do profissional de saúde. Seus resultados manifestam-se em diagnóstico e conduta mais eficazes, na gestão mais eficiente dos serviços de saúde, na melhoria da pesquisa médica e também no aprimoramento da formação profissional. Além disso, as orientações da medicina baseada em evidências não visam à redução ou à elevação dos custos com a assistência e não se subordinam a interesses políticos ou econômicos.[2]

A qualidade da assistência à mulher em todas as fases de sua vida, assim como as repercussões diretas no neonato, no caso de gestantes, pode se beneficiar das inúmeras evidências já bem definidas em revisões sistemáticas. Várias recomendações antigas, tais como repouso absoluto para prevenção de abortamentos e prematuridade e uso profilático de polivitamínicos em gestantes saudáveis, já não têm mais fundamentação científica. O objetivo deste capítulo é oferecer subsídios para que o profissional que atua no cuidado da mulher possa formular perguntas, buscar a melhor evidência disponível e aplicá-la na sua tomada de decisão.

PRINCÍPIOS PARA A PRÁTICA DA UTILIZAÇÃO DE EVIDÊNCIAS CIENTÍFICAS

A medicina baseada em evidências (MBE) não é mais que um conjunto renovado de princípios, métodos e competências que pretende aproveitar de forma sistemática e organizada as informações da pesquisa científica na solução de questões da prática clínica.[1] Todas as etapas dessa prática, seja ela diagnóstica, terapêutica, prognóstica ou preventiva, são enriquecidas pelo uso adequado de informações científicas. Isso requer acesso à literatura médica e sua avaliação crítica, envolvendo três grandes áreas do conhecimento: a epidemiologia, a bioestatística e a informática médica.

O processo para aplicar a MBE ante uma questão da prática diária no atendimento ao paciente pode ser resumido nas seguintes etapas: a formulação de pergunta, a busca por respostas utilizando-se ferramentas adequadas em bases bibliográficas, a avaliação das evidências e de sua aplicabilidade no caso em questão e, finalmente, a tomada de decisão com base nas melhores evidências encontradas. Para que esse processo funcione, são necessários cuidados especiais, como elaborar adequadamente a pergunta, para consultar de modo eficiente as bases de dados, identificar as melhores evidências potenciais em termos dos melhores desenhos de estudos para responder à questão e avaliar criticamente as evidências em termos de validade, impacto e aplicabilidade.

Métodos de busca por evidências científicas

Antes de pesquisar conhecimentos específicos, é importante recuperar o conhecimento geral sobre o assunto existente em manuais e livros-texto. Esse conhecimento é relativamente abrangente, correto e atualizado e serve como *background*, inclusive para definir de forma claramente estruturada a questão de interesse clínico. Por exemplo, pode ser útil estudar a etiologia de uma doença, conforme descrita num livro tradicional de medicina, antes de investigar avanços terapêuticos recentes. Numa pergunta clínica bem formulada, quatro elementos devem ser explicitados, formando o acrônimo PICO: população (ou problema), intervenção (ou indicador diagnóstico), comparação (ou grupo-controle) e *outcome* (desfecho). É preciso escolher as palavras-chave, de preferência em inglês, que serão utilizadas nas ferramentas de busca. Em caso de dificuldade inicial com a escolha, recomenda-se utilizar uma fonte de consulta em vocabulário trilíngue (português, espanhol e inglês), como o Descritores em Ciências da Saúde (DeCS) no *site* http://decs.bvs.br/, ou nos próprios *sites* de busca. Seguem alguns exemplos:

- Em uma gestante sadia com hemograma normal (o problema), a suplementação de ferro (a intervenção) é mais efetiva do que não fazer nenhum tratamento (a comparação) para evitar anemia no puerpério (o desfecho)?
- Em uma mulher na pós-menopausa com sangramento uterino (o problema), a presença de espessura endometrial igual a 12mm (o indicador diagnóstico) comparada com a ausência desse sinal (a comparação) aumenta significativamente a probabilidade de que a paciente tenha um pólipo endometrial (o desfecho)?

A base bibliográfica brasileira mais importante para busca de evidências é a Biblioteca Virtual em Saúde (BVS), disponibilizada pela BIREME. O acesso gratuito é possível pelo endereço eletrônico http://bireme.br. O portal http://www.evidencias.com também oferece uma coleção de fontes de informação de boa evidência em atenção à saúde, além de informações, treinamento e referências úteis para a prática da MBE. Ainda é possível recorrer às fontes primárias de estudos científicos em geral, indexados no PubMed, no Scielo e no Google Acadêmico, entre outras bases.

Uma vez formulada a pergunta, escolhidas as palavras-chave e definida a base bibliográfica de busca, basta digitar essas palavras-chave no campo apropriado e iniciar a busca. O resultado retorna, inicialmente, como uma lista de artigos identificados pelo título e pelos autores. A partir dessa lista, faz-se a primeira seleção, escolhendo os artigos cujo título sugere alguma relação com o tema da busca bibliográfica e descartando aqueles cujo título denota ausência de utilidade para nossa busca. Após a seleção manual pelo título, é possível ler os resumos de todos os artigos selecionados, pois os

Ginecologia e Obstetrícia Baseada em Evidências Científicas

resumos são fornecidos de forma livre e gratuita pelas bases bibliográficas. Com a leitura dos resumos, é possível descartar outro grupo de artigos que se mostram alheios ao propósito da busca bibliográfica e identificar os que têm maior potencial para responder à nossa pergunta. Desses últimos, buscaremos o texto completo para análise pormenorizada, extração e interpretação da evidência.

Conhecimentos indispensáveis para interpretação das evidências científicas

A qualidade da evidência científica e os desenhos de estudo

Os estudos científicos apresentam grandes diferenças metodológicas entre si, o que interfere diretamente na qualidade e na aplicabilidade clínica de seus resultados. Tais diferenças nem sempre são ocasionadas por erros ou pelo desconhecimento da melhor metodologia científica para a solução de uma questão a ser investigada, mas muitas vezes trata-se de uma opção dos pesquisadores diante de impedimentos de natureza ética e escassez de tempo e recursos. Para uma mesma questão de pesquisa, os vários desenhos possíveis de estudos epidemiológicos possibilitam abordagens distintas, que podem ser mais rápidas e econômicas, como nos estudos retrospectivos, ou até mesmo muito demoradas e complexas, como nos estudos de coorte prospectivos ou nos ensaios clínicos randomizados multicêntricos.

Certamente, há um preço a se pagar na força da evidência dos resultados de uma pesquisa científica ao se optar por um desenho metodológico mais simples, pois a qualidade do resultado é consequência de sua validade interna e esta reflete a qualidade do método científico. Portanto, para facilitar o entendimento da força com que uma evidência científica deve influenciar uma tomada de decisão, avaliamos como ela foi classificada. Existem escalas que levam em conta o grau de isenção de vieses e outros tipos de erros dos vários tipos de estudo.[3] As mais conhecidas são as das Forças-Tarefa de Serviços Preventivos dos Estados Unidos (U.S. Preventive Services Task Force) e do Canadá (Canadian Task Force on Preventive Health Care), a do Centro Oxford para a MBE (Oxford Center for Evidence-Based Medicine) e a Grading of Recommendations Assessment, Development and Evaluation (GRADE). A escala de Oxford foi traduzida e adaptada para as diretrizes da Associação Médica Brasileira e é apresentada em detalhes na Tabela 38.1. O sistema GRADE, mais prático e compreensível, tem sido cada vez mais utilizado em todo o mundo (Tabela 38.2).[4,5]

Tanto no sistema de Oxford quanto no GRADE, existem níveis de evidência e graus de recomendação. Os níveis de evidência servem para classificar separadamente cada trabalho científico utilizado como fonte de informação: quanto mais robusta a metodologia, mais alto o nível de evidência. Os graus de recomendação servem para classificar uma afirmativa, conclusão ou diretriz com base em um conjunto de evidências. Os graus de recomendação variam do mais forte (A, fundamentado nas melhores evidências) até o mais fraco (D, fundamentado em evidências mais frágeis).

Por todos os sistemas de classificação utilizados, o nível mais alto de evidência é conferido pelas revisões sistemáticas de estudos de boa qualidade, com homogeneidade e consistência. Ou seja, um conjunto de estudos de ótima qualidade metodológica cujos resultados apontam na mesma direção é uma evidência mais forte do que um estudo isolado, ainda que de boa qualidade. Revisões sistemáticas podem ser encontradas em várias publicações científicas, além da biblioteca Cochrane, disponível por intermédio da BIREME (http://cochrane.bireme.br/portal/php/index.php).

Terminologia mais frequentemente empregada nos estudos científicos

Para o bom aproveitamento das evidências científicas na prática clínica, é necessário o entendimento de alguns termos empregados na metodologia científica dos estudos. A seguir, apresentamos a terminologia mais frequentemente empregada nos estudos científicos, com alguns exemplos e aplicações.

- **Aleatorização (ou randomização):** distribuição ao acaso (p. ex., através de sorteio) de participantes de um ensaio clínico para fazerem parte de um grupo experimental ou de um grupo-controle. A aleatorização possibilita a melhor avaliação da efetividade dos tratamentos ou inter-

Tabela 38.1 Níveis de evidência e graus de recomendação segundo o Centro Oxford para a MBE. O sistema busca classificar a evidência em cinco níveis e vários subníveis, levando em conta principalmente o desenho metodológico do estudo.

Grau de recomendação	Nível de evidência	Tratamento/prevenção – etiologia	Prognóstico	Diagnóstico	Diagnóstico diferencial/ prevalência de sintomas
A	1ª	Revisão sistemática (com homogeneidade) de ensaios clínicos controlados e randomizados	Revisão sistemática (com homogeneidade) de coortes desde o início da doença. Critério prognóstico validado em diversas populações	Revisão sistemática (com homogeneidade) de estudos diagnósticos nível 1. Critério diagnóstico de estudos nível 1b, em diferentes centros clínicos	Revisão sistemática (com homogeneidade) de estudo de coorte (contemporânea ou prospectiva)
	1B	Ensaio clínico controlado e randomizado com intervalo de confiança estreito	Coorte, desde o início da doença, com perda < 20%. Critério prognóstico validado em uma única população	Coorte validada, com bom padrão de referência. Critério diagnóstico testado em um único centro clínico	Estudo de coorte (contemporânea ou prospectiva) com poucas perdas
	1C	Resultados terapêuticos do tipo "tudo ou nada"	Série de casos do tipo "tudo ou nada"	Sensibilidade e especificidade próximas de 100%	Série de casos do tipo "tudo ou nada"
B	2A	Revisão sistemática (com homogeneidade) de estudos de coorte	Revisão sistemática (com homogeneidade) de coortes históricas (retrospectivas) ou de seguimento de casos não tratados de grupo-controle de ensaio clínico randomizado	Revisão sistemática (com homogeneidade) de estudos diagnósticos de nível > 2	Revisão sistemática (com homogeneidade) de estudos sobre diagnóstico diferencial de nível ≥ 2B
	2B	Estudo de coorte (incluindo ensaio clínico randomizado de menor qualidade)	Estudo de coorte história. Seguimento de pacientes não tratados de grupo-controle de ensaio clínico randomizado. Critério prognóstico derivado ou validado somente em amostras fragmentadas	Coorte exploratória com bom padrão de referência. Critério diagnóstico derivado ou validado em amostras fragmentadas ou banco de dados	Estudo de coorte história (coorte retrospectiva) ou com seguimento de casos comprometido (número grande de perdas)
	2C	Observação de resultados terapêuticos (*outcomes research*). Estudo ecológico	Observação de evoluções clínicas (*outcomes research*)		Estudo ecológico
	3A	Revisão sistemática (com homogeneidade) de estudos caso-controle		Revisão sistemática (com homogeneidade) de estudos diagnósticos de nível ≥ 3B	Revisão sistemática (com homogeneidade) de estudos de nível ≥ 3B
	3B	Estudo caso-controle		Seleção não consecutiva de casos ou padrão de referência aplicado de forma pouco consistente	Coorte com seleção não consecutiva de casos ou população de estudo muito limitada
C	4	Relato de casos (incluindo coorte ou caso-controle de menor qualidade)	Série de casos (e coorte prognóstica de menor qualidade)	Estudo caso-controle ou padrão de referência aplicado de forma pouco consistente	Série de casos ou padrão de referência superado
D	5	Opinião desprovida de avaliação crítica ou baseada em matérias básicas (estudo fisiológico ou estudo com animais)			

Versão em português: Projeto Diretrizes, Volume III. São Paulo: Associação Médica Brasileira; Brasília, DF: Conselho Federal de Medicina, 2005.

Ginecologia e Obstetrícia Baseada em Evidências Científicas

Tabela 38.2 Sistema GRADE de classificação de níveis de evidência e graus de recomendação. O processo de análise e classificação das evidências é detalhado e rigoroso, buscando apurar não apenas o desenho metodológico do estudo, mas também outros fatores que influenciam sua confiabilidade. O resultado é uma classificação da "qualidade da evidência".

Grau de recomendação	Qualidade da evidência	Definição
A	Alta	É altamente improvável que pesquisas futuras alterem nossa confiança nesta estimativa de efeito
B	Média	Pesquisas futuras provavelmente terão impacto importante na nossa confiança nesta estimativa de efeito e poderão mudar a estimativa
C	Baixa	Pesquisas futuras muito provavelmente terão impacto importante na nossa confiança nesta estimativa de efeito e provavelmente mudarão a estimativa
D	Muito baixa	Qualquer estimativa de efeito é muito incerta

Para mais detalhes sobre o método GRADE veja as referências 4 e 5.

venções, uma vez que os grupos tendem a se tornar equivalentes pela distribuição de pessoas com características peculiares entre todos os grupos do estudo.

- **Cego:** característica de procedimento usado em ensaios clínicos em que o paciente não sabe qual tratamento ou intervenção está recebendo, embora o pesquisador ou o médico saibam.
- **Chance:** a razão de probabilidades de dois estados possíveis de uma variável binária. Por exemplo: se a probabilidade de sucesso de um tratamento é 25% e a probabilidade de insucesso é 75%, a chance de sucesso é 25/75 – o mesmo que 1:3.
- **Duplo-cego:** característica de procedimento usado em ensaios clínicos em que nem o médico (ou pesquisador) nem o paciente sabem que tratamento ou intervenção está sendo aplicado. O objetivo é evitar a possibilidade de viés associado ao conhecimento do que está sendo ministrado e a quem.
- **Efeito placebo:** fenômeno em que indivíduos submetidos a intervenções sem efeito em ensaios clínicos manifestam melhoras, quando comparados com pacientes que não foram tratados.
- **Ensaio clínico:** estudo científico de natureza prospectiva, envolvendo seres humanos, concebido para determinar a efetividade de um tratamento ou uma intervenção, profilática ou terapêutica.
- **Ensaio clínico controlado:** experimento em que, além dos sujeitos submetidos à intervenção que se deseja investigar, há outros sujeitos não tratados, ou submetidos a um tratamento diferente, que servem de comparação (grupo-controle).
- **Especificidade:** proporção de pessoas com resultado negativo de um teste diagnóstico em um grupo de pessoas sem a doença, no qual a rigor todos teriam resultado negativo. Trata-se de uma característica inerente ao teste diagnóstico e, portanto, não sofre influência direta da prevalência da doença investigada.
- **Estudo caso-controle:** estudo retrospectivo que se inicia com a identificação de indivíduos com a doença ou o desfecho de interesse e um grupo comparável sem o mesmo desfecho. A associação entre a intervenção, a exposição ou o fator de risco e o desfecho de interesse é investigada retrospectivamente, comparando-se a frequência de incidência ou características em casos e controles.
- **Estudo de coorte:** investigação científica em que um grupo de indivíduos (coorte) é identificado e monitorado por um período suficientemente longo, registrando-se sua evolução acerca de um assunto de interesse. Os estudos de coorte possibilitam comparar indivíduos expostos e não expostos a um fator de risco para determinada doença e avaliar se os expostos terão maior probabilidade de vir a adoecer.
- **Estudo ecológico:** estudo em que se usam os dados de uma população específica num determinado momento para investigar a relação entre uma exposição e condições ambientais, visando a conhecer ou presumir o fator de risco para um resultado específico.
- **Evidência:** certeza, fundamento científico de um fato.

- **Grupo-controle:** conjunto de indivíduos aos quais não se aplica o procedimento experimental de interesse. Em estudos observacionais, normalmente se refere ao conjunto de indivíduos não submetidos ao fator de risco ou exposição sob investigação.
- **Incidência:** o número de novos casos da doença surgidos ao longo de determinado período de tempo/número de pessoas sujeitas a apresentar a doença no mesmo período de tempo. É um importante indicador de saúde, mais usado para medir a frequência de doença ou condições agudas.
- **Intervalo de confiança:** faixa de valores calculada a partir de observações amostrais que se supõe conter com determinada probabilidade (p. ex., 95%) o verdadeiro valor do parâmetro populacional. Parâmetros tais como risco relativo, razão de chances, sensibilidade, especificidade, valor preditivo e razão de verossimilhança geralmente são calculados para uma amostra da população de interesse. Por exemplo, nas estimativas de risco relativo, quando o intervalo de confiança inclui o número 1, admite-se a possibilidade de que seja idêntica a proporção de doentes entre expostos e não expostos ao suposto fator de risco (risco relativo = 1).
- **Metanálise:** conjunto de técnicas em que os resultados de dois ou mais estudos são estatisticamente combinados para produzir uma resposta geral à questão de interesse, produzindo-se índices que integram os resultados dos estudos individuais (p. ex., por meio da estimativa da importância dos efeitos detectados).
- **Padrão-ouro:** procedimento ou medida amplamente aceito como o melhor, servindo como referência para comparações e análises.
- **Placebo:** tratamento projetado para aparentar ser exatamente igual a um tratamento ou intervenção experimental que esteja sendo investigado, mas que é desprovido do componente ativo.
- **Prevalência:** é o número de pessoas que têm a doença num certo momento (casos antigos e atuais)/número de pessoas na população de interesse. É uma medida usada como indicador de saúde que mede a frequência, geralmente de doenças crônicas e reflete a probabilidade de adoecer.
- **Razão de chances (*odds ratio*):** medida de associação entre um fator de exposição e um desfecho. O valor 1 indica que o desfecho é igualmente provável de ocorrer entre expostos e não expostos. É usado como uma aproximação do risco relativo. Uma razão de chances maior do que 1 indica que o desfecho tem maior probabilidade de ocorrer entre expostos, ao passo que se menor do que 1 indica que a probabilidade do desfecho é menor entre expostos. Isso indica que a exposição tem um efeito de proteção. Por exemplo, se quatro entre 10 mulheres com incontinência urinária são multíparas, enquanto apenas duas entre 10 mulheres sem incontinência urinária o são, então a chance de ser multípara é 4/6 entre as doentes e 2/8 entre as não doentes. A razão de chances será (4/6)/(2/8) = 2,67.
- **Razão de verossimilhança (*likelihood ratio*):** para resultados positivos, é a razão entre a proporção de resultados positivos entre os doentes (ou seja, a sensibilidade) e a proporção de resultados positivos entre os sadios (falso-positivos). Nesse caso, indica a probabilidade de encontrarmos um teste positivo em uma pessoa com a doença, comparada com uma pessoa sem a doença. Para resultados negativos, é a razão entre a proporção de resultados negativos entre os sadios (ou especificidade) e a proporção de resultados negativos entre os doentes (falso-negativos). Nesse caso, indica a probabilidade de encontrarmos um teste negativo em uma pessoa sem a doença, comparada com uma pessoa com a doença.
- **Revisão sistemática:** revisão sintética de trabalhos científicos sobre um mesmo tema ou pergunta claramente formulada. Pode ou não utilizar síntese estatística dos resultados (metanálise).
- **Risco relativo:** é uma medida de associação entre um fator de exposição e um desfecho, usada em estudos prospectivos. Indica quantas vezes a presença do fator de risco aumenta a probabilidade de ocorrência do desfecho. Os valores têm a mesma interpretação da razão de chances. Por exemplo, se uma doença atinge 5% das pessoas com menos de 65 anos de idade e 10% das pessoas com mais de 65 anos, mais idosas têm uma probabilidade duas vezes maior (10% **vs.** 5%) de ter a doença; portanto, a idade > 65 anos tem um risco relativo = 2.
- **Sensibilidade:** é um índice de desempenho de um teste diagnóstico, calculado como percentual de indivíduos com a doença corretamente classificados como tendo a doença ("positivos"). Trata-se

Ginecologia e Obstetrícia Baseada em Evidências Científicas

de uma característica inerente ao teste diagnóstico e, portanto, não sofre influência direta da prevalência da doença investigada.

- **Valor de predição (predictive value):** avalia a probabilidade de um indivíduo ter a doença frente ao resultado de teste de diagnóstico. Sofre influência da prevalência da doença. O valor de predição positivo refere-se ao percentual dos indivíduos com teste positivo que são realmente doentes. Por outro lado, o valor de predição negativo refere-se ao percentual dos indivíduos com teste negativo que não estão doentes.
- **Viés:** desvio de resultado ou inferência com relação à verdade ou ao processo que conduz a tal divergência.

Aplicação das evidências científicas na tomada de decisão

Depois de encontradas e classificadas as evidências sobre o assunto em questão, é preciso ainda considerar a validade do estudo, ou seja, a aplicabilidade dos resultados. Também é importante considerar o perfil dos pacientes, a realidade local, o acesso às intervenções propostas nos estudos, além das relações de custo e benefício possíveis em contextos que podem ser diversos daqueles em que as intervenções foram estudadas. O paciente também atua como agente na escolha, desde que compreenda os métodos e resultados esperados em seu processo individual de saúde-doença e receba orientações suficientemente claras para seu entendimento e sua participação.

Sabe-se que uma decisão terapêutica é um processo muito complexo que envolve variáveis quantitativas (índices de cura e de melhora, sobrevida, reabilitação, riscos, efeitos colaterais, custo) e qualitativas (aceitação, aderência ao tratamento, preferência pessoal, qualidade de vida). Para que os resultados de estudos clínico-epidemiológicos possam auxiliar essa decisão, é preciso formular perguntas claras e objetivas, que possam ser respondidas por diferentes estudos. Por exemplo: tratar hidrossalpinge em pacientes candidatas à fertilização *in vitro* melhora a taxa de gravidez? O uso de contraceptivo oral promove a regressão de cistos funcionais do ovário? A radioterapia adjuvante reduz o risco de recorrência em pacientes operadas por câncer de mama?

Dificilmente um único estudo científico poderá indicar o melhor tratamento para uma doença. Entretanto, diversas questões práticas têm sido esclarecidas por estudos de boa qualidade metodológica. Por exemplo: a revisão sistemática de vários ensaios clínicos randomizados levou à conclusão de que a cabergolina é mais efetiva que a bromocriptina no tratamento da hiperprolactinemia, além de produzir menos efeitos colaterais.[6] Esse tipo de evidência não substitui o ato médico de pesar benefícios e riscos ao prescrever para cada paciente, mas resolve as dúvidas mais fundamentais (este tratamento funciona? é mais eficaz que os outros? traz riscos importantes?), enquanto deixa margem para ajustes e ponderações segundo a observação clínica, o acesso aos meios terapêuticos, o bom senso do profissional e a vontade da paciente.

Referências

1. Sackett D. Evidence-based medicine: How to practice and teach EBM: Edinburgh, 2000.
2. Azevedo LF, Da Costa A. Avaliação Crítica e Implementação Prática de Estudos Sobre e Validade de Testes Diagnósticos: Parte II. Nascer e Crescer 2010; 19:8.
3. Veiga RT, Reis ZSN. A saúde baseada em evidências científicas. Fundamentos e prática em obstetrícia. 1ª ed. São Paulo: Atheneu Editora, 2009:51-60.
4. Guyatt GH, Oxman AD, Vist GE, Kunz R, Falck-Ytter Y, Alonso-Coello P, Schünemann HJ. GRADE Working Group. GRADE: an emerging consensus on rating quality of evidence and strength of recommendations. BMJ 2008; 336:924-6.
5. Balshem H, Helfand M, Schünemann HJ, Oxman AD, Kunz R, Brozek J, Vist GE, Falck-Ytter Y, Meerpohl J, Norris S, Guyatt GH. GRADE guidelines: 3. Rating the quality of evidence. J Clin Epidemiol 2011; 64:401-6.
6. dos Santos Nunes V, El Dib R, Boguszewski CL, Nogueira CR. Cabergoline versus bromocriptine in the treatment of hyperprolactinemia: a systematic review of randomized controlled trials and meta-analysis. Pituitary 2011; 14:259-65.

39

Violência contra Mulheres

Marilene Vale de Castro Monteiro

INTRODUÇÃO

A violência contra mulheres é definida como "qualquer ato ou conduta baseada no gênero que cause morte, dano ou sofrimento físico, sexual ou psicológico à mulher, tanto na esfera pública quanto privada".[1] Esse conceito, adotado mundialmente, é a base para a Política de Enfrentamento à Violência contra as Mulheres do Ministério da Saúde, pois a violência é uma violação dos Direitos Humanos, tem caráter multidimensional e requer ações de prevenção, combate à violência, assistência e garantia dos direitos de cidadania.

Historicamente, a luta contra a violência no Brasil tem alguns marcos normativos que devem ser mencionados: a inclusão do artigo que coíbe a violência intrafamiliar na Constituição Federal de 1988;[2] o Decreto-lei 10.778, de 2003, que torna compulsória a notificação dos casos de violência contra a mulher que for atendida em serviço de saúde pública ou privada; e a Lei Maria da Penha, de 2006, que aumenta o rigor das punições das agressões contra a mulher.[3] Além disso, em 2007 foi lançado o Pacto Nacional para o Enfrentamento da Violência contra as Mulheres em 2007, em que o Ministério da Saúde se responsabiliza pela estruturação das redes de atendimento às mulheres vítimas de violência.[4] Desde março de 2008, o Governo do Estado de Minas Gerais torna obrigatória a oferta de serviço de atendimento médico específico para as vítimas de violência sexual em municípios com mais de 100 mil habitantes em Minas Gerais.

A violência acarreta ônus humano e econômico aos países. Estima-se que o Brasil gaste 2% do PIB com assistência à saúde como resultado de violência (não somente contra mulheres).[5] A violência pode ser classificada como física, doméstica, moral, sexual, patrimonial, psicológica, institucional, assédio sexual e tráfico de mulheres.

A violência contra mulheres no âmbito doméstico e a violência sexual são fenômenos sociais e culturais ainda cercados pelo silêncio e pela dor. Estima-se que 54% dos casos de violência contra mulheres sejam causadas pelo companheiro ou parceiro íntimo, de forma crônica e ainda pouco revelada. Essas mulheres têm maior mortalidade na idade reprodutiva e todos os casos suspeitos devem ser investigados e notificados, principalmente quando essas pacientes são atendidas em serviços de pronto-atendimento ou em unidades de traumatismo.[6] Os protocolos de atendimento à saúde da mulher devem obrigatoriamente incluir na anamnese questões sobre possível violência, seja ela de qualquer natureza, pois muitos dos casos começam no início da adolescência e, geralmente, o agressor é muito próximo da vítima.[7]

Poucas fontes publicadas mostram a estatística oficial da extensão da violência no país. Os dados mais próximos da realidade são extraídos da Central de Atendimento à Mulher – Ligue 180, criada em novembro de 2005, que mostrou um aumento de 112% dos atendimentos telefônicos por violência em 2010, em relação a 2009. Das mulheres atendidas, 14,7% disseram que a violência sofrida era exercida por ex-namorado ou ex-companheiro, 57,9% estão casadas ou em união estável e em 72,1% dos casos as mulheres relatam que vivem com o agressor. Em 39,6% dos casos as mulheres declararam que sofrem violência desde o início da relação; 38% relataram que o tempo de vida conjugal é maior que 10 anos e 57% sofrem violência diariamente. Em 50,3% dos casos, as mulheres dizem correr risco de morte.[4] Em 2012, a média de registros foi de 2.150 casos por dia, 56,6% deles são por violência física, 27,1% por violência psicológica e 1,92% por violência sexual; ou seja, ocorrem mais de 40 registros ou denúncias de violência sexual por dia no Brasil.[4]

A violência sexual é também uma violação dos direitos humanos, pois os "direitos sexuais são elementos fundamentais dos direitos humanos e incluem o direito à liberdade e à autonomia e o exercício responsável da sexualidade", conforme declarado na Plataforma de Ação de Beijing de 1995, durante a IV Conferência Mundial sobre a Mulher.[8] Em agosto de 2009, foi decretada a Lei 12.915/09, que revê o conceito de estupro, o qual passa a ser o "ato de constranger alguém, mediante violência ou grave ameaça, a ter conjunção carnal ou a praticar ou permitir que com ele se pratique ato libidinoso".[9] Essa lei aumentou a pena para 6 a 10 anos de reclusão.

Como a violência não tem hora ou local para acontecer, o primeiro atendimento tem de ser realizado em serviços de saúde de emergência ou pronto-atendimento de Ginecologia/Obstetrícia. As mulheres chegam por demanda espontânea, encaminhadas pela Delegacia de Polícia ou Centros de Saúde. A equipe multiprofissional envolvida no atendimento geralmente é composta de médicos, assistentes sociais, enfermeiros, psicólogos, e todos devem ser capacitados para atuar em rede. A rede de atendimento refere-se à atuação articulada entre instituições/serviços governamentais e não governamentais e a comunidade, pois o atendimento dos casos de violência engloba diversas áreas como saúde, educação, segurança pública, assistência social, justiça e cultura.[4]

As Delegacias Especializadas de Atendimento à Mulher ficaram mais fortalecidas após a promulgação da Lei Maria da Penha e, junto com as Defensorias da Mulher, ampliaram as ações de prevenção, investigação, enquadramento legal, acesso à Justiça e orientação jurídica adequada. As mulheres também têm acesso aos Centros de Referência de Atendimento à Mulher para acolhimento e superação das situações de violência, assim como às Casas de Abrigo, ao Programa Sentinela e ao Centro de Referência da Assistência Social (CREAS). No atendimento de crianças e adolescentes menores de 18 anos de idade, tanto a suspeita quanto a confirmação do abuso ou violência devem ser obrigatoriamente comunicadas ao Conselho Tutelar ou à Vara da Infância e da Juventude.

O atendimento aos casos de violência contra mulheres deve ser feito com muito respeito por parte da equipe multiprofissional, evitando a emissão de juízo moral ou de valores. As mulheres devem ser acolhidas para que se sintam mais à vontade para contar o ocorrido, sentindo que sua privacidade será preservada e até mesmo sua segurança. Em nossa sociedade, ainda é comum o sentimento, por parte da comunidade ou da própria paciente, de que a vítima possa ter provocado a violência.

A unidade de saúde para atendimento às vítimas de violência deve dispor de equipe multiprofissional 24 horas e local de atendimento adequado para todos os profissionais envolvidos, mas sem placas indicativas, para não estigmatizar as pacientes. Além disso, deve ter centro cirúrgico para correção das lacerações/lesões ou aborto, equipamentos e instrumentais básicos, material e capacitação para coleta de material biológico (oral, anal e vaginal) e seu encaminhamento ao Instituto Médico-Legal após consentimento da paciente, ficha de notificação compulsória, registro médico e

Violência contra Mulheres

seguimento ambulatorial. Quando a unidade de saúde não estiver capacitada para coletar material biológico e a paciente solicita essa coleta, após orientação de sua importância no seguimento de possível processo legal, ela deve ser encaminhada ao Instituto Médico-Legal.

O atendimento médico nos casos de vítimas de violência sexual pode ser dividido em imediato (até 72 horas), ambulatorial (após 72 horas) ou para interrupção da gravidez, quando indicada. O exame médico inicia-se pelo exame sistemático de todo o corpo à procura de lesões, hematomas e cortes. Depois, a genitália externa é examinada, verificando-se se houve rotura himenal. Assim, descreve-se cada tipo de lesão encontrada, coleta-se sêmen da cavidade vaginal ou anal para identificação do agressor e da cavidade oral para DNA da vítima em material apropriado (*swab*, papel-filtro, envelope identificado) e procede-se ao toque bimanual (pode ser dispensado a critério clínico). As lesões encontradas devem ser imediatamente reparadas, e logo depois encaminha-se a paciente ao laboratório para coleta de exames: hemograma, provas de função hepática para controle dos efeitos colaterais dos retrovirais, β-HCG, sorologias para sífilis, hepatite B e C, HIV e bacteriologia para algumas DST (se estiver disponível). O amparo psicológico e social também faz parte desse atendimento. Seguem-se a contracepção de emergência, a profilaxia de DST virais e não virais e a profilaxia de hepatite B e tétano, de acordo com a Norma Técnica de Atendimento à Vítima de Violência Sexual do Ministério da Saúde.[10]

CONTRACEPÇÃO DE EMERGÊNCIA

A probabilidade de uma gravidez após a violência sexual é de 0,5% a 5%. A contracepção de emergência deve ser instituída até o quinto dia após o ato sexual e deve-se dar preferência ao uso de levonorgestrel 1,5mg em dose única (há comprimidos com 1,5mg e com 0,750mg). Isso porque é mais eficiente e evita a interação medicamentosa entre o estrogênio do esquema Yuzpe e os retrovirais nelfinavir e ritonavir. O esquema Yuzpe é constituído de quatro comprimidos de contraceptivo oral combinados de etinilestradiol e levonorgestrel. Os dois esquemas também podem ser administrados por via vaginal em caso de inconsciência da paciente. A eficácia é alta com índice de Pearl de 2%.

O mecanismo de ação consiste no fato de, quando administrada na primeira fase do ciclo menstrual, alterar o desenvolvimento dos folículos, impedindo a fecundação. Se for administrada na segunda fase, modifica o muco cervical, dificultando a migração do espermatozoide.

Não há contraindicação absoluta para a contracepção de emergência, mesmo nas pacientes que estariam na categoria 2 dos Critérios de Elegibilidade da Organização Mundial da Saúde. No entanto, nesses casos, recomenda-se utilizar o levonorgestrel.[11]

Nos casos em que a vítima já apresente atraso menstrual, mas sem confirmação de gravidez, a contracepção de emergência não está contraindicada. Contudo, nesses casos, a prescrição deve ser apenas de levonorgestrel.

Se ocorrerem vômitos de 1 a 2 horas após a ingestão dos comprimidos, a dose deve ser repetida e podem-se associar antieméticos. Se novamente a paciente vomitar nesse intervalo de tempo, a medicação deve ser administrada por via vaginal.

PROFILAXIA DE DOENÇAS SEXUALMENTE TRANSMISSÍVEIS NÃO VIRAIS

O risco de contrair doença sexualmente transmissível (DST) após a violência sexual é de 16% a 58%.[10] As grávidas e as crianças apresentam maior vulnerabilidade em razão de imaturidade ou de alterações da microbiota vaginal. A profilaxia das DST não virais abrange as doenças mais prevalentes e de maior risco de repercussão clínica, como tricomoníase, gonorreia, sífilis, infecção por clamídia e cancro mole. A administração deve ser a mais precoce possível após o ato de violência e, de preferência, até 72 horas depois, mas pode ser postergada pelo médico ou pela paciente em função da adesão ou do uso simultâneo de vários medicações, até no máximo 2 semanas após a violência.

Quando a violência é crônica e repetida pelo agressor (violência intrafamiliar), ou quando ocorrer o uso de preservativo masculino ou feminino durante o crime sexual, a profilaxia de DST não está indicada.

Esquema para mulheres adultas e adolescentes > 45kg:

- Penicilina benzatina – 2,4 milhões de UI, IM, dose única (1,2 milhão de UI em cada nádega). Opção de eritromicina 500mg, VO, a cada 6h, por 15 dias.
- Ceftriaxona – 250mg, IM, dose única (opção do ofloxacino 400mg, VO, dose única).
- Azitromicina – 1g, VO, dose única (opção de amoxicilina 500mg, VO, a cada 8h, por 7 dias).
- Metronidazol – 2g (oito comprimidos de 250mg), VO, dose única.

Esquema para crianças e adolescentes < 45kg:

- Penicilina benzatina – 50 milhões de UI/kg, IM, dose única (opção de eritromicina 50mg/kg/dia, a cada 6h, VO, por 15 dias).
- Ceftriaxona – 250mg, IM, dose única.
- Azitromicina – 20mg/kg, VO, dose única.
- Metronidazol – 15mg/kg/dia, VO, a cada 8h, por 7 dias.

O metronidazol pode apresentar interação medicamentosa com o ritonavir. Por isso, o uso concomitante deve ser evitado. O uso dos imidazólicos não é imprescindível em todos os casos. Eles podem ser prescritos posteriormente.

PROFILAXIA DE DOENÇAS SEXUALMENTE TRANSMISSÍVEIS VIRAIS

Hepatite B

A imunoprofilaxia para hepatite B está indicada quando a vítima teve contato com sêmen, sangue ou outros fluidos corporais do agressor. A instituição da profilaxia pode ser orientada de acordo com as sorologias para hepatite B, mas, quando esta não está disponível ou se desconhece o estado vacinal da vítima, a profilaxia deve ser iniciada (aplicar a primeira dose da vacina e prescrever as doses posteriores 1 a 6 meses depois, além da imunoglobulina humana anti-hepatite B (0,06mL/kg IM). Vítimas com estado vacinal completo não precisam receber dose de reforço da vacina ou imunoglobulina.

As contraindicações da imunoprofilaxia para hepatite B são:

- Violência sexual crônica e repetida pelo mesmo agressor.
- Agressor sabidamente vacinado ou quando ocorreu uso de preservativo durante o ato.

Quando a vítima é gestante, há baixo risco para transmissão vertical para hepatite C, mas alto risco para hepatite B (90%). Recomendam-se a imediata vacinação (primeira dose) do recém-nascido e a administração de imunoglobulina (Tabela 39.1).

Infecção pelo HIV

O risco de infecção pelo HIV após violência sexual é de 0,8% a 2,7%. A profilaxia estará indicada quando houver penetração anal e/ou vaginal com ou sem coito oral. Nos casos em que houve apenas coito oral com ejaculação, devem-se discutir os riscos e benefícios da profilaxia, pois não há estudos assegurando a indicação.

Tabela 39.1 Avaliação sorológica da hepatite B.

HBaAg	Anti-HBc	Diagnóstico	Conduta
+	+	Infecção aguda ou crônica	Anti-HBcIgM
+	–	Fase de incubação ou falso +	Repetir HBsAG
–	+	Contato prévio ou falso +	Solicitar anti-HBs
–	–	Suscetível	Vacinação e IGHAHB

Violência contra Mulheres

Tabela 39.2 Critérios para recomendação de profilaxia pós-exposição sexual ao HIV.	
Recomendada	Violência sexual com penetração vaginal e/ou anal desprotegida com ejaculação sofrida há menos de 72 horas
Individualizar decisão	Penetração oral com ejaculação
Não recomendada	Penetração oral sem ejaculação Uso de preservativo durante toda a agressão Agressor sabidamente HIV-negativo Violência sofrida há mais de 72 horas Abuso crônico pelo mesmo agressor

Nos casos de violência crônica, independentemente de a vítima ser adulta ou criança, não está indicada a profilaxia. Quando possível, o agressor deveria ser testado para HIV. Se o teste for negativo, não será indicada a profilaxia (Tabela 39.2).

Esquema para mulheres adultas, adolescentes e gestantes:

- Zidovudina, 300mg, VO, a cada 12h.
- Lamivudina, 150mg, VO, a cada 12h.
- Nelfinavir, 750mg, VO, a cada 8h, ou 1.250mg a cada 12h.

Acompanhamento ambulatorial

No primeiro atendimento, devem ser solicitadas, a todas as vítimas, sorologias (HIV, hepatite B, hepatite C, VDRL) para estabelecer a presença de DST antes da violência. O hemograma e as transaminases são importantes para o controle da ação dos retrovirais em nível hepático. Quando possível a coleta de secreção vaginal para bacterioscopia, podem ser realizados cultura para gonococo/clamídia e rastreio de HPV. A β-HCG pode ser solicitada na suspeita de gravidez prévia à violência. A repetição das sorologias com 6 semanas, 3 meses e 6 meses é importante para a investigação de DST/HIV/hepatite posterior ao ato.

O acompanhamento psicológico/psiquiátrico é muito importante para tentar minimizar os danos causados pela violência sexual. O tempo que cada paciente requer para esse acompanhamento é individualizado. Ressalta-se a necessidade de maior atenção às crianças e aos adolescentes, quando há maior incidência de violência e sérios prejuízos futuros.

GRAVIDEZ DECORRENTE DE VIOLÊNCIA SEXUAL

As mulheres e as adolescentes (com seus respectivos representantes legais) devem ser informadas quanto às possibilidades e às medidas legais diante de gravidez decorrente de violência sexual, que vão desde o direito ao pré-natal e à assistência ao parto, com ou sem encaminhamento para adoção do recém-nascido, até a interrupção da gestação, como previsto no Decreto-lei 2.848 de 1940, artigo 128, inciso II do Código Penal.

A gestante vítima de violência, maior de 18 anos, que deseja solicitar a interrupção da gestação não precisa de nenhum documento (alvará, decisão judicial ou boletim de ocorrência), exceto o consentimento por escrito para a realização do abortamento, pois o Código Penal estabelece a "presunção de veracidade" representada pelo consentimento que deve ser anexado ao prontuário. Entre 16 e 18 anos, a adolescente deve ser assistida pelos pais ou por representante legal, que devem se manifestar com ela. Quando a adolescente tem menos de 16 anos, os pais ou o representante legal manifestam-se por ela. Além do consentimento para interrupção da gestação, a gestante deve preencher o termo de relato circunstanciado e o termo de responsabilidade para o aborto legal. A equipe médica preenche o termo de aprovação da interrupção da gravidez e o parecer técnico para o aborto legal.

O cálculo da idade gestacional é muito importante para estabelecer a concordância entre o tempo de gestação e a data da violência sexual e também para determinar o método de abortamento. A ultrassonografia é o método mais preciso para confirmar a idade gestacional e sempre dever ser solicitada.

As condições de saúde e as doenças preexistentes são importantes para a condução do abortamento. Os exames como hemograma, tipo sanguíneo, fator Rh e coagulograma devem ser solicitados de rotina, mas outros podem ser necessários de acordo com cada caso.

Métodos para interrupção da gravidez até 12 semanas de gestação

- Método de escolha: aspiração a vácuo intrauterina.
- Misoprostol via vaginal na dose de 800mcg/24h divididos em 200mcg a cada 6 horas durante 2 dias.
- Curetagem uterina: apenas quando a aspiração a vácuo intrauterina não estiver disponível.

Métodos para interrupção da gravidez após 12 semanas de gestação

- Método de escolha: misoprostol 200mcg a cada 12 horas por 48 horas. Em caso de insucesso, pode ser repetido o mesmo esquema com intervalo de 3 dias.
- Não se recomenda a AMIU ou curetagem como método de interrupção da gestação após 12 semanas.

Métodos para interrupção da gravidez com mais de 20 semanas de gestação

- Não se recomenda a interrupção da gestação após 22 semanas. Nesses casos, devem ser oferecidos à paciente a assistência ao pré-natal e o acesso aos procedimentos de adoção.

A todas as pacientes submetidas à interrupção da gestação, devem ser assegurados os princípios de confidencialidade e privacidade. O material embrionário dessa interrupção pode ser enviado para o Instituto Médico-Legal como prova biológica e para identificação do DNA do agressor após o consentimento da vítima. Ele deve ser coletado em recipientes de vidro, sem fixadores, álcool ou formol.

Apesar de todas as ações de enfrentamento da violência contra as mulheres, ainda vemos números alarmantes dos casos notificados, principalmente quando se sabe que muitos não são registrados. Todos os profissionais de saúde devem estar atentos a esse problema, participando das ações de prevenção e assistência. A Política Nacional de Enfrentamento à Violência contra as Mulheres tem por objetivos: reduzir os índices de violência contra as mulheres; promover uma mudança cultural a partir da disseminação de atitudes igualitárias e valores éticos de irrestrito respeito às diversidades de gênero e de valorização da paz; e garantir e proteger os direitos das mulheres em situação de violência, considerando as questões raciais, étnicas, geracionais, de orientação sexual, de deficiência e de inserção social, econômica e regional.

Referências

1. Comissão Interamericana de Direitos Humanos. Convenção interamericana para prevenir, punir e erradicar a violência contra a mulher, "Convenção de Belém do Pará" (Adotada em Belém do Pará, Brasil, em 9 de junho de 1994, no Vigésimo Quarto Período Ordinário de Sessões da Assembleia Geral) ww.cidh.org/basicos/portugues/n.belem.do.para.ratif..htm
2. https://www.planalto.gov.br/ccivil_03/Constituicao/Constitui%C3%A7ao.htm. Constituição Federal do Brasil, em seu parágrafo 8o, art. 226.
3. https://www.planalto.gov.br/ccivil_03/_ato2004.../lei/l11340.htm. Lei Maria da Penha.
4. Pacto Nacional de Enfrentamento à Violência contra Mulheres. http://www.sepm.gov.br/subsecretaria-de-enfrentamento-a-violencia-contra-as-mulheres/pacto/texto-pacto-enfrentamento-violencia-contra-mulheres.
5. Krug EG, Dahlber LL, Mercy JA, Zwi AB, Lozano R. Relatório Mundial sobre Violência e Saúde. Organização Mundial da Saúde. Genebra, 2002. www.who.org.
6. Statement on domestic violence. Bull Am Coll Surg. 2000; 85:26.
7. Velzeboer M, Marijke M, Arcas CC, Moreno CG. Violence against women: the health sector responds. Washington, D.C.: PAHO, 2003. (Occasional Publication Nº 12).
8. Declaração e Plataforma de Ação da IV Conferência Mundial Sobre a Mulher – Pequim, 1995, http://bvsms.saude.gov.br/bvs/publicacoes/declaracao_4_conferencia_mundial_mulher.pdf
9. Código Penal. Lei 12015/09 www.planalto.gov.br/ccivil_03/_ato2007.../lei/l12015.htm
10. Prevenção e Tratamento dos Agravos Resultantes da violência Sexual contra Mulheres e Adolescentes – Norma Técnica, Série A: Normas e Manuais Técnicos. Série Direitos Sexuais e Reprodutivos – Caderno nº 6. 2005. Ministério da Saúde.
11. Critérios Médicos de Elegibilidade para uso de métodos anticoncepcionais – 3ª ed., 2004. www.anticoncepção.org.br

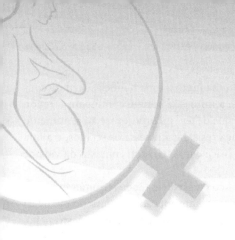

40

Aspectos Éticos e Legais em Ginecologia e Obstetrícia

André Luiz Barbosa Roquette

INTRODUÇÃO

A medicina é tão antiga quanto a dor. Quando o primeiro ser humano sentiu dor, houve a necessidade de aliviá-la. Surgiu, assim, o esboço do tratamento médico, numa tentativa de perpetuar a espécie e de buscar qualidade de vida para as pessoas. Se a Medicina é a tentativa consciente do ser humano de combater os males que o afligem, então ela é também tão antiga quanto a própria consciência. E é a consciência que nos distingue dos outros animais. Por isso somos, em essência, humanistas. O sentido é sempre de ajudar, de estar ao lado, mas nem sempre as coisas acontecem segundo nossa vontade.

A história da Medicina é longa. Surgiu apenas como um esboço de organização, antes da era escrita, como práticas mágicas e sacerdotais. As danças dos povos primitivos costumavam fazer parte de rituais complexos, durante os quais se invocava o sobrenatural.[1]

A insuficiência de recursos e conhecimento limitava o bom resultado pretendido pelos responsáveis pela cura. Os curandeiros e os xamãs, ligados mais a uma fenomenologia mística como dádiva dos deuses para a cura, enfrentavam situações difíceis e, muitas vezes, intransponíveis.

Assim, a expectativa de vida era muito baixa e as pessoas morriam jovens. Havia doenças, mas inexistia o conhecimento sobre o diagnóstico e, muito menos, o tratamento.

A evolução da civilização trouxe conhecimento cumulativo e progressivo ao longo dos séculos. A ascensão do pensamento científico, a atuação dos grandes pensadores, o encontro do oriente com o ocidente no renascimento, o iluminismo, a revolução industrial e outros fenômenos sociopolíticos correlatos fizeram com que o ser humano chegasse à era moderna ao lado de uma medicina mais elaborada.

Com esse novo conhecimento sedimentado, a prática agora sofria a influência da "militarização", ou seja, a medicina em favor dos que padeciam nos grandes conflitos por conquistas de terras. Pela ânsia do poder, batalhas sangrentas eram travadas. Em função do desrespeito de então e da frouxidão dos costumes, criou-se um ambiente propício à propagação de grandes epidemias e doenças infectocontagiosas, notadamente as de transmissão sexual.

Hoje, num mundo globalizado, em que a Medicina caminha junto a uma política social de consumo à vista de tantos, mas alcançável apenas para alguns, a miséria e a fome continuam fazendo vítimas no Terceiro Mundo. Parece estar viva a máxima de que o "ter" incorporou-se ao sentimento humano, com seus custos para a sociedade. Assim, a doença resiste e atravessa os séculos, e a luta obstinada da Medicina para equilibrar a saúde do homem, física e mental, num contexto da vida de relação, nem sempre é bem-sucedida.

Proporcionalmente ao desenvolvimento técnico e científico da Medicina, houve aumento na cobrança da sociedade por melhores resultados. Punições absurdas eram aplicadas no mundo medieval aos médicos que errassem, repetindo os costumes gerais da época, eivados de violência, desrespeito, sensacionalismo pedagógico e com fragilidade do princípio do contraditório.

Com a evolução do Direito, até mesmo por influência do Direito Canônico, surgiram os esboços dos inquéritos e a possibilidade de defesa. Ainda na antiguidade surgiram os primeiros Códigos reguladores das práticas sociais, entre elas a Medicina.

O Código de Hamurabi (2400 a.C.) já estabelecia penas severas a médicos "infratores", como o corte das mãos, o pagamento do preço de um paciente escravo inutilizado por tratamento indevido etc.[2] Percebe-se esse esboço de punição criminal e mesmo cível, indenizatória, já que o escravo fazia parte do patrimônio de seu senhor. De maneira velada, parece que essa desigualdade social diante da Justiça transcendeu os séculos.

Muitos outros diplomas legais de então merecem citação, como o *Livro dos Vedas*, o *Levítico* e outros, que também estabeleciam penas aos médicos que não aplicassem com rigor a boa Medicina da época. A Lei Aquília, de Roma, estabelecia também penas que iam desde as indenizações à morte em casos de erro médico. "Em suma, a existência de sanções escritas nos livros sagrados ou nas constituições primitivas denota a atenção dispensada ao erro médico desde os primórdios da Medicina."[2]

A SITUAÇÃO DA MEDICINA MODERNA

O ordenamento jurídico do país, consolidado em bases constitucionais, impõe uma série de regras aos profissionais da Medicina, sejam elas de ordem criminal, cível ou administrativa (ética). O sistema de saúde no Brasil passa por um momento difícil. Os planos de saúde suplementares embora consigam, de algum modo, contribuir para o desenvolvimento da complexa massa estrutural da saúde, ainda o fazem de maneira acanhada em função do baixo poder aquisitivo da sociedade. A remuneração médica ainda está longe do desejável e os meios de diagnóstico e tratamento, cada vez mais caros, expõem o sistema a uma crise financeira. A Medicina privada claudica, quase inexiste, em função desses altos custos. Sobra o SUS (Sistema Único de Saúde) como maior empregador da classe médica e como opção salvadora para as famílias de baixa renda, ainda que conviva aos suspiros numa relação oferta/demanda extremamente perversa.

As filas nos serviços públicos aumentam, as macas se amontoam e as pessoas se acotovelam nos corredores dos serviços de urgência. O número de cirurgias eletivas a serem realizadas é imenso e a tendência é de aumento cada vez maior da demanda reprimida.

Nesse cenário, está inserido o profissional de saúde, na ponta do sistema, recebendo o desespero e a fúria dos pacientes que necessitam de atendimento. A prática médica tornou-se, assim, de alto risco para resultados indesejados, pois a ela se oferece o mínimo e exige-se o máximo.

Mas, felizmente, a Medicina não é apenas profissão. Acima disso, é uma arte. Uma arte alicerçada no humanismo, na fraternidade e no esmero profissional. Não fosse por isso, seguramente os resultados seriam catastróficos. Ainda se consegue exercer em alguns centros de nosso país uma Medicina digna, na medida do esforço do profissional que, muitas vezes com heroísmo, notadamente nos municípios menos privilegiados pela sorte, consegue ainda fazer do médico alguém respeitado.

Especialmente nas últimas décadas, observa-se uma mentalidade indenizatória contra os médicos e as instituições hospitalares. Não é incomum percebermos o desejo de um enriquecimento ilícito. Mas se pode dizer, com segurança, que tanto os profissionais quanto as instituições têm en-

Aspectos Éticos e Legais em Ginecologia e Obstetrícia

frentado o problema com rigor e transparência. O que se percebe hoje é um aumento das demandas judiciais, mas uma queda das condenações.

Há uma preocupação muito maior com temas ligados à ética e ao direito do que no passado. Há uma tendência à abordagem propedêutica mais completa, um melhor relacionamento médico--paciente, um registro mais completo de prontuários e uma tentativa explícita de não omissão de cautelas. E esse é realmente o caminho desejado. A boa medicina e uma boa relação médico-paciente são atitudes poderosas que, a rigor, determinam a satisfação do usuário do sistema e, consequentemente, dos próprios profissionais da saúde.

Segundo França, "a expressão responsabilidade pode ser empregada tanto no sentido ético como no sentido jurídico, visto que, em se tratando de uma profissão liberal, intrincam-se necessariamente os valores legais e morais, pois as razões jurídicas não podem estar dissociadas das razões de ordem moral".[3]

A responsabilidade médica é regulada em três foros distintos, criminal, cível e ético, que merecem discussão em breve síntese. Veremos a seguir.

FORO CRIMINAL

De início, importa conceituar o "erro médico". O termo é impróprio e, talvez, seja mais abrangente e adequado falar-se em "mau resultado profissional".

O erro é inerente ao ser humano, mas se torna relevante avaliar se ele é cometido de forma dolosa (intencional) ou culposa (sem intenção). No crime doloso, o indivíduo quer o resultado e assume o risco de produzi-lo. Nesse sentido, arca com as consequências legais. No crime culposo, o agente dá causa ao mau resultado por imprudência, imperícia ou negligência.[4]

Sob esse prisma, é evidente que os resultados médicos adversos são tipicamente culposos. Realmente não se consegue admitir um erro médico intencional, doloso, que seria a antítese da arte hipocrática.

Para que seja caracterizada a culpa, é necessário que haja um ato médico, um dano e um nexo de causalidade entre ambos, decorrente de imprudência, imperícia ou negligência. Negligenciar é omitir cautelas; é fazer menos do que era recomendável; é deixar de fazer o que se mostra necessário. Em suma, é a forma passiva de culpa, ou seja, assumir uma atitude inerte por descuido ou desatenção.[4]

A imprudência, por sua vez, consiste em atuar de maneira mais vigorosa que o necessário; é tomar atitudes intempestivas que podem comprometer o bom resultado. É a forma ativa de culpa, significando um comportamento sem cautela, com precipitação e insensatez.[4]

Quanto à imperícia, trata-se de assunto controverso. Para alguns, não há que se falar em imperícia em profissional habilitado, com formação acadêmica e registro em Conselho Profissional. Para outros, a imperícia seria a insuficiência técnica, a falta de conhecimento necessário para o exercício de determinado mister.[4] A polêmica carece de importância prática, sendo assunto para discussão meramente acadêmica.

O processo criminal instala-se por iniciativa do Ministério Público e costuma ser precedido de um inquérito policial que trata do conjunto probatório e, ao final, a autoridade policial (delegado de polícia), redige um relatório final. Com base nesse relatório, o Ministério Público oferece ou não a denúncia ao meritíssimo juiz para que o caso seja julgado. Na esfera criminal, as penas são representadas por privação da liberdade, que podem ser atenuadas por uma série de motivos, como primariedade, entre outros. Tais condenações, independentemente do peso da pena, maculam de maneira importante a honra do médico e sua moral e abala seu prestígio social e profissional, além de encorajar a suposta vítima a ajuizar ações na esfera cível, indenizatória.

FORO CÍVEL

Trata das demandas indenizatórias ajuizadas por pacientes ou familiares que se sentem prejudicados em decorrência de um ato médico. Nesses casos, o juiz nomeia um perito de sua confiança para estudar tecnicamente a demanda. As partes envolvidas (autores e reclamados) têm a oportunidade de nomear seus peritos assistentes técnicos. É realizada uma perícia em que os peritos, previamente avisados do dia e do local, participam da entrevista do paciente e elaboram seus laudos técnicos ao final. Os peritos assistentes técnicos elaboram quesitos antes da perícia, no momento de sua nomeação no processo, que serão respondidos pelo perito do Juízo. A comunicação do local e do horário das perícias aos assistentes técnicos é uma obrigação ética e também legal para a garantia do princípio do contraditório.

Também aqui é necessária a clara demonstração do dano, do ato médico e do nexo de causalidade. E mais que isso: existe a oportunidade de avaliar o grau de um eventual dano, no sentido de um cálculo mais justo do *quantum* a ser indenizado.

Extremamente relevante é a determinação com exatidão e clareza da fronteira entre o "erro médico" e o "fato escusável". Este último decorre dos limites e das imperfeições da ciência médica, que não oferece possibilidade de tratamento de todas as situações possíveis. Isso ocorre em doenças de maior complexidade ou mesmo que se apresentem em estágios avançados irreversíveis. Poderiam ser incluídos aqui fatores coadjuvantes ou concorrentes, que agravam de maneira importante as condições clínicas do paciente a ponto de impedir o sucesso terapêutico. São normalmente fatores do próprio hospedeiro, como baixa imunidade, anafilaxia, alergias de um modo geral, hábitos de vida indesejáveis e não seguimento de orientações médicas, sejam clínicas, sejam pós-operatórias. Evidentemente, os fatos escusáveis não são ou não deveriam ser motivo para demandas indenizatórias. Aníbal Bruno distingue a imperícia, elemento da conduta culposa, de erro profissional, que provém das imperfeições da própria arte ou ciência.[5]

FORO ÉTICO

É o foro administrativo, em que o médico será avaliado pelos seus pares, Conselheiros Regionais e, em grau de recurso, pelos Conselheiros Federais, no sentido de determinar se o profissional agiu de maneira correta no desenvolvimento de seu mister e se não comprometeu o bom nome da Medicina perante a sociedade. Ética deriva do grego $\varepsilon\theta os$ *(ethos)*, "costume, uso". Aparentemente, Aristóteles foi o primeiro a empregar o termo da forma como é utilizado hoje em dia.[6]

A avaliação ética tem foco na responsabilidade do profissional em tentar conseguir sucesso em um tratamento e não apenas no resultado final. Existem dois tipos de contrato na atuação médica, os de resultado e os de meio. Tal divisão tem relevância "no plano material, e, sobretudo, no plano processual, em que opera uma total mudança ao ônus da prova".[7]

Na obrigação de resultado, "o contratante obriga-se a alcançar um determinado fim, cuja não consecução importa em descumprimento do contrato".[7] Já na obrigação de meio, "o que o contrato impõe ao devedor é apenas a realização de certa atividade, rumo a um fim, mas sem ter o compromisso de atingi-lo".[8]

Alguns operadores do Direito entendem que há uma obrigação de resultado na especialidade cirurgia plástica por entenderem que o profissional promete o embelezamento. Os Conselhos de Medicina assim não entendem, pois o conceito de belo é extremamente subjetivo. Além disso, a cirurgia reparadora, como vertente da cirurgia plástica, tem compromisso muito maior com a função do que com a estética, ainda que esta, quase sempre, dependa daquela. Outras especialidades já citadas em processos judiciais como obrigação de resultado são a anestesia e a anatomia patológica. Não há fundamento para isso, salvo melhor juízo.

As demandas éticas iniciam-se nos Conselhos Regionais diretamente ou, mais frequentemente, nas comissões de ética dos hospitais. Podem decorrer de denúncia ou por iniciativa do próprio Conselho de ofício, quando tem conhecimento de uma suspeita de ilícito ético.

Inicialmente, há a propositura por parte do Conselho de uma tentativa de reconciliação, caso a gravidade do caso em estudo assim permitir. Se isso não acontece, é aberta uma sindicância em que o médico tem a oportunidade de apresentar seus esclarecimentos por escrito. O Conselheiro Sindican-

Aspectos Éticos e Legais em Ginecologia e Obstetrícia

te leva o caso a uma câmara de julgamento de sindicâncias, que pode arquivá-lo ou, se entender que há indícios de infração ao Código de Ética, abrir um Processo Ético Profissional (PEP).

A função dessas câmaras de Julgamento de Sindicâncias é dar celeridade ao processo judicante. Não existe um número padronizado de Conselheiros nessas câmaras, mas a prática ensina que o *quorum* mínimo é de seis conselheiros.[9]

Na nova fase, de PEP, são realizadas oitivas de denunciantes, denunciados e testemunhas e o caso é levado ao plenário para julgamento final. Ao final do julgamento, existe a possibilidade de absolvição ou de condenação. Se o indivíduo for condenado, parte-se para a determinação da pena. As penas são:

A – advertência verbal em aviso reservado;
B – censura confidencial em aviso reservado;
C – censura pública em publicação oficial;
D – suspensão do exercício profissional até 30 dias;
E – cassação do exercício profissional *ad referendum* do Conselho Federal.

As condenações no Conselho Regional de Medicina, ainda que na alínea mais branda, "A", pode se constituir em perigoso precedente para incriminações posteriores em demandas futuras criminais ou cíveis.

O MAU RESULTADO EM GINECOLOGIA E OBSTETRÍCIA

A obstetrícia ocupa uma desconfortável posição de destaque entre as especialidades envolvidas em processos criminais, cíveis e éticos. A ginecologia mostra-se menos prevalente nesse particular.

É sobejamente difundido na prática médica que um bom relacionamento médico-paciente é a principal "arma" contra demandas. Quando a paciente e seus familiares confiam e entendem que seu médico agiu da melhor maneira possível, com determinação, competência e atenção, tornam-se silentes ante um eventual mau resultado. Entretanto, ninguém com amor próprio aceita a desídia gratuita e o descaso.

As demandas decorrentes de mau resultado profissional em ginecologia e obstetrícia têm um caráter absolutamente paradoxal. Nos consultórios, são tratados os assuntos mais íntimos e repletos de tabus e preconceitos. Discutem-se a sexualidade humana, o desenvolvimento do novo ser e as alterações genitais. Tal complexidade dialética geralmente cria um clima de confiança e cumplicidade, tornando a relação mais efetiva. Quando isso não se concretiza, a relação fiduciária entra em risco, quebra-se o contrato implícito entre as partes e surge a demanda.

Existem medidas gerais que são comuns às duas especialidades e que devem ser obrigatoriamente tomadas no sentido de prevenção do mau resultado e da demanda. São elas:

- Relacionar-se bem com o paciente, com disponibilidade e solidariedade. É o principal fator.
- Registrar sistemática e detalhadamente os atendimentos em fichas e prontuários.
- Manter o segredo médico inviolável, nos moldes dos artigos 73, 74 e 75 do Código de Ética Médica, salvo por motivo justo, dever legal ou consentimento por escrito da paciente. Permanece a proibição de quebra do segredo, mesmo que o fato seja do conhecimento público, a paciente tenha falecido ou se trate de menor de idade que tenha capacidade de discernimento de seu problema e saiba se conduzir.
- Não deixar de colaborar com as autoridades sanitárias ou infringir legislação pertinente nos casos de doenças de notificação compulsória, conforme determina o artigo 21 do Código de Ética Médica. O próprio Código Penal pune tal omissão com detenção de 6 meses a 2 anos e multa. Essa atitude tem o condão de proteger a ética social coletiva e a saúde da população em detrimento aos interesses individuais.[10-12]
- Só indicar atos cirúrgicos absolutamente necessários.

- Nos procedimentos cirúrgicos, não abrir mão da realização da avaliação do risco cirúrgico.
- Não omitir cuidados necessários ao desenvolvimento do ato proposto.
- Informar às pacientes e seus familiares a evolução do caso clínico, as consequências, as perspectivas de cura e as possibilidades de tratamento.
- Não se recusar a elaborar relatórios, encaminhamentos, receitas, atestados e notificações, conforme determinação dos Conselhos Regional e Federal de Medicina.
- Elaborar sistematicamente o Termo de Consentimento Esclarecido, com clareza, vocabulário comum, inteligível à paciente, sem terminologia técnica complexa, assinado pela paciente e/ou por seu representante legal.
- Manter boa relação com os familiares das pacientes, mantendo-os tempestivamente informados sobre a evolução dos tratamentos.
- Apoiar os médicos em treinamento (residentes), entendendo que o regime jurídico ao qual estão submetidos é o do trabalho tutelado.
- Conferir os materiais presentes na mesa cirúrgica, diretamente ou por intermédio de instrumentador, antes do ato operatório.
- Permanecer na sala de cirurgia durante a indução anestésica, pois podem ocorrer complicações que necessitam da presença do cirurgião.
- Zelar para que as peças cirúrgicas sejam efetivamente rotuladas e encaminhadas ao laboratório de anatomia patológica. Apesar de se tratar de uma função precípua do hospital, deve ser monitorada, pois pode ser fundamental ao esclarecimento futuro de questionamentos.
- Respeitar as normas gerais e o ordenamento jurídico do país nos casos de reprodução assistida, aborto, esterilização cirúrgica e outros métodos de planejamento familiar.
- Cuidar para que o ambiente de bloco cirúrgico esteja preparado para a atenção adequada à paciente e, no caso de parto, também ao futuro concepto.
- Relacionar-se bem e com respeito não apenas com os colegas médicos, mas também com os paramédicos e demais profissionais envolvidos no atendimento à saúde, pois sabe-se que cada um tem sua função e sua importância específica.

EXAME CLÍNICO

Deve-se seguir a rotina já consagrada nos meios assistenciais com discrição e competência. Normalmente, existem protocolos que devem ser seguidos. Não é boa conduta abandonar orientações protocolares e assumir riscos desnecessários com condutas próprias. É o caso, por exemplo, dos exames solicitados durante o pré-natal (natureza, intervalo, interpretações etc.) e daqueles rotineiros da ginecologia (colpocitologia oncótica, mamografia, densitometria óssea etc.). Caso o profissional entenda ter uma conduta mais adequada que a especificada em protocolo, basta que se discuta em reunião clínica com todo o grupo, a fim de alterá-la ou mesmo ratificá-la. Não se deve trabalhar apenas com a leitura das conclusões, mas, sempre que possível, os exames devem ser interpretados, principalmente os de imagem.

O exame clínico deve ser o mais completo possível e não apenas direcionado à queixa específica. Tanto em queixas ginecológicas quanto em exames de pré-natal, os dados vitais devem ser avaliados e registrados; exames sucintos de palpação e ausculta dos aparelhos respiratório, cardiocirculatório e abdominal também são indispensáveis. Em obstetrícia, o feto deve ser também convenientemente avaliado clinicamente ou por exames complementares, caso necessário.

A caracterização adequada do trabalho de parto é fundamental para que não se interne antecipada e precipitadamente pacientes em falso trabalho de parto e para que não sejam devolvidas ao lar pacientes cuja parição se avizinha. Além do exame da grávida e do concepto, existem também os exames dos anexos. Assim, importa também a avaliação do líquido amniótico e da estrutura placentária. A ultrassonografia é importantíssima nessa avaliação. As condutas protocolares têm de ser obrigatoriamente seguidas.

PRÉ-OPERATÓRIO

Quando, a partir dos exames realizados, clínicos, laboratoriais e de imagem, houver uma indicação cirúrgica, não se pode prescindir de uma completa avaliação do risco cirúrgico e pré-anestésica, a não ser que se trate de casos de emergência. Risco nada mais é que a probabilidade de perigo.[13]

A anamnese deve ser a mais completa possível e deve contemplar informações importantes, como passado mórbido, alergia a medicamentos, história familiar, hábitos de vida, como tabagismo e etilismo, suscetibilidade a resfriados e infecções, entre outras. Além da história clínica e do exame físico, devem-se esgotar as possibilidades propedêuticas com métodos de imagem e registro termográfico (ultrassonografia, tomografia computadorizada, ressonância magnética, dopplerfluxometria, cardiotocografia basal, ecocardiografia fetal etc.), além de testes bioquímicos (marcadores tumorais, exames laboratoriais etc.).

Se necessário, convém passar para medidas mais invasivas, como histeroscopias diagnósticas, laparoscopias, videolaparoscopias, curetagens, amniocenteses e aspiração manual intrauterina (AMIU). Para as mamas, não se devem protelar a realização de mamografias e ultrassonografias, a pesquisa de gânglio sentinela e a biópsia com agulha fina, entre outras, quando indicadas.

O erro diagnóstico, sem que sejam esgotadas as possibilidades propedêuticas, torna difícil a contestação de uma eventual ação proposta, principalmente se existem questionamentos quanto à malignidade de determinado tumor, por exemplo. Devem ser tomados cuidados adicionais em pacientes com doenças intercorrentes, como administração de glicose às diabéticas em jejum prolongado; medidas de anticoagulação em pacientes com fatores predisponentes a fenômenos tromboembólicos (enfaixamento de membros inferiores, heparinização etc.); bloqueio farmacológico da tireoide em pacientes com hiperfunção da glândula; medidas protetoras contra a acidez gástrica; levar em consideração os efeitos adversos de fármacos na gravidez quando escolhê-los etc. Continua a orientação de acompanhamento com base em protocolos.[10]

O Consentimento Pós-informado ou Esclarecido não garante que os médicos estejam livres de constrangimentos éticos e jurídicos, mas sua ausência pode causar transtornos. A cada dia, é mais aceito tal documento pelos operadores do Direito quando elaborado de maneira adequada.

Antes de cesariana, é fundamental a garantia de que os batimentos cardíacos fetais estejam presentes e em sua faixa de normalidade. Isso pode ser de fundamental importância para eventuais análises retrospectivas necessárias em casos de natimortos. A bacia materna deve ser sobejamente estudada para se afastar a possibilidade de desproporção feto-materna que contraindique a via vaginal para o parto.

INDICAÇÕES E COMPLICAÇÕES CIRÚRGICAS

As técnicas cirúrgicas avançam rapidamente e a aparelhagem disponível é cada vez mais complexa. Entretanto, o raciocínio médico é ainda essencial nas indicações cirúrgicas. Não se pode confundir a alta tecnologia das aparelhagens com a alta complexidade do ser humano em ouvir, tocar e estar ao lado de seu paciente. O bom senso deve nortear as decisões médicas.

Ao se optar por um tratamento cirúrgico, convém uma rigorosa avaliação da proporcionalidade do ato. Os benefícios devem superar os riscos.

Os resultados de exames, o diagnóstico, a decisão terapêutica, os boletins de ocorrência cirúrgica e a sala de parto devem ser rigorosamente registrados nos prontuários. Eles servem à correta sistematização dos atendimentos, mormente em casos de plantões, e são importantes instrumentos de defesa do profissional contra questionamentos na esfera jurídica ou ética.

Em função do excesso de trabalho, com pouco tempo para anotações completas em prontuários, notadamente nos casos de plantonistas, pode acontecer que os registros se tornem incompletos. Prontuários incompletos são extremamente perigosos, pois podem não demonstrar a boa qualidade de um ato praticado pelo profissional que esteja sendo contestado pela paciente ou por seus familiares.

É extremamente frequente em obstetrícia a negligência na anotação de dados sobre a ausculta seriada fetal e até mesmo sobre a elaboração do partograma, o que pode trazer consequências desastrosas ante demandas judiciais e éticas. É difícil convencer alguma Autoridade Policial, do Ministério Público, Judicial ou mesmo do Conselho Regional de que um ato não registrado foi efetivamente realizado.

Outro deslize frequente em termos de preenchimento de prontuário é o registro equivocado de alterações encontradas nos órgãos pélvicos ao exame ultrassonográfico no que diz respeito à sua lateralidade. Em outras palavras, tumores anexiais à direita, por exemplo, podem ser registrados em prontuário como localizados à esquerda. O tumor operado em um ovário, de um lado, pode ser registrado na folha de cirurgia equivocadamente como do outro lado. Cria-se uma situação embaraçosa mesmo que o tumor operado seja aquele que efetivamente deveria ter sido retirado. As consequências são presumíveis por suspeições fantasiosas. As dúvidas são minoradas nesses casos pelo exame anatomopatológico, pois ele é capaz de mostrar, por exemplo, que um ovário acometido por tumor foi efetivamente extraído, ainda que o registro esteja errado e se referindo ao ovário contralateral. Mas essa é uma situação no mínimo desgastante, que pode adquirir proporções exageradas, principalmente se houver o extravio do resultado do exame anatomopatológico.

Todos os exames necessários ao diagnóstico definitivo devem ser utilizados antes que se parta para a laparotomia. Somente se deve proceder ao ato operatório com uma razoável convicção de que realmente se trate da doença suspeitada. O mesmo se diz com relação ao parto normal e à cesariana.

As complicações das cirurgias ginecológicas, muitas vezes, decorrem de indicações imprecisas. Entretanto, existem complicações que são previstas na literatura médica como possíveis de ocorrer, independentemente do zelo do cirurgião. Nesses casos, é necessária a tentativa de exposição clara ao meritíssimo juiz para caracterizá-los como fatos escusáveis. E isso nem sempre é possível.

Em obstetrícia, as complicações são mais frequentes e possíveis em função do conflito de interesses que, muitas vezes, existe entre gestante e feto. O melhor exemplo é a prematuridade iatrogênica, às vezes inadvertida e outras necessária.

A decisão pela melhor via de parto para cada caso é fundamental. O excesso de indicação de cesariana expõe a mãe a aumento desnecessário dos riscos cirúrgicos, notadamente infecções e hemorragias. Por outro lado, a atitude radical de parto por via vaginal, independentemente da segurança total da proporcionalidade da pelve, pode ser desastrosa.

As contrações uterinas devem ser eficientes em tônus e ritmo e podem se coordenadas através da utilização de medicamentos ocitócicos. Entretanto, para que isso ocorra de maneira segura, é necessária a convicção de que não existe desproporção entre os diâmetros da bacia óssea materna e os diâmetros do concepto. Especiais atenção e cuidado devem ser dispensados à indução de partos em gestantes primigestas, pois nelas o canal de parto ainda não foi completamente testado.

As autoridades sanitárias constituídas são unânimes em mostrar as vantagens do parto vaginal sobre a cesariana. Entretanto, não se deve protelar a realização de uma cesariana quando efetivamente indicada.

CASOS MAIS COMUNS DE DEMANDAS EM GINECOLOGIA

Na prática pericial diária, os casos mais encontrados como elementos de demandas criminais, indenizatórias e éticas em ginecologia são:

- Ooforectomia em um anexo, sendo que a ultrassonografia mostrava lesão no anexo contralateral.
- Extravio de exame anatomopatológico que teria a função de confirmar que o órgão pélvico retirado estava mesmo acometido pela doença.

Aspectos Éticos e Legais em Ginecologia e Obstetrícia

- Lesão unilateral da artéria ilíaca externa em cirurgia de Burch para correção de incontinência urinária.
- Fístulas pós-histerectomias e pós-perineoplastias.
- Recanalização tubária espontânea, com gravidez indesejada, após salpingotripsia bilateral à Pomeroy.
- Diagnóstico de câncer de mama em biópsia excisional e resultado anatomopatológico não confirmando o diagnóstico em peça após mastectomia.
- Ligadura unilateral de ureter em ooforectomia com hidronefrose unilateral e exclusão renal.
- Acidente vascular cerebral durante histerectomia.
- Histerectomia subtotal por hemorragia uterina disfuncional, sem biópsia prévia de endométrio, com diagnóstico de câncer de endométrio na peça cirúrgica.
- Intoxicação hídrica em histeroscopia cirúrgica para ablação de endométrio.
- Quebra de agulha durante perineoplastia com perda do fragmento destacado no ventre do músculo elevador do ânus (corpo estranho) e posteriormente visibilizada em exame radiológico.
- Miomectomia por histeroscopia com ultrassonografia de controle mostrando que o mioma não fora retirado.
- Realização de mamografia em paciente cujo pedido de exame era de ultrassonografia das mamas.
- Aparecimento de cancro mole após a realização de ultrassonografia endovaginal.
- Lesão de sigmoide durante histerectomia com peritonite e óbito.
- Perfuração uterina pós-curetagem semiótica.
- Diagnóstico de câncer de colo uterino não confirmado ao exame anatomopatológico da peça de pan-histerectomia (Wertheim-Meigs).
- Síndrome de hiperestimulação ovariana após técnicas de reprodução assistida.

CASOS MAIS COMUNS DE DEMANDAS EM OBSTETRÍCIA

Os casos obstétricos mais comuns do dia a dia das perícias, que muitas vezes se repetem, são:

- Sofrimento fetal agudo durante o trabalho de parto por diversas causas (a mais comum das complicações em obstetrícia).
- Hemorragia subaracnóidea fetal por uso de fórceps.
- Fratura de crânio fetal por uso de fórceps.
- Hemorragia materna com choque hipovolêmico por rotura uterina após uso de fórceps.
- Avaliação de falso trabalho de parto liberando a paciente para o lar e retorno horas depois com o feto morto.
- Tocotraumatismo por parto normal em primípara.
- Distensão de plexo braquial fetal por distócia de ombro.
- Fratura de clavícula, fêmur e/ou úmero fetal em manobras obstétricas.
- Morte fetal por cabeça derradeira em parto pélvico.
- Decapitação em feto morto após cabeça derradeira em parto pélvico.
- Desenvolvimento de síndrome HELLP após parto por cesariana em paciente com pré-eclâmpsia e óbito.
- Desenvolvimento de útero de Couvelaire pós-parto.
- Rotura uterina após uso de misoprostol em paciente com cesariana prévia com morte fetal.
- Artrite séptica do quadril após cesariana.
- Isoimunização materna pelo fator Rh em paciente Rh negativa, com morte fetal, sendo que a paciente não usou a imunoglobulina antiRh em parto anterior de feto Rh-positivo.
- Lesão acidental de bexiga durante cesariana.
- Lesão acidental de sigmoide durante a cesariana.
- Indução de gravidez de feto de 20 semanas considerado inviável pela equipe de obstetrícia, que nasceu e foi intubado pela neonatologia, que entendeu ser necessário fazer tal investimento. Houve a morte fetal horas depois e instalou-se a demanda.

- Disjunção de sínfise púbica após indução do parto a fórceps.
- Queda fetal ao chão durante o parto vaginal, com fratura de crânio, mas sem repercussões no desenvolvimento neurológico.
- Queda de paciente psiquiátrica da maca com descolamento prematuro da placenta.

TÓPICOS ISOLADOS

Alguns tópicos, por sua importância e complexidade, merecem destaque.

Violência sexual

A violência sexual contra a mulher adquiriu uma dimensão crescente em nossa sociedade, sendo importante problema de saúde pública.[18-20] As condições sociais criam fatores ambientais coadjuvantes do fato delituoso, como uso excessivo do álcool e de drogas alucinógenas, grandes aglomerados, instabilidade das ligações amorosas expondo as crianças a abusadores dentro do próprio lar, e a solidão dos grandes centros urbanos.[21]

O profissional de saúde deve entender a problemática de maneira mais global, pois, quando uma mulher está sendo violentada sexualmente, não apenas ela, mas toda a sociedade encontra-se maculada, fragilizada e impotente ante a complexidade da estrutura social e dos danos inerentes ao acontecimento. No sentido de minorar tais repercussões, o atendimento deve ser o mais completo possível com atuação adequada nas três vertentes do processo: assistencial técnica, legal e humana. Do ponto de vista humano, e nem por isso menos profissional, cuida-se para que haja um adequado acolhimento da vítima e de seus familiares, não omitindo qualquer tipo de ajuda necessária. Por isso, as equipes de atendimento médico nos casos de violência sexual serão, necessariamente, multiprofissionais.

Como técnica assistencial de urgência, são realizadas três profilaxias básicas: as das doenças sexualmente transmissíveis não virais (por meio do uso de antibióticos), da gravidez (contracepção pós-coito) e da contaminação pelo vírus da AIDS (por meio do uso das fármacos antirretrovirais). É também uma oportunidade para se verificar o cartão vacinal da paciente no sentido de se estudar a necessidade do uso de imunoglobulina e vacinação contra hepatite B. Após o atendimento emergencial, a paciente será encaminhada ao ambulatório do serviço para acompanhamento pelo período de 1 ano, nos moldes do protocolo do Ministério da Saúde.

As medidas citadas não devem ser proteladas para evitar que surjam, posteriormente, questionamentos contra o médico-assistente que, eventualmente, não realizou a prevenção de alguma doença ou mesmo de uma gravidez que venha a se desenvolver. Vale lembrar que, em pacientes em coma, a contracepção de emergência pode ser realizada por via vaginal.

No acompanhamento ambulatorial, é importante que a paciente seja orientada sobre os benefícios dos antirretrovirais, seus efeitos colaterais e seus efeitos adversos. A decisão do uso deve ser tomada de comum acordo entre o médico e a paciente. Devem-se marcar protocolarmente os retornos e orientar o uso de condom durante o período de acompanhamento.

Caso a paciente venha a engravidar, e havendo a convicção médica de que a gravidez decorreu de violência sexual (informações da paciente, avaliação da idade gestacional à ultrassonografia e mesmo boletins de ocorrência policial, que não são obrigatórios, mas podem ajudar no juízo do caso), está o médico autorizado a interromper a gravidez por meio de abortamento, denominado sentimental, previsto no Código Penal Brasileiro.[12] Em 7 de agosto de 2009 foi sancionada a Lei 12.015, que trata dos crimes sexuais. O título de "Crimes contra os costumes" mudou para "Crimes contra a dignidade sexual", mas se manteve a terminologia "Crimes contra a liberdade sexual".

Assim, o artigo 213 do Código Penal, definindo estupro, passou a ter a seguinte redação: "Constranger alguém, mediante violência ou grave ameaça, a ter conjunção carnal ou a praticar ou permitir que com ele se pratique outro ato libidinoso", e manteve a pena de reclusão de 6 a 10 anos.

Aspectos Éticos e Legais em Ginecologia e Obstetrícia

Com essa nova redação, houve algumas mudanças de ordem prática: tanto o homem quanto a mulher podem ser agentes passivos do crime, ou seja, ambos podem ser estuprados. Não se exige mais a conjunção carnal como elemento pericial único para o crime de estupro; também os atos libidinosos diversos da conjunção carnal podem caracterizá-lo. O crime de atentado violento ao pudor (art. 214 do Código Penal) foi revogado e incluído no art. 213.

Assim, para a configuração do crime de estupro, basta que uma pessoa (homem ou mulher) obrigue outra (homem ou mulher) a praticar qualquer ato libidinoso (conjunção carnal, coito anal, felação etc.). Outra mudança significativa foi a exclusão do artigo 224, que caracterizava a violência presumida. Com a nova redação, se a vítima for menor de 14 anos, aplica-se outro artigo do Código Penal Brasileiro, o 217-A, que prevê o crime de estupro de vulnerável, cuja pena é maior.

O estupro de vulnerável caracteriza-se pela prática de qualquer tipo de ato sexual com menor de 14 anos (217-A, *caput*) ou com pessoa (de qualquer idade) que, por enfermidade ou deficiência mental, não tem o necessário discernimento ou não pode oferecer resistência (§ 1º). A ação continua sendo pública condicionada, ou seja, depende da representação do ofendido ou de seu representante legal. Entretanto, a partir dessa Lei, a ação pública passa a ser incondicionada se a vítima for menor de 18 anos ou for doente mental, ou quando não pode oferecer resistência.[12]

As notificações dos casos de violência sexual são obrigatórias não apenas para o Ministério Público, mas também para os órgãos estaduais e municipais gestores dos programas de atenção à saúde da mulher. O médico deve também fornecer as declarações, os atestados e os relatórios solicitados pelas pacientes, com o cuidado de que sejam solicitados por escrito. Ainda no sentido de ajudar a paciente é conveniente lembrar que, se a agressão ocorrer no próprio ambiente de trabalho ou no percurso de ida ou volta, está indicada a emissão de Comunicação de Acidente do Trabalho (CAT), para resguardo de seus direitos.

Reprodução assistida

Trata-se de temática complexa e melindrosa por interferir em múltiplos e conflitantes sentimentos do ser humano. A vontade de ter filhos e, muitas vezes, a frustração em não tê-los pode causar certo desequilíbrio no casal que, com imediatismo, acalenta a esperança de resolução de seu problema. Mas existem vários determinantes que devem ser considerados, tanto de ordem médica quanto legal, ética e religiosa. A falta de legislação específica confere grande força às Resoluções emanadas do Conselho Federal de Medicina, que, de maneira pioneira e solitária, procura orientar os profissionais e seus pacientes sobre seus limites. Importante salientar que tal temática encontra eco na sociedade moderna. O assunto vem sendo estudado de maneira mais efetiva desde 1995, quando especialistas da América Latina reuniram-se em Reñaca, Chile, para traçar normas de conduta sobre as técnicas de reprodução assistida (RA).

A ansiedade não é boa conselheira. Não se pode tentar resolver os problemas de infertilidade de maneira apressada e desorganizada. Por isso, o primeiro passo é a escolha do casal vocacionado a se beneficiar dessas técnicas. É necessário que haja um diagnóstico real de infertilidade e que a possibilidade de gravidez já se tenha esgotado com outras medidas.[22]

O Conselho Federal de Medicina, por meio da Resolução CFM 1.358, de 11 de novembro de 1992, editou normas para atuação ética em RA, publicadas no Diário Oficial da União em 19 de novembro de 1992, seção I, p. 16.053, que permaneceram vigentes por 18 anos.[23]

Mas, com a dinâmica da sociedade e os avanços das técnicas, foi aprovada a Resolução CFM 1.957, publicada no Diário Oficial da União em 6 de janeiro de 2001, seção I, p. 79, ficando revogada a anterior. A edição dessa Resolução reflete a preocupação do CFM com os avanços da ciência e o comportamento social. Basicamente, acrescentou com relação à anterior:

- É permitido o uso das técnicas de fertilização por qualquer pessoa. Se for casada ou em regime de união estável, é necessária a assinatura do parceiro.

- Está autorizada a realização de procedimentos com material criopreservado *post mortem*, desde que o doador tenha mantido sua vontade em vida.
- O número de embriões implantados dependerá da idade da mulher: até 35 anos de idade, o número implantado será de, no máximo, dois; de 36 a 39 anos, até três; acima de 40, quatro. Tal medida objetiva a diminuição da gravidez múltipla.

Está mantida a proibição da fecundação com qualquer outra finalidade que não a de procriação humana e também continua a proibição sobre a redução embrionária.[24] A idade mais precoce da paciente receptora é, para muitos, fundamental ao êxito do processo. Alguns, entretanto, defendem a RA mesmo na pós-menopausa. A verdade é que cada vez mais se avança com tais técnicas em fases mais avançadas do processo reprodutivo.

O consentimento esclarecido é obrigatório e por escrito. Nele, o assistente explica a efetiva possibilidade de sucesso, a ausência de grave risco para a saúde materna e também o baixo risco para o descendente, fatores estes obrigatórios para se decidir por RA. Dessa etapa participam doador e receptor, ainda que separadamente. O parágrafo terceiro do artigo 15 do Código de Ética Médica veda ao médico: "Praticar procedimento de procriação medicamente assistida sem que os pacientes estejam de inteiro acordo e devidamente esclarecidos sobre o mesmo". O mesmo se diz com relação à Resolução CFM 1.957.[11,24]

Só se deve recorrer à doação de gametas se o casal não os tem ou se os tem mas é alto o risco de transmitir doença genética aos descendentes, lembrando que essa doação não pode ter caráter comercial. O controle dos doadores deve ser rigoroso pelas clínicas de RA para evitar que um mesmo doador seja responsável por mais de duas gestações de sexos diferentes em uma área de 1 milhão de habitantes, pelo óbvio envolvimento ético.[23,24]

Nos princípios fundamentais do Código de Ética Médica, na alínea IX, há a orientação aos profissionais de que "A Medicina não pode, em nenhuma circunstância ou forma, ser exercida como comércio". É uma frase genérica que abraça todos os atos médicos, mas que assume importante valor nessa subespecialidade em que os pacientes, em função da ânsia da maternidade, se encorajam a endividar-se para alcançar seus objetivos. O profissional deve ter pulso firme e rigor moral nesse momento.[11]

Está mantida a proibição de interesse eugênico com relação ao feto, como escolha de cor da pele, sexo, cor dos olhos etc. Essa determinação está clara na alínea XXV do mesmo diploma e nas Resoluções do CFM: "Na aplicação dos conhecimentos criados pelas novas tecnologias, considerando-se suas repercussões tanto nas gerações presentes quanto nas futuras, o médico zelará para que as pessoas não sejam discriminadas por nenhuma razão vinculada a herança genética, protegendo-as em sua dignidade, identidade e integridade."[11,23,24]

O artigo 15 reforça a necessidade de cumprimento das determinações sobre assuntos polêmicos, entre eles as técnicas de RA, quando diz que: "é vedado ao médico descumprir legislação específica nos casos de transplantes de órgãos ou de tecidos, esterilização, fecundação artificial, abortamento, manipulação ou terapia gênica."[11] E acrescenta no segundo parágrafo do mesmo artigo: "O médico não deve realizar a procriação medicamente assistida com nenhum dos seguintes objetivos:

I. criar seres humanos geneticamente modificados.
II. criar embriões para investigação.
III. criar embriões com a finalidade de escolha do sexo, eugenia ou para originar híbridos ou quimeras."[11]

Extremamente relevante é o conteúdo do artigo 16 do Código de Ética Médica que, com clareza, regula o que há de mais preocupante em RA, a sua utilização indevida e com interesses outros: "É vedado ao médico intervir sobre o genoma humano com vista à sua modificação, exceto na terapia gênica, excluindo-se qualquer ação em células germinativas que resulte na modificação genética da descendência."[11]

Aspectos Éticos e Legais em Ginecologia e Obstetrícia

Os profissionais envolvidos nas técnicas de reprodução assistida devem cumprir rigorosamente o dimensionamento do número de embriões e devem inclusive zelar para que não haja excesso disponível, como mostra o parágrafo primeiro do artigo 15 do Código: "No caso de procriação medicamente assistida, a fertilização não deve conduzir sistematicamente à ocorrência de embriões supranumerários."[11]

Finalmente, o Conselho Federal de Medicina regulamenta a doação temporária de útero com a seguinte redação: "A doação temporária do útero não poderá ter caráter comercial e as doadoras devem pertencer à família das receptoras em parentesco de, no máximo, segundo grau. Caso não haja possibilidade deste tipo de parentesco, autorização especial deve ser fornecida pelo CRM para que a doadora seja outra pessoa não ligada à família ou com parentesco mais distante."[23,24]

Esterilização cirúrgica

A matéria recebeu regulamentação legal através da Lei 9.263, de 12 de janeiro de 1996. O método de escolha para a esterilização cirúrgica é a salpingotripsia bilateral e nunca a salpingectomia ou a histerectomia.

É necessário que a paciente tenha a capacidade civil plena, seja maior de 25 anos ou tenha dois filhos vivos e que tenha manifestado a vontade da esterilização cirúrgica há 60 dias, no mínimo. Deve ser lavrado um consentimento esclarecido, com assinatura do cônjuge, em caso de sociedade conjugal vigente. Caso a paciente seja alienada ou débil mental, há necessidade de autorização judicial.[14]

A esterilização cirúrgica durante o parto ou o aborto é vedada, exceto em casos de cesarianas sucessivas anteriores e iminente risco de morte materna. Esse risco deve ser diagnóstico, efetivo e não prognóstico. São casos extremos, como hipertensão pulmonar grave, aneurisma da artéria cerebral média em vias de rompimento e síndrome de Eisenmenger, entre outros. Fica claro que a hipertensão arterial, o diabetes e as colagenoses, entre outros, não são indicações de esterilização cirúrgica, a não ser que suas complicações tenham colocado a paciente em risco iminente de morte. As doenças degenerativas durante a gravidez que não estão levando a paciente a risco iminente de morte podem até ser indicações de esterilização cirúrgica, porém esta se dará em caráter eletivo fora da gravidez.

As sanções previstas para o descumprimento da Lei são reclusão de 2 a 8 anos e multa. Se ocorrer durante o parto, a pena será aumentada de um terço.

Medicina fetal

Pessoa é o ser humano dotado de personalidade civil e possuidora de direitos e obrigações, o que ocorre após o nascimento. Mas a Lei põe a salvo os direitos do nascituro desde a concepção.[3,15]

Os avanços da medicina fetal propiciaram procedimentos intrauterinos no sentido de correção de problemas do concepto diagnosticados durante a gestação. A questão fundamental que se apresenta é a decisão sobre o melhor momento de realização de técnicas invasivas. Se existe uma expectativa de se intervir após o nascimento, ela deve ser considerada em função da preservação da saúde materna.

Os atendimentos têm caráter multidisciplinar, estando envolvidos fetólogos, psicólogos, neonatologistas, biólogos, biomédicos e especialistas em bioética, entre outros. Paralelamente, as instalações e os equipamentos devem ser os mais completos e adequados.

Existem pontos filosóficos interessantes nessa área do conhecimento humano que devem ser considerados. Por exemplo, não há a possibilidade de consentimento esclarecido com relação a um dos pacientes envolvidos, o feto, justamente porque ele não nasceu. Existe um flagrante conflito de interesse entre feto e gestante; não há legislação específica referente aos procedimentos sobre o feto. Existem ainda restrições sobre algumas técnicas ainda pioneiras.[16]

Além da terapêutica em medicina fetal, existem também técnicas invasivas na propedêutica. As mais utilizadas são a biópsia do vilo corial, a amniocentese e a cordocentese.[17]

As indicações para a biópsia de vilo corial são idade materna acima de 35 anos, filho anterior com doença cromossômica, pais portadores de translocações balanceadas, exame de rastreamento (*triple test*) positivo, rastreamento ecográfico alterado (translucência nucal, osso do nariz) e pais portadores de gene transmissor de doença gênica. Qualquer complicação em uma biópsia de vilo indicada fora dos critérios consensuais enumerados anteriormente pode originar demandas indenizatórias e criminais. Além disso, existem contraindicações à biópsia do vilo, como infecção pélvica, sangramentos da cérvice uterina, miomas, distúrbios de coagulação, isoimunização materna e gemelaridade.[16,17]

O mesmo se diz com relação à amniocentese propedêutica. As principais indicações são o estudo genético, a determinação da concentração de alfafetoproteína, o rastreamento de infecções congênitas, o estudo da concentração de bilirrubina fetal no líquido amniótico, a determinação do Rh fetal e a pesquisa de maturidade pulmonar fetal. As contraindicações são a presença de infecção pelo HIV ou hepatites B e C.[17]

Se existe esse avanço tecnológico, não se pode desconhecê-lo e a responsabilidade dos fetólogos cresce. Não se pode deixar de utilizar todos os meios disponíveis em favor da mãe e também do feto como paciente.

As indicações de cordocentese propedêutica são mais ou menos as mesmas da amniocentese propedêutica, mas a cordocentese é mais elaborada e tecnicamente mais complexa.

Quanto à terapêutica, a maior indicação de amniocentese, ainda que em caráter experimental, é a correção de oligoidrâmnio. Já a cordocentese propicia, como avanço, a possibilidade de administração de fármacos ao feto, sem expor desnecessariamente a gestante ao risco de altas dosagens. As principais substâncias administradas por cordocentese são os digitais, os antibióticos e o sangue para correção de anemia fetal.[16,17]

As seguintes orientações devem ser consideradas para atuação ética e legal em medicina fetal:

- O melhor resultado de intervenção no concepto se dá após seu nascimento.
- Deve haver razoável possibilidade de sucesso ao se optar por técnica invasiva.
- A necropsia fetal deve ser valorizada como método de enriquecimento científico do conhecimento sobre as doenças fetais.
- Evitar procedimentos invasivos em gestações múltiplas pelo risco de acometimento do gemelar sadio.
- A equipe deve ser necessariamente multidisciplinar.
- Os procedimentos devem ocorrer em centro terciário bem equipado.[14]

CONSIDERAÇÕES FINAIS

Conforme já relatado, o número de demandas contra médicos vem aumentando, mas, felizmente, o número de condenações está caindo. Isso demonstra a preocupação de toda a classe contra o perverso momento das aventuras jurídicas na busca de enriquecimento ilícito por parte de algumas pessoas.

Muito ainda há de se fazer para sepultar de vez as tentativas desleais de ganho pecuniário em cima de fatos completamente escusáveis decorrentes da limitação da própria ciência médica. É com zelo e disponibilidade que, cada vez mais, poderemos voltar a ocupar posição de destaque em nossa sociedade e merecer o respeito dos que nos cercam e que demandam nossos serviços.

A melhor prevenção de todos os questionamentos possíveis é o bom exercício da arte, mas não apenas tecnicamente. É necessário mais que isso. É necessário um bom relacionamento médico-paciente para que ela entenda perfeitamente os limites de sua doença e os limites técnicos de quem se propõe a tratá-la.

A posição solidária e atenta conforta a paciente e dá-lhe potencialidade para superar suas dificuldades. Os que padecem necessitam de uma presença firme a seu lado. Esse é um papel histórico do médico que lhe vem sendo roubado pela realidade política e econômica dos tempos modernos.

No entanto, ainda há tempo para reversão do quadro, pois os movimentos sociais dependem de pessoas e são exatamente elas que escrevem a história da humanidade. Somente com esse tipo de pensamento, contextualizado, podemos nos elevar e elevar também a Medicina, com toda sua nobreza, perpetuando seus dias de glória.

Referências

1. Margotta R. História Ilustrada da Medicina. São Paulo: Manole, 1998.
2. Gomes JCM & França GV. Erro Médico. In: Conselho Federal de Medicina, editor. Iniciação à Bioética. Brasília; 1998:243-55.
3. França GV. Direito Médico. São Paulo: Fundo Editorial BYK, 2003.
4. Nucci GS. Código Penal Comentado. São Paulo: Editora Revista dos Tribunais, 2010.
5. Aguiar Jr. RR. Responsabilidade Civil do Médico. In: Teixeira SF. Direito e Medicina – Aspectos Jurídicos da Medicina. Belo Horizonte: Del Rey, 2000:133-80.
6. Ribeiro Jr. WA. Os Tratados Deontológicos. In: Cairus HF & Ribeiro Jr. WA. Textos Hipocráticos – O Doente, o Médico e a Doença. Rio de Janeiro: Fiocruz, 2005:147-50.
7. Savatier R. Traité de La responsabiklité civile in droit français. Paris: LGDJ, 1939, T.I, p. 146.
8. Theodoro Jr. HA. A Responsabilidade Civil por Erro Médico. In: Teixeira SF. Direito e Medicina – Aspectos Jurídicos da Medicina. Belo Horizonte: Del Rey, 2000:112-32.
9. Behrens PE. Código de Processo Ético – Profissional Comentado. Belo Horizonte: Fórum, 2010.
10. Roquette ALB. Atuação Ética e Legal no Ambulatório de Ginecologia. In: Camargos AF, Melo VH, Carneiro MM, Reis FM. Ginecologia Ambulatorial baseada em evidências científicas. Belo Horizonte: Coopmed, 2008:713-21.
11. Código de Ética Médica – Resolução CFM 1931/2009.
12. Código Penal Brasileiro. In: Vade Mecum Compacto de Direito, São Paulo: Rideel, 2010.
13. Moraes IN. Erro Médico. São Paulo: Santos Maltese, 1991.
14. Roquette ALB. Aspectos Médico-legais e Éticos em Ginecologia e Obstetrícia. In: Manual para Concursos / TEGO – Ginecologia e Obstetrícia – SOGIMIG. Rio de Janeiro: Guanabara Koogan, 2007:479-89.
15. Código Civil. São Paulo: Editora Rideel. 2004.
16. Cabral ACV & Reis ZN. Manual de Rotinas em Obstetrícia e Medicina Fetal: Coopmed, 2008.
17. Cabral ACV & Reis ZN. Manual de Rotinas em Obstetrícia e Medicina Fetal: Coopmed, 2008.
18. Hall GC, Hirschman R. Toward a theory of aggresion: a quadripartite model. Consult.Clin.Psychol. 1991; 59:662-9.
19. Franco-Agudelo S. Violence and health preliminary elements for thought and action. Int. J. Health Serv. 1992; 22:365-76.
20. Ledray LE. Counseling rape victims: the nursing challenge. Perspect.Psychiatr. Care, 1990; 26:21-7.
21. Gomez LL, Calabuig JAG. Tratado de Medicina Legal: Valencia: Ed. Saber, 1974.
22. Roquette ALB. Ética e Medicina Legal em Ginecologia. In: Viana LC, Martins M, Geber S. Ginecologia. Belo Horizonte: Medsi, 2001:87-98.
23. Resolução CFM nº 1.358 de 11 de novembro de 1992.
24. Resolução CFM nº 1.957 de 6 de janeiro de 2001.

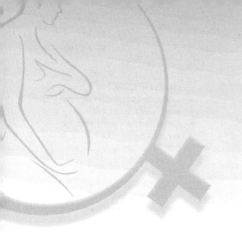

Índice Remissivo

A
Abdome, exame, 255
Aborto, 201
- ameaça, 203
- completo, 203
- dor, 390
- - tratamento, 393
- incompleto, 203
- inevitável, 203
- infectado, 203
- primeiro trimestre, 202
- - conduta, 204
- - diagnóstico, 203
- - etiologia, 202
- - fatores de risco, 202
- recorrente, 203
- retido, 203
- segundo trimestre, 204
- - conduta possível no futuro reprodutivo, 205
- - conduta, 205
- - diagnóstico etiológico, 205
Ácido acetilsalicílico (AAS), 92
Acne na gravidez, 197
Acretismo placentário, 80
Acrocórdon, 188
Adenomiose, 511
Aderências pélvicas, 401
Adoçantes não calóricos, 89
Adolescência
- consulta ginecológica, 1
- - anamnese, 1
- - conclusão, 3
- - exame físico, 2

- intercorrências ginecológicas, 7
- - assimetria mamária, 9
- - contracepção, 14
- - dismenorreia, 10
- - doença inflamatória pélvica, 13
- - doenças sexualmente transmissíveis, 11
- - galactorreia, 9
- - hipertrofia mamária, 9
- - hipoplasia mamária, 9
- - infecções
- - - Chlamydia trachomatis, 12
- - - gonocócica, 12
- - - herpes simples, 13
- - - HIV, 13
- - - papilomavírus humano (HPV), 12
- - mastalgia, 9
- - nódulos mamários, 10
- - prevenção das doenças sexualmente transmissíveis, 13
- - sangramento uterino anormal, 10
- - sífilis, 12
- - telarca tardia, 8
- - tricomoníase, 11
- - vulvovaginites, 7
- puberdade e início dos ciclos ovulatórios, 28
Agentes
- antitireoidianos, 90
- cardiovasculares, 90
Agonistas dos receptores de angiotensina II (ARA II), 91
Álcool, 100
Alcoolismo na gravidez, 226

Aleitamento materno, uso de drogas, 102, 103
Alimentação na gestação, 64
Ameaça de aborto, 203
Amenorreia, 367
- atletas, 378
- avaliação da paciente, 369
- considerações, 379
- normogonadotrófica, 374
- primária, 370
- - ausência de características sexuais secundárias, 371
- - características sexuais, 371
- - tratamento, 372
- secundária, 373
- - diagnóstico diferencial, 373
Aminoglicosídeos, 93
Amiodarona, 90
Analgésicos, 92
Anamnese em ginecologia, 250
Anemia na mulher, 279-286
- classificação morfológica, 280
- conceito, 279
- considerações, 286
- doenças intrínsecas da medula óssea, 285
- ferropriva, 280
- macrocíticas, 282
- microcíticas, 280
- normocíticas, 284
- normocrômicas, 284
- sinais e sintomas, 279
Anorexia, 379
- gravidez, 225

Anti-helmínticos, 95
Anti-inflamatórios, 92
- não esteroides (AINE), 93
Antiácidos, 99
Anticoagulantes, 91
Anticoncepcionais, métodos, 257-278
- combinados não orais: adesivo e anel vaginal, 261
- - critérios de elegibilidade OMS, 262
- - desvantagens, 262
- - eficácia, 262
- - mecanismo de ação, 261
- - orientações práticas, 262
- - vantagens, 262
- combinados orais (ACO), 257
- - critérios de elegibilidade da OMS, 259
- - desvantagens, 259
- - eficácia, 259
- - mecanismo de ação, 259
- - orientações práticas, 261
- - vantagens, 259
- contracepção de emergência, 277
- - desvantagens, 278
- - eficácia, 278
- - mecanismo de ação, 278
- - orientações práticas, 278
- - vantagens, 278
- critérios de elegibilidade, 257
- diafragma, 277
- - desvantagens, 277
- - eficácia, 277
- - mecanismo de ação, 277
- - orientações práticas, 277
- - vantagens, 277
- dispositivo intrauterino (DIU) de cobre, 270
- - critérios de elegibilidade da OMS, 271
- - desvantagens, 271
- - eficácia, 270
- - mecanismo de ação, 270
- - orientações práticas, 272
- - vantagens, 271
- dispositivo intrauterino (DIU) de progesterona, 272
- - critérios de elegibilidade da OMS, 273
- - desvantagens, 273
- - eficácia, 273
- - mecanismo de ação, 273
- - orientações práticas, 274
- - vantagens, 273
- esterilização feminina, 275
- - desvantagens, 275
- - eficácia, 275
- - mecanismo de ação, 275
- - orientações práticas, 275
- - vantagens, 275
- implantes, 268
- - critérios de elegibilidade, 269
- - desvantagens, 269
- - eficácia, 268
- - mecanismo de ação, 268
- - orientações práticas, 270
- - vantagens, 269

- injetáveis combinados, 262
- - critérios de elegibilidade da OMS, 263
- - desvantagens, 263
- - eficácia, 262
- - mecanismo de ação, 262
- - orientações práticas, 264
- - vantagens, 263
- injetáveis contendo apenas progestogênio, 266
- - critérios de elegibilidade da OMS, 267
- - desvantagens, 267
- - eficácia, 266
- - mecanismos de ação, 266
- - orientações práticas, 268
- - vantagens, 267
- orais contendo apenas progestogênio, 264
- - critérios de elegibilidade da OMS, 265
- - desvantagens, 265
- - eficácia, 264
- - mecanismo de ação, 264
- - orientações práticas, 266
- - vantagens, 265
- preservativo feminino, 276
- - desvantagens, 277
- - eficácia, 276
- - mecanismo de ação, 276
- - orientações práticas, 277
- - vantagens, 276
- preservativo masculino, 276
- - desvantagens, 276
- - eficácia, 276
- - mecanismo de ação, 276
- - orientações práticas, 276
- - vantagens, 276
- vasectomia, 275
- - desvantagens, 275
- - eficácia, 275
- - mecanismo de ação, 275
- - orientações práticas, 276
- - vantagens, 275
Anticonvulsivantes, 95
Antidepressivos, 88, 228
Antidiabéticos, 89
Antieméticos, 99
Antifúngicos, 94
Antimicrobianos, 93
Antiparasitários, 95
Antipsicóticos, 227
Antivirais, 94
Artrite reumatoide, 177
Asma, 170
- controle, medicamentos, 97, 171
Aspartame, 89
Aspermia, 544
Assimetria mamária, 9
Assistência
- parto, 67-82, 117
- - condições
- - - fetais, 69
- - - hospitalares, 70
- - - maternas, 69
- - - obstetra, 70
- - condução do trabalho de parto, 70

- - estática fetal, 69
- - evolução do trabalho de parto, 70
- - idade gestacional, 68
- - medicamentos pós-parto, 81
- - normas, 67
- - períodos clínicos
- - - dequitação, 79
- - - dilatação, 70
- - - expulsão, 76
- - - observação pós-parto, 81
- - proporção fetopélvica, 69
- - trabalho de parto falso e verdadeiro, 68
- - vaginal após-cesárea prévia, 82
- pré-natal, 49
- - consultas subsequentes, 61
- - orientações básicas, 64
- - planejamento ou avaliação pré-concepcional, 50
- - primeira consulta, 51
Assoalho pélvico, ultrassonografia, 507
Astenozoospermia, 544
Atividades na gestação
- física, 64
- sexual, 64
Ativinas, 39
Atrofia do endométrio, ultrassonografia, 513
Azatioprina, 98
Azia, 182
Azitromicina, 93
Azoospermia, 544
Aztreonam, 93

B
Benzodiazepínicos, 87, 228
Betabloqueadores, 91
Bexiga, ultrassonografia, 506, 517
Bloqueadores dos canais de cálcio, 91
Blues (disforia pós-parto), 227
Bulimia na gravidez, 225

C
Câncer, 407-428
- colo uterino, 407
- - classificação histológica, 407
- - estadiamento, 408
- - etiopatogenia, 407
- - fatores prognósticos, 409
- - gravidez, 411
- - manifestações clínicas, 408
- - rastreamento, 435
- - seguimento, 411
- - tratamento, 409
- endométrio, 412
- - classificação histológica, 413
- - diagnóstico, 413
- - estadiamento, 414
- - etiopatogenia, 412
- - fatores de risco, 412
- - fatores prognósticos, 414
- - manifestações clínicas, 413
- - rastreamento, 436
- - tratamento, 415
- mama, 441
- - anamnese, 441

Índice Remissivo

- - diagnóstico, 441
- - exame
- - - complementar, 446
- - - físico, 444
- - metastático, 463
- - - avaliação inicial da paciente, 464
- - - receptores hormonais negativos e HER-2-negativos, 464
- - - receptores hormonais negativos e HER-2-positivos, 465
- - - receptores hormonais positivos e HER-2-negativos, 465
- - - receptores hormonais positivos e HER-2-positivos, 466
- - novas terapias, 467
- - rastreamento, 433, 441
- - tratamento
- - - cirúrgico, 447
- - - hormonioterapia neoadjuvante, 463
- - - radioterapia, 451
- - - sistêmico, 453
- ovário, 418
- - classificação histológica, 418
- - diagnóstico, 420
- - estadiamento, 421
- - etiopatogenia, 418
- - fatores de risco, 418
- - fatores prognósticos, 421
- - prevenção, 423
- - rastreamento, 438
- - tratamento, 422
- ovário, ultrassonografia, 524
- sarcoma
- - botrioide, 428
- - uterino, 416
- - - classificação, 416
- - - estadiamento, 417
- - - fatores de risco, 416
- - - prognóstico, 418
- - - sintomatologia, 416
- - - tratamento, 418
- vagina, 426
- - fatores de risco, 427
- - rastreamento, 438
- - tratamento, 427
- vulva, 423
- - classificação das lesões pré-invasoras, 423
- - diagnóstico, 424
- - fatores de risco para progressão, 424
- - lesões precursoras, 424
- - rastreamento, 438
- - tratamento das lesões pré-invasoras, 425
Cancro mole, 313
- abordagem terapêutica, 314
- clínica, 313
- diagnóstico, 313
- epidemiologia, 313
Candidíase vaginal, 289
- apresentação clínica, 289
- diagnóstico, 290
- tratamento, 290
Carcinomas
- colo uterino, 516
- endométrio, ultrassonografia, 515

Cardiopatias, 173
- acompanhamento pré-natal, 174
- classificação, 173
- congênitas, 176
- diagnóstico, 173
- doença cardíaca valvar, 176
- doença de Chagas, 177
- endocardite, 175
- exames complementares, 174
- fenômenos tromboembólicos, 175
- isquêmicas, 177
- manejo no parto e puerpério, 175
- medicações, uso, 176
- miocardiopatia periparto, 177
- reumática, 176
Cavidade
- uterina, avaliação pelo ultrassonografia, 506
- - coleções, 513
- vaginal, 307
Cefalosporinas, 93
Cervicites, 316
- dor, 391
- - tratamento, 394
Ciclo sexual feminino
- fase folicular, 30
- fase lútea, 31
- ovulação, 27
Ciclofosfamida, 98
Cirurgia, aspectos éticos e legais, 567
Clamídia, infecções, 315
- epidemiologia, 315
- linfogranuloma venéreo, 315
Clindamicina, 93
Cloasmas, 64
Cloranfenicol, 94
Cloroquina, 95
Cocaína, 101
Colagenoses, 177
- artrite reumatoide, 177
- lúpus eritematoso sistêmico, 178
- síndrome de anticorpos antifosfolípides (SAAF), 179
Colestase intra-hepática da gravidez, 181, 193
Colpocitologia oncótica, 256
Congestão pélvica, 402
Constipação intestinal, 181
Consulta ginecológica na infância e adolescência, 1
Contracepção
- adolescência, 14
- emergência na violência contra a mulher, 557
Contraceptivos, ver Anticoncepcionais
Contratilidade uterina, fármacos utilizados na inibição, 116
Cordão umbilical, patologias, 214
- acidentes, 215
- inserção forçada, 214
- inserção velamentosa, 214
- prolapso, 214
Corrimento vaginal, 252, 288
Corticoterapia no trabalho de parto pré-termo, 116
Corticotrofinas placentárias, 39
Crack, 101

Crescimento intrauterino restrito, 213
Cumarínicos, 92

D
Degeneração gordurosa hepática gravídica, 181
Depressão maior na gravidez, 224
Dequitação, 80
Dermatofibromas, 197
Dermatopatias e gravidez, 185-198
- acne, 197
- acrocórdon, 188
- alterações
- - pelo, 189
- - ungueais, 189
- colestase intra-hepática da gravidez, 193
- considerações, 197
- dermatofibromas, 197
- distúrbios das glândulas, 189
- eczema específico da gravidez, 192
- eritema nodoso, 197
- eritema palmar, 186
- erupção polimórfica, 189
- foliculite pruriginosa da gravidez, 192
- granuloma piogênico, 186
- hanseníase, 195
- herpes genital, 195
- hiperemia vaginal (sinal de Jacquemier-Chadwick), 186
- hiperpigmentação fisiológica, 187
- HIV, manifestações cutaneomucosas, 194
- impetigo herpetiforme, 196
- instabilidade vasomotora, 185
- leiomiomas, 197
- melasma, 187
- neurofibromas, 197
- nevos malanocíticos/melanoma, 196
- papilomavírus humano (HPV), 195
- penfigoide gestacional, 190
- pitiríase rósea de Gibert, 197
- prurido da gravidez, 191
- psoríase, 196
- telangiectasia, 186
- víbices, 188
Dermatoses específicas da gravidez, 189
Descolamento prematuro de placenta, 132
- classificação, 132
- complicações, 133
- conceito, 132
- diagnóstico, 133
- epidemiologia, 132
- tratamento, 133
Desenvolvimento do sistema endócrino fetal, 40
- eixo hipotálamo-hipófise
- - gônadas fetal, 42
- - suprarrenal fetal, 41
- - tireoide fetal, 41
- hormônios
- - hipofisários, 40
- - hipotalâmicos, 40
Diabetes *mellitus* na gestação, 161
- alterações no organismo materno, 161

580 — Índice Remissivo

- atenção periparto, 165
- complicações
- - fetais, 162
- - maternas, 162
- - neonatais, 162
- definição, 161
- fatores de risco, 163
- natimortalidade, 209
- propedêutica inicial para diagnóstico, 163
- rastreamento pós-natal, 166
- tratamento, 164
Diafragma, contracepção, 277
Digoxina, 90
Dilatação, parto, 70
- alimentação, 71
- amniotomia, 76
- analgesia, 76
- controvérsias na condução, 76
- enteroclisma, 71
- medidas obstétricas, 72
- posição da parturiente, 71
- tricotomia dos pelos pubianos, 71
Dipirona, 93
Disforia pós-parto, 227
Dismenorreia, 351
- adolescência, 10
- definição, 351, 390
- primária, 351
- secundária, 358
- tratamento, 393
DIU (dispositivo intrauterino)
- cobre, 270
- progesterona, 272
- ultrassonografia, 516
Diuréticos, 91
Doenças
- Chagas, 177
- gastrintestinais e gravidez, 180
- - colestase intra-hepática, 181
- - constipação intestinal, 181
- - degeneração gordurosa hepática gravídica, 181
- - hemorroida, 182
- - hepatite virótica, 181
- - hiperêmese gravídica, 181
- - refluxo, 182
- hepática e natimortalidade, 210
- inflamatória pélvica, 391
- - adolescência, 13
- inflamatória pélvica, 524
- intrínsecas da medula óssea, 285
- mama na adolescência, 8
- maternas, controle, 113
- sexualmente transmissíveis, 307-318
- - abordagem sindrômica, 317
- - adolescência, 11
- - - prevenção, 13
- - cancro mole, 313
- - cervicites, 316
- - gonorreia, 309
- - herpes genital, 195, 312
- - HIV/AIDS, 316
- - infância, 7
- - infecções por clamídia, 315
- - papilomavírus humano (HPV), 310
- - sífilis, 314

- - tricomoníase, 292, 308
- - violência sexual, 557
- tecido conjuntivo e natimortalidade, 210
- tireoide, natimortalidade, 209
Dopplervelocimetria, 507
Dor pélvica
- aguda, 252, 389
- - abordagem terapêutica, 393
- - abortamento, 390
- - cervicites, 391
- - considerações, 395
- - definição, 389
- - dismenorreia, 390
- - doença inflamatória pélvica, 391
- - gravidez ectópica, 390
- - investigação clínica, 391
- - malformações genitais, 390
- - neoplasia trofoblástica gestacional, 390
- - ovulação dolorosa, 391
- - sistemas
- - - gastrintestinal, 391
- - - urinário, 391
- - tumores, 390
- - vaginites, 391
- crônica, 397
- - aderências pélvicas, 401
- - congestão pélvica, 402
- - considerações, 404
- - endometriose, 398
- - etiologia, 398
- - investigação da paciente, 402
- - patologias não ginecológicas, 402
- - prolapso genital, 402
- - tratamento, 404
- - varizes pélvicas, 402
Doxilamina, 99
Drogadição na gravidez, 226
Drogas
- citotóxicas, 87
- ilícitas, 101
- - cocaína, 101
- - crack, 101
- - maconha, 101
- - oxi, 102
- naturais, 99
- psicoativas, 87
- uso social, 100
- - álcool, 100
- - tabagismo, 100

E

Ecossistema vaginal, 307
Ectasia ductal, mama, 531
Eczema específico da gravidez, 192
Eixo hipotálamo-hipófise
- adaptações na gestação, 43
- gônadas fetal, 42
- suprarrenal fetal, 41
- tireoide fetal, 41
Endometriose, 398
Eritema
- nodoso na gravidez, 197
- palmar, 186
Eritromicina, 93
Erro médico, 563

Erupção polimórfica da gravidez, 189
Esquizofrenia na gravidez, 225
Estabilizadores do humor, 228
Estática fetal, 69
Esterilização cirúrgica, 275
- aspectos éticos e legais, 573
Estrias na gravidez, 65
Estrias, 188
Estrogênios, 37
Ética e aspectos legais em ginecologia e obstetrícia, 561
- cirurgias, indicações e complicações, 567
- considerações, 574
- demandas, casos, 568, 569
- esterilização cirúrgica, 573
- exame clínico, 566
- foro
- - cível, 563
- - criminal, 563
- - ético, 564
- mau resultado em ginecologia e obstetrícia, 565
- medicina fetal, 573
- medicina moderna, 562
- pré-operatório, 567
- reprodução assistida, 571
- violência sexual, 570
Etretinato, 87
Evidências científicas, 547
- aplicação na tomada de decisão, 553
- princípios para a prática da utilização, 548
- terminologia empregada, 549
Exame físico em ginecologia, 254
- abdominal, 255
- aspectos éticos e legais, 566
- especular, 255
- mamário, 254
- toque bimanual, 256
- vulvar, 255
Expulsão do feto, 76
- anestesia, 79
- atuação do obstetra, 78
- cateterismo vesical, 78
- cuidados de assepsia e antissepsia, 77
- episiotomia, 78
- fórceps, 79
- posição da parturiente na mesa de parto, 77

F

Falência ovariana precoce, 376
Fármacos/medicamentos
- ciclo gravídico-puerperal, 85-103
- - ácido acetilsalicílico (AAS), 92
- - agonistas dos receptores de angiotensina II (ARA II), 91
- - aleitamento materno, 102
- - aminoglicosídeos, 93
- - amiodarona, 90
- - anti-helmínticos, 95
- - anti-inflamatórios não esteroides (AINE), 93
- - antiácidos, 99
- - anticoagulantes, 91
- - anticonvulsivantes, 95

Índice Remissivo

- - antidepressivos tricíclicos, 88
- - antieméticos, 99
- - antifúngicos, 94
- - antimicrobianos, 93
- - antiparasitários, 95
- - antivirais, 94
- - azatioprina, 98
- - azitromicina, 93
- - aztreonam, 93
- - benzodiazepínicos, 87
- - betabloqueadores, 91
- - bloqueadores dos canais de cálcio, 91
- - bloqueadores H1, 99
- - cefalosporinas, 93
- - ciclofosfamida, 98
- - clindamicina, 93
- - cloranfenicol, 94
- - controle da asma, 97
- - controle de patologias de origem hormonal, 89
- - cloroquina, 95
- - cumarínicos, 92
- - digoxina, 90
- - dipirona, 93
- - diuréticos, 91
- - drogas
- - - citotóxicas, 87
- - - ilícitas, 101
- - - naturais, 99
- - - psicoativas, 87
- - - uso social, 100
- - eritromicina, 93
- - etretinato, 87
- - fenotiazinas, 88
- - heparina, 91
- - imipenem, 93
- - imunodepressores, 98
- - inibidores da enzima conversora de angiotensina (IECA), 91
- - inibidores seletivos da recaptação da serotonina (ISRS), 89
- - isotretinoína, 87
- - macrolídeos, 93
- - metronidazol, 95
- - micofenolato de mofetil, 98
- - nitrofurantoína, 94
- - nitroprussiato de sódio, 91
- - paracetamol, 93
- - penicilinas, 93
- - pirimetamina, 95
- - quinidina, 90
- - quinolonas, 94
- - sais de lítio, 88
- - sulfonamidas, 94
- - talidomida, 87
- - teratogênese, 86, 87
- - tetraciclinas, 93
- - tuberculostáticos, 94
- - vancomicina, 94
- inibição da contratilidade uterina, 116
- pós-parto, 81
FDA (Food and Drug Administration), classificação de medicamentos e drogas, 87
Fenotiazinas, 88

Feto
- adaptações ao quadro de insuficiência placentária, 138
- sofrimento na vida extrauterina, 138
- vitalidade comprometida, 137
Fibroadenoma da mama, 530
Foliculite pruriginosa da gravidez, 192
Fundo de saco, ultrassonografia, 506

G
Galactorreia na adolescência, 9
Gemelaridade, complicações, 215
Gestação/gravidez, 17
- adaptações endócrinas, 42
- - eixo hipotálamo-hipófise, 43
- - glândula
- - - suprarrenais, 44
- - - tireoide, 43
- - hormônios
- - - adeno-hipofisários, 43
- - - neuro-hipofisários, 43
- ciclo sexual feminino e ovulação, 27
- considerações, 45
- decidualização e formação da unidade fetoplacentária, 32
- decorrente de violência sexual, 559
- ectópica, 119-126
- - diagnóstico, 121
- - dor, 390
- - - tratamento, 393
- - epidemiologia, 119
- - etiopatogenia, 120
- - fatores de risco, 119
- - tratamento, 124
- - estabelecimento, 32
- - fisiologia, 27-47
- hormônios placentários, 34
- - corticotrofinas placentárias, 39
- - estrogênios, 37
- - GH variante placental, 35
- - gonadotrofina coriônica humana, 34
- - IGF placentais, 35
- - inibinas e ativinas, 38
- - progesterona, 36
- - prolactina, 38
- - relaxina, 39
- - somatomamotrofina coriônica humana, 35
- pré-natal, 49-65
- - atendimento médico, 17
- - - anamnese, 17
- - - exame físico, 19
- - - exames complementares, 21
- - consultas subsequentes, 62
- - objetivos, 50
- - orientações básicas, 64
- - planejamento ou avaliação pré-concepcional, 50
- - primeira consulta, 51
- - psicotrópicos, uso, 227
- - antidepressivos, 228
- - antipsicóticos, 228
- - benzodiazepínicos, 228
- - estabilizadores do humor, 228
- - receptividade uterina e implantação, 32

- saúde mental da mulher, 221
- sistema endócrino fetal, desenvolvimento, 40
- - eixo hipotálamo-hipófise-gônadas fetal, 42
- - eixo hipotálamo-hipófise-suprarrenal fetal, 41
- - eixo hipotálamo-hipófise-tireoide fetal, 41
- - hormônios hipotalâmicos e hipofisários, 40
- transtornos mentais, 222
- - afetivo bipolar, 225
- - alimentares, 225
- - ansiosos, 224
- - avaliação, 222
- - depressão maior, 224
- - drogadição e alcoolismo, 226
- - esquizofrenia, 225
GH variante placental, 35
Ginecologia, 249
- adolescência, 1
- - anamnese, 1
- - assimetria mamária, 9
- - conclusão da consulta, 3
- - contracepção, 14
- - dismenorreia, 10
- - doença inflamatória pélvica, 13
- - doenças da mama, 8
- - doenças sexualmente transmissíveis, 11
- - exame físico, 2
- - galactorreia, 9
- - hipertrofia mamária, 9
- - hipoplasia mamária, 9
- - infecções
- - - Chlamydia trachomatis, 12
- - - gonocócica, 12
- - - herpes simples, 13
- - - HIV, 13
- - - papilomavírus humano (HPV), 12
- - mastalgia, 9
- - nódulos da mama, 10
- - prevenção das doenças sexualmente transmissíveis, 13
- - sangramento uterino anormal, 10
- - sífilis, 12
- - telarca tardia, 8
- - tricomoníase, 11
- - vulvovaginites, 7
- anamnese, 250
- - história
- - - gineco-obstétrica, 253
- - - sexual, 253
- - histórico patológico pregresso e familiar, 254
- - queixa principal, 251
- exame físico, 254
- - abdominal, 255
- - especular, 255
- - mamas, 254
- - toque bimanual, 256
- - vulvar, 255
- exames complementares
- - colpocitologia oncótica, 256
- - mamografia, 256

- - ultrassonografia mamária, 256
- infância, 1
- - alterações da pigmentação da genitália externa, 5
- - anamnese, 1
- - conclusão da consulta, 3
- - doenças sexualmente transmissíveis, 7
- - exame físico, 2
- - sangramento genital, 5
- - sinéquia de pequenos lábios, 4
- - traumatismo genital, 6
- - vulvovaginites, 3
Glândulas
- suprarrenais na gravidez, 44
- tireoide na gravidez, 43
Gonadotrofina coriônica humana (HCG), 34
Gonorreia, 309
- abordagem terapêutica, 309
- clínica, 309
- diagnóstico complementar, 309
Granuloma da gravidez, 186
Gravidez, ver Gestação

H

Hanseníase, 195
Hemorragia Estrias, 188
- feto-materna, 212
- segunda metade da gravidez, 129-135
- - causas, 129
- - descolamento prematuro de placenta, 132
- - placenta prévia, 130
- - rotura uterina, 134
Hemorroida, 182
Heparina, 91
Hepatite virótica, 181
- rastreamento pré-natal, 58
- violência sexual, 558
Herpes genital, 195
- abordagem terapêutica, 312
- clínica, 312
- diagnóstico, 312
- epidemiologia, 312
Herpes simples, infecção na adolescência, 13
Higiene na gravidez, 65
Hiperêmese gravídica, 181
Hiperemia
- gengivas, 186
- vaginal, 186
Hipermenorreia, 251
Hiperpigmentação fisiológica da gravidez, 187
Hiperplasia do endométrio, ultrassonografia, 513
Hiperprolactinemia, 373
Hipertensão arterial crônica, 157
- abordagem pré-natal, 158
- classificação, 157
- considerações no puerpério, 159
- diagnóstico, 157
- natimortalidade, 209
- terapêutica, 158
Hipertrofia mamária na adolescência, 9
Hipófise, desenvolvimento, 40

Hipogonadismo
- hipergonadotrófico, 376, 538
- hipogonadotrófico, 377, 538
Hipoplasia mamária na adolescência, 9
Hipotálamo, desenvolvimento, 40
Hipotireoidismo, 183, 373
Histerossonografia, 508
HIV/AIDS, 316
- definição, 316
- infecção na adolescência, 13
- manifestação cutaneomucosa na gravidez, 194
- rastreamento no pré-natal, 58
- violência sexual, 558
Hipertireoidismo, 182
Hormônios placentários, 34
- adeno-hipofisários, 43
- corticotrofinas placentárias, 39
- estrogênios, 37
- GH variante placental, 35
- gonadotrofina coriônica humana (HCG), 34
- IGF placentais, 35
- inibinas e ativinas, 38
- neuro-hipofisários, 43
- progesterona, 36
- prolactina, 38
- relaxina, 39
- somatomamotrofina coriônica humana, 35
HPV (papilomavírus humano), 310
- abordagem terapêutica, 311
- adolescência, 12
- clínica, 310
- diagnóstico complementar, 311
- epidemiologia, 310
- gravidez, 195

I

Idade gestacional no trabalho de parto, 68
IGF placentais, 35
Imipenem, 93
Impetigo herpetiforme, 196
Implantes mamários, ultrassonografia, 529
Imunodepressores, 98
Imunossupressores, 98
Incompetência istmocervical, 114
Incontinência urinária, 475
- definição, 475
- diagnóstico, 480
- fatores de risco, 475
- prevalência, 475
- teste do dispositivo intravaginal, 481
- tratamento, 484
Índice de risco de parto pré-termo (IRPP), 110
Infância
- consulta ginecológica, 1
- - anamnese, 1
- - conclusão, 3
- - exame físico, 2
- intercorrências ginecológicas, 3
- - alterações da pigmentação da genitália externa, 5

- - doenças sexualmente transmissíveis, 7
- - sangramento genital, 5
- - sinéquia de pequenos lábios, 4
- - telarca prematura, 6
- - traumatismo genital, 6
- - vulvovaginites, 3
Infeções
- Chlamydia trachomatis na adolescência, 12
- clamídia, 315
- genitais recorrentes, 287
- - aumento dos lactobacilos, 295
- - candidíase vaginal, 289
- - considerações semiológicas, 288
- - resíduo vaginal X corrimento, 288
- - tricomoníase vaginal, 292
- - vaginite bacteriana, 295
- - vaginose bacteriana, 294
- geniturinárias, rastreamento, 113
- gonocócica na adolescência, 12
- herpes simples na adolescência, 13
- HIV na adolescência, 13
- natimortalidade, 208
- papilomavírus humano na adolescência, 12
- urinária de repetição, 296
- - considerações, 301, 304
- - diagnóstico, 299
- - etiopatogenia, 297
- - manifestações clínicas, 298
- - prevenção, 303
- - tratamento, 301
- - uso de vacinas, 304
Infertilidade, 535
- abordagem inicial, 536
- fator
- - masculino, 542
- - ovulatório, 537
- - tubário, 540
- - uterino, 540, 542
- propedêutica inicial, 537
Inibidores
- enzima conversora de angiotensina (IECA), 91
- seletivos da recaptação da serotonina (ISRS), 89
Inibinas, 38
Instabilidade vasomotora, 185
Insuficiência
- placentária e adaptações do feto, 138
- renal e natimortalidade, 209
Insulina, 89
Isoimunização eritrocitária e plaquetária, 211
Isotretinoína, 87

L

Lactobacilos, 295
Lactobacilose, 296
Leiomiomas, 197, 514, 515
Leiomiossarcomas, 515
Linfogranuloma venéreo, 315
Linha de Voight ou de Futcher, 188
Lipomas, mama, 530
Lúpus eritematoso sistêmico (LES), 178

Índice Remissivo

M

Maconha, 101
Macrolídeos, 93
Malformações genitais, 390
- tratamento, 393
Mamas
- câncer, 441
- - anamnese, 441
- - diagnóstico, 441
- - exame
- - - complementar, 446
- - - físico, 444
- - metastático, 463
- - novas terapias, 467
- - rastreamento, 433, 441
- - tratamento
- - - cirúrgico, 448
- - - hormonioterapia neoadjuvante, 463
- - - radioterapia, 451
- - - sistêmico, 453
- - - tamoxifeno, 457
- doenças na adolescência, 8
- - assimetria mamária, 9
- - galactorreia, 9
- - hipertrofia, 9
- - hipoplasia, 9
- - mastalgia, 9
- - nódulos, 10
- - telarca tardia, 8
- exame, 254
- ressonância magnética, 500
- ultrassonografia, 526
- - alterações funcionais benignas, 530
- - cistos, 529
- - detalhes anatômicos, 526
- - implantes e próteses, 529
- - importância, 526
- - indicações, 527
- - masculina, 531
- - nódulos, 528
- - processos inflamatórios, 531
- - técnica, 526
- - traumatismos, 531
- - variações da anatomia de acordo com a idade, 527
Mamografia, 256
Manobras de Leopold, 20
Massas pélvicas, ultrassonografia, 506
Mastalgia, 9
Medicamentos, ver Fármacos
Medicina, aspectos éticos e legais, 561
- cirurgia, indicações e complicações, 567
- considerações, 574
- demandas em ginecologia, 568, 569
- esterilização cirúrgica, 573
- exame clínico, 566
- fetal, 573
- foro
- - cível, 563
- - criminal, 563
- - ético, 564
- mau resultado em ginecologia e obstetrícia, 565
- medicina fetal, 573
- moderna, situação, 562

- pré-operatório, 567
- reprodução assistida, 571
- violência sexual, 570
Melanoma, 196
Melasma, 187
Menopausa, 329-348
- aspectos hormonais, 330
- conceito, 330
- definição, 329
- diagnóstico e testes de rastreamento, 340
- idade, 332
- prevenção de doenças crônicas, 340
- produção hormonal, 332
- sinais e sintomas, 334
- - cognitivos, 338
- - hipoestrogenismo, 338
- - mamários (alterações tegumentares), 338
- - metabolismo ósseo, 339
- - peso corpóreo, 338
- - psicológicos, 336
- - referente aos estrogênios, 335
- - risco cardiovascular, 338
- - sexuais e geniturinários (síndrome geniturinária), 337
- - somáticos, 337
- - transtornos do sono, 336
- - vasomotores, 336
- terapia hormonal (tratamento), 342
Menorragia, 251
Metronidazol, 95
Metrorragia, 251
Micção, fisiologia, 475
Micofenolato de mofetil, 98
Miocardiopatia periparto, 177
Misoprostol, 99
Mortalidade
- materna, 49
- neonatal, 49

N

Nascido vivo, 201
Natimortalidade, 207
- causas placentárias, 213
- complicações da gemelaridade, 215
- crescimento intrauterino restrito (CIUR), 213
- diabetes mellitus, 209
- doenças
- - hepática, 210
- - hipertensivas, 209
- - tecido conjuntivo, 210
- - tireoide, 209
- hemorragia feto-materna, 212
- infecção, 208
- insuficiência renal, 209
- isoimunização eritrocitária e plaquetária, 211
- malformações congênitas e anormalidades cromossômicas, 211
- patologias do cordão umbilical, 214
- síndrome de anticorpos antifosfolípides, 210
- trombofilias herdadas, 211
Natimorto, 201

Neoplasia trofoblástica gestacional, 390
- tratamento, 393
Neurofibromas, 197
Nevos malanocíticos, 196
Nitrofurantoína, 94
Nitroprussiato de sódio, 91
Nódulos mamários
- adolescência, 10
- ultrassonografia, 528
Normogonadismo normogonadotrófico, 538
Normozoospermia, 544

O

Óbito fetal, 201-218
- intraparto, 215
- luto, 216
- primeiro trimestre (abortamento), 202
- - classificação, 203
- - conduta, 204
- - diagnóstico, 203
- - etiologia, 202
- - fatores de risco, 202
- reação da equipe médica, 218
- relação médico-paciente, 217
- segundo trimestre (abortamento tardio), 205
- - conduta possível no futuro reprodutivo, 205
- - conduta, 205
- - diagnóstico etiológico, 205
- terceiro trimestre (natimortalidade), 207
- - causas placentárias, 213
- - complicações da gemelaridade, 215
- - conduta, 215
- - crescimento intrauterino restrito (CIUR), 213
- - diabetes mellitus, 209
- - doenças
- - - hepática, 210
- - - hipertensivas, 209
- - - tecido conjuntivo, 210
- - - tireoide, 209
- - hemorragia feto-materna, 212
- - infecção, 208
- - insuficiência renal, 209
- - isoimunização eritrocitária e plaquetária, 211
- - malformações congênitas e anormalidades cromossômicas, 211
- - patologias do cordão umbilical, 214
- - síndrome de anticorpos antifosfolípides, 210
- - trombofilias herdadas, 211
Obstetrícia, primeiro atendimento pré-natal, 17
Oligoastenoteratozoospermia, 544
Oligomenorreia, 251
Oligospermia, 544
Oligozoospermia, 544
Ovários, avaliação pela ultrassonografia, 506, 517
- câncer, 524
- cistoadenomas, 522
- cistos
- - folículo luteinizante não roto, 522

584   Índice Remissivo

- - funcionais, 520
- - inclusão peritoneal, 523
- - paraovarianos, 523
- doença inflamatória
   pélvica, 524
- endometrioma, 523
- fibroma, 523
- massas complexas, 524
- policísticos, 522
- rastreamento da ovulação, 518
- tecoma, 523
- teratoma, 523
- torção, 524
Ovulação, 27, 31
- definição, 31
- dolorosa, 391
- - tratamento, 395
- rastreamento, 518
Oxi, 102

P

Paracetamol, 93
Parede abdominal,
   ultrassonografia, 506
Parto, assistência, 67-82
- condições
- - fetais, 69
- - hospitalares, 70
- - maternas, 69
- - obstetra, 70
- condução do trabalho de parto, 70
- estática fetal, 69
- evolução do trabalho de parto, 70
- idade gestacional, 68
- medicamentos pós-parto, 81
- normais, 67
- períodos clínicos
- - dequitação, 79
- - dilatação, 70
- - expulsão, 76
- - observação pós-parto, 81
- prematuridade, 117
- proporção fetopélvica, 69
- trabalho de parto falso ou
   verdadeiro, 68
- vaginal após cesárea prévia, 82
Pelo, alteração, 189
Pelve, 494
Penfigoide gestacional, 190
- quadro clínico, 191
Penicilinas, 93
Pessário vaginal, 114
Pigmentação da genitália externa,
   alterações na infância, 5
Pirimetamina, 95
Pirose, 182
Pitiríase rósea de Gibert, 197
Placenta
- acreta simples, 80
- increta, 80
- natimortalidade, 213
- percreta, 80
- prévia, 130
- - classificação, 130
- - complicações, 132
- - conceito, 130
- - diagnóstico, 130

- - epidemiologia, 130
- - tratamento, 131
Pneumonia, 170
Pneumopatias, 169
Polimenorreia, 251
Pólipos endometriais, 514
Pré-eclâmpsia/eclâmpsia, 141-157
- ativação das células endoteliais, 147
- classificação, 143
- conduta, 152
- critérios para o diagnóstico, 143
- epidemiologia, 141
- estresse oxidativo, 148
- etiopatogênese, 145
- fatores
- - genéticos, 149
- - imunológicos, 148
- fatores de risco, 141
- fisiopatologia, 150
- invasão trofoblástica anormal, 147
- proteínas angiogênicas e
   antiangiogênicas, 147
- puerpério, 157
- testes preditivos e prevenção, 151
- vasoespasmo e isquemia
   tissular, 148
- vasopressores, 147
Pré-natal
- assistência na atenção básica, 49-65
- - análise de resíduo vaginal e exame
   citopatológico, 59
- - anamnese, 52
- - atividade
- - - física, 64
- - - sexual, 64
- - consultas subsequentes, 62
- - cuidados com a pele, 64
- - cultura para estreptococo do
   grupo B, 60
- - exames
- - - físico, 52
- - - laboratoriais de rotina, 54
- - hábitos alimentares, 64
- - higiene pessoal, 65
- - impressão diagnóstica e conduta, 54
- - objetivos, 50
- - orientações básicas, 64
- - pesquisa de infecções, 56
- - planejamento ou avaliação pré-
   concepcional, 50
- - primeira consulta, 51
- - primeiro trimestre, 63
- - qualidade, indicadores, 51
- - queixas frequentes, 63
- - segundo trimestre, 63
- - síndromes dolorosas, 65
- - terceiro trimestre, 64
- - ultrassonografia, 61
- - urinálise, 60
- - varizes, 65
- - viagens, 65
- atendimento médico, 17
- - anamnese, 17
- - demais consultas, 21
- - exame físico, 19
Pré-operatório, aspectos éticos e
   legais, 567

Prematuridade, prevenção, 105-117
- assistência ao parto, 117
- avaliação clínica pelo índice de risco
   de parto
   pré-termo, 110
- causa multifatorial, 107
- corticoterapia, 116
- custos sociais e econômicos, 106
- estratégias, 105
- etiologia, 107
- incidência, 106
- marcadores bioquímicos, 114
- primária, 109
- secundária, 109
- trabalho de parto reversível, 115
- ultrassonografia, 111
- verdadeiro trabalho de parto pré-
   termo, 115
Preservativos
- feminino, 276
- masculino, 276
Progesterona, 36
Prolactina, 38
Prolapso genital, 402
Proporção fetopélvica, 69
Próteses mamárias,
   ultrassonografia, 529
Prurido da gravidez, 191
Psicose puerperal, 227
Psicotrópicos, uso durante a gravidez
   e o puerpério, 227
- antidepressivos, 228
- antipsicóticos, 227
- benzodiazepínicos, 228
- estabilizadores do humor, 228
Psoríase, 196
Puberdade e início dos ciclos
   ovulatórios, 28
Puerpério, transtornos mentais, 226
- disforia no pós-parto, 227
- psicose puerperal, 227
- psicotrópicos, uso, 227
- - antidepressivos, 228
- - antipsicóticos, 227
- - benzodiazepínicos, 228
- - estabilizadores do humor, 228

Q

Queixa principal em ginecologia, 251
- corrimentos genitais, 252
- dores pélvicas, 252
- sangramentos anormais, 251
Quinidina, 90
Quinolonas, 94

R

Radiação, 102
Rastreamento do câncer
   ginecológico, 431
- colo uterino, 435
- considerações, 438
- definição, 431
- endométrio, 436
- mama, 433, 441
- ovário, 438
- vagina, 438
- vulva, 438

Índice Remissivo

Regiões anexiais,
  ultrassonografia, 506
Relaxina, 39
Reprodução assistida, aspectos éticos
  e legais, 571
Ressonância magnética, 493
- avaliação pós-cirurgia e
  radioterapia, 499
- estadiamento de tumores, 497
- infertilidade, 496
- mamas, 500
- massas pélvicas, 494
- processos infecciosos, 499
- sangramento uterino anormal, 495
Rotura uterina, 134
- classificação, 134
- complicações, 135
- conceito, 134
- diagnóstico, 134
- epidemiologia, 134
- tratamento, 134
Rubéola, rastreamento no
  pré-natal, 59

S
Sais de lítio, 88
Sangramentos
- genital na infância, 5
- hipermenorreia, 251
- menorragia, 251
- metrorragia, 251
- oligomenorreia, 251
- polimenorreia, 251
- sinusorragia, 251
- spotting, 251
- uterino anormal, 321
- - adolescência, 10, 325
- - avaliação diagnóstica, 323
- - causas, 322
- - classificação, 321
- - fisiopatologia, 322
- - menacme, 325
- - per e pós-menopausa, 326
- - pré-púberes, 324
- - tratamento, 327
Sarcomas
- botrioide, 428
- uterino, 416
- - classificação, 416
- - estadiamento, 417
- - fatores de risco, 416
- - prognóstico, 418
- - sintomatologia, 416
- - tratamento, 418
Saúde mental da mulher
- gravidez, 221
- puerpério, 221
Secreção vaginal anormal, 288
Sífilis, 314
- abordagem terapêutica, 315
- adolescência, 12
- clínica, 314
- diagnóstico, 314
- epidemiologia, 314
- pré-natal, rastreamento, 57
Sinal
- Jacquemier-Chadwick, 186

Síndrome
- anticorpos antifosfolípides
  (SAAF), 179
- - natimortalidade, 210
- metabólica, 381
- - classificação, 381
- - conceito, 381
- - considerações, 387
- - epidemiologia, 382
- - fisiopatogenia, 382
- - medidas terapêuticas, 384
- - quadro clínico, 383
Sinéquia de pequenos lábios na
  infância, 4
Sinusorragia, 251
Sistema endócrino fetal,
  desenvolvimento, 40
- eixo hipotálamo-hipófise
- - gônadas fetal, 42
- - suprarrenal fetal, 41
- - tireoide fetal, 41
- hormônios
- - hipofisários, 40
- - hipotalâmicos, 40
Sofrimento fetal na vida
  extrauterina, 137
Somatomamotrofina coriônica
  humana, 35
Spotting, 251
Sucralose, 89
Sulfonamidas, 94

T
Tabagismo, 100
Talidomida, 87
Telangiectasia, 186
Telarca
- prematura na infância, 6
- tardia na adolescência, 8
Tensão pré-menstrual (TPM), 361
- diagnóstico, 362
- etiologia, 362
- sintomas, 361
- tratamento, 363
Terapia hormonal na menopausa, 342
- considerações, 348
- contraindicações, 347
- duração do tratamento, 347
- esquema terapêutico, 346
- indicações, 343
- janela de oportunidade, 342
- via de administração, 345
Teratogênese, 86
Teratozoospermia, 544
Tetraciclinas, 93
Tireoidopatias, 182
- hipertireoidismo, 182
- hipotireoidismo, 183
Tocolíticos, 116
Tomografia, 493
- avaliação pós-cirúrgica e
  radioterapia, 499
- estadiamento de tumores, 497
- infertilidade, 496
- massas pélvicas, 494
- processos infecciosos, 499
- sangramento uterino anormal, 495

Toque bimanual, 256
Torção de ovário, 524
Toxoplasmose, rastreamento no
  pré-natal, 57
Trabalho de parto, 68
- condução, 70
- evolução, 70
- falso, 68
- pré-termo, 115
- - corticoterapia, 116
- reversível, 115
- verdadeiro, 68
Transtornos
- disfórico pré-menstrual
  (TDPM), 361
- - critérios para pesquisa, 362
- - diagnóstico, 362
- - etiologia, 362
- - tratamento, 363
- mentais da mulher
- - avaliação, 222
- - gravidez, 221, 224
- - - afetivo bipolar, 225
- - - alimentares, 225
- - - ansiosos, 224
- - - depressão maior, 224
- - - drogadição e alcoolismo, 226
- - - esquizofrenia, 225
- - impacto na saúde materna e
  infantil, 225
- - puerpério, 221, 226
- - - disforia pós-parto, 227
- - - psicose puerperal, 227
Traumatismo
- genital na infância, 6
- mama, 531
Tricomoníase vaginal, 292
- abordagem terapêutica, 308
- adolescência, 11
- apresentação clínica, 293
- clínica, 308
- diagnóstico complementar, 308
- diagnóstico, 293
- sintomas, 293
- tratamento, 293
Trombofilias herdadas, 211
Tubas uterinas, ultrassonografia, 526
Tubérculos de Montgomery, 189
Tuberculose, 172
Tuberculostáticos, 94
Tumores, 390
- phyllodes, 531
- tratamento, 394

U
Ultrassonografia
- ginecologia, 505-532
- - avaliação
- - - cavidade uterina, 506
- - - ovários, 506
- - bexiga e uretra, 506
- - bexiga, 517
- - dispositivo intrauterino (DIU), 516
- - dopplervelocimetria/power
  doppler, 507
- - fundo de saco, 506
- - histerossonografia, 508

- - mamas, 526
- - - alterações funcionais benignas, 530
- - - cistos, 529
- - - detalhes anatômicos, 526
- - - implantes e próteses, 529
- - - importância, 526
- - - indicações, 527
- - - lesões, 531
- - - masculina, 531
- - - nódulos, 528
- - - processos inflamatórios, 531
- - - técnica, 526
- - - traumatismos, 531
- - - variações da anatomia de acordo com a idade, 527
- - massas pélvicas, 506
- - ovários, 517
- - - câncer, 524
- - - cistoadenomas, 522
- - - cistos paraovarianos, 523
- - - doença inflamatória pélvica, 524
- - - endometrioma, 523
- - - fibroma, 523
- - - lesões benignas, 520
- - - massas complexas, 524
- - - policísticos, 522
- - - rastreamento da ovulação, 518
- - - tecoma, 523
- - - teratoma, 523
- - - torção, 524
- - parede abdominal, 506
- - porções terminais do sigmoide e do reto, 506
- - procedimentos invasivos, 531
- - regiões anexiais, 506
- - solicitação, 505
- - tridimensional, 508
- - útero, 505, 508
- - - adenomiose, 511
- - - atrofia do endométrio, 513
- - - carcinoma do colo uterino, 516
- - - carcinoma do endométrio, 515
- - - cicatrizes, 512
- - - cistos de Naboth/cistos de retenção endocervicais, 512
- - - coleções na cavidade uterina, 513
- - - hiperplasia do endométrio, 513
- - - infecções, 512

- - - leiomiomas do miométrio, 515
- - - leiomiossarcomas, 515
- - - malformações, 510
- - - pólipos do endométrio, 514
- - - pólipos endocervicais, 512
- - - sinéquias, 513
- - vagina, 507
- - vulva e assoalho pélvico, 507
- obstétrica, 231-247
- - abdominal ou transvaginal, 256
- - doenças maternas, controle, 113
- - dopplerfluxometria, 245
- - face, 240
- - - avaliação do comprimento cervical, 240
- - - marcadores de cromossomopatias, 240
- - incompetência istmocervical, 114
- - mamária, 256
- - pessário vaginal, 114
- - pré-natal, 61
- - prevenção da prematuridade, 111
- - primeiro trimestre, 231
- - - ângulo frontomaxilofacial, 234
- - - avaliação morfológica, 232
- - - doppler do ducto venoso, 234
- - - marcadores de cromossomopatias, 232
- - - regurgitação da válvula tricúspide, 234
- - rastreamento de infecções geniturinárias, 113
- - segundo trimestre, 235
- - - estudo da morfologia fetal (20 a 24 semanas), 235
- - - sistematização do exame morfológico, 235
- - - trato urinário, 239
- - terceiro trimestre, 242
- - - avaliação placentária, 243
- - - cordão umbilical, 244
- - - crescimento fetal, avaliação, 244
- - - determinação da idade gestacional, 244
- - - volume do líquido amniótico, 243
Unhas, alterações, 189
Uretra, ultrassonografia, 506
Útero, avaliação pela ultrassonografia, 505, 508
- adenomiose, 511

- atrofia do endométrio, 513
- carcinoma
- - colo uterino, 516
- - endométrio, 515
- cistos de Naboth, 512
- coleções na cavidade uterina, 513
- hiperplasia do endométrio, 513
- leiomiomas, 514, 515
- leiomiossarcomas, 515
- malformações, 510
- pólipos endocervicais, 512
- pólipos, 514
- sinéquias, 513
Uterolíticos, 116

V
Vagina, ultrassonografia, 507
Vaginite bacteriana, 295
- apresentação clínica, 295
- diagnóstico, 295
- dor, 391
- - tratamento, 394
- tratamento, 295
Vaginose
- bacteriana, 294
- - apresentação clínica, 294
- - diagnóstico, 294
- - tratamento, 294
- citolítica, 296
Vancomicina, 94
Varizes
- gravidez, 65
- pélvica, 402
Vasectomia, 275
Víbices, 188
Violência contra mulheres, 555
- aspectos éticos e legais, 570
- contracepção de emergência, 557
- doenças sexualmente transmissíveis
- - hepatite B, 558
- - HIV, 558
- - não virais, 557
- gravidez decorrente, 559
Vitalidade fetal comprometida, 137
Vulva, exame, 255
- ultrassonografia, 507
Vulvovaginites
- adolescência, 7
- infância, 3